陶瓷全髋关节置换术
——理论与临床实践

主 编 翁习生

中国协和医科大学出版社

北 京

图书在版编目（CIP）数据

陶瓷全髋关节置换术：理论与临床实践 / 翁习生主编.
—北京：中国协和医科大学出版社，2023.1
　ISBN 978-7-5679-2135-1

Ⅰ.①陶⋯ Ⅱ.①翁⋯ Ⅲ.①髋关节置换术 Ⅳ.① R687.4

中国版本图书馆 CIP 数据核字（2022）第 244872 号

陶瓷全髋关节置换术——理论与临床实践

主　　编：翁习生
责任编辑：沈冰冰
封面设计：许晓晨　肖　刻
绘　　图：王崇伟
责任校对：张　麓
责任印制：张　岱

出版发行：中国协和医科大学出版社
　　　　　（北京市东城区东单三条9号　邮编100730　电话010-65260431）
网　　址：www.pumcp.com
经　　销：新华书店总店北京发行所
印　　刷：北京联兴盛业印刷股份有限公司

开　　本：889mm×1194mm　　1/16
印　　张：30.25
字　　数：790千字
版　　次：2023年1月第1版
印　　次：2023年1月第1次印刷
定　　价：320.00元

ISBN 978－7－5679－2135－1

编者名单

主　　编　翁习生

编　　者　（按姓氏笔画排序）

于德刚	王　飞	王　炜	王思玄	孔祥朋	田　华	史鸿星
付　君	冯　宾	边焱焱	刘博伦	关振鹏	许　鹏	严世贵
李　为	李　晔	李　涛	李　超	李　曾	李慧武	肖　刻
汪　洋	沈俊民	张亚丽	张启栋	张国贤	张经纬	张晓琪
陈　敏	陈云苏	陈继营	尚希福	金　今	周一新	周宗科
周勇刚	郑诚功	赵　翔	柴　伟	钱文伟	郭万首	黄迅悟
曹　力	崔　文	彭慧明	靳忠民	翟吉良	翟赞京	

主编助理　王英杰

前　言

　　人工全髋关节置换术是人造器官应用于人体最成功的技术之一，通过人工股骨头、髋臼及内衬假体取代病变的关节，达到重建髋关节结构及功能的目的。目前广泛应用于治疗股骨头坏死、类风湿关节炎、强直性脊柱炎、髋关节骨关节炎和髋关节发育不良等各种原因导致的终末期髋关节疾病及部分股骨颈骨折患者。

　　人工全髋关节置换术在我国已开展60余年，随着假体材料科学的发展、假体设计的改进、手术技术的提高和围手术期管理理念的不断进步，置换的关节假体在位使用寿命也随之显著延长。近年来，以减少磨损为目标的陶瓷对聚乙烯和陶瓷对陶瓷摩擦界面的新型假体相继出现，造福于广大患者。据统计，我国人工全髋关节置换的手术量由2011年的16.8万例次增加到2021年的72.7万例次，其中绝大多数以陶瓷对聚乙烯界面（即"半陶髋关节"）和陶瓷对陶瓷界面的组合（即"全陶髋关节"）为主。随着我国人口老龄化的进程和国家人工关节集中采购的落实，预计人工全髋关节置换的手术量将在今后相当长的时期内继续呈现快速增长趋势。

　　然而，我国的人工全髋关节置换术水平与世界先进水平还存在差距，一方面是由于我国医疗发展的区域不平衡现状；另一方面是国内缺乏标准化人工髋关节置换技术的推广，尤其是全陶瓷髋关节置换技术。同时，人工全髋关节置换术并非简单地将一个人工关节放置到患者体内，而是应针对每个患者的具体情况选择个体化治疗方案，包括手术指征的把握、假体类型的选择、精准的手术操作、并发症的防治、完善的围手术期管理以及康复方案的制订和密切随访等。

　　国际上有不少关于髋关节置换的专著，国内吕厚山教授曾编辑出版我国第一部《人工关节外科学》，张先龙教授和周一新教授也分别出版《人工髋关节外科学》《人工关节置换临床实践与思考》和《髋关节翻修手术笔记》。但纵观国内外，至今尚没有一本以论述陶瓷全髋关节为主的专著。因此，笔者邀请了近年来我国关节外科基础和临床领域内非常活跃的40多位中青年同道，收集并整理他们的经验，总结编纂出版《陶瓷全髋关节置换术——理论与临床实践》一书。本书是迄今为止国内第一部从髋关节生物力学、材料学、手术基础和技术、患者选择、假体选择、手术并发症防治和关节假体设计的演变等诸多方面，系统地讲述人工全髋关节置换术的发生、发展及不断完善的参考书。在编写方式上我们采用了少部分内容在不同章节重复讲述，以便读者阅读，避免既往的参见方式。本书特别介绍了该领域的一些先驱们的开创性工作及献身科学事业的精神，不仅为我们后辈提供了学习典范，也极大地激励我们不断创新。此外，本书也是世界上首部论述陶瓷全髋关节置换技术的专著。

衷心地希望广大骨科医生，尤其是关节外科医生能从本书中汲取经验，进一步提高髋关节疾病的诊疗水平，造福我国广大患者。同时，也希望本书的出版能对人工全髋关节置换术发展史在我国的宣传普及和临床诊疗的规范化起到推动作用，并促进我国人工全髋关节置换技术创新和临床实践经验在世界范围内广为传播。

由于编者对人工全髋关节置换术的认识所限，加之资料收集整理工作繁杂等原因，本书在编撰过程中难免存在不足，且内容有待进一步完善补充。望广大读者不吝指正。

翁习生

2022年11月

目 录

第四篇　陶瓷全髋关节置换的临床应用

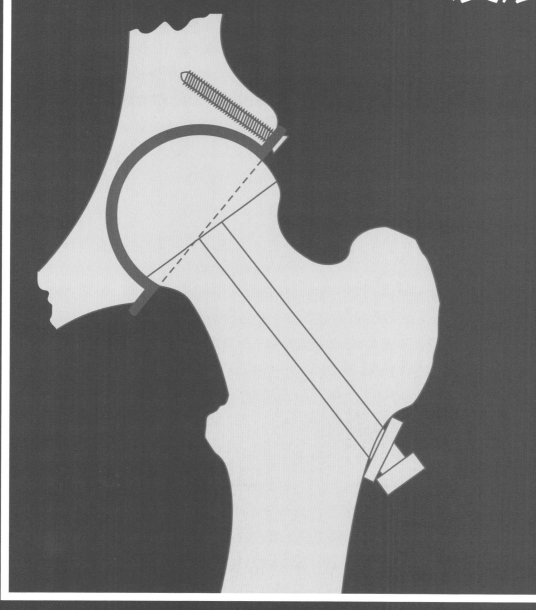

第一篇

全髋关节置换术的
发展历程

第一章

概　述

第一节　前全髋关节置换术的手术发展

在过去的两个世纪，髋关节疾病，特别是终末期髋关节强直性疾病的治疗从关节切除、关节周围截骨发展到现代人工全髋关节置换术（total hip arthroplasty，THA），发生了巨大变化，THA更是被公认为至今最成功的外科干预手段之一。THA的成功应用，经历了几代人的不懈努力和不断改进与创新才得以实现，尤其是早期各种治疗方法的演变和临床效果的观察，为后来的THA提供了诸多经验和深刻教训。因此，当我们谈论THA时，有必要对其发生发展历程进行简要的概述。而THA与其他医学研究和治疗手段的进步一样，绝不是孤立的，而与彼时的社会、经济和文化息息相关。

一、关节切除成形术

最初，治疗多种类型的关节疾病时，都会使用很时髦的关节切除术。这当然是由于当时的一些特殊情况所致，正如所有的外科手术的创新发明都受时代背景的影响一样。当时，欧美实施截肢术的频率高得惊人，因此关节切除术也就做得多了。例如，在英国利物浦有很多能熟练地做截肢手术的医生，因为利物浦是个商贸港，很多水手拖着他们受伤数月的患肢来到这里时，已经错过了治疗的最佳时机，要彻底治疗这种陈旧性损伤，在18世纪晚期就只能做截肢术。当时一位很有名的外科医生Henry Park（1744—1831）就意识到，对这些患者来说，虽说截肢是个简单快捷的治疗方式，但并不一定非要通过截肢来解决问题。他在给他的老师Percival Pott（1717—1788）的一封信里描述了他的治疗原则：将关节全部切除，并尽可能切除关节囊和韧带，形成一种假关节。伦敦Westminster医院的Anthony White（1782—1849）被公认为在1821年进行了首例关节切除成形术，但遗憾的是没有留下相关报道。该手术可以减轻疼痛并保留关节活动性，但牺牲了关节稳定性。当Anthony White医生去世时，《柳叶刀》刊登了他的讣告，并在文中说明此种手术技术由他发明，他因此获得了医学界的认可。

二、关节周围截骨成形术

美国宾夕法尼亚州费城的医生John Rhea Barton（1794—1871）被公认在1826年完成了首例强直髋关节的截骨术。他为一位患有强直性脊柱炎的水手John Coyle进行了首例转子间截骨术。当时没用麻醉，耗时仅7分钟。《北美医学和外科杂志》（*North American Medical and Surgical Journal*）对Barton医生的手术进行了报道："他通过在强直髋关节中进行大转子和小转子之间的截骨获得'关节活动度'。术后20天，等手术应激反应消失后，每天轻柔地活动手术肢体，以此来预防骨断端粘连，并且还要完全通过纤维粘连带建立起断端间的联系，这就像是骨折后的骨不连，即所谓的假关节。"术后3个月，该患者拄拐走得很好，但6年后丧失了所有的运动功能，不过这名水手术后生存了12年。这被誉为世界上第一例获得成功的关节成形术。Barton首次证明了运动可以阻止骨融合。的确，迄今为止，骨关节强直除了关节置换术外仍无很好的治疗方法，而Barton的髋关节周围截骨成形术成为当时治疗关节强直的合理方案。尽管该手术在当时取得了巨大的成功，但髋关节周围截骨成形术后的结果通常难以预测，多数关节术后最终发展为再强直，考虑到这个手术的手术死亡率约50%，加之术后结果令人失望，因此该手术方法很快即被放弃。

三、关节间隔物成形术

美国纽约的Carnochan医生是第一位实施关节间隔物成形术的外科医生。1840年，他在受损的两个关节面之间植入了一个橡木片，以阻止关节融合，这一手术应该说是人工假体置换术的开端。后来又使用过其他几种间隔材料，包括皮肤、筋膜、肌肉、猪膀胱和金箔等，但这些尝试都以痛苦的失败告终。约20年后，法国巴黎的Auguste Stanislas Verneuil在1860年进行了髋关节软组织插入成形术，这引起了在法国里昂的Hôtel-Dieu医院工作的Léopold Ollier（1830—1900）对关节间隔物成形术的极大兴趣。1885年，他描述了在未感染的关节中插入脂肪组织，由于他没有将插入的脂肪组织固定在骨面上，因而手术通常无效。随后，捷克外科医生Vitezlav Chlumsky（1867—1943）系统地尝试了许多间隔材料，包括肌肉、胶片、银盘、橡胶、镁、锌、玻璃、脱钙骨、石蜡等。从19世纪80年代中期至1890年，学界对于他早期植入的各种人工材料多有报道。但可以想象的是，这些方法无法改善患者的生活质量。19世纪末20世纪初，美国芝加哥的John Bengjamin Murphy（1857—1916）提出了另一种手术方式，用于治疗局限性髋关节骨关节病。在他的描述中，没有植入其他材料，只是去除了基底部和髋臼边缘的突出骨赘，这被称为髋关节"切开成形术"。

四、关节替换术

Themistocles Glück（1853—1942）是一位杰出的德国外科医生，他不仅引领了骨科内固定物的发展，还设计了多种关节假体以替代病变的关节。他利用于1877年和1885年在巴尔干地区担任战时外科医生的机会，接触了大量战伤患者。在1885—1886年塞尔维亚与保加利亚的战争期间，Glück用螺钉将两块钢板固定在股骨的骨折处。患肢能够在短时间内恢复运动，这让他很惊奇，也差不多在这个时候，他用一块钢板修补了因癌症切除的部分下颌骨，钢板用螺钉固定在骨头上，获得了非常好的效果。早在19世纪中上叶就有一些外科医生意识到，可以用人造关节来填充切除患病关节后留下的空间。俄罗斯的Pirogow就是这些外科医生中的一员，他在1830年就提出用象牙制成的人工关节置换患结核的膝关节的设想。然而，直到1890年德国外科医生Glück才第一次用象牙制成的人工关节行多例结核关节置换，而且他设计了多种人工关节，包括腕关节、肘关节、肩关节、髋关节、膝关节和踝关节等（图1-1）。1991年，德国骨科医生

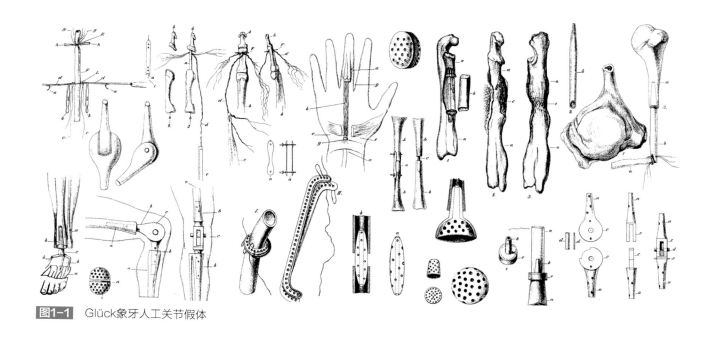

图1-1 Glück象牙人工关节假体

Wessinghage追踪了Glück的出版物中描述的于19世纪90年代进行的14例关节置换手术患者。到1891年，仍然有5例具有功能，包括3例全膝关节置换、1例肘关节置换和1例全腕关节置换。所有的关节置换材料均由象牙制成。为了实现髓内固定，Glück经常使用一种特殊的很烫的"骨水泥"，可在1分钟内硬化，但并不是我们现在使用的聚甲基丙烯酸甲酯骨水泥。

尽管Glück的关节置换手术是个极为出色的构想，但用在了错误的患者和错误的时间。即使在拥有抗结核药物的现代，进行关节结核的置换手术仍是禁忌。虽然，Glück的关节置换术大多以失败告终，但并不能否定其对后来人工关节发展的影响，他是第一个提出生物相容性概念的人。Glück在其晚年因他的贡献获得了多种荣誉。

第二节　早期全髋关节置换术的发展

20世纪早期，对于髋关节终末期关节强直性疾病，由于没有好的治疗方法，关节间隔物成形术受到普遍青睐。但大多数患者出现术后疼痛和关节僵硬等，预示着这些早期的努力和尝试都不尽人意。然而人们并没有因此停止探索的脚步。

一、铸模关节成形术

现代全髋关节置换术问世之前，美国波士顿的Smith-Petersen医生发明的铸模关节成形术（mould arthroplasty）（图1-2），被认为是治疗严重髋关节疾病的有效方法，并作为后续新方法的对照标准。铸模关节成形术的治疗理念来源于对一个背部被玻璃异物扎伤患者的观察。当时这个患者背部被玻璃扎伤，玻璃残渣留在体内1年多，当Smith-Petersen给这个患者取玻璃异物时发现在玻璃残渣周围形成了一薄层的

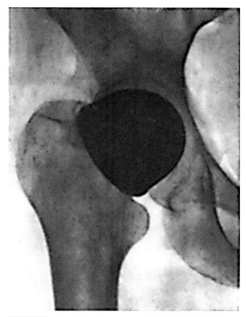

图1-2　Smith-Petersen铸模关节成形术

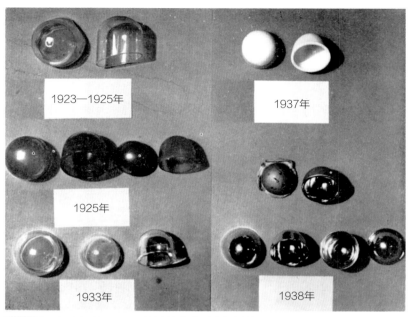

图1-3　Smith-Petersen铸模关节成形术的材料
先后在1923年使用玻璃，1925年使用动物内脏，1933年使用pyrex玻璃（一种耐热玻璃），1937年使用胶木和1938年使用钴铬钼合金。

纤维组织，并发现有一层光亮的类似滑膜囊的组织，其内含有少量清亮的黄色液体，这与关节周围的滑膜良性反应很类似。这个意外的发现使得一直在寻找良好间隔材料的Smith-Petersen喜出望外，他于1923年首次提出，按股骨头表面形状，使用模具将玻璃制成外形一致的间隔物，然后植入到股骨头表面与髋臼之间，即铸模关节成形术。

1923—1938年，Smith-Petersen和同事试用了各种材料（图1-3），

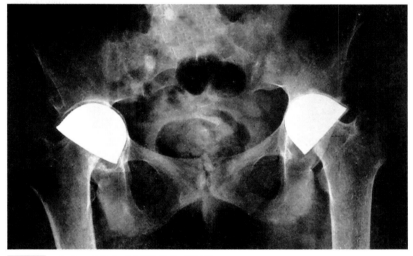

图1-4　Aufrank改良金属杯关节成形术

初期使用玻璃，主要是考虑到玻璃光滑，也不发生组织效应，但结果可以想象是不会成功的。1925年，他又试用了动物内脏，因组织反应很重而难以临床应用。直到1938年，Smith-Petersen在他的牙医的建议下，将钴铬钼合金材料用于铸模关节成形术，即将这种合金按股骨头外形设计并铸模制成杯状间隔器，表面抛光如镜面，然后倒扣在股骨头上，即在髋臼和股骨头之间植入一个与股骨头表面弧度一致的金属杯，这样在股骨头与金属杯之间有平滑的运动，而金属杯与髋臼之间也有少量运动。但由于后期股骨头与植入的金属杯分离移位，经常引起局部组织腐蚀、纤维组织增生、疼痛以及继发性的股骨头缺血坏死，导致该方法以失败告终。但它进一步催生了Aufrank医生改良的真正意义上的金属杯关节成形术的诞生，这个改良设计使得关节运动更好（图1-4）。

尽管这种金属杯关节成形术在特定时期产生了较好的疗效,但这种设计的关节假体运动是偏心的,不稳定。髋关节运动主要发生于股骨头与植入的金属杯之间,这就促使人们思考能否将金属杯固定在髋臼上,最终产生了股骨头再成形与抛光的髋臼杯固定在髋臼上的髋关节球窝成形术(hip socket arthroplasty)的问世,最早在这方面作出突出贡献的是Gaenslen。他的带翼髋臼杯可用螺钉固定在髋臼缘上(图1-5),并且在4例患者身上进行了手术,其中于1952年进行了2例,用了与金属杯相匹配的股骨头假体,这也可称为最早的"金对金"髋关节表面置换术,另外2例仍然使用金属杯关节成形术。在金属杯关节成形术基础上的各种改良还促使了股骨侧假体研究工作的进展。由于Aufrank观察发现金属杯关节成形术后关节真正运动主要发生在植入的金属杯与髋臼之间,而金属杯与股骨头之间运动很少,因此就有人提出将金属杯固定在股骨头上的设想,从而提出了股骨头置换的设计(后文将详细介绍)。

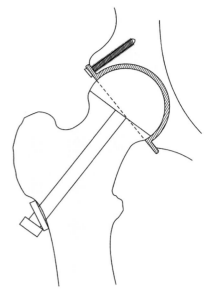

图1-5 带翼髋臼杯髋关节球窝成形术

关节置换术的发展始于19世纪中期,到20世纪中晚期已成为髋关节的主要手术治疗方法。原始的铸模金属杯关节成形术始终鼓舞着人们不断创新,而且后来的早期的股骨柄假体都是通过铸模成形而制造的,但当时用于关节成形术的材料成为制约技术和产品改进的重要因素之一。

二、关节假体材料

植入人体内的材料能否与人体组织和谐共处是影响假体存活非常关键的因素之一。木块、象牙、橡皮、玻璃、纤维、各种金属、金箔、动物的膜、全厚皮肤等均作为外源性材料在早期被用于原始关节成形术。不锈钢也被使用过,但其韧性不足,且容易被腐蚀。1937年出现了一件标志性事件,即Venable、Stuck和Beach发表了他们对不同金属植入物在组织中电解效应的研究结果。尽管早前的研究对于金属植入物也提出过金属电解腐蚀是骨损害的原因,但都没有证据,如金箔、铝、镁、铝、镍、铁、不锈钢、锌、铜及其他合金等。Venable等除了应用传统的X线及临床观察外,还通过生物化学分析了组织体液对金属的影响,发现了金属离子在体内的分布及其与电解运动对金属影响的结果相一致。

除了发现金属在体内的"电解效应"外,最重要的是还发现了钴铬钼合金是所有测试金属中最稳定的,而且光滑坚硬,基本没有电解效应和组织反应,是经久耐用的材料。因而,钴铬钼合金被认为是骨科植入物材料中最优秀的,其首先在牙科中得到应用,也就是前文所述的Smith-Petersen的牙医建议使用的钴铬钼合金。Venable等还为后来的金属材料植入物的应用建立了一套基于电解原理的测试标准。对于在人体中发生上述物理效应的认识和第一个理想骨科植入物合金材料的发现,对骨科学的发展以及关节成形术和关节置换术产生了巨大的影响。

三、股骨头假体

从前面的介绍可以看出，金属杯关节成形术是治疗终末期髋关节强直性疾病的重要方法，虽然技术很成熟，但其结果却难以预料。如果说这对重建关节的自然状态有什么理论上的优势，那就是，不断的临床实践得到的短期效果促使人们进一步思考。金属杯关节成形术依赖于人体潜在的再生能力，但技术要求高，组织变形过程脆弱，且失效率高。所以进一步寻找治疗关节强直的有效治疗方法成为当时的研究热点。前文已谈到关节假体置换术最早可追溯到1890年，德国的Glück发表了应用象牙作为关节替代材料的文章。Glück的实验模型包括有多个小孔状的可实际植入人体的松香"骨水泥"、浮石块和石膏。Delbet于1919年用强化的橡皮材质股骨头假体治疗股骨颈骨折。Ernest Hey Groves是第一个应用象牙棒制成半球型的带有短柄股骨头假体的学者。这些大胆的创新设计仅仅更多地出于对医学的好奇心，而非实际的治疗方法。1937年，美国巴尔的摩的Harold Bohlman是第一次世界大战中优秀的空军飞行员，他在Venable等工作基础上，设计了钴铬钼合金股骨头（图1-6），并用来治疗了7例股骨颈骨折不愈合的患者。1940年9月28日，他与Austin Moore合作为1例复发性骨巨细胞瘤的患者置换了12英寸（30.5cm）的近端股骨假体。Hey Groves和Bohlman提出的设计类型分别为后来的股骨柄假体提供了2种最基本的类型，即短柄股骨头假体和长柄股骨头假体。

（一）短柄股骨头假体

短柄股骨头假体的原型是巴黎Judet兄弟于1940年设计的丙烯酸股骨头假体（图1-7），曾被广泛应用，与Hey Groves的设计很相似。Judet的概念是蘑菇样设计，即有一个蘑菇样头和一个直长的茎，蘑菇样头是高抛光的2/3球形，球形附带一个直长茎，茎由大转子下方穿出，头和茎都由丙烯酸制成，因为其在体内

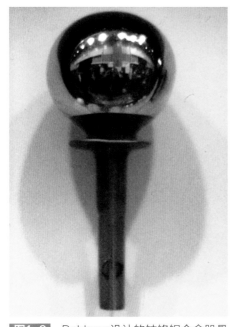 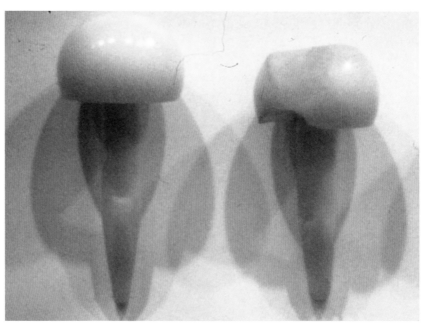

图1-6 Bohlman设计的钴铬钼合金股骨头假体　　**图1-7** Judet兄弟设计的丙烯酸股骨头假体

稳定，主要适应证是骨关节炎、不愈合的股骨颈骨折、非结核性关节强直和髋关节脱位等。早期结果非常令人满意，但假体松动、磨损和由丙烯酸引起的明显组织反应，进而引起疼痛，最终导致绝大部分假体失效。此时，用钴铬钼合金股骨头假体解决上述问题成为了研究热点，但基于Bohlman和Judet设计特征的假体，假体松动是不可避免的，因此出现了将固定在股骨颈上的假体改进为固定在股骨干上的设计。但这种设计又在假体与骨界面产生了过大的剪切应力。所以一种带短柄的股骨头假体通过股骨颈固定在股骨外侧皮质上的设计也应运而生，并衍生了多种设计和改良。其中Wiles于1938年将不锈钢的臼杯套在股骨假体上，结合使用固定在股骨外侧皮质骨上的短柄股骨头。这一设计与1951年Smith-Petersen报告的用Jaenichen-Collision设计的钢制假体的结构最著名，后者是在侧方用钢板螺钉固定，类似于现今的加压髋螺钉附着在股骨头。Wiles后来又改进了他最初的设计，新设计包括一个侧方钢板，这种设计试图应用股骨外侧皮质骨来分散剪切应力，但很不成功。为了解决这一问题，Lippman设计了一个组合装置，由于过于复杂，从未广泛使用。由此可以看出，早期大多数短柄股骨头假体是失败的。

（二）长柄股骨头假体

Judet假体的早期成功，极大地促进了有发明意识的外科医生尝试设计各种新的假体。由于短柄股骨头存在的问题，基于负重时重力沿股骨长轴传导的一种设计理念应运而生。Hudak于1946年设计了一款股骨头假体，于1948年被McBride改良设计成"门把手"假体，其主要利用螺纹杆在股骨髓腔内实现锚定，即重力通过髓腔内的螺纹杆传导。但该设计及一些其他的设计都未能得到广泛使用，但大大促进了长柄股骨头假体的设计。在所有设计的长柄股骨头假体中，只有Thompson和Moore设计的两款类型得到了广泛认可，其中Thompson的设计被认为在髋关节重建历史上具有里程碑意义。

Thompson于1950年介绍了一种长柄钴铬钼合金股骨头假体（图1-8），用于治疗不愈合的股骨颈骨折、股骨头坏死、炎性关节病等。此外，他设计的股骨头假体使用时需要切除部分股骨颈骨质，因此对低位股骨颈骨折和Judet假体失败患者的翻修很适用，其长柄插入股骨髓腔，通过髓腔长轴适应生理重力的传导。

差不多在同一时期，Moore也设计了另一款改良的股骨头假体，可以保留股骨颈（图1-9），他的设计不同于Thompson，其长柄外侧有一个嵴，可以在髓腔内抵抗旋转，上半部分有两个窗口，可以用于植骨或允许骨长入，以增加柄的固定强度，这种设计又被称为"自锁"假体。

总体来说，每种假体都有其基本的设计理念和适应证。上述两款假体后来都被改良适用于骨水泥固定。这些基本设计的假体类型对人工髋关节假体的进一步发展很重要。事实上，Thompson和Moore假体在现代也得到了广泛使

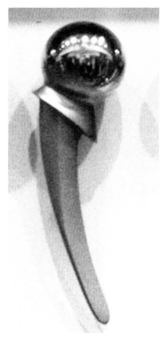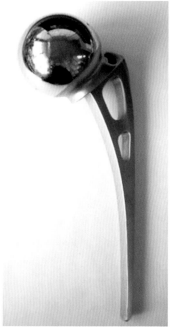

图1-8 Thompson设计的　**图1-9** Moore股骨头假体
钴铬钼合金股骨头假体

用。Matchett还于1965年设计了一款改良的Moore假体，首次提出了股骨头大小与柄大小相匹配的假体。

（三）全髋关节假体

随着股骨头假体治疗终末期髋关节强直性疾病的成功，促使人们将股骨头置换的适应证扩大至关节炎。1964年，Anderson及其合作者设计了一款针对股骨头侧病变为主的股骨头假体，该型假体对髋臼侧基本正常的关节疾病非常有效，但对适用于金属杯关节成形术的髋臼侧病变患者，却很难奏效。因此直到20世纪60年代后期，金属杯关节成形术仍然比非骨水泥固定的股骨头假体更为人们所热衷。国内1981年占厚山教授曾为一例朱姓患者做了股骨头金属杯置换术，41年后因关节疼痛、功能受限，笔者为其做了翻修术（图1-10）。4个月后该患者死于骨肿瘤并转移。这种非骨水泥固定的股骨头假体治疗关节炎会引起髋臼内陷，以及偶尔的"自锁"关节失败，这都引导人们进一步继续探索，设计更好的关节成形术。

由于股骨头假体治疗髋臼侧病变的失败，促使人们使用设计髋臼侧假体。Wiles被认为是最早提出"全"髋关节置换概念的医生，他于1938年用不锈钢的髋臼杯和股骨头假体，通过机械磨合使其相互匹配，股骨头假体通过股骨颈牢固拴定，髋臼杯假体则通过螺钉固定（图1-11）。20世纪50年代早期，他用这种改良的关节假体，治疗Judet假体失败的患者，然而结果并不令人满意，假体很快就发生我们所能预计到的松动。

1951年，McKee和他的助手Waterson Farrar设计了一款不锈钢全髋关节假体，但植入后不到1年假体就发生了松动，将不锈钢改用钴铬钼合金材质后获得了较大成功，假体未发生松动，直到术后第三年股骨柄发生断裂导致失败。

1950年，Sven Kiaer将牙科用的聚甲基丙烯酸甲酯（polymethyl methacrylate，PMMA）骨水泥引入到骨科使用，PMMA骨水泥可把关节假体固定到骨质上。同年12月，美国纽约大学附属关节病医院的Haboush，用PMMA骨水泥固定全髋关节假体。

PMMA骨水泥的使用对后来的关节成形术产生了深远的影响。一是它显著降低了"金属对金属"髋关节假体的松动率，二是其在牙科的使用证明了其安全性和有效性。

经过近100年的发展，关节成形术领域发生的主要进展如下：首先，关节置换成形术的概念是可靠的，且简单易行，容易被多数骨科医生接受并使用；其次，短柄股骨头假体的固定效果明显不如长柄股骨

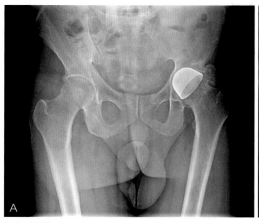

图1-10 早期金属杯关节成形术
A. 左侧金属杯关节成形术后；B. 左侧陶瓷全髋关节置换术后。

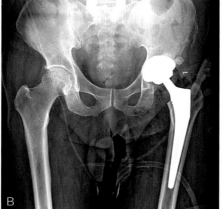

图1-11 Wiles设计的不锈钢全髋关节假体

头假体；再次，使用互相匹配的髋臼杯与股骨头假体可极大地改善治疗效果，尤其是同时累及髋臼侧和股骨头侧的病变。另外，PMMA骨水泥的使用减少了假体松动的发生率。但还有一个主要方面有待于进一步突破，即现代全髋关节置换中的低摩擦关节成形术。

第三节　Charnley 全髋关节置换

John Charnley被誉为"现代全髋关节置换之父"，但他既不是最早提出全髋关节置换概念，也不是最早使用全髋关节假体的医生。他之所以被誉为"现代全髋关节置换之父"，主要是因为他完整地提出了低摩擦、低磨损全髋关节假体的理论和假体设计，股骨头与髋臼杯假体的配伍选择，骨水泥固定和手术技术，主要操作步骤，主要并发症的预防和良好的长期效果，而非此前一些全髋关节假体只有相对短期的效果，且并发症发生率高。

Charnley的成功得益于对Smith-Petersen的铸模关节成形术和Judet的"人工股骨头"成形术患者的仔细观察和系列研究。

一、关节润滑

无论是Smith-Petersen还是Judet关节成形术，虽然长期效果都不理想，但却提供了观察生物体对这些机械设计装置的反馈及失败机制探讨的视野。Charnley首先通过观察Judet手术后患者，发现很多患者在置换Judet假体后的前几周内，髋关节会发出短而尖的吱吱异响，但几周后异响就会消失，而且对髋关节的功能没有影响。结合自己的经验，他认为异响一般发生在患骨关节炎的髋关节，如果髋臼的关节软骨正常（如股骨颈头下型骨折），就不会产生异响。据此，Charnley认为髋关节异响是术后关节滑动时的摩擦阻力很大，两个表面相互挤压运动所致。因此推断，Judet假体所用的塑料股骨头假体摩擦性能较差，当股骨头假体与患有骨关节炎的髋臼发生相对运动时，便产生异响，术后几周后异响消失，可能也并非由于润滑的改善，而很有可能是由于股骨头假体柄在股骨颈处的固定发生了松动，而股骨头假体在髋臼中的位置却相对固定，这样几乎所有的髋关节运动都发生在股骨颈和已松动的股骨头假体柄之间。这就提示股骨头假体柄和股骨颈之间的机械连接可能由于扭转应力或扭矩而遭到破坏，即当股骨头假体在髋臼中发生旋转时，形成的高摩擦阻力产生了上述扭转应力，但如果摩擦阻力减少或消失，则股骨头假体柄与股骨颈间的机械连接就可能会因上述扭转应力的改变而免于损坏。

为进一步验证上述假设，Charnley通过一系列实验进行了仔细的观察。首先，他对正常动物关节的摩擦系数进行了观察测量，结果与1934年Jones报道的几乎一样，即动物关节摩擦系数μ=0.02，而在冰面上滑冰时，冰面与冰鞋之间的摩擦系数μ=0.03，这表明动物关节表面比冰面还要光滑。但这在工程学上根本无法实现。

通过对关节润滑的研究，Charnley于1959年进一步大胆提出假设，即关节液并非必须的润滑剂，而是关节运动的产物。这与Arthur Keith1919年观察到的现象一致。因此，Charnley将关节润滑的研究重点从关节液转移到关节软骨的性质，并把注意力转移到工程学中的"界面润滑"（boundary lubrication）理论上。

界面润滑存在于干燥的固态界面之间，而干燥的固态界面之间有一层薄薄的液膜，这个液膜极薄，已不能像液体那样流动，界面润滑通过固态界面间理化性质的变化来减少摩擦，即减少让两个固态界面紧密结合的自由分子吸引力。因此，从理化性质上来说，润滑剂和摩擦界面的固态材料之间有着密切联系，润滑剂只对某些特定的固态材料有效，因此可以在动物关节中发挥润滑作用的关节液不一定可以在假体润滑中起作用。为验证上述假设，他用公牛的关节液进行了实验，用公牛关节液分别润滑塑料与骨、钢铁与骨，发现摩擦系数很高（μ=0.40）。而当用公牛关节液分别润滑塑料与正常软骨、钢铁与正常软骨，摩擦系数几乎和正常关节一样（μ=0.02）。

上述研究表明，要赋予"人工髋关节"像自然关节一样的润滑度，就需要一种低摩擦系数的物质，这种物质既要和软骨具有同样润滑性质，又不能被人体排斥。为了实现这个目标，Charnley首先选择玻璃纤维填充的聚四氟乙烯复合材料，这是一种看起来像关节软骨的白色、半透明塑料，可以用刀切割，这也是当时发现的化学性质最为稳定的一种塑料。

二、Charnley假体设计

1. 第一代全髋关节假体 他最初的设计是将这种低摩擦系数的材料当做"人造关节软骨"使用，即在患关节炎的髋臼表面铺上一薄层聚四氟乙烯，然后修整股骨头，再用一个中空的聚四氟乙烯杯紧紧地套在股骨头上，这样就形成了聚四氟乙烯–聚四氟乙烯关节面组合（图1-12）。术后3个月内，患者疼痛的减轻和主动活动度的改善都十分明显，但这种设计最主要的缺陷是骨质结构的毁损。当初为了尽可能保留骨组织，将股骨头修整成套管状，然后将聚四氟乙烯杯紧紧扣压上去，导致保留的股骨头骨质会发生缺血坏死。当患者良好的关节运动功能消退时，X线片总是提示股骨头坏死，且聚四氟乙烯杯的内表面松动，这种假体的结果同Smith- Petersen铸模关节成形术的结果一样令人不满意。

2. 第二代全髋关节假体 为解决上述问题，Charnley于1960年改用金属假体替代股骨头颈，基于Moore和Thompson假体设计了股骨柄，同时配合使用低摩擦系数的聚四氟乙烯髋臼杯（图1-13），并用骨水泥固定，改善股骨柄假体和骨质之间的机械连接，进而将身体的重量均匀地从假体金属柄传递至股骨颈内部和股骨上端的松质骨。但是早期的Moore和Thompson假体存在缺陷，即假体对骨髓腔中沿长轴的扭转应力没有抵抗力，不能抗旋转。

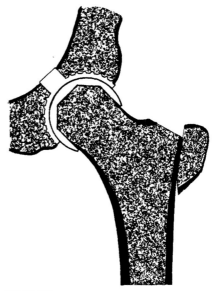

图1-12 Charnley设计的第一代全髋关节假体
聚四氟乙烯关节成形术，髋臼表面覆盖一薄层聚四氟乙烯，股骨头被覆中空的聚四氟乙烯杯，以分别替代髋臼和股骨头软骨，即生物概念的"人造"关节软骨。

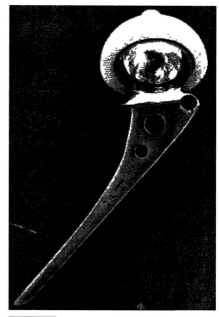

图1-13 Charnley设计的第二代全髋关节假体
由大的带柄金属股骨头假体和相对薄的聚四氟乙烯髋臼杯组成。

Charnley进一步观察发现，3例已接受Moore和Thompson关节成形术的患者，在术后完全负重10个月或11个月后因髋臼杯的机械缺陷而再次手术探查时，骨水泥固定的股骨侧假体依然十分牢固。为克服股骨侧假体对骨髓腔中沿长轴的扭转应力没有抵抗力的缺陷，他用骨水泥固定股骨柄并在此后的两年多时间里治疗了100多例患者，均取得了良好的效果。骨水泥的使用还使Charnley相信，对于预防感染，这种技术比初期的技术更加安全。因为早期关节成形术的感染很可能是起始于关节腔内血凝块中的细菌倍增。如果股骨髓腔中的假体是松动的，则每一次肌肉运动都会将感染源泵入髓腔，但用骨水泥将假体固定牢固后，即使关节内和股骨颈残端有感染、脓液，也不会扩散到髓腔。

3. **第三代全髋关节假体**　虽然上述方法解决了股骨假体松动的问题，结果也令人满意，但关节的低摩擦问题仍没解决。当时使用的是球头直径约为41mm的标准Moore假体，而这显然不符合最佳工程学原理，Charnley认为如果承重面的单位面积压力可以尽量降到最小的话，可以延长聚四氟乙烯这种相对较软的材料的使用寿命。Charnley与工程师Harry Craven讨论后，将聚四氟乙烯髋臼杯固定在骨性髋臼中（图1-14），同时减少球头的半径，这样大大降低球头在髋臼杯中运动时产生的阻力，从而降低摩擦力的力矩。与此同时，如果尽可能增大聚四氟乙烯髋臼杯的外半径，髋臼杯和骨之间摩擦力的力矩便会增大，这就减少了髋臼杯相对于髋臼骨产生的各种扭转应力倾向，使得髋臼杯更不易松动。

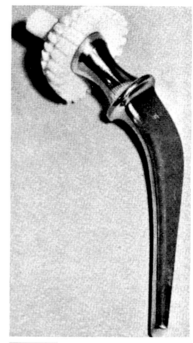

图1-14　Charnley设计的第三代全髋关节假体

低摩擦关节成形术假体。小金属球头与聚四氟乙烯形成关节组合。

三、手术技术

Charnley髋关节成形术具体手术步骤：通过侧方切口暴露髋关节，先做大转子截骨，然后切除股骨头，用特殊器械锉磨加深髋臼至特定直径和深度，以放置聚四氟乙烯髋臼杯。为提高锉磨的精确度，所有器械均按顺序对着一个1.2cm（0.47英寸）的导航孔来锉磨，这个导航孔位于髋臼底部，聚四氟乙烯髋臼杯外表面顶部有个直径1.2cm的柱状物，它可与髋臼底部的导航孔契合，从而确保位置正确，然后捶打髋臼杯入髋臼，髋臼杯外表面的锯齿深深地楔入髋臼骨质内，以利于纤维组织和骨长入。此时髋臼杯的固定未使用骨水泥。所用股骨假体的球头直径2.21cm（0.87英寸），并有不同的颈长可供选择，以方便术中调整肢体长度。

试行复位满意后，用骨水泥固定股骨假体，并用钢丝复位固定大转子截骨块，术后患者的术肢用夹板固定于外展位，持续3周。术后5周，髋关节可完全承重。术后10个月的随访X线检查结果令人满意。

Charnley髋关节成形术当时主要用于治疗类风湿关节炎和65岁以上的严重髋关节病者。

这种关节面组合设计及初步的经验以《髋关节成形术——新手术》为题刊发在*Lancet*上，但到1961年底，由于不可预见的困难、不良组织反应和严重磨损导致聚四氟乙烯髋臼假体失败并被禁用。

四、超高分子量聚乙烯的发现与使用

由于使用聚四氟乙烯作为关节面替代材料后出现的灾难性失败，迫使Charnley和工程师Craven继续寻找更好的材料。现在大家熟知的超高分子量聚乙烯（ultra-high molecular weight polyethylene，UHMWPE）在骨科中的应用纯属偶然。20世纪50年代开始，UHMWPE用于制作欧洲纺织机械的轴承。一个塑料设备推销员向Craven推销了这款塑料产品，Craven想对此塑料进行磨损试验，但Charnley不同意。后来乘Charnley出访瑞士期间，Craven对这款塑料进行了磨损试验，结果发现这种材料与金属相互磨损的特征比聚四氟乙烯好500～1000倍。Charnley听闻此事后，喜出望外，但他仍担心UHMWPE在体内的组织相容性，于是就将UHMWPE颗粒埋在了自己的大腿组织中，经过观察，其组织相容性良好，最终认可了UHMWPE这种材料，并使之成为一种理想的髋臼软骨的替代材料，直到今天还没有一种材料能完全将其替代。由此我们也可以看出他献身科学的精神。

五、Chanrley低摩擦系数全髋关节

通过Charnley和工程师Craven的不懈努力与探索，一种原创的髋关节成形术，笔者称其为第四代Charnley髋关节成形术（图1-15），即一种用骨水泥固定的带髓腔柄的股骨头假体（球头直径22mm）与低摩擦系数的超高分子量聚乙烯髋臼杯组合——骨水泥固定的全髋关节成形术就被固定下来，并于1971年通过美国食品药品监督管理局（Food and Drug Administration，FDA）批准，为美国骨科医生广泛接受。而且这种方法还成为后来多种改良或改进的基础，如瑞士伯尔尼大学的Müller设计的可调股骨颈和32mm直径的股骨头假体，英国Exeter大学的Aufranc Turner、Amstutz和Harris等，以及后来Ring设计的金–金假体等。这些均来自对Charnley假体设计的改进，使得外科医生在手术中更加方便地调整肢体长度和外展肌力，而无须做大转子截骨，大直径股骨头假体可以减少髋臼杯的磨损，提供比22mm直径股骨头假体更好的稳定性。

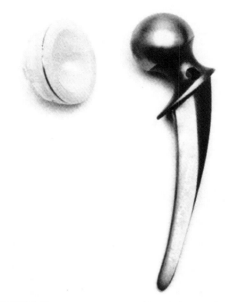

图1-15 Charnley设计的第四代全髋关节假体
金属–超高分子量聚乙烯全髋关节假体。

上述方法成功应用于单侧或双侧髋关节疾病，并在Coventry的系列病例中得到了很好的验证，Charnley追踪9～10年的随访结果发现，97%的患者解除了疼痛，矫正了畸形，恢复了关节的活动和稳定。其他各地的报告，大大增加人们对这种革命性治疗方法的热情。然而随着使用率的增加，也出现了一些感染、血栓、无菌性松动等相关并发症，感染导致的灾难性结果促使外科医生进一步改进技术和预防性使用抗生素，血栓性疾病也被认为是与之相关的潜在风险，其相应的预防和治疗也取得了进展，无菌性松动导致的失效进一步促使手术技术、假体及器械的优化和翻修器械的设计。尽管存在上述问题，但Charnley不畏艰难、锲而不舍、勇于献身、不断探索的科学精神，大大激发了人们的创新热情。世界范围内医学界、

科学界对髋关节成形术给予了极高评价，并促进了所有相关领域的知识更新，使这种全新的髋关节置换术成为医学史上重要的里程碑之一。

第四节　陶瓷全髋关节的发展

19世纪60年代末，随着Charnley低摩擦髋关节置换术的兴起及其良好的临床效果，很快在世界范围内被广泛接受。但由于这个时期的髋关节假体摩擦界面材料主要以金属–聚乙烯（mtal-polyethylene，MoP）为主，辅以少量的金属–金属（metal-metal，MoM）。因此中期随访发现，磨损的碎屑会导致骨溶解和假体无菌性松动。因此亟需开发新的低磨损的摩擦界面材料。1970年，法国医生Pierre Boutin首先开始研究使用高纯度氧化铝来制备全陶瓷假体的可行性。他之所以关注并研究使用高纯度氧化铝作为关节摩擦界面材料有以下三方面因素：第一，当时瑞士和美国已经有氧化铝陶瓷在牙科中良好应用结果的报道；第二，他所在的医院附近有一家世界闻名的玻璃和陶瓷公司，因而相对容易获得陶瓷材料；第三，氧化铝是当时最先进的陶瓷材料。

一、氧化铝

氧化铝（Al_2O_3）是陶瓷的代表，临床应用历史悠久。1933年，Rock M在德国申请了一项专利，首次提到将氧化铝作为制造"给人类或动物使用的人造身体部件"的材料。但接下来的30年里，该领域并无进展，直到19世纪60年代，Sandhays和Driskell开发出了氧化铝材质的口腔科植入物。同年，Charnley阐明了"低摩擦髋关节置换术"的优势，但由于Charnley低摩擦髋关节使用后，中期随访结果显示磨损碎屑引起的假体周围骨溶解和无菌性松动，严重影响了人工髋关节的使用寿命。Boutin医生有一位患者是CGE公司（当时是全世界闻名的玻璃和陶瓷制造公司）的高层领导，而这位公司就在Boutin医生的诊所旁边，在这位患者的帮助下，Boutin医生最早开发出了氧化铝全髋关节置换假体（图1-16）。最初的设计是将一整块氧化铝髋臼杯假体用骨水泥或压配方式固定在骨盆上，显然这种固定并不牢固，主要失败原因是假体无菌性松动。此外，当时陶瓷碎裂的发生率也很高。

进一步分析发现，早期用于制作关节假体的氧化铝是由粉末固化而来的多晶体，其结构有很多"缺损"，这些缺损在应力作用下可以逐渐变大，但在达到断裂临界值之前，外观一般都不会有改变，直到应力最终导致材料破裂等灾难性的后果。陶瓷和金属有一个很重要的区别，陶瓷在破裂之前不会产生形

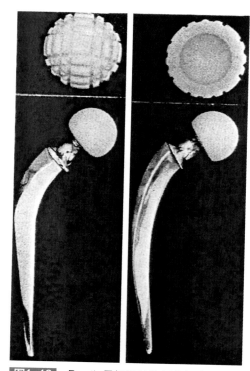

图1-16　Boutin最初设计的氧化铝全髋关节假体

变，换言之，陶瓷在应力下会积累弹性势能，而基本不产生形变，当积累的能量达到临界值时，会突然释放出来，这就导致了陶瓷材料破裂。而氧化铝陶瓷中的结构缺损，对于张应力非常"敏感"，张应力可以将这种缺损放大，而压应力则相对安全，因为压应力更倾向于将这些缺损"关闭"。

陶瓷材料的这种结构缺陷可以通过选择高纯度的原材料、减小晶粒大小、增加密度和引入强化机制等方法解决。然而，很多陶瓷材料的抗张/抗弯强度优于金属合金，而陶瓷材料的抗断裂能力劣于金属合金，这一特点在设计陶瓷假体的时候需要特别注意。

20世纪80年代，Smith & Nephew公司生产的Autophor陶瓷假体在临床上得到了广泛应用（欧洲、北美、亚洲）。与早前的设计类似，该假体的髋臼部分也是一整块，但在其外表面增加了螺纹结构，从而通过旋入式非骨水泥方式进行假体的固定，并可以提供一部分初始稳定性。由于这种设计的陶瓷假体表面没有多孔结构，从而无法达到骨长入的目的，因此使用的结果显示它并不能降低假体无菌性松动的发生率，但一个重要的进步是它显著降低了假体碎裂的发生率。此外，在翻修术中一个重要的发现是，局部组织的巨噬细胞中虽观察到陶瓷碎屑，但与同时期的MoP假体比较，假体周围的骨溶解明显减少。由于当时这种陶瓷假体的股骨柄和髋臼杯都用骨水泥固定，陶瓷球头则使用环氧树脂胶水固定在股骨柄近端，这种方法导致很多早期失败的病例，再加上当时使用的是工业用氧化铝，在人体使用后效果很差，产生严重的腐蚀反应，曾一度被放弃使用。近年来，由于原材料（陶瓷前体）质量的提高和陶瓷加工工艺的改进，氧化铝陶瓷材料的性能有了明显提高，在骨科领域接受度很高。现在的科学期刊中，单纯使用"陶瓷"这个术语而不加修饰，指的就是氧化铝陶瓷。本书我们也沿用这一传统，如果不特别指明，"陶瓷"指的就是氧化铝陶瓷。

除了Boutin医生，同一时期还有很多来自德国、日本和美国的学者也在研究氧化铝的临床应用。特别是在德国，由国家资助的一项大规模研究开发出一种氧化铝人工髋关节假体，采用非骨水泥固定。尽管早期的假体植入物又大又重，但它使外科医生和工程师评估氧化铝-氧化铝摩擦界面在降低磨损和碎屑导致的骨溶解方面是否有优越性成为了可能，虽然发现氧化铝-氧化铝界面抗磨损性能非常好，但临床应用效果却不理想，其原因主要是因为当时的假体设计不合理、固定效果差。但随着在年轻且骨质好的患者中的应用，这种假体取得了一些较满意的临床效果。

在日本，Oonish、Kawahara和Kyocera公司的工程师合作，也开发了氧化铝髋关节假体。值得关注的是，他们还同时开发了氧化铝膝关节假体，并用单晶氧化铝制备了股骨干假体，用于修复骨肿瘤切除后的骨缺损。此外，美国的科研工作者也研究了氧化铝在修复节段性骨缺损和口腔科植入物方面的应用。

在过去的半个多世纪的临床应用中，作为一种生物材料，氧化铝陶瓷的力学性能获得了长足的进步。选用质量更好的原材料进行烧结制备，使晶粒大小明显降低、密度明显提高。这种微观结构的改善显著提高了其抗弯曲强度，从低于400MPa提高到大于630MPa。而在临床上，氧化铝复合陶瓷的引入克服了氧化铝陶瓷本身力学性能上的一些缺陷。德国CeramTec公司的BIOLOX®delta是目前最常用的一种氧化铝复合陶瓷（75%氧化铝、24%氧化锆和其他少量元素如氧化锶、氧化钇等）（图1-17），其韧性和抗弯强度是之前占据市场的BIOLOX®forte（100%氧化铝）（德国Ceram Tec公司前一代产品）的两倍（图1-18）。

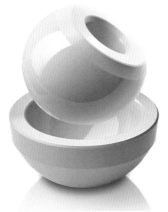
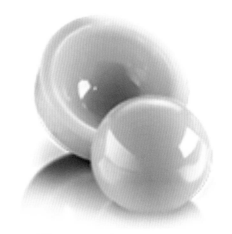
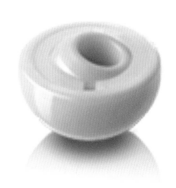

图1-17 BIOLOX®delta全髋关节假体：股骨头与髋臼内衬　　**图1-18** BIOLOX®forte全髋关节假体：股骨头与髋臼内衬

二、氧化锆

氧化锆（ZrO_2）是第二种陶瓷材料，自19世纪80年代后半期起，人们又开始关注氧化锆制作的生物材料。氧化锆比氧化铝的力学性能更佳，可克服氧化铝植入物的一些缺点。因此用氧化锆制成的陶瓷材料，尤其是用于全髋关节置换术的球头，对机械应力的耐受性更好。不幸的是，这种广泛用于生物材料的氧化锆陶瓷与氧化铝陶瓷一样，虽然是一种相对稳定的材料，但其加工过程有数个临界状态，一旦稍有疏忽会导致一系列的加工失败，因此加工过程非常困难，在2000年左右基本放弃了氧化锆在骨科领域的应用，并且开始探索复合陶瓷材料的临床应用。

三、氧化铝-氧化锆复合物

将氧化铝加入氧化锆中，形成的氧化铝-氧化锆复合物（Al_2O_3-ZrO_2）显著降低了氧化锆相转变的动力学参数。因此，在人们放弃了氧化锆材料后，双相氧化铝-氧化锆复合物陶瓷材料开始进入市场。目前，对于为什么添加少量氧化锆即可阻碍相转变这个问题尚无定论。这种氧化铝-氧化锆复合物材料一般被称为氧化锆强化的氧化铝陶瓷（zirconia toughened alumina ceramics，ZTA），又被称为氧化铝基复合物（alumina based complex，AMC），其对湿热老化也有很高的抵抗性。基于拓扑学原理，较缓慢的老化过程在以氧化铝为主要相的复合材料中比较容易获得解释。事实上，复合陶瓷中的氧化锆均匀分布在氧化铝基质中，在湿热处理后，复合陶瓷中的氧化锆较单斜晶氧化锆增加了韧性，另外，这一相转变过程受到氧化铝基质的阻碍。

目前为止，氧化铝和氧化锆以相互协同的方式结合，即氧化铝-氧化锆复合陶瓷，已经是髋关节假体摩擦界面的常规选择。

自20世纪90年代初开始，这种假体的主流设计是表面粗糙或多孔涂层的钛合金髋臼杯和氧化铝内衬组合，这种假体的临床效果优良，且患者满意度高，但有些假体在术中将内衬装入髋臼杯会很困难。边界负荷是磨损的主要机制，但临床意义较小。另一个问题就是假体异响，将在本书后面的相关章节详细讨论。

第五节 中国人工髋关节外科的发展

近20年来，我国人工关节外科与骨科领域的其他亚专业一样，得到了长足的发展。尽管目前还没有全国范围的人工关节登记系统，但我国人工关节置换的数量每年都以二位数增长已是不争的事实。不仅数量逐年增加，而且质量和对疑难患者的处理能力也都有很大程度的提高，临床效果和患者的满意度也有了极大的改善。但多数人工关节外科医生，对我国人工关节外科早期的发展和前辈们所做的工作并不十分了解。为此，我们查阅了国内相关文献，并走访了著名骨科老专家，如现已92岁高龄但仍积极参与骨科相关学术活动的罗先正教授和我国人工关节假体制造方面的工程学专家、原北京钢铁研究总院第五研究室的徐英忱高级工程师。

一、早期艰难探索阶段（1950—1970）

通过查阅相关资料发现，我国人工关节的相关研究起步并不像大多数人想象的那么晚。

范国生教授自1957年开始采用Judet股骨头假体为7例高龄股骨颈骨折患者做了人工股骨头置换术（图1-19）。最长的1例随访了5年。这是目前我国现有文献中所能查到的最早的有真正意义的人工关节置换术的报道。

1958年3月至1960年6月，天津市第二中心医院外科赵维宗等应用聚甲基丙烯酸树脂制成人工肘关节并治疗肘关节结核3例。同年，原武汉医学院（现华中科技大学同济医学院）第二医院外科矫形小组尝试应用当时称为"塑料"的聚甲基丙烯酸甲酯（PMMA）制作人工关节（图1-20），并用于治疗骨肿瘤、陈旧

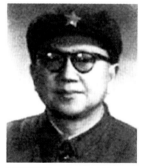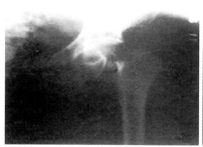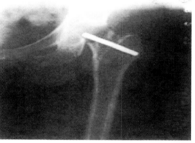

图1-19 范国生教授及其用Judet股骨头假体治疗的股骨颈骨折

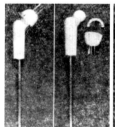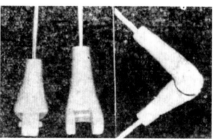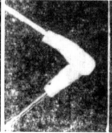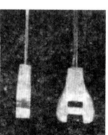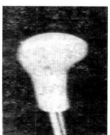

图1-20 原武汉医学院第二医院设计的PMMA假体
由左向右依次为人工塑料髋关节、膝关节、肘关节和肱骨头。

性骨折患者共46例。1960年，吴之康教授和陈景云教授在《人民军医》上发表了《髋关节成形术治疗髋关节结核》一文，文中介绍了应用金属杯治疗髋关节结核9例，结核可以治愈，但活动度很差。

1964年，赵定麟教授在《股骨颈骨折中的某些问题》综述中也较详细地介绍了应用人工股骨头治疗股骨颈骨折。

二、自主研发蓬勃发展阶段（1970—1990）

20世纪70年代，虽然我国整体科技水平落后，但在人工关节领域的相关研究却十分活跃，且内容极其丰富，涉及到人工关节的方方面面，特别是临床和医学工程学专家的密切协作，极大地推动了我国早期人工关节的研发进程。

（一）人工股骨头的研制与应用

1971年，北京积水潭医院的郭兴唐和贾祐民医生与北京钢铁研究总院第五研究室的徐英忱工程师合作，在有限的信息资料条件下研制生产人工股骨头。当时的情形是临床医生提出需求，工程师负责制造和改进。一开始用不锈钢和钛合金作为原料制成了人工股骨头，并于1973年用于临床治疗股骨颈骨折患者，同年北京积水潭医院矫形组即报告了临床应用自制人工股骨头的初步结果，这也是我国国产人工股骨头临床应用的最早报告。此后，有关人工股骨头的临床应用报告如雨后春笋般见诸各种期刊。由于内容非常多，这里仅选其中几个有代表性的报告略做介绍。原上海第一医学院（现复旦大学上海医学院）的黄富成等报告了人工股骨头治疗股骨颈头下型骨折60例，北京积水潭医院的荣国威教授报告了1972—1977年应用人工股骨头治疗股骨颈骨折92例93次手术，原重庆市外科医院（现重庆市中山医院）的周中孚等报告了人工股骨头治疗股骨颈骨折27例的初步体会，原浙江医科大学附属第二医院（现浙江大学医学院附属第二医院）的江让、黄宗坚等报告了40例人工股骨头置换术。上述报告病例数相对较多、资料完整，且随访时间长。这些报告反映了当时国内这一领域的研究热度，其他还有很多的类似报告，限于篇幅，恕不在此赘述。

（二）双杯（表面）髋关节假体的研制与应用

40年前，中国人民解放军总医院的吴之康教授联合北京钢铁研究总院研制生产出了国产双杯髋关节假体（图1-21），也就是现在大家所熟知的表面髋关节假体，并于1979年3月至1979年11月治疗了21例患者，临床效果良好。

（三）骨水泥型全髋关节假体的研制与应用

前文已经提及我们的前辈一开始是用不锈钢和钛合金来制造人工股骨头，临床使用后发现不锈钢容易发生锈蚀，钛合金不够坚固，用锤子一砸就是一个坑，而且也不耐磨。针对这一问题，徐英忱工程师进一步观察研究，发现航空发动机的轴承材质是钴铬钼合金，且这种材料约在1974年就已在口腔科应用。于是徐英忱工程师等就开始使

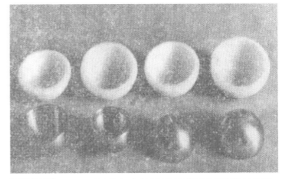

图1-21 1979年吴之康教授设计的双杯髋关节假体

用钴铬钼合金制作人工股骨头，当时的参考样品是1976年唐山大地震期间英国政府捐赠给我国的一批骨水泥股骨柄。髋臼则用北京助剂厂生产的工业用聚乙烯粉料为原材料，由北京尼龙配件厂的马仪文技术员用模具压成髋臼杯，可以想象当时生产出来的聚乙烯髋臼杯尺寸误差之大，所以每次都需要用人工股骨头与髋臼杯进行匹配，只有匹配好的才能用于临床，不好的则丢弃。就这样在艰苦中坚持，在坚持中改进，在1981—1982年，我国的骨水泥型全髋关节假体，包括髋臼杯和股骨柄（当时的股骨柄仿照Müller股骨柄制备）都已经能生产。1983年，北京钢铁研究总院对钴铬钼合金股骨柄进行了全面系统的评价，结果已然达到了美国相关材料的标准，并作为我国第一个生物材料标准使用至今。1984年，当时的冶金部和总后卫生部对上述骨水泥型股骨柄和聚乙烯髋臼杯进行了鉴定。此后这款骨水泥型全髋关节假体便在国内临床上得到了广泛应用。

（四）骨水泥的研制与应用

既然有了骨水泥型全髋关节假体，那么就需要骨水泥。我国的骨水泥研制工作约在20世纪70年代中后期开展。文献报道原四川医学院（现四川大学华西医学院）骨科、成都有机化学研究所和成都科学技术大学高分子化学教研室于1977年联合研制出了丙烯酸酯类骨固着剂（当时骨水泥的名称），并将此材料进行了动物实验，产品的性能达到了当时国外同类型材料—Simplex-P的效果。上海戴尅戎院士也曾于1977年开始研制SNPH骨水泥。该骨水泥分为两型，Ⅰ型为甲基丙烯酸甲酯–丙烯酸甲酯共聚物和过氧化二苯甲酰；Ⅱ型是除了Ⅰ型的成分外，加入高纯度的二氧化锆。1978年，该骨水泥应用于临床并治疗了86例患者，取得了良好的效果。中国人民解放军总医院的卢世璧院士和王继芳教授与天津市合成材料工业研究所的童衍传等联合研制了TJ骨固着剂，并对其毒性及组织反应进行了观察。同年，王继芳教授报告了利用TJ骨固着剂治疗32例患者（13～83岁），包括全髋关节置换17例、人工股骨头置换13例、肘关节置换1例和全腕关节置换1例。这种TJ骨水泥后来成为我国国产骨水泥的代表，一直应用至今。

（五）生物型全髋关节假体的研制与应用

由于骨水泥型全髋关节假体在临床应用中常出现一些与骨水泥相关的并发症，因此我国早期的人工关节研究者们开始了生物型全髋关节假体的研制工作。1983年3月前后，北京协和医院的王桂生教授牵头成立了由中国人民解放军总医院、北京积水潭医院、钢铁研究总院第五研究室参加的生物型全髋关节假体研发小组，根据王桂生教授的好友赵以甦教授赠送的法国"生物型髋关节假体样品"（图1-22），成功研制了珍珠面的半髋和全髋关节假体。最初研发出来的是钴铬钼合金单极头，因为很重，所以就制成空心股骨头，但临床使用很不方便，经过临床医生和工程师的密切合作研究，终于在没有任何参考资料的情况下，研制出了组配式的股骨头和股骨柄假体，现在看起来很简单，但在当时的条件下并非易事，后来也发现了国外早已有这种假体。1986年，在湖北十堰召开的第四届人工关节年会上，原冶金部军工办、总后卫生部对珍珠面人工髋关节进行了鉴定并顺利通过。这便有了我们国产的生物型全髋关节系列产品（图1-23）。该产品分别于1990年和1991年获得全军科技进步一等奖和国家科技进步一等奖。

在早期研究人工关节的队伍中，有一个生产企业不得不提，尤其是生物型髋关节假体的研制，这就是北京航空材料研究所（后文简称京航）。1970年初，天津市天津医院为了给一位肿瘤患者做铰链膝关节，就由其手术器械室的侯师傅，带着样品并制作了一个模型找到京航，请求代加工。当时京航属于军工企

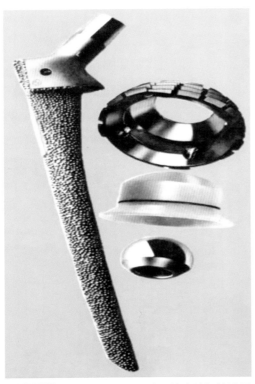

图1-22 赵以甦教授赠送给王桂生教授的法国生物型髋关节假体（徐英忱工程师提供照片）

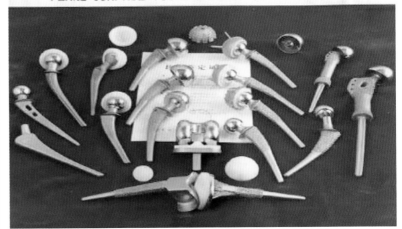

图1-23 1986年国产珍珠面人工髋关节假体系列（徐英忱工程师提供照片）
此图是20世纪70～80年代北京钢铁研究总院与北京积水潭医院、北京协和医院、中国人民解放军总医院等单位合作，研制成功的广泛应用于临床的髋、膝关节产品。

业，下设一个民品办公室，由孙元工程师（我国早期人工关节生产销售的老前辈之一）负责。孙元工程师对人关节的研发很感兴趣，但当时京航并没有相应的部门做相关研发工作，于是就在民品办公室下设立了一个劳动服务公司（人工关节厂的前身），由陈汉文工程师具体负责并任第一任人工关节厂厂长。至此我国人工关节早期生产制造"三巨头"全部登场，后来他们分别成立了北京某校办人工关节工厂（孙元）、亚华人工关节工厂（陈汉文）和力达康人工关节工厂（徐英忱）。

京航与天津市天津医院从代加工制作肿瘤假体开始后，进一步加强合作。京航的特长是钛合金制造，所以一开始，他们就用做飞机的废料制作成铰链膝关节和钛合金股骨头假体，并制订了相应的国家标准，但好景不长，2年后，不锈钢和钛合金人工关节的使用被取消了，相应的标准也被取消。20世纪70年代末，京航也开始用钴铬钼合金仿Moore股骨头假体制作人工股骨头假体，但当时松动发生率比较高。唐山大地震期间，天津市天津医院与京航又有了更进一步的合作。20世纪80年代末，戴尅戎院士回国后，研制烧结型股骨柄，并与京航合作开发出了我国第二代生物型全髋关节假体，一直沿用到2014年。

（六）双动半髋关节假体的研制与应用

1990年初，北京积水潭医院的贾祐民医生从日本带回了双动半髋关节假体样品，当时在国外很流行使用这种假体，于是就与京航的孙元工程师合作研制开发出我国最早的双动半髋关节假体，也称为双动头。但临床应用中发现由于聚乙烯磨损碎屑的大量堆积而影响关节的活动。实际上这种双动头的设计还是很科学的，只是当时聚乙烯材料的抗磨损性能太差，影响了双动头的临床应用效果。

（七）陶瓷关节假体的研制与应用

由于聚乙烯材料的磨损问题，国际上开始关注陶瓷作为摩擦界面的可行性和相关研究工作。我们国内最早开展此项研究工作的是原江西医学院第一附属医院（现南昌大学第一附属医院）的王尚福教授。他与轻工业部陶瓷研究所等合作制作了微晶陶瓷（J. M. C）人工关节并对其生物学特性进行了研究（图1-24），研究结果于江西医药1982年第1期进行了报道。上海市第一人民医院的刘广杰教授联合上海第二耐火材料厂、中国科学院硅酸盐研究所和上海手术器械六厂共同协作，开展了陶瓷全髋关节假体的研制，并于1977年研制成功。1977年9月至1980年2月，进行了

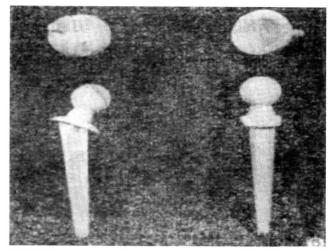

图1-24 1982年王尚福教授设计的国产陶瓷全髋关节假体

168例共171个陶瓷髋关节置换术。此外，原同济医科大学（现华中科技大学同济医学院）的王泰仪教授联合武汉材料学院研制出了纯刚玉-金属复合新型人工股骨头，临床103例的应用效果良好。该研究于1985年获得国家发明三等奖。

（八）碳素人工关节的研制与应用

在人工关节的材料学研究方面，我国早期还有学者对碳素进行了研究。吉林市人民医院的陈兰田医生与吉林碳素厂合作，于1977年开始了碳素人工关节的研制。该产品曾经还通过国家相关检测并拿到了生产许可证，但在2007年验收时因生产厂家分别位于北京和长春未获通过，产品许可证也被取消。该产品一直未能在临床得到使用。

三、广泛学习兼收并蓄阶段（1990—2000）

20世纪80年代末，随着我国进一步对外开放，国外先进的人工关节理论、产品和技术的不断传入和一些海外学者的归来，我国的人工关节研发工作有了更进一步的发展。特别是吕厚山教授1986年从美国学习回国后，与当时国内的人工关节制造商合作，在极其艰苦的条件下，革新了既往许多错误的信息和概念，从1991年起先后举办了12期人工关节培训班，共培训了1000余名骨科医生，引进了先进的生产制造技术（普鲁士于1996年来到北京，与北京钢铁研究总院合作成立合资公司就是由吕厚山教授参与发起并亲自参加谈判），出版了我国第一部人工关节专著及相关教材，为我国人工关节外科的发展壮大奠定了坚实的基础。许多有条件的医院还单独开设了关节外科病房。除了前辈们的自身努力外，国际知名的人工关节厂商进军我国市场也对我国早期人工关节外科的发展起到了巨大的推动作用。最早进入我国市场的是美国的Howmedica、Plus和Zimmer公司。此后众多国际知名的品牌厂商也陆续进入我国，包括Stryker、Link、Smith&Nephew和DePuy等。这些厂商的进入，一方面给我们带来了许多先进的理念、手术技术培训包括

国外的培训、关节产品和精准的工具，另一方面对我国原有的自主品牌和厂商带来了巨大的冲击。一段时期以来，国产品牌的人工关节被挤压到极小的空间，绝大多数大城市大医院都很难再见到国产人工关节的使用。但我们欣喜地看到国内的一些仁人智士和厂商不畏艰难，一边继续不断改进原有的产品，一边虚心学习国外的先进技术，引进先进的制造设备。时至今日，我们国内的一些制造商的产品和制造技术已经毫不逊色于国外厂商。目前，国内从事人工关节生产销售的公司超过20家，国产品牌的髋膝关节假体产品的销量大幅度提升。但我们自主知识品牌的人工关节假体还比较缺乏，临床随访和人工关节置换术的并发症与国外相比还有不小差距，需要我们继续努力。

四、我国早期人工关节的组织建设和学术交流

我国早期从事人工关节研究的专家、学者不仅开展了内容丰富的研究工作，还非常重视组织建设和学术交流。1981年11月，成立了全国人工关节学会（属于二级学会），由北京协和医院的王桂生教授任理事长，高联教授任副理事长，北京积水潭医院的郭兴唐教授任秘书，并在江西南昌召开了第一届学术交流会。1982年5月，上海生物医学工程学会在无锡成立了"假体医学工程研究会"（图1-25）。此后又分别于贵阳、郑州和十堰召开了第二、第三、第四届人工关节学术研讨会。

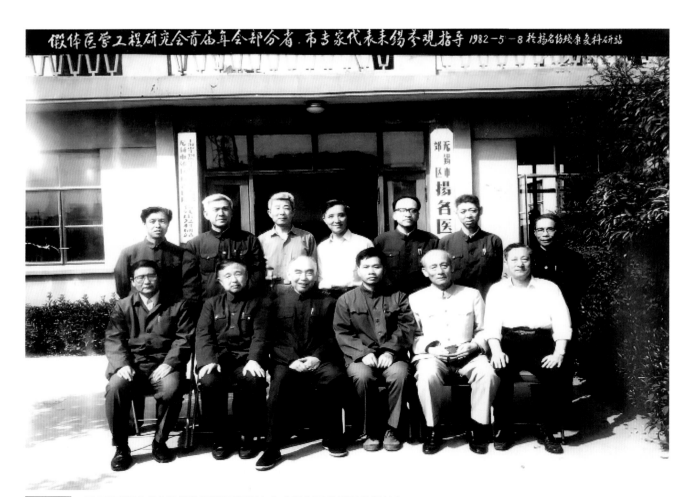

图1-25 1982年我国成立的假体医学工程研究会（罗先正教授提供照片）

除了上述的国内学术交流外，1980年3月美国Howmedica公司副总裁Rullich K、纽约大学的Rizzo P教授和康奈尔大学的Walker P一行访问了中国人民解放军总医院并进行了学术交流。Rizzo教授和Walker分别介绍了人工髋关节置换术和人工膝关节生物力学与人工膝关节置换术。由于当时国内还没有真正开展人工膝关节置换术，所以当美国同行介绍当时美国每年有20 000～30 000患者接受人工膝关节置换术时，很令我国同行震惊。这应该也是我国骨科最早的国际学术交流活动。

　　回顾我国早年人工关节发展的历程，不难发现，我们的老前辈们在当时极其困难的条件下，仍不忘初心，克服各种困难，孜孜以求，结合临床实际问题，大胆探索，与相关单位密切合作，取得了一个又一个令人瞩目的技术成果（图1-26），这种精神很值得我们永远学习。

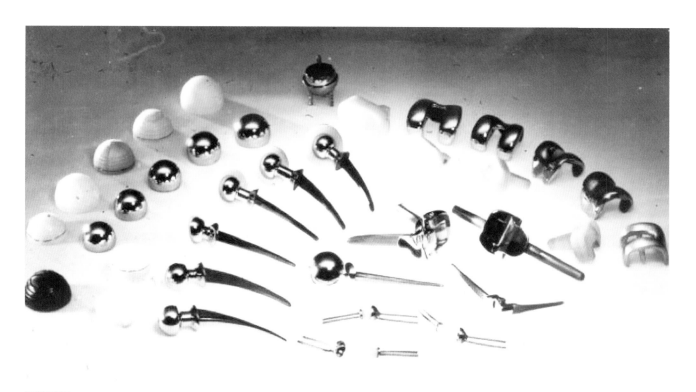

图1-26　早年国产系类人工关节产品（罗先正教授提供照片）

（翁习生）

参考文献

[1] Thomas SW, Stillwell WT. The art of total hip arthroplasty [M]. Florida: Grune& Stratton, 1987.

[2] Charnley J. Arthroplasty of the hip. A new operation [J]. Lancet, 1961, 1 (7187): 1129-1132.

［3］ Smith L. Ceramic-plastic material as a bone substitute [J]. Arch Surg, 1963, 87 (4): 653-661.

［4］ Boutin P. Total arthroplasty of the hip by fritted aluminum prosthesis. Experimental study and 1st clinical applications [J]. Rev Chir Orthop Reparatrice Appar Mot, 1972, 58 (3): 229-246.

［5］ Piconi C, Maccauro G. Zirconia as a ceramic biomaterial [J]. Biomaterials, 1999, 20 (1): 1-25.

［6］ Fisher J, Jin Z, Tipper J, et al. Tribology of alternative bearings [J]. Clin Orthop Relat Res, 2006, 453: 25-34.

［7］ Jeffers JR, Walter WL. Ceramic-on-ceramic bearings in hip arthroplasty: state of the art and the future [J]. J Bone Joint Surg Br, 2012, 94 (6): 735-745.

［8］ BOUTIN P, CHRISTEL P, DORLOT JM, et al. The use of dense alumina-alumina ceramic combination in total hip replacement [J]. J Biomed Mater Res, 1988, 22 (12): 1203-1232.

［9］ Willmann G. Ceramic femoral head retrieval data [J]. Clin Orthop Relat Res, 2000, (379): 22-28.

［10］ Kasser MJ. Regulation of UHMWPE biomaterials in total hip arthroplasty [J]. J Biomed Mater Res B Appl Biomater, 2013, 101 (3): 400-406.

［11］ 翁习生. 中国早年人工关节外科发展概要 [J]. 临床外科杂志, 2019, 27 (4): 355-359.

［12］ Knight SR, Aujla R, Biswas SP. Total hip arthroplasty-OVER 100 year of operative history [J]. Orthopedic Reviews, 2011, 3: e16.

［13］ Kurtz SM, Gawel HA, Patel J D. History and systematic review of wear and osteolysis outcomes for first-generation highly crosslinked polyethylene [J]. Clin Orthop Relat Res, 2011, 469 (8): 2262-2277.

［14］ WILES P. The surgery of the osteoarthritic hip [J]. Br J Surg, 1958, 45 (193): 488-497.

［15］ Smith-Petersen MN. Evolution of mould arthroplasty of the hip joint [J]. J Bone Joint Surg Br, 1948, 30B (1): 59-75.

［16］ Hernigou P, Quiennec S, Guissou I. Hip emiarthroplasty: from Venable and Bohlman to Moore and Thompson [J]. Int Orthop, 2014, 38 (3): 655-661.

［17］ Hernigou P. Earliest times before hip arthroplasty: from John Rhea Barton to Themistocles Glück [J]. Int Orthop, 2013, 37 (11): 2313-2318.

［18］ Brand RA, Mont MA, Manring MM. Biographical sketch: Themistocles Gluck (1853—1942) [J]. Clin Orthop Relat Res, 2011, 469 (6): 1525-1527.

［19］ Barton JR. On the treatment of ankylosis by the formation of artificial joints. 1827 [J]. Clin Orthop Relat Res, 2007, 456: 9-14.

［20］ Learmonth ID, Young C, Rorabeck C. The operation of the century: total hip replacement [J]. Lancet, 2007, 370 (9597): 1508-1519.

［21］ Bierbaum BE, Nairus J, Kuesis D, et al. Ceramic-on-ceramic bearings in total hip arthroplasty [J]. Clin Orthop Relat Res, 2002, (405): 158-163.

［22］ Amstutz HC, Grigoris P. Metal on metal bearings in hip arthroplasty [J]. Clin Orthop Relat Res, 1996, (329 Suppl): S11-S34.

第二章

全髋关节置换术发展历程中的先驱

人工全髋关节置换术（THA）已成为当今普遍使用的外科技术之一，很多医生每人每年可完数百例次甚至上千例次THA手术，全世界每年共完成数百万例，仅美国2019年就完成了近50万例次，我国2021年完成了70余万例次。现在人们谈论THA时仿佛天经地义。殊不知在THA的发展历程中，也历经多次失败与波折。众多的先贤前辈们为之不懈奋斗，才使得今天的THA技术成为造福人类的最成功的外科技术之一。THA产品犹如一件件精美的艺术品展现在人们面前，特别是患者术后可获得数十年良好的关节功能，使人们不得不对这种技术及其发明者们产生敬佩之情。因此，当我们使用这种技术时，有必要回顾那些曾经为之努力过、失败过和成功过的先辈们。大多数专著很少系统地介绍这方面的内容，本书作为一次尝试，挑选了十位在THA发展历程中具有里程碑式意义的前辈，回顾他们的故事，供同道们学习参考。一方面表达我们的怀念之情，另一方面从他们的工作中吸取营养、不断丰富自我。下文将按时间顺序逐一介绍。

一、Themistocles Glück

Themistocles Glück（1853—1942）出生于罗马尼亚东北部的大学城，父亲曾是罗马尼亚国王查尔斯一世的御医（图2-1）。1864年，父母将其送到弗罗茨瓦夫的一所德国学校学习。高中毕业后，他来到莱比锡学习医学，后来转到柏林继续学习医学。1876年，Glück通过国家医师资格考试后，在俄罗斯–奥斯曼战争期间成为一名军医。Glück先担任德国著名外科医生Langenbeck（1810—1887）的助手，又在德国著名病理学家Rudolf Virchow（1821—1902）的指导下研究神经再生并获奖。

战时外科医生的经历，极大地激发了Glück对骨缺损的研究兴趣。他最早采用螺钉将两块钢板固定在股骨的骨折处，使患肢在较短时间内恢复运动，这使他和周围的同伴们都很惊奇。正当他对骨科相关研究充满极大热情之际，他的老师Langenbeck退休了。继任者Bergman则对他百般刁难，使得他无法在大学继续工作。于是他回到家乡，在布加勒斯特工作了一段时间，于1890年再次回到柏林，并被任命为柏林威恩德林（Wedding）区新弗雷德里克医院的

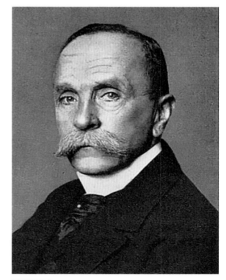

图2-1 Themistocles Glück

首席外科医生，这使他重燃对骨科的研究热情。俄罗斯的Pirogow于1830年就提出的用象牙制成的"人工关节"置换结核膝关节的设想深刻地影响着他。然而Pirogow仅仅提出了想法，Glück才是第一位真正用象牙制成"人工关节"并进行多例结核关节置换的外科医生。1890年，他计划在柏林举行的第十届国际外科手术大会上报告其关节置换的工作。因此，他花了大量时间和精力制作了一个装有各种人工关节的完整骨骼模型，包括腕关节、肘关节、肩关节、踝关节、膝关节和髋关节。该模型以"巴黎骨骼"而闻名，并陈列在柏林医学馆，第二次世界大战结束时与著名的柏林医学馆馆藏一起被前苏联掳走。

1890年的大会发言后，Glück与他的主任Bergman发生了激烈争吵，因为Bergman自己治疗结核病患者的手术是失败的，进而引发了他对任何可能的手术改进都不接受，Bergman迫使Glück撤回他的报告并发表一份悔过声明。后来Glück才发现，虽然当时的关节置换手术是在严格的无菌操作下完成的，并取得了短期惊人的效果，但由于慢性感染，最终均以失败告终。Glück曾报道的5例关节结核患者行人工关节置换术后的结局如下：3例取出假体，另外2例有瘘道形成，但仍保留了膝关节和髋关节假体。术前感染是关节置换术的绝对禁忌证，尽管100多年过去了，这在今天仍是"铁律"。正如他在撤稿信中所述，由于继发感染，对结核关节行关节置换术是错误的。

站在现代角度来看，Glück的失败在于人工关节的材料和手术适应证的选择不当，这与他所处的时代是密不可分的。但他提出的"关节置换"概念却是极大的创新，只是在错误的时间用在了错误的患者身上，即使在拥有抗结核药物的今天，对活动性关节结核患者关节置换在绝大多数情况下也被视为手术禁忌。但他并未因上述失败而失去对医学研究的兴趣。他还介绍过其他几种外科手术，如喉切除术、肺切除术和腹股沟疝修补术等。

由于Glück在神经缝合和再生方面的研究工作，获得了柏林大学的一等国家奖，他早在19世纪90年代就在国际学术界享有盛誉，但是直到30余年后70岁时才被任命为副教授，并获得了应有的荣誉。当时Glück甚至还被提名诺贝尔奖。1930年，77岁的Glück受邀登上德国外科学会荣誉榜。80岁生日时，德国骨科医生Fritz Lange为他出版了一部特别传记。德国外科学会授予他终身荣誉会员资格。Glück于1942年4月25日去世，享年90岁。

二、Smith-Petersen

Smith-Petersen（1886—1953）是医学界耳熟能详的伟大名字，尤其是在髋关节手术领域（图2-2）。他谦逊和仁慈的个人品性，将患者、学生和同事紧密地吸引在他的周围。他不仅是"外科宗师"，更是那些有幸与他相识的人的密友和知己。他专注、深思的习惯和行动力使他成为骨外科艺术与科学界的伟大领袖和导师。

1886年，Smith-Petersen出生于挪威的格里姆斯塔德（Grimstad），1903年赴美国密尔沃基就读于韦斯特赛德（Westside）高中，之后进入芝加哥大学和威斯康辛大学学习，最终毕业于哈佛医学院（Harvard Medical School）。1910年，他获得威斯康辛大学理学学士学位，1914年获得哈佛医学院医学博士学位，并于1946年获得奥斯

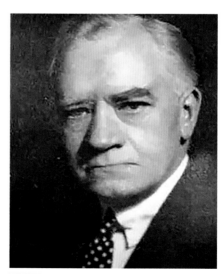

图2-2　Smith-Petersen

陆大学荣誉医学博士学位。在波士顿，他除了身兼哈佛医学院骨科讲师（1930—1935）和骨科临床教授（1935—1946）外，还是麻省总医院（Massachusetts General Hospital）的骨科主任（1929—1946）。这个斯堪迪纳维亚（Scandinavian）和美国的混血儿有着极强的亲英倾向，这种倾向在一战后半期及之后愈发浓烈，所以他与以Robert Jones为代表的英国骨科医生的相互来往十分密切。

医学生涯伊始，Smith-Petersen就展示出先锋者的模样。起初，髋关节前入路得益于Roy Abbott教授对他的启发，后来则受到他的主任Elliott Gray Brackett教授的鼓励。随后，该入路发展成为髋臼成形手术入路，即他1936年所描述的为了减轻诸如老年性肥大性髋关节病、陈旧性股骨头骨骺滑脱、髋臼内陷和扁平髋等疼痛和重建髋关节功能手术的标准手术入路。

1939年，经过前期的一些包括玻璃（1923年）、黏性胶质（1925年）、派热克斯玻璃（1933年）和酚醛塑胶（1938年）在内的多种材料的关节成形手术的基础上，他首次提出了铸模关节成形术（mould arthroplasty）。毋庸置疑，Smith-Petersen教授付诸于关节成形的思考、研究以及行动，激起了世界范围内的广泛兴趣并促进了此学科的进步。在此之前的各种关节成形术就是在融合的关节之间填入不规则的间隔物，而Smith-Petersen则提出应根据关节的形态，即股骨头的外形，用一个模具制成与股骨头形状相一致的间隔物，起初用玻璃，显然难以奏效，后来用钴铬钼合金制成的铸模关节成形术则影响了一个时代。

Smith-Petersen在髋关节方面的声望可以追溯至1930—1931年他介绍应用三翼钉（three-flanged nail）内固定治疗股骨颈骨折之时。当时，他写道：研发推介新治疗方法的医者肩担重责，若发布新想法的欲念过于强烈，便会使得该技术在未被验证有效并得到保护之前就得到传播，往往会使原创者及追随者误入歧途。这是Smith-Petersen对自己成绩的谦卑态度。但毫无疑问，他作为业界先锋者也使他对于批评有些敏感。

第二次世界大战结束后，他分别于1947年、1948年和1952年三次访英。第一次访英时，他荣膺英国骨科协会荣誉委员，在利兹大学举办了第四届莫伊尼汉讲座，并于伦敦医院在众多骨科名匠面前做了手术演示。此外还举行了一个友善且充满乐趣的仪式，一只家犬将它最爱的骨头放到Smith-Petersen的脚下，这块骨头正是带有髋关节的半个骨盆。第一次访英结束后，伦敦医院的职工举行了一个简单而动人的欢送仪式并赠予他一只詹森银碗（Jensen silver bowl），此举竟使这个伟大而多愁善感的人感动得热泪盈眶。1952年，Smith-Petersen教授在夫人的陪同下第三次访英并被授予英国皇家医学会荣誉委员。

在家乡挪威，他亦受到了极高的拥戴并被授予挪威外科协会荣誉委员。1946年，他荣获挪威圣奥拉夫皇家司令部司令（Commander of the Royal Norwegian Order of Saint Olaf）奖章，并于1947年荣获挪威大十字勋章（Grand Cross）。

授予他为荣誉委员的国际医学组织包括加拿大骨科协会、英国爱丁堡皇家医学会、意大利骨科与创伤学会、法国骨外科学会和国际骨科医师学会。此外，他还是美国骨科医师协会的成员，并于1943年当选为美国矫形外科学会主席。第二次世界大战期间，他是美国军医总外科医师的骨外科顾问。

Smith-Petersen教授于1953年6月16日因病骤然辞世，享年67岁。

三、Charles Scott Venable

Charles Scott Venable（1877—1961）于1877年6月13日出生于美国弗吉尼亚州，父亲是弗吉尼亚大学数学系教授（图2-3）。Venable 1900年毕业于弗吉尼亚大学并获得医学学位。此后他到众多地方的医学中心学习，包括爱尔兰都柏林、奥地利格拉茨、法国巴黎和英国伦敦。从欧洲回到美国后，其在纽约市哈德逊医院实习。

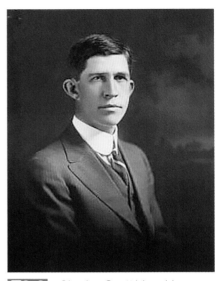

图2-3　Charles Scott Venable

Venable经过系统培训后，在弗吉尼亚大学医学系担任讲师，但由于晋升机制使他无法获得相应的职称和荣誉，1908年擅长外科和妇产科的他来到圣安东尼奥（San Antonio）寻找机会，他发现当地有一家经营长达20年的李氏外科医院（The Lee Surgical Hospital），并于1911年受该医院资助建立了圣安东尼奥自由诊所。

1924年，Venable当选为美国德克萨斯州外科协会主席。虽然他当时并没有多少临床实践，主要从事教学、写作和开展实验工作，并写了近40余篇医学论著，他的研究热情及与Walter Stuck等医生的密切合作，使他成功地发现了骨外科常用的钴铬钼合金。

1932年前，尽管人们进行了诸多研究，但仍未发现可应用于人体、牢固并有良好人体组织相容性和耐受性的材料。正因如此，前文所述的早期关节成形材料都难以在人体内成功使用，大多以失败告终。Venable首次通过电解效应证明了金属在骨组织内使用失败的原因，在所有测试的金属当中，他发现只有一种合金在体内不受电解效应的影响，在骨组织内没有任何病理学反应，亦未被腐蚀，这种合金即钴铬钼合金。这一发现开创了骨科内置物材料的新时代，由于其良好的组织相容性和耐受性而被推荐应用于骨外科。1932年，Reiner Erdle和Charles Prange就介绍了这种最初应用于牙科的钴铬钼合金材料。Smith-Petersen的牙医John Cooke又把这种合金材料介绍给Smith-Petersen，这就是后来Smith-Petersen发明的铸模关节成形术所用的材料。Erdle和Prange还成立了Austenal实验室，即Howmedica公司的前身，后Howmedica公司又被Stryker公司收购。经过长期研究多种金属材料在骨组织中的反应，Venable认为钴铬钼合金非常适合于骨科应用。首个应用于骨科的钴铬钼金产品就是治疗骨折的接骨板和螺钉。Venable设计了首个钴铬钼合金材质的人工肘关节和首个用于治疗股骨颈骨折的钴铬钼合金股骨球头。

Venable虽然不是骨科医生，但他的探索性、开创性工作发现了适合应用于骨科的钴铬钼合金材料，直到今天仍是骨科领域的主要材料，特别是用于制造关节面，Venable为人类、为我们的骨科事业建立了不朽的功勋。

Venable于1961年9月20日因充血性心力衰竭与世长辞，享年84岁。

四、Philip Wiles

Philip Wiles（1899—1966）生于1899年8月18日，父亲是伦敦市一位富有的谷物商人兼枢密院议员（图2-4）。第一次世界大战期间，他在英国著名的九大公学之一拉格比公学上学，此后在法国军队服役了3年。经过几年必要的准备后，他作为高级医师入职于伦敦米德尔塞克斯医院（Middlesex Hospital），并在那里作为教授在矫形外科工作终生。他的工作富有挑战性和创新性，如1934年为治疗下肢肉瘤而进行的根治性髂腹间截肢术，1938年进行的世界首例THA，以及20世纪50年代为矫正先天性脊柱侧弯而进行的半椎体切除术。

他出版了一本权威的骨科教科书*Essentials of orthopaedics*，从1949—1965年，这本书经历了4次再版和多次影印。此外，他还担任英国矫形外科协会主席，并作为财务主管为《骨与关节外科杂志》（英国版）早期提供了极其重要的支持。

第二次世界大战期间，他在印度和中东服役，并晋升为准将。60岁时，他从Middlesex医院辞职，移居牙买加，并亲自参与岛上医学院的发展，成为了牙买加科学研究委员会的主席。

Wiles于1966年在牙买加去世，享年67岁。

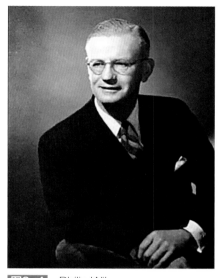

图2-4　Philip Wiles

五、Austin Talley Moore

Austin Talley Moore（1899—1963）于1899年6月21日出生于美国南加利福尼亚州，1920年毕业于南加利福尼亚州斯帕坦堡市（Spartanburg）的沃福德学院（Wofford College），并于1963年由沃福德学院授予其荣誉博士学位（图2-5）。

Moore教授于1924年在南加州医学院完成了他的医学教育，并于1924—1925年在南加州哥伦比亚市的哥伦比亚医院（Columbia Hospital）实习。随后，他北上至宾夕法尼亚大学（University of Pennsylvania）跟随Bruce Gill教授学习及工作至1927年。之后，他重返哥伦比亚医院开展骨外科工作。

1939年，他在哥伦比亚市创立了Moore诊所。他的开创精神、热忱以及艰苦奋斗使得他享誉国际。Moore教授全身心地投身到骨科前沿教育事业当中。他的讲学使得他游历了美国国内每一个大都市以及全世界的医学中心。

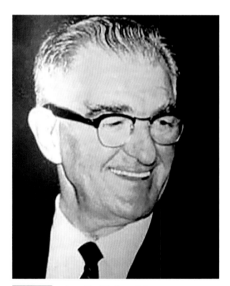

图2-5　Austin Talley Moore

Moore教授是股骨头假体应用方面的先锋。他在这方面以及钴铬钼合金假体方面的工作使得髋关节置换的假体材料和手术技术得以运用，进而使得数以千计的老年患者有了重返工作及重塑美好生活的能力。

1963年，Moore教授为沃福德学院的毕业生做毕业典礼致辞。他的演讲词饱含了引导他整个职业生涯并使他成为忠诚丈夫、伟岸父亲、杰出市民和世界名医的人生哲理。

Moore教授把生活当作挑战，他相信一个人的成功或失败与其欲念和行动成正比。他告诫1963届的毕业学子，前路定有迷惘，谨记避之不及则需负重行进；乐观之人善于调整且不忘前行。

1963年，Moore在年富力强且可安享卓著职业生涯硕果之时，留下他的妻子和儿子骤然辞世，享年64岁。他为后世留下巨额财富，即他粗犷的个性、谦逊的品质及巨大的医学贡献。

六、Robert Judet

Robert Judet（1909—1980）于1909年出生于法国巴黎，父亲Henri Judet是一名矫形外科医生（图2-6）。他21岁获得医师资格证书后，便以全科医师的身份从业，但很快，在父亲和哥哥Robert Jean的影响下，开始专门从事矫形外科工作。1947年Judet就职于Chirurgien医院，并于1953年法国首席骨科讲师职位设立伊始即获提名。1956年，当他被任命为Raymond Poincare医院的医疗服务主管时，那里的矫形外科力量仅仅稍好于慢性病科室。但不久后，那里的创伤和矫形实力即蜚声世界。1963年，Robert被任命为骨科和创伤学教授。他是国内及众多国际骨科学会的成员，包括英国骨科协会的通讯院士、美国骨科协会和美国骨科医师学会的成员。

他对矫形外科做出了许多重大贡献。21岁时，他的第一篇论文就以成人马蹄内翻足为题。在他的整个职业生涯中，在诸多领域都有深入研究，如关节假体修复、带蒂骨移植、股四头肌延长、骨髓

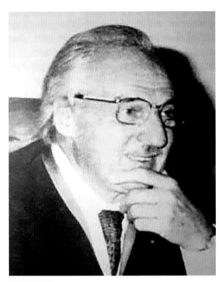

图2-6　Robert Judet

炎治疗和骨盆骨折的手术治疗。最负盛名的是他在关节置换领域所做出的成就。1946年，他和他的兄长Jean一起，最先应用丙烯酸股骨头假体对股骨头进行置换，并于1951年在英国骨科协会大会上报告了400例手术的结果。尽管丙烯酸股骨头假体的磨损引起了后续的一系列问题，但他矢志不渝地在这个领域继续工作和尝试。终于，1971年他和他的儿子Thierry Judet一起研发出来一种非骨水泥型全髋关节假体，继而于1975年在英国医师协会大会上报告了828例的手术治疗结果。

他对所做的每一件事都倾尽全力和热情。即便已70岁高龄，他还能够在早餐前完成两台髋关节手术。新方法和妙想法不断地从他头脑中涌现出来，以至于他的助理休假回来后会发现已经和他的思想完全脱节。他也是一位卓尔不凡的师长。他于Garches组织的每年一次的矫形外科课程在法国乃至全球闻名。他亦是一位无可挑剔的完美手术匠人。他的学识、技艺和仪态使得患者对他信赖有加。

他喜欢滑雪、打猎、航海、高尔夫球等诸多运动。他是法国男性品质的典范——迷人、慷慨、幽默、决断、好客，是一个完美的法国东道主。他在第二次世界大战和抗击纳粹中的英勇事迹，为他带来了无限荣誉，包括骑士勋章和军官荣誉勋章等。

Robert Judet在1980年12月去世，享年71岁。

七、John Charnley

John Charnley（1911—1982）于1911年8月29日出生在英国西北部的小城伯里（Bury），父亲是一名化学家，母亲是一名护士。他在曼彻斯特大学（Manchester University）接受教育并获得诸多奖项和奖学金（图2-7）。在大学阶段，他就通过了英国皇家外科医学院的考试（在那个年代，只有天资聪颖的学子才有可能通过这样的考试）并确立其从事外科职业的雄心壮志。大学毕业1年后，也就是1936年，25岁的他成为英国皇家外科学院最年轻的"院士"。

第二次世界大战爆发前，他在英国曼彻斯特皇家医院（Manchester Royal Infirmary）和索尔福德皇家医院（Salford Royal Hospital）执业。彼时，相较于他的导师和同时代的其他人，他的职业生涯注定会杰出而闪耀。第二次世界大战期间，在军中服役且远赴中东的时光里，他不放过任何与皇家电气和机械工程兵一起工作的机会，并制作出一种可广泛用于治疗战场伤员的可调式Thomas夹板。这段医学工程学经历也在他后来的生物力学实验室大派用场。

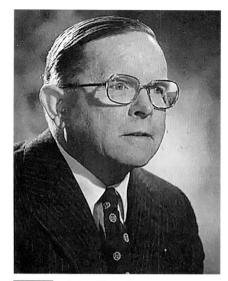

图2-7　John Charnley

第二次世界大战后，Charnley重返英国曼彻斯特。他被委任为骨外科学讲师并与Harry Platt教授建立起长久且富有成果的合作关系。Charnley坚定地认为，只有集中精力对一个特定的难题进行坚持不懈的研究，才有可能在该领域取得重大进步。Harry是Charnley的诸多忠实拥护者之一，两人有着诸多相似之处，如眼光独到、目标明确、憎恶诡辩等。Harry在推动特区医院委员会重建及Charnley锐意革新的髋关节外科中心的过程中发挥了至关重要的作用。当位于莱廷顿（Wrightington）的髋关节外科中心成为全世界骨科医生的朝圣地时，他的上述哲学思想的正确性即得到了极大的印证。

1947年，他被任命为曼彻斯特皇家医院的骨科顾问医师（Consultant Orthopedic Surgeon）。1950年，他的著作《常见骨折的闭合治疗》（*Closed Treatment of Common Fractures*）出版。这本书一举成功说服众多骨科医生改变了固有的成见。

19世纪40年代末，关节融合术被认为是治疗僵硬疼痛关节疾病的有效手术方式，而完全可靠的手术方式并不存在。Charnley发表于1948年的膝关节加压融合技术简单且高效，膝关节加压融合手术的操作原则被扩展到髋关节及其他关节。髋关节加压融合手术设计精巧，但需要相当的技术专长，即便是Charnley也偶有失败。Charnley认识到，髋关节融合手术的应用场景较少，所以，他开始将富有创造性的思维转到关节置换的问题上。杯关节成形术（cup arthroplasty）因违背他的工程学原理且需长期康复而与他的思想相悖。他认为，全关节置换是唯一的选择。

他随访时发现一个Judet股骨头假体置换术后患者的关节有吱吱异响，这激励他开始进行并不断重复关节润滑的试验，因此也获得了曼彻斯特大学的理学博士学位。

1972年，Charnley晋升为曼彻斯特皇家医院的骨科教授。他在全关节置换领域所做出的卓著贡献为他赢得了诸多荣誉和奖章以及全世界的赞美（图2-8）。1970年，他获得大英帝国统帅奖（Commander of the Order of th British Empire）。1975年他被选举为皇家学会院士（Fellow of the Royal Society），这在英国骨科史上是绝无仅有的殊荣；同年获得的李斯特奖章（Lister Medal）是对他令人崇敬成就的总结——"15载于此项难题的全神贯注，外加工程学、生物科学的丰富成果和卓绝的手术技术，使得他解决了这些难题并造福了数以万计的患者"。1977年，英国女皇授予其爵位。他针对全髋关节置换的力学、材料学和外科学的诸多难题所进行的深入研究促进了膝关节、肘关节和其他关节置换的进步。他也得到了利物浦（Liverpool）、利兹（Leeds）、贝尔法斯特（Belfast）和乌普萨拉（Uppsala）等诸多大学的荣誉博士学位，他还是欧洲、北美洲和南美洲诸多骨科协会的荣誉成员。诸多荣誉中，使他备感愉悦的是于1974年被伯里市民授予的行政区自由人称号。

对于关节润滑问题，他起初应用聚四氟乙烯（特氟龙）髋臼杯替代髋关节关节面的生物学实验惨遭失败，但他毫不气馁，进而改用Moore和Thompson股骨头假体与聚四氟乙烯髋臼杯组成的髋关节假体并进行关节置换，然而术后却发现髋臼杯在髋臼骨面活动而导致髋臼杯磨损和骨破坏。正是在这个阶段，"低摩擦扭矩关节置换"的理念在他脑海中形成。于是他研发出了小直径股骨头假体与加厚聚四氟乙烯髋臼杯的关节假体。虽然聚四氟乙烯髋臼杯再次以失败告终，但术后短期临床效果完美，以至于他对此理念深信不疑。从那时起，高分子量聚乙烯的偶然介入使得他对该生物学难题所做的全部努力汇聚成一个完美的机械力学解决方案（图2-9）。在此过程中，来自利兹大学的Thackray始终如一地支持与帮助Charnley。这位友人及助手是历史上使用丙烯酸骨水泥的第一人。与此同时，空气净化手术空间、整身废气排出系统（即太空服）、专属工具及套盒系统的研发使得手术室成为高温高压灭菌的延伸并且显著降低了术后感染的发生率。

Charnley对自己所创立的髋关节外科中心和由他以前的住院医师所设立的低摩擦学会（Low Friction Society）深感骄傲。每一个新的难题都是需要被攻克的挑战。当骨组织和骨水泥界面组织学需要被加以研究时，他亦充满激情地迎接了这项挑战。即便是在他生命的最后1个月，即便是在知晓自身健康状况江河日下的情况下，他仍未停下手头的工作和对未来的谋划。

John Charnley，当代卓越的外科革新者，于1982年8月5日在家中逝世，享年71岁。之后，他的妻子设立了Charnley基金，用以培养年轻的骨外科医生。他的一生极大地推动了现代骨科学的发展，他用智慧为人类带来了福音。他将被那些曾与他并肩工作的、他教授过的以及经他之手而得以重塑生活的人们永远缅怀。

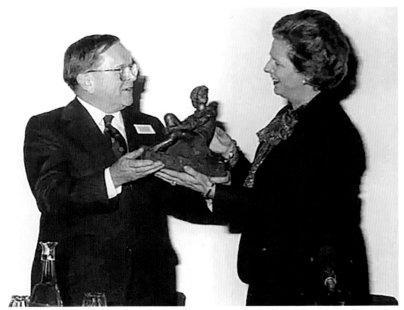

图2-8　John Charnley被英国首相撒切尔授予哈丁奖，并被英国皇室授予爵位

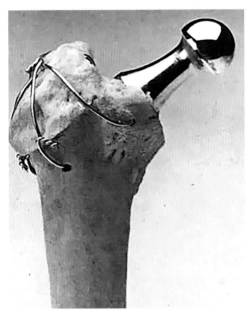

图2-9　John Charnley的经大转子截骨入路的低摩擦关节

八、Maurice E. Müller

Maurice E. Müller（1918—2009）于1918年出生于瑞典。他是国际内固定研究学会（Association for the Study of Internal Fixation，AO/ASIF）的重要创始人之一，但他对现代骨科学发展的贡献远不止于此（图2-10）。有人这样高度评价Müller的工作，在20世纪的最后40年里，骨科学的巨大进展得益于Müller的天才性创造。他是少数几个在根本上改变了骨科现状的人。可以肯定地说，如果没有Müller，就不会有骨科的今天。

Müller早在12岁的时候就希望将来成为一名医生。1938年，时年20岁的Müller参加了一个智商测试，测试结果显示他有极佳的三维空间思维，非常适合做一名骨关节外科医生，这更加坚定了他儿时的梦想。

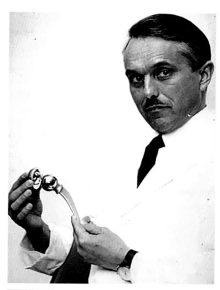

图2-10 Maurice E. Müller

1944年，Müller通过了医生资格考试。不久就为瑞士首都伯尔尼的一位执业医生替工了3周。在此期间遇到的两位患者对他终生产生了深远的影响。第一位患者曾在俄罗斯-芬兰战争中受伤，患者告诉Müller，一位名叫Gerhard Küntscher的医生4年前在他骨折的股骨中打入了钢针（我们今天还在用的克氏针就是因Küntscher首创而得名），现在骨折已愈合，要求取出内固定。这个比当时其他任何治疗方法结局更好的手术方法给Müller留下了极深的印象。第二位患者曾行Leveuf髋关节置换，虽仍严重跛行，但患者相当满意，因为这一手术消除了他的髋关节疼痛，而他以前常常因疼痛而夜不能寐。这两位患者决定了Müller一生的专业追求——骨折内固定和人工髋关节。

1949年，Müller到荷兰莱顿的髋关节和脊柱外科医生Cornelis Pieter Van Nes处学习。Van Nes也是一代名医，1950年首次提出用旋转成形术治疗儿童的股骨近端缺损，该术式后来被用于治疗股骨远端、近端骨肉瘤等，我们今天仍将膝关节旋转成形术称为Van Nes旋转成形术。Müller还曾师从Marius Nygaard Smith-Petersen和Robert Judet，这两位更是骨科大家，虽然他们的贡献远不止此。在此期间，Müller还访问了比利时布鲁塞尔的Robert Danis医生，并在他那里第一次看到了通过加压钢板和螺丝钉获得坚强的骨连接。随后，Danis出版了《骨连接实践的原理》，而Müller也受聘为瑞士阿尔卑斯山脚下小城弗里堡一所医院的医生，负责所有创伤患者。在那里，他用Danis的方法做了75例骨折固定，但对所用器械的质量及可靠性不甚满意。他清楚地认识到，欲使骨折的手术治疗取得成功，需要可靠的内固定物和手术器械。随即他与厂家联系，定制了一些骨凿、骨膜剥离器和固定用螺丝钉等。

Müller带着他的理念和器械到各地去做内固定手术，并举办讲座宣扬骨折内固定的好处。他的手术技术和这些手术所产生的效果均给各地的外科医生们留下了深刻的印象。很快，在他周围聚集起了一群朋友和同行。1958年初，Müller、Willenegger、Allgöwer、Schneider和另外9位朋友聚会于瑞士库尔，讨论骨折内固定的概念和临床实践。一般认为这是AO开始的标志。1958年11月，AO正式形成。他们将该组织的目标确定为：骨折内固定的相关研究，包括植入物和器械、教育和著述。

作为AO的舵手，Müller将他的外科学和机械学天分充分运用到了内固定物及配套器械的设计上。并且他还对制造商提出要求，AO设计的任何产品在4年之内均不得卖给外人，AO在这4年时间内对新型内固定物进行测试、改进，也避免了其他人对不成熟产品的滥用和误用。

Müller也颇具市场观念。1960年12月，AO与制造商Robert Mathys，以及擅长不锈钢材料的冶金学专家Fritz Straumann共同组成了Synthes AG，这是一个非赢利性组织，负责AO产品的市场推广。之所以称其为非赢利性组织，是因为其全部销售收入均用作AO的各项活动经费，如培训、讲座和研发等。此外，Müller及其他AO成员的研究专利等也无偿地转移给Synthes AG。

Synthes AG公司成立后不久就举办了第一届AO技术学习班。来自欧洲和北美的90位医生前来学习。在当时，参加这样的学习班，并证明掌握了AO的理论和技术，是获得AO内固定产品并在临床应用的唯一途径。AO还要求所有使用其产品的患者都要保存完整的临床资料，且需将这些资料返回AO。自此，AO学习班就年复一年地办了下去。

1963年，第一版《AO内固定手册》以德文出版，使AO的理念、技术和器材广为传播。但显然，骨科界尚未做好准备，尤其是在北美。在此前，Müller就曾应邀访问美国以展示他的技术。但他的讲座出席者寥寥，他的做法也引来了激烈的争论，并被骨科界主流视为异类。1960年春季的《骨与关节外科杂志》（美国版）上还出现了声讨Müller及他理念的文章。甚至在1963年一个器械制造商明确地告诉Müller，自己的厂里永远也不会生产AO的产品。

此时一位美国医生Schatzker登场了，相信创伤骨科医生对他都很熟悉。1965年，他被安排陪同Müller游览多伦多。在此期间，他被Müller的理念深深打动，随后远赴瑞士求学AO，并最终将《AO内固定手册》翻成了英文。这大大地促进了AO在北美的传播，AO也逐渐成了骨折内固定的主流理念。

AO系统之所以流行得益于以下3点：第一，有理论；第二，有根据理论设计的内固定物和配套器械；第三，有系统的培训，可以使人们能够通过学习使用相应的内固定物和配套器械。上述三点缺一不可。因为当理论日益完善、产品日渐定型后，系统培训就成为影响推广至关重要的因素。Müller始终对通过培训传播他的理念深感兴趣。40年里，AO共举办了2500个培训班，受训的医生达135 000人、护士超过85 000人。此外，有超过4000位医生参加过由AO组织和资助的fellowship项目。目前在瑞士达沃斯的AO中心，一次可接待来自世界各地的受训医生超过1000人。《AO内固定手册》在传播AO理念中也发挥了重要作用，问世50余年来多次再版，Müller亲自担任了前三版的主编。这本AO理论的经典著作也被翻译成多种语言，在全球范围内广为传播。

正如前文所述，Müller也是人工髋关节领域的先驱。早在1961年便设计了人工髋关节假体，只比他的好朋友、人称"人工髋关节之父"的Charnley晚了两年。虽然他们相互不知道对方在从事人工髋关节方面的研究，但他们最早的人工髋关节假体设计却极其相似，称得上英雄所见略同。1966年在巴黎，Charnley、Müller和McKee将人工髋关节的概念传遍了全欧洲。因此，一般认为在这一领域，Müller是仅次于Charnley的第二伟人。然而，由于他在骨折内固定领域的影响实在太大，不免让人有些忽略了其在人工髋关节领域做出的贡献。

1974年，为进一步推动相关的研究、教育和培训，成立了Maurice E. Müller基金会。为帮助基金会筹款，Müller与朋友合作组建了一家医疗器械公司Protek AG，专门生产和销售他设计的人工髋关节假体。依靠该公司的利润和Müller的其他收入，基金会得以正常运转。1989年，Protek AG被瑞士实力雄厚的人工关节厂家Sulzer看中，并成为后者的一部分，1996年被正式兼并。2003年，Sulzer又以31亿多美元的身价被

Zimmer收购。

Müller既能研究又能手术，既能讲课又能经商。最为难能可贵的是，以他在骨折内固定和人工关节领域的诸多发明和成功的市场运作，他完全可以成为富商巨贾，但他却将Synthes AG和Protek AG的收入几乎全部用到了推动骨科事业的发展上。其已名垂青史，也必万古流芳。

Müller教授于2009年与世长辞，享年91岁。

九、Konstantin Shavarsh

1924年，Konstantin Shavarsh（1924—1990）出生在苏联科诺托普，后全家迁至莫斯科郊外的卫星城居住（图2-11）。Shavarsh自幼便表现出对机械的浓烈兴趣，且学习成绩优异，中学毕业后就读于莫斯科轻工业技术学院，但是第二次世界大战中的苏德战争中断了他的学业，Shavarsh写信请求加入苏联红军，并参加莫斯科保卫战，在连续的战斗中，他受了重伤，在伤后的2年时间里，他在不同的医院接受了漫长的治疗。

军医们挽救了他的生命，医学也走进了他的生活，Shavarsh如愿考入了莫斯科第一医学院，开始了他医学生涯，并于1949年顺利毕业。Shavarsh的外科职业生涯始于莫斯科结核病医学科学研究所，他在那里开展了自己对肺结核患者的膝关节病的关节切除和关节固定手术等新技术，以及自行设计组装的关节装置（人工关节）的研究。

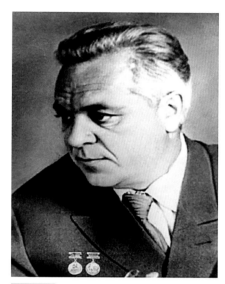

图2-11 Konstantin Shavarsh

在苏联，他首次实施了犬的膝关节干骺端的松质骨切除术，并在骨切除区域进行了骨修复和骨再生的研究工作，于1959年获得医学博士学位，并出版了两部关于骨与关节结核的著作。随后，他就职于外科手术装置和医疗器械研究医学科学院，同时作为外科医生工作于莫斯科第40医院。在外科手术装置和医疗器械研究医学科学院工作期间，他研发了钢板、螺丝钉和加压髓内钉，以及能够恢复髋关节运动功能的人工全髋关节，并发明制造了一系列的四肢骨与椎体骨的内固定物和配套手术器械。1959年，他在苏联完成了首例强直性脊柱炎患者的人工全髋关节置换手术。

在他的组织下，与他志同道合的医生与工程师们一起建立了苏联的骨科创伤医学科学和实验科学研究博物馆，博物馆陈列有接骨技术产品、用于可持续加压坚强内固定的钢板系统、钛合金材料、可吸收材料制成的骨科手术相关内固定物和配套器械、膝关节假体和肘关节假体等。

Shavarsh对世界骨科学的重要贡献在于，他在世界上首次研发并推广了一种由钛合金制成的初次强化非骨水泥型全髋关节假体，其由精密铸造方法制成的钴铬合金组配式金属-金属头臼假体组成。

当时美国及欧洲开始推广应用人工关节假体，而在苏联，被广泛应用的仍是Smith-Petersen的铸模关节成形术和Moore股骨头假体。

Shavarsh教授发明的非骨水泥型人工全髋关节假体获得了全世界的认可，他曾在47个国家和苏联所有加盟国中使用了自己研发的人工全髋关节假体用于治疗患者。1971年，美国人向苏联购买了Shavarsh教授的人工全髋关节假体的制造生产权。1976年，保加利亚和其他几个国家也向苏联购买了Shavarsh教授的人工全髋关节假体的制造生产权。须臾间，世界上涌现出众多新型的人工全髋关节假体，但在结构上都受到了Shavarsh人工全髋关节假体设计理念的深远影响。Shavarsh教授曾是国际骨科创伤医学联合会成员，多次出席本国、其他国家和地区以及国际骨科创伤学科学论坛会议，并出版多部专著。

1974年，Shavarsh教授获得苏联国家奖。1990年，Shavarsh教授逝世，享年66岁。

十、Pierre Boutin

Pierre Boutin（1924—1989）于1924年出生于法国中部的图尔（图2-12）。他在图尔大学完成了大学课程的学习后，1943年考入图尔医学院，并于1949年前往巴黎进行实习。1952年，Boutin在巴黎开始了矫形外科住院医师培训。

Boutin曾在多个矫形外科机构接受培训，包括Robert Judet和Robert Merle D'Aubigne所在的矫形外科医院。1956年，他移居比利牛斯（Pyrenees）山脉附近的法国西南部城市波城（Pau），并在当地的Marzet诊所执业，该诊所附近有一家以玻璃和陶瓷产品闻名于世的CGE公司（后被称为Ceraver）。Boutin医生有一个患者是CGE公司的高层领导，Boutin和这位患者讨论了使用氧化铝制作陶瓷髋关节假体的可能性。当时在法国可用的髋关节假体是金属对金属或者金属对聚乙烯假体。在这位患者的帮助下，他的第一项关于陶瓷髋关节假体的专利于1970年获得授权。为探索陶瓷在生物体内的反

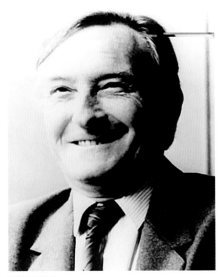

图2-12　Pierre Boutin

应，Boutin将大块的氧化铝陶瓷植入到犬体内，同时还将一小块的陶瓷植入自己体内，以观察其生物耐受性和组织相容性，结果显示氧化铝陶瓷材料在生物体内的生物耐受性和组织相容性非常好。1970年，他设计的第一个用骨水泥固定的氧化铝陶瓷髋臼杯和连接有一个金属柄的氧化铝陶瓷球头的陶瓷全髋关节假体问世，并开始应用于人体。应用伊始，出现了一些假体无菌性松动和陶瓷碎裂的问题。

1972年，他引进了一种完全由陶瓷制成的股骨组件。在Blanquaert的帮助下，使用巴黎Laurent Sedel实验室的生物力学设备进行测试和不断改进。在接下来的20多年里，Boutin和Blanquaert等使用了1970年在德国获得授权的专利莫尔斯锥度，将股骨柄修改为带领的光滑形状，并可对应12种不同大小的股骨头。Boutin非常积极地进行手术操作、总结数据并做了大量的实验研究。他细致入微地观察他的每一个患者，尤其翻修手术的患者，他会仔细研究材料在体内的变化情况，并不断记录总结。后来他就职于法国西南部城市卢尔德（Lourdes）和塔布（Tarbes）的公立医院。

他的第一个陶瓷髋关节假体植入术后终以失败告终，一方面是因为氧化铝陶瓷的质量不佳，另一方面是因为错误的假体设计和手术技术不完善。最初使用氧化铝陶瓷作为假体材料时，Boutin考虑到其优异的机械性能，因此就用了致密的氧化铝材料来制作第一个假体，包括陶瓷球头和陶瓷髋臼杯。陶瓷髋臼杯（直径48mm）的凸面为锚定骨水泥而设计，陶瓷髋臼杯的凹面（直径31mm）用于承接陶瓷球头，陶瓷髋臼杯凹面和陶瓷球头表面用钻石磨刀进行磨制，以保证这两个部件的表面形状匹配和接触范围充分。陶瓷

球头则用环氧树脂粘合在金属股骨柄上，因为氧化铝陶瓷的脆性，无法用于制造股骨柄。这种假体的灭菌十分便捷，可与外科器械一样进行高压蒸汽灭菌，也可通过消毒液浸泡或γ射线照射灭菌。γ射线照射时，无须担心其发生像塑料分子链那样的改变。

Boutin对陶瓷关节摩擦界面的研究结果显示，陶瓷球头在摩擦的前300小时磨损了10μm，而在摩擦的300~600小时磨损只增加了3μm，在600~2100小时磨损则为0μm，在2100小时后直至实验结束磨损一直是0μm。毫无疑问，磨损随时间的变化曲线与接触表面的结构有关。另一方面又发现，髋臼杯在整个实验过程中没有任何磨损。在模拟器上进行的摩擦系数测量结果表明，陶瓷球头与陶瓷髋臼杯组合的摩擦系数介于0.10~0.38。上述结果表明这种陶瓷球头与髋臼杯可以在人体内无限期地发挥作用。

1970年4月至1971年12月，共200个使用丙烯酸固定的陶瓷假体被植入人体。仅1个陶瓷假体因与金属发生撞击而碎裂。与金属和聚乙烯相比，这种用于全髋关节假体的致密、烧结氧化铝的硬度也许使它在人体内的一生都坚不可摧，此外，它还具备优良的化学惰性、低摩擦系数、良好的生物耐受性和组织相容性。其缺点和金属一样，没有弹性以及脆性大致使植入人体后易发生陶瓷碎裂，加工极其困难限制了其早期优良产品的开发等。

为克服第一代陶瓷假体无菌性松动的问题，他和助手又开发了直接锚固的髋臼杯假体（第二代陶瓷假体）。锚定髋臼杯假体的独特性在于髋臼杯的凸面有深的沟纹设计，在髋臼顶的表面有一个定位杆，用来使髋臼杯居于髋臼中心并深达松质骨，但这种方法只适用于髋臼侧骨量充足的患者，锉磨髋臼到48mm后植入髋臼杯假体，以获得足够的摩擦力使其稳定。共20个髋关节骨关节炎患者使用了这种类型的假体，所有患者术后3个月内均小心活动。但随访结果显示，第二代陶瓷假体的使用效果仍不好，主要问题是假体无菌性松动及时常发生的假体碎裂等。

无论结果如何，Boutin一生的开创性工作，使得陶瓷全髋关节假体得以问世，并随着技术的不断进步，其临床应用效果也越来越优良并备受人们的青睐。Boutin待人友善、对工作倾尽全力与热忱，深受患者、同事及法国和欧洲骨科界的尊敬。学术上，他是国际髋关节协会的成员。Boutin对他的陶瓷髋关节假体在临床的成功应用倍感愉悦，也为该假体未在美国上市而深表遗憾。

1989年，Boutin在退休几个月后去世，享年65岁。

（翁习生）

参考文献

［1］Hernigou P. Earliest times before hip arthroplasty: from John Rhea Barton to Themistocles Gluck [J]. Int Orthop, 2013, 37 (11): 2313-2318.

［2］Gluck T. Report on the positive results obtained by the modern surgical experiment regarding the suture and replacement of defects of superior tissue, as well as the utilization of re-absorbable and living tamponade in surgery. 1891 [J]. Clin Orthop Relat Res, 2011, 469 (6): 1528-1535.

［3］Smith-Petersen, MN. Evolution of mould arthroplasty of the hip joint [J]. J Bone Joint Surg Br, 1948, 30B (1): 59-75.

［4］Smith-Petersen, MN. The classic: Evolution of mould arthroplasty of the hip joint by M. N. Smith-Petersen, J. Bone Joint Surg. 30B:L:59, 1948 [J]. Clin Orthop Relat Res, 1978, 134: 5-11.

［5］Dr. M. N. Smith-Petersen, 1886-1953 [J]. J Bone Joint Surg Br, 1953, 35-B (3): 482-484.

［6］MARIUS Nygaard Smith-Petersen, 1886-1953 [J]. N Engl J Med, 1953, 249 (5): 210-211.

［7］Hernigou P, Quiennec S, Guissou I. Hip hemiarthroplasty: from Venable and Bohlman to Moore and Thompson [J]. Int Orthop, 2014, 38 (3): 655-661.

［8］Wiles P. The surgery of the osteo-arthritic hip [J]. Clin Orthop Relat Res, 2003, 417: 3-16.

［9］In memoriam Philip Wiles, 1899-1967 [J]. J Bone Joint Surg Br, 1967, 49 (3): 580-581.

［10］Shikita T, Onishi Y, Kakimoto T, et al. [Professor Maurice E. Muller's surgical technic in total replacement of the hip joint with the joint prosthesis--personal profile of Prof. Muller and Bern University Orthopedic Department] [J]. Seikei Geka, 1970, 21 (12): 1051-1055.

［11］Boutelier P. [Robert Judet] [J]. Chirurgie, 1994, 120 (11): 11-18.

［12］Stinchfield FE, Cooperman B. Replacement of the femoral head by Judet or Austin Moore prosthesis [J]. J Bone Joint Surg Am, 1957, 39-A (5): 1043-1058.

［13］Chillag KJ. Giants of Orthopaedic Surgery: Austin T. Moore MD [J]. Clin Orthop Relat Res, 2016, 474 (12): 2606-2610.

［14］Nisbet NW, Woodruff M. John Charnley: 29 August 1911-5 August 1982 [J]. Biogr Mem Fellows R Soc, 1984, 30: 119-137.

［15］Jackson J. Father of the modern hip replacement: Professor Sir John Charnley (1911-82) [J]. J Med Biogr, 2011, 19 (4): 151-156.

［16］Caton J, Prudhon JL. Over 25 years survival after Charnley's total hip arthroplasty [J]. Int Orthop, 2011, 35 (2): 185-188.

［17］Boutin P. Total hip arthroplasty using a ceramic prosthesis. Pierre Boutin (1924-1989) [J]. Clin Orthop Relat Res, 2000 (379): 3-11.

［18］Waugh W. John Charnley-The Man and the Hip [M]. Berlin: Springer-Verlag, 1990.

［19］Mostofi SB. Who's Who in Orthopedics [M]. Berlin: Springer-Verlag, 2005.

第三章

全髋关节置换技术

第一节　全髋关节固定技术

经过了近百年的发展，人工全髋关节置换术作为髋关节终末期疾病的有效治疗方法，已得到了医患广泛的认可，接受全髋关节置换手术的患者数量逐年增加。而人工髋关节假体的固定技术是影响髋关节置换术后效果的重要因素之一，良好的固定技术可使植入体内的髋关节假体在术后即刻和长期均能保持稳定，进而有利于患者术后早期的功能康复及假体的长期生存。为获得良好的假体固定，骨科研究人员对髋关节假体的固定方法和固定技术进行了大量的研究。骨水泥固定和非骨水泥固定（生物固定）是目前骨科医生广泛接受且效果良好的髋关节假体固定方法，但各有利弊，本节将逐一介绍。

一、骨水泥型髋关节固定技术

（一）骨水泥发展史

1902年，德国化学家Otto Röhm合成了聚甲基丙烯酸甲酯（PMMA）。1936年，Kulzer发现将PMMA粉末和液体单体混合后，PMMA粉末会变成面团样，在引发剂过氧化苯甲酰的作用下，甲基丙烯酸甲酯（methyl methacrylate，MMA）单体会发生产热聚合反应。1938年，PMMA首次出现在公众视野，并成功用于封闭猴子的颅骨缺损，随后骨水泥开始用于修复人的颅骨缺损。1943年，Degussa和Kulzer发现将叔芳胺作为共引发剂时能实现甲基丙烯酸甲酯室温下的自发聚合，这一发现为PMMA骨水泥在临床上的广泛应用打下了坚实的基础。1946年，Judet兄弟用PMMA骨水泥制作的短柄股骨头假体进行了关节置换术，虽然因PMMA骨水泥假体无法与宿主骨进行骨整合，最终以股骨头假体的转位和磨损而失败，但这是骨科医生首次将PMMA骨水泥用于髋关节置换。1958年，John Charnley首次将骨水泥用于固定低磨损髋关节假体并获得了成功，用PMMA骨水泥固定低磨损假体进行髋关节置换成为当时的风向标。20世纪70年代，美国FDA批准PMMA骨水泥用于髋关节和膝关节假体的固定，自此，PMMA骨水泥被广泛用于骨科临床。随着技术的不断进步和革新，新型骨水泥也逐渐应用于临床应用，如磷酸钙骨水泥（calcium phosphate cement，CPC）和玻璃聚烯酸酯骨水泥（glass polyalkenoate cement，GPC），与PMMA骨水泥相比，新型骨水泥有更好的生物相容性和可降解性，但生物力学性能却不及PMMA，故主要用于颌面外科手术，并不适合在关节置换领域应用。

（二）PMMA骨水泥成分

目前临床广泛使用的PMMA骨水泥由粉剂和液体两部分组成。粉剂的主要成分是预聚合的PMMA粉末，其无特殊气味且性质稳定，商品化的粉剂中多含有硫酸钡或二氧化锆等X线造影剂；液体的主要成分是小分子的MMA单体，其为无色液体，但有刺鼻的气味，且易挥发、易燃和亲脂，并有细胞毒性。当粉剂和液态单体混合时，在引发剂过氧化苯甲酰（benzoyl peroxide，BPO）的作用下，MMA单体在预聚合的PMMA粉末周围聚合形成PMMA并逐渐硬化。随着对骨水泥的不断改进，现代PMMA骨水泥中还有多种起辅助作用的添加成分，如在液态MMA单体中加入的聚合反应促进剂N,N-二甲基对甲苯胺（N,N-dimethyl-p-toluidine，DMPT），可以促进MMA单体在室温下发生聚合反应。由于暴露在光或高温下会导致液态的MMA单体自发聚合，液态单体中添加了对苯二酚（hydroquinone）作为阻聚剂，并使用避光的棕色玻璃瓶保存，以防止MMA单体过早发生聚合反应。骨水泥中添加的造影剂如二氧化锆或硫酸钡使PMMA骨水泥具有X线不穿透性，有助于术后通过X线检查评估骨水泥的状态。随着对骨水泥研究的不断深入，万古霉素和庆大霉素等热稳定的抗菌药物被加入骨水泥中，以起到预防或治疗感染的作用；叶绿素和亚甲基蓝等显色剂可使骨水泥呈现不同的颜色，以引导医生手术操作及翻修手术时清除骨水泥。

（三）PMMA骨水泥的特性和聚合过程

PMMA的密度为$1.15 \sim 1.19g/cm^3$，约是玻璃（$2.40 \sim 2.80g/cm^3$）的一半、轻金属铝的43%，熔点为$130 \sim 140℃$，玻璃转化温度大约为105℃，透光率高达92%，折射率为1.49（nd/25℃）。PMMA的相对分子质量约为200万，是长链高分子量聚合物，而且形成分子的链很柔软，因此，PMMA的强度比较高。用于关节置换的骨水泥需要具有一定的机械强度，抗压强度最低70MPa、抗弯强度最低50MPa、弯曲模量最低180MPa。PMMA骨水泥聚合完成后24小时左右采样，测试结果显示：PMMA骨水泥的拉伸强度为35.3MPa，剪切强度为42.2MPa，抗压强度为93.0MPa，抗弯强度达64.2MPa，弯曲模量为2552MPa。PMMA骨水泥聚合完成后的早期具有抗拉伸能力弱、抗压缩能力强和弹性模量低的特点（不锈钢或钴铬合金的弹性模量约为200×10^3 MPa，皮质骨的弹性模量约为20×10^3 MPa，PMMA的弹性模量约为2×10^3 MPa），这就要求骨水泥在用于髋关节置换时需要在尽可能加压的状态下加载，骨水泥在假体和皮质骨之间与松质骨形成交锁，进而稳定假体。

除上述特点外，PMMA骨水泥还具有蠕变、应力松弛和疲劳的特性。所有的PMMA骨水泥都有蠕变性，且受环境因素影响，温度越高、应力越大，骨水泥的蠕变速率越大。体内骨水泥在压缩或剪切应力作用下发生的缓慢蠕变导致骨水泥向负荷以外的方向移动，这种蠕变速率随着骨水泥植入时间的增长而逐渐下降。虽然关节假体的金属部件在人体内不会发生蠕变，但在假体设计时需要考虑骨水泥的蠕变以降低术后因骨水泥蠕变而出现相关并发症的概率。应力松弛是物体的总变形保持不变，弹性变形相应减少，而应力随时间缓慢降低的现象。PMMA骨水泥内部允许应力松弛的机制与允许蠕变的机制相同。当材料在应力状态下发生形变时，分子水平应变的次级键能够彼此滑动，逐渐释放材料中的应力从而避免PMMA骨水泥的断裂。疲劳试验是骨水泥临床应用之前最重要的性能检验试验之一，PMMA骨水泥的疲劳性能在一定程度上决定了假体的长期存活率。与其他材料一样，PMMA骨水泥也会在循环负荷中逐渐积累损伤直至材料疲劳、断裂失效。但PMMA骨水泥应力松弛的特性能大大提高其自我保护能力，这有助于骨水泥假体获得更好的长期存活率。

PMMA骨水泥可在室温下调制的特点极大地开阔了其临床应用场景。当PMMA的颗粒粉剂和液态单体相遇后，在引发剂和促进剂的作用下，PMMA骨水泥的整个聚合过程将经历以下4个阶段。

1. **混合期**　又称粥状期/搅拌期，预聚合体PMMA粉末等在MMA单体发生物理溶解，引发剂在促进剂的作用下开始分解，产生自由基，然而这些初期的自由基却大多被MMA单体中添加的阻聚剂所终止，无法引发聚合反应，同时，阻聚剂也被引发剂不断分解产生的自由基所逐渐消耗，经不断搅拌后，骨水泥呈灰白色稀粥状。

2. **拉丝期**　又称等待期/出丝期，在不断的搅拌下，混合物开始变黏稠，单体与聚合体的界限变得不清，但尚无明显的温度变化，并逐渐成为浆糊状。此阶段用戴有无粉乳胶手套的手指轻触骨水泥表面，手指离开时会有明显的纤维丝生成。在拉丝期，阻聚剂基本被消耗完，MMA在自由基的引发下开始发生聚合反应。PMMA骨水泥的拉丝期是其聚合反应的前期，此阶段聚合反应速率较低，温度升高不明显，但因生成的PMMA链逐渐变长，分子量增大，骨水泥的黏度逐渐增高。

3. **工作期**　又称面团期或应用期，骨水泥开始不粘手套，并开始产热。骨水泥体系中的阻聚剂已经被全部消耗，引发剂也都分解而释放出自由基引发MMA的聚合，骨水泥的聚合反应进入链增长阶段，此为聚合反应的中期。

4. **固化期**　又称硬化期/凝固期，是PMMA骨水泥聚合反应的后期，MMA发生剧烈的聚合反应，导致大量的释热和温度急剧升高，骨水泥逐渐硬化。在骨水泥的聚合反应过程中，引发剂BPO和促进剂DMPT发生反应产生大量的苯甲酰自由基，自由基能通过甲基丙烯酸甲酯的活性C＝C双键来启动MMA单体发生聚合反应。聚合反应是释热化学反应，每摩尔MMA发生聚合反应将产生57kJ的热量，随着聚合过程的进行，面团黏度也随之增加、温度升高，特别是到固化期，在1～2分钟内骨水泥的温度可上升到90～100℃，而这一过程受环境温度影响，室温越高，固化越快。髋关节置换使用骨水泥进行假体固定时应在面团期植入假体，并维持假体位置直至固化期结束。

根据PMMA骨水泥在聚合过程中的硬度和流动性，可分为低黏度、中黏度和高黏度骨水泥。不同黏度的骨水泥聚合过程中各个阶段所需的时间和骨水泥性状均有差异，临床使用时需要熟悉各种常用骨水泥的特性和工作时间，以便选择最适合的骨水泥产品。

（四）骨水泥型髋关节假体固定技术

虽冠以"水泥"之名，但骨水泥在骨与假体之间既没有粘合作用，也不发生化学反应，仅仅靠面团期的塑形特点，在骨质与假体之间形成微交锁结构和容积填充。微交锁结构是指骨水泥浸入松质骨内形成界面上犬牙交错型的嵌入，有助于将骨水泥与骨质间的剪切应力转化为压应力，使界面强度明显提高，还可避免假体在界面上的微动；容积填充是将骨水泥完全均匀分布在假体与骨质之间，起应力传导作用。骨水泥通过浸入松质骨的骨小梁间隙而形成犬牙交错的微交锁结构和容积填充两种机制实现假体的固定。从骨水泥最初在髋关节置换领域的应用至今已有近70年的历史，经过大量的临床与实验研究发现，微交锁的效果取决于骨床的准备、注入骨水泥的黏度和压力等因素。对于骨水泥型髋关节置换术，为了获得更好的假体长期存活率，骨水泥技术也在不断演变（表3-1）。

表3-1　骨水泥型髋关节假体固定技术

技术类别	第一代骨水泥技术	第二代骨水泥技术	第三代骨水泥技术
骨床准备情况	有限的骨床准备	改进的骨床准备（髓腔准备、冲洗、干燥）	彻底的骨床准备（髓腔准备、脉冲、干燥）
骨水泥限制器情况	未使用骨水泥限制器	使用骨水泥限制器（骨或塑料髓腔塞）	进一步改进骨水泥限制器
置入骨水泥方式	手工置入骨水泥	骨水泥枪边倒退边置入骨水泥	骨水泥枪边倒退边置入骨水泥
骨水泥加压方式	手指加压	髋臼及股骨侧骨水泥加压器加压	进一步改进髋臼及股骨侧骨水泥加压器
骨水泥使用方式	手动搅拌	手动搅拌	真空混合，离心搅拌，使用股骨柄中置器

1. 第一代骨水泥技术　第一代骨水泥技术略显粗糙，在手术过程中，骨水泥在碗里手动搅拌调制，股骨髓腔仅做很少的准备，保留了大量的松质骨，在向髓腔灌注骨水泥之前仅用水对髓腔进行简单的冲洗。骨水泥灌注也是手工完成，灌注后和假体置入后用手指进行加压（图3-1）。Charnley早在1970年就强调了术中髓腔加压的重要性，但受限于材料和技术的发展。Sutherland和Beckenbaugh等对使用第一代骨水泥技术进行髋关节置换的患者进行随访，结果显示，19%～40%的患者术后会出现影像学上的假体无菌性松动，1.8%～13.0%的患者需要进行翻修手术。骨水泥的力学性能差和骨水泥-骨界面的交错不充分被认为是术后假体无菌性松动的主要因素。

2. 第二代骨水泥技术　自20世纪70年代开始，第二代骨水泥技术逐步发展，其中最为重要的进步是股骨髓腔灌洗、骨水泥枪和假体远端髓腔塞的应用。术中操作时，第二代骨水泥技术更加注重股骨髓腔的准备，松质骨被大量地清理直至残留数毫米的致密松质骨骨床，骨床准备完成后使用冲洗器进行冲洗，冲洗完成后使用干纱布或浸有1∶500 000肾上腺素生理盐水的纱布填充髓腔以减少髓腔出血（图3-2），股骨侧则根据假体柄的长度使用塑料或骨质的髓腔塞封闭假体远端髓腔（图3-2）。骨水泥虽然仍是在开放环境中手动搅拌，但向髓腔注入骨水泥时则使用骨水泥枪边倒退边注入骨水泥（图3-3），在股骨和髋臼侧的假

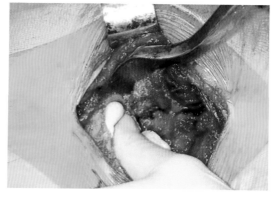

图3-1　第一代骨水泥固定技术
指压法进行股骨侧骨水泥加压。

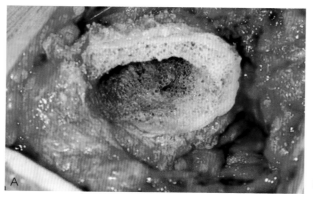

图3-2　第二代骨水泥固定技术
A. 改进的股骨髓腔骨床准备；B. 应用髓腔塞封闭假体远端髓腔及冲洗髓腔。

体植入前和植入时，使用专门的加压工具对骨水泥进行加压（图3-3、图3-4）。上述改进使骨水泥在骨床上的分布更加均匀，操作过程中专业的加压工具获得了比指压法更大的压力和更好的骨间隙的骨水泥渗透，获得了比第一代骨水泥技术更坚固的骨水泥界面，假体的稳定性和固定强度显著优于第一代骨水泥技术。

3. **第三代骨水泥技术** 20世纪80年代之前，骨水泥的组成和调制方法一直沿用Charnley的方式，但随着研究的深入，人们逐渐认识到骨水泥的强度与假体的长期存活率密切相关，随即出现了旨在提高骨水泥强度的第三代骨水泥技术。最初因为PMMA骨水泥在调制过程中挥发的单体可引起手术室人员的不适，因而提出了骨水泥的真空密闭搅拌。但研究者发现，使用真空密闭搅拌骨水泥不仅可减少单体的挥发，还可赋予骨水泥更好的均质性和力学性能，从而降低骨水泥失效的风险。自此，研究者投入了大量的精力来开发骨水泥混合和输送应用的新技术，目的是减少骨水泥的宏观和微观孔隙率，进而获得更好的骨水泥固定效果。

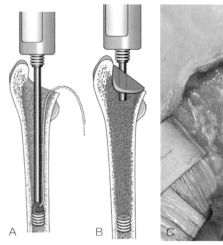
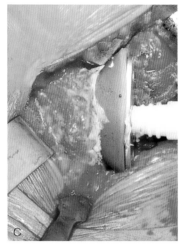

图3-3 第二代骨水泥加压技术
A. 骨水泥枪倒退注入骨水泥；B. 加压器股骨髓腔加压；C. 术中使用加压器对股骨髓腔骨水泥加压。

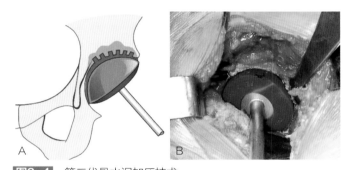

图3-4 第二代骨水泥加压技术
A. 髋臼侧骨水泥加压器加压示意图；B. 术中髋臼侧骨水泥加压器加压。

除真空搅拌技术外，Burke等应用离心技术调制骨水泥时发现，与手工调制技术相比，离心搅拌减少了骨水泥的孔隙率和空泡体积，使骨水泥的疲劳寿命和极限抗拉强度得到了增强。大量研究和临床长期随访结果证实，与其他混合方法相比，真空离心搅拌一方面减少了MMA单体在手术室的挥发，另一方面避免了空气滞留在骨水泥中，降低了骨水泥的孔隙率、骨水泥中无粘结颗粒的数量，进而提高了骨水泥的机械强度，有利于提高全髋关节植入物的中长期存活率。

脉冲式冲洗器的出现也进一步提高了骨床的质量，其能更彻底地清理骨床中残留的骨碎片、血凝块和脂肪颗粒等。此外，第三代骨水泥技术还在髓腔的骨水泥限制器和骨水泥加压器上做了改进，脉冲冲洗器可准备更好的骨床，新型髓腔骨水泥限制器对股骨侧骨水泥的限制和阻挡能力进一步加强，改进的骨水泥加压装置有利于骨水泥加压的顺利进行，上述措施进一步提高了骨水泥的固定效果。由于股骨假体植入时全手工操作可能会导致股骨柄假体在髓腔内放置位置不理想，从而影响假体周围骨水泥套筒的均一性，股骨柄中置器或扶正器的出现确保了股骨侧假体周围骨水泥套筒的均一性（图3-5），同时避免了假体柄远端与骨的接触。临床观察表明，这一改进能有效降低骨溶解和假体周围骨折的风险。瑞典髋关节置换登记系统数据表明，在第三代骨水泥技术中使用骨水泥限制器、脉冲灌洗和骨水泥枪等，能降低骨水泥型髋关节置换术20%的翻修风险，这为骨水泥型髋关节置换手术带来了质的飞跃。

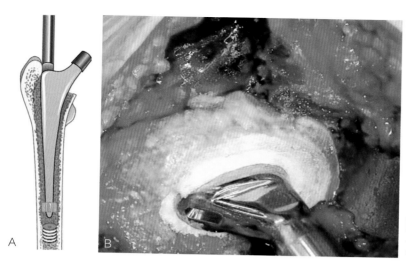

图3-5 第三代骨水泥加压技术
A. 应用股骨柄中置器辅助股骨假体植入；B. 术中股骨柄植入后。

二、生物型髋关节固定技术

早期的骨水泥型髋关节假体由于固定技术和假体设计等问题，假体的长期存活率并不理想，而后经过几十年的发展，骨水泥型髋关节假体的长期存活率已令人满意，但仍有许多关节外科医生对其持怀疑态度，特别是髋臼侧骨水泥型髋臼杯安放所需要的高技术和不确切的固定效果，加之术中骨水泥的使用可能导致严重的心血管意外。此外，术后随时间延长可能出现的骨质溶解和假体松动，相当比例的关节外科医生倾向于选择非骨水泥型假体进行髋关节置换。生物固定的概念早在1910年由口腔医生Greenfield提出，但并未受到重视，直到20世纪30～50年代，非骨水泥型髋关节假体开始进入发展阶段，Wiles和McKee等设计的非骨水泥型髋关节假体开始应用于临床，但结果却不尽如人意。20世纪60年代，Sivash和Ring对最初的非骨水泥型髋关节假体设计做了改进，并使用螺钉对髋臼杯进行固定以获得更好的假体初始稳定性，但假体设计和材料的缺陷导致这一阶段的非骨水泥型髋关节假体始终无法获得足够的初始稳定性，随之而来的应力集中、骨吸收和假体松动一度让人沮丧。20世纪70年代观察发现，Moore型股骨柄翻修患者中，该假体近端的自锁孔内有骨组织长入，进而将生物固定的概念带入髋关节置换。假体生物固定要求在手术时通过压配获得假体的初始稳定性，继而通过宿主骨向假体界面生长获得假体的长期稳定性。随着研究的不断深入，研究者发现生物型髋关节假体若想获得成功，需具备以下两个条件：第一，植入的假体需要与宿主骨贴合得足够紧密，没有过度的活动或微动，以获得足够的初始稳定性，利于骨和假体界面的骨整合；第二，假体设计须考虑应力对假体和骨界面的影响，植入的假体不能对宿主骨的生理状态和生物力学性能造成不良影响。假体与骨之间的力学传导越接近宿主骨的生理状态，假体与骨的接触面则越稳定，界面间的骨整合也越容易成功。因此，想要获得理想的长期生存，生物型髋关节假体需要同时提供初始稳定性和长期稳定性。

（一）生物型髋关节假体的表面结构和假体的初始稳定性

生物型髋关节假体的初始稳定性主要通过假体与骨之间的压配获得。磨锉好的髋臼窝和股骨髓腔骨床外形必须和假体外形精确匹配，假体才能紧密地接触髋臼窝和股骨髓腔的骨床。通常情况下，磨锉好的髋臼窝和通过扩髓获得的股骨髓腔通常比假体小1～2mm，通过假体的粗糙表面和骨组织的弹性回缩实现假体与骨床之间的压配进而获得初始稳定性。而假体的粗糙表面设计则经过了一系列的优化。

1. **巨孔型表面** 早期的生物型髋关节假体表面为巨孔型结构，孔径0.5～2.0mm。最初对假体表面进行粗糙化处理，通过宏观交锁加强其与骨结合，并将假体和骨界面的纯剪切应力部分转变为压应力。Lord和Bancel设计的珊瑚面假体表面覆盖了直径1mm的小球，大大提高了假体的固定效果，早期获得了较好的临床效果。卢世璧等研制的珍珠面髋关节假体也属巨孔型表面假体。由于假体巨孔型表面与骨的结合只是结合强度有限的机械性固定，所以假体的长期生存效果并不理想，目前临床上已很少应用。

2. **微孔型表面** 微孔型的表面设计是生物型髋关节假体的一大进步。微孔型假体表面的微米级微孔依靠其与骨床间的摩擦力和假体与骨间的压配实现假体的初始稳定性。除具备巨孔型表面的机械固定外，微孔型表面还具有骨长入的优势。1969年Boutin首次将多孔陶瓷附着在髋臼杯上制作出微孔型表面的假体。研究发现，孔径大于20μm的微孔可实现骨长入，孔径大于100μm的微孔能实现骨矿化，而孔径150～700μm、孔隙率40%～80%的微孔最有利于骨长入。1971年，Galante和他的团队利用烧结钛丝制作了具有二维微孔表面结构的髋关节假体，随后Pilliar等制作的钴铬钼烧结假体、Ducheyne等设计的不锈钢多孔涂层假体等相继面世。而后随着等离子喷涂、化学沉积等方法的应用，金属基体表面可以制备出具有三维连通微孔的涂层，这种孔径100～700μm、孔隙率25%～75%的微孔涂层使假体具有与早期微孔型表面假体同样优秀的初始稳定性，且在理论上具有比早期微孔涂层更强的引导骨长入的能力和远期效果。

3. **复合涂层表面** 近年来，随着材料学的迅猛发展，复合涂层应运而生。复合涂层是将几种材料按一定比例混合，并通过特殊的制备工艺涂覆在金属假体表面，或者在原有涂层结构的表面再复合一层类骨质材料的涂层。相关研究结果表明，在假体与骨界面的骨整合和假体表面的骨长入方面，复合涂层比单纯材料涂层更有优势。此外，可以在复合涂层的多孔表面结构中加入生物活性因子，如能诱导骨髓基质干细胞等向成骨细胞转化的骨形态发生蛋白（bone morphogenetic protein，BMP），促进假体与骨界面的骨整合和骨长入。目前大部分的复合涂层假体仍在实验室阶段，尚未广泛应用于临床。

（二）生物型髋关节假体的表面处理技术与假体的长期稳定性

生物型髋关节假体长期稳定性的实现需要宿主骨向假体的表面进行类似"锚定"的生长，这一过程也被称为骨长入（bone ingrowth）或骨长上（bone ongrowth），而不同的假体表面处理技术和假体表面结构所带来的宿主骨"锚定"生长方式不同。

1. **骨长入型假体表面及其处理技术** 骨长入型假体的表面为多孔结构，目前常见的假体表面多孔结构由圆钛珠、钛粉、羟基磷灰石和磷酸钙陶瓷等材料通过相应工艺制备而成（图3-6）。较早使用的表面处理技术包括高温烧结、融合焊接等，其通过加热将钛珠、钛粉、钴铬钼合金等材料覆盖在假体表面形成多孔结构，虽然上述工艺制作的多孔结构可以实现骨长入，但制作过程中需要对下层基板进行加热，进而导致假体金属表面的微结构和性质发生改变，虽然可以通过控制冷却速度在一定程度上减轻这种改变，但高温处理仍可能降低假体的抗疲劳等机械性能。等离子喷涂是目前应用最为广泛且较为成功的一种表面处理技术，它通过直流电驱动的等离子电弧作为热源，以惰性气体作为工作气体，通过气体电离时产生的高温将涂层材料加热到融化或半融化的状态，并以高速喷向假体表面制作涂层。等离子喷涂技术制作的钛或羟基磷灰石涂层大大提高了涂层与假体界面的结合力，此外，涂层表面的不规则结构利于骨和假体的机械性交锁。虽然等离子喷涂技术制备的微孔表面结构和羟基磷灰石自身的生物活性均有利于假体表面的骨长入，但仍存在一些问题，如涂层不均匀、制备过程中羟基磷灰石涂层易产生裂纹、高温易使羟基磷灰石分解而影响涂层的生物学性能等。相比于前两种技术，电泳沉积法是一种相对低耗、温和的表面处理技术，也可以用于假体表面多孔涂层的制备，其主要的局限性是它需要对假体涂层进行加热以使羟基磷灰石更加致密，且可以通过"二次"烧结法将加热对涂层的分解限制在涂层下层，有效避免了高温对假体本身机械性能的影响。除上述方法外，近年来增材制造技术也在该领域凸显优势，通过在预制件（髋臼杯，股骨柄假体）表面使用高能束加工的钛合金粉末进行3D打印制作仿生多孔涂层，这一技术的优势在于可以通过计算机对多孔表面的制作进行精确控制和打印，以获得更好、更均匀的多孔涂层。目前，采用这一方法制作的3D打印骨小梁涂层髋关节假体已开始了临床应用。

2. 骨长上型假体表面及其处理技术　相较于骨长入型假体表面的多孔结构，骨长上型假体的表面则是粗糙的无孔结构（图3-7）。具有骨引导活性的羟基磷灰石、钽金属等是骨长上型假体表面涂层的常用材

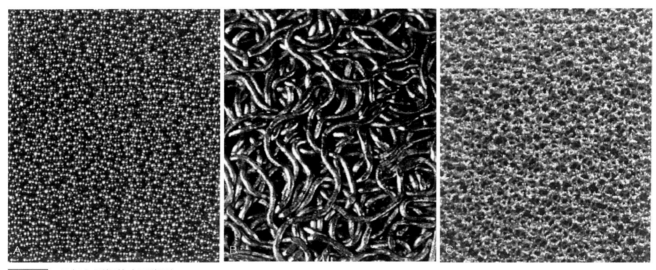

图3-6　骨长入型假体表面类型
A. 圆钛珠表面烧结；B. 金属丝融合焊接；C. 钽金属多孔表面。

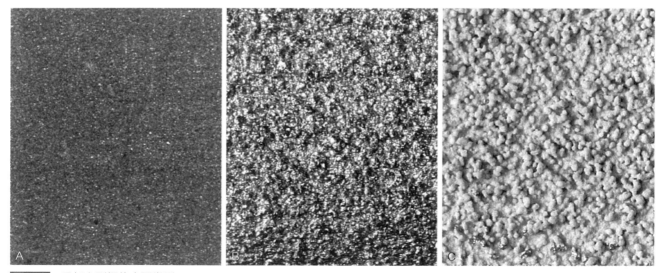

图3-7　骨长上型假体表面类型
A. 喷砂表面；B. 钽金属等离子喷涂表面；C. 羟基磷灰石表面。

料。喷砂技术、等离子喷涂技术是制造骨长上型假体表面涂层最常用的方法。通过喷砂、等离子喷涂技术将羟基磷灰石或钽金属附加到假体表面，其所形成的粗糙表面可以增强假体与宿主骨之间的交锁，进而实现假体的初始稳定，同时形成粗糙面的羟基磷灰石或钽金属将诱导宿主骨向假体表面贴附生长，最终实现假体表面的骨长上和假体的长期稳定性。

　　本小节主要介绍了全髋关节假体固定技术发展的相关知识。经过近百年的发展，骨水泥固定技术和生物固定技术均可获得满意的临床效果。假体固定技术处在一个不断发展的过程之中，在这个过程中，成功和失败互相交织、共同存在。我们不能片面地判定骨水泥固定技术和生物固定技术孰优孰劣。在临床工作中选择假体的固定方法时需要结合患者的具体状况、手术室的条件、医生的手术技术、社会因素等多个方面进行综合考量，以制订出最有利于患者的手术方案。但总的趋势是生物固定技术越来越普遍。

（周宗科）

第二节　全髋关节置换假体选择

　　现代髋关节假体的设计起源于20世纪60年代Charnley提出的"低摩擦人工髋关节"设计理念。随后，现代髋关节假体进入了高速发展阶段，出现了各种各样的假体类型。根据固定方法的不同，可分为骨水泥型和生物型髋关节假体。

一、骨水泥型髋关节假体

（一）骨水泥型髋臼杯假体

　　自20世纪60年代John Charnley将骨水泥固定的聚乙烯髋臼杯引入人工关节置换领域至今已数十年，数十年间的髋臼杯总体设计变化较小，通常为全聚乙烯髋臼杯：髋臼杯假体外表面上有垂直和水平的凹槽，可以增加髋臼杯在骨水泥中的稳定性；髋臼杯边缘嵌入金属标记线，以便术后通过X线评估髋臼杯的位置；髋臼杯的外表面附加突起，避免髋臼杯"触底"，以保证髋臼杯周围骨水泥套的均匀和完整性；髋臼杯的边缘突起，有助于加压骨水泥。由于骨水泥型髋臼杯松动发生率较高，而生物型髋臼杯则可有效降低松动的发生率，目前骨水泥型髋臼杯已较少应用（图3-8）。但骨水泥型髋臼杯可以用于对活动要求较低的患者，或在复杂髋臼翻修术中联合其他植入物使用。

（二）骨水泥型股骨柄假体

　　依据固定理念，骨水泥型股骨柄假体可以分为力闭合型（锥度

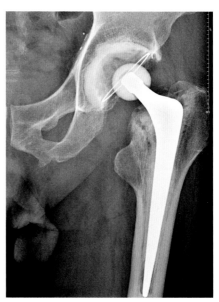

图3-8　骨水泥型聚乙烯髋臼杯联合 Exter抛光柄（Stryker）
置换术后11年，髋臼杯出现松动。

载荷型）和形态闭合型（结合梁型）两种设计（图3-9）。

　　力闭合型股骨柄假体通常具有光滑或高度抛光的表面，股骨柄外型呈双锥或三锥面设计，承受轴向载荷时允许初始可控下沉，并逐渐楔入骨水泥套至稳定位置，应力在柄与骨水泥套之间达到平衡，柄对周围骨水泥产生放射状压应力并呈环状传递到外周骨质。力闭合型股骨柄假体的代表有Stryker公司的Exeter柄、DePuy Synthes公司的C-stem柄、Smith & Nephew公司的CPCS柄、Zimmer Biomet公司的CPT柄等（图3-10）。放射立体照相测量分析研究发现，术后第一年的沉降距离为0.9～1.4mm，后倾改变距离为0.4～0.5mm，随后保持相对稳定。使用充气的远端中置器，有助于股骨柄假体下沉至稳定位置，而不会在远端骨水泥套中产生过度应力。力闭合型股骨柄假体对粗糙的表面非常敏感，不兼容颈领设计、解剖形设计和髓腔填充设计，因为这些设计不利于股骨柄假体在骨水泥套内的稳定沉降。

　　形态闭合型股骨柄假体依赖于股骨柄假体与骨水泥之间的牢固结合，二者作为一个功能单元进行力传导。股骨柄假体可以是直形，也可以是解剖形，此外多有表面粗糙化、纹理凹槽等设计，用于强化股骨柄假体与骨水泥套之间的机械结合。形态闭合型股骨柄假体的代表包括DePuy Synthes公司的Charnley第一代/第二代和SUMMIT（图3-11）；Zimmer Biomet公司的Müller和CMK（Charnley-Marcel Kerboull）（图3-12），LINK公司的SPII（图3-12）等。标准的骨水泥固定技术要求植入柄的型号要小于最后一个髓腔锉的型号，以获得股骨柄假体周围至少2mm厚且完整的骨水泥层，而Müller、CMK等为髓腔填充设计，植入时采用line-to-line或French paradox技术，植入柄的型号与最后一个髓腔锉型号相同，通过股骨柄与皮质骨的点接触和二者之间的薄层骨水泥来使股骨柄假体获得稳定。放射立体照相测量分析研究发现，形态闭合型股骨柄假体具有更高的初始稳定性，术后第一年的纵向偏移距离为0.1～0.5mm，后倾改变距离为0.28～0.80mm。

　　骨水泥型股骨柄假体的表面处理情况、几何形状和材料属性都可影响其临床存活率。在生物力学方面，压应力的传递不依靠股骨柄和骨水泥的交锁结合，而牵张应力与剪切应力的传递则需要股骨柄假体和

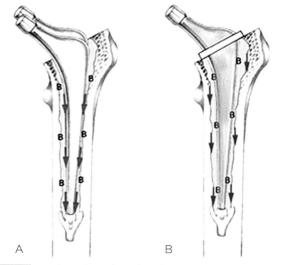

图3-9 骨水泥型股骨柄固定理念
A. 力闭合型，股骨柄表面抛光，其与骨水泥间无结合，承受负荷时，股骨柄存在初始下沉，受力平衡后股骨柄获得固定；B. 形态闭合型，股骨柄表面粗糙或伴有纹理，其与骨水泥结合，进而实现股骨柄的固定。

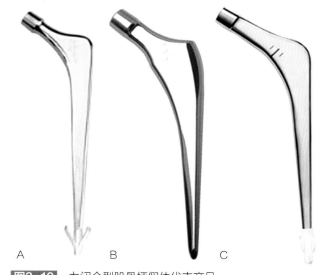

图3-10 力闭合型股骨柄假体代表产品
A. Stryker公司的抛光面、双锥度Exeter股骨柄；B. DePuy Synthes公司的抛光面、三锥度C-stem股骨柄；C. Smith&Nephew公司的抛光面、三锥度股骨柄。

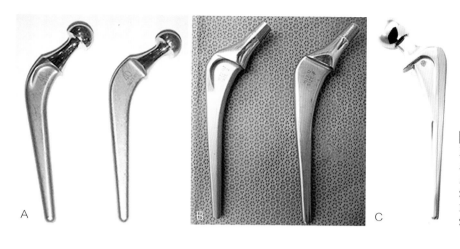

图3-11 形态闭合型股骨柄假体代表产品
A. DePuy Synthes公司的第一代Charnley股骨柄，采用抛光面设计；B. DePuy Synthes公司的第二代Charnley股骨柄Elite-Plus，采用粗糙面设计；C. DePuy Synthes公司的SUMMIT股骨柄。

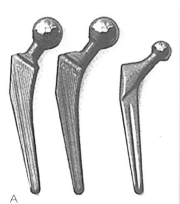
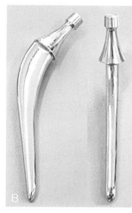
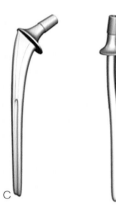

图3-12 形态闭合型股骨柄假体代表产品
A. Zimmer Biomet公司的Müller直柄，从左向右依次为标准型、偏距增加型和小型先髋柄；B. Zimmer Biomet公司的CMK柄，采用抛光面设计；C. LINK公司的Lubinus SPII柄，采用解剖形设计。

骨水泥的牢固结合。因此，表面采用抛光设计的股骨柄假体与骨水泥之间的结合强度弱，骨水泥和骨界面的压应力高，而牵张应力与剪切应力低。与之相反，表面采用粗糙设计的股骨柄假体与骨水泥之间的结合强度大，骨水泥和骨界面的压应力低，而牵张应力和剪切应力相对较大。因此，随着时间的推移，与骨水泥结合较弱的股骨柄假体在应力传递过程中对骨水泥-骨界面的累积性损伤更小。

在磨损方面，由于股骨柄假体、骨水泥、松质骨和皮质骨之间的弹性模量存在差异，以及股骨柄假体-骨水泥-骨复合体反复地承受轴向与扭转应力，不可避免地会发生股骨柄假体与骨水泥之间的微动。最终，当表面粗糙的股骨柄假体与骨水泥界面发生松动时，将损伤骨水泥，并产生大量的骨水泥和/或金属颗粒，进而导致无菌性骨溶解与假体松动；与表面粗糙的股骨柄假体相比，表面抛光的股骨柄假体和骨水泥界面发生松动时，松动的间隙较小，产生的碎屑较少，颗粒迁移也更少。临床实践发现，与表面粗糙的股骨柄假体相比，表面抛光的股骨柄假体的长期随访结果更好。如果由耐磨性较低的材料（如钛合金）制成的表面粗糙型股骨柄假体发生松动，股骨柄假体和骨水泥界面的磨损将更明显。

在几何形状方面，解剖柄为形状闭合型设计，与对称的直柄相比，解剖形设计的股骨柄假体更适合股骨髓腔的矢状面解剖，可使股骨柄假体更加居中、周围骨水泥套厚度更加均匀，解剖柄可以植入到股骨干髓腔更偏前的位置，因此不发生近端前皮质接触和远端后皮质点接触。而临床观察发现，直柄和解剖柄的长期随访结果同等优异，因此解剖柄的设计是否具有优势仍有待进一步的研究。椭圆形横截面设计的股骨柄假体可以更好地适配髓腔，因此髓腔充填率更高，为骨水泥和松质骨留下较小的空间。矩形横截面设计的股骨柄假体与椭圆形髓腔的内皮质接触，大小受到一定限制，因此髓腔内剩余的松质骨比较多，如果骨水泥未渗入或未完全渗入松质骨，骨水泥和皮质骨之间将残留较多的机械性能弱的松质骨。矩形横截面设计的股骨柄假体可比椭圆形横截面设计的股骨柄假体提供更好的旋转稳定性，理论上，其尖锐的矩形边缘可能会在骨水泥中产生峰值应力，从而导致骨水泥出现微裂缝，然而，目前尚未在临床上观察到二者的差异。

部分骨水泥型股骨柄假体有颈领设计，理论上颈领设计有两个功能：其一，颈领和骨的直接接触可以卸载近端骨水泥套中的部分应力，降低牵张应力。此外，它可能将部分载荷从股骨柄假体直接转移到股骨颈内侧的骨水泥套和/或股骨颈内侧骨质。其二，它可作为定位标志，帮助将股骨柄假体植入到与髓腔锉完全相同的位置。然而，临床研究表明，颈领设计并不能提高假体的存活率。实际运用中，颈领设计可能阻止了循环载荷时股骨柄的适当下沉，且不能避免股骨柄的微动及股骨柄和骨水泥界面碎屑的产生，不能阻止股骨颈内侧骨质的早期吸收及危及内侧骨质的承载功能。因此，颈领设计应该仅限于形态闭合型股骨柄假体，并且植入股骨柄的型号要小于最后一个髓腔锉的型号。

相对于非骨水泥型股骨柄假体，骨水泥型股骨柄假体存在一些不足，包括但不限于手术时间增加、可能发生骨水泥植入综合征、增加术中和术后死亡率以及后期发生的骨水泥病、翻修手术时骨水泥取出困难等。目前，虽然骨水泥型股骨柄假体的应用逐渐减少，但它仍然是一项可靠且有效的技术，尤其对于老年和骨质量差的患者。总体来看，骨水泥型股骨柄假体的优点：①优良的中长期存活率。目前市场上大多数骨水泥型股骨柄假体置换术后10~15年存活率超过90%；挪威、澳大利亚和瑞典的登记系统显示，骨水泥型股骨柄假体置换术后10~15年有更高的存活率和更低的翻修率；对于50岁以上患者，骨水泥型股骨柄假体20年存活率为86%~98%。②适用于不同的解剖形态、骨骼质量，医生调整偏距、下肢长度和假体型号等的操作空间较大。③假体周围骨折发生率更低，挪威关节登记系统资料显示，术后2年内非骨水泥型股骨柄假体因假体周围骨折而翻修的危险性是骨水泥型股骨柄假体的8.72倍，梅奥诊所（Mayo Clinic）的数据也显示非骨水泥型股骨柄假体发生假体周围骨折的危险性远高于骨水泥型股骨柄假体。④能够局部采用抗生素骨水泥，降低感染发生率，尤其对于高感染风险患者。⑤对于合适的患者能够使用cement-in-cement技术行股骨侧翻修，适应证包括股骨柄假体和骨水泥界面发生松动而骨水泥和骨界面稳定者、假体位置不佳导致复发脱位者和髋臼侧翻修需要辅助取柄显露者。

二、生物型髋关节假体

生物型髋关节假体的固定依赖于假体的初始稳定性及随后发生的骨长入或骨长上。假体的初始稳定性是保证其长期稳定性的关键。影响假体初始稳定性的因素众多，如假体的形状、表面结构及手术操作技巧和患者骨质量等。理想情况下，上述因素可以维持假体在术后4~12周的初始稳定性，能够避免假体的微动，进而促进骨长入或骨长上。生物型髋臼杯和股骨柄假体的类型大致分为以下几种。

（一）生物型髋臼杯假体

目前应用最广泛的生物型髋臼杯假体是半球形表面涂层压配固定髋臼杯假体。压配固定技术是利用髋臼周围骨组织弹性回缩时产生最大的压配力量实现髋臼杯假体的固定。植入髋臼杯假体的直径比髋臼锉的直径大1~4mm，由此产生的髋臼黏弹性将使髋臼杯假体获得最大化的黏合力。理论上，确切的压配固定所产生的初始稳定性并不需要螺钉进行加强，但压配固定不确切的时候则需螺钉辅助固定。此外，带有螺钉孔的髋臼杯还可以帮助经验尚不丰富的医生判断髋臼杯假体植入的深浅及是否已经紧贴骨面。除压配固定半球形髋臼杯假体之外，历史上还曾出现过螺旋固定型髋臼杯假体（以下简称螺旋髋臼杯）。螺旋髋臼杯的边缘有凸起的棱嵴设计，将其旋入髋臼骨床，依靠外表面的螺纹设计固定假体，进而实现初始稳定性（图3-13）。

例如，BIOCON-PLUS（Smith & Nephew）、Zweymüller（grit-blasted titanium; Zimmer）、S-ROM（titaniumsintered beads; DePuy）、Arc-2f（hydroxyapatite coated; Stryker），其设计理念是依靠外表面的螺纹提供较好的初始稳定性，通过外表面涂层的骨整合实现远期的生物固定。但螺旋髋臼杯的缺点是，在植入过程中不允许反复调整髋臼杯的位置、手术技术要求更高、髋臼杯假体与骨的接触界面较少，以及内衬磨损率高等，因而诸多假体公司已转向其他设计类型。

压配固定型髋臼杯假体依据外形不同可分为单半径、双半径和半椭圆髋臼杯。目前，临床使用的绝大部分生物型髋臼杯假体是单半径设计，其髋臼骨床磨锉简单、可重复性好（图3-14）。双半径髋臼杯假体的臼杯环口增厚，以增加臼杯环口的生物固定面积，但有学者认为，双半径髋臼杯假体会降低假体与骨床的总接触面积，尤其是髋臼穹顶部分，整体上骨整合减少（图3-15）。Bauer等证实双半径髋臼杯假体环口边缘的骨整合优于髋臼穹顶，且双半径髋臼杯假体的骨沉积优于螺旋髋臼杯假体。另外，Zimmer公司还设计了一种半椭圆形的骨小梁髋臼杯假体，臼顶到杯口的臼杯半径逐渐增大1mm（图3-16）。设计目的是防止髋臼杯假体过早触底、增加髋臼杯假体固定的稳定性，消除了双半径髋臼杯假体设计中的臼杯半径不连续问题。

影响髋臼杯假体表面骨长入或骨长上的因素众多，如臼杯材料的生物相容性、臼杯表面

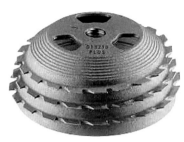

图3-13 螺旋固定型髋臼杯假体（BICON-PLUS, Smith & Nephew）

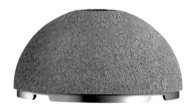

图3-14 单半径髋臼杯假体（Trident Hemi, Stryker）

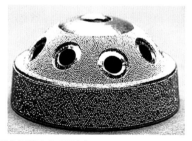

图3-15 双半径髋臼杯假体（Omnifit Dual Geometry, Stryker）

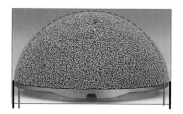

图3-16 半椭圆髋臼杯假体（Hemi-ellipsoid shape, Zimmer）

的孔隙直径、孔隙率，假体与骨界面的接触程度以及初始稳定性等。其他一些辅助技术，如生物型髋臼杯的表面涂层也与临床效果密切相关。磷酸钙陶瓷涂层能够显著促进多孔材料的骨长入，其他亦能促进骨长入的表面涂层包括羟基磷灰石微孔涂层（图3-17）、纯钛丝编织烧结涂层（图3-18）、骨小梁金属涂层（图3-19）、钛颗粒烧结多孔涂层（图3-20）、钛+羟基磷灰石双涂层表面（图3-21）等。羟基磷灰石因具有优异的骨诱导活性，因而被广泛用作髋臼杯表面涂层材料，但羟基磷灰石涂层的长期随访结果始终存在争议。钛合金具有优异的抗疲劳性、抗腐蚀性、生物相容性等，目前广泛应用于髋臼杯的等离子喷涂表面涂层。钛喷涂沉积形成不规则凸凹表面，显示出优异的骨诱导性能。纯钛丝编织烧结技术可在髋臼杯表面形成孔径结构规则的涂层，根据编织模式的不同调整涂层的孔隙结构，表现出优异的骨整合性能和中长期假体存活率。骨小梁金属涂层有类似松质骨的生物力学性能，如多孔钽金属骨小梁涂层的微孔为3D结构，微孔平均直径430μm，孔隙率70%~80%，弹性模量为3GPa，介于皮质骨的15GPa和松质骨的0.1GPa之间，可以减少假体周围的应力遮挡，可快速实现骨长入，并具有优异的临床随访结果。Porocoat微孔涂层髋臼杯（Duraloc，DePuy）已有超过20年的存活率报道。其他类型表面涂层生物型髋臼杯同样表现出优异的中长期存活率。

（二）生物型股骨柄假体

1. 股骨柄假体形态设计　形态设计的初衷是使股骨柄假体获得良好的初始稳定性和充分的骨质接触以保证其远期固定效果。第一代生物型股骨柄假体可以简单地分为直柄和弧形柄，填充于股骨干骺端和髓腔远端。随着设计的不断完善，形态更加多样化，分类也逐渐复

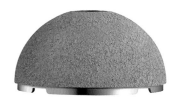

图3-17　羟基磷灰石微孔涂层髋臼杯（Trident Hemi, Stryker）

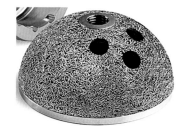

图3-18　纯钛丝编织烧结涂层髋臼杯（Trilogy IT, Zimmer）

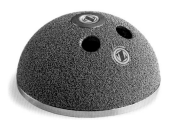

图3-19　骨小梁金属涂层髋臼杯（TM Continuum, Zimmer）

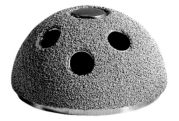

图3-20　钛颗粒烧结多孔涂层髋臼杯（Pinnacle, DePuy）

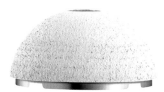

图3-21　钛+羟基磷灰石双涂层表面髋臼杯（Trident HA, PSL, Stryker）

杂，为方便理解，本文简单地将其归纳为锥形柄、柱形柄、组配柄、解剖柄和短柄等类型。

（1）锥形股骨柄假体：股骨柄假体为楔形或圆锥形设计。楔形设计可以是股骨柄冠状面的内外侧楔形，也可以是矢状面的前后缘楔形。股骨柄假体固定于干骺端皮质骨的内外侧缘或同时固定于前后缘，是干骺端填充型设计。股骨柄假体的初始稳定性依赖于干骺端的楔形固定或股骨柄的三点固定。

1）单锥形股骨柄假体：单锥形股骨柄假体固定于干骺端内外侧，前后缘扁平，近端内侧缘收窄，向远端延伸成楔形（图3-22），表面涂层一般位于股骨柄近端1/3～5/8区域。初始稳定性依赖于内外侧楔形固定或者股骨柄的三点固定。旋转稳定性则依赖于股骨柄的扁宽形态。股骨髓腔准备只需近端压配扩髓，无须远端磨锉。此举理论上可减少股内膜血供的破坏，减少股骨柄的侵入性损伤。但使用单锥形股骨柄假体时需重视干骺端至股骨干髓腔的解剖形态和股骨柄假体的适配性，若股骨干远端髓腔显著缩窄，股骨柄假体固定在远端，则会影响股骨柄假体近端涂层部位的骨长入或骨长上。髓腔过宽呈烟囱形如Dorr-C型髓腔，股骨髓腔与股骨柄假体形态匹配差，将影响股骨柄假体的固定效果，且易在术中发生近端劈裂骨折。总体来看，单锥形股骨柄假体展示了优异的长期存活率。据文献报道，术后随访21年假体存活率高达99%，大腿痛的发生率约为3%。

2）双锥形股骨柄假体：双锥形股骨柄假体或干骺端填充柄的设计初衷是同时实现股骨柄假体与干骺端近端前后缘和内外侧缘的皮质骨接触（图3-22）。双锥形股骨柄假体的前后缘比单锥形股骨柄假体更宽厚，骨干部分的充分填充有利于增强柄的旋转稳定性。有些股骨柄假体的远端设计为沟槽或音叉样，以降低弹性模量，进而减少应力遮挡和大腿痛的发生率。髓腔准备包括近端压配扩髓和远端磨锉扩髓。双锥形股骨柄假体同样表现出优异的中长期临床效果，包括在Dorr-C型髓腔中的应用。虽然双锥形股骨柄假体大腿痛的发生率略高于单锥形股骨柄假体，但大部分为轻中度疼痛。

3）锥形圆柄/圆锥长嵴柄/锥形矩形柄假体：锥形圆柄假体的内外侧和前后侧的楔形设计均较长，几何形态和涂层的变化较为缓和，固定区域更集中于干骺端和股骨干交接区。锥形圆柄假体一般利用其近端2/3区域的多孔涂层通过3点接触实现假体固定，近端棱嵴结构提供旋转稳定性（图3-23）。髓腔准备包括近端髓腔压配扩髓，远端磨锉扩髓。大量的研究表明，锥形圆柄假体具有优异的长期存活率，包括在Dorr-C型股骨髓腔中的应用。锥形圆柄假体术后大腿痛的发生率为2.4%～4.4%，但其股骨近端的应力遮挡显著高于单锥形和双锥形股骨柄假体，说明锥形圆柄假体有更多的远端固定，这也从侧面说明了其适用于Dorr-C型股骨髓腔。

圆锥长嵴柄假体利用表面的棱嵴实现假体固定，嵴切入骨组织提供旋转稳定形，股骨髓腔准备需要圆形髓腔锉。股骨柄假体近端是收窄设计，允许较大范围地调整股骨柄假体的前倾角，尤其适用于股骨近端发育异常的患者，如股骨发育不良、转子间截骨和翻修手术等。圆锥长嵴柄假体早期应用病例中，假体远端固定的比例高达21%，而股骨柄假体远端固定常合并有近端透亮线。圆锥长嵴柄假体需重视试模和髓腔准备，

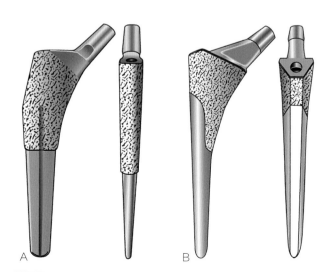

图3-22 单锥形股骨柄假体（A）与双锥形股骨柄假体（B）

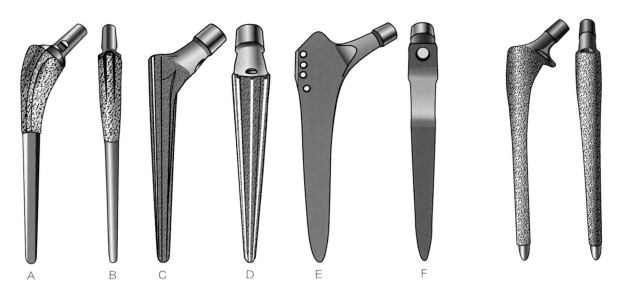

图3-23 锥形圆柄（A、B）、圆锥长嵴柄（C、D）和锥形矩形柄假体（E、F）的 | 图3-24 柱形股骨柄假体的冠状面和矢
冠状面和矢状面观 | 状面观

目标是实现股骨柄假体中段固定，远端游离，否则将更多地依靠假体远端固定。

锥形矩形柄假体是全长喷砂涂层柄，矩形水平面在干骺端和股骨干近端交接区和股骨干近端实现3点接触固定，股骨柄假体矩形水平面则提供4点抗旋转支撑，但股骨髓腔准备需要方形髓腔锉。锥形矩形柄假体广泛应用于欧洲市场，有优异的长期存活率。股骨近端应力遮挡现象并不罕见，提示假体远端有较多的固定。锥形矩形柄假体特殊的形态设计以及全程固定的特点，使其更适用于Dorr-C型股骨髓腔。

（2）柱形股骨柄假体：柱形股骨柄假体依赖假体的全长固定，填充于股骨干髓腔（图3-24）。绝大部分柱形股骨柄假体有骨长入涂层。近端颈领设计可以提供轴向稳定性并向股骨距传递应力。股骨髓腔准备需要近端压配扩髓，远端磨锉扩髓。假体压配髓腔骨内膜刺激皮质骨长入。假体远端直径通常比髓腔锉直径大0.5mm，以实现股骨柄假体与股骨皮质骨的"擦配"固定。柱形股骨柄假体拥有优异的20年存活率，现代柱形股骨柄假体经历了假体全长涂层、内侧缩容、远端抛光子弹头等改进设计，大大降低了大腿痛的发生率。柱形股骨柄假体适用于绝大部分患者，但在Dorr-C型股骨髓腔中的应用较少。

（3）组配股骨柄假体：组配股骨柄假体允许股骨干骺端和股骨干部分独立准备（图3-25），远端和近端混合固定，适用于一些复杂手术，如髋关节发育不良等解剖畸形和股骨旋转异常等患者。以S-ROM假体为例，股骨假体包含有独立的干骺端袖套和股骨干假体。髓腔准备涉及股骨干磨锉扩髓，以实现股骨柄假体和皮质骨的充分接触，远端凹槽设计增加了假体的旋转稳定性，末端音叉设计降低了患者大腿痛及股骨皮质骨折的发生风险。股骨干骺端和股骨距部分的准备在远端股骨柄准备的基础上进一步完成。组配股骨柄假体的中长期存活率令人满意。

（4）解剖股骨柄假体：解剖股骨柄假体为弧形弯曲柄，以适配远端股骨髓腔的形态（图3-26）。解剖股骨柄假体在干骺端部位存在后弓、股骨干部位存在前弓，且假体区分左右侧。股骨柄假体远端为楔形或圆柱形。依靠干骺端填充和远端弧形设计获得初始稳定性。髓腔准备包括近端压配扩髓和远端磨锉，假体和髓腔形态要求严格的匹配度，髓腔准备的容错度较低。第一代解剖股骨柄假体因术后大腿痛和松动的发生率较高，整体临床表现差强人意。后续设计将股骨柄干骺端近端和外侧加宽以增加填充，固定更为牢

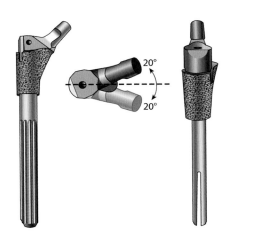

图3-25 组配股骨柄假体的冠状面、水平面和矢状面观

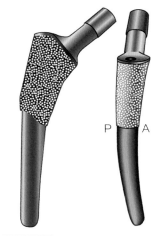

图3-26 解剖股骨柄假体的冠状面和矢状面观

靠，股骨柄尖端弯曲以减少对骨内膜的刺激。后续设计的解剖股骨柄假体的存活率和大腿痛发生率均较前有显著改善，但其所适用的股骨髓腔形态类型并不十分明确。

（5）短股骨柄假体：得益于假体设计的不断优化，以及对微创入路和年轻患者骨量保留需求的日益关注，短股骨柄假体逐渐进入大众视野（图3-27）。短股骨柄假体为近端固定柄，依赖2点锚定以及股骨近端解剖形态填充匹配实现固定，更接近解剖生物力学传导。短股骨柄假体并没有明确的定义或分类，多是常规假体的改进，而非完全颠覆性的设计。短股骨柄假体的设计理念抛弃了长股骨柄假体的远端部分可以提供轴向和旋转稳定性的设计。短股骨柄假体旨在实现长期稳定性，规避远端、近端不匹配（常见于年轻活跃的香槟酒杯形

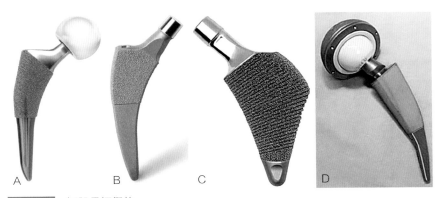

图3-27 短股骨柄假体
A. Trilock（DePuy）；B. Fitmore（Zimmer）；C. Proxima stem（DePuy）；D. Metha stem（Aesculap）。

或高龄的烟囱形股骨髓腔），保留骨量和减少软组织损伤，利于微创操作，并能最大限度地降低大腿痛的发生率。所以，有研究者认为短股骨柄假体更多的是一种设计和固定理念，而非刻板的形态定义。后续临床随访结果进一步证实了短股骨柄假体的设计优势，短股骨柄假体的近端骨吸收率显著低于长股骨柄假体（3% vs 20%）、假体远端和外侧均有骨生长、术后大腿痛发生率低，且中短期存活率与传统假体相比无明显差异。对短股骨柄假体的担忧主要包括假体的初始稳定性，缺少假体远端髓腔引导可能导致假体位置不良以及假体下沉等。

2. **股骨柄假体表面涂层** 股骨柄假体表面涂层可分为骨长上涂层和骨长入涂层。骨组织生长入假体表面多孔涂层内部为骨长入涂层，包括烧结珠涂层、纤维网状涂层和多孔金属涂层等。烧结珠涂层是利用高温将钛合金或钴铬合金等金属颗粒物烧结在基底材料上，形成珠状表面，但烧结过程会降低假体20%~40%的抗疲劳强度。纤维网状涂层利用扩散焊接技术将金属片焊接在假体表面。多孔金属涂层有均匀的三维空间结构，孔隙率可高达75%~85%。

骨组织生长在假体粗糙的表面为骨长上涂层，骨长上涂层由喷砂或离子喷涂制备而成。离子喷涂涂层是利用电弧将可产生等离子体的气体加热和电离，形成高温高速等离子体射流，融化金属粉末并高速喷

射到假体表面形成涂层。相比骨长入涂层，骨长上涂层的孔隙率较低，但假体的抗疲劳强度可保留90%。喷砂技术利用粗糙的金属颗粒如氧化铝等轰击假体表面，形成一种结构表面涂层，涂层厚度为3~5μm，喷砂涂层可提高钛合金假体的骨整合作用。股骨柄假体远端喷砂、近端多孔涂层的设计则是综合应用了喷砂和离子喷涂技术。

羟基磷灰石是人体骨骼的主要组成成分，具有优异的生物相容性和成骨活性，可喷涂在假体表面或多孔假体表面，涂层最佳厚度为50μm，但多孔假体表面的羟基磷灰石涂层的界面结合强度是一个潜在的问题，界面降解可能会引起假体松动。多项研究证实，同一类型股骨柄假体，有无羟基磷灰石涂层并不影响假体的临床和影像学结果。

3. 股骨柄假体的基底材料 钴铬钼合金和钛铝钒合金是生物型股骨柄假体最常见的基底材料。钛合金的弹性模量更接近天然骨，理论上可以降低术后大腿痛和假体应力遮挡的发生率。术后大腿痛与否和股骨柄假体硬度以及几何形态均相关。但也有文献报道，同样几何形态不同基底材料的股骨柄假体，术后大腿痛的发生率并无显著差异。

术者在选择股骨柄假体时，应当兼顾以下因素：股骨近端最佳应力分布、不影响稳定为前提的最大限度地保留骨量和远期固定效果。当遇到一些特殊情况，如骨质疏松、股骨近端解剖异常、骨皮质指数异常，则可能需要一些不同固定机制或长度的特殊类型假体。

（三）特殊类型生物型髋关节假体

1. 颈干组配股骨柄假体 股骨颈和股骨干组配使用，可以自由调整肢体长度以及颈干角和前倾角，有利于髋关节生物力学重建，适用于一些复杂形态的髋关节置换手术（图3-28A）。但颈干组配股骨柄假体的锥度磨损和电偶腐蚀等问题需引起警惕，因其可引起金属离子释放并导致骨溶解和无菌性松动，是造成颈干组配股骨柄假体较高翻修率的潜在原因。

2. 双动髋臼杯假体 双动髋臼杯假体含有一小一大两个活动关节面，小关节面即股骨头和高交联聚乙烯内衬之间的活动界面、大关节面即高交联聚乙烯内衬和髋臼杯之间的活动界面（图3-28B、C）。双动髋臼杯假体的双动设计允许髋关节有更大的屈曲、外展和外旋等活动度，并显著降低术后髋关节脱位的发生率，但目前缺少长期临床随访数据，国内尚未普遍采用。

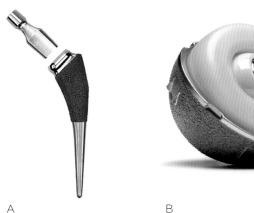
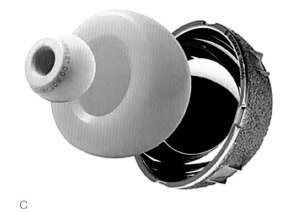

A   B   C

图3-28 颈干组配股骨柄假体（A）和双动髋臼杯假体（B、C）

三、定制髋关节假体

定制假体，又称个性化假体，是医生根据患者个体疾病特点，依据个性化手术设计和规划，制作的专门适合某个患者的假体。传统技术中，个性化假体以锻造工艺制作为主。21世纪以来，以计算机辅助设计技术为基础的3D打印技术逐步兴起，突破了传统2D影像学的限制，医生在诊治骨科疾病的过程中可以更好地认识患者的解剖结构，在此基础上对手术进行高精度的术前规划及假体设计，随后3D打印患者个性化的定制假体。在3D打印材料方面，从传统的塑料、树脂、陶瓷等材料逐步发展到具有高弹性模量、高结构强度的金属材料。3D打印定制假体能适应各种复杂形态的骨缺损和骨组织环境，近年来逐渐受到重视，它不仅可以应用于关节初次置换、关节翻修、肿瘤手术等，还可以应用于复杂骨折、发育不良等疾病。

（一）定制髋关节假体的种类及功能

目前定制髋关节假体主要用于存在严重骨缺损的翻修患者、严重解剖畸形和侏儒症等常规市售假体无法满足的初次和翻修置换以及一些肿瘤切除术后重建的患者。对于髋关节置换中各种类型的骨缺损，临床常用的重建方法包括骨水泥充填、植骨和组配式金属充填，如金属垫块和增强块等。骨水泥充填仅适用于较小的容积型骨缺损；植骨可能导致内固定和植骨愈合欠佳以及增加假体松动的风险，尤其是节段型骨缺损；常用的组配式金属充填物可在术中灵活组合，但通常需要去除部分骨质以适合填充物形态，对于大范围骨缺损依然存在重建困难，难以获得可靠的初始稳定性，且这类金属充填物通常只能与对应公司的假体相匹配，通用性较差。3D打印定制假体的最大优势是能高效制作出可适应各种复杂形态骨缺损的充填物，能够更好地匹配复杂的骨缺损形态，实现更好的填充和假体与宿主骨更充分的接触支撑，进而获得良好的初始稳定性。除此之外，3D打印定制假体还可以通过孔径和孔隙率的设计提高其骨整合性能。

3D打印定制髋关节假体的设计有以下4种类型：①定制增强块，可辅助市售假体使用，重建重要解剖位置或充填负重区，获得假体与宿主骨的直接接触，提高初始稳定性，并通过远期骨整合获得长期稳定性；②定制髋臼加强环（Cage），市售假体难以在严重骨缺损的髋臼获得足够初始旋转稳定性时，可使用定制Cage，结合可拆卸或一体化增强块，重建髋臼；③定制股骨柄，多用于侏儒症等股骨存在严重解剖畸形的患者；④定制半骨盆假体，肿瘤切除术后或严重骨缺损的髋关节翻修患者，骨盆连续性中断，髋臼周围骨缺损严重，难以局部重建，需要定制半骨盆假体。

（二）定制髋关节假体的制作工艺及材料

定制假体的制作工艺主要包括锻造技术及新兴的3D打印技术（表3-2）。锻造技术为传统制作技术，锻造定制假体的抗压、抗张及抗疲劳强度均经过了较长时间的验证，较为可靠。但是，目前国内锻造定制假体的表面处理不佳，远期骨整合能力较差。近年来新兴的3D打印技术优于传统锻造技术，可制作复杂的几何形状，如复杂的仿生结构，加速患者愈合。此外，3D打印定制假体可制作多种功能植入物并减少制作步骤，并使假体表面具备多孔结构和粗糙表面，以改善骨整合。其无须进一步的喷涂或表面纹理化等后期处理。但是，3D打印技术在骨科的应用仍有诸多限制：①设备及打印材料价格高昂。②设备运行成本及特殊打印材料的价格高昂。③打印材料的组织兼容性要求高。④精确度有待提高。⑤3D打印快速原型难以准确反映骨质量，3D打印在术前模拟中无法准确反映骨密度，在实际应用中带来骨密度无法满足预期要求而要重新设计假体或添加增强块等问题。同时，这也要求工程师应当具有一定的临床经验，方可独立完成原型制作，并充分理解手术医生对定制假体的要求。⑥假体强度，特别是抗疲劳强度仍待加强，因此，目前3D打印定制假体多为髋臼侧假体，而在抗疲劳强度要求较高的股骨侧较少应用。

表3-2 传统锻造定制假体及3D打印定制假体的比较

假体类型	锻造定制假体	3D打印定制假体
定制费用	减材制造，加工成本高	增材制造，加工成本低
定制周期	流程复杂、定制至交货时间长	流程简化、定制至交货时间短
假体质量	关键部位的需求难以满足	可按设计完全满足需求
安装难易	难以按术前规划精确安装	术前规划、导板辅助精确安装

　　定制假体的主要材料为金属。金属材料不仅具有优异的抗压强度、抗疲劳性能、较强的塑性和韧性，还耐腐蚀、耐高温。但金属材料在制作工艺中，最终的粉末回收率较低，且氧含量及其他杂质的含量较高，此外，在实际的应用过程中会出现粉末熔化不均，最终导致目标制品中杂质氧化物含量超标、致密性差、制品的强度差和结构层次不均等问题。目前用于制造髋关节定制假体的材料主要是钛合金和钽金属等，受国内材料技术的限制，目前临床应用的定制假体材料主要为钛合金。钛合金和钽金属各有优势，钛合金在价格、制作工艺和重量上具有优势；钽金属在弹性模量和骨整合方面更具优势，但钽金属比重较大、纯钽金属重量高，应用受限，且骨小梁钽金属制作工艺受限，此外，钽金属熔点较高，3D打印钽金属较为困难。聚合物材料（如聚醚醚酮类材料）、可吸收材料（如羟基磷灰石或磷酸三钙），主要用于骨缺损的填充，如髋关节肿瘤切除后骨缺损的填充。

　　骨科3D打印定制假体中，可以自由设计假体的形状、假体的微孔等。利用这一优势，我们可以通过优化微孔的参数来增加骨长入的速度和数量。首先可调整孔径和孔隙率；其次可更改微孔表面环境，如覆盖某些稀有金属或磷酸钙；再者可载入某些药物或生物活性因子，使其缓释并发挥特殊功能。然而，不同于磷酸钙或聚合物支架，生物活性分子不能整合到金属支架中，且金属在体内不可降解。

（三）定制髋关节假体的适应证

　　复杂骨缺损的髋关节翻修手术、较大混合性骨缺损、骨盆连续性中断、骨缺损大于50%以及无法有效提供3点接触固定的情况可考虑使用定制假体。对侏儒症等解剖畸形的患者，如市售假体无法有效植入，可考虑使用定制假体。肿瘤切除术后，骨缺损严重，需重建髋关节的患者，也多需使用定制假体。

（四）定制髋关节假体的应用现状

　　髋关节置换是髋关节疾病终末期的有效治疗方案，但在一些复杂损伤的关节置换中，传统关节置换的临床效果差强人意，术后假体失用、脱位等所导致的翻修是医生不得不面对的棘手问题。有学者综合国内外研究发现，假体位置欠佳是髋关节假体松动的主要原因，从医生的主观方面讲，这与手术技术的熟练程度有关，要求主刀医生具有丰富的经验和技术，以保证假体置入位置的准确性；从患者和置入假体的客观方面来讲，预先成型的标准化假体与个性化的患者之间存在矛盾，这要求拥有更适合的个性化假体。

定制假体的优势在于其可以依据个性化的患者需求和医生设想制作假体，使得假体更好地匹配患者骨形态。定制假体也可以使手术操作更为简单。目前国内外有关定制假体应用的报道多集中于存在复杂骨缺损的髋关节翻修术或骨肿瘤切除术后的髋关节重建术。

随着髋关节翻修术、骨肿瘤保肢手术量的增多和定制假体技术的逐渐成熟，国内有关定制假体应用于髋关节翻修术及肿瘤切除术后重建的报道逐渐增多。并且随着3D打印技术的普及，目前国内有关报道也多以3D打印定制假体为主。上海交通大学医学院附属第九人民医院骨科对26例有髋关节巨大骨缺损的患者使用了定制假体进行髋关节重建，术前根据患者三维骨盆模型及3D打印的骨盆模型设计了锻造定制假体及3D打印定制增强块。术后X线显示患者髋关节中心得到有效重建，同时患者术后髋关节评分明显提高。此外，该单位在肿瘤切除后的髋关节重建中也使用了定制假体，均获得了较好的临床效果。中国人民解放军总医院对个性化3D打印多孔钛合金增强块重建重度髋臼骨缺损的临床研究发现，个性化3D打印多孔钛合金增强块的应用使得手术操作简化，增强块与缺损骨面和髋臼杯假体匹配良好，术后双下肢长度和患侧髋关节旋转中心均令人满意，末次随访时Harris髋关节评分（Harris hip score，HHS）改善明显，早期随访临床疗效好。贵州省骨科医院报道了钽金属垫块翻修术联合3D打印假体在Paprosky Ⅲ型髋臼骨缺损中的应用，与对照组相比，患者术后的VAS疼痛评分显著降低、患者髋关节的外展角和髋臼假体外展角显著增加。3D打印定制假体应用于骨肿瘤切除术后髋关节重建的短期效果亦有报道。华中科技大学同济医学院附属协和医院报道了11例髋臼周围恶性骨肿瘤患者肿瘤切除后使用定制3D打印半骨盆假体重建的临床效果，平均随访15.5个月，其中2例发生髋关节脱位、1例发生切口延迟愈合，均无局部肿瘤复发，患者整体功能恢复良好。使用3D打印半骨盆假体进行关节置换有利于准确地将假体与患者骨骼进行匹配，获得良好的初始稳定性以及利于骨长入，进而获得良好的长期稳定性。

国外的报道以定制三翼髋臼杯假体为主，其三个翼面通过螺钉分别固定在髂骨、坐骨和耻骨上，增大了假体和患者骨骼的接触面积，重建了髋关节的生物力学以及提供稳定的初始固定（图3-29）。术前使用患者计算机断层扫描（computed tomography，CT）重建骨骼模型，基于患者骨骼情况设计定制三翼髋臼假体翼状凸缘的螺孔位置与方向，同时可修饰假体与骨骼的接触面以利于骨长入。梅奥诊所（Mayo Clinic）的Taunton教授等对57例骨盆不连续的患者使用了定制三翼髋臼假体，平均随访65个月，48例患者的三翼髋臼假体稳定且骨盆连续，表明其中期固定效果良好。

DeBoer教授和Moore教授分别报道了对存在骨缺损的髋关节翻修患者使用定制三翼髋臼假体的术后效果，最长的随访时间超过10年，临床效果令人满意。但Wind教授报道了19例髋臼周围极量骨缺损（Paprosky ⅢA/ⅢB型和AAOS Ⅲ/Ⅳ型）的髋关节翻修患者使用定制三翼髋臼假体的术后效果，3例出现明显并发症，

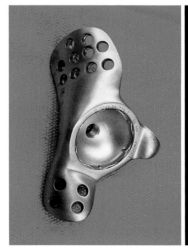
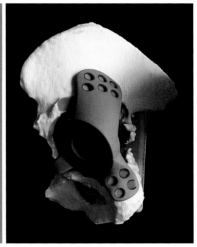

图3-29 定制三翼髋臼杯假体及安装示意

2例手术失败需要取出假体，5例术后行走功能不及术前，术后效果尚待提高。

De Martino教授等对17项使用定制三翼髋臼假体的临床研究进行了总结。共有579例全髋关节置换患者使用了定制三翼髋臼假体，假体存活率82.7%，并发症发生率29%，其中假体脱位（11%）和感染（6.2%）是最常见的术后并发症。尽管现有数据表明定制三翼髋臼假体的术后并发症发生率较高，但对于具有大量骨缺损或骨盆不连续的患者，定制三翼髋臼假体是一种有效的治疗手段。

（五）典型病例

1. 病例1 患者女性，70岁。14年前行左侧髋关节置换术，术后出现髋臼侧骨溶解及假体移位，X线片显示左侧髋关节髋臼侧Paprosky ⅢB型骨缺损，假体上方移位＞3cm。CT扫描显示存在80%以上髋臼壁缺损（图3-30）。入院行左侧髋关节翻修术。

【术前评估】 根据CT数据打印出患者骨盆模型，模型显示髋臼顶部以及髋臼前后柱不完整，无法支撑传统市售假体，遂使用定制假体。实验室检查和关节穿刺细菌培养排除感染。

【设计重建骨缺损】 设计假体前需要确定患侧髋关节旋转中心，取双侧髂前上棘连线中点、耻骨联合中点、第五腰椎前方中点，以上3点构成骨盆的中轴面。然后将健侧股骨头中心点以骨盆中轴面做对称点，即可在理论层面确定患侧的股骨头旋转中心（图3-31）。设计定制假体内植物时，上部加入髂骨翼、深部加入3D打印增强块、下部加入闭孔钩，以便更好地贴合骨表面，增强支撑以及提高旋转稳定性（图3-31）。

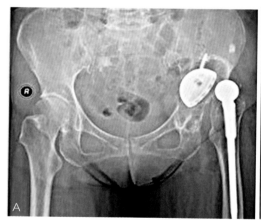
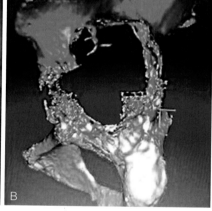

图3-30 骨盆前后位X线片
A. 左侧髋臼周围骨溶解及髋臼杯上移；B. CT重建显示，80%以上左侧髋臼壁缺损，髋臼后柱（坐骨）、内壁和髋臼顶骨缺损严重，髋臼前柱不完整。

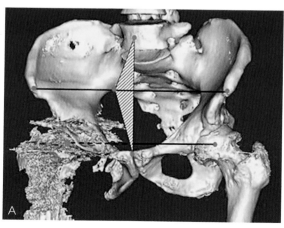
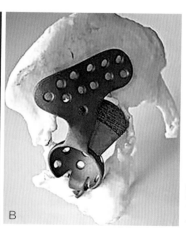

图3-31 通过骨盆中轴面确定患侧股骨头的旋转中心（A）和定制假体内植物（B）

【手术植入和术后随访】 术中将松动假体取出，清理骨溶解和松动假膜界面后进一步评估骨缺损情况，并与术前评估对比，结果显示术前评估准确。冲洗创面后按照髋关节翻修步骤进行手术，术中分离周围软组织并保护重要血管神经。随后顺利植入定制假体。调整内植物的前倾及外展角度后使用螺钉固定假体，假体初始稳定性良好。术后X线片显示左侧髋关节旋转中心恢复良好，假体固定良好，定制内植物有效重建左侧髋臼（图3-32）。

2. **病例2** 患者女性，55岁。2年前行左侧髋关节置换术，术后髋臼后壁出现严重骨缺损，导致使用常规Cage时旋转稳定性差，所以使用固定翼来增强Cage的旋转稳定性。在术前制作的等比例骨盆模型上模拟放置Cage检验稳定性。随后使用该定制Cage和同种异体颗粒骨移植进行髋关节翻修（图3-33）。

3. **病例3** 患者女性，56岁。7年前行左侧髋关节置换术，术后出现髋臼杯松动和严重的髋臼骨溶解，常规假体无法提供有效固定，遂使用内部附加支撑嵴且边缘带有固定翼的定制Cage以提供有效固定。在术前制作的假体等比例骨盆模型上模拟放置Cage，支撑嵴可提供稳定支撑，固定翼可有效固定（图3-34）。

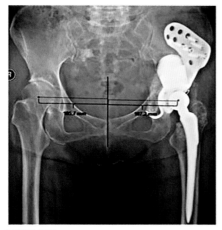

图3-32 左侧髋关节翻修术后X线片
左侧髋关节旋转中心恢复、假体固定良好，定制内植物有效重建左侧髋臼。

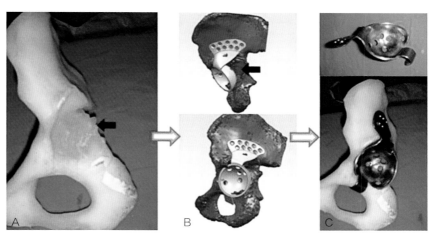

图3-33 带有固定翼的定制Cage
A. 髋臼后壁严重骨缺损；B、C. 使用固定翼增强Cage的旋转稳定性。

图3-34 带有支撑嵴和固定翼的定制Cage
A. 髋臼杯松动和严重的髋臼骨溶解；B. 内部附加支撑嵴且边缘带有固定翼的定制Cage；C. 在等比例骨盆模型上模拟放置定制Cage；D. 左髋关节使用定制Cage重建左侧髋臼术后。

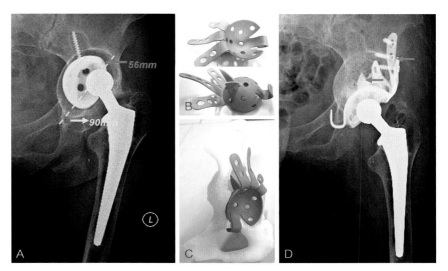

（六）未来可能的研究发展方向

近年来，髋关节翻修手术和骨肿瘤保肢手术量渐增，对定制假体的需求越来越大，并且随着个性化医疗和精准医疗理念的兴起和发展，定制假体也被越来越多的医生接受。但是定制假体仍受限于目前的设计和制作工艺，存在以下缺点：设计依据的快速原型未能精确反映骨量；定制流程较为复杂；对医生及工程师经验要求较高等。随着医用金属3D打印技术的成熟，3D打印定制假体极大地简化了定制流程和时间，可以更好地满足医生和患者的需要。激光束3D打印技术极大地提高了打印精度，并可以更好地制作假体表面结构，3D打印定制假体的应用将越来越广泛。未来，如何制作能更精确地反映有效骨量的快速原型、提高定制假体的设计制作效率、缩短全流程耗时、提高3D打印假体的耐疲劳强度；提高医生与工程师之间的沟通效率等，将可能成为下一步的研究热点。

（李慧武　于德刚　翟赞京　张经纬）

第三节　全髋关节摩擦界面的组合与选择

随着接受全髋关节置换术患者的年轻化和平均寿命的延长，对全髋关节假体摩擦界面的要求也越来越高。理想的全髋关节假体摩擦界面应满足以下要求：①日常活动下几乎不存在磨损，即便有微量的磨损颗粒，也不会引起局部炎症或者免疫反应；②摩擦界面光滑，摩擦系数低，以保证假体的稳定和避免假体的磨损与腐蚀；③界面允许大直径球头的应用，以降低术后髋关节脱位的风险；④活动时没有异响及不适感，感受接近正常关节；⑤兼顾化学及物理层面的稳定，可以抵抗腐蚀、撞击、划痕以及第三体磨损等。然而现阶段，完全满足以上条件的全髋关节假体摩擦界面并不存在，为了更好地了解现有髋关节假体摩擦界面的优劣，本节将对几种临床常见的全髋关节假体摩擦界面进行介绍，并对其应用趋势进行分析（图3-35）。

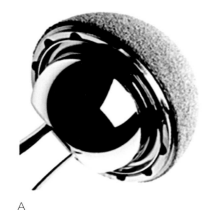 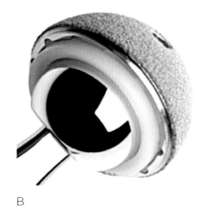 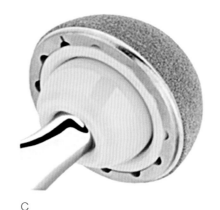

A B C

图3-35 常见的全髋关节假体摩擦界面
A. 金属对金属摩擦界面；B. 金属对聚乙烯摩擦界面；C. 陶瓷对陶瓷摩擦界面。

一、金属对金属摩擦界面

金属对金属摩擦界面是最早出现并应用于临床的全髋关节假体摩擦界面。1951年，美国医生Kenneth Mckee首先尝试应用不锈钢材料制成的金属对金属全髋关节假体（图3-36A）。然而，由于不锈钢材料的强度及稳定性差，早期的金属对金属摩擦界面失败率高，并未成为当时的主流。到了20世纪90年代，由于金属对传统聚乙烯摩擦界面的传统聚乙烯材料磨损率高，磨损产生的聚乙烯颗粒引起的假体松动是当时全髋关节置换术失败的最主要原因。为避免上述问题，新一代以钴铬合金为材料的金属对金属摩擦界面替代了金属对传统聚乙烯摩擦界面，开启了经典的"硬对硬"摩擦界面时代。截至2003年，金属对金属摩擦界面全髋关节假体的应用已经超过了25万例。截至2016年，预计全世界金属对金属摩擦界面全髋关节假体的应用累计超过100万例。

金属对金属摩擦界面的磨损过程可以概括为两个阶段：第一阶段是在界面摩擦次数为50万次到200万次时，界面磨损率较高；此后，界面磨损率相对较低，进入磨损稳定期，也称为自抛光期。作为"硬对硬"摩擦界面，金属对金属摩擦界面的磨损率较低。体外模拟研究的数据显示，当球头直径为28mm时，金属对金属摩擦界面磨损率为0.45mm³/MC，而当球头直径为36mm时，其磨损率为0.36mm³/MC，这表明球头磨损率随球头直径的增大而降低。然而，在同等条件下，金属对传统聚乙烯摩擦界面的磨损率则高达6.3mm³/MC，相差近20倍，这是金属对金属取代了金属对传统聚乙烯材料的重要原因之一。此外，金属对金属摩擦界面磨损或碎裂的风险较低，也为大直径球头的应用提供了基础。大直径球头不仅可以降低脱位风险，也可以降低磨损率，这与不同直径球头界面的磨损方式不同有关（图3-36B）。

虽然金属对金属摩擦界面具有磨损率低及可使用大直径球头等优势，但在临床应用中，金属磨损颗粒及其释放的金属离子引发的问题也逐渐显露。越来越多翻修患者的出现引起了人们的广泛关注，甚至有些厂家对金属对金属摩擦界面假体进行了召回。英国关节置换注册系统的数据显示，在术后10年的随访中发现，金属对金属摩擦界面假体的翻修率高达20.18%。金属对金属摩擦界面假体失败的主要原因是假体的摩擦界面以及头颈结合处产生的金属磨损颗粒对假体周围骨与软组织的不良影响，包括假体周围骨溶解及坏死、软组织假瘤形成、大量反应性渗出等（图3-37）。病理学检查结果发现，假体周围软组织中有大量的淋巴细胞浸润，伴有免疫反应导致的坏死，而这种改变被认为可能与软组织对金属的高反应性有关（图3-38）。

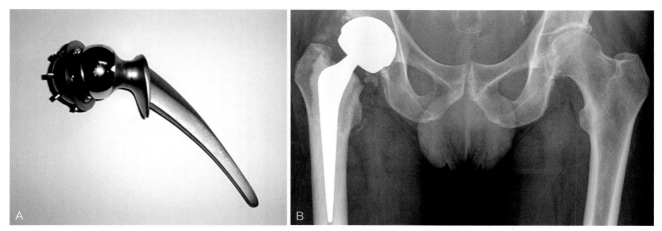

图3-36 美国医生Kenneth Mckee设计的早期金属对金属全髋关节假体（A）和金属对金属摩擦界面中应用大直径球头（B）

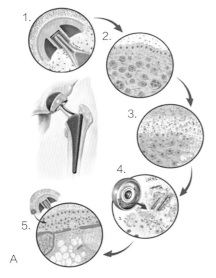
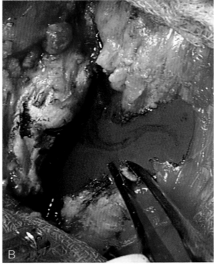

图3-37 金属对金属摩擦界面产生的磨损颗粒的致病机制示意图及翻修术

A. 1为金属对金属摩擦界面及头颈连接处产生的金属磨损颗粒；2为金属磨损颗粒被免疫细胞吞噬；3为免疫细胞凋亡引起金属颗粒及细胞因子释放；4为假体周围软组织不良反应，5为假体周围骨质溶解与坏死。B. 金属对金属摩擦界面髋关节翻修术中见大量黑色关节液。

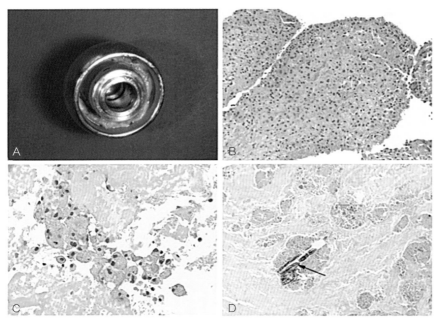

图3-38 金属对金属摩擦界面周围组织的病理检查

A. 翻修时取出的金属对金属摩擦界面假体；B. 低倍镜下假体周围组织可见大量炎症细胞浸润；C. 高倍镜下可见炎症细胞及坏死组织；D. 金属磨损颗粒（箭头）被软组织包裹，周围可见坏死组织。

除外局部组织的不良反应，在患者的血液与尿液中也发现了金属离子水平的升高，假体失败患者金属离子水平的升高更加显著。虽然现阶段全身性金属离子水平升高的不良反应尚不明确，但已有相关的病例报道指出其可能对人体的多个系统存在危害。鉴于上述原因，目前世界范围内已很少使用金属对金属这种组合的假体。

二、金属对聚乙烯摩擦界面

20世纪60年代，英国医生John Charnley对之前的假体进行了改进，制作出全髋关节假体中的经典之作"低摩擦金属对聚乙烯全髋关节假体"（图3-39），此假体作为现代髋关节假体发展的里程碑，为后期假体

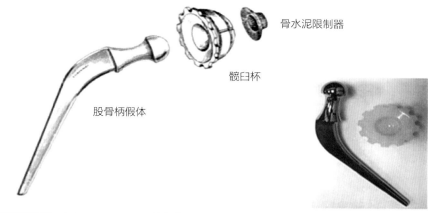

图3-39 John Charnley设计的低摩擦金属对聚乙烯全髋关节假体

股骨柄假体　髋臼杯　骨水泥限制器

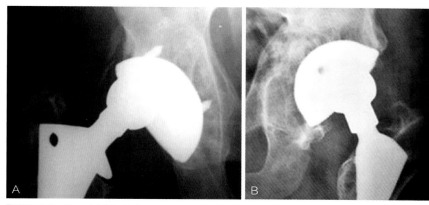

图3-40 聚乙烯磨损的典型影像学表现
A. 球头偏心移位；B. 聚乙烯磨损颗粒引起的髋臼侧骨溶解。

的设计与应用提供了模板，因此John Charnley也被誉为"现代全髋关节置换术之父"。

在弹性模量方面，金属材料相对较"硬"，而聚乙烯材料相对较"软"，所以区别于金属对金属的"硬对硬"摩擦界面，金属对聚乙烯摩擦界面又被称为"硬对软"摩擦界面，而这种界面的关键在于"软"的一方。传统聚乙烯材料又称超高分子量聚乙烯，虽然较John Charnley医生最早期使用的聚四氟乙烯已经有了显著改善，但其磨损率仍然较高，约为10 mg/MC（图3-40A）。界面在长期摩擦后产生的聚乙烯颗粒可以引起一系列生物学反应，虽然没有金属磨损颗粒导致的软组织严重不良反应，但其可以引起骨溶解，导致假体发生无菌性松动、全髋关节

假体置入失败，甚至合并严重的骨缺损，大大增加了髋关节翻修手术的难度（图3-40B）。有研究表明，聚乙烯的磨损＞每年0.1mm³时，发生骨溶解的风险较大，而当磨损＜每年0.05mm³时，风险较小。

为增强聚乙烯材料的抗磨损性，研究人员通过高剂量辐照改变传统聚乙烯的空间结构，使其在非晶相时发生交联，生产出抗磨损的高交联聚乙烯，改进后的聚乙烯材料的磨损率显著降低，为1~2mg/MC。然而有研究者认为，高交联聚乙烯磨损所产生的磨损颗粒更小，可能更易引发骨溶解。后续的研究发现，引起骨溶解的聚乙烯颗粒直径主要集中在0.2~7.0μm，而高交联聚乙烯所产生的磨损颗粒直径为0.015~0.120μm，并不会引起明显的骨溶解。美国的一项回顾性研究对比分析了26 823例金属对聚乙烯摩擦界面髋关节假体的翻修率，高交联聚乙烯假体术后7年的翻修率为2.8%，而传统聚乙烯为5.4%。另外，澳大利亚、瑞典、新西兰和英国等国家关节置换注册系统的数据都表明，高交联聚乙烯假体的翻修率较传统聚乙烯明显降低。总的来说，体外性能和临床效果都表明，高交联聚乙烯较传统聚乙烯材料具有更强的抗磨损性。

高交联聚乙烯的抗磨损性得到了增强，但其生产过程中的高剂量辐照会导致聚乙烯中的自由基含量增加，增多的自由基可能在长期氧化作用下加速聚乙烯材料的老化。为进一步增强高交联聚乙烯材料的物理性质，研究人员在高交联聚乙烯中加入维生素E，以抵抗其老化（图3-41）。虽然抗氧化高交联聚乙烯的磨损率与普通高交联聚乙烯相当，为0.8~1.0mg/MC，但是体外实验证明其拥有更好的抗氧化能力。在模拟

氧化环境中，含维生素E的高交联聚乙烯的被氧化程度明显低于不含维生素E的高交联聚乙烯。聚乙烯被氧化后，进一步测试两者的磨损率，发现抗氧化高交联聚乙烯的磨损率明显低于普通的高交联聚乙烯。虽然体外实验证实了抗氧化高交联聚乙烯的优势，但现阶段还缺乏其临床应用的长期随访数据。

对于全髋关节置换术，球头的直径越大，术后发生髋关节脱位的风险就越低。但是，在金属对聚乙烯摩擦界面髋关节假体中，球头的直径不能太大。首先，大直径球头在关节活动时的界面接触面积大，会增加聚乙烯内衬的磨损；其次，在同样大小的髋臼杯中，球头的直径越大，聚乙烯内衬的厚度就越薄，不利于人工关节的长期使用。尽管如此，因为聚乙烯材料具有良好的可塑性以及不易因撞击而碎裂的特征，金属对聚乙烯摩擦界面仍在临床广泛应用。为降低其术后脱位风险，研究者们在聚乙烯内衬周围加上了防脱位的高边设计（图3-42A）。但股骨颈与聚乙烯内衬的撞击也会增加聚乙烯磨损颗粒的产生以及脱位的风险，所以在安放时需要反复测试并调整高边聚乙烯内衬的放置方位，避免撞击。此外，金属对聚乙烯摩擦界面仍存在金属磨损颗粒导致局部软组织不良反应，虽然没有了金属对金属摩擦界面的直接磨损，但金属头与金属颈连接处的微动所导致的磨损或腐蚀也可以引起周围组织的不良反应（图3-42B）。在一些长期随访的患者中，甚至出现聚乙烯内衬被金属球头磨穿，导致金属球头与金属臼杯直接摩擦，从而产生大量的金属磨损颗粒，引发严重的软组织不良反应（图3-43）。

黑晶是近年来应用于制造髋膝关节假体的新型金属材料，区别于传统的钴铬合金，黑晶材料是对锆铌合金进行氧化处理，使其表面陶瓷化，具有接近陶瓷的优异物理性能，但比陶瓷更坚硬，不易断裂（图3-44）。黑晶对聚乙烯也是一种性能优异的全髋关节摩擦界面。黑晶球头具有比普通合金球头更低的摩擦系数以及比陶瓷球头更高的硬度，且具有抗划痕能力。另外，对于钴铬金属过敏的患者，黑晶假体是一种更为安全的选择。虽然黑晶假体在体外具有种种优势，然而其在体内的使用寿命仍然存在争议。有观点认为，假如其表面氧化层受到破坏，其临床使用寿命甚至不如常规金属对聚乙烯界面。在一些翻修手术中，也可以观察到黑晶球头在反复脱位和复位中造成的严重磨损（图3-45），因此，黑晶假体是否具有优势还需要长期的临床随访结果给出答案。

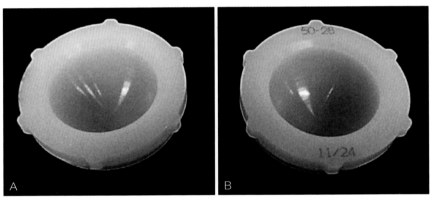

图3-41 普通高交联聚乙烯内衬（A）和添加维生素E的高交联聚乙烯内衬（B）

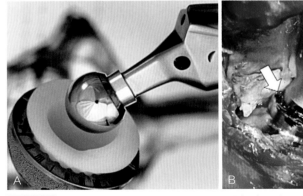

图3-42 带有防脱位高边设计的聚乙烯内衬（A）和金属磨损颗粒所致组织炎症（B）
箭头所指为金属头和金属颈结合部位的腐蚀磨损；星形标记为磨损的金属颗粒导致的假体周围软组织炎症反应。

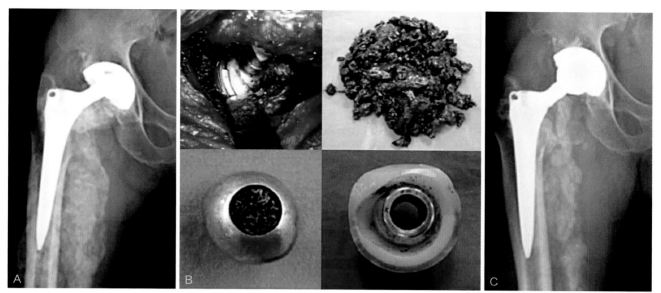

图3-43 金属对聚乙烯摩擦界面磨损案例

A. 术前X线发现股骨头假体内陷入髋臼内衬中，髋臼周围骨溶解，软组织高密度影；B. 术中的聚乙烯内衬和金属磨损情况，磨损聚乙烯和金属颗粒引发的局部软组织反应；C. 翻修术后X线。

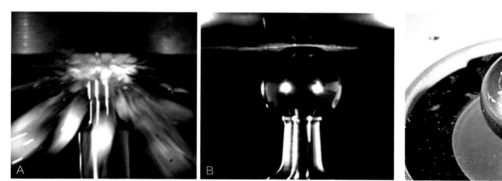

图3-44 陶瓷与黑晶股骨头假体抗压强度对比

A. 相同压力下，陶瓷股骨头发生碎裂；B. 黑晶股骨头未发生碎裂。

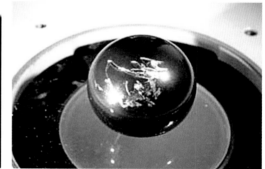

图3-45 反复脱位、复位导致的黑晶股骨头表面磨损

三、陶瓷对聚乙烯摩擦界面

陶瓷假体最早出现于20世纪70年代，其表面光滑、硬度高，具有生物学惰性及亲水性，是较为理想的摩擦界面，但陶瓷材料最大的隐患是发生碎裂。最初的陶瓷假体因为原材料纯度、加工工艺等问题，碎裂情况时有发生，特别是较薄的陶瓷内衬，其碎裂率远高于陶瓷球头。为避免陶瓷碎裂的隐患，陶瓷内衬被聚乙烯内衬所替代，从而产生了陶瓷对聚乙烯摩擦界面。美国公布的数据显示，近年来陶瓷对聚乙烯摩擦界面的应用量不断增加，从2007年的占比不到10%，到2015年的占比超过50%，已成为美国使用最多的摩擦界面。在其他国家和地区，陶瓷对聚乙烯摩擦界面的应用也逐渐超过了金属对聚乙烯摩擦界面。

陶瓷对聚乙烯和金属对聚乙烯摩擦界面均为"硬对软"界面，但相比于金属球头，陶瓷球头的硬度更高，并具有抗划痕的特征。在表面粗糙度方面，金属假体的表面粗糙度为0.01～0.05，而陶瓷假体仅为

0.001～0.005，陶瓷球头的表面更加光滑。此外，陶瓷材料特有的亲水性可以增加界面润滑，减少摩擦阻力。以上的种种优势使得陶瓷对聚乙烯摩擦界面的磨损率较金属对聚乙烯摩擦界面低。体外模拟研究表明，在同样的条件下，陶瓷对聚乙烯摩擦界面的磨损率比金属对聚乙烯摩擦界面减少约50%。另外，陶瓷头与金属颈交界处的磨损及腐蚀也较金属头与金属颈有所改善，降低了金属磨损颗粒对假体周围软组织的不良影响（图3-46）。英国关节置换注册系统的数据显示，在术后11年的随访中，陶瓷对聚乙烯摩擦界面的翻修率为3.62%，而金属对聚乙烯摩擦界面的翻修率为5.32%，由此可见陶瓷对聚乙烯摩擦界面的低摩擦优势。

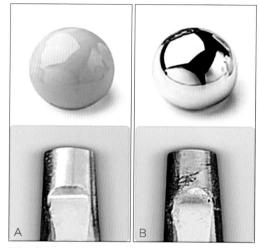

图3-46 股骨头与金属颈交界处的磨损与腐蚀
陶瓷头颈交界处的磨损和腐蚀（A）显著小于金属头颈交界处（B）。

四、陶瓷对陶瓷摩擦界面

自陶瓷假体应用于人工髋关节领域后，陶瓷对陶瓷摩擦界面历经了数代改良。从1974年的第一代到2003年的第四代陶瓷对陶瓷摩擦界面，陶瓷材料及制作工艺逐渐成熟，其优势也逐渐显现，安全性不断提升（图3-47）。据CeramTac公司统计，第四代陶瓷球头的碎裂率已降至0.001%（44/4 080 000），第四代陶瓷内衬的碎裂率已降至0.021%（351/1 650 000）。由于美国FDA尚未批准第四代陶瓷假体应用于临床，其在美国应用较少，但在亚洲及欧洲国家应用较为广泛。

低磨损为特点的"硬对硬"界面中，陶瓷对陶瓷摩擦界面的磨损率远低于金属对金属界面。一项体外模拟研究表明，在同样的条件下，金属对金属摩擦界面的磨损率为1.23mm³/MC，而陶瓷对陶瓷摩擦界面仅为0.01mm³/MC，相差超过100倍。陶瓷对陶瓷摩擦界面磨损率最小的原因可能有以下几个方面：①聚乙烯材料的表面粗糙度为0.1～0.2，金属材料为0.01～0.05，而陶瓷材料仅为0.001～0.005，相较

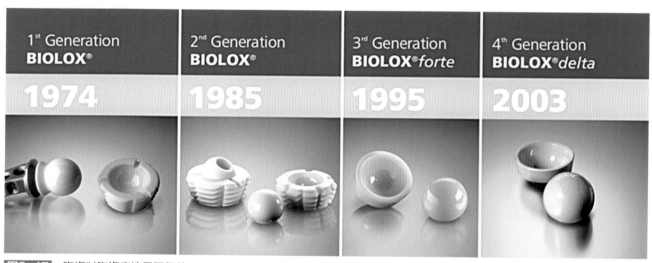

图3-47 陶瓷对陶瓷摩擦界面假体
从左至右依次为第一代到第四代陶瓷对陶瓷摩擦界面假体。

之下，陶瓷的表面更加光滑；②陶瓷材料具有独特的亲水性，可以在摩擦界面产生液膜达到润滑作用；③陶瓷材料的硬度高于金属，也使第三体磨损对摩擦界面的损害降到了最低（图3-48）。

澳大利亚关节置换注册系统随访14年的数据显示，陶瓷对陶瓷摩擦界面的翻修率为6.5%，而陶瓷对高交联聚乙烯摩擦界面为4.6%。新西兰注册系统的数据也提示了相似的结果。在最长14年的随访中，陶瓷对陶瓷摩擦界面的翻修率为2.9%，而陶瓷对高交联聚乙烯摩擦界面为1.8%，虽然结果没有统计学差异，但陶瓷对陶瓷摩擦界面的翻修率相对较高。其原因可能是第四代陶瓷对陶瓷摩擦界面的应用时间相对较短，陶瓷对陶瓷摩擦界面假体翻修率的结果大多为第三代的表现。另外，随访时间较短可能也是陶瓷对陶瓷假体优势未能显现的原因之一。相信随着随访时间的延长和第四代陶瓷对陶瓷假体的推广，未来陶瓷对陶瓷摩擦界面会有更好的表现。一项澳大利亚关节置换注册系统的研究纳入了24 269例使用不同摩擦界面的髋关节置换病例，结果发现陶瓷对陶瓷摩擦界面假体的感染翻修风险低于陶瓷对聚乙烯或金属对聚乙烯摩擦界面假体。另外，一项针对患者满意度的研究表明，患者认为相对于"硬对软"界面，"硬对硬"界面的体验感更接近于原有关节。

陶瓷对陶瓷摩擦界面也存在一些缺点。陶瓷假体碎裂问题一直是其挥之不去的梦魇，尽管第四代陶瓷假体的碎裂率已经非常低，但是相比于陶瓷股骨头，陶瓷内衬的碎裂率仍有降低的空间（图3-49）。与聚乙烯类似，陶瓷对陶瓷摩擦界面中，球头的直径也是有限制的。在同尺寸的髋臼中，球头的直径越大，陶

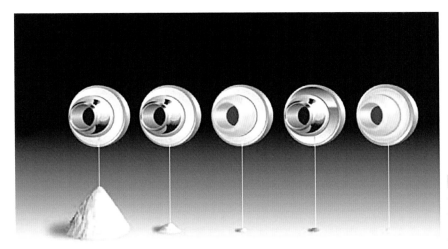

图3-48 不同摩擦界面的磨损情况示意图
从左向右的磨损率依次降低，从左向右的摩擦界面依次为金属对普通聚乙烯、金属对高交联聚乙烯、陶瓷对高交联聚乙烯、金属对金属、陶瓷对陶瓷。

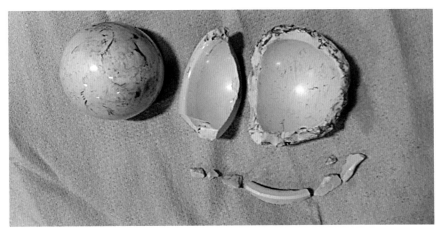

图3-49 第四代陶瓷内衬碎裂案例

瓷内衬的厚度就越薄，内衬碎裂的风险就越高。对此，由于陶瓷材料性能的改进，第四代陶瓷界面中球头直径的上限已经从第三代的36mm增加到40mm。另外，陶瓷对陶瓷摩擦界面的异响也值得关注，在不同的研究中，异响发生率从小于1%到10%不等，尽管大部分异响与陶瓷碎裂等并不相关，但却影响患者的满意度。

五、不同摩擦界面的选择

2017年，美国相关研究公布了2007—2015年67 010例全髋关节假体摩擦界面的数据。总体来说，美国最常用的全髋关节摩擦界面为金属对聚乙烯界面，占比46.1%；其次为陶瓷对聚乙烯界面，占比33.2%；金属对金属界面占比17.1%；使用最少的为陶瓷对陶瓷界面，占比3.6%。界面选择随时间的变化趋势显示，金属对金属界面从2007年接近40%的使用比例，下降至2015年的5%左右；而陶瓷对聚乙烯界面则从2007年的不足10%，增加到2015年超过50%的使用比例；金属对聚乙烯界面以及陶瓷对陶瓷界面的使用比例则相对稳定（图3-50）。但对于不同年龄段的患者而言，界面的选择也存在差异。从金属对聚乙烯和陶瓷对聚乙烯界面的使用情况比较分析可以看出，65岁及以上的患者更倾向于使用金属对聚乙烯界面，而65岁以下的患者更倾向于使用陶瓷对聚乙烯界面。在65岁及以上的人工髋关节置换患者中，51.5%的患者应用金属对聚乙烯界面，相比之下仅有28.1%的患者应用陶瓷对聚乙烯界面。

不同人工髋关节假体摩擦界面的临床表现是影响其临床应用的重要因素之一。在近十年的临床实践中，金属对金属假体因为其长期应用中出现的诸多问题而逐渐退出主流市场。在荷兰，2013年后，金属对金属假体就已经退出市场。相反，聚乙烯材料的不断改进与完善也使得"硬对软"界面得到认可，而成为现在髋关节假体界面配伍的主流，在美国其占有比例接近80%。从趋势图可以看出（图3-50），金属对聚乙烯界面的应用率从2012年开始持续出现下降，原因可能有两个，一是金属头颈连接处的磨损与腐蚀逐渐引起了越来越多的关注，在2017年发表的一项针对美国关节外科医生的调查显示，有94%的医生表示曾在金属对聚乙烯界面观察到金属头颈连接处的磨损与腐蚀，而仅有9.5%的医生在陶瓷对聚乙烯界面中观察到类似现象。而在被问到选择球头材料时考虑最多的因素时，72%的医生表示是头颈连接处的磨损与腐蚀。另外，随着陶瓷工艺的日趋完善，陶瓷头的碎裂率显著降低，其安全性的大大提高也增加了其临床应用率。

不同摩擦界面的价格也是假体选择的重要影响因素之一。在前文提到的关于美国关节外科医生的调查中，对于医生为何不在全髋关节置换中使用陶瓷球头的原因进行了调查，45%的医

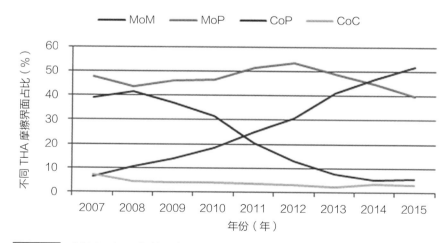

图3-50 2007—2015年美国全髋关节假体摩擦界面选择变化趋势
MoM：金属对金属界面；MoP：金属对聚乙烯界面；CoP：陶瓷对聚乙烯界面；CoC：陶瓷对陶瓷界面。

生表示主要因为陶瓷球头价格昂贵。据调查，超过50%的医生所在的医疗机构中，陶瓷球头的价格与金属球头的差价超过150美元（约1000人民币），甚至超过500美元（约3500人民币）。而被问到假如陶瓷球头与金属球头的价格没有差别时是否会优先选用陶瓷球头，69%的医生表示会优先选择使用陶瓷球头。由此可见，陶瓷假体的应用受其价格的影响较大。

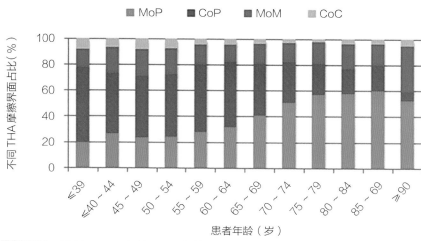

图3-51　2007—2015年美国不同年龄段患者选择全髋关节假体摩擦界面的趋势
MoP：金属对聚乙烯界面；CoP：陶瓷对聚乙烯界面；MoM：金属对金属界面；CoC：陶瓷对陶瓷界面。

　　年龄也是全髋关节摩擦界面选择中不容忽视的因素之一。美国的数据显示，65岁是摩擦界面选择的分水岭，也就是说对于老年人，医生倾向于使用金属对聚乙烯摩擦界面，而对于稍年轻的中年人则更倾向于使用陶瓷对聚乙烯摩擦界面（图3-51）。美国的另一项研究统计了9265例年龄<30岁的全髋关节置换患者的界面使用情况，其中35.6%的患者使用陶瓷对聚乙烯界面，28.0%的患者使用金属对聚乙烯界面。而使用金属对金属和陶瓷对陶瓷界面的患者分别为19.3%和17.0%。荷兰关节置换注册系统的数据也显示出了同样的趋势，在2007—2016年的19 915例<55岁的髋关节置换患者中，应用最多的是陶瓷对聚乙烯界面，并且逐年增加，从2007年的37.5%增加到2016年的53.8%。

　　美国的一项研究结合不同界面的翻修情况，比较了陶瓷对聚乙烯摩擦界面与金属对聚乙烯摩擦界面的成本-效益比。结果发现不同界面的成本-效益比主要受两方面因素的影响，一是两者的价格差，二是患者年龄。当两者价格相差在325美元（约2000人民币）时，陶瓷对聚乙烯界面更适合<85岁的人群；当两者价格相差在600美元（约4000人民币）时，陶瓷对聚乙烯界更适合<65岁的人群；而当两者价格相差在1003美元（约7000人民币）时，则不适合使用陶瓷对聚乙烯界面。虽然不同地区、不同摩擦界面的假体价格不尽相同，但对于摩擦界面的选择上，应充分考虑患者的年龄因素。相对来说，对于年龄较大的全髋关节置换患者，金属对聚乙烯界面或许具有更高的成本-效益比。

　　美国FDA暂未放开第四代陶瓷对陶瓷假体的应用限制，所以，美国陶瓷对陶瓷界面应用的数据较少。在欧洲，陶瓷对陶瓷界面应用的情况比较复杂。各国关节置换注册系统提供的数据显示，瑞典陶瓷对陶瓷界面占比为0.5%，而英国则高达40.0%。荷兰关节置换注册系统的数据显示，在2007—2016年的19 915例<55岁的髋关节置换患者中，陶瓷对陶瓷假体应用率在2007—2011年呈增长趋势，从11.6%增加到了23.2%，但在2012—2016年则出现下降趋势，跌至8.6%。该研究未对此现象进行具体的解释，但其可能和当地的保险政策以及陶瓷假体的碎裂风险相关。

　　在亚洲，陶瓷对陶瓷界面的应用则如火如荼。韩国的一项研究统计了2007—2011年30 881例髋关节置换的摩擦界面使用情况，陶瓷对陶瓷界面的使用最多，占比76.7%；其次是金属对聚乙烯和陶瓷对聚乙烯界面，分别为11.9%和7.3%；而金属对金属界面占比最小，仅为4.1%。从界面选择的变化趋势来看，陶瓷对陶瓷界面的使用率持续增长，从2007年的71.6%增长到2011年的81.4%；其他界面的使用率均有不同程度的下降，特别是金属对金属界面，从2007年的5.8%下降到2011年的2.6%（图3-52）。美国与韩国陶瓷对陶瓷界面的使用率有显著差异，除了与美国FDA暂未批准第四代陶瓷对陶瓷假体应用于临床外，作者认为还有如下几点原因：首先是相关的医疗补贴政策，韩国的陶瓷对陶瓷界面与其他界面的价格并没有很大的差异，所以医生在选择假体方面并不会受到价格的影响。另外，韩国58%的患者

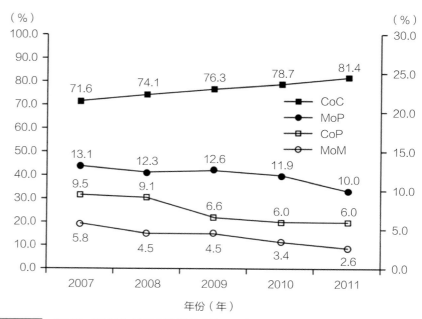

图3-52 2007—2011年韩国全髋关节摩擦界面的选择趋势

CoC：陶瓷对陶瓷界面；MoP：金属对聚乙烯界面；CoP：陶瓷对聚乙烯界面；MoM：金属对金属界面。

是因为股骨头坏死而进行全髋关节置换术，而相比之下，西方国家超过75%的患者是因为髋关节骨关节炎而进行全髋关节置换术，这也是韩国患者行全髋关节置换术的平均年龄更低的原因。在这项研究中，韩国全髋关节置换患者的平均年龄为58.1岁，年龄<65岁的患者占比为62.9%，也印证了之前的分析。与美国医生的相关观点类似，陶瓷对陶瓷假体无论在临床效果还是在成本-效益比方面，都更适合于年轻患者，所以这也是在以韩国为代表的亚洲，陶瓷对陶瓷摩擦界面假体如此风靡的原因。在中国，也存在类似的情况，近年来，越来越多的患者选择陶瓷对陶瓷摩擦界面的假体。

总之，对于如何选择全髋关节假体摩擦界面，可以肯定的是因为金属对金属摩擦界面存在严重的软组织反应及远期并发症的风险，现阶段不建议使用。而对于金属对聚乙烯、陶瓷对聚乙烯、陶瓷对陶瓷这3种摩擦界面，则需要在熟悉不同界面特点的前提下，充分考虑患者的年龄、需求及经济情况，选择合适的摩擦界面，在循证医学证据的指导下，做出有利于患者的决策。

（翁习生　李　曾）

第四节　全髋关节置换的特殊技术

一、髋关节打压植骨技术

（一）打压植骨技术的历史

1979年，荷兰Radboud大学的Tom Slooff教授在颗粒骨植骨取得良好结果的基础上，首创了通过打压

植骨的方式处理骨缺损。对于髋臼边缘的非包容性骨缺损，当时使用一种称为"Kreuzschale"的"十"字形钛质金属网对植骨区进行覆盖，然后打压植骨。Slooff教授团队不仅在临床上对打压植骨技术进行了深入的探讨及不断改良，同时也对植骨界面愈合等问题进行了深入的基础研究。髋臼侧打压植骨技术在Radboud大学取得了令人鼓舞的临床效果，Slooff教授于1984年正式报道了采用打压植骨技术处理髋臼骨缺损的临床结果。

Slooff教授团队对打压植骨技术的主要贡献：①使用大尺寸的新鲜深低温冷冻颗粒松质骨作为植骨材料；②对植骨颗粒进行强有力的打压；③骨水泥与植骨床直接接触。由于植骨区打压可靠并通过骨水泥固定，手术中无须使用加强环（Cage）。手术技术的关键是务必将节段性、非包容性的骨缺损通过金属网覆盖而转化为腔隙性骨缺损。

1986年，Tom Slooff教授和英国Exeter大学的Robin Ling教授在荷兰阿姆斯特丹举办的荷兰骨科协会会议上进行了充分交流，Ling教授对Slooff教授报道的髋臼打压植骨技术产生了浓厚的兴趣。随后，在意大利博洛尼亚举办的骨移植论坛和操作演示中，Slooff教授详细介绍了植骨颗粒的生物学结果以及髋臼和股骨的重建技术，Radboud大学和Exeter大学两个研究团队决定进行合作，同时决定在股骨侧打压植骨后使用Exeter抛光骨水泥型股骨柄假体。

同样在1986年，Howmedica公司的Jan Willem Wolters在伦敦与Tom Slooff会面并确定进行技术合作，随后Howmedica公司对髋臼和股骨侧打压植骨的器械和技术进行了标准化。1990年4月，Exeter大学团队、Radboud大学团队和Howmedica公司共同举办会议，会上报告了Radboud大学团队在打压植骨领域取得的超出想象的良好结果。此后三方共同开发了X-Change髋关节翻修打压植骨系统。

1994年，Tom Slooff和Jean Gardeniers设计了新型的不同大小的不锈钢金属网，髋臼的打压器械进行了进一步的改良，同时设计出了第一台大颗粒骨碎骨机。至此，打压植骨的技术细节、器械等最终实现了标准化，并统一使用Exeter抛光骨水泥型股骨柄假体。

Tom Slooff教授团队和Robin Ling教授团队的密切合作一直延续至今，对这项技术的发展、推广和Exeter抛光骨水泥型股骨柄假体的理念和推广发挥了独一无二的作用。大量的临床研究结果证实了打压植骨技术的优越性，也因此得到了同行们的肯定，使得打压植骨技术成为髋关节翻修手术中最实用和最有效的技术之一。

（二）髋臼侧打压植骨技术

髋臼侧骨缺损是髋关节翻修手术和复杂初次手术过程中面临的主要挑战之一。通过打压植骨，使得重建髋关节的解剖结构和恢复有效骨量成为可能，因此是关节外科医生应该掌握的重要手术技术。对于髋臼外上缘的非包容性骨缺损（图3-53），需要通过金属网将其转化为包容性骨缺损，然后通过打压植骨技术对骨缺损区域进行修复重建（图3-53）。该技术已经有超过30年的临床应用历史，并且临床和基础研究均证实植骨颗粒和宿主骨之间骨整合良好。

1. **髋臼侧打压植骨的手术指征**　髋臼假体周围骨溶解，伴有疼痛和功能障碍；症状不明显而骨溶解进行性加重；髋关节置换感染后二期重建骨过程中的骨缺损处理；髋臼内陷及髋关节发育不良等。

2. **髋臼侧打压植骨的术前计划**　手术前一定要详细地询问病史和体格检查。通过对患者术前X线和既往X线进行比较，确定髋臼骨溶解和骨缺损的全部范围。通常情况下，骨盆的正侧位片只是基本的常规检查，此外还需要拍摄Judet位片以更清晰地显示髋臼的前柱、后柱、前壁和后壁。骨盆CT扫描能提供更有价值的信息，建议对髋关节翻修患者常规行骨盆CT检查。术前评估不仅要注意骨缺损的位置和大小、假体的相关信息（包括骨水泥的情况），而且也需要特别注意是否存在解剖结构的异常，从而为手术做好充分准备，如需要同种异体骨的数量、是否需要金属网等。如果骨缺损严重，还要同时考虑其他的重建手段，如结构植骨、小梁

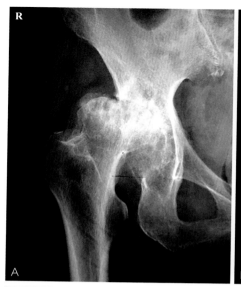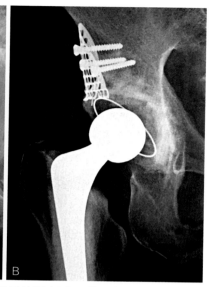

图3-53 术前X线显示髋臼外上壁非包容性骨缺损（A）和使用金属网覆盖髋臼上缘并进行打压植骨重建（B）

金属、加强环和钢板等。术前要有应对严重骨缺损的计划，只有在所需的各种材料完全就位，且手术团队对手术技术非常有经验的情况下才鼓励处理严重的髋臼骨缺损。

髋臼侧打压植骨的目的是恢复骨量，并将假体稳定地重建于解剖位置。为达到这个目的，需要使用金属网将节段性骨缺损转化为腔隙性骨缺损，然后通过颗粒骨打压来填充该腔隙性缺损，最后用骨水泥固定髋臼杯假体。

3. **髋臼的显露** 髋关节翻修手术通常建议采用后外侧入路，不仅有利于显露髋臼，而且可以根据术中需要适当向远端和近端延长切口。

翻修手术在进入关节前要常规进行关节穿刺，将穿刺液送常规检查和细菌培养。整层或分层切开外旋肌群、关节囊以及手术瘢痕，用肌腱缝合线悬吊以备后续重建。股骨近端需要进行充分的游离，以助于充分地显露髋臼，通常需要松解股方肌、臀大肌和髂腰肌的腱性止点。髋关节脱位需要特别小心，避免对股骨施加暴力，以免造成股骨干骨折从而进一步增加手术难度。髋关节脱位后，为避免在股骨内旋前置过程中加重髋臼前壁的损伤，需将前方关节囊从股骨止点处剥离松解。为充分显露髋臼，通常需要先取出股骨假体。但如果髋臼前壁完整、强度足够的话，也可以不取出股骨假体，而是将股骨头颈部置于髋臼的前上方。如果取出了股骨假体，为避免在髋臼侧准备过程中造成不必要的股骨骨折，可以保留股骨髓腔内的骨水泥套以起到一定的保护作用，髓腔内可以填塞纱布，能在减少出血的同时防止骨水泥碎屑进入髓腔内。

由于髋臼壁通常非常薄，髋臼拉钩的位置需要放置合适，以防造成更大的骨缺损或骨折。术中应仔细辨认横韧带，这可能是翻修时确定髋臼杯放置位置的唯一解剖标志。彻底切除髋臼周围的瘢痕组织，使手术窗口由僵硬变成可活动，既有利于显露和所有手术操作，也能最大限度地避免因过度用力拉钩导致的并发症。取出髋臼假体和所有骨水泥后，用刮匙和髋臼锉彻底清理髋臼底的界面瘢痕组织，清理过程中要尽量减少不必要的骨量损失。术中取多部位的组织标本送细菌培养和组织学检查（建议至少取不同位置的3块组织）。清理完成后冲洗骨床，对骨缺损的范围重新进行评估。

4. **髋臼打压植骨前准备** 充分评估骨缺损的类型和范围后，决定是否采用打压植骨技术进行修复和

重建。以髋臼横韧带为标志，将髋臼试模放在正常解剖位置上（图3-54），可以对骨缺损的程度和需要的植骨量进行初步估计。在对髋臼的周缘进行全面评估之后，就可以分步骤对骨缺损区域进行处理。

5. **髋臼缘骨缺损的处理** 髋臼外上缘10点到2点之间是骨缺损最常见的位置，也相对容易处理。剥离显露髋臼上方的髂骨外表面，显露范围以利于放置和固定金属网为原则，金属网至少使用3枚螺钉固定，螺钉固定后检查金属网的固定强度是否足够（图3-55）。金属网固定牢固后，用大一号的打压器进行塑形，为植骨和髋臼杯假体的置入留出足够的空间。

髋臼边缘的金属网在髂骨翼上完全依靠螺钉获得稳定性，因此螺钉最好要双皮质固定，螺钉间隔大约1cm。在金属网前、后角的螺钉是最重要的固定点（图3-56），螺钉可以穿过腔隙性骨缺损区域，数量至少3枚。如果是髋臼前壁骨缺损，也可以把金属网放在髋臼的内表面，然后在缺损的上下缘分别用螺钉进行固定。

6. **髋臼内壁骨缺损的处理** 髋关节翻修过程中内壁的骨缺损非常常见，这种情况下可以用内壁金属网覆盖骨缺损部位，用2～3枚螺钉将金属网固定，有时也不需要固定。使用内壁金属网时既要使尽可能多的宿主骨床不被金属网覆盖，又需要注意金属网在打压过程中不至于陷入骨盆内。可在放置金属网之前先在髋臼内壁或骨缺损处铺一层颗粒骨，然后再将金属网固定。

如果是复合型骨缺损，可以将不同类型的金属网结合起来使用，目的也是使复合型骨缺损转化为包容性骨缺损。处理过程中要充分考虑骨缺损的特点，最大限度地降低手术失败的风险。

对于巨大的骨缺损或者髋臼不连续的患者，单独依靠金属网和螺钉往往不能获得良好的稳定。累及大部分前壁、上壁和后壁的巨大骨缺损无论采用哪种重建方法都会非常困难，手术效果

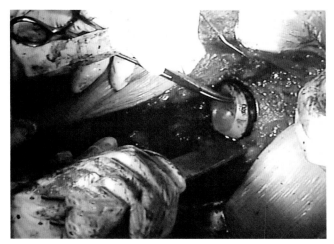

图3-54 将髋臼试模放在解剖位置后对骨缺损进行评估

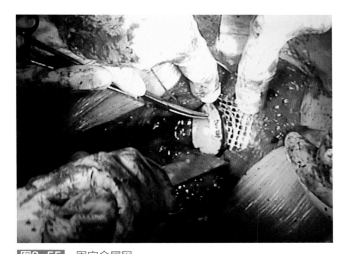

图3-55 固定金属网
用打压器将预弯的髋臼缘金属网维持在固定位置，再使用螺钉固定金属网。

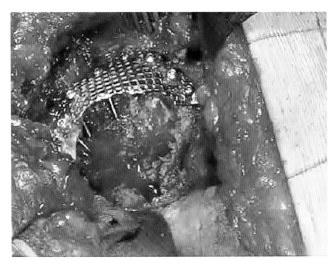

图3-56 双皮质螺钉固定髋臼缘金属网

也相对较差，这一规律同样适用于打压植骨技术。巨大的骨缺损可以考虑使用骨小梁金属垫块或3D打印的金属垫块来进行重建。而对于骨盆不连续者，通常需要用前后柱重建钢板先重建骨盆连续性，然后再通过打压植骨等方法重建髋臼。

7. 植骨颗粒的制备 打压植骨材料建议使用深低温冷冻同种异体骨。对于患者自身的股骨头，可用反式髋臼锉或咬骨钳将股骨头表面的软骨和软组织去除干净，然后用碎骨机或咬骨钳来制作植骨颗粒（图3-57）。植骨颗粒的尺寸非常重要，体积最好是8～10mm³。如果使用了含有软骨和皮质骨的小颗粒，则会影响重建的稳定性和骨整合，从而增加失败的风险。大颗粒骨与少量小颗粒骨混合使用也能够提供良好的稳定性。如果既往有髋关节感染的病史，则可以在植骨颗粒里加入适量的万古霉素粉末。髋臼侧打压植骨一般至少要准备2个股骨头假体。

8. 髋臼侧重建 植入植骨颗粒前，可以用直径2.5mm的克氏针在髋臼骨床的硬化区域钻孔以粗糙化骨床表面，同时增加血管长入能力（图3-58）。

用松质骨颗粒将缺损区填实，第一层松质骨颗粒要放在髋臼内壁金属网上（使用内壁金属网时），然后再填充边缘的骨缺损。用小号的打压器将植骨颗粒进行坚强的打压，然后逐层添加植骨颗粒并用打压器反复打压，最终将髋臼重塑成理想的大小和形状。打压器要从小号开始，逐渐增大，直到重塑出合适大小的髋臼窝，最后使用的打压器外径要比使用的髋臼杯外径大4～6mm。打

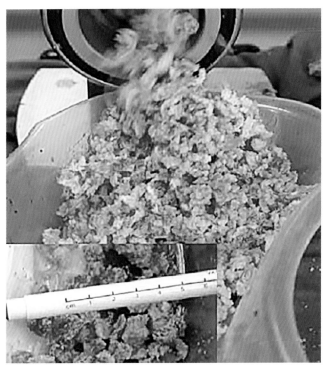

图3-57 使用碎骨机制作植骨颗粒
对于巨大骨缺损，可用咬骨钳来制作体积为8~10mm³的大块植骨颗粒，与碎骨机制作的植骨颗粒混合使用。

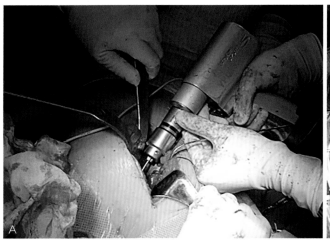
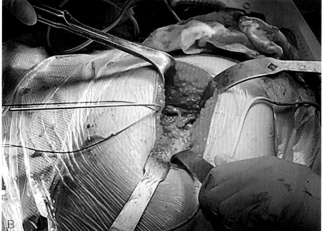

图3-58 髋臼骨床准备
A. 使用直径2.5mm克氏针在硬化区钻孔；B. 髋臼骨床表面钻孔后出血。

压需要足够力度，这样植骨才能稳定（图3-59）。

髋臼侧打压植骨过程中要获得解剖重建，则需要骨量充足，植骨要到达髋臼横韧带水平。一旦植骨的下缘达到了正确的水平，改用半月形或边缘打压器完成边缘打压。将最后使用的打压器维持在原位对骨床持续施加压力，同时用大的植骨颗粒放在打压器的边缘、髋臼缘或金属网的下方，用边缘打压器对这些植骨颗粒进行打压，直到不能再添加植骨颗粒为止（这样可以防止小的植骨颗粒外溢）。打压植骨层的厚度应大于5mm，打压后的骨床需要坚实可靠，然后置入髋臼杯试模（图3-60）。

9. **骨水泥固定髋臼杯假体**　在注入骨水泥前，要用浸有双氧水的纱布团和干纱布团清洁并干燥骨床，然后注入骨水泥并加压，需要维持压力，以使骨水泥进入松质骨内。然后置入合适尺寸的聚乙烯髋臼杯，维持髋臼杯的正确位置并保持压力，直到骨水泥完全固化（图3-61）。

10. **术后处理**　术后第一天患者即可下地活动，部分负重，术后6周接受X线检查，如果没有意外情况则逐渐增加负重，术后3个月一般可完全负重，同时应再次复查X线片。

小结：对于髋臼腔隙性或腔隙性联合节段性骨缺损，打压植骨技术能够有效重建髋关节的生物力学、提供长期的固定并恢复骨量。该技术取得了令人鼓舞的长期临床结果。如果因任何原因失败而需要再次手术时，就会发现骨量恢复的巨大优越性。在打压植骨过程中最常见的错误为打压不够紧密，以及在髋臼内壁植骨过多造成髋臼旋转中心过度外移，因此术中应尽量避免在髋臼内壁过度植骨。

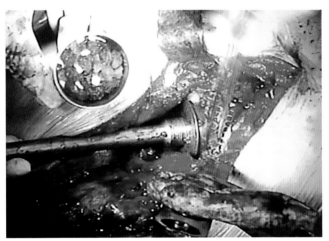
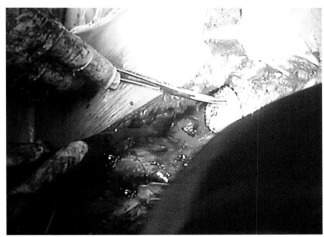

图3-59　用锤子对打压器进行强有力的打压，使植骨颗粒能够紧密结合　　**图3-60**　打压骨床后，置入髋臼杯试模

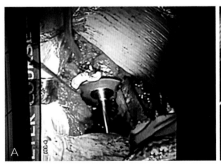
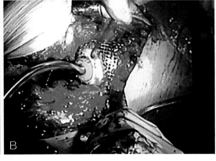
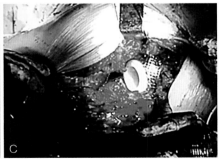

图3-61　置入髋臼杯假体
A. 使用加压器加压骨水泥；B. 植入聚乙烯髋臼杯假体，维持压力等待骨水泥固化；C. 植入髋臼杯的最终外观。

（二）股骨侧打压植骨技术

1985年，Robin Ling教授第一次完成了股骨侧打压植骨重建髓腔的手术尝试，但植入的是非骨水泥型假体，术后假体逐渐下沉而失败。1987年4月，在Sloof教授髋臼侧打压植骨成功的基础上，英国Exeter伊丽莎白公主骨科医院的Graham Gie教授完成了股骨侧打压植骨重塑髓腔的手术。患者的股骨曾经历多次翻修手术，股骨近端的骨量严重不足，股骨髓腔内表面呈光滑的筒状，无法通过宿主骨和骨水泥的交联固定股骨柄假体，Gie教授在重建的股骨髓腔内植入了骨水泥型股骨柄假体，这是有记录的第一例使用打压植骨技术完成的股骨柄翻修手术，并取得了良好的临床和放射学结果。

Exeter团队的医生用同样的方法陆续完成了110例股骨侧打压植骨手术，且临床效果良好。随后与荷兰Radboud大学的Slooff教授团队合作设计了股骨侧打压植骨的器械，包括带螺纹的远端栓子、空心的中立位远端打压器以及与股骨柄形状相同的近端塑形打压器（图3-62）。

股骨侧打压植骨技术在Exeter团队和Slooff教授团队的临床使用中被逐渐优化并标准化。先用股骨髓腔测量工具测量深度，然后用比最终假体大两号的股骨柄自远端髓腔栓子处由远端向近端逐渐打压植入植骨颗粒，植骨颗粒被打实形成新的髓腔。反复打压，直到植骨非常稳定。用细的骨水泥枪逆行注入骨水泥，然后对骨水泥进行加压，待骨水泥到达面团期后插入股骨柄假体。

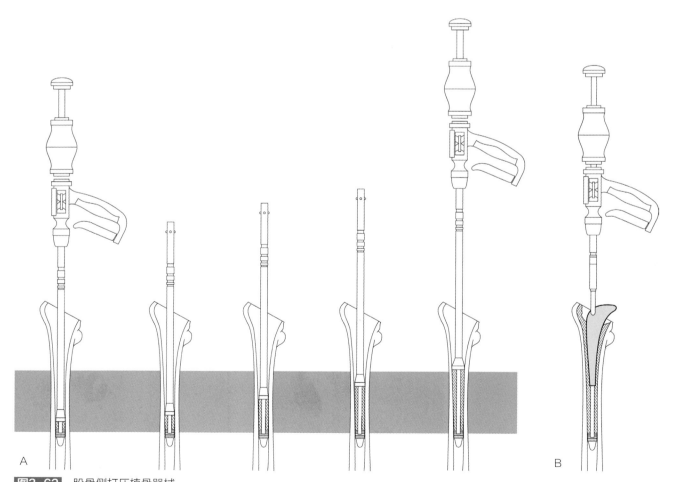

图3-62 股骨侧打压植骨器械
A. 带螺纹的远端栓子、导针和远端打压器；B. 与股骨柄形状相同的近端塑形打压器。

配套的打压植骨器械适合于无颈领双锥形抛光Exeter股骨柄假体，使用骨水泥将股骨柄假体固定于打压植骨重建的新髓腔内。因为Exeter股骨柄假体的设计可以将重力传递为高强度压力，所以它进一步加强和维持了植骨的稳定性。这一技术不仅可用于处理简单的Endo-Klinik Ⅰ型和Ⅱ型翻修手术股骨骨缺损，也适用于更复杂的Ⅲ型和Ⅳ型股骨骨缺损的处理。

1. **股骨侧打压植骨的手术指征**　股骨侧打压植骨技术适用于所有需取出股骨柄假体的髋关节翻修患者，该类患者的股骨髓腔内板通常较光滑，不利于直接使用骨水泥型假体。此外，这一技术也适用于所有需要恢复骨量和髓腔直径大于或等于18mm的翻修患者。髓腔过大时使用非骨水泥型股骨柄假体容易导致应力遮挡和大腿痛等并发症的发生。即使是热衷于使用生物型股骨柄假体的医生，如果股骨峡部有显著骨量丢失，则生物型股骨柄假体不能达到必须的压配长度，从而不能获得足够的稳定，而打压植骨这一技术适合于任何年龄、任何类型的骨缺损患者，尤其适合于需要恢复骨量的年轻患者。

股骨侧打压植骨技术没有绝对的禁忌证，但是一般建议感染的患者要分二期手术。相对禁忌证：①股骨近端完全缺失超过10cm，这种缺失使得打压植骨重建非常困难；②患者高龄或身体状况较差需缩短手术时间，此时可以采用远端固定生物型股骨柄假体。

2. **股骨侧打压植骨的术前计划**　术前需要常规除外感染，对于疑似感染或炎症标志物升高的情况，决定翻修前要进行关节穿刺。如果证实感染，或高度怀疑感染，宜行分期手术，一期手术时放置含大剂量抗生素的骨水泥间隔器，二期手术时在打压植骨颗粒中混合抗生素，常用的是万古霉素。

3. **股骨骨缺损的评估**　详细分析评估翻修手术前的影像学资料。股骨正位片务必要显示出假体的远端，股骨侧位片有助于发现股骨内侧的骨缺损。准备充足的深低温冷冻同种异体骨，有时需要同时准备支撑骨板。金属网需要准备股骨重建金属网和边缘金属网（图3-63），用于重建股骨皮质缺损或股骨距部位的缺损。

4. **股骨假体的术前模版测量**　使用Exeter翻修模板或者特定的软件，可以在术前确定翻修假体的型号、长度和偏心距。如果骨缺损巨大，如在两个不同角度的X线片上有超过50%的皮质骨缺损或骨溶解，则股骨柄假体远端必须超过股骨显著骨缺损最远端至少1个皮质骨直径（约3cm），最好是2个皮质骨直径。

X-ChangeTM打压植骨翻修器械（Stryker Orthopedics，Mahwah，NJ）适用于偏心距35.5～50.0mm和长度125～260mm的所有Exeter股骨柄假体，术中确定最终的股骨柄偏心距和长度。

5. **髓腔栓子的术前模版测量**　使用髓腔栓子模板确定髓腔栓子的位置并测量大转子尖到髓腔栓子的距离，并预测髓腔栓子的直径。远端髓腔栓子要位于计划置入的股骨柄假体远端大约2cm处

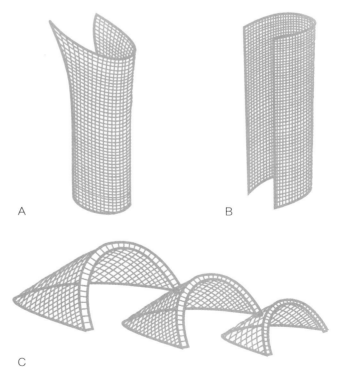

图3-63　股骨侧打压植骨中常用金属网
A. 用于股骨近端大范围骨缺损的股骨重建金属网；B. 用于股骨干缺损的股骨重建金属网；C. 用于股骨近端小范围骨缺损的边缘金属网。

（160mm标准长度假体，髓腔栓子距离大转子尖至少180mm；220mm长度假体，髓腔栓子距离大转子尖至少240mm），或超过骨溶解缺损区的最远端，两者谁更远则以谁为参考。这样可以在股骨柄假体的远端髓腔植骨并且留出中空中置器（1cm）的空间。如果肢体明显较长，则股骨假体需要插入得更深，这种情况下髓腔栓子应放得更远些。

如果初次置换时的骨水泥栓子距离骨缺损最远端和将要使用的股骨柄假体尖端大于2cm，则骨水泥栓子可以留在原位。如果要使用原来的骨水泥栓子，必须确定没有感染和周围没有骨溶解。

6. **使用长股骨柄假体的指征**　长股骨柄假体应该在下列情形中使用：①股骨柄的尖端应该超过远端骨溶解至少1个皮质骨直径，严重骨溶解和骨折时应该超过至少2个皮质骨直径。标准长度股骨柄假体对应的尖端水平有皮质骨缺损。②有假体周围骨折和Endo-Klinik Ⅲ度和Ⅳ度骨缺损。

7. **股骨假体取出**　需要打压植骨的患者需要常规进行关节穿刺、冰冻切片病理学检查和多个标本的细菌培养。

使用骨撬和拉钩充分显露股骨近端，用高速磨钻清除假体肩部周围的骨水泥。使用股骨柄取出器械轻柔地取出股骨假体，确保在大转子处无撞击。使用滑锤打出假体，骨撬放在假体颈的前方以对抗前倾力（后外侧入路），前倾力可能在取出股骨柄假体时造成股骨骨折。暴力取出解剖型或预喷涂的骨水泥型假体也可导致股骨骨折。如果是非骨水泥型股骨柄假体，可能需要纵向劈开股骨或大转子延长截骨，截骨必须要用钢丝或钛缆可靠固定。

8. **股骨显露**　适当地游离和显露股骨近端对于股骨侧重建非常重要，这样既有利于增大股骨的活动度，降低医源性股骨骨折的风险，也有利于沿着髓腔中轴线插入导针，以确保重塑的髓腔处于中立位（图3-64）。

9. **清理骨水泥和界面瘢痕组织**　打压植骨区域的骨水泥和界面瘢痕组织必须彻底清理干净，同时需要取数块界面组织标本常规送微生物学检查和冰冻切片病理学检查。

10. **修复股骨骨缺损**　股骨打压植骨技术的目标是尽可能地把股骨恢复到初次关节置换时的状态。有皮质骨缺损时要用金属网包绕重建股骨干和干骺端，再通过打压植骨重建髓腔。

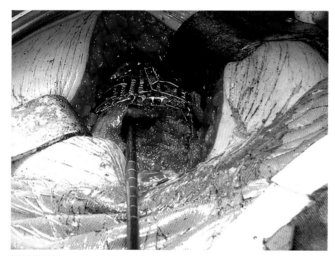

图3-64　导针中立于股骨髓腔中

对植骨区域的机械性包容是决定打压植骨成功的关键。因此，股骨干任何形式的皮质骨缺损均必须在打压植骨之前进行处理，打压植骨时常选用钢缆或单股钢丝固定不锈钢金属网来包容皮质骨缺损或穿孔部位（图3-65）。放置不锈钢金属网时需要将股外侧肌向前方牵拉以显露缺损，但过程中要尽量减少骨表面软组织的剥离，不建议金属网包绕整个股骨周径。特殊情况下需要使用异体皮质骨板进行局部加强。

11. **股骨预防性捆绑钢丝和植骨准备**　打压植骨过程中可能由于骨质薄弱等原因而出现股骨纵向劈裂，因此建议进行预防性钢丝捆扎，以降低股骨干骨折的风险。

植骨前的准备工作非常重要。需要去除植骨材料（通常为异体股骨头）表面所有的软组织和软骨，然后将异体股骨头放入碎骨机，碎骨机可以制作2种尺寸的植骨颗粒：直径3~4mm的植骨颗粒用于髓腔远端打压植骨，直径8~10mm的植骨颗粒用于髓腔近端2~3cm的打压植骨。对于异常宽大的髓腔，可以用咬骨钳制作直径10~12mm的异体植骨颗粒和小的植骨颗粒混合，用于假体周围近端的塑形打压。非常细小的植骨颗粒和骨水泥不符合打压植骨的机械性要求，因此不适合用于打压植骨。

12. **封闭股骨远端髓腔**　植骨前，必须对股骨髓腔的远端进行封闭，术前使用模板测量栓子直径，术中再用髓腔宽度尺最终确定直径大小。栓子有螺纹，用于拧入髓内导向杆，安装套管插入髓腔，连接滑锤。栓子进入到合适的深度后，取出安装套管，髓内导向杆保留，打压植骨时方便对中空的打压器进行对线（图3-66）。如果栓子的深度需要超过髓腔峡部，可以用经皮克氏针穿过栓子或顶住栓子的远端加以稳定。

如果使用原来的骨水泥栓子，可以插入最大号的远端打压器作为钻头的中置导向器，然后使用钻头钻入骨水泥或栓子内，将螺纹导向杆通过打压器拧入钻孔后的骨水泥栓子，完成导向杆的固定。

13. **髓腔远端打压植骨**　使用中空的打压器通过导向杆对髓腔远端和近端进行打压植骨（图3-67）。远端塑形打压器通过导向杆到达模板测量的深度，此过程不应有骨性阻挡。如果塑形打器遇到任何阻挡，应该使用小一号的塑形打压器，强行打压将导致骨折的发生。

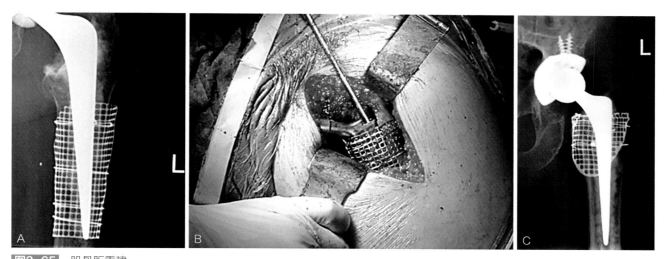

图3-65　股骨距重建
A. 用钢缆或者单股钢丝固定的金属网来包容各种股骨干骨缺损和穿孔；B. 股骨距重建术中；C. 股骨距重建术后X线片。

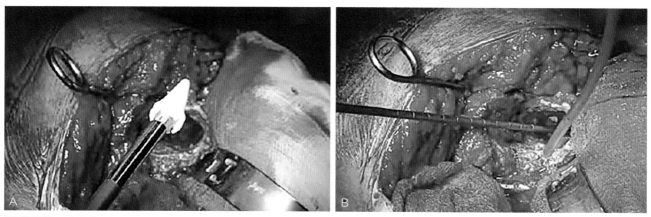

图3-66　髓腔栓子与髓内导向杆
A. 拧在髓内导向杆上、配有安装套管的髓腔栓子；B. 留置于髓腔内的导向杆。

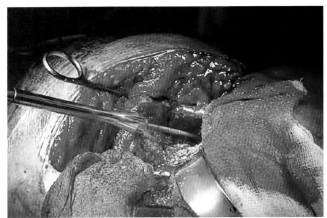

图3-67 中空打压器通过导向杆对髓腔行打压植骨

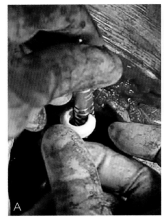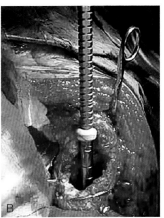

图3-68 使用深度标记卡
A. 在远端打压器上应用深度标记卡；B. 标记卡的固定位置与大转子尖端平齐。

在开始打压植骨前建立远端通道很重要。打压器需要能在髓腔内无阻力地通过，避免引起骨折。选择的远端打压器要比髓腔栓子直径小一号，这样就可以轻松地根据导向杆的引导到达髓腔栓子的近端。打压器后退2cm，在打压器上卡一个深度标记卡指示大转子水平并用来标记插入的理想深度（图3-68）。当到达标记水平，打压器远端有足够的植骨被打压于远端栓子以上区域，又降低了把栓子推向远端的风险。

依次使用不同型号的打压器打压植骨到标记水平，打压器不能超过标记深度，否则易发生股骨骨折。直径较小的异体植骨颗粒可以用末端开口的10ml或20ml注射器置入导向杆周围的髓腔，然后用一个较大号的打压器向下推送植骨颗粒，再用先前标记刻度的远端打压器打实，反复放入植骨颗粒和逐渐使用大一号的打压器打压到标记深度。要注意导向杆的刻度以保证远端栓子没有向远端移位，如果移位，要用直径2mm的克氏针穿过栓子进行固定。继续打压植骨到远端打压器第一刻度不能再前进为止。

14. 髓腔中段打压植骨 将先前确定好型号的近端塑形打压器安装在滑锤上，沿导向杆穿过。注意在插入打压器时不要让导向杆内翻。如果发现有内翻，则须在大转子的后外侧开槽，直到塑形打压器保持中立位。导向杆应该在髓腔近端保持游离状态，并指向腘窝的中点。

使用滑锤和塑形打压器打入近端的植骨颗粒，然后取出塑形打压器植入更多的植骨颗粒，再放入塑形打压器用滑锤打压，反复置入植骨颗粒并打压结实，股骨柄假体一旦稳定就可以进行关节试复位。拆下滑锤，安装塑形股骨柄和股骨头，复位髋关节。检查髋关节是否稳定和双下肢长度。股骨距和股骨近端骨缺损，可以使用金属网进行重建，比如髋臼边缘金属网用于小转子周围重建，或者小转子还存在时用解剖形股骨距金属网重建，金属网可用钢丝或钢缆固定。钢缆可以用于远端固定，但应避免用在近端，因为摩擦碎屑可能进入关节内。重建高度至少要达到塑形打压器3个标记圈中最远端者，重建的越高，股骨柄的抗旋转稳定性越好。

一旦完成金属网的重建，可以参考周围的骨和金属网的位置标记塑形打压器的高度。取出打压器，继续放入植骨颗粒，每次接近10ml，先用远端打压器推送植骨颗粒到远端，再用塑形打压器和滑锤打压植骨到标记的深度。

打压过程中要用滑锤手柄控制塑形打压器的旋转对线，以保证新形成的髓腔有正确的前倾角，可以根据髋臼假体的位置适当调整股骨柄的前倾角。顺序加入植骨颗粒并用力打压直到新髓腔接近股骨距1cm的高度。滑锤用力打压塑形打压器接近需要深度且几乎不再前进时，打压强度才足够。

15. **髓腔近端打压植骨** 髓腔近端植骨需要使用直径较大的植骨颗粒。可以使用近端填塞捣棒对塑形假体近端进行打压植骨（图3-69），持续填塞打压直到不能加入新的植骨颗粒。

要确保塑形打压器在最终的打压植骨中有足够的轴向和旋转稳定性，滑锤打击时只有很少的轴向前进（＜1mm）。最终的股骨柄假体型号与打压时使用的塑形打压器型号相同，塑形打压器的尺寸预留了骨水泥的厚度和远端中置器的位置。

16. **置入骨水泥柄和关闭切口** 取下滑锤和导向杆，在注入骨水泥前需要将塑形打压器留置在原位，以便保持对植骨床的压力。通过塑形打压器中的开孔插入吸引器管保持髓腔干燥。使用

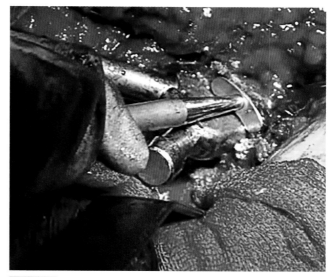

图3-69 股骨髓腔近端打压植骨塑形

初次全髋关节置换的骨水泥技术，取出塑形打压器，至少使用80g抗生素骨水泥，搅拌混合后2分钟左右通过细头骨水泥枪逆行注入，以保护植骨床不被损坏。

一旦髓腔充填满骨水泥，在骨水泥枪嘴上套上股骨密封塞，塞子和枪嘴平齐，再用骨水泥枪在股骨近端髓腔继续加压注入骨水泥。保持注入骨水泥的压力，直到骨水泥黏度合适时置入股骨柄假体。室温20℃时，通常在混合后6分钟左右可以置入股骨柄假体。

选择对植骨床破坏小的不带翼中置器，股骨柄插入预先设计的位置，插入过程中要特别注意股骨柄的对线和事先的深度标记。术者的拇指始终放在股骨柄的内侧，堵住髓腔内溢出的骨水泥和植骨颗粒，同时可以保持对骨水泥的压力。假体到达理想的位置后去掉把持器，假体近端安放颈封以便在骨水泥固化过程中维持骨水泥和植骨颗粒的压力。把拇指和另一个手指放在假体的肩部防止假体因骨水泥的压力和发热膨胀而退出。

骨水泥固化后，进行最后的复位测试。选择适当颈长的股骨头进行髋关节复位，测试髋关节的稳定性和周围组织张力。在股骨后部钻孔后用2号不可吸收线缝合关节囊和外旋肌，常规方法缝合切口。因为翻修手术中需要广泛的软组织松解，建议放置引流管。

17. **支撑骨板的使用指征** 长股骨柄假体的应用使得支撑骨板的使用显著减少。支撑骨板很少用于股骨近端，近端重建采用金属网更加合适，因为血供更容易通过网孔到达植骨的内部。但支撑骨板在如下情形中仍然有特殊的用途：①股骨异常薄弱，钢丝和钢缆会压裂或切割皮质骨。②长股骨柄假体的尖部或尖部周围2个皮质骨直径范围内应力明显较高。③需要使用长股骨柄假体，但是股骨髓腔太小，最小号长股骨柄假体仍难以匹配髓腔而不得不使用短股骨柄假体。支撑骨板要跨越股骨柄假体尖部至少2个皮质骨直径，并且超过最远端的骨溶解区2个皮质骨距离。

18. **支撑骨板的使用方法** 需要最小限度地剥离股骨表面的软组织，仅剥离股骨表面支撑骨板覆盖范围即可。通常将支撑骨板置于股骨外侧，需要检查骨板是否贴服，若贴服欠佳可以用高速磨钻塑形骨板使它尽可能贴服宿主皮质骨。在骨板和宿主骨直接接触的部位，使用钢缆或者钢丝从后向前绕过股骨后捆扎牢靠（这样可避免卡压坐骨神经），如果钢丝或钢缆捆在未与宿主骨接触的骨板部位，容易造成骨板术中或术后发生断裂。

安放支撑骨板前，可将自体或异体植骨颗粒放在骨表面凹陷处，然后把支撑骨板用钢丝或钢缆捆扎牢靠。除非万不得已，支撑骨板不要放在金属网表面，这种情况会影响骨整合。

19. 术后处理　平卧位，两腿间夹枕头以保持髋关节外展位。

通常在术后第一天拔除引流管，并在患者全身状况允许的情况下进行下床活动。下床前要拍骨盆正位和股骨全长X线片。对于大范围重建的患者，建议术后6周内挂拐部分负重。如果术后6～8周股骨柄假体在骨水泥套内下沉距离小于1mm，患者可以逐渐提高负重比例，至术后12周可以完全负重。对于皮质骨条件好的打压植骨患者，只要髋臼固定可靠、患者感觉良好，可以术后立即负重。对于高龄患者，下床活动要更严格地限制负重。术后6周、3个月、6个月和2年复查，之后每2年做1次临床和X线随访。

20. 打压植骨过程中常见且易犯的错误

（1）术前X线检查和术前计划不充分：X线片要包括股骨柄及皮质骨厚度正常的远端股骨。

（2）股骨显露不足：充分显露股骨以避免在打压植骨过程中因对股骨的旋转而造成骨折。

（3）植骨颗粒太小：直径3～5mm的植骨颗粒很难获得稳定，股骨近端3cm要使用直径8～10mm的植骨颗粒。

（4）未形成包容性的股骨髓腔：皮质骨缺损必须用金属网覆盖以获得包容性的股骨髓腔，为后续打压植骨奠定基础。

（5）打压植骨过程中未发现股骨爆裂骨折：植骨过程中添加植骨颗粒后，再用塑形打压器打压感觉较之前轻松，提示发生了骨折，这种情况下必须找到骨折部位并用钢丝进行捆扎固定。

（6）打压不充分：足够的打压力度是打压植骨成功的关键。

（7）股骨柄远端未超过皮质骨溶解区或股骨缺损部分：股骨柄至少需要超越远端薄弱区一个皮质骨直径（约3cm），以减少术后股骨骨折的风险。

打压植骨是髋关节翻修术中处理骨缺损通用且有效的技术，其最大的优势在于恢复骨量，为未来可能的再次翻修创造有利条件。股骨侧打压植骨技术适用于各种类型的骨缺损，越严重的骨缺损越凸显它的优势，如对于Paprosky ⅢB型和Ⅳ型骨缺损，打压植骨可能是最有效的处理方法之一。随着生物型翻修柄（一体式或组配式）设计的改进和良好的中长期临床效果的报道，生物型股骨柄假体髋关节翻修越来越流行。但无论如何，我们需要充分了解打压植骨技术在髋关节翻修中的历史价值，并且作为一种有临床实用意义的通用技术，在当今或以后的临床实际工作中，我们可能依然会采用该技术来有效地处理复杂髋关节翻修过程中的各类骨缺损。

（田　华）

二、髋臼重建技术：基于圈-点-柱理论的髋臼非骨水泥重建

非水泥重建髋臼的髋臼杯假体固定初始稳定性来自"圈固定"（rim fixation）或"三点固定"（points fixation），而髋臼的前、后柱尤其是后柱的完整性对固定点的支撑能力有决定性作用。针对复杂髋关节置换术或翻修术中髋臼重建问题，通过长时间的临床实践和理论凝练，我们形成了基于圈-点-柱理论的髋臼非水泥重建体系，其中"三点固定"指接近髋臼缘部位的骨质，在存在骨缺损的前提下，若有稳定的三

点可以起支撑作用，则仍可以为髋臼杯提供足够的初始稳定性；"圈固定"可以理解为利用若干个"三点固定"形成的机械固定。髋臼底的重建旨在与来自臼缘的"圈固定"和"三点固定"形成内外方向上的若干个三角形，增加重建结构的稳定性。上述重建的理念被称为髋臼重建的圈-点-柱理论（图3-70）。当然本文所述的圈、点、柱均非纯粹的几何定义，在几何上圈和点是没有面积的，本文所述的圈、点则是针对一个相对小面积的骨性或金属结构。对圈-点-柱理论可以从以下几个方面加以理解。

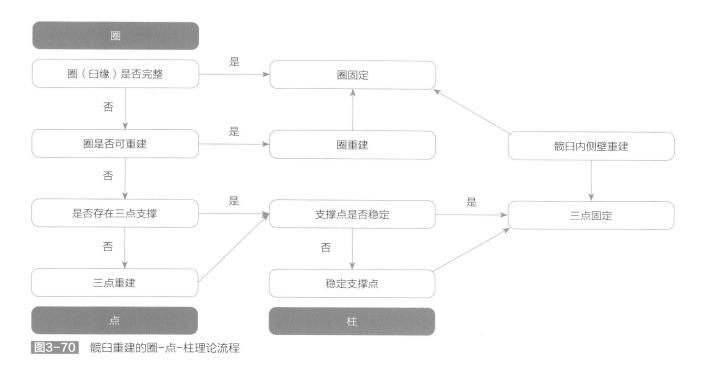

图3-70 髋臼重建的圈-点-柱理论流程

（一）圈固定

髋臼周缘完整时，半球形髋臼杯假体植入后会在赤道部位形成髋臼周缘对髋臼杯假体的回缩箍扼作用。这种箍扼作用提供了半球形髋臼杯假体的初始稳定性。在髋臼缘存在骨缺损的情况下，通过金属加强块重建髋臼缘的完整性，或者使用斜坡形状金属加强块张紧松弛的髋臼缘（圈），仍可获得上述髋臼缘对髋臼杯假体的箍扼作用。我们把这种髋臼杯稳定的重建方式称为圈固定。

（二）超大杯：非骨水泥髋臼重建的基石

使用超大杯（jumbo cup）可以解决多数术者在复杂髋关节置换或髋关节翻修中面临的髋臼侧重建问题，当然术者使用超大杯重建技术的比例也取决于该术者面临的髋臼骨缺损的严重程度和复杂性。使用超大杯的基本思路是朴素的，即在不进一步造成显著骨量丢失的前提下，将髋臼锉磨至较大的直径，从而增大外杯与骨床的接触面积。更重要的是在髋臼残留骨质范围内建立稳定的三点，使半球形外杯楔入此稳定的三点，形成稳定性良好的"三点固定"。

临床实践中，术者也可通过上移旋转中心、锉磨上方骨质，形成高旋转中心的髋臼以换取良好的假体骨床接触和初始稳定性。尽管高旋转中心髋臼作为一种妥协和控制损失的手段，在临床实践中仍可部分接受，但决不应成为常规使用的方法，更不应成为重建术中努力的目标。已有诸多文献报道了高旋转中心的危害，这里不再赘述。需强调的是，初次和翻修术中，术者须始终警惕高旋转中心髋臼的出现。

超大杯的使用显然是要以增加髋臼锉磨量为前提。在此，就有锉磨和保留骨量的取舍问题。一般而言，首先被锉磨和牺牲的骨量是前方骨质。尽管如此，也应尽可能维持前方骨质的连续性，一方面，即使前方骨质菲薄，如其连续性存在，也可以显著地增加三点固定的稳定性。保留前方骨质的另一好处是避免多孔髋臼杯表面与前方软组织形成撞击而导致疼痛。当然即使前柱完全中断，术者仍可利用前上、后上与后下的骨质，形成有效"三点固定"。

（三）髋臼杯的"三点固定"及点的重建

髋臼重建的"三点固定"即在非骨水泥髋臼重建术中，在半骨盆范围内（既往为髋臼残留骨范围，但延伸固定技术的出现使得利用髋臼外的骨质形成固定成为现实，非骨水泥髋臼重建也自臼内拓展至臼外乃至整个半骨盆）建立三个面积相对较小的稳定区域（点），使半球形外杯楔入这三点，形成髋臼杯假体的稳固固定（图3-71）。这三点可以是骨性的，也可以是重建后的多孔金属。

选取髋臼的前上、后上、后下分别建立三个固定点是"三点固定"的主要模式，特殊情况下，如髋臼前柱中断，术者也可利用髋臼的前下、后上、后下提供三点固定，但由于耻骨骨量有限，耻骨支细小，前下方点提供的支撑作用有限。前下、后上、后下三点固定不宜作为三点固定的首选模式。当然，前下点可以通过金属加强块（如lotus augment）来加强其支撑作用。

髋臼杯的"三点固定"依赖三点的支撑作用实现。这里经常使用的术语是点的支撑性（supportiveness）。点的支撑性有两层意思，一是这个点是否可以提供足够的活力骨与髋臼杯假体表面紧密贴合及该点的骨质是否具有足够的机械强度（由此不难理解，这里的点并非几何学上的点，而是指面积相对较小的区域）；二是点与点之间是否静止稳定，如果点与点之间可以相互位移及晃动，属于非支撑点，自然无法获得稳定的"三点固定"。

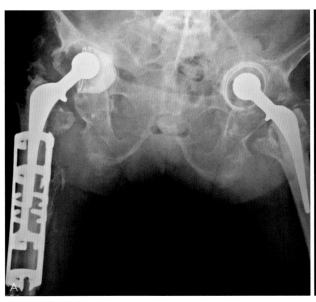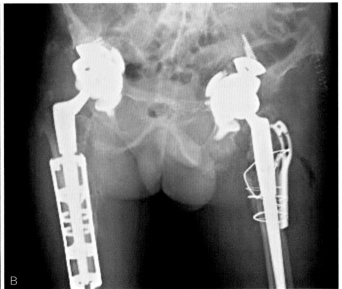

图3-71 金属垫块重建固定点

A.翻修术前双侧髋关节正位X线片；B.翻修术后双侧髋关节正位X线片：斜坡形金属垫块重建上方固定点，莲叶形金属垫块重建下方固定点，盘状金属垫块重建髋臼内壁。

（四）髋臼前后柱的重要性

三点固定模式的三点分布于髋臼或半骨盆的上下两部分（髂骨段和耻-坐骨段）。如果连接上下两端的结构中断，则三点之间可以位移和晃动，无疑是非支撑点了。前后柱连接了髂骨段与耻-坐骨段，也正是连接上下两端的结构，由此可见髋臼的前后柱的重要性。

前后柱之间只要有一个柱是连续的，则认为三点是稳定的。如果三点骨量足够，则三点是具有支撑作用的。如有一柱断裂，髋臼由环形变成"C"字形，需在最后臼锉的基础上适当给予更多压配，如3~4mm才能获得理想的初始稳定性。

相较于前柱而言，后柱的完整性更为重要。虽然在后柱断裂、前柱连续的情况下，上下三点仍是稳定的三点。但由于人类多数活动是在屈髋状态下完成的，屈髋运动使下肢借由股骨头颈向髋臼后方及后上方传递应力，使髋臼杯往后方产生位移。因此，完全罔顾后柱中断而不做处理，不是理想的做法。针对后柱中断的处理，亦有很多选择，一般认为仅依赖既有的三点固定是不够的。笔者常用的一个做法是利用Buttress等非骨水泥金属加强块做延伸固定，利用Buttress的长度和表面积将非骨水泥固定的长度延伸至髂骨后上方。Buttress的远端部分则沿骨性髋臼的后上部分向下延伸，为半球形髋臼杯假体提供支持。这种重建方法可以利用向上的延伸固定使髋臼后上的点具有更强的支撑作用，可以对抗更多指向后上方的应力，防止髋臼杯在该矢量上产生位移。此外，Buttress的远端部分可以延伸至后柱上1/3~1/2，可以认为是后柱的部分重建。这种部分重建的后柱可以对抗屈髋时指向后上方的应力，也能在一定程度上提供前后方向上的夹持固定。

（五）髋臼内壁的作用和重建

髋臼底或内壁的作用在于提供外杯穹顶部位的固定，以防止髋臼杯内陷和偏转。它是"圈固定"和"三点固定"的重要辅助和补充。

不难理解，如外杯的穹顶部位与髋臼底有很好的接触或骨整合，将极大程度上帮助髋臼周缘固定，对抗髋臼杯倾斜旋转的扭矩。同时，内壁重建一般利用盘状金属加强块进行，其曲率半径显著大于髋臼杯，因此髋臼杯与髋臼底非穹顶部分骨质接触的表面积也远大于髋臼杯与穹顶部分的骨质接触，可以形成"雪地靴效应"，防止髋臼杯在负载后内移或内陷，也可以增大非水泥多孔金属表面与骨质的接触面积。

既往似乎对内壁的固定作用重视不够，对发育不良等较浅的髋臼甚至故意磨穿臼底来内移旋转中心和增加髋臼杯外上的骨性覆盖。由于髋臼杯完整性良好，这种内突技术确实可行。从笔者近年来施行内壁重建的结果来看，确实可见多孔金属重建的内壁周围有骨的重塑与骨小梁的重排（图3-72）。据此可以确信内壁重建可作为"三点固定"及"圈固定"的有效补充。

综上所述，非骨水泥髋臼重建的髋臼杯假体固定初始稳定性来自"圈固定"或者"三点固定"。髋臼的前后柱，尤其是后柱的完整性是决定点是否具有支撑性的重要依据，这就是髋臼重建的"圈-点-柱"理论，内壁重建可以作为"圈固定"或"三点固定"的重要补充。曾有数学家论述道："整个世界都建立在三角形之上"，诚哉此言，髋臼的重建从几何的角度来看，也是利用三角形的稳定性，通过重建多个相互连接的三角形形成稳定的立体结构。

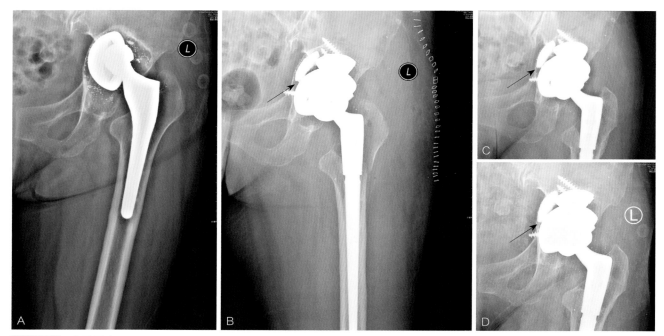

图3-72 内壁重建

A. 左侧髋关节翻修术前正位X线片；B. 左侧髋关节翻修术后正位X线片：黄色箭头为斜坡状金属垫块重建髋臼内壁；C. 左侧髋关节翻修术后3个月X线片：黄色箭头为斜坡状金属垫块周围骨长入；D. 左侧髋关节翻修术后1年X线片：黄色箭头示斜坡状金属垫块周围骨长入较术后3个月明显增加。

（周一新）

三、大转子延长截骨术

随着全髋关节置换术在临床上的广泛开展，不可避免地会出现各种各样的并发症，包括假体松动、下沉，股骨及髋臼严重骨缺损或骨溶解，假体周围骨折等，其中部分患者需通过髋关节翻修手术以解决疼痛并再次恢复关节功能。髋关节翻修手术较初次置换术难度明显增加，翻修手术的成功取决于充分的手术显露、股骨侧骨量的保留、外展肌的保护、骨缺损的处理以及合理的假体选择等因素。

在髋关节翻修术中，取出固定良好的生物型股骨柄假体或骨水泥型股骨柄假体是个巨大挑战。大转子截骨是假体取出并最大限度保留骨量的常用方法。大转子截骨的方法主要分为三大类：①标准及改良大转子截骨术；②大转子滑移截骨术；③大转子延长截骨术（extended trochanteric osteotomy，ETO）。其中以大转子延长截骨最常使用。

早在1881年，Ollier就首先描述了在髋关节手术中使用经大转子的外侧入路。在20世纪60年代，John Charnley将其运用到低摩擦髋关节置换术中，使这种入路得到了广泛的推广。Charnley在1972年报道了379个髋关节置换病例，大转子截骨的不愈合率为4.2%。Charnley不仅在初次置换中使用大转子截骨技术，更将该技术用于翻修手术的暴露。Glassman介绍了大转子截骨后可以向近端滑动的经验，而Cameron则介绍了大转子可以向远端滑动以保持外展肌张力的经验，1987年Wagner也对类似的技术进行了报道。

大转子延长截骨术（ETO）由Younger等在1995年进行报道并逐渐加以推广。他详细地阐述了股骨大转子延长截骨术的适应证、术前计划、手术技术和术后康复注意事项。该技术的优势在于显露广泛，有利于假体和骨水泥的取出以及新假体的植入，避免了医源性损伤。延长的截骨使骨块复位后的接触面增大，继而增加骨愈合的可能性，同时可以调节软组织的张力。术中保留了股外侧肌和前外侧肌群的附着，在冠状面上抵消了髋外展肌群的拉力，肌群同时对截骨块产生压力，减少了近端移位，从而使这项技术得到了广泛的临床使用。

髋关节翻修手术中使用ETO的适应证：①固定良好的骨水泥型股骨柄假体的取出；②固定良好的生物型股骨柄假体的取出；③需要辅助髋臼显露或辅助植入髋臼假体；④股骨近端内翻位塑形影响翻修股骨柄假体的植入；⑤假体周围骨折需要翻修股骨柄；⑥需要直视下行股骨干远端扩髓。

假体周围感染翻修术中是否建议使用ETO存在争议，包括对感染控制和截骨端愈合率的影响等。但Lim医生报道了在感染与非感染两组病例的翻修术中使用ETO均取得了良好结果：术后Harris髋关节评分、截骨块愈合率、假体的稳定性及并发症发生率等方面无较大差异；同时，研究者还发现在二期翻修的过程中，使用钢丝捆扎一期手术时使用ETO形成的截骨块，对感染控制情况无明显影响。因此，目前认为ETO可以应用于因假体周围感染需行翻修术的患者。

Luo等报道了在高位髋关节脱位手术中使用ETO的经验，截骨长度为8~12cm，不仅方便了髋臼和股骨的暴露，也减少了过度的牵拉和神经损伤的风险，术后随访结果显示截骨块100%达到骨性愈合。

在取出骨水泥型股骨柄假体的过程中，通过ETO可以直视下清理骨水泥和远端髓腔栓子，以保证翻修假体的顺利植入。Lerch等报道了翻修手术中使用和不使用ETO时医源性股骨骨折的发生率：非ETO组有14%的患者发生股骨干骨折，而ETO组未发生股骨骨折。并且ETO组在临床和影像学结果评价时也有更好的结果。Park也做了类似的研究，发现不使用ETO时，股骨柄的下沉和股骨穿孔的发生率更高。彻底清理髓腔中的骨水泥具有重要的意义，因为残留的骨水泥可能导致股骨柄尺寸过小、柄下沉、皮质骨穿孔等。特别是在假体周围感染的翻修术中，ETO有利于彻底清创、减少异物残留，从而降低感染的复发。另外，使用ETO可以减少医源性假体穿出的风险，如果再结合特殊的骨水泥移除工具，如超声骨刀，手术过程会更快更安全。

ETO在辅助髋臼暴露过程中也有一定的应用价值。Firestone和Hedley在处理向骨盆内移位的髋臼假体时，在脱位前就使用了ETO，避免了髋臼或骨盆骨折。在我们的经验中，当人工股骨头置换后出现髋臼严重磨损，金属股骨头卡在髋臼中的情况下，ETO能够辅助髋臼暴露，明显降低手术难度。

在股骨侧翻修时，我们会遇到股骨近端内翻位塑形的情况。通常发生在松动的股骨柄的尖端。如果没有意识到这类畸形，术中可能会导致股骨柄内翻位放置和股骨前方皮质穿孔。Paprosky和Martin观察到股骨柄松动后约30%会出现股骨近端内翻位塑形，建议这种情况下应当使用ETO。

在处理Vancouver B2型和B3型骨折时，使用ETO可以辅助取出松动的股骨柄或骨水泥，直视下植入非骨水泥型股骨柄。Lebine等报道了17例假体周围骨折的随访结果，ETO和骨折端都达到了100%的愈合。截骨的长度需要根据骨折类型确定，长度6~18cm，同时术中还能够调整外展肌张力，降低了术后脱位率。

（一）大转子延长截骨术的手术技术

已有多位研究者对ETO的手术技术进行了描述，包括Younger、Paprosky和Sporer等。ETO可以通过直接外侧入路（改良的Hardinge入路）安全地进行，但大多数医生喜欢通过后外侧入路进行ETO，因为后外侧入路是翻修手术最常用的入路，可以根据术中情况将切口延长至术前计划的截骨水平。对于ETO截骨长度的设计，需要参考准备取出的股骨柄的涂层及股骨柄的长度。如果是近端涂层股骨柄，截骨水平达到近端涂层最远端即可；如果是全涂层股骨柄，则截骨水平需要达到整个涂层的最远端；如果是全涂层的生物型长股骨柄假体，则还需要考虑股骨髓腔峡部的长度，尽可能多地保留有效固定长度；如果是骨水泥型股骨柄，则截骨水平需要达到远端骨水泥套和髓腔栓子的位置。

术中需要首先确定并标记截骨长度。分离股外侧肌的后缘，在股骨后外侧纵向画出截骨标记，向远端延长到术前X线片上所确定的水平。使用摆锯对股骨后侧皮质由近端向远端进行纵向截骨，股骨远端和前方可以用克氏针多处钻孔，尤其是横向截骨处，在后侧和远端截骨拐角处钻孔，以防止远端劈裂。后方和远端截骨完成后进行股骨前方部位的截骨。在处理前方皮质骨时，可以用摆锯直接锯断，或者用锋利骨凿将髓腔侧皮质骨凿断，保留前方骨膜的连续性（图3-73）。我们建议在截骨线远端预捆一道钢丝，在髓腔锉扩髓和打入假体的过程中，可以降低骨折线向远端劈裂的概率。Miner等报道了在使用试模或者植入假体的过程中，10.8%的患者在截骨线远端出现了小的无移位的裂隙，但通过使用一道钢丝进行环扎固定，并没有出现假体松动或下沉的并发症。

对于截骨瓣的固定，可以使用钢丝、钛缆或线缆钢板（图3-74）。许多文献报道使用何种固定技术对骨折愈合并无明显的影响。对于骨量充足的截骨块，我们建议使用2～3道钛缆，提供足够稳定性的同时能减少软组织的损伤。Kuruvali等报道了另一种固定技术，他将4股可吸收缝线拧为一股，植入股骨柄后，在ETO截骨块上钻孔，之后使用缝线直接固定截骨块。作者报道在20个病例中的ETO截骨块愈合率达到了95%，未发生迟发性骨折。

带爪的钳夹钢板在固定大转子时非常方便，当大转子骨质薄弱有骨折风险时，使用带爪钢板可以将大转子牢固地固定在股骨近端。通常使用2根钛缆穿过小转子下方，在大转子处穿过钢板，这样可以避免钛缆对大转子的直接切割。钛缆钢板系统是另一种固定ETO截骨块的工具，也可以根据需要选择不同长度的钢板。力学研究表明：钛缆钢板系统比单独的钢丝或者钛缆具有更高的力学强度。Gerard医生发现使用钛缆钢板的患者影像学和临床评分均优于单独使用钛缆的患者。当然钛缆钢板系统也有一定的弊端，如术后可能发生局部的滑囊炎、撞击和应力遮挡等。

大转子延长截骨术的手术要点：①术前计划确定截骨线长度；②截骨拐角处钻孔；③尽量保留前方骨膜合页完整；④截骨线远端预捆钢丝，防止劈裂；⑤调整截骨块位置，保证髋关节稳定；⑥截骨块牢固固定。

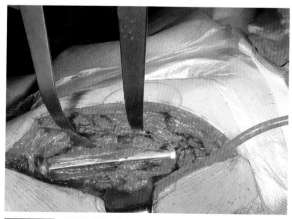

图3-73 后外侧入路行大转子延长截骨，保留前方骨膜的连续性

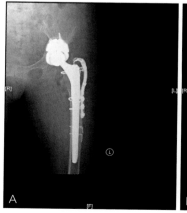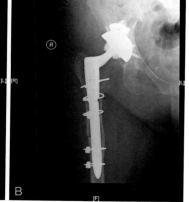

图3-74 大转子抓板固定大转子截骨块（A）和钛缆固定大转子截骨块（B）

ETO没有绝对禁忌证，其相对禁忌证为使用骨水泥型假体进行翻修，因为骨水泥可能会渗入到截骨块和股骨干之间的缝隙中，影响截骨块的愈合。如果术前计划使用打压植骨技术，则也需尽量避免使用ETO，因为大力打压过程有可能造成菲薄的皮质骨爆裂。

（二）大转子延长截骨术术后康复

术后早期，Charnley建议大转子截骨术术后患者卧床3周，同时避免髋关节内收。后来这个方案经过了改进，允许患者术后在拐杖保护下下地活动，但仍然要避免主动的内收活动。现行的康复方案包括术后前6周限制负重，逐渐过渡到手杖辅助下行走等。我们的建议是，术后康复的进程取决于股骨骨质的情况、截骨块的固定强度、股骨和髋臼假体的初始稳定性等。如果骨质状况良好、截骨块固定可靠（如用钛缆或钛缆钢板系统）、假体植入后的初始稳定性满意，则患者术后的康复计划可以与初次置换术相同。如果骨质薄弱或固定效果欠佳等，则建议患者持续使用拐杖部分负重，直到X线检查提示截骨部位有明确的愈合表现，大多数患者会在术后3个月完全负重行走。

（三）大转子延长截骨术的并发症

ETO常见的并发症有截骨处不愈合，截骨块术中、术后骨折，截骨块移位，截骨部位远端骨折和感染等。Wieser等报道了一组翻修病例，使用传统的大转子滑移截骨技术，截骨不愈合率为20%，而使用大转子延长截骨术的患者，截骨不愈合率则为4%。作者认为截骨不愈合的危险因素包括患者高龄和使用骨水泥型股骨柄假体。大转子截骨端不愈合会影响臀中肌肌力，从而造成髋关节外展受限，并且可能会因此损伤供应股骨颈及股骨头部位血运的旋股外动脉升支和降支。我们在临床实践中发现，一部分截骨患者即便是影像学上没有完全愈合，患者也可以没有任何症状，骨折块稳定无移位，这可能与纤维愈合或者部分影像学上表现不出来的局部愈合有关。

截骨相关性骨折也时有发生，Chen等报道的截骨相关性骨折发生率为4%，Miner等报道的发生率为2.4%。大转子远端与外展肌结节之间是术中骨折的常见部位。为降低术中骨折的发生率，术中应松解前方关节囊及附着于大转子的瘢痕组织，并且在用拉钩暴露髋臼时应避免过度用力。一旦发生骨折，术中应该采用大转子钩板系统固定截骨块，或使用同种异体骨板进行加强固定。

大转子延长截骨后需重建股骨，可选用远端固定的生物型假体，组配股骨柄假体在控制肢体长度和股骨前倾角方面可能更具有优势。股骨柄假体植入前应该常规在截骨部位的远端用钢丝捆扎进行保护，以降低远端骨折的发生率。一般不建议使用骨水泥型股骨柄假体，因为翻修时的股骨髓腔内壁往往很光滑，不利于骨水泥的固定，并且骨水泥容易进入大转子延长截骨的缝隙中，影响截骨块的愈合。

小结：在髋关节翻修术中，大转子延长截骨是安全有效、可重复性好的实用技术，可以很好地保护股骨和周围软组织，降低术中取假体时股骨骨折的发生率，缩短手术时间，降低手术难度，远期结果可靠，对术后康复过程影响小，值得关节外科医生熟练掌握。建议医生在实际临床操作之前，先在尸体骨或人工骨上进行操作练习，掌握截骨技巧和注意事项，从而最大限度地降低大转子延长截骨技术相关并发症的发生，最大限度地保证临床疗效。

（田 华）

四、股骨转子下截骨术

在部分Crowe Ⅳ型成人发育性髋关节发育不良（developmental dysplasia of the hip，DDH）患者的治疗中，由于股骨头上移距离较大，在完成髋臼重建后复位时常常困难，且通常认为肢体延长大于4cm就可能会引发坐骨神经损伤；或因股骨近端畸形，导致常规植入股骨柄困难时，股骨转子下截骨技术可使手术过程较顺利完成。根据截骨形态可分为横行截骨、Z形截骨和V形截骨等。Z形截骨和V形截骨有提供良好初始抗旋转稳定性的理论优势，但技术难度较高且容易导致股骨劈裂。目前，临床应用的股骨侧假体设计如强生公司的S-ROM及捷迈公司的Wagner均可以提供足够的抗旋转初始稳定性，因此在临床工作中，以横行截骨为主。

在传统的截骨方式中，根据术中复位时的情况来测量截骨长度，通常截骨2～3cm即可获得满意的软组织张力并可顺利复位，在截骨前先常规对股骨髓腔进行扩髓，选择小转子下方作为截骨部位，适当剥离周围软组织并用hoffman拉钩牵开，沿股骨长轴画线标记，作为截骨后近端与远端旋转对线的标志，用两把持骨钳分别抓持股骨远端和近端，按照截骨长度及位置截断股骨，安装股骨假体试模及股骨头，复位股骨近端于髋臼内，牵拉远端股骨维持下肢长度及张力，截骨端远近重合部分即为需截除的股骨长度，完成截骨后将断端对合，重新扩髓后准备髓腔，将假体打入髓腔并测试旋转稳定性（图3-75），将截除骨段对称纵行剖开后，钻孔并用5号不可吸收肌腱缝线固定于截骨部位。

截断股骨后，两侧断端在不同肌肉附着牵拉的作用下会导致截骨端存在短缩、成角和扭转等畸形，在进行远近端髓腔准备、测试和复位髋关节时对助手要求极高，往往需要多人共同配合才可完成，为此笔者发明了专门针对股骨转子下截骨的器械（图3-76），组配使用两把持骨器，并设计了截骨测量标尺及撑开加压机制，在截骨前，将软组织适当剥离暴露，安装持骨器，通过连接装置以保证股骨远端和股骨近端在三维空间内维持在相对固定的位置，将截骨槽放下后进行槽内或槽外小转子下截骨（图3-77），第一次截骨完成后根据标尺长度及所需截骨量向远端移动截骨槽后进行第二次截骨（图3-77），两次截骨完成后通

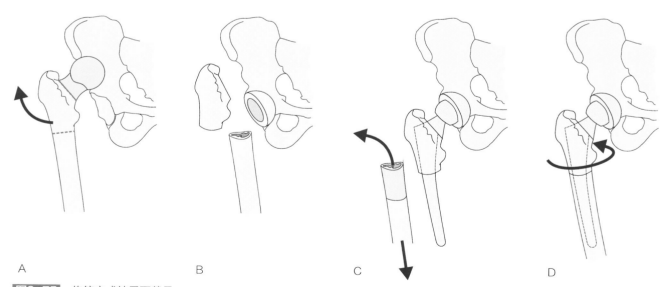

A   B   C   D

图3-75 传统方式转子下截骨

A. 选择小转子下方作为截骨部位；B. 按照计划的截骨位置截断股骨；C. 安装股骨假体和股骨头试模并复位髋关节，测量截骨长度；D. 对合股骨断端并测试旋转稳定性。

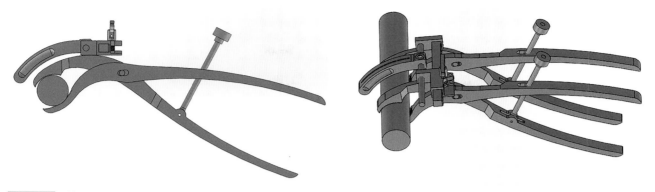

图3-76 转子下截骨器械

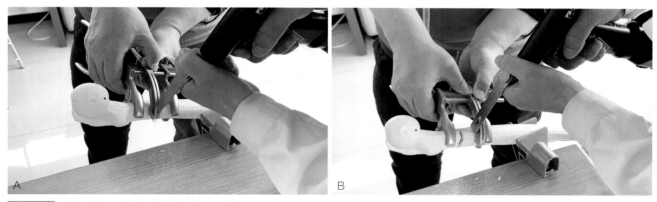

图3-77 使用转子下截骨器械进行转子下截骨

A. 使用两把持骨钳将股骨近端和股骨远端维持在相对恒定的三维空间内，放下截骨槽，进行股骨近端槽内截骨；B. 股骨远端槽外截骨。

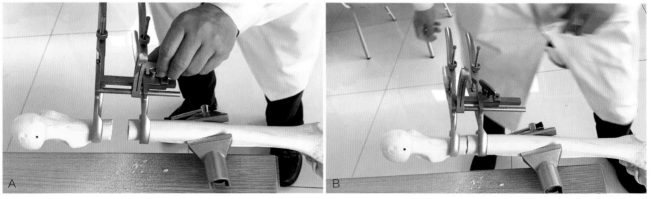

图3-78 两次截骨完成后（A），通过持骨钳头端双向调节旋钮将两侧断端对合（B）

过头端双向调节旋钮将两侧断端对合（图3-78），重新准备股骨髓腔并置入试模进行测试，满意后可打入股骨假体并安装股骨头进行复位测试。该装置简单易用，可牢固固定截骨断端，防止出现上述旋转、短缩、移位等情况的发生，大大缩短手术时间，经我们医院临床使用经验，术中对于软组织的保护，截骨断端防旋、对位对线具有非常好的作用。

（边焱焱　翁习生）

第五节　新技术在髋关节置换领域的应用

随着科学技术日新月异的发展，医学领域正发生着深刻变革，医疗行为正朝着个性化、微创化及精准化的方向发展。

骨科作为医工结合最紧密的学科之一，更离不开新技术的发明与应用。尤其是近些年来，数字骨科学的创立与发展极大地促进了学科发展。数字骨科学是计算机科学与骨科学相结合的一门新兴交叉学科，主要涉及人体解剖学、立体几何学、生物力学、材料学、信息学、电子学及机械工程学等领域。

数字骨科学的发展是循序渐进的。早期主要为有限元分析、骨科数字解剖（三维重建）等；如今涵盖了3D打印技术、计算机导航技术及骨科机器人手术等。数字骨科技术可以用于临床诊断、手术设计、手术模拟与操作等方面。本节将分别从3D打印技术、计算机导航技术及骨科机器人手术等三方面在关节置换领域中的应用进行阐述。

一、3D打印技术

三维打印技术（three dimensional Printing，3D Printing）是一种快速成型技术，它以数字模型文件为基础，运用粉末状、液态金属或塑料等可黏合材料，通过逐层打印的方式快速制造所需实物。3D打印技术起源于20世纪80年代末，经过20多年的发展，已经形成了许多成熟的加工工艺及成型系统，并逐步应用于医学领域。目前，其在关节外科中的应用主要包括解剖模型与手术规划、个性化手术辅助工具、关节假体或加强块等植入物等。

（一）解剖模型与手术规划

对于髋臼严重缺损、髋臼发育异常或骨肿瘤等特殊患者，术前常规X线片及CT检查无法为术者提供清晰直观的解剖形态。3D打印技术可以生成与患者骨骼1∶1等比例的解剖模型，有助于评估骨量、选择合适假体型号及类型、决定是否需要髋臼杯辅助固定装置等。据报道，3D打印骨盆模型预测髋臼缺损及分型的效能明显优于其他影像学检查，且可以据此做出精确的手术计划。

（二）个性化手术辅助工具

个性化截骨工具（patient specific instrumentation，PSI）是根据术中需要而采用计算机辅助设计（computer-aided design，CAD）、3D打印制备的一种个性化手术器械，用于术中准确定位点线的位置、方向和深度，辅助术中精确建立孔道、截面、空间距离、相互成角关系及其他复杂空间结构等。理论上，个性化截骨工具具有以下优势：①手术操作较常规手术简化，学习曲线短；②术前进行三维重建，可以模拟手术；③可减少失血量，降低脂肪栓塞的发生率；④缩短手术时间，从而降低麻醉、出血、感染以及止血带并发症。

脱位及下肢不等长是全髋关节置换术（THA）常见并发症。THA术中，PSI可用于辅助髋臼杯角度控制及股骨颈截骨（图3-79）。有研究证实，PSI辅助THA手术中，髋臼杯位置及偏心距重建优于传统手术技术，可以与导航或机器人手术媲美。但是，PSI辅助THA手术对3D打印技术及导板设计合理性具有较高要

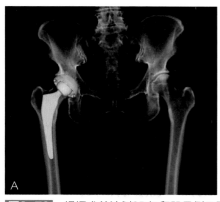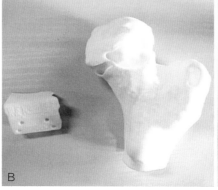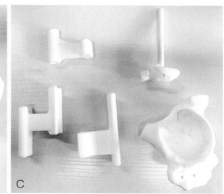

图3-79 根据术前计划3D打印股骨侧及髋臼侧PSI截骨导板
A. 术前计划；B. 股骨侧PSI截骨导板；C. 髋臼侧截骨导板。

求。导板设计是3D打印导板辅助手术的核心环节，但是并非所有类型的手术都适用3D打印导板。导板需与宿主骨性结构尽可能贴合，对于原有骨结构表面缺乏特征标志或难以剥离骨表面软组织导致导板与骨面不能完全贴合的情况，将会增加手术误差，设计及应用导板时均应考虑到这些因素。

（三）关节假体或加强块等植入物

3D打印植入物一直以来都是骨科领域的研究热点。该技术可以模拟骨骼孔隙率大小及结构，调节3D打印材料的形状及构造，能有效减少局部创伤和缩短手术时间，同时可为患者本身骨细胞生长提供孔隙，有效地与患者自身骨组织建立联系甚至与患者本身骨骼融合。其以患者自身影像学资料为依据，为设计、制造生物相容性高、与患者的解剖及骨缺损相匹配、具有能承受应力特点的钛合金等材料的植入物提供了可能。目前这种3D打印定制化假体在骨科临床上已有广泛的应用，如3D打印人工髋臼假体、肩胛骨假体、骨盆假体、颈椎人工椎体及个性化假肢等。2016年，北京大学第三医院成功完成世界首例利用3D打印多节段胸腰椎植入物的椎体重建手术，正是利用了以上技术。

THA术后维持假体长期稳定性的最重要因素是假体表面与骨界面之间的骨长入状况。3D打印技术能够制作出带有多孔结构表面的个体化假体，既能在形态学上与宿主达到匹配，其表面多孔结构还确保了良好的孔径及孔隙率，为宿主骨长入假体界面创造了良好的环境，提高了假体的长期稳定性和使用寿命。

初次THA或翻修术中重度髋臼骨缺损的重建是关节外科医生面临的巨大挑战。髋臼骨缺损重建的基本原则是，以恢复髋关节正常旋转中心为主要目标，且尽可能多地保留原始骨量，重建后髋臼假体初期稳定性良好，并能逐渐获得长期稳定性。髋臼杯联合加强块已经成为治疗Paprosky Ⅲ A型或Ⅲ B型髋臼骨缺损的一种有效方法。然而，市售加强块是成批生产的且形状和尺寸单一，很多情况下不能与实际骨缺损形状和大小匹配，术中不得不进一步磨锉所剩不多的骨量。个性化3D打印技术弥补了传统加强块的缺陷。中国人民解放军总医院骨科应用个性化3D打印多孔钛合金加强块重建重度髋臼骨缺损的结果证实，其手术操作简便，加强块与缺损骨面和臼杯匹配良好，术后肢体长度及旋转中心恢复满意，早期随访临床疗效好（图3-80）。但其安全性、有效性和可靠性仍需要长期随访结果证实。

目前，3D打印技术引入关节置换领域的时间较为短暂，许多研究尚处于初步阶段，其潜在优势及缺陷还需要更多病例的长期随访进行研究与验证。此外3D打印技术本身仍存在很多不足，如打印成本较

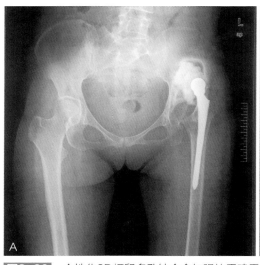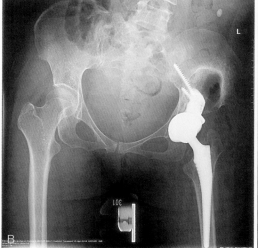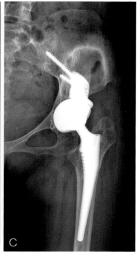

图3-80 个性化3D打印多孔钛合金加强块重建重度髋臼骨缺损
术前（A）、术后即刻（B）及术后1年（C）随访X线片。

高、材料要求苛刻、定制周期相对较长等，这些问题导致3D打印技术在临床的普及应用仍存在较大的局限性。然而随着科学技术的不断发展，上述不足将逐步得到解决。相信在不久的将来，3D打印技术必定会在医疗领域尤其是骨科领域发挥出越来越大的作用，为复杂关节置换手术提供一条全新的道路。

二、计算机导航技术

计算机导航技术的起源可追溯到20世纪初，英国神经外科医生首先应用体外瞄准系统对颅内的病灶进行定位，是外科手术的一大里程碑。尽管当时的计算机导航技术仍相对原始，但已具备了导航技术中的三大核心，即医学影像学技术、计算机技术及空间示踪技术。1998年，世界上第一例计算机导航辅助全膝关节置换术（total knee arthroplasty，TKA）完成，标志着计算机辅助骨科手术（computer-assisted orthopedic surgery，CAOS）进入新的阶段。

计算机辅助外科手术（computer-assisted surgery，CAS）是一种基于计算机对大量数据信息的高速处理及控制能力，通过虚拟手术环境辅助手术的一门新技术。CAOS是CAS在骨科手术中的具体应用。它综合了CT、MRI或超声等成像手段，结合立体定位系统对人体肌肉骨骼解剖结构进行显示和定位，从而直接或间接辅助完成手术。

根据人机交互机制及自动化程度，CAOS可分为以下三类：①被动式机器人，即传统意义上的计算机导航，仅起定位、导航等辅助作用，术者在手术过程中完全徒手操作；②半自动式机器人，即交互式机器人；③全自动式机器人，即主动机器人。机器人辅助手术必然会利用计算机导航技术。本部分仅介绍传统意义上的计算机导航（被动式机器人），其余两种机器人在下一部分详述。

关节置换术中计算机导航系统一般包括主机、示踪器、指示器、配套工具等部分。计算机导航系统操作流程包括，建立人机导航环境、注册解剖点/配准、术中导航及实时监控、评估关节功能。计算机导航分类方式多种多样，根据信号传导介质，分为光学定位、磁场定位、声波定位、机械定位；根据获取影像的建立，分为基于CT的导航系统、基于X线透视的导航系统（分为二维导航和三维导航）、基于MRI的导航系统和完全开放式导航系统（非影像依赖导航系统）。简要来说，术中导航系统可分为三大类：基于影像的大型控制台导航、不基于影像的大型控制台导航和手持式导航。

（一）基于影像的大型控制台导航

早期术中光学导航系统多是基于术前或术中影像学数据（如X线、CT、MRI等）进行三维定位的系统，示踪器收集数据，主机显示直接图像，其将扫描出的患者信息传输到计算机工作站，重建出较为准确的三维立体影像模型，与术前影像相匹配，辅助外科医生全方面了解患者信息，从而避免了解剖变异或暴露术野有限对手术造成的影响。

1. **基于CT的导航系统**　CT扫描是骨三维重建的主要手段，普及率高，图像分辨率高，操作相对简单，是最早应用于临床计算机导航系统的影像学技术。术前进行CT扫描，然后将CT图像资料传入到导航图像工作站建立三维图像，可虚拟手术过程。术中通过位置示踪器获得手术图像与解剖结构之间的位置关系，并与术前CT图像进行配准，指导术者进行手术操作。其缺点是需要严格的配准和参照才能获得高质量的图像；无法显示韧带、半月板、软骨等软组织；无法实时显像，图像无法更新。

2. **基于X线的导航系统**　又可分为二维X线透视导航系统和三维X线透视导航系统。X线透视技术之所以被引入计算导航系统，是由于移动透视装置（C臂机）在骨科手术中的广泛应用，该系统的关键是对传统的C臂成像系统进行内部校准。手术中可实时获得X线图像解剖结构及其与手术工具、C臂机之间的位置关系，便于术者对手术工具的判断和准确操作。三维X线透视导航系统于1999年见于临床，先获得二维图像，然后对二维图像进行重建，校正后的三维图像传入导航主机，图像显示后开始导航手术。其缺点在于术中只允许有极小的移动，否则将会有明显的影像漂移。典型的系统有美国的Medtronic系统、瑞士的Medvi-sion系统和德国的OrthoPilot系统等。

3. **基于MRI的导航系统**　目前应用相对较少，主要原因是要求有专用的手术室，且术中所用器械必须防磁。尽管MRI对软组织显示特别清晰，但对骨质的显影并不理想，这也在一定程度上限制了其在骨科的应用。MRI下的导航能解决现有的红外线光学手术导航的影像漂移问题，这也是其特有优势。

（二）不基于影像的大型控制台导航

不需要术前或术中影像学数据，而是通过采集术中运动数据，基于解剖数据库进行反推空间位置及角度，从而为术者提供手术信息。

（三）手持式导航系统

近年来，基于加速计、陀螺仪等惯性电子原件的手持式导航系统已被开发出来，而不需要大型控制台监视器或计算机平台。美国iASSIST和OrthAlign智能辅助导航系统就属于新型手持式导航系统。这些系统学习曲线较短，设备费用较低，不会明显增加手术时间，对手术室条件没有限制。当然，手持式导航系统同样存在一些不足：一次性耗材，无法定量评估软组织平衡和关节稳定性。

尽管计算机导航技术在关节置换领域的应用仍存在一定争议，但大样本多中心的长期随访多为正面结果，且在复杂病例中的应用价值更大。对于THA来说，计算机导航技术可以辅助术者优化假体位置，减少假体位置不良等并发症。但关节置换术作为经典术式，导航技术在短期随访中可能不会对术后功能及假体寿命产生显著影响。而且，在临床实践中，导航精度仍受很多因素影响，主要包括两点：其一为系统误差，是由于系统和仪器本身特性造成的。其二为操作失误带来的误差，但由于缺乏实时反馈功能，导致在术中不能及时正确地判断导航系统的误差，从而影响了导航精度。部分导航设备设计复杂，费用高昂，操作步骤烦琐，手术时间较长，也影响了导航技术在关节外科领域的广泛应用。未来，便携式/微型导航系统是术中导航系统的发展方向。否则，在越来越精细的传统手术辅助工具和越来越智能的手术机器人的双重挤压下，计算机导航系统将难有立身之地。

三、骨科机器人手术

机器人辅助骨科手术是术中计算机导航系统的延伸与发展。传统关节置换术中的假体安放位置对术者的手术经验及主观判断有很大依赖，这一特点是我们在追求手术均质性的过程中无法逾越的鸿沟。机器人辅助关节置换手术为解决这一难题带来了希望。

美国ROBODOC机器人是世界上最早应用的关节手术机器人。1992年首次应用于髋关节置换手术。ROBODOC机器人是主动机器人的先驱，其采用四轴直角坐标工业机器人主体，主要由控制台和操作臂组成，通过在股骨置入钛金属骨针来实现机器人与患者骨骼的相对定位。

20世纪末，由于缺乏机器人辅助手术的准入制度，欧洲相继有100多种骨科手术机器人进入临床。至此，骨科手术机器人迎来了发展的黄金时期。早期主流的关节手术机器人为主动机器人，可以精准处理骨骼等硬组织及放置假体。但是，由于主动机器人无法在关节置换术中评估软组织张力，其在关节外科的发展受到了一定限制。

21世纪初叶，骨科手术机器人发展进入瓶颈期，其原因大致如下：①早期技术尚不完善，机器人示踪及注册的精准性无法达到临床需要，直接发展主动机器人，超出了当时的科学技术能力；②关节是骨骼与肌肉韧带的结合体，不是单纯的硬组织，主动机器人无法解决软组织问题；③操作步骤烦琐，手术时间延长，花费增加，但并未给患者带来真正的临床功能改善；④存在误伤、骨折、热灼伤风险。

近几年来，随着技术的发展，关节手术机器人再次兴起。ROBODOC（T-Solution one）、CASPAR、OMNI等主动机器人得到进一步优化和改良，MAKO、Acrobot、Navio（CORI）、VELYS™、ROSA等新型反馈式半自动机器人也成功研发。国产骨科手术机器人研发也进入了新的台阶，包括骨圣元化、和华、键嘉、鸿鹄等手术机器人已完成或正进行临床注册试验。本部分将以ROBODOC（T-Solution one）和MAKO机器人为例，介绍手术机器人的工作机制及临床疗效。

（一）ROBODOC（T-Solution one）机器人

ROBODOC机器人是由美国ISS及IBM公司共同研发的，其设计初衷是为了在非骨水泥型全髋关节置换术中，对股骨假体所匹配的髓腔进行精确化磨削，从而实现假体–股骨之间更紧密的压配、促进骨长入假体、延长假体寿命、降低翻修率。术前需要进行CT扫描，术中需要医生手动导引和机器人自动搜索来标定患者解剖位置，从而获得术前、术中股骨的配准。1994年，ROBODOC机器人正式在欧洲开始临床应用于THA。2008年，该系统获得美国FDA批准，成为唯一获得批准的骨科手术主动机器人。随着设备升级改进，系统稳定性及便捷性已获得大幅提升，并于2014年更名为THINK机器人。ROBODOC机器人属于开放型系统，可以兼容不同厂家的关节假体。较传统手术，该系统可以精准磨削、切割、钻孔，优化假体植入角度及假体–骨的接触面。2016年，中国人民解放军总医院、北京协和医院、河南省人民医院在国内率先引入该机器人，并进行了初步的临床探索。ROBODOC机器人辅助THA的近期和中、长期随访研究表明，患者术后功能结果与传统THA结果相当。

新一代主动式T-Solution one（Think Surgical）机器人是基于ROBODOC机器人系统改进而来，包含TPLAN和TCAT两个子系统。TPLAN系统主要用于术前规划，TCAT系统由一系列传感器、全自动机械臂及相应的截骨工具共同组成，最早是为THA设计，但其在2019年已获得美国FDA批准扩展到TKA中，该系统是基于术前影像导航的主动手术机器人，属于开放型系统，可兼容不同厂商、多种型号的关节假体。该系统的优势在于能积极地进行股骨的准备，还可以引导髋臼磨锉和机械臂辅助髋臼杯植入，术中在暴露术野后仅使用手持传感设备在关节表面完成标记点定位，之后机械臂根据术前规划在关节面自动磨削、钻孔；最后仍需要术者用传统方式植入假体。研究结果显示其在THA中，精确性和可重复性方面都有明显的优势。然而由于应用时间短、范围小，缺乏高质量随访的研究，该机器人系统的有效性仍有待确定。

（二）MAKO机器人

MAKO是更新一代手术机器人的代表，与ROBODOC机器人不同的是，MAKO机器人属于半主动式的封闭系统。MAKO机器人的前身是ACROBOT机器人，最早是由伦敦帝国理工学院研发的一款基于力反馈的主动限制式机器人，2013年其相应的技术和专利被Stryker公司并购，目前是全球范围内装机数量最多的关节置换手术机器人系统。目前，MAKO机器人也是国内关节领域应用最多的机器人，是一款不仅能辅助进行THA并且也能辅助进行TKA和膝单髁置换术（unicompartmental knee arthroplasty，UKA）的多功能手术机器人。中国人民解放军总医院、上海市第六人民医院、北京积水潭医院等多家医院均引入了该机器人。该系统同样需要术前CT来制订术前计划及术中导航，然后术者在机械臂的辅助和限定下，进行磨锉、切割等操作。更重要的是，MAKO机器人可以在术中实时反馈，术者据此可以更改手术计划，然后完成手术。MAKO机器人辅助THA手术假体位置明显优于传统手术。目前，大部分MAKO机器人相关研究只能证实其影像学优势，仍需要大量病例的长期随访来证实机器人手术的临床优势。MAKO机器人辅助THA在国内开展较多，截至2022年1月，中国人民解放军总医院骨科已完成MAKO机器人辅助THA近1000例，其中强直性脊柱炎合并融和髋、髋关节发育不良、创伤性关节炎等复杂病例占半数以上，并在髋关节翻修手术中进修了初步尝试（图3-81～图3-83）。对髋关节融合、复杂先天性髋关节发育不良、创伤性关节炎患者来说，同常规手动手术相比，机器人手术可以显著改善髋臼假体位置。

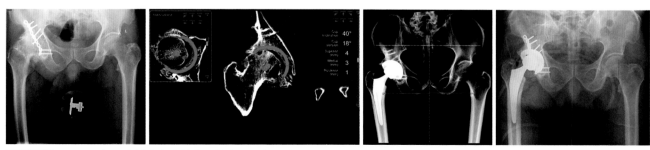

图3-81 MAKO机器人辅助全髋关节置换术用于残留髋臼内固定的创伤性髋关节炎

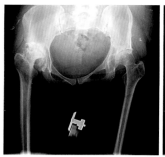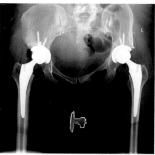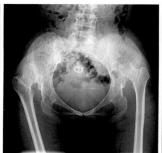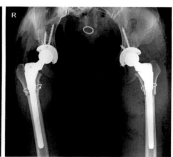

图3-82 MAKO机器人辅助全髋关节置换术用于复杂髋关节发育不良

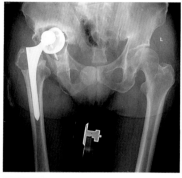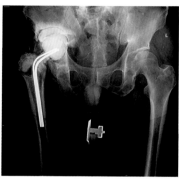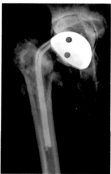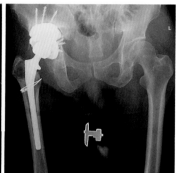

图3-83 MAKO机器人辅助全髋关节翻修手术

　　学习曲线是外科手术不可忽视的重要因素，尤其是操作相对烦琐、需要人机互动的机器人手术。研究证实，MAKO机器人可以缩短手术学习曲线，辅助年轻医生精准完成手术。其中，MAKO机器人辅助THA、TKA及UKA手术分别需要14例、7例、6例手术达到稳定的手术时间，度过学习曲线。

　　未来，随着医工结合的深入，骨科学势必将进一步个性化、微创化及精准化。精准医疗作为未来发展方向，新技术的辅助作用不可或缺。但是，每项新技术的临床应用仍需要密切观察和随访验证，只有历经考验，方能真正推动骨科医疗卫生事业的发展，造福于患者。

（孔祥朋　柴　伟　付　君　陈继营）

参考文献

［1］Abdel MP, Houdek MT, Watts CD, et al. Epidemiology of periprosthetic femoral fractures in 5417 revision total hip arthroplasties: a 40-year experience [J]. Bone Joint J, 2016, 98-B (4): 468-474.

［2］Abdel MP, Watts CD, Houdek MT, et al. Epidemiology of periprosthetic fracture of the femur in 32 644 primary total hip arthroplasties: a 40-year experience [J]. Bone Joint J, 2016, 98-B (4): 461-467.

［3］Akbar M, Aldinger G, Krahmer K, et al. Custom stems for femoral deformity in patients less than 40 years of age: 70

hips followed for an average of 14 years [J]. Acta Orthop, 2009, 80 (4): 420-425.

［4］Amanatullah DF, Pallante GD, Floccari LV, et al. Revision Total Hip Arthroplasty Using the Cement-in-Cement Technique [J]. Orthopedics, 2017, 40 (2): e348-e351.

［5］Amanatullah DF, Sucher MG, Bonadurer GF 3rd, et al. Metal in total hip arthroplasty: wear particles, biology, and diagnosis [J]. Orthopedics, 2016, 39 (6): 371-379.

［6］Bedard NA, Burnett RA, Demik DE, et al. Are trends in total hip arthroplasty bearing surface continuing to change? 2007-2015 usage in a large database cohort [J]. J Arthroplasty, 2017, 32 (12): 3777-3781.

［7］Bedard NA, Callaghan JJ, Stefl MD, et al. Systematic review of literature of cemented femoral components: what is the durability at minimum 20 years follow up? [J]. Clin Orthop Relat Res, 2015, 473 (2): 563-571.

［8］Breusch SJ, Lukoschek M, Kreutzer J, et al. Dependency of cement mantle thickness on femoral stem design and centralizer [J]. J Arthroplasty, 2001, 16 (5): 648-657.

［9］Carnes KJ, Odum SM, Troyer JL, et al. Cost analysis of ceramic heads in primary total hip arthroplasty [J]. J Bone Joint Surg Am, 2016, 98 (21): 1794-1800.

［10］Charnley J. Anchorage of the femoral head prosthesis to the shaft of the femur [J]. J Bone Joint Surg Br, 1960, 42B: 28-30.

［11］Clauss M, Breusch SJ. The 'French paradox' may not be a paradox after all-but for what reason? [J]. Bone Joint J, 2019, 8 (1): 1-2.

［12］Cnudde PH, Kärrholm J, Rolfson O, et al. Cement-in-cement revision of the femoral stem: analysis of 1179 first-time revisions in the Swedish Hip Arthroplasty Register [J]. Bone Joint J, 2017, 99-B (4 Suppl B): 27-32.

［13］Cooper HJ, Della Valle CJ, Berger RA, et al. Corrosion at the head-neck taper as a cause for adverse local tissue reactions after total hip arthroplasty [J]. J Bone Joint Surg Am, 2012, 94 (18): 1655-1661.

［14］Crawford RW, Psychoyios V, Gie G, et al. Incomplete cement mantles in the sagittal femoral plane: an anatomical explanation [J]. Acta Orthop Scand, 1999, 70 (6): 596-598.

［15］Crowninshield RD, Brand RA, Johnston RC, et al. The effect of femoral stem cross-sectional geometry on cement stresses in total hip reconstruction [J]. Clin Orthop Relat Res, 1980, (146): 71-77.

［16］D'antonio JA, Sutton K. Ceramic materials as bearing surfaces for total hip arthroplasty [J]. J Am Acad Orthop Surg, 2009, 17 (2): 63-68.

［17］De Martino I, Strigelli V, Cacciola G, et al. Survivorship and Clinical Outcomes of Custom Triflange Acetabular Components in Revision Total Hip Arthroplasty: A Systematic Review [J]. J Arthroplasty, 2019, 34 (10): 2511-2518.

［18］DeBoer DK, Christie MJ, Brinson MF, et al. Revision total hip arthroplasty for pelvic discontinuity [J]. J Bone Joint Surg Am, 2007, 89 (4): 835-840.

［19］Dustin, Briggs. The Evolution of the Femoral Stem Design in Total Hip Arthroplasty [J]. UNM Orthopaedic Research Journal, 2013, 2 (2013): 24-25.

［20］Ebramzadeh E, Sangiorgio SN, Longjohn DB, et al. Initial stability of cemented femoral stems as a function of surface finish, collar, and stem size [J]. J Bone Joint Surg Am, 2004, 86 (1): 106-115.

［21］Giardina F, Castagnini F, Stea S, et al. Short Stems Versus Conventional Stems in Cementless Total Hip Arthroplasty: A Long-Term Registry Study [J]. J Arthroplasty, 2018, 33 (6): 1794-1799.

［22］Giebaly D E, Twaij H, Ibrahim M, et al. Cementless hip implants: an expanding choice [J]. Hip Int, 2016, 26 (5): 413-423.

［23］Goodman GP, Engh CA Jr. The custom triflange cup: build it and they will come [J]. Bone Joint J, 2016, 98-B (1 Suppl A): 68-72.

［24］Grupp TM, Holderied M, Mulliez MA, et al. Biotribology of a vitamin E-stabilized polyethylene for hip arthroplasty-Influence of artificial ageing and third-body particles on wear [J]. Acta Biomater, 2014, 10 (7): 3068-3078.

［25］Gulati A, Manktelow ARJ. Even "Cementless" Surgeons Use Cement [J]. J Arthroplasty, 2017, 32 (9S): S47-S53.

［26］Haidukewych GJ, Petrie J. Bearing surface considerations for total hip arthroplasty in young patients [J]. Orthop Clin North Am, 2012, 43 (3): 395-402.

［27］Heckmann ND, Sivasundaram L, Stefl MD, et al. Total hip arthroplasty bearing surface trends in the United States from 2007 to 2014: the rise of ceramic on polyethylene [J]. J Arthroplasty, 2018, 33 (6): 1757-1763.

［28］Hernigou P, Roubineau F, Bouthors C, et al. What every surgeon should know about ceramic-on-ceramic bearings in young patients [J]. EFORT Open Rev, 2017, 1 (4): 107-111.

［29］Hu CY, Yoon TR. Recent updates for biomaterials used in total hip arthroplasty [J]. Biomater Res, 2018, 22: 33.

［30］Huiskes R, Verdonschot N, Nivbrant B. Migration, stem shape, and surface finish in cemented total hip arthroplasty [J]. Clin Orthop Relat Res, 1998, (355): 103-112.

［31］ Jiranek WA, Hanssen AD, Greenwald AS. Antibiotic-loaded bone cement for infection prophylaxis in total joint replacement [J]. J Bone Joint Surg Am, 2006, 88 (11): 2487-2500.

［32］ Khanuja HS, Vakil JJ, Goddard MS, et al. Cementless femoral fixation in total hip arthroplasty [J]. J Bone Joint Surg Am, 2011, 93 (5): 500-509.

［33］ Kim YH, Park JW, Kim JS. Long-Term Results of Third-Generation Ceramic-on-Ceramic Bearing Cementless Total Hip Arthroplasty in Young Patients [J]. J Arthroplasty, 2016, 31 (11): 2520-2524.

［34］ Kuehn KD, Ege W, Gopp U. Acrylic bone cements: mechanical and physical properties [J]. Orthop Clin North Am, 2005, 36 (1): 29-39.

［35］ Kuijpers MFL, Hannink G, Van steenbergen LN, et al. Total hip arthroplasty in young patients in the Netherlands: trend analysis of >19,000 primary hip replacements in the Dutch arthroplasty register [J]. JArthroplasty, 2018, 33 (12): 3704-3711.

［36］ Kumar N, Arora GN, Datta B. Bearing surfaces in hip replacement-Evolution and likely future [J]. Med J Armed Forces India, 2014, 70 (4): 371-376.

［37］ Kurcz B, Lyons J, Sayeed Z, et al. Osteolysis as it pertains to total hip arthroplasty [J]. Orthop Clin North Am, 2018, 49 (4): 419-435.

［38］ Lambert B, Neut D, Van der Veen HC, et al. Effects of vitamin E incorporation in polyethylene on oxidative degradation, wear rates, immune response, and infections in total joint arthroplasty: a review of the current literature [J]. Int Orthop, 2019, 43 (7): 1549-1557.

［39］ Langlais F, Kerboull M, Sedel L, et al. The 'French paradox' [J]. J Bone Joint Surg Br, 2003, 85-B (1): 17-20.

［40］ Li H, Qu X, Mao Y, et al. Custom Acetabular Cages Offer Stable Fixation and Improved Hip Scores for Revision THA With Severe Bone Defects [J]. Clin Orthop Relat Res, 2016, 474 (3): 731-740.

［41］ Li H, Wang L, Mao Y, et al. Revision of complex acetabular defects using cages with the aid of rapid prototyping [J]. J Arthroplasty, 2013, 28 (10): 1770-1775.

［42］ Ling RS. The Use of a Collar and Precoating on Cemented Femoral Stems Is Unnecessary and Detrimental [J]. Clin Orthop Relat Res, 1993, (285): 73-83.

［43］ Liow MHL, Kwon YM. Metal-on-metal total hip arthroplasty: risk factors for pseudotumours and clinical systematic evaluation [J]. Int Orthop, 2017, 41 (5): 885-892.

［44］ Madanat R, Laaksonen I, Graves SE, et al. Ceramic bearings for total hip arthroplasty are associated with a reduced risk of revision for infection [J]. Hip Int: The Journal of Clinical and Experimental Research on Hip Pathology and Therapy, 2018, 28 (3): 222-226.

［45］ Malviya A, Ramaskandhan J, Holland JP, et al. Metal-on-metal total hip arthroplasty [J]. J Bone Joint Surg Am, 2010, 92 (7): 1675-1683.

［46］ Martínez-Moreno J, Merino V, Nácher A, et al. Antibiotic-loaded Bone Cement as Prophylaxis in Total Joint Replacement [J]. Orthop Surg, 2017, 9 (4): 331-341.

［47］ Mcgrath LR, Shardlow DL, Ingham E, et al. A retrieval study of capital hip prostheses with titanium alloy femoral stems [J]. J Bone Joint Surg Br, 2001, 83 (8): 1195-1201.

［48］ Meding JB, Ritter MA, Keating EM, et al. A comparison of collared and collarless femoral components in primary cemented total hip arthroplasty: A randomized clinical trial [J]. J Arthroplasty, 1997, 12 (3): 273-280.

［49］ Mohanty SS, Mohan H, Rathod TN, et al. Patient satisfaction related outcome after total hip arthroplasty; does bearing surface play a role? [J]. J Clin Orthop Trauma, 2020, 11 (Suppl 2): 196-200.

［50］ Moore KD, Mcclenny MD, Wills BW. Custom Triflange Acetabular Components for Large Acetabular Defects: Minimum 10-Year Follow-up [J]. Orthopedics, 2018, 41 (3): e316-e320.

［51］ Murray DW. Cemented femoral fixation: the North Atlantic divide [J]. Bone Joint J, 2013, 95-B (11 Suppl A): 51-52.

［52］ Nandi S, Austin MS. Choosing a Femoral Head: A survey study of academic adult reconstructive surgeons [J]. J Arthroplasty, 2017, 32 (5): 1530-1534.

［53］ Ohsawa S, Fukuda K, Matsushita S, et al. Middle-term results of anatomic medullary locking total hip arthroplasty [J]. Arch Orthop Trauma Surg, 1998, 118 (1-2): 14-20.

［54］ Ong A, Wong KL, Lai M, et al. Early failure of precoated femoral components in primary total hip arthroplasty [J]. J Bone Joint Surg Am, 2002, 84 (5): 786-792.

［55］ Oral E, Muratoglu OK. Vitamin E diffused, highly crosslinked UHMWPE: a review [J]. Int Orthop, 2011, 35 (2): 215-223.

［56］ Parvizi J, Holiday AD, Ereth MH, et al. The Frank Stinchfield Award. Sudden death during primary hip arthroplasty [J]. Clin Orthop Relat Res, 1999, (369): 39-48.

［57］ Paxton EW, Inacio MC, Namba RS, et al. Metal-on-conventional polyethylene total hip arthroplasty bearing surfaces have a higher risk of revision than metal-on-highly crosslinked polyethylene: results from a US registry [J]. Clin Orthop Relat Res, 2015, 473 (3): 1011-1021.

[58] Peters RM, Van Steenbergen LN, Stevens M, et al. The effect of bearing type on the outcome of total hip arthroplasty [J]. Acta Orthop, 2018, 89 (2): 163-169.

[59] Petis SM, Kubista B, Hartzler RU, et al. Polyethylene liner and femoral head exchange in total hip arthroplasty: factors associated with long-term success and failure [J]. J Bone Joint Surg Am, 2019, 101 (5): 421-428.

[60] Rajaee SS, Theriault RV, Pevear ME, et al. National trends in primary total hip arthroplasty in extremely young patients: a focus on bearing surface usage from 2009 to 2012 [J]. J Arthroplasty, 2016, 31 (9 Suppl): 63-68.

[61] Ramos A, Simões JA. The influence of cement mantle thickness and stem geometry on fatigue damage in two different cemented hip femoral prostheses [J]. J Biomech, 2009, 42 (15): 2602-2610.

[62] Ricciardi BF, Nocon AA, Jerabek SA, et al. Histopathological characterization of corrosion product associated adverse local tissue reaction in hip implants: a study of 285 cases [J]. BMC Clin Pathol, 2016, 16: 3.

[63] Ritter MA , Thong AE. The role of cemented sockets in 2004: is there one? [J]. J Arthroplasty, 2004, 19 (4 Suppl 1): 92-94.

[64] Sato T, Nakashima Y, Komiyama K, et al. The Absence of Hydroxyapatite Coating on Cementless Acetabular Components Does Not Affect Long-Term Survivorship in Total Hip Arthroplasty [J]. J Arthroplasty, 2016, 31 (6): 1228-1232.

[65] Scanelli J A, Reiser GR, Sloboda JF, et al. Cemented Femoral Component Use in Hip Arthroplasty [J]. J Am Acad Orthop Surg, 2019, 27 (4): 119-127.

[66] Scheerlinck T, Casteleyn PP. The design features of cemented femoral hip implants [J]. J Bone Joint Surg Br, 2006, 88 (11): 1409-1418.

[67] Sharkey PF, Parvizi J. Alternative bearing surfaces in total hip arthroplasty [J]. Expert Rev Med Devices, 2006, 55: 177-184.

[68] Shen G. Femoral stem fixation [J]. Bone Joint J, 1998, 80-B (5): 557-558.

[69] Sheth NP, Lementowski P, Hunter G, et al. Clinical applications of oxidized zirconium [J]. J Surg Orthop Adv, 2008, 17 (1): 17-26.

[70] Sheth NP, Rozell JC, Paprosky WG. Evaluation and treatment of patients with acetabular osteolysis after total

hip arthroplasty [J]. J Am Acad Orthop Surg, 2019, 27 (6): e258-e267.

[71] Taek KJ, Joon YJ. Implant Design in Cementless Hip Arthroplasty [J]. Hip Pelvis, 2016, 28 (2): 65-75.

[72] Takahashi Y, Yamamoto K, Pezzotti G. Effects of vitamin E blending on plastic deformation mechanisms of highly crosslinked ultrahigh molecular weight polyethylene (HXL-UHMWPE) in total hip arthroplasty [J]. Acta Biomater, 2015, 15: 227-236.

[73] Taunton MJ, Fehring TK, Edwards P, et al. Pelvic discontinuity treated with custom triflange component: a reliable option [J]. Clin Orthop Relat Res, 2012, 470 (2): 428-434.

[74] Thien TM, Chatziagorou G, Garellick G, et al. Periprosthetic Femoral Fracture within Two Years After Total Hip Replacement Analysis of 437,629 Operations in the Nordic Arthroplasty Register Association Database [J]. J Bone Joint Surg Am, 2014, 96 (19): e167.

[75] Toossi N, Adeli B, Timperley AJ, et al. Acetabular components in total hip arthroplasty: is there evidence that cementless fixation is better? [J]. J Bone Joint Surg Am, 2013, 95 (2): 168-174.

[76] Vargas-Hernandez JS, Bingham JS, Hart A, et al. Cemented femoral stems: An invaluable solution [J]. Semin Arthroplasty, 2018, 28 (4): 224-230.

[77] Veldman HD, Heyligers IC, Grimm B, et al. Cemented versus cementless hemiarthroplasty for a displaced fracture of the femoral neck A Systematic Review and Meta-Analysis of Current Generation Hip Stems [J]. Bone Joint J, 2017, 99: 421-431.

[78] Verdonschot N, Huiskes R. Surface roughness of debonded straight-tapered stems in cemented THA reduces subsidence but not cement damage [J]. Biomaterials, 1998, 19 (19): 1773-1779.

[79] Wang B, Hao Y, Pu F, et al. Computer-aided designed, three dimensional-printed hemipelvic prosthesis for peri-acetabular malignant bone tumour [J]. Int Orthop, 2018, 42 (3): 687-694.

[80] Warth LC, Callaghan JJ, Liu SS, et al. Thirty-five-year results after Charnley total hip arthroplasty in patients less than fifty years old. A concise follow-up of previous reports [J]. J Bone Joint Surg Am, 2014, 96 (21): 1814-1819.

[81] Williams HD, Browne G, Gie GA, et al. The Exeter universal cemented femoral component at 8 to 12 years. A study of the first 325 hips [J]. J Bone Joint Surg Br, 2002, 84 (3): 324-334.

[82] Wind MA Jr, Swank ML, Sorger JI. Short-term results

of a custom triflange acetabular component for massive acetabular bone loss in revision THA [J]. Orthopedics, 2013, 36 (3): e260-e265.

[83] Wu GL, Zhu W, Zhao Y, et al. Hip squeaking after ceramic-on-ceramic total hip arthroplasty [J]. Chin Med J, 2016, 129 (15): 1861-1866.

[84] Xia Z, Ricciardi BF, Liu Z, et al. Nano-analyses of wear particles from metal-on-metal and non-metal-on-metal dual modular neck hip arthroplasty [J]. Nanomedicine, 2017, 13 (3): 1205-1217.

[85] Yoon PW, Yoo JJ, Kim Y, et al. The epidemiology and national trends of bearing surface usage in primary total hip arthroplasty in Korea [J]. Clin Orthop Surg, 2016, 8 (1): 29-37.

[86] Zhu YH, Chiu KY, Tang WM. Review article: polyethylene wear and osteolysis in total hip arthroplasty [J]. J Orthop Surg (Hong Kong), 2001, 9 (1): 91-99.

[87] 付君, 倪明, 陈继营, 等. 个性化3D打印多孔钛合金加强块重建重度髋臼骨缺损的早期临床疗效研究 [J]. 中华骨与关节外科杂志, 2018, 11 (6): 401-407.

[88] 李慧武, 朱振安, 毛远青, 等. 快速成型技术在严重髋臼骨缺损翻修术中的应用 [J]. 中华关节外科杂志 (电子版), 2015, 9 (6): 725-731.

[89] 伍旭林, 邱冰, 朱伟民, 等. 钽金属垫块翻修术联合3D打印技术在Paprosky 3型髋臼骨缺损中的疗效评价 [J]. 中国老年学杂志, 2019, 39 (20): 4992-4995.

[90] 徐辉. 人工髋关节假体的分类和应用 [J]. 中华损伤与修复杂志 (电子版), 2009, 4 (2): 129-133.

[91] 张恒辉, 冯建民. 全髋关节置换术生物固定型股骨柄假体临床应用进展 [J]. 国际骨科学杂志, 2013, 34 (5): 348-352.

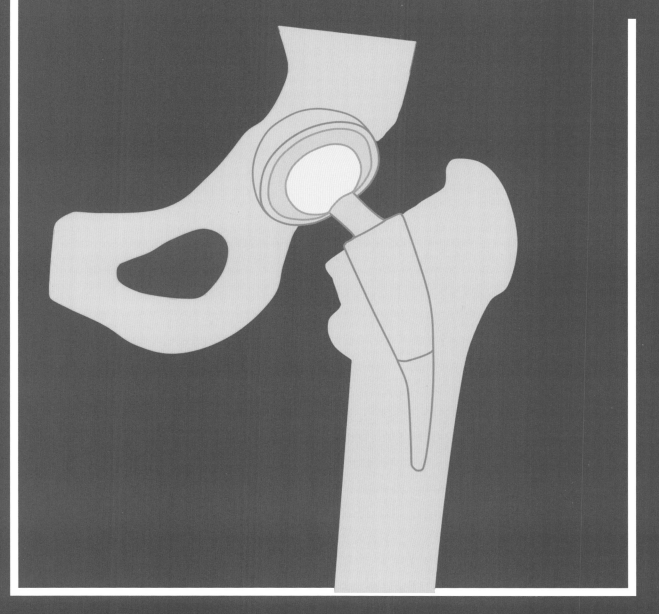

第二篇

髋关节假体的
材料特性及设计

第四章

骨科植入陶瓷的种类及材料学特性

陶瓷是用天然或合成化合物经过成形和高温烧结制成的一类无机非金属材料。陶瓷材料通常具有强度大、硬度高、化学稳定性强、耐磨损腐蚀等一系列优点，于20世纪70年代开始应用于骨科领域。在人工关节领域广泛应用的陶瓷一般为氧化物类生物陶瓷，常见的主要有氧化铝（Al_2O_3）、氧化锆（ZrO_2）及其复合材料。

德国Plochingen的CeramTec公司是世界上最大的医用级氧化铝陶瓷供应商，陶瓷商品名为BIOLOX®。根据CeramTec记录的资料，截至2014年12月，全球已植入超过450万个BIOLOX®股骨头和160万个BIOLOX®髋臼假体。

第一节　人工髋关节假体陶瓷材料的种类

一、氧化铝陶瓷

氧化铝陶瓷具有优异的生物相容性和稳定性，是最常用的生物惰性陶瓷之一，其主要来源是铝土矿和天然刚玉。氧化铝的稳定晶体结构为六边形，其中氧离子（O^{2-}）形成紧密堆积的六边形晶胞，铝离子（Al^{3+}）占据了八面体间隙位置的2/3（图4-1）。氧化铝具有多种同质异晶型，常见的有α-Al_2O_3、β-Al_2O_3、γ-Al_2O_3和θ-Al_2O_3 4种。其中α-Al_2O_3在4种晶型中最稳定，故人工关节用氧化铝陶瓷多为α晶型。

1970年，法国医生Pierre Boutin首次将氧化铝陶瓷制作的人工髋关节假体植入到人体。之后，应用于人工关节的氧化铝陶瓷主要经历了3个发展阶段。第一代氧化铝陶瓷关节假体的生产始于20世纪70年代，使用的是工业氧化铝。由于当时的生产工艺达不到要求，工业氧化铝的纯度较差、相对密度低，并且晶粒尺寸粗大，导致氧化铝陶瓷脆性较大，容易发生破碎。陶瓷股骨头假体破碎发生率＞0.1%。为了提高用于制作人工髋关节假体的氧化铝的质量，国际标准化组织于1980年发布了ISO 6474《外科植入物——陶瓷材料》标准，第二代氧化铝陶瓷关节假体出现。第二代氧化铝陶瓷关节假体降低了氧化铝晶体颗粒的直径，从原有的4.5μm减小到3.2μm，改善了晶体颗粒的排列，提高了氧化铝的相对密度，使陶瓷的性能得到了很大改善。最终陶瓷股骨头假体的破碎发生率从0.1%降至0.014%。但是

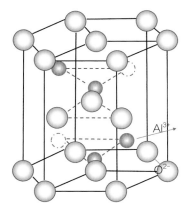

图4-1 氧化铝陶瓷的稳定晶体结构

该标准没能排除晶粒尺寸、密度和纯度等因素对氧化铝质量的影响。第三代氧化铝陶瓷关节假体采用了高纯度纳米级原料，晶粒尺寸更小，性能得到了进一步提高，最终的晶体颗粒直径可控制在2μm以内（图4-2）。并且随着无尘生产车间、热等静压处理、激光蚀刻技术及试验检测技术的发展和应用，第三代氧化铝陶瓷关节假体的硬度和机械性能比前两代产品有了显著提高。尤其是热等静压加工方法的采用，封闭了陶瓷内部的空隙，并且能在相对较低的烧结温度下将多晶的密度推至接近其理论值，使得陶瓷股骨头假体的破碎率大大减小。

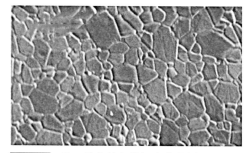

图4-2 第三代烧结氧化铝陶瓷的微观结构

图4-3所示为德国CeramTec公司生产的第一代至第三代氧化铝陶瓷髋关节假体。由于氧化铝陶瓷一般呈淡黄色，故也被称为"黄陶"。1995年推出的第三代氧化铝陶瓷BIOLOX®forte，取得了良好的临床效果（图4-4）。

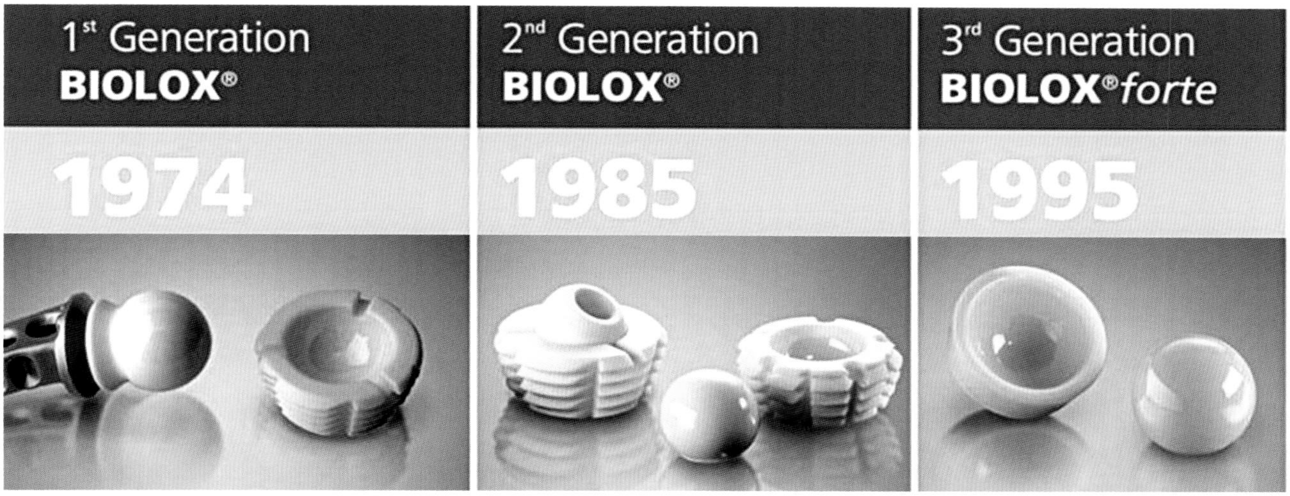

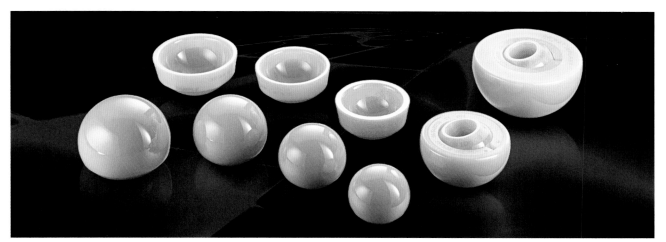

图4-3 CeramTec公司生产的第一代至第三代氧化铝陶瓷髋关节假体，由左至右依次为第一代、第二代和第三代

图4-4 CeramTec公司生产的第三代氧化铝陶瓷髋关节BIOLOX®forte
包括不同尺寸的球头及白杯和内衬。

现阶段针对氧化铝陶瓷材料的最新国际标准为ISO 6474—1:2019《外科植入物——陶瓷材料——第1部分：高纯度氧化铝基陶瓷材料》。该标准对氧化铝的定期生产控制和通用材料规格的检验做出了详细规定，包括材料的堆密度、化学成分、微观结构、强度、杨氏模量、抗断裂韧性、硬度及磨损性能等方面。

二、氧化锆陶瓷

与氧化铝陶瓷一样，氧化锆陶瓷也是一种生物惰性氧化物，但氧化锆比氧化铝具有更高的抗断裂韧性和抗弯强度。氧化锆的主要来源是锆石，锆石经过两次氯化处理后会变成锆，然后与硫化物或氢氧化物沉淀，最后被煅烧成氧化锆。氧化锆为锆的面心立方晶胞（Zr^{4+}）结构，其中氧离子（O^{2-}）占据四面体位点（图4-5）。

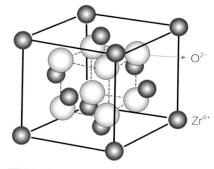

图4-5 氧化锆的立方晶结构

与氧化铝不同的是，氧化锆是一种亚稳态陶瓷，存在立方晶相（$c-ZrO_2$）、四方晶相（$t-ZrO_2$）和单斜晶相（$m-ZrO_2$）3种晶型（图4-6），在温度发生变化时会产生相结构的转变。纯氧化锆在室温时为单斜晶相，温度上升到1170℃时会转变为四方晶相，达到2370℃时会转变为立方晶相。当温度降低时，逐步转化为四方晶相，室温时变为稳定的单斜晶相。但由于四方晶相氧化锆的密度为5.73g/cm³，单斜晶相为5.49g/cm³，所以当温度降低，氧化锆由四方晶相向单斜晶相转变时，体积会膨胀3%~9%。这一晶型结构的改变直接影响陶瓷的使用性能。若相变过程中在扩展裂纹的尖端位置产生压应力场，可有效阻止裂纹的扩展（这种现象称为相变增韧）。但是若控制不当，则相变体积转换也可能使制品发生开裂，影响其作为人工关节的使用寿命，造成灾难性后果。

20世纪90年代，法国的St. Gobain Desmarquest公司作为世界上最大的医用级稳定氧化锆陶瓷供应商，1985—2001年用Prozyr®商标出售了总计50万个氧化锆陶瓷制成的关节部件。但是1998年初，该公司将制造工艺从间歇式炉转变为连续窑或隧道炉，导致自2000年开始，大量的陶瓷断裂问题出现。之后美国FDA提醒外科医生在髋关节置换中不使用该公司的氧化锆陶瓷股骨头假体。2001年8月，该公司停止销售用于骨科的氧化锆陶瓷。此次事件后，氧化锆陶瓷逐渐退出美国和欧洲的骨科生物材料市场。

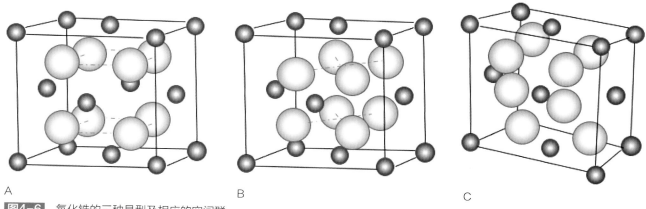

A   B   C

图4-6 氧化锆的三种晶型及相应的空间群
A. 立方晶相；B. 四方晶相；C. 单斜晶相。

三、氧化钇稳定四方晶相氧化锆陶瓷

通过掺杂稳定剂的方式可提高氧化锆的稳定性。常用稳定剂有氧化镁（MgO）、氧化钇（Y_2O_3）、氧化铈（CeO_2）等。由于稳定剂的加入，冷却过程中四方晶相转变为单斜晶相受阻，使其在常温下可以保持原有的四方晶相，防止因体积膨胀而产生裂纹扩展。这种机制在生物型氧化锆陶瓷材料中得到了广泛的应用，如四方晶相氧化锆（tetragonal zirconia polycrystal，TZP）、氧化锆增韧氧化铝（zirconia toughened alumina，ZTA）、氧化镁部分稳定氧化锆（magnesia partially stabilized zirconia，Mg-PSZ）等。其中Mg-PSZ具备优异的表面光洁度和韧性，临床数据表明，Mg-PSZ在人体内不会发生相变。因此Mg-PSZ球头与聚乙烯或高交联聚乙烯髋臼杯组合的髋关节假体最早在美国开始使用。但是其晶粒尺寸分布和机械性能通常不及制造良好、未发生相变的氧化钇稳定四方晶相氧化锆（yttrium-stabilized tetragonal polycrystalline zirconia，Y-TZP）陶瓷。因此，Mg-PSZ的临床应用并不广泛。

理论上，氧化锆基陶瓷材料中，掺杂氧化钇（Y_2O_3）的四方晶相氧化锆（Y-TZP）可以达到理论密度，强度最大、韧性最高，具有微晶粒、缺陷少的特点，力学性能比氧化铝陶瓷更优异。Y-TZP陶瓷的典型微观结构如图4-7所示，其平均粒径低于0.5μm，弯曲强度是氧化铝陶瓷的2~4倍，抗断裂韧性是氧化铝陶瓷的约2倍。优异的力学性能使Y-TZP陶瓷在关节假体的应用上比氧化铝陶瓷更具潜力。1988年，Y-TZP陶瓷球头开始投入临床使用。由于氧化锆-氧化铝组配的关节假体和氧化锆-氧化锆组配的关节假体破坏性磨损较大，因此Y-TZP陶瓷球头只能和聚乙烯或高交联聚乙烯髋臼内衬配合使用。

现阶段针对Y-TZP陶瓷的最新国际标准为ISO 13356:2015《外科植入物——基于氧化钇稳定化四方氧化锆（Y-TZP）陶瓷材料》。该标准对Y-TZP材料的密度、成分及微观结构要求见表4-1。Y-TZP的化学成分包括约为5.1%的氧化钇和93%~94%的氧化锆。

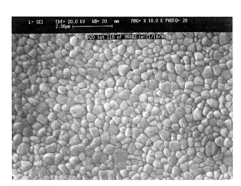

图4-7 Y-TZP陶瓷材料的典型微观结构

表4-1　Y-TZP材料成分结构要求

性质	单位	要求指标	参考文件
堆积密度	g/cm³	≥6.00	ISO 18754 EN 623-2
化学成分			
$ZrO_2+HfO_2+Y_2O_3$		≥99.0	
Y_2O_3		>4.5至≤6.0	
HfO_2	质量分数（%）	≤5	
Al_2O_3		≤0.5	
其他氧化物		≤0.5	
微结构			
晶粒尺寸	μm	粒径≤0.4 标准差≤0.2	ISO 13383-1 ASTM E112
单斜晶相量	摩尔分数（%）	≤20	

由于氧化钇稳定剂的加入，Y-TZP陶瓷中引入的Y^{3+}会替代原先少量的Zr^{4+}。由于价态的差别，会形成氧空位，在150～400℃的潮湿环境中导致Y-TZP失稳，进而导致四方晶相t-ZrO_2向单斜晶相m-ZrO_2转变，最终会导致其力学性能降低。而关节假体在体内被体液包裹，体液中的水分子会通过陶瓷表面层的氧空位进入到氧化锆晶格中，占据原来的氧空位，从而增加了Y-TZP陶瓷关节假体失败的可能性。由于无法完全保证其临床应用的可靠性和稳定性，目前Y-TZP陶瓷关节假体已经停止使用。2003年出现了一种含氧化锆的氧化铝复合陶瓷材料，现在已被公认为当前最先进的生物陶瓷材料。

四、氧化锆增韧氧化铝陶瓷

将氧化铝和氧化锆复合使用是提升陶瓷性能的一种先进方法。在过去的几十年中，人们研究了氧化铝增韧氧化锆（alumina toughened zirconia，ATZ）或氧化锆增韧氧化铝（zirconia toughened alumina，ZTA）复合陶瓷。复合陶瓷的机械性能通常优于单一的氧化铝陶瓷或稳定的氧化锆陶瓷。

ATZ陶瓷通过在氧化钇稳定的氧化锆基体中加入氧化铝颗粒烧制而成。在此组成中，氧化铝具有较高的硬度，而四方晶相氧化锆由于转变为单斜晶相的过程可控，而具有增韧抗冲击优势。Ambarish等对不同氧化铝含量的ATZ陶瓷力学性能的研究发现，随着ATZ中氧化铝的含量从0增加到30%，ATZ的孔隙率和抗断裂韧性降低，而堆积密度和硬度增加，并且随着ATZ陶瓷中氧化铝含量的增加，氧化铝的粒度也会增加，而氧化锆的粒度会减小。ATZ具有64%的四方晶相氧化锆、19%的单斜晶相氧化铝、14%的单斜晶相氧化锆和2%的立方晶相氧化锆。目前，ATZ陶瓷在牙科植入物方面已有大量应用，法国3DCERAM公司已生产出可直接用于3D打印的ATZ陶瓷粉末。ATZ复合材料已显示出其在骨科应用中的可能性，但仍需进一步的研究验证。

ZTA陶瓷是一种氧化铝基复合陶瓷，其综合机械性能优于氧化铝或氧化钇稳定的氧化锆陶瓷。ZTA陶瓷主要由氧化铝基质（Al_2O_3，82%）组成，并添加氧化锆（ZrO_2，17%）、铝酸锶（$SrAl_{12-x}$，0.5%）和氧化铬（Cr_2O_3，0.5%）增强。其中氧化铝为第一相或连续相（70%～95%），氧化锆为第二相（5%～30%）。经过专门设计，氧化锆中的四方晶相向单斜晶相转变被抑制，大部分氧化锆保留在四方晶相。并且在ZTA陶瓷中加入的SrO与氧化铝基质发生反应产生铝酸锶复合物，可形成长柱状晶体颗粒结构，通过提供裂纹尖端钝化和增韧机制强化材料的性能，产生额外阻力防止裂纹扩展。通过控制氧化锆颗粒的相变、控制晶粒形状阻止裂纹扩展、控制晶粒尺寸和添加剂的方式，氧化铝相的机械性能得以增强，具有更高的强度和抗断裂韧性，并且硬度和弹性模量几乎没有降低。同时，在氧化锆增韧氧化铝陶瓷中还保留了高性能氧化铝陶瓷的优异耐磨性。图4-8展示了氧化

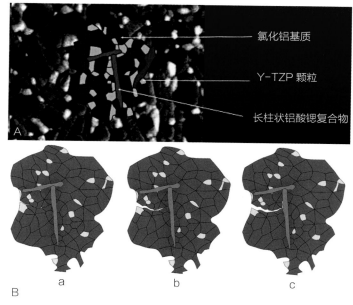

图4-8 ZTA陶瓷材料的微观结构（BIOLOX®delta，A）和增韧机制（B）

氧化铝基质

Y-TZP 颗粒

长柱状铝酸锶复合物

锆增韧氧化铝复合材料的微观结构和长柱状晶体的增韧机制。

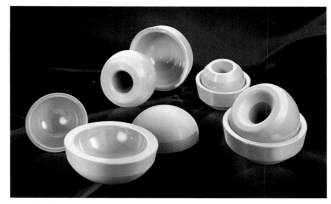

图4-9 ZTA陶瓷髋关节假体部件

当前，商业化的ZTA生物材料髋关节假体主要有CeramTec Medical Products（Plochingen，Germany）的BIOLOX®delta（图4-9）和KYOCERA Medical（Osaka，Japan）的AZ209。我国的人工关节制造商春立医疗、爱康医疗等现均有ZTA陶瓷关节产品BIOLOX®delta推出。自2003年BIOLOX®delta推出以来，在全球已经有超过660万个球头和200万个髋臼杯售出（截至2017年12月底）。

目前，针对ZTA陶瓷的最新国际标准为ISO 6474-2:2019《外科植入物——陶瓷材料——第2部分：氧化锆增韧的高纯氧化铝基复合材料》。该标准规定了生物稳定ZTA陶瓷骨替代材料的特点和相应的测试方法，并对材料的堆积密度、化学成分、微观结构、强度以及放射性、抗断裂韧性、硬度、杨氏模量、周期性疲劳和磨损等做出了规定（表4-2）。我国相应的标准为YY/T 1294.2—2015《外科植入物——陶瓷材料——第2部分：氧化锆增韧高纯氧化铝基复合材料》。

表4-2 ZTA材料成分结构要求

性质	单位	属性分类	要求指标		参考文件
			Type X	Type S	
平均相对堆积密度	%	1	≥99	≥99	ISO 18754 EN 623-2
化学组成					
氧化铝	质量分数（%）	1	60~90	60~90	ISO 12677
氧化锆+氧化铪	质量分数（%）	1	10~30	10~30	
氧化铪在氧化锆中含量	质量分数（%）	1	≤5	≤5	
预期添加剂	质量分数（%）	1	≤10	≤10	
杂质总量	质量分数（%）	1	≤0.2	≤0.2	
微结构					
氧化铝线性截距粒度	μm	1	≤1.5	≤1.5	ISO 1383-1 EN 623-3
氧化铝线性截距粒度的相对标准偏差	%	1	≤25	≤25	
氧化锆线性截距粒度	μm	1	≤0.6	≤0.6	
氧化锆线性截距粒度的相对标准偏差	%	1	≤40	≤40	

五、锆铌合金氧化陶瓷

锆铌合金氧化陶瓷（zirconium niobium alloy oxidized ceramics，OxZrNb）是锆铌合金经高温处理后金

属表面变性形成的氧化锆陶瓷。锆铌合金氧化陶瓷中，铌元素（Nb）为β相稳定元素，可降低相变温度，使得低铌含量的锆铌合金（Zr-Nb）在室温下是由密排六角密堆积结构的α相与体心立方结构的β相组成的双相物质。锆铌合金系平衡相图如图4-10所示。

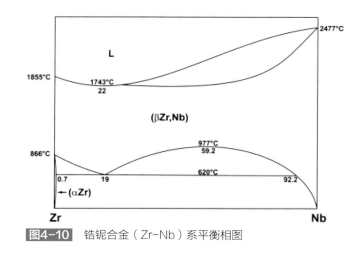

图4-10 锆铌合金（Zr-Nb）系平衡相图

材料的微观组织结构决定其性能特性，Zr-Nb合金的稳定组织按照形态特征可分为魏氏组织、等轴晶组织和网篮组织。魏氏组织可通过在β相区进行加工或者在β相区退火得到，其组织特征为粗大的等轴β晶粒，内部有许多平行排列或编织分布的长条α晶粒，该组织具有很高的抗断裂韧性和蠕变抗力，但是其塑性较差。锆铌合金中的等轴晶组织可以通过在高温变形时发生动态再结晶形成，也可以通过将冷变形后的材料在高温进行退火处理后静态再结晶得到。等轴晶组织中晶粒大小均匀，变形过程中的协调性好，因此具有高塑性。网篮组织可通过合金在相变点附近变形，或在β相区开始变形，在两相区终止变形，变形过程中使原始β晶粒及晶界α破碎，冷却后α丛尺寸减小，α条变短，且各丛交替排列，得到网篮组织。网篮组织也可以通过淬火马氏体再高温回火处理后得到。网篮组织的塑性和抗疲劳性能均高于魏氏组织，但抗断裂韧性低于魏氏组织，为Zr-Nb合金构件中最为常用的组织形态。对于双态组织，该组织主要由等轴的初生α相与转变β相组成，转变β相晶粒是由二次针状α相与残余β相组成，而双态是指主体相α相在组织中有等轴和针状两种形态。

医用锆铌合金氧化陶瓷表面为厚度约5 μm的黑色氧化锆陶瓷层，其结合了金属的强度、陶瓷的表面光滑性、划痕阻力和耐磨性，是一种相对新型的陶瓷材料。这种陶瓷是美国Smith&Nephew Orthopedics公司的专有植入材料，即黑晶假体（图4-11），商品名为Oxinium。Oxinium于1997年12月在临床上首次应用于膝关节，2002年10月首次应用于髋关节，但仅用于全髋关节和全膝关节置换术中与超高分子量聚乙烯或高

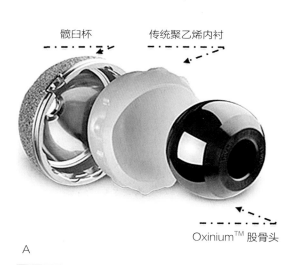

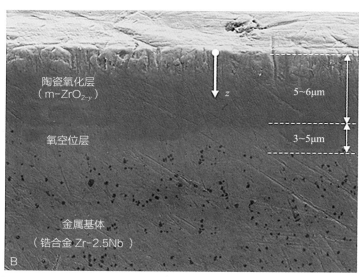

图4-11 Smith&Nephew公司设计的黑晶股骨头假体、超高分子量聚乙烯髋臼内衬和金属髋臼杯
A、B. 黑晶假体由表面的氧化层、亚表面乏氧层和锆合金基质层构成。

交联聚乙烯组成的"软对硬"组配。

黑晶陶瓷球头在全髋关节置换术后的实验和临床研究发现，黑晶球头和钴铬合金球头假体的存活率均优异，两者对聚乙烯髋臼内衬的平均磨损率和假体存活率没有显著差异。但黑晶球头比钴铬合金球头具有更好的可润湿性和更低的磨损率，同时黑晶球头相比陶瓷球头，大大降低了与陶瓷碎裂相关的负面风险。

六、氮化硅陶瓷

氮化硅（Si_3N_4）陶瓷与复合氧化物相比除了具有高抗断裂强度外，还具有高断裂韧性。其相对分子质量为140.28，主要有α-Si_3N_4（颗粒状晶体）和β-Si_3N_4（长柱状或针状晶体）两种晶型（图4-12）。两种晶型均属于六方晶系，均是由Si_3N_4四面体共用顶角构成的三维空间网络。Si_3N_4的维氏硬度为12～13GPa，杨氏模量为300GPa，泊松比为0.270。

用作原料的Si_3N_4粉末主要由α相和少量β相材料组成，β-Si_3N_4晶型属高温稳定晶型，α相在高温下发生相变可转变成β相。常用的Si_3N_4陶瓷部件为β-Si_3N_4晶型。β相晶粒的生长为各向异性，六角形结构的c轴生长速率通常超过垂直于c轴的生长速率。添加剂与Si_3N_4粉体上的天然SiO_2层发生反应，形成包裹Si_3N_4颗粒的液相，有助于致密化过程。冷却时，液相在氮化硅晶粒的边界处凝固形成无定形或部分结晶的玻璃态相，产生的微观结构为优化的细长晶粒，具有高强度、高抗断裂韧性、良好的热稳定性、抗氧化性和化学稳定性等特点。

在烧结过程中，将掺有添加剂（通常6%的氧化钇和4%的氧化铝）的Si_3N_4粉末压实，在温度高于1700℃、压力10～20MPa（压力各向同等）的氮气气氛中进行压实和加热（即热等静压处理）。之后对已经经过热等静压处理的致密Si_3N_4进行热处理，使材料中的晶粒成为细长的棒状形态（图4-13）。因为将亚微米直径的晶粒处理成较大（直径>1μm）的拉长晶粒，可将Si_3N_4的稳态抗断裂韧性值提高至接近10MPa/m²，达到原位增韧的效果。通过原位增韧制备的致密Si_3N_4陶瓷的机械性能优于基于Al_2O_3的陶瓷和复合陶瓷材料。

目前，增强烧结生物陶瓷韧性的微观机制主要有两种：一种

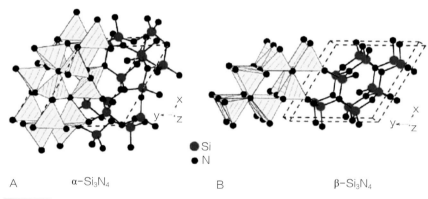

● Si
● N

A　α-Si_3N_4　　　　　B　β-Si_3N_4

图4-12　α-Si_3N_4的晶体结构（A）和β-Si_3N_4的晶体结构（B）

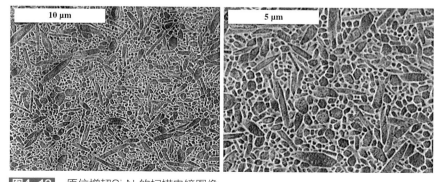

图4-13　原位增韧Si_3N_4的扫描电镜图像
由于Si_3N_4中被拉长的晶粒是随机取向的，因此在抛光的平面视图中它们被切割成不同的界面。

是裂纹面桥接，另一种是以氧化锆为代表的相变增韧（图4-14）。裂纹面桥接机制产生于陶瓷拉长的晶粒或第二相弥散体结构。拉长的晶粒或第二相弥散体在未被破坏前充当"桥梁"，起到局部闭合力的作用，阻止裂纹面进一步扩展。这种力沿着裂纹路径的分布是离散的，离散程度取决于桥接部位的体积分数。迄今为止，仅在非氧化物陶瓷（如Si_3N_4）中发现了有效的裂纹面桥接机制，而氧化物陶瓷的主要增韧机制仍然是相变增韧，即通过在相变过程中产生的压应力场阻止裂纹的扩展。

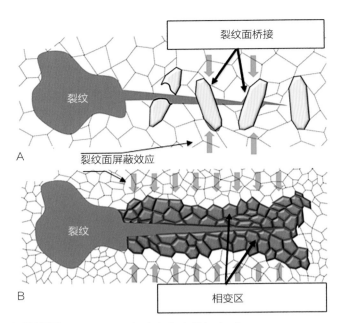

图4-14 裂纹面桥接（A）与相变增韧（B）

Si_3N_4陶瓷用作髋关节假体置换的临床案例最早于2011年初由制造商Amedica报道。目前，Si_3N_4在陶瓷对聚乙烯、陶瓷对陶瓷和陶瓷对金属摩擦界面均有应用。与金属不同，Si_3N_4无磁性，在X线下半透明，且允许磁共振对Si_3N_4植入物附近的软组织成像。另外，Si_3N_4具有良好的生物相容性。研究已证实多孔Si_3N_4陶瓷支持骨骼生长，骨骼生长速率与在大型动物（如绵羊）模型中植入多孔钛金属表面的生长速率相当。陶瓷对金属和陶瓷对陶瓷组配的髋关节假体磨损性能测试表明，Si_3N_4陶瓷的磨损率极低，可与氧化铝陶瓷相媲美或更低。此外，可进一步改善髋、

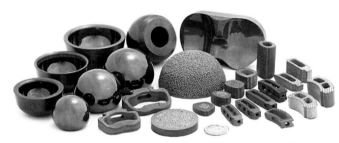

图4-15 Si_3N_4陶瓷在髋关节、膝关节和脊柱置换中的应用形式

膝关节假体磨损和寿命的Si_3N_4部件正不断被优化和开发（图4-15）。

欧盟Lifelongjoint项目（https://lifelongjoints.eu/）提出在髋关节承载表面和头颈连接部位制备功能性氮化硅陶瓷涂层，以降低因磨损、磨损腐蚀以及由此产生的磨损颗粒而导致植入物失效的风险。值得注意的是，Si_3N_4的长期失效率仍然是一个有待研究的问题，它通常涉及非氧化物材料的延迟失效行为。在静态/动态载荷和环境侵蚀的共同作用下，由于先天缺陷而产生的裂纹可能经过较长时间才会发生破坏。因此，预计需要几年或更长时间来充分评估氮化硅作为生物材料的可能性。

第二节 人工髋关节假体陶瓷的材料学特性

一、陶瓷的生物相容性

良好的生物相容性是骨科内置物的基本要求。陶瓷一方面不会引起明显的宿主机体反应；另一方面具

有良好的、符合预期使用效果的物理和化学稳定性，能够在预期的使用周期内稳定地发挥作用。例如，氧化铝陶瓷具有优异的生物相容性，在正常生理环境下能耐受体液作用而不发生变化，且表面光滑便于清洁，作为硬组织植入材料，使细菌难以在其表面黏附生长。因而氧化铝陶瓷被广泛用于人工牙根种植体颈部材料、人工关节涂层材料和人工关节球头材料等。

二、陶瓷的机械性能

陶瓷的机械性能主要取决于制造工艺及其内部结构。陶瓷材料的内部结构包括化学键、晶体结构和晶体缺陷等。从晶体结构看，陶瓷材料的原子间结合力主要为离子键、共价键和离子共价混合键。这些化学键不仅结合强度高，还具有方向性。由于结合键的不同，金属和陶瓷材料的性质差异极大，陶瓷的熔点和硬度可能比同种元素的金属高几倍甚至十几倍，如氧化铝陶瓷的熔点约为金属铝的3倍，而硬度则比金属铝高出10多倍。

但是陶瓷的晶体结构较金属更为复杂，对称性低。晶体缺陷（特别是线缺陷和位错）沿最密排面、最密排方向运动所需的临界剪切应力很小。当位错发生大量运动时，会使晶面产生明显的滑移现象，并产生宏观塑性变形。宏观塑性变形前后，金属键的结合强度并不发生明显改变，但是陶瓷中的离子键和共价键则不同。因破坏了正负离子排列的最小能量状态，晶体结构难以复原，可能导致原子键的破坏，出现毫无塑性变形的脆性断裂。

陶瓷材料结构的另一个特点是显微结构的不均匀性和复杂性。金属材料通常从比较均匀的熔融状态冷却凝固而成，随后还可通过冷热加工等手段来改善材料的显微结构，使之均匀化，金属材料通常不含或含极少量气孔。而陶瓷通常由细粉制成，将细粉、水和有机粘合剂混合，然后将混合物压入模具中以获得接近所需几何形状的形状，随后进行热等静压和烧结。在烧结过程中，材料的密度增加而体积缩小，同时会不可避免地出现一定数量的气孔，形成晶界并且晶粒生长导致孔的减少。烧结后，将陶瓷体加工成最终所需的几何形状。但是不同成分和粒度的粉料即使经过充分混合仍难以达到完全均匀的程度，容易在陶瓷成型的过程中形成缺陷。可能使陶瓷股骨头假体在受到远小于材料的静态强度的循环载荷下出现疲劳断裂。为此，国内与国际均出台了相关标准来规范髋关节陶瓷股骨头假体静态、循环抗疲劳强度的测定方法。

陶瓷材料的结构特点决定了其各项性能。总的来说，陶瓷由于其良好的生物相容性、稳定性、骨传导性以及力学性能而广受关注。相比其他金属及高分子植入物材料，陶瓷材料具有更强的力学稳定性和耐腐蚀性。生物领域的先进陶瓷材料具有高熔点、高强度、耐磨损、耐腐蚀等基本属性，但也存在脆性大、难加工、可靠性与可重复性差等致命弱点。表4-3所示为全髋关节假体常用陶瓷材料的机械性能。

表4-3 全髋关节假体常用陶瓷材料的机械性能

性质	20世纪70年代的氧化铝	20世纪80年代的氧化铝	氧化铝（BIOLOX® forte）	Y-TZP	ZTA（BIOLOX® delta）	OxZrNb	Si_3N_4	皮质骨
密度（g/cm³）	3.86	3.94	3.98	6.08	>4.36	5.84	3.15~3.26	1.85
抗弯强度（MPa）	>450	>500	580	1050	1150	NA	800~1100	8~12

性质	20世纪70年代的氧化铝	20世纪80年代的氧化铝	氧化铝（BIOLOX® forte）	Y-TZP	ZTA（BIOLOX® delta）	OxZrNb	Si$_3$N$_4$	皮质骨
抗断裂韧性（MPa/m^2）	4	4	4~5	10.5	5.7	2.2~2.8	8~11	0.6
维氏硬度	1800HV$_{0.1}$	1900HV$_{0.1}$	2300HV$_{0.5}$	1250HV$_{0.5}$	1975 HV$_1$	NA	1326~1632HV$_{0.1}$	NA
晶粒尺寸（μm）	4.5	3.2	<2	<0.5	<1.5	0.4~2	0.5~5.0	NA
杨氏模量（GPa）	380	380	380	210	350	200	300~320	8~12
泊松比	NA	NA	0.23	0.3	0.22	0.34	0.25~0.27	0.6

注：若无说明，均为室温下性能；皮质骨的特性仅供参考。

三、陶瓷的亲水性

关节置换材料表面的亲水性对于润滑的影响尤为重要。全髋关节置换术中假体界面存在三种润滑状态：流体动力润滑、混合润滑和边界润滑（图4-16）。相较于其他材料，陶瓷表面和滑液之间的强氢键使陶瓷材料具有亲水性（图4-17），从而确保陶瓷部件表面形成有效的润滑膜。陶瓷的润湿性能远优于金属和聚乙烯材料（图4-18），使得陶瓷关节在运动中可以达到流体动力润滑和混合润滑两种减磨润滑状态。

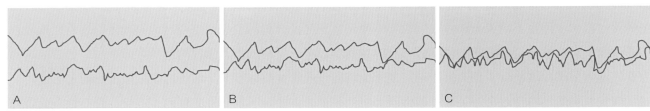

图4-16 假体界面存在的三种润滑状态
A. 流体动力润滑；B. 混合润滑；C. 边界润滑。

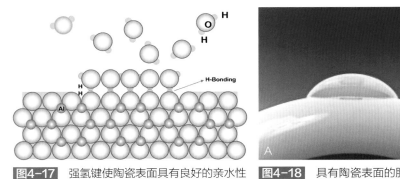

图4-17 强氢键使陶瓷表面具有良好的亲水性

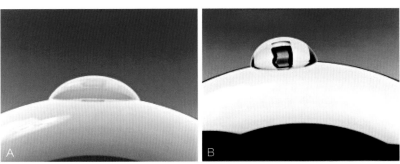

图4-18 具有陶瓷表面的股骨头假体（A）比钴铬合金表面（B）更具亲水性

四、陶瓷的摩擦与磨损性能

天然关节的关节滑液含有大量富含生物大分子的透明质酸等物质，是关节软骨的优良润滑剂，使得健康状态下的关节软骨间的摩擦系数极小，甚至低于0.01。人工关节的摩擦机制与天然关节有巨大差异。陶瓷对陶瓷髋关节假体的摩擦系数为0.002~0.070，低于金属对聚乙烯（0.06~0.10）和金属对金属（0.1~0.3）。

人工关节的摩擦机制主要包括黏着磨损、磨粒磨损和疲劳磨损。严格地讲，人工关节承载面的磨损应该是这三种模式综合作用的结果。与金属、超高分子量聚乙烯等材料相比，陶瓷-陶瓷组配的关节假体具有极低的磨损率，能有效抵抗第三体磨损。且陶瓷磨损产生的磨损颗粒不易造成骨溶解及无菌性松动，也避免了金属腐蚀或磨损造成的金属离子生物毒性问题。

利兹（Leeds）大学的一项研究表明，引发骨溶解的聚乙烯磨损颗粒阈值为500~800mm^3，在关节模拟机中测定磨损率约为40mm^3/MC，按老年患者每年100万步计算，导致骨溶解的聚乙烯髋臼内衬磨损寿命仅为12~20年，青年人则更短。如果磨损率为100mm^3/MC，导致骨溶解的磨损寿命则仅为5~8年。而关于陶瓷的实验表明，当单个细胞内陶瓷磨损颗粒体积＞500μm^{3}时，1年后出现骨溶解，按陶瓷材料年磨损量计算，需要100年以上的磨损颗粒积累才会引发骨溶解。因此仅从磨损率来分析，陶瓷对陶瓷摩擦界面具有明显的优势。

第三节　人工髋关节假体陶瓷材料的发展趋势

随着更坚韧的陶瓷部件和更加耐磨的高交联聚乙烯髋臼内衬在骨科市场的广泛应用，髋关节置换术发展的第一个目标已经实现，即消除患者疼痛和恢复关节功能。现在的研究重点正在向植入物寿命大于20年和应用较少侵入性外科手术的方向转移。与此同时，现阶段人工髋关节趋向于设计和制造直径大于28mm的股骨头假体，以更大限度地降低关节脱位的风险。但较大尺寸的股骨头假体对应的髋臼内衬较薄，增大了陶瓷内衬碎裂的风险。

目前已经在临床上使用的各种陶瓷人工关节材料或多或少在某些方面都存在一定的缺陷，如氧化铝陶瓷的脆性，氧化锆陶瓷的硬度低、耐磨性差，Y-TZP陶瓷在水溶液中不稳定等。陶瓷材料的这些缺陷以及存在的断裂风险和摩擦噪声问题，成为了人工陶瓷髋关节全面替代金属关节的障碍。在过去40年中，研究者们不断改进关节置换的陶瓷材料，以使其具有更加可靠的性能。就强度和韧性而言，非氧化物陶瓷（如Si$_3$N$_4$）具有超越目前骨科市场上氧化物陶瓷及其复合材料的潜力。这种新型生物材料的出现使得用陶瓷部件进行髋关节表面置换术成为可能。另外，在金属部件上形成低摩擦系数和结构坚固的表面层（即天然氧化膜而不是涂层）；开发新型韧性更强的陶瓷使其断裂风险大大降低；可用于陶瓷上的微创关节；由陶瓷表面重修组成的髋关节植入物等均具有巨大的发展前景。

（崔　文　张亚丽　史鸿星　靳忠民）

参考文献

［1］Boutin P. Total arthroplasty of the hip by fritted aluminum prosthesis. Experimental study and 1st clinical applications [J]. Rev Chir Orthop Reparatrice Appar Mot, 1972, 58 (3): 229-246.

［2］王坤, 张垠, 艾佳楠, 等. 陶瓷材料在人工关节中的应用与发展趋势 [J]. 中国陶瓷, 2012 (12): 6-9.

［3］Kurtz SM, Ong K. 7-Contemporary Total Hip Arthroplasty: Alternative Bearings. In: Kurtz SM, editor. UHMWPE Biomaterials Handbook (Third Edition). Oxford: William Andrew Publishing, 2016.

［4］Hasirci V, Hasirci N. Fundamentals of Biomaterials: Springer, 2018.

［5］Cales B. Zirconia as a sliding material: Histologic, laboratory, and clinical data [J]. Clin Orthop Relat Res, 2000 (379): 94-112.

［6］Piconi C, Maccauro G. Zirconia as a ceramic biomaterial [J]. Biomaterials, 1999, 20 (1): 1-25.

［7］Masonis JL, Bourne RB, Ries MD, et al. Zirconia femoral head fractures: A clinical and retrieval analysis [J]. J Arthroplasty, 2004, 19 (7): 898-905.

［8］Derbyshire B, Fisher J, Dowson D, et al. Comparative study of the wear of UHMWPE with zirconia ceramic and stainless steel femoral heads in artificial hip joints [J]. Med Eng Phys, 1994, 16 (3): 229-236.

［9］ISO 13356:2015, Implants for surgery Ceramic materials based on yttria-stabilized tetragonal zirconia (Y-TZP). 2015.

［10］Piconi C, Maccauro G, Muratori F, et al. Alumina and Zirconia Ceramics in Joint Replacements [J]. J Appl Biomater Biomech, 2003, 1 (1): 19-32.

［11］Gadow R, Kern F. Novel Zirconia-Alumina Nanocomposites Combining High Strength and Toughness [J]. Advanced Engineering Materials, 2010, 12 (12): 1220-1223.

［12］Willmann G, von Chamier W, Pfaff HG, et al. Biocompatibility of a new alumina matrix biocomposite AMC. In: Giannini S, Moroni A, editors. Bioceramics. Key Engineering Materials. 192-1. Zurich-Uetikon: Trans Tech Publications Ltd, 2000.

［13］Begand S, Oberbach T, Glien W. Mechanical properties of hip joint heads made of the dispersion ceramic-Alumina toughened zirconia. In: Nakamura T, Yamashita K, Neo M, editors. Bioceramics 18, Pts 1 and 2. Key Engineering Materials. 309-3112006.

［14］Begand S, Oberbach T, Glien W. Tribological behaviour of an alumina toughened zirconia ceramic for an application in joint prostheses. In: Nakamura T, Yamashita K, Neo M, editors. Bioceramics 18, Pts 1 and 2. Key Engineering Materials. 309-3112006.

［15］Schwarzer E, Holtzhausen S, Scheithauer U, et al. Process development for additive manufacturing of functionally graded alumina toughened zirconia components intended for medical implant application [J]. J European Ceramic Society, 2019, 39 (2): 522-530.

［16］Evans AG, Cannon RM. Overview no. 48: Toughening of brittle solids by martensitic transformations [J]. Acta Metallurgica, 1986, 34 (5): 761-800.

［17］Maji A, Choubey G. Microstructure and Mechanical Properties of Alumina Toughened Zirconia (ATZ) [J]. Mater Today-Proc, 2018, 5 (2): 7457-7465.

［18］Kurtz SM, Kocagöz S, Arnholt C, et al. Advances in zirconia toughened alumina biomaterials for total joint replacement [J]. J Mech Behav Biomed Mater, 2014, 31: 107-116.

［19］Masson B. Emergence of the alumina matrix composite in total hip arthroplasty [J]. Int Orthop, 2009, 33 (2): 359-363.

［20］Affatato S, Torrecillas R, Taddei P, et al. Advanced nanocomposite materials for orthopaedic applications. I. A long-term in vitro wear study of zirconia-toughened alumina [J]. J Biomed Mater Res B Appl Biomater, 2006, 78 (1): 76-82.

［21］ISO 6474-2:2019 Implants for surgery—Ceramic materials—Part 2: Composite materials based on a high-purity alumina matrix with zirconia reinforcement.

［22］Sheth NP, Lementowski P, Hunter G, et al. Clinical applications of oxidized zirconium [J]. J Surg Orthop Adv, 2008, 17 (1): 17-26.

［23］Bourne RB, Barrack R, Rorabeck CH, et al. Arthroplasty Options for the Young Patient: Oxinium on Cross-linked Polyethylene [J]. Clin Orthop Relat Res, 2005, 441: 159-167.

［24］Muransky O, Daymond MR, Bhattacharyya D, et al. Load partitioning and evidence of deformation twinning in dual-phase fine-grained Zr-2.5%Nb alloy [J]. Materials Science and Engineering a-Structural Materials Properties Microstructure and Processing, 2013, 564: 548-558.

［25］Malahias M-A, Atrey A, Gu A, et al. Is Oxidized

Zirconium Femoral Head Superior to Other Bearing Types in Total Hip Arthroplasty? A Systematic Review and Meta-Analysis [J]. J Arthroplasty, 2019, 34 (8): 1844-1852.

[26] Jonsson BA, Kadar T, Havelin LI, et al. Oxinium modular femoral heads do not reduce polyethylene wear in cemented total hip arthroplasty at five years [J]. Bone Joint J, 2015, 97-B (11): 1463-1469.

[27] Bal BS, Khandkar A, Lakshminarayanan R, et al. Testing of silicon nitride ceramic bearings for total hip arthroplasty [J]. J Biomed Mater Res B Appl Biomater, 2008, 87 (2): 447-454.

[28] Mazzocchi M, Gardini D, Traverso PL, et al. On the possibility of silicon nitride as a ceramic for structural orthopaedic implants. Part II: chemical stability and wear resistance in body environment [J]. J Mater Sci Mater Med, 2008, 19 (8): 2889-2901.

[29] 于俊杰. 基于显微结构调控的高硬高韧氮化硅陶瓷的研究 [D]. 广州: 广东工业大学, 2019.

[30] Bal BS, Khandkar A, Lakshminarayanan R, et al. Fabrication and Testing of Silicon Nitride Bearings in Total Hip Arthroplasty: Winner of the 2007 "HAP" PAUL Award [J]. J Arthroplasty, 2009, 24 (1): 110-116.

[31] Bal BS, Rahaman MN. Orthopedic applications of silicon nitride ceramics [J]. Acta Biomaterialia, 2012, 8 (8): 2889-2898.

[32] Rose LRF, Swain MV. Two R Curves for Partially Stabilized Zirconia [J]. J Am Ceramic Society, 1986, 69 (3): 203-207.

[33] Hannink RHJ, Kelly PM, Muddle BC. Transformation toughening in zirconia-containing ceramics [J]. J Am Ceramic Society, 2000, 83 (3): 461-487.

[34] Becher PF. Microstructural Design of Toughened Ceramics [J]. J Am Ceramic Society, 1991, 74 (2): 255-269.

[35] Pezzotti G, Yamamoto K. Artificial hip joints: The biomaterials challenge [J]. J Mech Behav Biomed Master, 2014, 31: 3-20.

[36] Fett T, Munz D, Kounga Njiwa AB, et al. Bridging stresses in sintered reaction-bonded Si_3N_4 from COD measurements [J]. J European Ceramic Society, 2005, 25 (1): 29-36.

[37] Gilbert CJ, Dauskardt RH, Ritchie RO. Behavior of Cyclic Fatigue Cracks in Monolithic Silicon Nitride [J]. J Am Ceramic Society, 1995, 78 (9): 2291-2300.

[38] Heros RJ, Willmann G. Ceramics in total hip arthroplasty: History, mechanical properties, clinical results, and current manufacturing state of the art [J]. Seminars in Arthroplasty, 1998, 9 (2): 114-122.

[39] Hannouche D, Hamadouche M, Nizard W, et al. Ceramics in total hip replacement [J]. Clin Orthop Relat Res, 2005 (430): 62-71.

[40] Lee MC, Ahn JW. Ceramic femoral prosthesis in TKA-Present and future. Chang JD, Billau K, editors. Berlin 33: Steinkopff Darmstadt, 2007.

[41] Kluess D, Bergschmidt P, Mittelmeier W, et al. Ceramics for joint replacement [M]. Joint replacement technology: Elsevier, 2014.

[42] Kluess D, Mittelmeier W, Bader R. 7-Ceramics for joint replacement. In: Revell PA, editor. Joint Replacement Technology: Woodhead Publishing, 2008.

[43] 李强. 陶瓷对陶瓷人工髋关节的磨擦界面特征 [J]. 中国组织工程研究, 2013, 17 (17): 3184-3191.

[44] 李积武. 医用植入关节用陶瓷材料的摩擦磨损性能 [J]. 科技创新与应用, 2019, 35: 37-38.

[45] 祝云利, 吴海山. 陶瓷材料在人工关节置换术中的应用现状 [J]. 国际骨科学杂志, 2009, 30 (2): 70-73.

[46] 刘庆, 周一新. 人工髋关节摩擦学研究进展 [J]. 国际骨科学杂志, 2009, 30 (2): 74-77.

[47] 丁悦, 秦础强, 刘尚礼. 人工关节磨损颗粒生物学特征研究进展 [J]. 国际骨科学杂志. 2009, 30 (2): 78-80.

[48] Hatton A, Nevelos JE, Matthews JB, et al. Effects of clinically relevant alumina ceramic wear particles on TNF-alpha production by human peripheral blood mononuclear phagocytes [J]. Biomaterials, 2003, 24 (7): 1193-1204.

第五章

陶瓷关节的摩擦学

摩擦学（tribology）是一门研究两个相互作用的表面在相对运动中产生的摩擦、磨损、润滑以及承载设计的科学。摩擦学的研究重点是物体表面，包括微观表面形貌、宏观部件几何形状、承载材料、相对运动状态、载荷以及润滑条件。

对于人工关节的功能，摩擦学起着重要作用。在日常活动中，人工髋关节需要承受高达数倍体重的动态载荷和多种运动方式。摩擦、磨损和润滑等问题均是影响人工关节寿命的关键因素。摩擦是Charnley低摩擦关节的重要考虑因素；磨损不仅影响关节部件的功能，还可能导致磨损颗粒引起不良生物反应；润滑则是降低摩擦和磨损最有效的手段，因此，摩擦学研究在人工关节中具有重要意义。

第一节 摩擦学的理论基础

一、表面及粗糙度

描述物体表面的相关术语包括表面结构、表面轮廓等。根据GB/T 3505—2016《产品几何技术规范（GPS） 表面结构 轮廓法 术语、定义及表面结构参数》（等同于ISO 4287:2014）标准的定义，表面结构通常被划分为具有大范围、不规则间隔的波状起伏（由加工过程中的振动产生），及具有细微凹凸的粗糙表面（在机加工和抛光过程中产生）。在人工髋关节接触表面，前者主要用圆度和波纹度描述，后者主要以粗糙度来描述。

人工髋关节被认为是共形的球窝关节，重要的设计和制造参数包括股骨头和髋臼杯的半径、股骨头和髋臼杯之间的径向间隙（图5-1 A）、圆度、波纹度和粗糙度（图5-1 B、C）。圆度指两个同心球之间的最大径向距离，该距离限制了球头与髋臼杯的实际表面（通常约为几微米）。图5-1 C为名义表面和实际表面的示意图，显示了偏离名义表面轮廓的波纹度和粗糙度的含义，前者的波长比后者更宽。表面粗糙度是指真实的被测表面在微观尺度的不规则性。

描述表面粗糙度最常用的参数包括平均粗糙度R_a和均方根粗糙度R_q，定义为：

$$R_a = \frac{1}{n}\sum_{i=1}^{n}|y_i|$$

（5.1）

$$R_q = \sqrt{\frac{1}{n}\sum_{i=1}^{n}y_i^2}$$

（5.2）

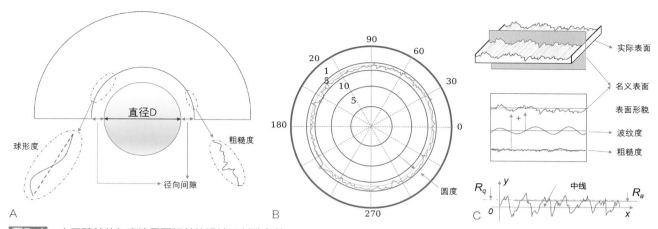

图5-1 人工髋关节与摩擦界面相关的设计及制造参数
A. 设计及制造参数；B. 圆度；C. 名义表面和实际表面的粗糙度和波纹度。

其中：i、n为整数，代表测量y_i高度的点的个数（图5-1C）。然而，应当指出，R_a和R_q只能表示粗糙度的数值信息而并不能提供空间信息。通常，还需要提供所使用的波长和形状等参数。

表面粗糙度可以使用轮廓法测量。相应的测量设备有接触式探针如轮廓仪、白光源或激光源的非接触干涉仪等。依据ISO 4288:1996《产品几何技术规范（GPS） 表面特征 轮廓法 评定表面结构的规则和方法》，测量R_a和R_q时的取样长度和评定长度（包含一个或几个取样长度）选取规则见表5-1。根据YY/T 0809.2-2020（MOD ISO 7206-2:2011+AMD 1:2016，MOD）《外科植入物 部分和全髋关节假体 第2部分：金属、陶瓷及塑料关节面》的要求，陶瓷全髋关节假体股骨关节面的R_a值应≤0.02μm（取样长度取0.08mm）。

表5-1 测量R_a时的取样长度和评定长度

R_a（μm）	取样长度（mm）	评定长度（mm）
$0.006 < R_a \leq 0.02$	0.08	0.4
$0.02 < R_a \leq 0.1$	0.25	1.25
$0.1 < R_a \leq 2$	0.8	4
$2 < R_a \leq 10$	2.5	12.5
$10 < R_a \leq 80$	8	40

二、接触力学

接触力学涉及接触应力和接触面积的问题，其中接触应力既可以存在于摩擦界面（摩擦界面的接触应力也称为接触压力），也可以存在于组件内部。接触力学的研究在人工关节领域十分重要。接触力学参数与摩擦界面摩擦学状态密切相关，常常作为人工关节摩擦学研究的输入条件，而接触应力则是人工髋关节假体设计的重要考虑因素。摩擦学研究通常从配合表面接触问题开始分析，即首先要在宏观水平上估计两个相互接触的物体界面处的接触压力。

接触压力的理论研究通常基于解析方法或数值方法。然而，这两种方法都基于实体是特定条件下的弹性体而非刚性体的基本假设。这意味着它们在负荷加载时会发生形变，移除负载后会立即恢复初始形状。

物体的弹性一般可通过两个指标表征，即弹性模量E（或杨氏模量）和泊松比v。

使用最广泛的量化接触压力和接触面积的解析方法由Hertz在1882年提出。他使用球接触模型（图5-2），假定当球1和球2接触时，相互作用的表面可以近似为半径为a的平面圆，圆的半径取决于负载F、球面半径（R_1和R_2）和材料属性（E_1、v_1及E_2、v_2），根据以下方程计算：

$$a = \sqrt[3]{\frac{3FR}{4E'}} \qquad (5.3)$$

其中，R为等效半径，E'为等效弹性模量。R与E'的计算公式如下：

$$\frac{1}{R} = \frac{1}{R_1} \pm \frac{1}{R_2}, R_2 > R_1 \qquad (5.4)$$

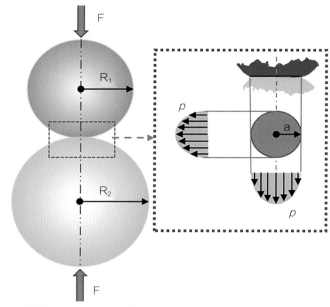

图5-2 Hertz球接触模型

$$\frac{1}{E'} = \alpha \left(\frac{1-v_1^2}{E_1} + \frac{1-v_2^2}{E_2} \right) \begin{cases} \alpha = 1 & \text{非流体润滑} \\ \alpha = \dfrac{1}{2} & \text{流体润滑} \end{cases} \qquad (5.5)$$

式5.4中的符号，对于2号模型若为球体则为正，若是内凹的髋臼杯则为负。因此，压力分布可以计算为：

$$P(x) = P_{max} \sqrt{1 - (x/a)^2} \qquad (5.6)$$

$$P_{max} = 3F / 2\pi a^2 \qquad (5.7)$$

其中，P_{max}为最大压力，位于接触区域的中心。

数值方法（计算机仿真）通常使用有限差分法或有限元法。使用最多的有限元法在建立人工髋关节的接触力学模型时，通常需要考虑如股骨头半径、股骨头和髋臼杯的径向间隙、髋臼杯厚度、关节植入角度等设计参数。对于人工髋关节股骨头和髋臼杯的接触问题，通常采用球窝模型进行分析。为了与球窝几何形状进行比较，需将赫兹ball-in-socket接触模型的水平轴x和接触半径a转换为角坐标和接触半角。使用图5-3所示的等效球面模型做近似计算，等效半径R定义如下：

$$R = \frac{R_{cup}R_{head}}{R_{cup} - R_{head}} = \frac{R_{head}(R_{head} + c)}{c} \approx \frac{R_{cup}R_{head}}{c} \qquad (5.8)$$

式中，R_{cup}为髋臼杯半径，R_{head}为股骨头半径，c为球头和臼杯之间的径向间隙，$c = R_{cup} - R_{head}$。

实验测量方面，可以利用普鲁士蓝测量接触面积，也可以利用压敏膜（Fuji prescale膜）或电阻传感器（TekScan传感器）测量接触压力和接触面积。虽然研究已经证明，电阻传感器具有可实时记录数据、承载范围大、准确性高和可靠性好

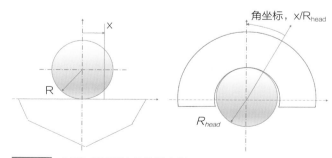

图5-3 球窝式组配的角坐标定义

的优势。但是薄膜传感器及电阻传感器的厚度一般处于100μm量级，所以上述两种传感器都不适用于髋关节植入物的应力测量。

但无论是计算机模拟还是实验测量，确定接触应力都比较困难。使用式5.9可以简单估计施加载荷（W）、平均接触压力（P）和接触面积（A）的关系：

$$P = \frac{W}{A} \qquad (5.9)$$

可见，同等载荷下，接触面积越大，平均接触压力越小。

需要补充的是，上述接触力学的研究方法仅在宏观层面上适用。实际上，摩擦界面在微观尺度上表面粗糙峰之间会发生接触，从而引起更高的应力和应变，导致裂纹、碎屑分离等，引起微损伤。Greenwood等已经提出了多种粗糙接触的统计理论，但它们在髋关节植入物中仍然局限于研究阶段。

三、摩擦

摩擦通常指接触面间相对运动或具有相对运动趋势时产生阻力的现象。尽管摩擦过程往往同时伴随多种运动形式，但通常将其归类为滑动摩擦或滚动摩擦。摩擦可以通过摩擦系数f来量化，该系数定义为界面处的切向摩擦力F和法向力N的比值（图5-4，式5.10）。

图5-4中N和F分别表示在界面处作用于物体的法向力和摩擦力。W和P表示外力。平衡时，力的大小必须满足$W=N$和$F=P$。此外，$N+F$的作用线必须与$W+P$相同，F的方向与运动方向相反。

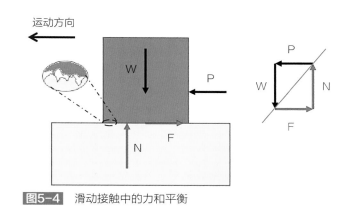

图5-4 滑动接触中的力和平衡

$$f = \frac{F}{N} \qquad (5.10)$$

摩擦系数f值取决于材料、表面粗糙度和润滑剂等，通常介于0.05～1.00。一般认为干摩擦遵循以下三个"经典摩擦定律"：摩擦第一定律（式5.10），即滑动摩擦力与法向载荷成正比；第二定律，即滑动摩擦力与表观（名义）接触面积无关；第三定律，即滑动摩擦力的大小与滑动速度无关。这些定律均从实验观察中得出，并未被严格论证和推导，实际使用中虽然还存在一定局限性，但对科学和技术的相关研究都起到了很大作用。

人工髋关节中，摩擦界面的摩擦力直接影响固定界面的应力传递。在固定界面上，髋臼杯外缘和底部基座（骨水泥或宿主骨）之间的摩擦力S可以通过式5.11计算。

$$S = \frac{fwR_{head}}{R_{fix}} \qquad (5.11)$$

式中，R_{head}为股骨头的半径，R_{fix}为髋臼杯外缘半径，如图5-5所示。

由式5.11可知，为了减少固定界面的摩擦力，需要最大限度地减少摩擦系数及股骨头半径，并增加髋

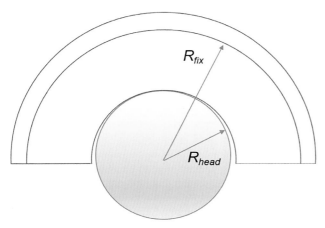

图5-5 髋关节假体的股骨头半径和髋臼杯外缘半径示意

臼杯外缘半径。这些基本上都是Charnley低摩擦关节假体的设计特点。

髋关节假体摩擦系数可以通过摆式髋关节模拟装置测量（图5-6），也可以通过关节模拟器中传感器记录的载荷和摩擦力计算。摆式髋关节模拟装置在测试中假设能量损失仅由摩擦阻尼引起，因此摆幅的衰减与时间呈线性关系。由于摩擦的存在，关节摆动幅度随时间延长而逐渐减小到零。测试将测得的角速度曲线传输到计算机，并从记录的角振幅值中计算出摩擦系数。

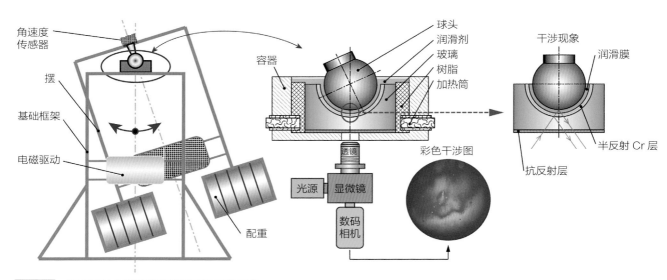

图5-6 摆式髋关节模拟装置测量摩擦系数示意

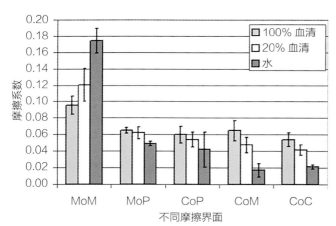

图5-7 不同摩擦界面在不同润滑条件下的摩擦系数（100N-摆动相位载荷）
MoM：金属对金属摩擦界面；MoP：金属对聚乙烯摩擦界面；CoP：陶瓷对聚乙烯摩擦界面；CoM：陶瓷对金属摩擦界面；CoC：陶瓷对陶瓷摩擦界面。

众多研究者通过实验估算了不同摩擦界面组配类型的摩擦系数。图5-7列举了髋关节不同摩擦界面在不同润滑条件下的摩擦系数。相对于使用金属部件的髋关节假体，使用陶瓷部件的摩擦界面普遍具有更低的摩擦系数。

四、润滑

流体或固体润滑剂可以减小接触面间的相互作用力，甚至可以使接触面的粗糙峰完全分离，从而减小摩擦力。健康的滑膜关节面之间存在的滑膜液有助于在摩擦面间形成最大的润滑保护。

人工髋关节润滑机制的研究采用了传统工程领域评估润滑机制的方法。两个表面是否完全被油膜隔开或有部分微凸体接触，与光滑摩擦界面的最小润滑膜厚度h_{min}及两表面综合粗糙度R_a有关。一般用油膜厚度比λ来判断润滑状态为边界润滑、混合润滑还是流体动力润滑，其表达式如下：

$$\lambda = \frac{h_{min}}{R_a} = \frac{h_{min}}{\left[R_{a-head}^2 + R_{a-cup}^2 \right]^{1/2}} \quad (5.12)$$

1. 边界润滑（boundary lubrication） $\lambda \leqslant 1$。其中润滑膜的厚度约为分子大小，粗糙表面的微凸体大量接触，负载几乎全部由微凸体和边界润滑油膜承担，摩擦和磨损都显著增加。

2. 混合润滑（mixed lubrication） $1 < \lambda < 3$。这种润滑方式只有部分粗糙峰接触，部分负载通过微凸体之间的直接接触平衡，部分通过流体动压而平衡。这种润滑状态由流体润滑区域和边界润滑区域混合组成，其中的摩擦学特性取决于流体动力润滑和边界润滑的相对占比大小。

3. 流体膜润滑或流体动力润滑（full film lubrication） $\lambda \geqslant 3$。两摩擦界面之间完全分离，润滑剂的压力使载荷平衡，最重要的参数是润滑剂黏度。在流体动力润滑状态下，摩擦和磨损都最小。但由于润滑剂的黏性剪切作用，且运动在启动和停止的瞬间会造成流体润滑膜的破裂，所以在人工关节中不可能完全消除摩擦和磨损。

利用Stribeck曲线（图5-8）通过摩擦系数与Sommerfeld数（图5-8中横坐标S）的变化也可判断润滑状态。对于给定的几何形状，Sommerfeld数与润滑剂的动力黏度μ、速度v和载荷W的倒数成正比，即：

$$S \propto = \frac{\mu v}{W} \quad (5.13)$$

如果测得的摩擦系数随着Sommerfeld数的增加保持不变、下降或者增加，则与之相关的润滑类型分别为边界润滑、混合润滑和流体动力润滑。

润滑在人工髋关节的摩擦学研究和临床性能研究方面起着重要的作用。关节液固有的边界润滑能力可以降低微凸体直接接触的程度，从而减少关节的磨损。如果关节面形成有效的流体动力润滑，可以使摩擦面完全或者部分分离，进而减小由微凸体接触所承载的总载荷，可以进一步减少磨损。

不同润滑状态的评估方法可以广义地分为理论预测和实验测试两大类。润滑状态理论预测的关键是精确地预测流体膜厚度（h），通常需要在合理的球形（球窝）坐标系下，采用生理条件下获得的空间雷诺方程和弹性力学方程联立求解。运动过程中，人工髋关节假体周围的润滑液在相对较低的剪切速率下表现为明显的非牛顿流体。然而在较高的剪切速率（$10^5/s$）下，髋关节假体周围润滑液被认为是牛顿、等黏度和不可压缩流体。基于图5-9中定义的球坐标系，建立了弹性

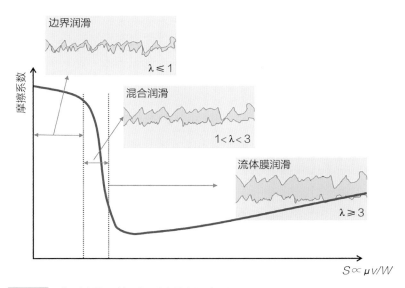

图5-8 典型摩擦系数和相对应的润滑类型

流体动力润滑（elasto-hydro-dynamic lubrication，EHL）模型的控制方程。摩擦界面之间的流体流动的雷诺方程为：

$$\sin\theta\frac{\partial}{\partial\theta}\left(h^3\sin\theta\frac{\partial p}{\partial\theta}\right)+\frac{\partial}{\partial\phi}\left(h^3\frac{\partial p}{\partial\phi}\right)=6\eta R_h^2\sin^2\theta\left(\omega\frac{\partial h}{\partial\phi}+2\Gamma\frac{\partial h}{\partial t}\right)\tag{5.14}$$

其中，p是膜压力，h是膜厚，η是假体周围润滑液的黏度，t是时间，ω是股骨头的角速度，ϕ和θ是图5-9中定义的球坐标。Γ参数起着开关的作用，它可以是1或0，分别代表瞬态或稳态。对于弹性力学方程，由于其复杂的球形外形和假体部件的支撑结构，通常采用有限元法进行求解。

此外，流体膜润滑情况的评估还可以根据被测接触表面的平均粗糙度（R_a）或均方根粗糙度（R_q）预测。润滑膜最小厚度h_{min}的近似润滑状态可以通过经典的等黏弹性润滑的Hamrock-Dowson公式（式5.15）获得。

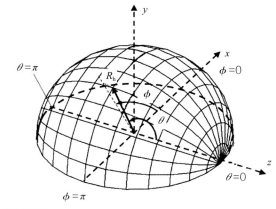

图5-9 球坐标和网格的定义

$$\frac{h_{min}}{R}=2.8\left(\frac{\eta u}{E'R}\right)^{0.65}\left(\frac{W}{E'R^2}\right)^{-0.21}\tag{5.15}$$

式中，等效半径R可通过式5.4计算，等效弹性模量E'通过5.5计算，η表示润滑剂的黏度。u为卷吸速度，可由股骨头角速度ω和股骨头半径R_{head}计算（式5.16）：

$$u=\frac{\omega R_{head}}{2}\tag{5.16}$$

润滑的实验测试可通过在钟摆模拟机上将髋臼杯固定在平台上测试假体的摩擦转矩。实验测试的另一种方法是基于电阻率的测量或超声技术对表面分离的测量直接获得润滑状态。球头和髋臼杯表面的润滑液的分隔作用可以直接通过测量穿过接触面的小电势获得。除了相互接触的微凸体外的其他摩擦面之间需相互绝缘，这样使得接触本身成为电流传输中的阻碍单元，电势通过微凸体的接触会引起相应的小电流。润滑还可通过测量摩擦来间接获得。

在模拟机测试中使用的润滑剂通常是由中性去离子水稀释成的不同浓度的小牛血清。ISO 14242-1:2002《外科植入物　全髋关节假体的磨损　第1部分：磨损试验机的载荷和位移参数及相应的试验环境条件》推荐的小牛血清浓度为25%±2%。但当小牛血清的蛋白浓度变化时，标准推荐的固定百分比就会出现问题。例如，胎牛血清蛋白浓度30～50g/L，新生小牛血清蛋白浓度55～80g/L，牛血清蛋白浓度63～83g/L，这就导致测试润滑液中蛋白质初始浓度不稳定。润滑剂的黏度在人工关节的流体动力润滑中起着重要作用，当处于边界润滑状态时，生物润滑剂中的蛋白质和脂质含量更为重要，这就需要在标准测试中指定蛋白质浓度以确保不同测试机构的髋关节模拟试验过程具有相同的润滑条件。自2012年以来，ISO 14242-1:2012《外科植入物　全髋关节假体的磨损　第1部分：磨损试验机的载荷和位移参数及相应的试验环境条件》已将蛋白质的浓度修改为30g/L。

表5-2估算了人工髋关节各典型组配的润滑状态（平均垂直载荷W=2500 N，股骨头角速度ω=2rad/s，黏度η=2.5mPas）。关节置换后，假体间的润滑液状态与骨关节炎患者的关节滑液状态相似。髋关节置换

术后的实际润滑方式可能比表5-2所报告的更糟。

表5-2 人工髋关节各典型组配润滑状态的理论估计

股骨头-髋臼杯	h_{min}（μm）	R_a（μm）	λ	润滑状态
金属-聚乙烯	0.065~0.144（0.105）	0.1~2.0	0.1~1.0	边界润滑到混合润滑
陶瓷-聚乙烯	0.076~0.107（0.092）	0.1~2.0	0.05~0.90	边界润滑到混合润滑
金属-金属	0.020~0.061（0.041）	0.014~0.071	0.6~2.9	边界润滑到混合润滑
陶瓷-陶瓷	0.035~0.045（0.04）	0.0014~0.0071	5.7~28.3	流体动力润滑

五、磨损

磨损是指因关节面间的相对运动而在两摩擦界面间产生的表面损坏、材料损失或转移。对于人工关节而言，磨损会降低摩擦界面的几何精度，进而影响摩擦界面的摩擦性能和运动方式，了解磨损机制对于减少人工关节磨损十分重要。通常，人工关节置换后主要发生点蚀、擦伤、抛光和分层剥离等磨损现象，一般通过以下5种磨损机制描述基本磨损过程。

1. **磨粒磨损** 通常由硬质颗粒或粗糙峰对较软的对磨副表面的切削作用而引发的软质材料损失。

2. **黏着磨损** 在相对运动过程中，由于两摩擦界面的粗糙峰之间发生局部"焊接"作用，"焊接"部位材料在运动中会发生变形和断裂，从一个摩擦界面转移到另一个摩擦界面。

3. **疲劳磨损** 疲劳磨损则是由于材料亚表层遭受反复的循环接触应力并逐步形成微裂纹而导致的材料损失。

4. **冲蚀磨损** 含有固体颗粒的流体与材料表面接触并发生相对运动，在材料表面引起的材料损失，可分为冲击侵蚀和磨粒侵蚀。如果流体中不含有固体颗粒，侵蚀仍可发生，如雨蚀和气蚀。

5. **腐蚀磨损** 材料与周围介质发生化学或电化学反应引起的材料损失，如氧化磨损。

点蚀和分层剥离通常与疲劳磨损有关，而抛光和擦伤则属于不同程度的磨粒磨损。图5-10展示了黏着磨损、磨粒磨损和疲劳磨损的发生机制。通过使用硬质的光滑摩擦界面（如氧化铝陶瓷），同时在手术过程中进行有效的清洗并对整个关节采取密封措施，可以防止硬质颗粒进入关节面之间，从而减小磨粒磨损。疲劳磨损主要取决于接触应力和承载材料，而两者又取决于假体的设计。特别对于薄的聚合物型髋臼杯或内衬，尽可能地减小接触压力可以避免短期疲劳失效和部件损坏。腐蚀磨损主要取决于金属材料的选择，通常使用相

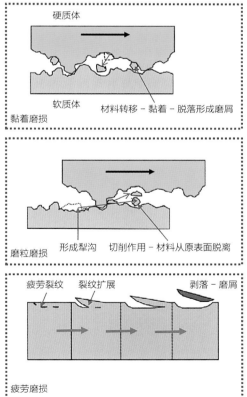

图5-10 黏着磨损、磨粒磨损和疲劳磨损的发生机制

似的金属材料（如钴铬合金）作为金属对金属髋关节假体的摩擦界面。但要注意，由于不同种类的金属材料电势不同，在钴铬合金股骨头和钛合金股骨柄之间的锥连接处，腐蚀磨损会加剧。

在对金属表面进行实验观察的过程中，Archard在1956年提出了一种相当简单的磨损定律，即Archard定律，它指出：

$$V = KWs / H \qquad (5.17)$$

其中，W为法向载荷，H为材料硬度，s为滑动距离，K为（三维）磨损系数。通常，工程上的典型金属摩擦界面的凹凸峰会发生塑性变形以支持外部负载，因此，实际接触面积只是名义接触面积的一小部分。一般认为磨损正比于实际接触面积，用施加的载荷除以金属材料的流动应力计算得到，由此获得式5.18中磨损量和负载之间的比例关系。

$$V = kWx \qquad (5.18)$$

其中，k为磨损因子（单位：$mm^3/N \cdot m$）。磨损体积V与法向载荷W和滑动距离x成正比。

式5.18最初用于研究金属摩擦界面。但对于聚合物摩擦界面，凹凸的摩擦界面即使发生塑性变形也不足以支撑外部负载，这时实际接触面积可能与名义接触面积不存在显著差异。因此，磨损量应该是接触面积的函数，而非负载的函数，即：

$$V = CAx \qquad (5.19)$$

式中，C为磨损系数，X是无量纲量，A为接触面积。磨损因子k或磨损系数C通常由简单销盘磨损实验获得。但销盘磨损实验通常仅作为评估不同承载材料的筛分实验，而人工关节假体的磨损实验一般通过髋关节模拟器进行。髋关节模拟器通常根据ISO标准（14242-1:2009或14243-3:2014）设计，包括最大3kN的动态垂向载荷和屈曲-伸展、内收外展以及内外旋转三个运动。但由于通过关节模拟器进行磨损试验费用昂贵，且需要较长的试验周期，通过计算机建立有限元理论模型对磨损进行预测越来越受到关注，特别是在比较不同设计方案、几何特性等方面。因此，理论模型特别适用对设计参数的筛选分析，也可与实验研究相结合，实现对摩擦磨损机制的探索。

表5-3列举了几种典型髋关节植入物组配的体积磨损率及线性磨损率，其中MC为百万次循环（million cycles，MC）。

表5-3　几种典型髋关节植入物组配的体积磨损率及线性磨损率

典型组配	体积磨损率（mm³/MC）	线性磨损率（μm/MC）
金属对聚乙烯	30~100	100~300
陶瓷对聚乙烯	15~50	50~150
金属对金属	0.1~10.0	2~20
陶瓷对金属	0.02~1.00	N/A
陶瓷对陶瓷	0.02~1.00	1~20

六、磨损颗粒的生物学反应

磨损产生的磨损颗粒会引起机体的不良反应，造成骨溶解和假体松动。目前，磨损颗粒导致的不良反应已成为研究人员需要解决的主要问题。据报道，71%的骨水泥型髋关节假体的失效是由无菌性松动所致。近年来，人们已经认识到关节假体长期磨损或离解产生的颗粒所诱导的生物学反应是导致无菌性松动的最重要原因。植入材料的磨损颗粒所诱导的细胞活化反应、细胞因子释放及其酶类激活等生物学反应被认为与全髋关节置换术中假体周围骨溶解和无菌性松动显著相关。生物摩擦学的研究不仅应该考虑人工植入物的摩擦、磨损、润滑，还必须考虑由于磨损颗粒造成的生物学反应。

研究显示，聚乙烯磨损颗粒有长度达到250μm的薄片微粒、小纤维、碎片和直径0.1~0.5μm的亚微米球形微粒。虽然大尺寸的磨损颗粒在磨损颗粒总体积中占有较大的比例，但体内分布的磨损颗粒大小主要集中在0.1~0.5μm，髋关节模拟器体外实验也证明大多数的磨损颗粒尺寸在0.1~1.0μm。这意味着尺寸较小的磨损颗粒对人体的生物学影响十分显著。此外，高交联超高分子量聚乙烯的磨损颗粒通常更细小，可能具有更高的生物学活性，总体来说，与传统聚乙烯相比，高交联超高分子量聚乙烯的总体生物学活性只提高了3~4倍。

相比聚乙烯磨损颗粒，体内产生的陶瓷磨损颗粒尺寸呈双峰分布，10~20nm的纳米级磨损颗粒占大多数，其次是0.1~10μm的亚微米级磨损颗粒。髋关节模拟器测试发现，在标准磨损条件下，仅有纳米尺寸的陶瓷磨损颗粒产生；在微分离条件下，还会有大尺寸的陶瓷磨损颗粒产生。因此，对于陶瓷对陶瓷髋关节假体，微分离不仅在模拟器上产生了磨损，而且在形态学上也与临床磨损颗粒表现一致。对在微分离条件下产生的陶瓷磨损颗粒进行的生物学反应研究显示，虽然磨损颗粒能够诱发巨噬细胞释放溶骨性促炎因子，但是在不发生极其严重的磨损情况下，临床上不会引起骨溶解。而且，陶瓷磨损颗粒与金属磨损颗粒相比更具生物惰性，陶瓷磨损颗粒的生物学活性相对比较低，因此其引起的关节周围软组织的生物学反应大幅降低，基本没有细胞毒性。研究磨损颗粒的生物学反应与研究摩擦界面摩擦学同样重要。表5-4总结了不同的髋关节植入物摩擦界面对不同尺寸磨损颗粒的生物学反应。

表5-4　不同摩擦界面髋关节假体的磨损颗粒尺寸及生物学反应

摩擦界面	磨损颗粒及磨损颗粒直径（μm）	生物学反应
金属/陶瓷对聚乙烯	超高分子量聚乙烯，0.01~1.00	巨噬细胞/破骨细胞/骨质溶解
金属对金属	金属离子，0.02~0.10	低骨质溶解，细胞毒性
陶瓷对陶瓷	陶瓷，0.01~0.02 （标准操作条件下）	生物惰性，低细胞毒性
	陶瓷，0.1~10.0（微分离条件下）	巨噬细胞/破骨细胞/骨质溶解

第二节　陶瓷对陶瓷髋关节

氧化铝对氧化铝陶瓷早在20世纪70年代即作为髋关节植入物使用。氧化锆对氧化锆或氧化锆对氧化铝陶瓷组配的髋关节植入物自2000年左右开始受到广泛关注。陶瓷对陶瓷髋关节组合在临床和模拟器研究中均展示出非常低的磨损率，虽然陶瓷磨损颗粒也会在一定程度上导致骨溶解，但是其导致的全身性影响远小于金属磨损颗粒。

一、接触力学

接触力学在陶瓷对陶瓷植入物部件的异常磨损中起着重要作用，如由于髋臼杯过度倾斜以及股骨头与髋臼杯之间的微分离和边缘接触等，这些非理想情况的出现会导致临床和模拟器测试取出的股骨头上产生非正常磨损条纹。

股骨头与髋臼杯之间的径向间隙以及陶瓷髋臼的厚度对预测的接触应力和接触面积具有很大影响。径向间隙增大会增加球头与髋臼杯的接触应力。Cilingir在3200N的标称载荷下，利用有限元模型将球头和髋臼杯之间的径向间隙从0.05mm增加至0.15mm，发现接触面积从61.25mm²减少到24.92mm²，最大接触压力显著增加，从20MPa增加至约70MPa。Mak等的有限元模型和赫兹接触计算结果也发现与之相一致的结论。陶瓷球头与陶瓷内衬的接触面积随球头直径的增大而增大，接触应力随着接触面积的增加而降低。在载荷为10kN时，28mm球头对应的接触面积为125mm，36mm球头对应的接触面积为170mm；直径36mm球头和内衬垫关节面的最大应力比直径28mm球头低30%～40%。

在微分离条件下，由于髋臼杯的上外侧边缘与股骨头之间发生边缘接触，进而影响陶瓷对陶瓷髋关节植入物的接触力学。微分离会导致边缘接触和接触应力增加，应力的增加程度主要取决于微分离的程度、股骨头与髋臼杯间的径向间隙以及髋臼杯倾角。对于较小的微分离距离（小于直径间隙），会在髋臼杯内发生接触；随着微分离距离的进一步增加，髋臼杯内衬上外侧缘与股骨头之间会发生边缘接触，接触压力显著增加。预测的接触区域会出现非常类似于在临床取回的和经模拟器测试的陶瓷股骨头上观察到的条状磨损模式。此外，在相对较大的微分离距离下，髋臼杯边缘处引入半径2.5mm的圆角可减少由于边缘接触而引起的接触应力剧增。

对于不同的摩擦界面，计算获得的人工髋关节的最大接触应力如表5-5所示。

表5-5　人工全髋关节摩擦界面最大接触应力预测比较（载荷为2500~3000N）

髋关节的主要设计参数				最大接触应力（MPa）
摩擦界面	股骨头直径（mm）	髋臼杯厚度（mm）	径向间隙（μm）	
金属对金属	28	7	30（30~150）	50
陶瓷对陶瓷	28	5	40（10~40）	80

二、摩擦与润滑

径向间隙和球头直径在硬对硬植入物的润滑方式中具有关键作用。在三维球面上，利用简化的弹性流体动力润滑（EHL）模型估算了MoM（金属对金属摩擦界面）、MoM_{RHR}（表面置换金属对金属摩擦界面）和CoC（陶瓷对陶瓷摩擦界面）3种类型组配的最小膜厚和步态条件下（垂直载荷W=2kN，股骨头角速度ω=2rad/s）的润滑方式，润滑剂为典型滑液（μ=2.5mPa·s），图5-11描绘了典型硬对硬组配的数值模拟结果。

在径向间隙Cl（图5-11A，C）或球头直径D_h（图5-11B，D）相同的情况下，由于陶瓷较高的弹性模

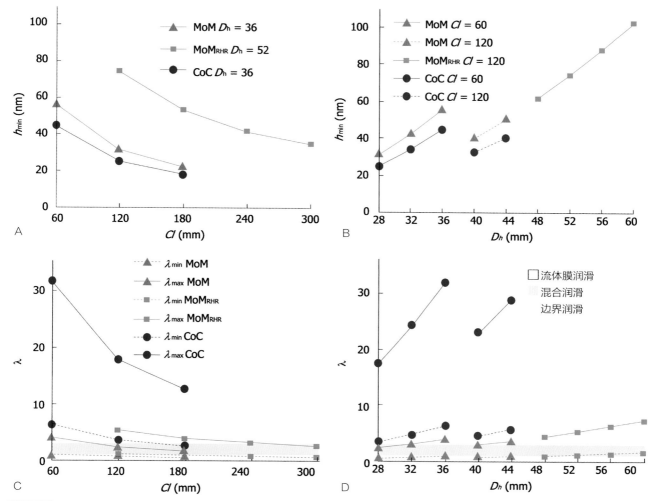

图5-11 径向间隙Cl和球头直径Dh对髋关节植入物润滑的影响
A、B. 最小膜厚h_{min}；C、D. 无量纲膜厚度λ。MoM：金属对金属；CoC：陶瓷对陶瓷。

量，MoM_{RHR}植入物的h_{min}预测值最大，而陶瓷对陶瓷植入物的h_{min}预测值最小。而较低的Cl和较高的D_h可以促进形成较厚的油膜（图5-11A、B）和较大的λ值（图5-11C、D），从而改善润滑状态。

表5-6比较了不同摩擦界面在相应润滑状态下的最小膜厚（λ见式5.11，股骨头直径$R_{head}=14mm$；载荷$W=1.5\sim2.5kN$；流体黏度$\eta=0.0025Pa\cdot s$；股骨头角速度$\omega=1.5rad/s$）。

表5-6　人工髋关节不同摩擦界面的体内最小润滑膜厚度及相应润滑环境理论估算

摩擦界面	最小膜厚（nm）	合成粗糙度（R_a/mm）	λ（润滑状态）
金属对聚乙烯	83	50~1000	0.08~1.70（边界润滑到混合润滑）
金属对金属	36	14~28	1.3~2.6（混合润滑到流体动力润滑）
陶瓷对陶瓷	24	7	3.4（流体动力润滑）

由于陶瓷表面非常光滑，陶瓷对陶瓷植入物是唯一可以在模拟步态条件下进入流体动力润滑的植入物。引入与关节液类似黏度的合成润滑剂，陶瓷对陶瓷髋关节假体同样可以达到非常低的摩擦系数，并处

于流体动力润滑状态。然而，诸如小牛血清等生物润滑剂中所含的蛋白对陶瓷髋关节假体的摩擦系数影响显著，说明陶瓷髋关节假体在体内的润滑状态仍以边界润滑为主。值得一提的是，尽管弹性流体动力润滑（EHL）预测对植入物性能的比较分析以及髋关节植入物优化设计非常有用，但最近的一些文献研究表明，含蛋白质的液体（如润滑液）不适用经典的牛顿EHL模型。但是，实验中球头和髋臼杯摩擦表面仍存在分离，分离的原因究竟是弹性流体动力润滑膜还是边界蛋白膜仍无定论。

三、磨损

陶瓷由于具有良好的耐磨性，被认为是制备高强度耐磨材料的理想材料之一。氧化铝和氧化锆是应用最广泛的人工陶瓷髋关节材料。与其他组合如金属对聚乙烯和氧化铝对聚乙烯相比，在实验室条件下氧化铝对氧化铝及氧化锆对氧化锆陶瓷全髋关节置换显示出极低的磨损率（图5-12）。髋关节磨损过程通常会对陶瓷摩擦界面的主要磨损区域进行非常精细的抛光处理，以至于肉眼几乎无法观察到磨损痕迹，必须通过显微镜才能观测到。

径向间隙、球头直径对陶瓷对陶瓷髋关节的磨损没有显著影响。随着径向间隙的增加，氧化铝陶瓷对氧化铝陶瓷髋关节的累积线性磨损趋于增加，但是累积体积磨损结果却几乎相同。Oberbach等利用髋关节模拟器对直径为28mm、32mm和36mm的陶瓷对陶瓷假体的磨损试验结果表明，尺寸对磨损量的影响没有明显差异。

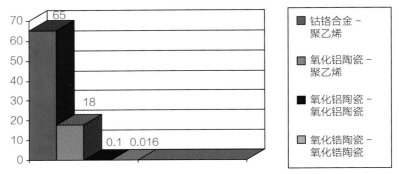

图5-12 不同承载条件下的体积磨损率（mm³/MC）

在临床取出物中，陶瓷摩擦界面可观察到条状磨损，表现为晶粒拉出、表面粗糙度增加，而非条状磨损表现为个别晶粒的轻度抛光和部分麻点。条状磨损已被证明与微分离有关。在髋关节模拟器上引入微分离后的磨损测试证实陶瓷的磨损率明显增加，达到（1.4±0.2）mm³/MC。Stewart等利用髋关节模拟器评估了氧化铝基陶瓷组配在微分离状态下的长期磨损性能。组配选用的氧化铝基复合材料（AMC，75%氧化铝+24%氧化锆+1%混合氧化物）、氧化铝（AL）及第三代热等静压氧化铝（（HIPed AL），其磨损结果如图5-13所示。可见，微分离过程对陶瓷关节的磨损有显著影响，因此提高

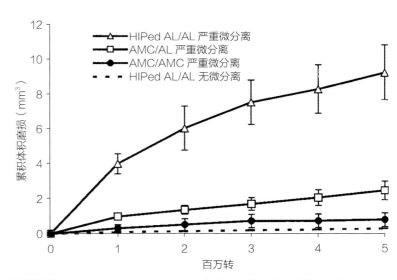

图5-13 氧化铝在严重微分离和在无微分离条件下的磨损体积对比
HIPed AL：第三代热等静压氧化铝；AMC：氧化铝基复合材料；AL：氧化铝。

陶瓷材料的微观结构很重要。目前，大量引入临床的第四代氧化锆增韧氧化铝的复合陶瓷（BIOLOX®delta）可以进一步提高韧性、降低磨损。

在标准测试条件下，陶瓷对陶瓷髋关节植入物的磨损率非常低。表5-7显示了典型硬对硬髋关节组配中陶瓷对陶瓷和金属对金属组合的实测磨损率。陶瓷对陶瓷髋关节的髋臼杯和球头的总磨损率比金属对金属的总磨损率低约35倍，球头磨损率低100～300倍。

表5-7 髋关节模拟研究中陶瓷-陶瓷、金属-金属假体的实测磨损率

球头	髋臼杯内衬	球头直径（mm）	球头磨损率（mg/MC）	髋臼杯内衬磨损率（mg/MC）	总磨损率（mg/MC）
BIOLOX®forte	BIOLOX®forte	28	0.005	0.084	0.089
BIOLOX®delta	BIOLOX®delta	22.2	0.014	0.072	0.086
金属	金属	28	1.570	1.571	3.141

第三节　陶瓷对聚乙烯髋关节

自2012年来，无论是骨水泥型还是非骨水泥型全髋关节初次置换，陶瓷对聚乙烯组配的人工髋关节植入物使用率都显著增加，而陶瓷对陶瓷组配的使用则相应减少。在欧美等国家，陶瓷对聚乙烯组配逐渐开始替代使用最广泛的金属对聚乙烯组配。然而，在评价现代陶瓷对聚乙烯组配的临床研究时，有许多因素需要考虑，包括陶瓷股骨头的类型和聚乙烯内衬的类型。

一、接触力学

Hertz理论方程可用于髋关节置换中的硬对硬摩擦界面。但是，Hertz理论不考虑髋臼杯的厚度，而且它更适用于非一致性的接触。对于陶瓷对聚乙烯组配的软对硬髋关节植入物，通常假设陶瓷球比聚乙烯髋臼杯更坚硬，只有髋臼杯会变形。因此，又引入了另一种称为简单弹性分析的方法来更有效地预测软对硬摩擦界面的接触应力。利用该方法，接触应力p可由聚乙烯杯的泊松比v、弹性模量E、厚度d、径向变形u_r等参数确定，可由下式计算得到：

$$\frac{p}{u_r} = \frac{E}{d} \frac{(1-v)}{(1+v)(1-2v)}$$ （5.20）

图5-14显示了不同直径和不同径向间隙的髋臼内衬在一个步态内单脚着地，载荷最大时刻接触应力分布的仿真结果。随着髋臼杯和球头直径的增加，两者的接触面积逐渐增大，但最大接触应力逐渐减小，股骨头直径由22mm增加到28mm、32mm和36mm时，对应的最大接触应力由14.9MPa，分别降到了11.7MPa、10.64MPa和9.5MPa。在股骨头直径28mm的情况下，随着径向间隙的增加，接触面积在不断减小，接触应力在不断增大。径向间隙0.08mm时对应的最大接触面积约700mm²，0.30mm时对应的最大接触面积约为450mm²，减幅约为36%。而最大接触应力由径向间隙0.08mm对应的10.2MPa，逐渐增大到0.15mm对应的11.7MPa和0.30mm对应的13.8MPa。

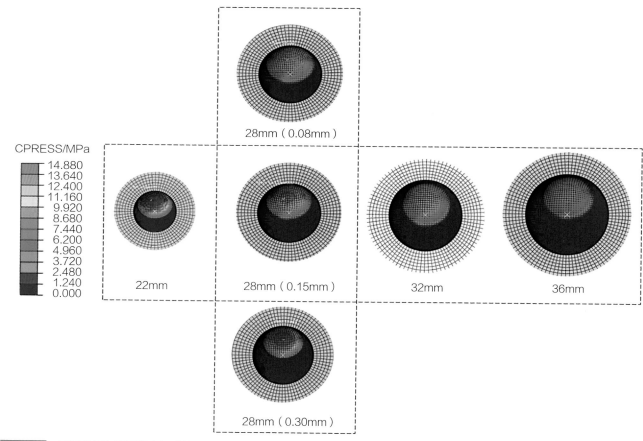

图5-14 不同直径和不同径向间隙的髋臼内衬在步态周期0.15秒时的接触应力分布对比

二、摩擦与润滑

关节磨损的机制较为复杂，受润滑和摩擦系数 f 的共同影响，较低的摩擦系数与形成较厚的润滑膜有关。值得注意的是，自然关节软骨及润滑液在保护关节界面免受机械磨损和促进平滑运动方面起着关键作用（f 低至0.001）。因此，摩擦系数同磨损率和磨损颗粒一样，是评估新开发的髋关节假体功能性和耐用性的重要指标。

不同球头直径下，陶瓷对聚乙烯和金属对聚乙烯假体的摩擦系数 f 如图5-15所示。对于陶瓷对聚乙烯假体，球头直径增加，摩擦系数 f 降低。直径36mm的陶瓷对聚乙烯假体的 f 从第1次测试的0.095开始，并在第10次重复时增加到0.11；直径28mm的陶瓷股骨头对聚乙烯的 f 从第1次测试的0.11开始，并在第10次重复时增加到0.14，明显高于直径36mm的陶瓷股骨头。而金属对聚乙烯假体的球头直径对其 f 无明显影响。球头直径36mm的金属对聚乙烯假体的 f 从0.12开始逐渐增加，并在10次重复测试后稳定在0.18；球头直径28mm的金属对聚乙烯假体的 f 从0.14开始，经过10次重复后逐渐增加到0.19。总体而言，无论大小如何，陶瓷对聚乙烯组配的摩擦系数均比金属对聚乙烯组配低。

球头直径较大、径向间隙较小的陶瓷球头髋关节假体，其摩擦系数较小，可以进一步改善假体摩擦学性能，这一结论与Dowson简化的膜厚方程得到的结论一致。完美光滑表面之间的弹性流体动力膜厚度与球头直径成正比，与径向间隙成反比。当球头直径更大、径向间隙更小时，球窝关节之间的润滑膜厚度会增加。此外，大直径股骨头的髋关节假体脱位的风险明显降低。

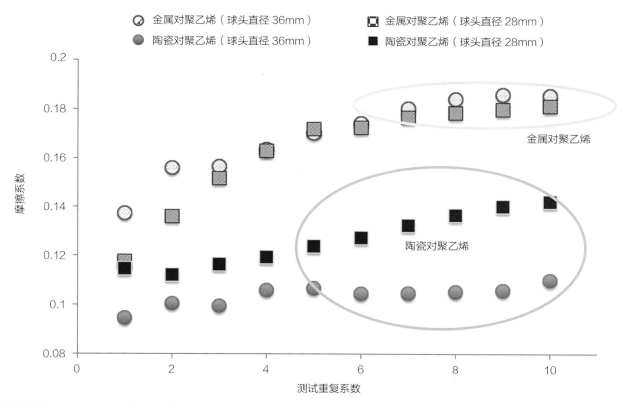

图5-15 球头尺寸对陶瓷对聚乙烯和金属对聚乙烯髋关节假体摩擦系数的影响

三、磨损

根据Maxian等率先提出的Archard-Lancaster磨损方程式（式5.18），磨损量与磨损因子、法向载荷和滑动距离成正比。最近的研究表明，软对硬髋关节组配的磨损因子取决于交叉剪切运动和聚乙烯内衬的接触压力。随着接触应力和交叉剪切比的增加，磨损因子相应增加。因此，在相同滑动距离下，接触应力增加通常会导致髋臼组件的磨损增加。更重要的是，超高分子量聚乙烯组件中的高接触应力可能会超过其屈服应力，同时聚乙烯的屈服应力会由于氧化降解而降低，从而导致塑性变形和聚乙烯部件的灾难性破裂以及植入物的潜在失效。

在牛血清中，对直径22mm和28mm的氧化锆球头和钴铬合金球头的磨损测试表明（图5-16），对于陶瓷对聚乙烯髋关节假体来说，球头直径的增大会相应地增加聚乙烯髋臼内衬的磨损率，增加幅度约为28.5%。但金属对聚乙烯假体的球头直径的增加使内衬的磨损率增加85.7%。且使用氧化锆陶瓷球头时，聚乙烯髋臼杯的磨损比使用钴铬合金球头时减少2～3倍。虽然球头直径增加会相应增加聚乙烯内衬的磨损，但总体而言陶瓷对聚乙烯摩擦界面的髋臼杯寿命是金属对聚乙烯摩擦界面的2倍以上。

西安交通大学靳忠民课题组对直径28mm的钴铬合金股骨头、直径28mm和36mm的第四代复合陶瓷股骨头及相应配套聚乙烯髋臼杯内衬的三种国产人工髋关节组配的磨损性能进行了对比评估，得出的结论相同（图5-17）。对于陶瓷对聚乙烯髋关节假体，大尺寸的球头会带来更大的接触面积及更大的滑动距离，磨损大于小尺寸关节。同时可以直观地看出，第四代陶瓷球头能够有效地降低聚乙烯髋臼杯的磨损。直径28mm的金属对聚乙烯关节假体的体积磨损率为（54.8±1.8）mm³/MC，为同直径的陶瓷对聚乙烯关节假

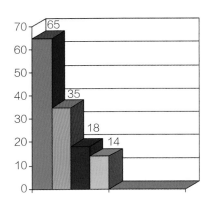

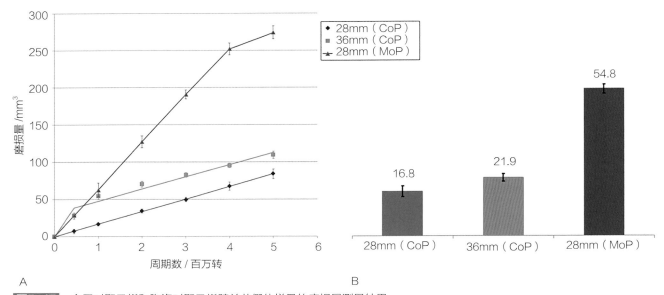

图5-16 股骨头直径22mm和28mm的金属对聚乙烯和陶瓷对聚乙烯摩擦界面的体积磨损率（mm³/MC）

A

B

图5-17 金属对聚乙烯和陶瓷对聚乙烯髋关节假体样品的磨损量测量结果

A. 体积磨损量变化；B. 体积磨损率（mm³/MC）对比。CoP：陶瓷对聚乙烯；MoP：金属对聚乙烯。

体磨损率的3.3倍，是36mm直径的陶瓷对聚乙烯关节假体磨损率的2.5倍。利用仿真磨损模型对球头直径和径向间隙的影响研究同样发现，随着股骨头直径的增大，股骨头与聚乙烯内衬的接触面积增大，磨损增大；随着径向间隙的增大，接触面积减小，磨损减小。

　　有临床数据表明，陶瓷对聚乙烯组配假体较金属对聚乙烯组配假体的磨损性能提高了1.5～4.0倍，磨损量平均减少了50%。此外，与超高分子量聚乙烯相比，高交联聚乙烯的耐磨性能可显著降低整体磨损率，所以大直径股骨头和高交联聚乙烯组配也引起了越来越多研究者的兴趣。Fisher等利用髋关节模拟装置，研究了直径36mm的陶瓷股骨头和钴铬合金股骨头对高交联聚乙烯内衬的磨损特性，结果证明BIOLOX®forte陶瓷球头的磨损率比钴铬合金球头要低50%（表5-8）。

表5-8　直径36mm陶瓷和金属股骨头对高交联聚乙烯内衬在髋关节模拟器200万～700万运动周期内的磨损率

球头	髋臼内衬	股骨头直径（mm）	总磨损率（mm³/MC）
BIOLOX®forte陶瓷球头	高交联聚乙烯	36	4.3
钴铬合金球头	高交联聚乙烯	36	9.5

在陶瓷对陶瓷人工髋关节中，关节松弛和微分离导致球头与髋臼杯的上边缘接触，导致局部损伤和磨损增加。对于陶瓷对聚乙烯髋关节，Williams等的体外模拟器研究表明摆动阶段的微分离导致陶瓷球头与聚乙烯髋臼杯边缘接触，从而使较软的聚乙烯髋臼杯边缘发生局部变形（可能是蠕变引起）。但在标准模拟器条件下，适度交联聚乙烯髋臼杯的磨损体积为（25.6 ± 5.3）mm³/MC，在微分离条件下，降低到（5.6 ± 4.2）mm³/MC。而当球头重新放置时，聚乙烯髋臼杯的体积变化显著减少，这可能得益于润滑效果的改善。

陶瓷股骨头比钴铬合金股骨头更耐划伤。长期的体内研究证实，当陶瓷球头与常规超高分子量聚乙烯组成摩擦界面时，临床磨损率更低。因此，多个国家关节置换登记系统和临床文献的数据使得陶瓷对聚乙烯髋关节假体广为接受。但在高交联聚乙烯引入之前，使用陶瓷股骨头代替金属股骨头的重要原因之一就是减少磨损。近年来，由于发现金属离子的生物毒性，使用陶瓷股骨头代替钴铬合金股骨头的另一临床原因是减少腐蚀和金属离子的释放。此外，陶瓷还具有出色的润湿性，并且在潮湿的环境下不会发生腐蚀。同时，陶瓷材料性能的改善也会极大地提高髋关节假体的耐磨性能。使用新型氧化铝陶瓷和新型聚乙烯的中期随访结果表明，在术后5年内，陶瓷对陶瓷和陶瓷对聚乙烯两组患者的骨溶解发生率或患者满意度没有差异。新型聚乙烯和陶瓷组配的良好中期结果以及灾难性失败风险的降低无疑更加受到医生和年轻患者的关注，但陶瓷对聚乙烯髋关节假体的长期性能仍需进一步评估，就目前而言，髋关节置换术中髋臼摩擦界面的选择仍然很大程度上取决于外科医生的经验和偏好。

第四节　陶瓷对金属髋关节

陶瓷对金属髋关节假体不仅可以有效解决假体磨损问题，还可以有效解决陶瓷对陶瓷全髋假体中陶瓷内衬破裂与活动范围小的问题。美国的DePuy公司使用BIOLOX®delta陶瓷球头和钴铬合金髋臼内衬（图5-18），在2005年最早实现陶瓷对金属髋关节假体的国际市场商业化。为期2年的随机试验证明接受陶瓷对金属和金属对金属植入物的患者之间没有临床差异。2011年，陶瓷对金属组配髋关节假体获得美国FDA批准在美国上市。但由于临床使用率较低，DePuy公司在2013年停止了陶瓷对金属髋关节假体的销售，因此陶瓷对金属组配髋关节假体实际的使用期限很短。

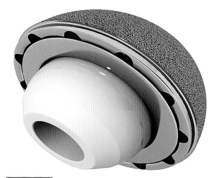

图5-18　陶瓷对金属髋关节假体
包括ZTA（Biolox®delta）股骨头、钴铬合金内衬和钛合金髋臼杯外壳。

一、接触力学

陶瓷对金属全髋关节置换术已显示出低摩擦和磨损的效果，其中接触力学分析对于全面了解陶瓷对金属轴承的摩擦学性能方面起重要作用。典型的陶瓷对金属全髋关节假体通常由三个组件组成，即钛合金髋臼杯外壳、钴铬合金内衬和陶瓷球头。用锥度锁定结构将钴铬合金内衬固定在钛合金髋臼杯外壳内。

孟庆恩等基于陶瓷和金属表面的半无限固体假设，通过赫兹接触理论的等效球–平面模型（图5-19）计算了干燥环境下复合材料的接触力学。等效球的半径R由髋臼杯内衬半径R_c和球头半径R_h以及径向间隙c

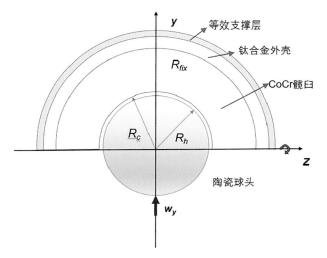

图5-19 陶瓷对金属全髋关节接触力学和弹性流体动力润滑分析的球窝结构示意

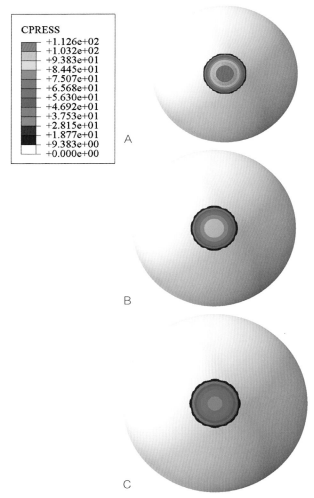

图5-20 径向间隙60μm条件下不同股骨头直径的陶瓷对金属髋关节假体摩擦界面的干接触应力（MPa）等高线图
A. 股骨头直径28mm；B. 股骨头直径32mm；C. 股骨头直径36mm。

确定（式5.8），这使得接触半径r（式5.21）和最大接触压力P_{max}（式5.7）可以在给定的载荷W下确定。

$$r = \left(\frac{3wR}{E'} \right)^{1/3} \quad (5.21)$$

其中，E'为陶瓷和金属摩擦界面的等效弹性模量，由钴铬合金内衬和陶瓷球头的弹性模量和泊松比计算得到（式5.5）。

基于上述接触力学模型，研究发现陶瓷对金属全髋关节假体的干接触应力曲线表现出硬对硬髋关节轴承的典型特征：最大压力位于接触区域的中心，且压力分布与赫兹接触分布非常相似。

图5-20显示了在径向间隙60μm时，28mm、32mm和36mm三种球头直径下氧化铝陶瓷球头摩擦界面的干接触应力分布等高线。随着球头直径增大，接触面积增加，最大接触应力减小。图5-21模拟了在股骨头直径36mm的情况下，在30μm和100μm两种径向间隙下氧化铝陶瓷球头摩擦界面干接触应力分布的等高线。随着径向间隙增大，接触面积减小，最大接触应力增大。表5-9给出了通过有限元法和赫兹接触理论预测的最大接触应力和接触

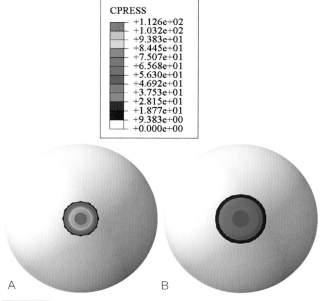

图5-21 股骨头直径36mm条件下不同径向间隙的陶瓷对金属髋关节假体摩擦界面的干接触应力（MPa）等高线图
A. 径向间隙100μm；B. 径向间隙30μm。

面积。球头直径和径向间隙是陶瓷对金属全髋关节假体接触力学的重要参数，增大球头直径或减小径向间隙可减小接触应力。

表5-9　有限元法与赫兹接触理论预测的最大接触应力和接触面积

球头直径（mm）	径向间隙（μm）	最大接触应力（MPa）		接触面积（mm²）	
		有限元分析	赫兹接触理论	有限元分析	赫兹接触理论
28	60	112.60	105.40	40.51	42.69
32	60	92.89	88.24	48.52	50.99
36	60	78.41	75.44	61.35	59.65
36	30	49.34	47.58	95.29	94.58
36	100	110.50	105.89	42.23	42.50

二、摩擦与润滑

球头直径和径向间隙是影响陶瓷对聚乙烯髋关节假体摩擦界面润滑膜厚度的重要参数。图5-22展示了由稳态EHL预测的具有相同径向间隙的不同球头直径的薄膜压力的等高线图。在60μm的径向间隙和3000N的负载下，将球头直径从28mm增加到36mm会导致最大薄膜压力从112.06MPa降至78.52MPa，中心膜厚度和最小膜厚度均相应增加。在给定的角速度下，较大的球头直径会有效地改善夹带速度，将更多的润滑剂夹带到接触面间，同时增加了接触面积，总体上起到了增加润滑油膜厚度的作用。

图5-23显示了由稳态EHL预测的具有相同球头直径的不同径向间隙的薄膜压力的等高线图。在36mm球头直径和3000N的负载下，将径向间隙从100μm减小到30μm会导致最大薄膜压力从111.49MPa降至48.98MPa。较小的径向间隙可产生更贴合的几何形状。这种贴合的几何形状减小了入口处的压力梯度，允许更多的润滑剂流入负载区域以改善润滑效果。因此，增加髋关节置换物的尺寸和/或减少径向间隙可以增加摩擦界面之间的接触面积并增强润滑。

从一个行走周期内的瞬态EHL分析结果（图5-24）可以看出，径向间隙从100μm减小到30μm，会使中心膜厚度和最小膜厚度分别平均增加2倍和3倍。在平均径向间隙相似或更大的情况下，36mm直径的陶瓷

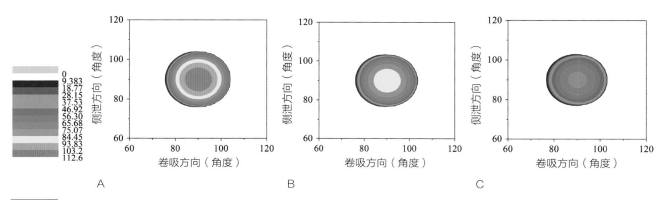

图5-22　径向间隙60μm条件下不同股骨头直径的陶瓷对金属全髋关节假体稳态膜压力（MPa）的等高线图
A. 股骨头直径28mm；B. 股骨头直径32mm；C. 股骨头直径36mm。

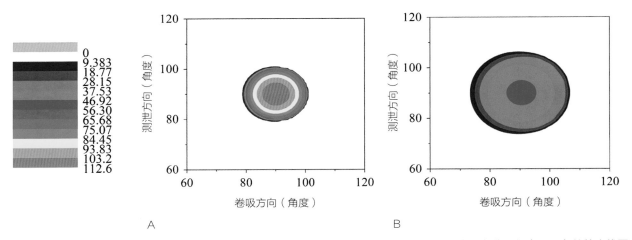

图5-23 股骨头直径36mm（半径18mm）条件下不同径向间隙的陶瓷对金属髋关节假体稳态膜压力（MPa）的等高线图

A. 径向间隙100μm；B. 径向间隙30μm。

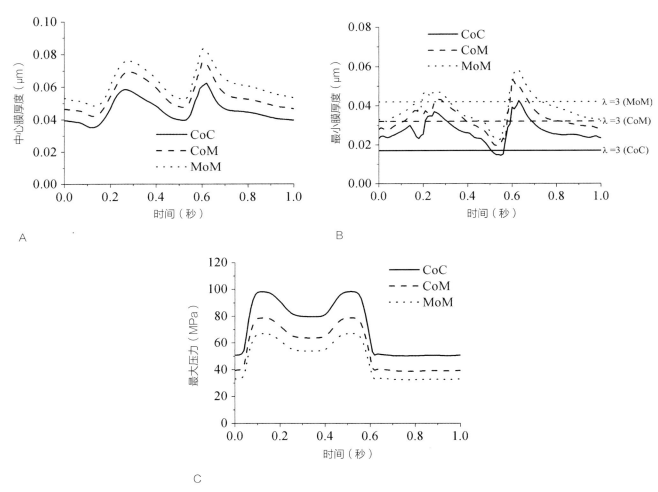

图5-24 球头直径36mm、径向间隙60μm，基于ISO 14242-1的瞬态条件下，通过瞬态EHL预测润滑膜厚度

A. 陶瓷对金属（CoM）、陶瓷对陶瓷（CoC）和金属对金属（MoM）髋关节假体间的中心膜厚度；B. 最小膜厚度；C. 最大压力。

对金属组配比32mm直径的陶瓷对金属组配产生的体积损失显著降低。

　　在相同的行走条件下，部件的力学性能的区别会导致金属和陶瓷部件的三种组配膜厚不同。由于氧化铝的弹性模量大于钴铬合金的弹性模量，因此带有陶瓷部件的髋关节轴承的变形较小，从而产生的润滑膜较薄。陶瓷对金属髋关节假体的润滑膜厚度比金属对金属的薄，但比陶瓷对陶瓷的厚。而且，陶瓷对陶瓷和陶瓷对金属髋关节假体比金属对金属髋关节假体更可能受益于全液膜润滑。对具有相似结构和几何形状的不同材料组配的髋关节假体（图5-22B），陶瓷对陶瓷全髋关节假体摩擦界面可以在整个行走步态中以液膜润滑方式工作，陶瓷对金属全髋关节假体摩擦界面在步行周期的80%受益于液膜润滑，而金属对金属全髋关节假体摩擦界面仅在步行周期的30%进行液膜润滑。从摩擦学的角度来看，有效的润滑膜能够显著减少磨损。与金属对金属髋关节假体相比，陶瓷对金属髋关节假体润滑方式的改善可能有助于减少陶瓷对金属髋关节假体的金属磨损和摩擦。除改善润滑性能、增强流体润滑之外，还有助于在金属表面建立有效的纳米边界层。

　　理论模型表明，载荷的增加会减小髋关节摩擦界面的流体膜厚度，从而增加摩擦。当蛋白质浓度增加时，28mm直径球头的金属对金属假体的摩擦力降低。有人认为这是蛋白质充当固相润滑剂的结果。但陶瓷对金属和陶瓷对陶瓷摩擦界面的情况并非如此，蛋白质浓度的增加使测量的低水平摩擦系数增加。有人认为这是由于蛋白质黏附导致初始剪切应力增大。且陶瓷对金属摩擦界面表现出与低摩擦陶瓷对陶瓷摩擦界面相似的摩擦特性。

三、磨损

　　对全髋关节置换术中最常用的32mm和36mm直径球头陶瓷对金属摩擦界面，经髋关节模拟器500万次磨损发现，在具有相似或更大的平均径向间隙的情况下，球头直径增加导致磨损体积降低（图5-25）。但金属髋臼杯的磨损行为并不稳定，初步磨损阶段（2MC以内），较小尺寸的髋臼杯表现出较低的体积磨损率；之后小直径金属髋臼杯的磨损出现体积磨损率增加趋势。原因可能是球头和髋臼杯的几何尺寸在微观

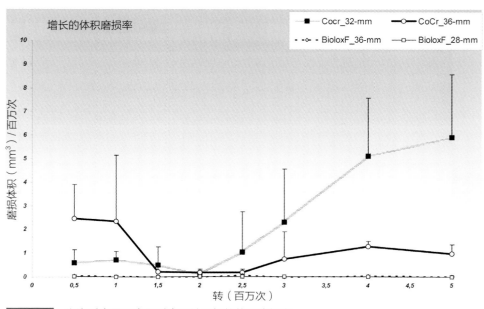

图5-25 陶瓷对金属和金属对金属髋臼杯的体积磨损率

尺度上不完全匹配，陶瓷对金属组配的尺寸越小，一致性不匹配造成的表面应力增加越明显，引起的异常磨损反而越高。

根据Firkins等对直径28mm的BIOLOX®forte陶瓷球头-钴铬合金髋臼杯及钴铬合金球头-钴铬合金髋臼杯组配在径向间隙60μm下的磨损（图5-26）测试结果，金属对金属关节假体在跑合期磨损率较高 $[(3.09 \pm 0.46) mm^3/MC]$，然后降至稳态磨损率 $(1.23 \pm 0.50) mm^3/MC$。陶瓷对金属关节假体的磨损率比金属对金属低约100倍，仅为 $0.01mm^3/MC$，在测试过程中假体组件表面检测到的磨损很小。且陶瓷对金属摩擦界面之间的腐蚀与磨损相互作用较小。

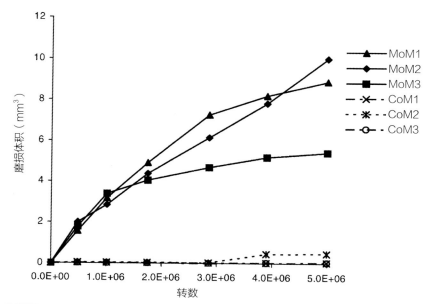

图5-26 陶瓷对金属关节假体和金属对金属关节假体的磨损体积变化
MoM：金属对金属；CoM：陶瓷对金属。

根据Williams等在髋关节模拟器标准步态曲线下对直径36mm的热等静压氧化铝球头与钴铬合金髋臼杯假体的500万次磨损研究结果，陶瓷对金属关节假体的磨损率在跑合期及稳态磨损期分别为 $(1.040 \pm 0.293) mm^3/MC$ 和 $(0.0209 \pm 0.0040) mm^3/MC$（平均值±95%置信区间）。根据Barnes等在体外髋关节模拟器上对大直径（58mm）陶瓷对金属和金属对金属髋关节假体的磨损性能对比研究，陶瓷对金属和金属对金属关节假体在跑合期及稳态磨损期的体积磨损率分别为 $(0.084 \pm 0.040) mm^3/MC$和 $(0.28 \pm 0.10) mm^3/MC$，稳态磨损期的体积磨损率分别为 $(0.018 \pm 0.015) mm^3/MC$和 $(0.060 \pm 0.010) mm^3/MC$。上述实验研究结果均显示陶瓷对金属髋关节假体比金属对金属髋关节假体具有更加优异的耐磨性能，但相比陶瓷对陶瓷关节假体略有增加。

从临床结果来看，陶瓷对金属全髋关节置换的患者在中期随访中尽管临床效果良好，但与陶瓷对陶瓷或陶瓷对聚乙烯全髋关节置换组相比，血清中金属离子水平较高，并且陶瓷对金属全髋关节置换组患者体内金属离子水平与其运动范围相关。因此，具有传统亚洲生活方式的患者患金属离子相关疾病的风险更高。血清金属离子水平和金属离子相关并发症仍有待观察。另外，目前在髋关节模拟器研究中已经验证，不同硬度的硬对硬髋关节组配中，仅陶瓷球头与钴铬合金内衬组合可行。而金属球头与陶瓷内衬组合将导致严重的球头部磨损，进而导致钴中毒。

第五节　人工髋关节临床前测试

进行人工髋关节临床前测试是为了通过实验室的短期实验来预测假体的长期临床效果，以避免或减少由于产品设计不足导致的产品召回、临床失效和过早的临床翻修等问题。

一、陶瓷球头抗冲击性能测试

全髋关节假体的股骨部件通常包括陶瓷球头和金属股骨柄，由于关节假体不仅需要传递负荷，还需要支撑高应力条件下的运动，因此陶瓷球头需要有足够的强度来承受静态载荷以及施加在假体上的动态冲击载荷。为此，临床前需要评估陶瓷球头部件在高应力状态下的整体性能是否满足力学要求，不发生破裂。ISO 7206《外科植入物　部分和全髋关节假体试验要求》包含了分类、尺寸标注、关节表面、抗疲劳性能、髋臼杯金属外壳变形测试等8个子标准（国内标准YY/T 0809《外科植入物　部分和全髋关节假体》）。预制陶瓷球头部件耐静载荷测定通常依据ISO 7206-10《外科植入物　部分和全髋关节假体试验要求　第10部分：预制股骨头耐静荷载的测定》（国内标准YY/T 0809.10《外科植入物　部分和全髋关节假体　第10部分：组合式股骨头抗静载力测定》）。

标准测试研究发现，氧化铝陶瓷球头测试产生的破裂与临床发生的球头破裂相似，但氧化锆球头的破裂与临床不同。这是因为陶瓷球头通过金属轴颈（股骨颈部件）和球头连接处加载，亚临界裂纹扩展可能由冲击作用或增量式的准静态加载–卸载循环引起。陶瓷球头在冲击载荷下可能立即过载破碎，也可能在低于初始静态冲击载荷的力作用下，亚临界裂纹扩展导致失效。因此，依据ISO 7206-10进行单纯的静态破碎试验可能检测不到延迟破裂，特别是对于新的陶瓷材料和/或新的锥形结构。国际标准化组织（International Organization for Standardization，ISO）及美国材料实验协会（American Society of Testing Materials，ASTM）均出台了相应标准来规范髋关节植入物陶瓷股骨头抗冲击性能和静、循环疲劳强度的测定方法［ISO 11491:2017《外科植入物　髋关节假体用陶瓷股骨头抗冲击性的测定》和ASTM F2345-03（2013）《陶瓷模块股骨头静态和循环疲劳强度的测定方法》，我国也在2021年开始实施相对应的国内标准（YY/T 1705—2020《外科植入物　髋关节假体陶瓷股骨头抗冲击性能测定方法》）］。

以ISO标准为例，测试方法分为抗冲击性能试验方法（循环强度）及循环加载–卸载破碎试验方法两部分。抗冲击性能试验规定，以适当的落锤质量在1m的高度对样品施加20J的初始冲击功，在样品不发生破碎的情况下，在初始冲击功的基础上以10J的增幅递增冲击功。因为延迟破碎可能发生在冲击之后的某一时间点，所以要求两次冲击时间间隔不少于1小时。循环加载–卸载破碎试验规定，以（0.5±0.1）kN/s的加载速率，初始加载压缩载荷到（20±0.1）kN，保持载荷至少1秒，之后卸载至（0.2±0.1）kN（未加载状态）；保持未加载状态5分钟±5秒，以同样的加载速率，加载载荷直到比上次的最大载荷大（5±0.1）kN，保压1秒并卸载。重复以上步骤直到股骨头出现裂纹或破裂，或股骨颈发生断裂或永久变形。

二、摩擦磨损测试

人工关节具有多自由度的复杂运动模式，其摩擦学评价方法需要根据人体运动及受力规律，模拟人体关节的日常运动模式、受力情况、运动频率，同时还要模拟关节所处的温度及环境。

1996年，ASTM发布了通过体外模拟器评估髋关节假体磨损重量的标准。2000年开始，ISO相继推出针对髋关节的磨损测试标准ISO 14242《外科植入物　全髋关节假体的磨损》。我国相关行业标准为YY/T 0651《外科植入物　全髋关节假体的磨损》。上述标准提出了评估磨损的规范和方法，并给出了磨损测试时关节部件间的相对角运动、作用力方式、试验速度、持续时间、试样装配和试验环境要求。

ISO关于人工髋关节模拟器试验的标准包括如下4个部分：ISO 14242-1:2014《外科植入物　全髋关节假体的磨损　第1部分：磨损试验机的载荷和位移参数及相关的试验环境条件》、ISO 14242-2:2016《外科植入物　全髋关节假体的磨损　第2部分：测量方法》、ISO 14242-3:2009《外科植入物　全髋关节假体的磨损　第3部分：轨道轴承型磨损试验机的载荷和位移参数及相关的试验环境条件》和ISO 14242-4:2018《外科植入物　全髋关节假体的磨损　第4部分：部件位置变化导致直接边缘加载下的髋关节假体测试》。

2018年，对ISO 14242-1:2014做出了修订，修订版为ISO 14242-1:2014/ AMD-2018，在股骨部件角运动的基础上增加了髋臼部件的角运动形式，该标准要求磨损试验机模拟的伸展/屈曲运动角度为–18°～+25°，外展/内收运动角度为–4°～+7°，内旋/外旋运动角度为–10°～+2°，角度极值的误差为±3°。双峰载荷最大值为3kN±90N，运动频率与人正常步行的频率一致，为1.0±0.1Hz。ISO 14242-3:2009年规定了轨道轴承型磨损试验机最大双峰载荷为3kN±90N。试验机工作时，倾斜安装在组块上的髋臼部件围绕股骨头试件做交叉状复合滑动摩擦运动。外展/内收角、伸展/屈曲角范围均为–23°～+23°。2019年再次修订为ISO 14242-3:2009/AMD1-2019，将髋臼和股骨头的安装位置分为正生理位置安装的关节模拟器（髋臼在上，股骨头在下）和反生理位置安装的关节模拟器（髋臼在下，股骨头在上）。

临床实践中，由于外科手术中的植入假体异位可能严重影响相关假体的磨损及疲劳寿命，尤其是配有陶瓷球头的硬对硬人工髋关节假体。因此，2018年推出了ISO 14242-4:2018标准。该标准规定了外科异位状态下髋关节假体的磨损疲劳试验要求：在髋臼部件极轴与加载轴的夹角为55°时，股骨头中心与髋臼杯之间的内侧偏位/错配距离为4mm，动态分离条件下的边缘载荷为70N，弹性弹簧常数为100N/mm。

ISO系列标准是大多数磨损试验的操作指南，但其存在一定局限性。有研究发现，某些条件下，ISO系列标准的实验条件下预测的磨损位置与磨损体积，与实际的取出物分析仍存在差距。有学者认为可能原因是ISO系列标准规定的输入曲线与实际步态数据存在差异。而且现有的ISO标准和国内医药行业标准，都只有模拟步行这一最常见的运动形式，而对意外伤害、跑步、上下楼梯、深蹲等运动模拟还未涉及，也未针对更高活动度和更恶劣条件（如腐蚀磨损）提出相应要求。另外，ISO标准规定磨损试验的循环次数为500万次，即使用100万个循环当作正常人1年的行走量，也远不达日常活动量，尤其随着生活节奏的加快，人们一年的行走量可增加至200万～500万步。

目前，我国医药行业标准YY/T 0651基本为ISO标准的等同采用，但时间上存在一定滞后性。YY/T 0651.1—2016等同采用ISO 14242-1:2012，YY/T 0651.2—2008等同采用ISO 14242-2:2000。国内对ISO 14242-3和ISO 14242-4标准尚未跟进。目前还没有符合亚洲人或匹配国人日常生活特点的运动模式。

2015年，ASTM F3047M-15提出了硬对硬关节假体的高要求髋关节模拟器磨损测试标准，对更高要求的活动组合、关节窝倾角、颗粒检测、更大的轴向载荷、停止驻留启动循环、微位移异位等情况做了推荐测试。该标准的提出为国内医疗行业标准的改进和完善提供了很好的参考。

第六节　人工陶瓷髋关节发展趋势

图5-27展示了英国全髋关节假体的固定方法、摩擦界面选择和球头尺寸随时间的变化趋势。2003年，绝大多数髋关节置换术在所有固定方法中均使用直径28mm或更小的球头。2003年以后，使用骨水泥固定

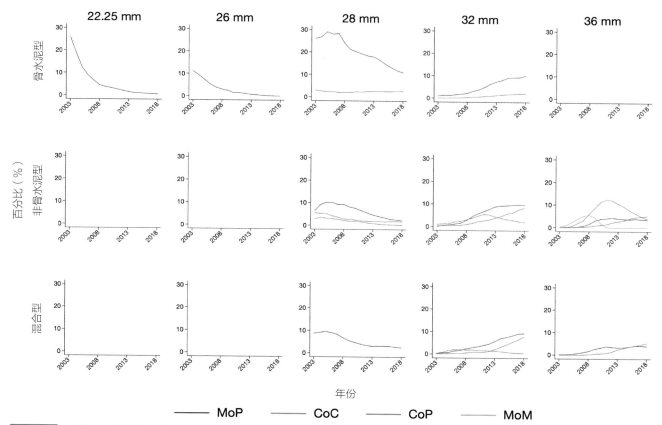

图5-27 英国人工髋关节假体不同固定方式、摩擦界面选择及球头尺寸的应用趋势
MoP：金属对聚乙烯；CoC：陶瓷对陶瓷；CoP：陶瓷对聚乙烯；MoM：金属对金属。

的髋关节置换术中逐渐从小球头（直径22.25mm或26mm）向更大的球头型号（直径＞28mm）转变，并且固定方式逐渐采用替代固定方法（非骨水泥或混合钉）。2018年，三种最常见的球头尺寸分别是32mm（第一）、36mm（第二）和28mm（第三），22.25mm和26mm球头已经很少使用。2011年以来，所有尺寸（最值得注意的是36mm）陶瓷对陶瓷组配关节假体的使用量均下降。而32mm和36mm尺寸的陶瓷对聚乙烯组配关节假体的使用量增加。

大尺寸的陶瓷球头虽然在理论上会增加磨损率，但实际上磨损率增加并不明显，相比金属对聚乙烯和金属对金属组配，陶瓷对聚乙烯和陶瓷对金属组配在同尺寸下的磨损率均显著降低。与此同时，大尺寸球头的使用可以提高关节面的润滑性能并减少关节脱位的风险。新的关节设计与制造趋向于直径＞28mm的球头，但同时要求髋臼内衬材料更薄，这也对陶瓷材料的强度和韧性提出了更高的要求。

图5-28展示了骨水泥型和生物型髋关节假体不同摩擦界面随时间的变化趋势。目前，由于价格、使用历史和高交联聚乙烯材料的出现，金属对聚乙烯摩擦界面的人工髋关节置换术仍是主流。但是随着陶瓷材料的研究逐渐深入，其成分配比更加复杂、颗粒尺寸愈加均匀和细化，制造和加工工艺逐渐成熟和完善，陶瓷关节材料的强度和抗断裂韧性均有了大幅度的提高。并且与金属植入物相比，陶瓷材料不但更加耐磨、更加润滑，而且不存在腐蚀和金属离子的生物毒性问题，陶瓷对聚乙烯组配的髋关节假体已经逐渐成为医生和患者的首要选择。

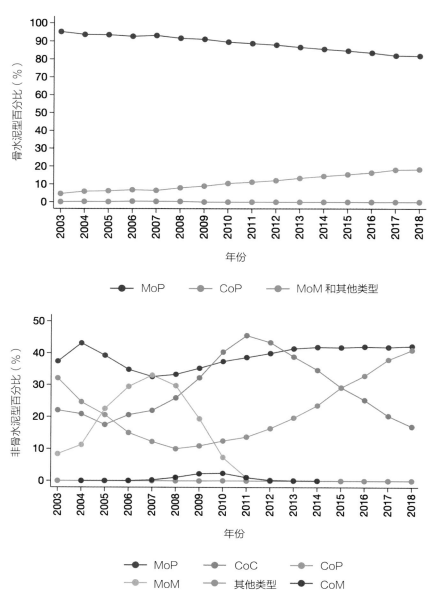

图5-28 骨水泥型和非骨水泥型全髋关节假体摩擦界面的选择随时间的变化
MoP：金属对聚乙烯；CoP：陶瓷对聚乙烯；MoM：金属对金属；CoC：陶瓷对陶瓷；
CoM：陶瓷对金属。

（崔 文 张亚丽 张国贤 靳忠民）

参考文献

[1] Di Puccio F, Mattel L. Biotribology of artificial hip joints [J]. World J Orthop, 2015, 6 (1): 77-94.

[2] Hall RM, Siney P, Unsworth A, et al. The effect of surface topography of retrieved femoral heads on the wear of UHMWPE sockets [J]. Med Eng Phys, 1997, 19 (8): 711-719.

[3] Affatato S, Bersaglia G, Yin JQ, et al. The predictive power of surface profile parameters on the amount of wear measured in vitro on metal-on-polyethylene artificial hip joints [J]. Proc Inst Mech Eng H, 2006, 220 (3): 457-464.

[4] El-Deen M, García-Fiñana M, Jin ZM. Effect of ultra-high molecular weight polyethylene thickness on contact mechanics in total knee replacement [J]. Proc Inst Mech Eng H, 2006, 220 (7):733-742.

[5] Bachus KN, DeMarco AL, Judd KT, et al. Measuring contact area, force, and pressure for bioengineering applications: Using Fuji Film and TekScan systems [J]. Med Eng Phys, 2006, 28 (5): 483-488.

[6] Jin ZM, Pickard JE, Forster H, et al. Frictional behaviour of bovine articular cartilage [J]. Biorheology, 2000, 37 (1-2): 57-63.

[7] Liu F, Udofia IJ, Jin ZM, et al. Comparison of contact mechanics between a total hip replacement and a hip resurfacing with a metal-on-metal articulation [J]. Proceedings of the Institution of Mechanical Engineers Part C-Journal of Mechanical Engineering Science, 2005, 219 (7): 727-732.

[8] Udofia I, Liu F, Jin Z, et al. The initial stability and contact mechanics of a press-fit resurfacing arthroplasty of the hip [J]. J Bone Joint Surg Br, 2007, 89 (4): 549-556.

[9] Bartel DL, Burstein AH, Toda MD, et al. The effect of conformity and plastic thickness on contact stresses in metal-backed plastic implants [J]. J Biomech Eng, 1985, 107 (3): 193-199.

[10] Greenwood JA, Williamson JBP. Contact of nominally flat surfaces [J]. Proceedings of the Royal Society A: Mathematical, Physical and Engineering Science, 1966: 300-319.

[11] Suhendra N, Stachowiak GW. Computational model of asperity contact for the prediction of UHMWPE mechanical and wear behaviour in total hip joint replacements [J]. Tribology Letters, 2007, 25 (1): 9-22.

[12] Wimmer MA, Nassutt R, Sprecher C, et al. Investigation on stick phenomena in metal-on-metal hip joints after resting periods [J]. Proc Inst Mech Eng H, 2006, 220 (2): 219-227.

[13] Flanagan S, Jones E, Birkinshaw C. In vitro friction and lubrication of large bearing hip prostheses [J]. Proc Inst Mech Eng H, 2010, 224 (7): 853-864.

[14] Brockett CL, Williams S, Jin ZM, et al. A comparison of friction in 28 mm conventional and 55 mm resurfacing metal-on-metal hip replacements [J]. Proc Inst Mech Eng H, 2007, 221 (3): 391-398.

[15] Scholes SC, Unsworth A. Comparison of friction and lubrication of different hip prostheses [J]. Proc Inst Mech Eng H, 2000, 214 (1): 49-57.

[16] Brockett C, Williams S, Jin Z, et al. Friction of total hip replacements with different bearings and loading conditions [J]. J Biomed Mater Res B Appl Biomater, 2007, 81 (2): 508-515.

[17] Yew A, Jagatia M, Ensaff H, et al. Analysis of contact mechanics in McKee-Farrar metal-on-metal hip implants [J]. Proc Inst Mech Eng H, 2003, 217 (5): 333-340.

[18] Barbour PS, Stone MH, Fisher J. A hip joint simulator study using simplified loading and motion cycles generating physiological wear paths and rates [J]. Proc Inst Mech Eng H, 1999, 213 (6): 455-467.

[19] Gleghorn JP, Bonassar LJ. Lubrication mode analysis of articular cartilage using Stribeck surfaces [J]. J Biomech, 2008, 41 (9): 1910-1918.

[20] Scholes SC, Unsworth A. Comparison of friction and lubrication of different hip prostheses [J]. Proc Inst Mech Eng H, 2000, 214 (1): 49-57.

[21] Dowson D. New joints for the Millennium: wear control in total replacement hip joints [J]. Proc Inst Mech Eng H, 2001, 215 (4): 335-358.

[22] Udofia IJ, Jin ZM. Elastohydrodynamic lubrication analysis of metal-on-metal hip-resurfacing prostheses [J]. J Biomech, 2003, 36 (4): 537-544.

[23] Dowson D, McNie CM, Goldsmith AAJ. Direct experimental evidence of lubrication in a metal-on-metal total hip replacement tested in a joint simulator [J]. Proc Inst Mech Eng H, 2000, 214 (1): 75-86.

[24] Wang FC, Jin ZM. Prediction of elastic deformation of acetabular cups and femoral heads for lubrication analysis of artificial hip joints [J]. Proc Inst Mech Eng J, 2004, 218 (3): 201-209.

[25] Liu F, Wang FC, Jin ZM, et al. Steady-state elastohydrodynamic

lubrication analysis of a metal-on-metal hip implant employing a metallic cup with an ultra-high molecular weight polyethylene backing [J]. Proc Inst Mech Eng H, 2004, 218 (4): 261-270.

[26] Liu F, Jin ZM, Hirt F, et al. Transient elas tohydro dynamic lubrication analysis of metal-on-metal hip implant under simulated walking conditions [J]. J Biomech, 2006, 39 (5): 905-914.

[27] Hamrock BJ, Dowson D. Elastohydrodynamic Lubrication of Elliptical Contacts for Materials of Low Elastic Modulus I—Fully Flooded Conjunction [J]. J Lubrication Tech, 1978, 100 (2): 236-245.

[28] Jin ZM, Dowson D, Fisher J. Analysis of fluid film lubrication in artificial hip joint replacements with surfaces of high elastic modulus [J]. Proc Inst Mech Eng H, 1997, 211 (3): 247-256.

[29] Mattei L, Di Puccio F, Piccigallo B, et al. Lubrication and wear modelling of artificial hip joints: A review [J]. Tribology International, 2011, 44 (5): 532-549.

[30] Hu XQ, Isaac GH, Fisher J. Changes in the contact area during the bedding-in wear of different sizes of metal on metal hip prostheses [J]. Biomed Mate Eng, 2004, 14 (2): 145-149.

[31] Heuberger MP, Widmer MR, Zobeley E, et al. Protein-mediated boundary lubrication in arthroplasty [J]. Biomaterials, 2005, 26 (10): 1165-1173.

[32] Delecrin J, Oka M, Takahashi S, et al. Changes in joint fluid after total arthroplasty-A quantitative study on the rabbit knee-joint [J]. Clin Orthop Relat Res, 1994 (307): 240-249.

[33] Saari H, Santavirta S, Nordstrom D, et al. HYALURONATE IN TOTAL HIP-REPLACEMENT [J]. J Rheum, 1993, 20 (1): 87-90.

[34] Bortel EL, Charbonnier B, Heuberger R. Development of a Synthetic Synovial Fluid for Tribological Testing [J]. Lubricants, 2015, 3 (4): 664-686.

[35] Ingham E, Fisher J. The role of macrophages in osteolysis of total joint replacement [J]. Biomaterials, 2005, 26 (11): 1271-1286.

[36] Hood RW, Wright TM, Burstein AH. Retrieval analysis of total knee prostheses: a method and its application to 48 total condylar prostheses [J]. J Biomed Mater Res, 1983, 17 (5): 829-842.

[37] Jin ZM, Stone M, Ingham E, et al. (v) Biotribology [J]. Current Orthopaedics, 2006, 20 (1): 32-40.

[38] Urban RM, Tomlinson MJ, Hall DJ, et al. Accumulation in liver and spleen of metal particles generated at nonbearing surfaces in hip arthroplasty [J]. J Arthroplasty,

2004, 19 (8, Suppl 3): 94-101.

[39] Archard JF, Hirst W, Allibone TE. The wear of metals under unlubricated conditions [J]. Proceedings of the Royal Society of London Series A Mathematical and Physical Sciences, 1956, 236 (1206): 397-410.

[40] Liu F, Galvin A, Jin Z, et al. A new formulation for the prediction of polyethylene wear in artificial hip joints [J]. Proc Inst Mech Eng H, 2011, 225 (1): 16-24.

[41] Wang A. A unified theory of wear for ultra-high molecular weight polyethylene in multi-directional sliding [J]. Wear, 2001, 248 (1): 38-47.

[42] Jin ZM, Medley JB, Dowson D. Fluid film lubrication in artificial hip joints. In: Dowson D, Priest M, Dalmaz G, Lubrecht AA, editors. Tribology Series. 41: Elsevier, 2003.

[43] Jin Z, Fisher J. 2-Tribology in joint replacement. In: Revell PA, editor. Joint Replacement Technology: Woodhead Publishing, 2014.

[44] Espehaug B, Furnes O, Havelin LI, et al. The type of cement and failure of total hip replacements [J]. J Bone Joint Surg Br, 2002, 84 (6): 832-838.

[45] Kurtz SM, Siskey R, Reitman M. Accelerated aging, natural aging, and small punch testing of gamma-air sterilized polycarbonate urethane acetabular components [J]. J Biomed Mater Res B Appl Biomater, 2010, 93 (2): 442-447.

[46] Jamsen E, Kouri V-P, Olkkonen J, et al. Characterization of macrophage polarizing cytokines in the aseptic loosening of total hip replacements [J]. J Orthop Res, 2014, 32 (9): 1241-1246.

[47] Maloney WJ, Smith RL. Periprosthetic osteolysis in total hip arthroplasty: The role of particulate wear debris. Pritchard DJ, editor, 1996.

[48] Patel J, Lal S, Wilshaw SP, et al. Development and optimisation data of a tissue digestion method for the isolation of orthopaedic wear particles [J]. Data Brief, 2018, 20: 173-177.

[49] Liu A, Ingham E, Fisher J, et al. Generation of a large volume of clinically relevant nanometre-sized ultra-high-molecular-weight polyethylene wear particles for cell culture studies [J]. Proc Inst Mech Eng H, 2014, 228 (4): 418-426.

[50] Tipper JL, Ingham E, Hailey JL, et al. Quantitative analysis of polyethylene wear debris, wear rate and head damage in retrieved Charnley hip prostheses [J]. J Mater Sci Mater Med, 2000, 11 (2): 117-124.

[51] Tipper JL, Galvin AL, Williams S, et al. Isolation and characterization of UHMWPE wear particles down to

ten nanometers in size from in vitro hip and knee joint simulators [J]. J Biomed Mater Res A, 2006, 78 (3): 473-480.

[52] Tipper JL, Firkins PJ, Besong AA, et al. Characterisation of wear debris from UHMWPE on zirconia ceramic, metal-on-metal and alumina ceramic-on-ceramic hip prostheses generated in a physiological anatomical hip joint simulator [J]. Wear, 2001, 250: 120-128.

[53] Liu H, Ge S, Cao S, et al. Comparison of wear debris generated from ultra high molecular weight polyethylene in vivo and in artificial joint simulator [J]. Wear, 2011, 271 (5-6): 647-652.

[54] Firkins PJ, Tipper JL, Saadatzadeh MR, et al. Quantitative analysis of wear and wear debris from metal-on-metal hip prostheses tested in a physiological hip joint simulator [J]. Biomed Mater Eng, 2001, 11 (2): 143-157.

[55] Bell J, Tipper JL, Ingham E, et al. Quantitative analysis of UHMWPE wear debris isolated from the periprosthetic femoral tissues from a series of Charnley total hip arthroplasties [J]. Biomed Mater Eng, 2002, 12 (2): 189-201.

[56] Endo M, Tipper JL, Barton DC, et al. Comparison of wear, wear debris and functional biological activity of moderately crosslinked and non-crosslinked polyethylenes in hip prostheses [J]. Proc Ins Mech Eng H, 2002, 216 (2): 111-122.

[57] Lapcikova M, Slouf M, Dybal J, et al. Nanometer size wear debris generated from ultra high molecular weight polyethylene in vivo [J]. Wear, 2009, 266 (1-2): 349-355.

[58] Fisher J, Jin Z, Tipper J, et al. Presidential guest lecture-Tribology of alternative beatings [J]. Clin Orthop Relat Res, 2006 (453): 25-34.

[59] Hatton A, Nevelos JE, Nevelos AA, et al. Alumina-alumina artificial hip joints. Part I: a histological analysis and characterisation of wear debris by laser capture microdissection of tissues retrieved at revision [J]. Biomaterials, 2002, 23 (16): 3429-3440.

[60] Tipper JL, Hatton A, Nevelos JE, et al. Alumina-alumina artificial hip joints. Part II: Characterisation of the wear debris from in vitro hip joint simulations [J]. Biomaterials, 2002, 23 (16): 3441-3448.

[61] Murphy SB, Ecker TM, Tannast M. Two-to 9-year clinical results of alumina ceramic-on-ceramic THA [J]. Clin Orthop Relat Res, 2006 (453): 97-102.

[62] Germain MA, Hatton A, Williams S, et al. Comparison of the cytotoxicity of clinically relevant cobalt-chromium and alumina ceramic wear particles in vitro [J]. Biomaterials, 2003, 24 (3): 469-479.

[63] Ingham E, Fisher J. Biological reactions to wear debris in total joint replacement [J]. Proc Inst Mech Eng H, 2000, 214 (1): 21-37.

[64] Scholes SC, Unsworth A, Goldsmith AAJ. A frictional study of total hip joint replacements [J]. Phys Med Biol, 2000, 45 (12): 3721-3735.

[65] Mak MM, Jin ZM. Analysis of contact mechanics in ceramic-on-ceramic hip joint replacements [J]. Proc Inst Mech Eng H, 2002, 216 (4): 231-236.

[66] Jagatia M, Jin ZM. Elastohydrodynamic lubrication analysis of metal-on-metal hip prostheses under steady state entraining motion [J]. Proc Inst Mech Eng H, 2001, 215 (6): 531-541.

[67] Mak MM, Besong AA, Jin ZM, et al. Effect of microseparation on contact mechanics in ceramic-on-ceramic hip joint replacements [J]. Proc Inst Mech Eng H, 2002, 216 (6): 403-408.

[68] Liu F, Fisher J. Effect of an edge at cup rim on contact stress during micro-separation in ceramic-on-ceramic hip joints [J]. Tribol Int, 2017, 113: 323-329.

[69] Meng Q, Gao L, Liu F, et al. Contact mechanics and elastohydrodynamic lubrication in a novel metal-on-metal hip implant with an aspherical bearing surface [J]. J Biomech, 2010, 43 (5): 849-857.

[70] Fan J, Myant CW, Underwood R, et al. Inlet protein aggregation: a new mechanism for lubricating film formation with model synovial fluids [J]. Proc Inst Mech Eng H, 2011, 225 (7): 696-709.

[71] Myant C, Cann P. In contact observation of model synovial fluid lubricating mechanisms [J]. Tribol Int, 2013, 63: 97-104.

[72] Zeng P. Biocompatible alumina ceramic for total hip replacements [J]. Mater Sci Technol, 2008, 24 (5): 505-516.

[73] Slonaker M, Goswami T. Review of wear mechanisms in hip implants: Paper II-ceramics IG004712 [J]. Materials & Design, 2004, 25 (5): 395-405.

[74] D'Antonio J, Capello W, Manley M, et al. New experience with alumina-on-alumina ceramic bearings for total hip arthroplasty [J]. J Arthroplasty, 2002, 17 (4): 390-397.

[75] Garino JP. Modern ceramic-on-ceramic total hip systems in the United States-Early results [J]. Clin Orthop Relat Res, 2000 (379): 41-47.

[76] Fisher J, Jennings LM, Galvin AL. Wear of highly crosslinked polyethylene against cobalt chrome and ceramic femoral heads. Benazzo F, Falez F, Dietrich M, editors, 2006.

［77］Kluess D, Mittelmeier W, Bader R. 7-Ceramics for joint replacement. In: Revell PA, editor. Joint Replacement Technology: Woodhead Publishing, 2008.

［78］Shankar S. Predicting wear of ceramic-ceramic hip prosthesis using finite element method for different radial clearances [J]. Tribology-Materials, Surfaces & Interfaces, 2014, 8 (4): 194-200.

［79］Nevelos JE, Ingham E, Doyle C, et al. Wear of HIPed and non-HIPed alumina-alumina hip joints under standard and severe simulator testing conditions [J]. Biomaterials, 2001, 22 (16): 2191-2197.

［80］Stewart T, Tipper J, Streicher R, et al. Long-term wear of HIPed alumina on alumina bearings for THR under microseparation conditions [J]. J Mater Sci Mater Med, 2001, 12 (10): 1053-1056.

［81］Stewart TD, Tipper JL, Insley G, et al. Long-term wear of ceramic matrix composite materials for hip prostheses under severe swing phase microseparation [J]. J Biomed Mater Res B Appl Biomater, 2003, 66 (2): 567-573.

［82］16th Annual NJR Report. National Joint Registry for England and Wales, 2019.

［83］McNie C, Barton DC, Stone MH, et al. Prediction of plastic strains in ultra-high molecular weight polyethylene due to microscopic asperity interactions during sliding wear [J]. Proc Inst Mech Eng H, 1998, 212 (1): 49-56.

［84］Maxian TA, Brown TD, Pedersen DR, et al. A sliding-distance-coupled finite element formulation for polyethylene wear in total hip arthroplasty [J]. J Biomech, 1996, 29 (5): 687-692.

［85］Liu F, Fisher J, Jin Z. Computational modelling of polyethylene wear and creep in total hip joint replacements: Effect of the bearing clearance and diameter [J]. Proceedings of the Institution of Mechanical Engineers, Part J: Journal of Engineering Tribology, 2012, 226 (6): 552-563.

［86］Kang L, Galvin AL, Brown TD, et al. Wear simulation of ultra-high molecular weight polyethylene hip implants by incorporating the effects of cross-shear and contact pressure [J]. Proc Inst Mech Eng H, 2008, 222 (7): 1049-1064.

［87］Kang L, Galvin AL, Fisher J, et al. Enhanced computational prediction of polyethylene wear in hip joints by incorporating cross-shear and contact pressure in additional to load and sliding distance: Effect of head diameter [J]. J Biomech, 2009, 42 (7): 912-918.

［88］Mazzucco D, Spector M. Effects of contact area and stress on the volumetric wear of ultrahigh molecular weight polyethylene [J]. Wear, 2003, 254 (5-6): 514-522.

［89］McKellop H, Shen FW, Lu B, et al. Effect of sterilization method and other modifications on the wear resistance of acetabular cups made of ultra-high molecular weight polyethylene-A hip-simulator study [J]. J Bone Joint Surg Am, 2000, 82 (12): 1708-1725.

［90］Jin ZM, Dowson D, Fisher J. A parametric analysis of the contact stress in ultra-high molecular weight polyethylene acetabular cups [J]. Med Eng Phys, 1994, 16 (5): 398-405.

［91］Zhou ZR, Jin ZM. Biotribology: Recent progresses and future perspectives [J]. Biosurf Biotribol, 2015, 1 (1): 3-24.

［92］Scholes SC, Unsworth A, Hall RM, et al. The effects of material combination and lubricant on the friction of total hip prostheses [J]. Wear, 2000, 241 (2): 209-213.

［93］Choudhury D, Vrbka M, Mamat AB, et al. The impact of surface and geometry on coefficient of friction of artificial hip joints [J]. J Mech Behav Biomed Mate, 2017, 72: 192-199.

［94］Crisco JJ, Blume J, Teeple E, et al. Assuming exponential decay by incorporating viscous damping improves the prediction of the coeffcient of friction in pendulum tests of whole articular joints [J]. Proc Inst Mech Eng H, 2007, 221 (3): 325-333.

［95］Nečas D, Vrbka M, Urban F, et al. In situ observation of lubricant film formation in THR considering real conformity: The effect of diameter, clearance and material [J]. J Mech Behav Biomed Mate, 2017, 69: 66-74.

［96］Dowson D, Hardaker C, Flett M, et al. A hip joint simulator study of the performance of metal-on-metal joints: Part II: Design [J]. J Arthroplasty, 2004, 19 (8-Suppl 3): 124-130.

［97］Gandhe A, Grover M. (i) Head size, does it matter? [J]. Current Orthopaedics, 2008, 22 (3): 155-164.

［98］Lancaster JG, Dowson D, Isaac GH, et al. The wear of ultra-high molecular weight polyethylene sliding on metallic and ceramic counterfaces representative of current femoral surfaces in joint replacement [J]. Proc Inst Mech Eng H, 1997, 211 (1): 17-24.

［99］Meftah M, Klingenstein GG, Yun RJ, et al. Long-term performance of ceramic and metal femoral heads on conventional polyethylene in young and active patients a matched-pair analysis [J]. J Bone Joint Surg Am, 2013, 95 (13): 1193-1197.

［100］Annual Report 2017. Swedish Hip Arthroplasty Register; 2018.

［101］Wang S, Zhang S, Zhao Y. A comparison of

polyethylene wear between cobalt-chrome ball heads and alumina ball heads after total hip arthroplasty: a 10-year follow-up [J]. J Orthop Surg Res, 2013, 8: 20.

[102] Hamadouche M, Boutin P, Daussange J, et al. Alumina-on-alumina total hip arthroplasty: a minimum 18.5-year follow-up study [J]. J Bone Joint Surg Am, 2002, 84 (1): 69-77.

[103] Buford A, Goswami T. Review of wear mechanisms in hip implants: Paper I-General [J]. Materials & Design, 2004, 25 (5): 385-393.

[104] Clarke IC, Gustafson A. Clinical and hip simulator comparisons of ceramic-on-polyethylene and metal-on-polyethylene wear [J]. Clin Orthop Relat Res, 2000 (379): 34-40.

[105] Fisher J, Jennings LM, Galvin AL, editors. Wear of Highly Crosslinked Polyethylene against Cobalt Chrome and Ceramic femoral heads2006; Darmstadt: Steinkopff.

[106] Williams S, Butterfield M, Stewart T, et al. Wear and deformation of ceramic-on-polyethylene total hip replacements with joint laxity and swing phase microseparation [J]. Proc Inst Mech Eng H, 2003, 217 (2): 147-153.

[107] Kurtz SM, Ong K. 7-Contemporary Total Hip Arthroplasty: Alternative Bearings. In: Kurtz SM, editor. UHMWPE Biomaterials Handbook (Third Edition). Oxford: William Andrew Publishing, 2016.

[108] Cash DJW, Khanduja V. The case for ceramic-on-polyethylene as the preferred bearing for a young adult hip replacement [J]. Hip Int, 2014, 24 (5): 421-427.

[109] Brown C, Williams S, Tipper JL, et al. Characterisation of wear particles produced by metal on metal and ceramic on metal hip prostheses under standard and microseparation simulation [J]. J Mater Sci Mater Med, 2007, 18 (5): 819-827.

[110] Firkins PJ, Tipper JL, Ingham E, et al. A novel low wearing differential hardness, ceramic-on-metal hip joint prosthesis [J]. J Biomech, 2001, 34 (10): 1291-1298.

[111] 董伊隆, 杨国敬, 李永奖, 等. 陶瓷对金属人工全髋关节置换术临床体会 [J]. 中国中医骨伤科杂志, 2010, 18 (6): 25-27.

[112] Valentí JR, Del Río J, Amillo S. Catastrophic wear in a metal-on-ceramic total hip arthroplasty [J]. J Arthroplasty, 2007, 22 (6): 920-922.

[113] Meng QE, Liu F, Fisher J, et al. Contact mechanics and lubrication analyses of ceramic-on-metal total hip replacements [J]. Tribology International, 2013, 63: 51-60.

[114] Wang WZ, Jin ZM, Dowson D, et al. A study of the effect of model geometry and lubricant rheology upon the elastohydrodynamic lubrication performance of metal-on-metal hip joints [J]. Proceedings of the Institution of Mechanical Engineers, Part J: Journal of Engineering Tribology, 2008, 222 (3): 493-501.

[115] Jin ZM. Theoretical studies of elastohydrodynamic lubrication of artificial hip joints [J]. Proceedings of the Institution of Mechanical Engineers Part J-Journal of Engineering Tribology, 2006, 220 (J8): 719-727.

[116] Meng QE, Liu F, Fisher J, et al. Transient elastohydrodynamic lubrication analysis of a novel metal-on-metal hip prosthesis with a non-spherical femoral bearing surface [J]. Proc Inst Mech Eng H, 2011, 225 (1): 25-37.

[117] Brockett C, Williams S, Jin Z, et al. Friction of total hip replacements with different bearings and loading conditions [J]. J Biomed Mater Res B Appl Biomater, 2007, 81 (2):508-515.

[118] Pourzal R, Theissmann R, Williams S, et al. Subsurface changes of a MoM hip implant below different contact zones [J]. J Mech Behav Biomed Mater, 2009, 2 (2): 186-191.

[119] Williams S, Jalali-Vahid D, Brockett C, et al. Effect of swing phase load on metal-on-metal hip lubrication, friction and wear [J]. J Biomech, 2006, 39 (12): 2274-2281.

[120] Wimmer MA, Sprecher C, Hauert R, et al. Tribochemical reaction on metal-on-metal hip joint bearings: A comparison between in-vitro and in-vivo results [J]. Wear, 2003, 255 (7): 1007-1014.

[121] Williams S, Schepers A, Isaac G, et al. The 2007 Otto Aufranc Award-Ceramic-on-metal hip arthroplasties-A comparative in vitro and in vivo study [J]. Clin Orthop Relat Res, 2007 (465): 23-32.

[122] Fisher J, Jin Z, Tipper J, Stone M, et al. PRESIDENTIAL GUEST LECTURE: Tribology of Alternative Bearings [J]. Clin Orthop Relat Res, 2006, 453: 25-34.

[123] Figueiredo-Pina CG, Yan Y, Neville A, et al. Understanding the differences between the wear of metal-on-metal and ceramic-on-metal total hip replacements [J]. Proc Inst Mech Eng H, 2008, 222 (3): 285-296.

[124] Williams SR, Wu JJ, Unsworth A, et al. Tribological and surface analysis of 38mm alumina-as-cast Co-Cr-Mo total hip arthroplasties [J]. Proc Inst Mech Eng H, 2009, 223 (8): 941-954.

［125］Williams SR, Wu JJ, Unsworth A, et al. Wear and surface analysis of 38mm ceramic-on-metal total hip replacements under standard and severe wear testing conditions [J]. Proc Inst Mech Eng H, 2011, 225 (8): 783-796.

［126］Barnes CL, DeBoer D, Corpe RS, et al. Wear Performance of Large-Diameter Differential-Hardness Hip Bearings [J]. J Arthroplasty, 2008, 23 (6 Suppl 1): 56-60.

［127］Affatato S, Spinelli M, Squarzoni S, et al. Mixing and matching in ceramic-on-metal hip arthroplasty: An in-vitro hip simulator study [J]. J Biomech, 2009, 42 (15): 2439-2446.

［128］Affatato S, Spinelli M, Zavalloni M, et al. Ceramic-on-metal for total hip replacement: mixing and matching can lead to high wear [J]. Artif Organs, 2010, 34 (4): 319-323.

［129］Ishida T, Clarke IC, Donaldson TK, et al. Comparing ceramic-metal to metal-metal total hip replacements— A simulator study of metal wear and ion release in 32- and 38-mm bearings [J]. J Biomed Mater Res B Appl Biomater, 2009, 91 (2): 887-896.

［130］Taddei P, Ruggiero A, Pavoni E, et al. Transfer of metallic debris after in vitro ceramic-on-metal simulation: Wear and degradation in Biolox® Delta composite femoral heads [J]. Composites Part B: Engineering, 2017, 115: 477-487.

［131］Han S-B, Oh JK, Jang WY, et al. Increased Serum Ion Levels After Ceramic-on-Metal Bearing Total Hip Arthroplasty: Influence of an Asian Lifestyle [J]. J Arthroplasty, 2018, 33 (3): 887-892.

［132］Higgins JE, Conn KS, Britton JM, et al. Early Results of Our International, Multicenter, Multisurgeon, Double-Blinded, Prospective, Randomized, Controlled Trial Comparing Metal-on-Metal With Ceramic-on-Metal in Total Hip Arthroplasty [J]. J Arthroplasty, 2020, 35 (1): 193-197.e2.

［133］Schouten R, Malone AA, Frampton CM, et al. Five-year follow-up of a prospective randomised trial comparing ceramic-on-metal and metal-on-metal bearing surfaces in total hip arthroplasty [J]. Bone Joint J, 2017, 99-B (10): 1298-1303.

［134］ISO 14242-1:2014 Implants for surgery--Wear of total hip-joint prostheses Part I:

第六章

陶瓷人工髋关节的假体设计

第一节　陶瓷人工髋关节假体

在人工全髋关节置换术后的长期随访中，关节界面磨损以及磨屑相关并发症是导致假体失败的常见原因，磨屑可引起髋关节周围软组织炎症反应以及髋关节假体周围骨溶解。对于金属假体，主要表现为金属磨屑引起的软组织炎性假瘤、骨坏死和全身范围的金属离子浓度增高带来的不良反应；对于聚乙烯假体，则主要表现为聚乙烯磨屑引起的骨溶解、骨缺损，最终导致假体的无菌性松动。

如何降低人工关节磨损、减少磨屑产生成为了人工关节材料学领域研究的重要课题。1970年，法国Boutin医生首次将氧化铝陶瓷假体应用于髋关节置换手术中（图6-1），从此拉开了陶瓷人工髋关节假体的序幕，氧化铝陶瓷假体经历了第一代（1974年）、第二代（1985年）、第三代（1995年）和第四代（2003年）的发展与改进（图6-2）。在不断的迭代改良中，其生物相容性和磨损率不断优化，在一定程度上解决了人工髋关节摩擦界面的磨损和磨屑等相关问题，

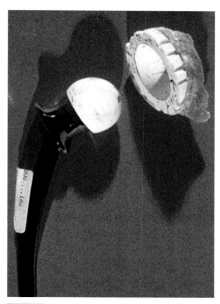

图6-1　法国Boutin医生使用的陶瓷假体

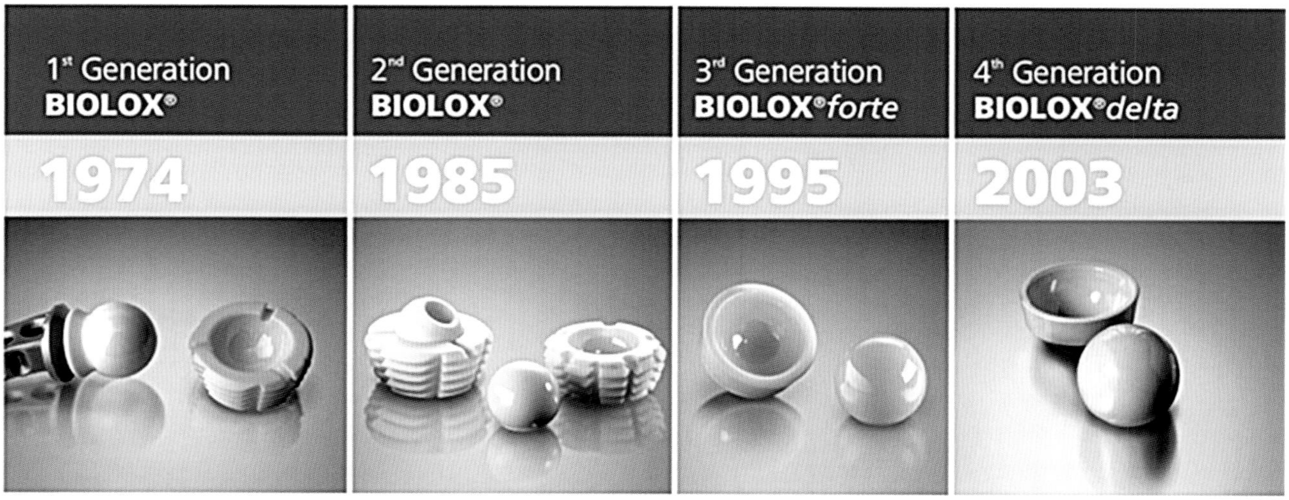

1st Generation BIOLOX®	2nd Generation BIOLOX®	3rd Generation BIOLOX®forte	4th Generation BIOLOX®delta
1974	1985	1995	2003

图6-2　从左向右依次为CeramTac公司生产的第一代到第四代氧化铝陶瓷假体

因此被广泛地应用于临床。根据2019美国骨科医师协会（American Academy of Orthopaedic Surgeons，AAOS）和美国关节置换注册机构（American Joint Replacement Registry，AJRR）发布的年报数据，美国2012年到2018年所有使用的全髋关节假体中，陶瓷股骨头所占的比例逐年增加，从2012年的38.7%增长到2018年的67.3%。陶瓷关节假体在欧洲和中国的应用则更加普遍。

为更深入地了解陶瓷假体，本节将从不同时期氧化铝陶瓷假体的成分、加工工艺和固定方式等方面，对氧化铝陶瓷假体的发展进行综述。

一、第一代陶瓷关节假体

区别于日常生活中以二氧化硅为原材料的陶瓷，医用陶瓷的主要成分为氧化铝（Al_2O_3），是经高温工艺处理的无机非金属材料。因为氧化铝可以形成特殊的晶体结构，使氧化铝陶瓷的硬度远远超过钴、铬、钛等金属材料，几乎是这些金属材料硬度的4倍。氧化铝陶瓷最早被应用于工业领域，而随着时间推移，其众多优点逐渐被发现。①稳定性：无论在高温或是接近生理条件的溶液中都保持相对稳定，即使长时间暴露于生理环境，其力学特征也不会明显改变；②亲水性：液体在其表面有着较小的润湿角，可以形成较大面积的膜性结构，使陶瓷界面之间保持润滑，减少黏着性磨损；③生物惰性：无论是整块还是碎屑，在体内都不会引起明显的生物学反应，更不会出现聚乙烯磨屑引起的骨溶解。

基于氧化铝陶瓷的上述优势，饱受假体磨损及磨屑等问题困扰的关节外科医生非常期待氧化铝陶瓷假体的表现。20世纪60年代，欧洲的一些假体公司开始尝试将氧化铝陶瓷材料应用于人工髋关节假体领域。1970年，法国Boutin医生与当地的陶瓷生产商合作，首次将全髋关节陶瓷假体应用于髋关节置换术，并在1971年首次报道（图6-1）。氧化铝陶瓷的特殊晶体结构为其带来了完美的硬度，但也导致了氧化铝陶瓷材料抗弯强度低、韧性差等特点。在临床应用早期，陶瓷假体碎裂的病例时有发生。陶瓷假体碎裂是非常严重的并发症，一旦发生则十分棘手，需要彻底地清理陶瓷碎片并对假体进行翻修。有报道称，最早期的陶瓷假体失败率高达13.4%（9/67例）。陶瓷假体的碎裂问题成为了陶瓷假体临床应用的瓶颈，也成为此后每一代陶瓷假体所面临的重要问题。

1974年，第一代标准化陶瓷假体在德国问世，并批量应用于临床（图6-2、图6-3）。第一代陶瓷假体在生产流程中进行了严格的规范与把控，并在每件陶瓷假体上进行标记，便于随访。尽管如此，陶瓷假体的碎裂发生率仍然较高（图6-4）。有研究指出，这一阶段的陶瓷假体碎裂率差别显著，陶瓷碎裂的发生率与制造商的制造工艺及假体设计相关。到80年代早期，随着行业领域的不断规范，陶瓷假体碎裂发生率较高的公司纷纷退出骨科假体市场。在一项超过3500例髋关节陶瓷假体的随访中，陶瓷假体碎裂风险从70年代的2%逐渐降至0.1%。

第一代陶瓷假体失败的主要原因是早期的陶瓷假体制造技术仿照了工业应用陶瓷组件的制备，缺乏对细节的把控，导致其纯度低、密度小、晶粒结构粗糙，最终导致陶瓷的力学强度较差。陶瓷材料的晶粒度、纯度与陶瓷的力学强度直接相关，通常平均晶粒度<4μm、纯度>99.7%的氧化铝陶瓷具有良好的力学特征，所以降低晶粒度、提高纯度成为了日后陶瓷假体材料优化的方向。另外，早期设计的部分假体中，陶瓷头与股骨颈锥度连接处带有裙边设计，增加了假体之间撞击的可能性，也是陶瓷假体碎裂的原因之一（图6-2）。此后，如何避免撞击则是陶瓷假体设计与手术实施中必须要考虑的方面，影响因素包括股

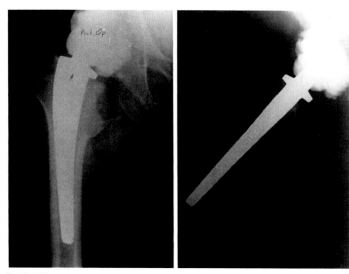

图6-3　第一代陶瓷髋假体植入后X线检查

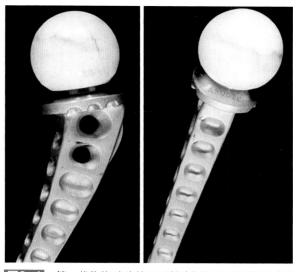

图6-4　第一代陶瓷球头使用后的磨损以及裂纹情况（碳粉标记）

骨头直径、股骨颈长、髋臼位置和股骨偏心距等。

二、第二代陶瓷关节假体

第二代陶瓷关节假体问世于1985年。与第一代陶瓷相比，第二代陶瓷的原材料的纯度明显提高、晶粒度明显降低，从材料学方面减少了陶瓷碎裂的可能性（图6-5）。但第二代陶瓷的制作工艺并无较大改进，仍然是第一代陶瓷采用的常压烧结，即在大气压力下烧结，因此仍然存在着部分原有的问题，例如密度较低和晶粒结构较为粗糙。

在生产流程方面，为了保证产品质量，方便产品追溯与改进，第一代陶瓷假体在烧结前一般会进行标记。对于陶瓷材料来说，这种标记无疑增加了安全隐患。第二代陶瓷假体应用了激光蚀刻技术，相比

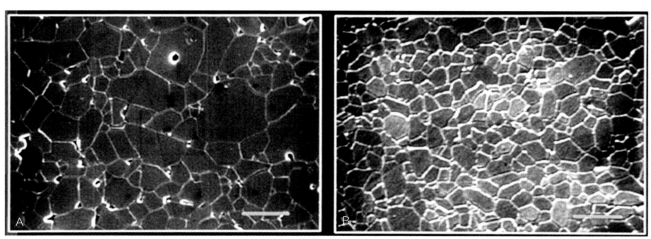

图6-5　扫描电镜显示第一代陶瓷（A）和第二代陶瓷（B）的晶粒度差异

于传统的机械刻蚀技术，激光蚀刻的标记更加圆润光滑，且相对表浅，避免了标记区域的力学改变，降低了蚀刻导致的安全隐患。为确认产品的安全性，在一批产品完成加工后，随机抽取样品进行碎裂实验，如果检测后的结果在可接受的范围内，则认定这一批产品合格，可以出厂使用。上述改进措施使得第二代陶瓷假体的安全性较第一代陶瓷有了一定的提高。但是陶瓷材料的碎裂问题以及条状磨损仍然存在。

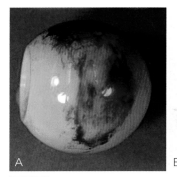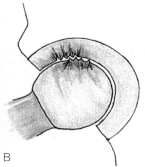

图6-6 陶瓷关节假体的条状磨损（A）和示意图（B）

条状磨损是陶瓷股骨头及内衬上出现的一种如月牙形的磨损，其常出现于负重区域（图6-6）。在第一代与第二代翻修的陶瓷股骨头及内衬上都发现有明显的条状磨损，条状磨损不仅会继续增加假体磨损，也与陶瓷关节假体的异响有关。对于第一代与第二代陶瓷材料出现条状磨碎的问题，当时认为可能与陶瓷边缘的线性接触压力有关，主要原因是假体位置不良。

三、第三代陶瓷关节假体

第三代陶瓷关节假体问世于1995年。第三代陶瓷假体对生产工艺进行了改进。区别于前两代陶瓷，第三代陶瓷假体采用无尘车间生产，减少了假体中悬浮颗粒以及杂质含量，包括硅酸盐以及其他金属氧化物，增加了陶瓷材质的纯度，保护了陶瓷的晶体结构。此外，第三代陶瓷假体降低了烧结温度并应用了热等静压技术，增加了陶瓷假体的密度、显著降低了晶粒度，使其更接近金属的力学特征。其中，热等静压成形技术是第三代陶瓷获得成功的关键。热等静压工艺是一种以氮气、氩气等惰性气体为传压介质，将制品放在密闭的容器中，在约12MPa、超过1400℃的高温高压的作用下，向制品各向施加同等的压力，均匀地在各个方向传递，在挤压过程中达到致密化。此烧结方式可以提高产品的密度和均匀性，同时具有生产周期短、工序少、能耗低、材料损耗小等特点。热等静压成形技术显著提高了陶瓷假体晶粒度的精细度，使晶粒度直径维持在低于2μm的水平，也成为了日后陶瓷假体加工过程中的重要技术之一。基于上述改进措施，第三代陶瓷的力学特征得到了显著提升，包括密度、硬度和抗弯强度等，减少了陶瓷假体的碎裂可能性。

在产品安全性检测上，第二代陶瓷假体运用的具有破坏性的碎裂检验方式显然不能应用于每一个假体。为增加陶瓷假体的安全性，第三代陶瓷运用了一种非破坏性的检验方式，即使用超负荷实验代替碎裂实验，使其可以应用于每一个假体的质控，从而淘汰所有具有力学缺陷的陶瓷假体。根据假体植入人体后髋关节假体最大负荷，超负荷试验应用约8倍重力的负荷（1500磅）对陶瓷假体进行检验，理论上通过检验的假体在实际应用中是安全的。改进后的检验方法应用于所有出厂的陶瓷假体，大大增加了陶瓷假体在临床应用的安全性。

截止于2016年，第三代陶瓷球头（BIOLOX®forte）已销售363万件，其在20年的临床应用中展示了良好的临床性能，根据CeramTac公司统计，BIOLOX®forte陶瓷头碎裂率已降低至0.022%。其磨损速度也有明显降低，约为1.8mm³/MC。虽然较前两代陶瓷假体，第三代陶瓷假体的性能有了较大的提升，但仍存在一些问题，比如磨损后的陶瓷假体易出现微裂纹，其可在不断受力的情况下迅速扩散，从而导致假体疲劳

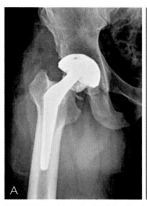
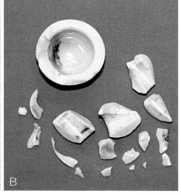

图6-7 第三代陶瓷假体碎裂，髋臼内衬可见条状磨损

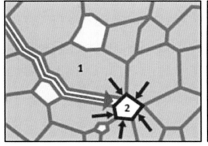

条状磨损　钛合金转移　条状磨损

图6-8 第三代陶瓷的条状磨损

碎裂的可能（图6-7）。另外，临床发现陶瓷假体中条状磨损仍然存在，即使假体位置安放良好，也会见到这样的情况，有观点认为其与材料本身有关，也有观点认为是陶瓷头与内衬在关节活动中存在的微分离有关（图6-8）。解决条状磨损也是下一代陶瓷假体努力实现的目标之一。

四、第四代陶瓷关节假体

为解决第三代陶瓷假体中的微裂纹等问题，第四代陶瓷假体在原料成分上进行了优化。在第三代陶瓷假体氧化铝基质的基础上，添加了氧化锆（17%）、氧化钇（＜1%）、氧化铬（＜1%）和氧化锶（＜1%），形成了氧化铝基复合陶瓷。氧化锆和氧化锶可以增加陶瓷的韧性，氧化钇有助于稳定氧化锆，氧化铬可以增加陶瓷的硬度。

第四代陶瓷假体主要通过在稳定的氧化铝基体中增加了多种添加剂的不同晶体形状，吸收了相应的能量，以减少微裂纹的生长与扩散（图6-9）。一方面，氧化钇稳定的纳米级四方氧化锆颗粒晶体可以增加陶瓷结构的稳定，吸收微裂纹产生的能量，阻止潜在的裂纹扩展；另一方面，氧化锶形成的板状晶体可以阻挡裂纹延伸。另外，第四代陶瓷中加入了氧化铬，以补偿氧化锆带来的硬度降低（图6-10）。

与第三代陶瓷假体相比，第四代陶瓷假体发生条状磨损、碎裂的概率明显降低。经过改进的第四代陶瓷假体可承受更大的负荷，因此可以将陶瓷内衬设计的更为纤薄，使得陶瓷假体的应用更加广泛。例如在髋臼假体外径不变的情况下，股骨头假体直径可以从36mm增加至40mm（图6-11）。有研究显示，第三代

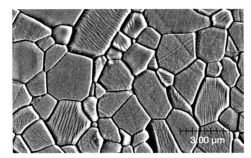

图6-9 第四代氧化铝陶瓷表面形貌

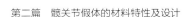

图6-10 第四代陶瓷有效减少微裂纹扩散
1. 氧化铝；2. 氧化锆；3. 氧化锶。

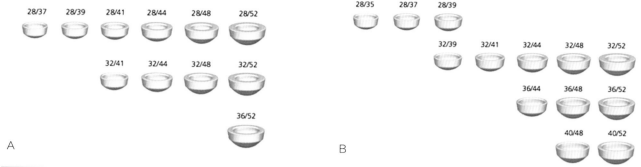

图6-11 CeramTac公司生产的第三代（BIOLOX®forte，A）和第四代（BIOLOX®delta，B）陶瓷假体的型号区别

陶瓷假体中，最常用的陶瓷头直径为32mm，而在第四代陶瓷假体中，最常用的陶瓷头直径为36mm，显示了大直径陶瓷头的应用趋势。

股骨头直径的增大不仅减少了脱位风险，也缩短了陶瓷球头与股骨柄锥之间的距离，使碎裂的风险降低。有研究表明，直径28mm陶瓷股骨头有更高的碎裂风险。英国数据库中222 852个陶瓷关节的随访表明，直径28mm陶瓷股骨头的碎裂率为0.382%，而直径40mm陶瓷股骨头的碎裂率为0。同样，CeramTac公司超过500万的假体统计也发现了相似的结论，直径28mm陶瓷股骨头的碎裂率为0.0316%，而直径32mm陶瓷股骨头的碎裂率为0.008%，远低于前者。研究也发现，陶瓷内衬的厚度与内衬的碎裂率无显著的相关性。

第四代陶瓷球头（BIOLOX®delta）于2003年上市，截至2016年已销售499万件，临床效果优异。根据CeramTac公司统计，第四代陶瓷股骨头的碎裂率已降至0.001%（44/4 080 000），而陶瓷内衬的碎裂率为0.021%（351/1 650 000），但澳大利亚、法国、英国等国家的数据库显示陶瓷假体的碎裂率较高。以英国的数据库为例，在222 852个陶瓷关节的随访中，第四代陶瓷股骨头的碎裂率为0.009%（第三代为0.126%），陶瓷内衬的碎裂率为0.119%（第三代为0.112%）。与第三代陶瓷假体相比，第四代陶瓷股骨头的碎裂率明显降低，但陶瓷内衬的碎裂率并无显著差异，这可能和陶瓷内衬的放置欠佳有关（图6-12）。一项近期发表的荟萃分析结合了陶瓷假体碎裂率以及随访年限，结果显示第三代陶瓷假体碎裂率为每年0.9/1000，而第四代陶瓷假体碎裂率为每年0.5/1000，也说明了第四代陶瓷假体的抗碎裂优势。其磨损速度也较第三代陶瓷有明显降低，约为0.16mm³/MC。

不同制造商生产的陶瓷假体在质量方面也显示了良好的一致性。挪威的数据库显示，不同陶瓷制造商的假体碎裂率无明显统计学差异，体现了现阶段陶瓷假体加工工艺的成熟和标准化。但是因为不同厂家的陶瓷假体规格并没有统一，即使对应相同型号的股骨颈锥度或臼杯型号，也不可以将不同制造商出品的陶瓷头和陶瓷内衬混合使用，否则将出现陶瓷假体碎裂的严重后果。

截至目前，第四代陶瓷假体已经使用十余年，无论是用于初次置换还是翻修手术，其中长期随访都展示了良好的临床效果，减少了聚乙烯磨屑导致的骨溶解或假体松动。特别是对于较为年轻及活

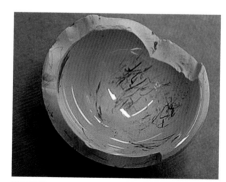

图6-12 第四代陶瓷内衬碎裂

动量较大的患者，第四代陶瓷髋关节假体是一个较为理想的选择。在患者花费方面，美国的一项研究显示，使用陶瓷假体（陶瓷对聚乙烯）的住院费用中位数仅比金属对聚乙烯假体患者高318～360美元，而且差距还在不断缩小。随着陶瓷假体工艺的不断进步，相信陶瓷假体的成本效益比会更加优化。

虽然第四代陶瓷假体在许多方面进行了优化，但仍未完全解决碎裂问题。另外，随着患者要求的不断提高，异响也是陶瓷假体存在的问题之一。一项包含301例陶瓷关节假体患者的调查显示，17%的患者存在不同程度的异响，特别是在起立及行走过程中较为常见，而这其中48%的患者发生频率较高。有研究发现，陶瓷股骨头直径越大，异响的发生率越高，而且异响可能也与髋臼的位置以及制造商的制作工艺有关。虽然有报道提出陶瓷假体异响可能是陶瓷碎裂的前兆，然而随访发现绝大部分异响并不影响陶瓷髋关节的安全性，但是异响会明显降低患者髋关节的功能评分。另外也有研究提出，陶瓷假体可使关节周围组织纤维化，但机制尚未明了。随着陶瓷假体的广泛应用，这些问题也是未来陶瓷假体完善的方向。

第一代到第四代陶瓷假体的制作工艺和相关参数分别见表6-1和表6-2。

表6-1　不同陶瓷假体的相关工艺

制作工艺	第一代陶瓷假体	第二代陶瓷假体	第三代陶瓷假体	第四代陶瓷假体
材料成分	单一	单一	单一	复合
车间净度	普通	普通	无尘	无尘
烧结方式	常压	常压	热等静压	热等静压
蚀刻方式	机械	激光	激光	激光
质检方式	碎裂	碎裂	超负荷	超负荷
实验范围	抽查	抽查	普查	普查

表6-2　不同陶瓷假体的相关参数

参数	第一代陶瓷假体	第二代陶瓷假体	第三代陶瓷假体	第四代陶瓷假体
晶粒度（μm）	4.5	3.2	1.8	0.6
密度（g/m³）	3.94	3.96	3.98	4.37
抗弯强度（MPa）	400	500	650	1360
爆裂强度（kN）	40	50	65	100
断裂韧性（MPa/m²）	3.0	3.2	4.3	8.5
维氏硬度（0.1kg）	1800	1900	2000	1975
弹性模量（GPa）	410	410	407	358

五、陶瓷假体固定技术的演变

1970年，法国医生Boutin实施了第一例陶瓷对陶瓷的全髋关节置换术，在股骨及髋臼侧均使用了骨水泥进行固定，并使用环氧树脂胶将陶瓷头固定于股骨柄锥。骨水泥固定使髋臼与股骨柄达成稳定，环氧树脂胶固定在一定程度上减少了陶瓷头与柄锥匹配不精确而造成的应力过高（图6-13）。

早期陶瓷假体沿用上述固定方式，但在应用中其劣势逐渐出现。首先，早期的骨水泥固定陶瓷假体的方式并不稳定，常导致术后假体松动（图6-14）。当时出现了两种方案解决臼杯早期松动的问题：①使用带有突起足部的陶瓷臼杯，利用突起的足部进行固定（图6-15）；②使用带螺纹的陶瓷臼杯，利用螺纹将臼杯旋入髋臼（图6-16）。另外，陶瓷假体的股骨侧也在原有的基础上得到了改进。随着陶瓷头和股骨柄锥的制造工艺逐步精确，德国医生Mittelmeier设计了陶瓷头和股骨柄锥的锁定系统，依靠相互交锁的环形横纹，使两者在压配后可直接连接，达到锥度锁定效果，不必再使用环氧树脂胶进行固定（图6-17）。改良后的陶瓷头以及头锥固定方式获得了满意的效果，其固定理念也沿用至今。但不同公司的股骨柄锥的角度以及长度不同，所以要注意股骨头的凹槽与股骨柄锥度是否匹配。匹配不良会导致应力集中，进而增加陶瓷头的碎裂风险（图6-18）。

体外实验表明，错误的头锥匹配使陶瓷头承受的碎裂压力降低至标准的50%。另外，陶瓷头与股骨柄锥的锁定深度（加

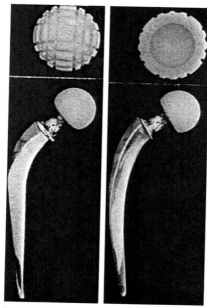
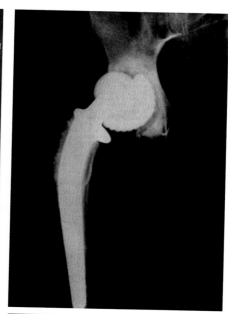

图6-13　早期的骨水泥型陶瓷假体设计

图6-14　骨水泥型陶瓷髋臼假体松动、移位

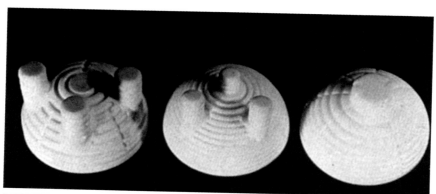

图6-15　带有足状突起的一体化陶瓷臼杯

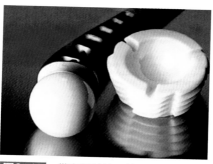
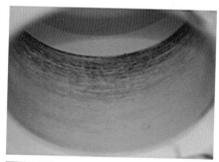

图6-16　带有螺纹的一体化陶瓷臼杯

图6-17　正确的头锥匹配在陶瓷股骨头内部形成的金属刻痕

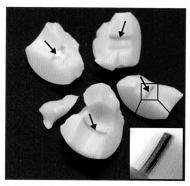

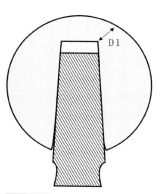

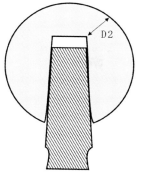

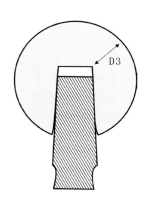

图6-18 错误的头锥匹配导致的陶瓷头碎裂以及金属刻痕（体外试验）

图6-19 不同锁定深度的股骨头
由左向右依次为减头、标准头和加头，锁定深度渐增。

头/减头）会影响陶瓷球头与股骨柄锥之间的最短距离，也可能影响陶瓷头的碎裂风险（图6-19）。例如直径28mm的陶瓷股骨头，锁定深度较深的股骨头（减头）的碎裂风险大于锁定深度较浅的股骨头（加头或标准头）。在手术中，也应注意尽量避免触碰股骨柄锥，避免术中血液、细碎的骨组织和软组织等附着在股骨柄锥，在安置股骨头时要避免使用金属锤过分用力敲击，敲击方向需与股骨柄锥在同一条线上，以免损伤股骨柄锥，增加陶瓷碎裂风险。与金属股骨头相比，陶瓷头匹配的股骨柄锥受到的腐蚀更低，特别是在靠近股骨柄锥基底部的区域。

尽管解决了陶瓷假体股骨侧的固定问题，但髋臼侧的问题却不断出现。在髋臼侧，一体化陶瓷臼杯难以满足临床要求，带有突起足部或者螺旋的臼杯在临床操作中存在难度，难以将假体放置在正确的位置上，粗大的足部或螺纹增加了术中调整假体位置的难度，再次定位时往往会破坏髋臼，并影响固定的初始稳定性。另外，陶瓷界面并不能与骨质形成良好的整合，而是被纤维结缔组织包围，形成非骨性结合界面，难以保证长期的稳定性（图6-20）。无论是骨水泥固定还是非骨水泥固定，陶瓷假体髋臼侧的松动发生率都非常高，在部分长期随访的队列中，松动率甚至高达50%。尽管如此，医生们也在翻修术中发现，虽然陶瓷假体在髋臼侧存在松动问题，但并发现像聚乙烯假体导致的严重骨溶解，这也增加了医生们对陶瓷假体临床应用的信心。

1986年，组合式髋臼设计出现，区别于一体化陶瓷臼杯，此时的臼杯与内衬分离，可以通过类似陶瓷头与股骨柄锥的方式进行锥度锁定（图6-21）。金属臼杯的多孔粗糙表面更利于假体与骨发生整合，这样的组合大大降低了陶瓷假体髋臼侧的松动率，一些设计沿用至今。在组合式陶瓷髋臼假体中，陶瓷内衬边缘平行于金属臼杯边缘，通过陶瓷内衬与金属臼杯的直接嵌合达到稳定的自锁式固定（图6-22A）。金属和陶瓷的组合式髋臼大大降低了髋臼

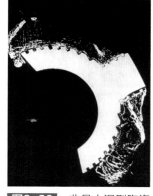

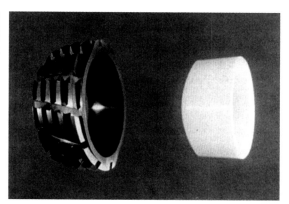

图6-20 非骨水泥型陶瓷髋臼假体并未与宿主骨发生骨整合

图6-21 早期的组合式臼杯设计

假体的松动率，不同报道的松动率为0～4.8%。在组合式髋臼假体的临床应用中，必须要将陶瓷内衬假体安放在正确的位置，否则会导致陶瓷内衬受力不均，最终碎裂（图6-23）。临床上常用的放置方式是用手指将陶瓷内衬上缘固定于臼杯边缘，给予适当压力，并沿臼杯锥度平行向下划入臼杯内（图6-24）。金属臼杯有时会因为髋臼的挤压而轻微变形，所以安放内衬时需要格外小心。金属髋臼杯对陶瓷臼杯的压力过大也可能造成陶瓷碎裂。曾有制造商因为髋臼杯金属环的制造缺陷，导致陶瓷臼杯的压力过大而发生破碎（图6-25），在随访的53例患者中，6例患者出现陶瓷碎裂。在陶瓷内衬安放时，需要避免细碎的骨组织和软组织夹在陶瓷内衬与金属臼杯之间，以免内衬受力不均而引起陶瓷碎裂。

另外，陶瓷内衬边缘的不同锥度也可以影响陶瓷内衬安放的准确度（图6-26）。体外实验发现，锥度为18°的内衬放置的准确度远高于锥度为10°的内衬。所以，在陶瓷内衬的锥度设计上，较大的锥度更有优势，但是锥度的增加也加大了陶瓷内衬脱出的风险，因此要求对陶瓷内衬与金属臼杯具有可靠的锁定结构。除了前述的陶瓷内衬和金属臼杯锥度锁定机制外，还有不同的设计。例如在陶瓷内衬外侧增加一层钛金属环，达到金属–金属锥度锁定（图6-27）。金属–金属锥度锁定可以增加内衬放置的准确度，并且便于

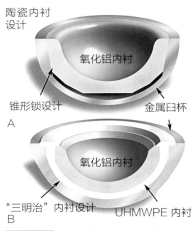

陶瓷内衬设计

氧化铝内衬

锥形锁设计

金属臼杯

A

氧化铝内衬

"三明治"内衬设计

UHMWPE 内衬

B

图6-22 不同的组合式臼杯设计
A. 陶瓷–金属设计；B. 陶瓷–聚乙烯–金属的"三明治"设计。

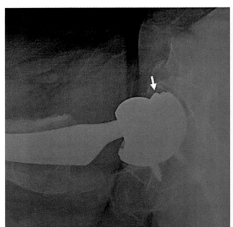
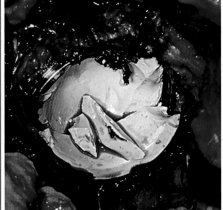

图6-23 陶瓷内衬放置位置不良导致的陶瓷碎裂

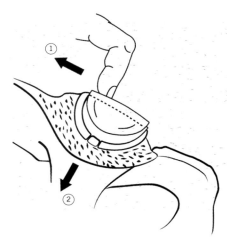

图6-24 正确放置陶瓷内衬的方法

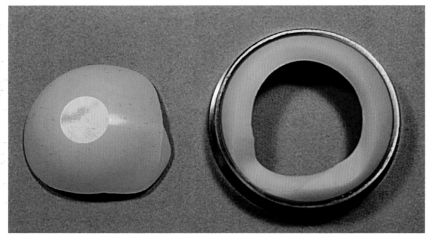

图6-25 臼杯金属环制造缺陷引起的陶瓷内衬碎裂

内衬的调整与取出。另外，在金属髋臼上植入螺钉增加稳定性是髋关节置换术中的常见操作，而对于组合式陶瓷髋臼，突起的钉尾也可以导致陶瓷内衬的碎裂。此外，假体的撞击也是陶瓷碎裂的常见原因，为防止陶瓷内衬与股骨侧假体发生撞击进而导致的陶瓷内衬碎裂，需要谨慎选择髋臼放置的位置与角度。

多重组合式髋臼假体出现于20世纪90年代中期，即三明治结构，陶瓷内衬由加工为一体的陶瓷与聚乙烯结合而成，形成陶瓷-聚乙烯-金属的三层结构（图6-22）。虽然同样解决了陶瓷髋臼假体的松动问题，但有多个临床研究报道，陶瓷碎裂的发生率明显增加。一项纳入353例使用此设计髋关节置换病例的研究发现：7例发生陶瓷内衬碎裂，碎裂率为2%，平均发生时间为术后4年。其碎裂原因可能归结于陶瓷-聚乙烯层面之间的扭转力或者局部应力，导致陶瓷-聚乙烯界面的移位甚至脱位，最终造成陶瓷碎裂。也有文献报道，陶瓷-聚乙烯-金属的三层结构也存在聚乙烯磨屑导致的骨溶解。另一种三明治结构的陶瓷内衬由加工为一体的陶瓷与金属结合而成（图6-28）。临床随访发现，其碎裂发生率较陶瓷-聚乙烯-金属的三明治结构明显降低。而且有报道称，其对内衬放置的容错性较高，即便出现内衬位置不良，也不会明显增加陶瓷碎裂的风险。另外，这种假体的陶瓷内衬低于周围的金属高边，目的在于防止撞击导致的陶瓷内衬碎裂，但是这种设计可能会增加金属撞击后的磨屑产生，从而引起其他并发症（图6-29）。一项纳入169例使用此设计的髋关节置换病例的研究发现：1例发生陶瓷内衬碎裂，5例存在撞击症状，3例因为金属臼缘撞击进行翻修。现阶段，三明治结构的陶瓷髋臼设计在临床上应用较少，绝大部分厂家提供的髋臼假体设计都为双重组合式。

近年来，随着技术的进步，一体化陶瓷臼杯再次出现。区别于早期的全陶瓷一体化臼杯，现在的技术使陶瓷内衬与金属臼杯合二为一，使总体厚度更加轻薄，相同的髋臼可以容纳更大直径的股骨头（图6-30）。

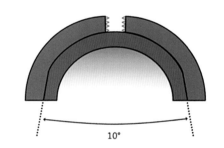

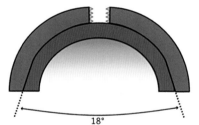

图6-26 陶瓷内衬的不同锥度

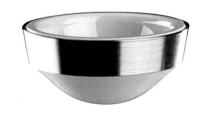

图6-27 带有金属环的陶瓷内衬

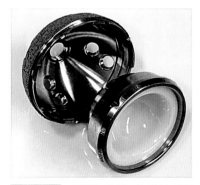

图6-28 陶瓷-金属-金属的"三明治"设计，陶瓷边缘带有环形的金属高边

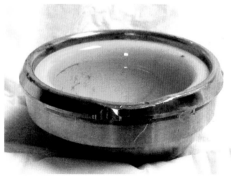

图6-29 髋臼假体的环形金属高边导致的撞击

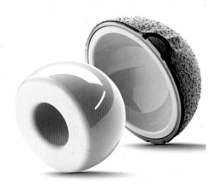

图6-30 陶瓷-金属一体化髋臼杯

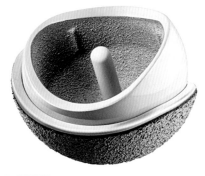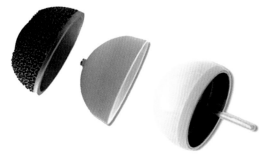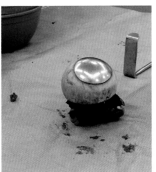

图6-31 陶瓷髋关节表面置换假体　　**图6-32** 严重的磨损导致假体陶瓷层磨穿，暴露出金属基底

此外，一体化陶瓷臼杯的再次出现也为陶瓷髋关节表面置换术奠定了基础，运用相似的工艺，在金属材质上加以陶瓷层，使传统的金属对金属摩擦界面转变为陶瓷对陶瓷摩擦界面（图6-31）。相比于传统的金属髋关节假体，陶瓷假体既保留了表面髋关节置换的优势（即可以用于相对年轻的患者，保留了骨量，减少了术后恢复时间），又可以减少了金属磨屑的产生及其相关并发症的发生，还可以用于金属过敏的患者。虽然此类型假体在体外实验中表现良好，然而也有报道，因为陶瓷层过薄导致陶瓷层被磨穿，暴露出金属基底，导致严重的并发症（图6-32）。德国学者报道了5例陶瓷表面髋关节置换的失败病例，其平均发生时间为术后3年，5例都存在陶瓷头过度磨损导致的金属磨屑病变，其中3例同时伴随陶瓷内衬碎裂。总之，新型一体化陶瓷臼杯的陶瓷髋关节表面置换假体是否值得推广，还需要长期的临床随访。

（翁习生　李　曾）

第二节　陶瓷假体摩擦界面演变

人工全髋关节置换术作为20世纪最为成功的手术之一，经过近60年的发展，其假体设计、手术技术与固定方法都已相当成熟，许多假体寿命都已达到20～30年。目前人们的关注点已从预防早期的假体松动转移到如何获得更长的假体寿命上。磨损和松动是全髋关节置换失败的主要原因，也是影响关节寿命最重要的因素。磨损主要涉及人工关节的摩擦界面，而松动则主要是人工关节固定界面。两者可互为因果，最终导致假体松动和手术失败。

人工全髋关节的摩擦界面主要承受重力和肌肉收缩产生的动态应力，是假体最重要的功能部分。理想的摩擦界面材料应当具有以下特点：低摩擦系数、产生的磨损颗粒少、磨损颗粒引发的组织反应小、耐第三体磨损以及液膜润滑充分等。目前使用较多的界面材料有金属、聚乙烯和陶瓷等，由它们构成的摩擦界面包括金属对金属、金属对聚乙烯、陶瓷对陶瓷、陶瓷对聚乙烯和陶瓷对金属等。其中，陶瓷对陶瓷是体外磨损率最低的摩擦界面，近年来随着材料处理、设计、制造技术的提高，陶瓷对陶瓷界面已成为当今最具发展潜力的摩擦界面。

目前假体设计的发展方向主要是从摩擦界面的摩擦、润滑、磨损和颗粒生物学反应等多方面提高人工关节性能。其中，影响摩擦界面磨损的相关因素最为重要，包括：摩擦材料、摩擦界面（friction pair）设计、润滑机制和润滑液等。摩擦材料的选择主要取决于材料整体和颗粒的生物相容性、材料的强度和易加工程度等方面。因此，陶瓷是目前最佳的材料选择，而摩擦的次要选择则主要基于其抗磨损性能，以及产生磨损颗粒的大小和数量。

人工全髋关节摩擦界面的润滑方式是影响人工关节寿命的另一重要因素。任何髋关节假体在臼杯和股骨头之间都存在一定间隙，假体在体内活动时有体液分布在两者之间并起到润滑作用，良好的润滑可有助于减少磨损。将摩擦液膜的厚度与摩擦面表面粗糙度（Ra）的比值用 λ 系数来表示，可以反映摩擦界面的润滑状态。

关节的润滑方式由此分为三种：边界润滑、液膜润滑和混合润滑。 λ ≤1：边界润滑，此时两个摩擦面的大部分发生接触，摩擦、磨损比较明显； λ >3：液膜润滑，可以认为股骨头和臼杯之间被一层液膜完全隔开，摩擦界面完全分离，处于全膜润滑状态，两者间没有磨损；1< λ <3：混合润滑，虽然有润滑膜的存在，但其分布并不完全，股骨头与臼杯之间存在直接的接触，会发生一定的磨损。因此，液膜润滑是最佳的润滑方式，磨损接近无。陶瓷对陶瓷界面和陶瓷对金属界面理论上可以实现液膜润滑，而陶瓷对聚乙烯界面则是混合润滑。

此外，研究表明头和臼的直径越大，头和臼间隙越小，越有可能使假体达到液膜润滑状态。但目前对于人工髋关节润滑机制的研究还比较局限，在假体材料、设计均达到一定水平后，如何改进人工髋关节的润滑方式可能是未来的发展方向。

一、陶瓷对陶瓷摩擦界面

1. 陶瓷对陶瓷摩擦界面的特性　陶瓷作为人工关节摩擦界面材料具有以下优势：

（1）耐磨性：陶瓷的高硬度具有很好的耐磨性，可抵抗研磨性磨损和第三体（如骨水泥、骨组织和金属碎屑等）磨损，抗刮痕能力强，易于保持表面光洁。

（2）亲水性：陶瓷的亲水性好，在液态环境下的浸润角（contact angle）很小，摩擦界面的绝大部分能被关节润滑液所覆盖，使陶瓷界面间保持良好的润滑作用，这一特性可减少摩擦界面的黏着磨损，因此陶瓷对陶瓷也是最可能接近液膜润滑方式的摩擦界面。

（3）生物相容性：陶瓷为生物惰性材料，具有良好的生物相容性，人体对任何陶瓷碎屑（直径5～90nm）均具有很好的耐受性，生物反应以纤维细胞类型为主，仅伴有少量巨噬细胞。

陶瓷对陶瓷界面假体由于其良好的润滑性能和极低的磨损颗粒产生率，应用范围逐渐广泛。其制作过程中采用高密度、高纯度的小颗粒加工以充分发挥上述优势。氧化铝陶瓷属于非金属和无机材料的陶瓷，从摩擦学角度看，氧化铝陶瓷对陶瓷假体是迄今为止最佳的组合。

材料的机械学特性取决于材料的纯度、孔隙率、颗粒大小及其分布，氧化铝陶瓷的杨氏模量比松质骨高300倍，骨水泥高190倍。氧化铝陶瓷为单相多晶质，其晶格排列结构与金刚石一致，硬度仅次于金刚石，具有坚硬、稳定、氧化度和热传导系数高、弯曲形变和弹性低的特点。因此这种材料具有优良的抗压强度，但弯曲能力有限，不能发生无碎裂的形变。同时，高氧化状态、热力学稳定和化学惰性使其具有优良的抗腐蚀特性。此外，新一代氧化铝基复合陶瓷将氧化锆、氧化铬和氧化锶等颗粒加入到氧化铝基质中，加强了材料的断裂韧性和抗碎裂特性，从而显著改善了单纯氧化铝陶瓷的高脆性。

陶瓷对陶瓷人工全髋关节具有非常坚硬且光滑的摩擦界面，其磨损低、磨损颗粒少，随着设计和制作工艺的改进与提高，早期陶瓷全髋关节失败中常见的无菌性松动发生率已经明显下降。现代优质陶瓷全髋关节假体的容积磨损率大约为金属对聚乙烯磨损率的0.001%和金属对金属磨损率的2.5%。

2. 陶瓷对陶瓷摩擦界面的演变

（1）第一代陶瓷对陶瓷假体：1970年，法国医生Pierre Boutin首次将氧化铝陶瓷对陶瓷全髋关节假体应用于临床，开创了髋关节置换领域应用陶瓷的先河。1974年，德国医生Griss和Mittelmeier也陆续设计出氧化铝陶瓷对陶瓷人工髋关节假体，并于80年代开始应用于临床。当时使用的为氧化铝陶瓷，是因为学者们已经注意到了氧化铝陶瓷不仅具有极高的硬度和耐磨性能，还具有一定的亲水性。但第一代氧化铝陶瓷纯度差、颗粒密度低、晶粒度大，导致陶瓷材料脆性较大。早期的陶瓷假体结果并不理想，除了陶瓷材质与工艺的原因，主要问题还在于假体固定不可靠以及假体设计的不合理，而且由于当时工业生产的标准不一致，医用级的氧化铝陶瓷质量差别很大，从而导致当时假体无菌性松动和假体碎裂的发生率很高。Hamadouche等报道了第一代陶瓷假体术后20年随访的结果：非骨水泥型假体存活率为85.6%，而骨水泥型假体仅为61.2%；非骨水泥型假体影像学诊断的无菌性松动率高达49.3%，而骨水泥型假体为38.8%。

为解决臼杯早期松动的问题，法国学者们使用骨水泥固定氧化铝陶瓷臼杯，而德国学者Mittelmeier设计了早期最具代表性的螺纹陶瓷臼杯（Autophor假体）（图6-33），术中可通过旋入式非骨水泥方式进行臼杯固定。此外，陶瓷头与金属股骨柄假体颈锥部的制作工艺越来越精确，两者的匹配度也越来越好。随着假体设计和手术技术的进步，陶瓷假体碎裂的发生率逐渐下降，无明显骨溶解产生，早期和中期的临床结果均有所改善。值得注意的是，第一代陶瓷对陶瓷假体虽然会发生臼杯的早期松动，翻修时也可在假体周围软组织内的巨噬细胞内发现陶瓷磨损颗粒，但陶瓷磨损颗粒比聚乙烯磨损颗粒体积小且数量少，不足以产生异物性肉芽肿从而诱发骨溶解。相比于同时期的传统金属对聚乙烯假体，陶瓷假体周围炎性颗粒较少，骨溶解现象也明显较少，很少能观察到明显的骨质缺损。有荟萃分析显示，陶瓷对陶瓷界面是目前唯一一种术后随访10～20年时未发现磨损颗粒导致不良反应的髋关节假体界面组合。此外，第一代氧化铝陶瓷对陶瓷界面的抗磨损性能良好，术后20年随访时体内线性磨损率低于25μm/年。

（2）第二代陶瓷对陶瓷假体：1988年生产的第二代氧化铝陶瓷（图6-34）改善了晶体颗粒的大小、密度及颗粒排列，晶体颗粒的直径从原有的4.5μm减小到3.2μm，使陶瓷性能有了很大提高，降低了陶瓷股

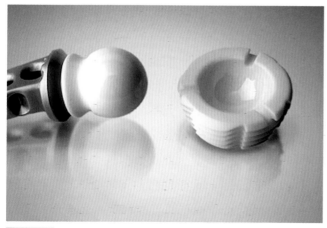

图6-33 第一代陶瓷髋关节假体

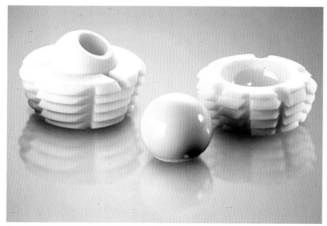

图6-34 第二代陶瓷髋关节假体

骨头的碎裂率。但第二代氧化铝陶瓷假体的股骨头碎裂率仍高达3.4%，因此早期陶瓷对陶瓷人工关节假体并未得到广泛应用。

（3）第三代陶瓷对陶瓷假体：又称"黄陶"或"刚玉"。生产于1994年，以BIOLOX®forte为代表（图6-35），是纯度极高的氧化铝陶瓷。第三代陶瓷材料的特点在于其杂质少、颗粒小、硬度高、磨损小，晶体颗粒的直径控制在2μm以内，氧化铝纯度高达99.8%以上。混料处理过程中可控环境条件的采用使医用级氧化铝陶瓷的纯度更高、杂质更少，从而提高了材料的致密性；热等静压工艺（hot isostatic pressing，HIP）的应用和烧结技术的改良可以将晶粒尺寸缩小3

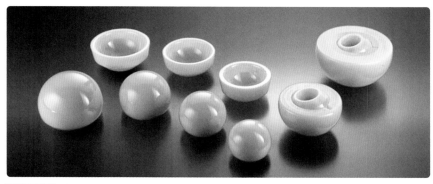

图6-35 第三代陶瓷髋关节假体

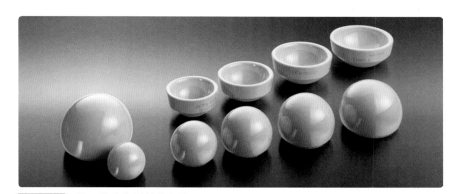

图6-36 第四代陶瓷髋关节假体

倍，显著增加断裂韧性，降低碎裂风险；激光蚀刻技术能降低陶瓷表面应力点；普查方式使每个成品部件都会通过一个非破坏性的超载无损测试，从而进一步提高假体出厂时的质量控制。Nevelos等测量发现，第三代氧化铝陶瓷髋关节假体在体外理想条件下的容积磨损率为$0.05mm^3/MC$，回收的翻修假体显示其体内容积磨损率为$1mm^3/$年。

随着组配式髋臼和第三代陶瓷材料的应用，陶瓷对陶瓷假体已可以基本解决无菌性松动和骨溶解问题。有研究报道，第三代氧化铝陶瓷对陶瓷全髋关节置换术后10年的假体存活率可高达98%。虽然当时欧洲已经开始应用第三代陶瓷假体，但美国FDA认为该类假体与市场上已有的关节假体不具备可比性，因此需要复杂的评估手续，即研究性器械豁免，需要招募志愿者参加前瞻性随机研究，全部病例随访最少5年，最多10年。直到2003年，第三代陶瓷对陶瓷假体才获得美国的最终批准。

氧化铝陶瓷脆性高，碎裂问题一直是其致命缺点。陶瓷假体碎裂属于灾难性失败，需要立即翻修。为了防止陶瓷假体碎裂，以往的陶瓷材料对假体厚度有严格的要求，从而限制了假体的形状和大小。一系列围绕着陶瓷股骨头与金属颈连接部的改进逐渐展开，莫氏锥形接口公差精度的提高减少了远期陶瓷头碎裂的发生率。另一个重要改进是第四代陶瓷材料的研发。在氧化铝基体中加入一定量的氧化锆、氧化锶和氧化铬，从而开发出氧化铝基复合材料，其断裂韧性比第三代陶瓷材料提高了接近1倍。

（4）第四代陶瓷对陶瓷假体：2003年出现的第四代陶瓷对陶瓷假体以BIOLOX®delta为代表（图6-36），属于氧化铝基复合陶瓷。这是一种高性能陶瓷材料，具有优异的生物相容性，良好的机械性能，超常的化学稳定性和水热稳定性，以及与以往使用的氧化铝陶瓷同等优异的摩擦学特性。实验室研究在加速老化状态下的结果显示，模拟置入体内40年后的氧化铝基复合陶瓷假体表面的粗糙度和强度均无可测得的改变。BIOLOX®delta不但具有极强的抗碎裂性能，还有极高的断裂韧性，在对抗裂纹形成和抑制裂纹扩展方面都显著优于大多数陶瓷材料。其抗弯强度为1150MPa，硬度为6.5MPa/m²，是第三代陶瓷材料的2倍以上。

第四代复合陶瓷材料的基础性探索可追溯到20世纪70年代，当时有些制造商开始研究用氧化锆相变增韧的机制来提高陶瓷材料的强度。1985年，氧化锆股骨球头首次植入人体。之所以选择氧化锆，是因为其具有良好的韧性和强度，其抗牵引强度可达900~1200MPa，抗压缩强度高达2000MPa。氧化锆陶瓷由3种结构组成：单斜晶相、立方晶相和四方晶相。氧化锆在室温下呈单斜晶相，当其温度升高至1100℃以上时则变为体积小而坚韧的四方晶相。立方晶相结构稳定，但易碎；四方晶相坚韧不易碎，但不稳定。以3种晶相存在的氧化锆陶瓷热稳定性差，但通过加入氧化钇作为稳定剂，可以使氧化锆在室温下也能保持坚韧的四方晶相结构。当陶瓷材料出现裂纹时，四方晶相的氧化锆所具有的结构阻力会随之解除，并转变为原有的大体积单斜晶相结构，产生压缩应力阻止裂纹扩展。然而氧化锆陶瓷的临床报道差异很大，而且有两个关键问题：一是在体温下水性环境中的氧化锆相（Iirconia phase）不稳定，可能触发四方晶相到单斜晶相的转变；二是氧化锆陶瓷仅限于与聚乙烯组合，不可用于氧化锆对氧化锆或氧化锆对氧化铝等硬对硬界面组合，否则会产生严重的磨损。2000年年底，当时氧化锆陶瓷的领先生产厂家St.Gobain Desmarquest公司因烧结工艺改变出现几个批次的氧化锆陶瓷球头临床破裂率过高（11.1%~36.9%），产品被迫召回，此后单纯氧化锆陶瓷已很少用于临床。

20世纪90年代，研究者开始了对新型复合陶瓷的研究，旨在结合氧化铝陶瓷和氧化锆陶瓷两者的优点，开发出表现更为出色的陶瓷材料以满足临床需要。第四代陶瓷材料中采用的增韧机制是通过添加体积含量约17%的氧化钇稳定四方氧化锆纳米颗粒（Y-TZP）到稳定不发生相变的氧化铝基体中（图6-37）。这些Y-TZP晶体均匀地散布在显微结构中，且相互隔离，从而提供了独立的各自发生相变的能力。如果有一个裂纹产生并且在显微结构中扩展，裂纹经过的氧化锆颗粒就会发生从四方晶相到单斜相相结构的相变（phase transition），吸收显微结构中裂纹扩展时的裂纹能量，阻止裂纹的进一步扩展。真正的相变是由裂纹端前方的应力场激发的，相变过程产生4%的体积膨胀，增加了颗粒周边的压应力。当裂纹接触到颗粒时，它则合拢裂纹端口，产生的压应力抵消了裂纹端的张应力强度，从而阻止裂纹扩展。这种相变增韧机制的最终结果是材料的断裂韧性得到了显著提高。而且，目前对超过600 000例界面的研究并未发现氧化铝/氧化锆复合陶瓷因为氧化锆相的不稳定而导致的不良反应。

此后还进行了许多旨在利用其他增强增韧技术的综合性研究，以提高氧化锆增韧氧化铝基复合材料的长期可靠性。包括在氧化铝陶瓷中加入氧化锶（约1%）和氧化铬（<1%）等氧化物，不仅能维持上述优点，还能在氧化铝晶体间形成

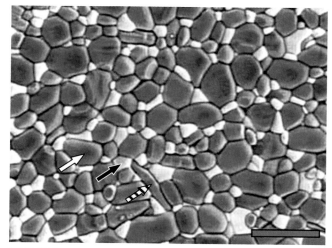

图6-37 第四代陶瓷材料的微观结构
白色箭头：氧化铝基质；黑色箭头：氧化锆晶体结构；条纹箭头：板状晶体结构。

板状晶体结构。这种板状晶体结构可以使已经出现的陶瓷裂纹发生偏转，并明显延长裂纹进展所经过的距离。曲折的裂纹使得有较大体积的晶体能被激发参与增韧机制，从而增加裂纹扩散所需要的能量，显著增加了氧化锆相变的效果，使材料更好地兼顾了高强度、高韧度及热稳定等特性。

此外，在材料中添加氧化铬，能与原始氧化铝基体形成固溶状态，它补偿了添加硬度较低的氧化锆颗粒引起的材料硬度下降的缺点，使得复合材料的硬度重新得到恢复。铬在氧化铝原子晶格里的分布产生了类似天然红宝石的颜色效果，故第四代陶瓷材料又称为"粉陶"。

从第一代到第四代，氧化铝陶瓷对陶瓷假体的低磨损且无骨溶解的特性始终没有改变。陶瓷和金属假体工程技术方面的进一步精细化，以及使用第四代氧化铝基复合材料的趋势，使陶瓷假体在设计加工上更加灵活，陶瓷部件可以被加工成更多形状，也可以更薄，以适应临床上的各种需要。在强度相同的前提下，陶瓷内衬可以更薄，陶瓷球头可以更大，而大直径球头可以带来更好的关节活动度和稳定性，降低脱位风险，改善关节润滑，同时还能降低假体碎裂的风险。

陶瓷材料性能和假体设计始终在稳步提高，陶瓷产生的磨损微粒几乎不会引发生物反应，其临床结果优异。随着第四代陶瓷材料的应用、手术技术的提高以及对并发症发生机制的不断认识，陶瓷对陶瓷全髋关节置换术目前已是针对年轻活跃患者最具吸引力的选择。

3. 陶瓷对陶瓷摩擦界面的问题

（1）陶瓷碎裂：早期氧化铝陶瓷对陶瓷假体碎裂的发生率相当高，Boehler等报道的第一代陶瓷假体碎裂率高达13.4%。经过材料、工艺和假体设计的改进，以及选择颈部设计合理的假体、加大股骨头假体直径、增加头/颈比例、适当减少外展角和避免采用保护陶瓷的高边金属环等，现代氧化铝陶瓷的碎裂率已大幅降低。以BIOLOX系列为例，第一代陶瓷股骨头的碎裂率为0.026%，第二代为0.014%，第三代仅为0.004%，第四代低至0.002%。

在点负荷的情况下陶瓷材料极易发生碎裂，股骨头与髋臼边缘的撞击、股骨头与颈和金属外杯与陶瓷内衬界面间的碎屑污染、外杯与内衬的非完全嵌合、假体安放位置不佳以及术后超范围的关节运动均是产生点负荷的重要因素。当碎屑存在于假体系统中时，碎裂会发生在假体的锥形连接部，即股骨头与颈界面以及金属外杯与陶瓷内衬界面，故手术中应尽可能保证上述两个界面的清洁。此外，当陶瓷内衬倾斜安放于金属外杯时会产生两点支撑现象，从而导致陶瓷内衬所受的应力分布不均匀；如果陶瓷内衬未能恰当地嵌入金属外杯，则可能由于髋关节活动时产生的抽吸力而脱出，并随着后续活动固定于倾斜状态，易于导致陶瓷内衬的破裂。相比于其他类型的假体，陶瓷对陶瓷假体对假体位置不当可能更为敏感，故手术中也应尽可能保证金属外杯与陶瓷内衬恰当地安放并嵌合固定牢靠。尽管制造商会进行产品的破坏试验，但类似试验都是在假体组件精确安放的条件下进行。因此，评估产品及临床运用中可能遇到的各种情况时，需要考虑体外试验与体内实际应用情况的差别。

（2）边缘负荷：陶瓷内衬的制造流程为烧结后进行修整并抛光处理，为使陶瓷材料能耐受烧结过程中10%～20%的体积收缩，在预制的内衬边缘上设计有一个小的过渡表面，内衬的边缘与抛光的内侧界面交界处形成一条硬嵴。这样就使得摩擦界面相对于假体开口处的边缘内陷数毫米，有效地减小了开口处的夹角。如果髋关节的力矩通过该硬嵴，即出现"边缘负荷"现象，股骨头与硬嵴接触的内外两侧间隙不等，两侧应力失去平衡，液体膜平衡被打破，导致摩擦系数增大，局部所受到的应力明显增加并损伤相对应的两侧界面。检查回收的翻修假体股骨头假体，如发现其表面存在细长的刻痕，即"条状磨损"

（图6-38），则表明该关节假体界面之间存在边缘负荷现象。

关节过度松弛的情况下，行走摆动期会出现股骨头与臼杯的微分离，或者臼杯外展角过大，均可能导致边缘负荷现象的出现。但研究发现，导致边缘负荷最常见的机制可能是深蹲时股骨头半脱位而与内衬后方硬嵴发生接触。正常的髋关节发生边缘负荷时，关节软骨–盂唇–关节囊的应力是渐变的，所以股骨头不会出现局部应力急剧增加的情况；而在陶瓷对陶瓷摩擦界面发生边缘负荷时，应力变化显著，股骨头所受局部应力急剧增加以致出现刻痕。全髋关节置换手术无法完全避免边缘负荷现象，但即使发生边缘负荷现象，陶瓷材料的碎屑产生量也极少，不足以引起骨溶解。对翻修手术中取出的假体检测发现，即使是假体位置良好且关节功能正常的假体，也可能存在边缘负荷现象。这表明对于某些特定设计的假体而言，边缘负荷可能并不是一个严重问题，而可能是其髋关节功能的正常表现之一。

（3）关节异响：是陶瓷对陶瓷假体独有的问题。在使用初期几乎没有出现过，但随后突然出现相当多的病例报道。虽然平均发生率仅为2.4%，但是一些报道中Trident假体的异响发生率高达20%～35%，是导致患者术后满意度下降的主要原因之一。关节异响并不是一个严重的临床问题，通常出现在术后6个月以内，一般不超过2年，可以单纯通过调整活动而得到解决。这可能与界面的早期磨合有关，润滑作用可使其逐渐获得改善，并最终消失。如果关节异响持续存在，如行走时每一步均会出现，则需要进行翻修手术，尽可能找出导致异响的原因并处理。

导致关节异响的主要原因是关节活动时摩擦界面出现的黏着摩擦现象。在润滑良好的情况下，陶瓷对陶瓷界面的摩擦力极低，一般不足以诱发黏着摩擦现象。但边缘负荷与摩擦界面摩擦力的增加相关，边缘负荷发生时，头臼接触面上润滑不足，如果同时还存在界面的损伤以及界面接触应力的增加，则足以引起黏着摩擦并导致异响出现。

临床上也观察到异响的发生与患者自身情况、手术技术以及假体设计相关，具体机制目前尚未完全阐明。体重过大和活动量较大的患者由于机械应力更大，因此出现异响的风险也更高。假体位置不良引起的碰撞，或边缘负荷也容易引起异响的发生。Trident假体更容易发生关节异响，表明假体设计可能是关节异响的原因之一，其可能与钛材质的高边金属环设计有关（图6-39）。

此外，特定的假体组合形式，也可能会引起更高的异响发生率。如Trident臼杯与Accolade柄组合使用产生异响的概率高于Trident臼杯与Omnifit柄组合，这可能是由于前者的假体颈部较细且固有共振频率较

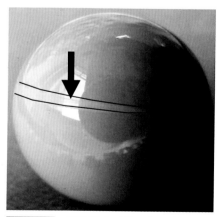

图6-38 翻修手术时发现的陶瓷股骨头表面的条状磨损

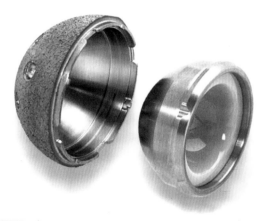

图6-39 Trident臼杯的钛质高边金属环

低。通过分析陶瓷对陶瓷髋关节假体组件发现，只有钛杯和钛柄的固有共振频率在可听范围内。陶瓷的固有共振频率高于不在可听范围内，但由于黏着摩擦的存在，陶瓷材料的实际共振频率还取决于摩擦界面的摩擦特性，可低于固有共振频率而进入可听范围内。如果这种低频的陶瓷振动与特定假体柄的固有共振频率相吻合（如Trident杯与Accolade柄），则可能会发生共振，从而放大声音，产生关节异响。

二、陶瓷对聚乙烯摩擦界面

根据对美国全国住院患者抽样数据库对2007—2014年超过100万例全髋关节置换术的统计，陶瓷对聚乙烯/高交联聚乙烯界面的使用比例从11.1%上升至50.8%，超过同期使用金属对高交联聚乙烯界面的42.1%，成为临床医生的首选。陶瓷对陶瓷界面的使用比例从7.0%降至3.1%，而金属对金属界面的使用比例从40.1%骤降至4.0%。上述数据反映出临床应用过程中不同摩擦界面的一些问题，以及关节外科医生对于各个界面组合优势与劣势间的不断理解与取舍。

随着对金属股骨头假体头颈结合面磨损认识的不断提高，学者们发现陶瓷股骨头能完全避免这种锥部腐蚀现象，并且具有更小的表面粗糙度，所以临床上逐渐弃用金属而改为选择陶瓷股骨头。内衬材料方面，聚乙烯内衬的优势在于其能够避免陶瓷内衬所特有的假体碎裂和关节异响等问题，也能避免金属臼杯所产生的高浓度金属离子的潜在不良影响。并且，新型高交联聚乙烯较传统超高分子量聚乙烯有更强的耐磨性能，在体内的使用寿命更长。因此，陶瓷对高交联聚乙烯的硬对软界面组合逐渐受到关节外科医生们的青睐。

医生在手术中常面临各种权衡。股骨头直径的选择主要考虑活动范围、稳定性和界面材料磨损性能，直径22～38mm（或更大）。一般来说，股骨头直径越大，活动范围就越大，脱位率也越低，但会加剧磨损，产生更多的磨损颗粒。高交联聚乙烯髋臼内衬优良的抗磨损性能促使大多数关节外科医生倾向于使用比以往初次全髋关节置换中标准28mm直径更大的股骨头。材料与摩擦界面的革新改善了髋关节的活动范围，降低了假体脱位的风险，减少了磨损颗粒导致的无菌性松动和骨溶解问题，使陶瓷股骨头与高交联聚乙烯内衬组合的使用率不断攀升，成为目前世界范围内使用最广泛的全髋关节假体摩擦界面组合。

1. **陶瓷对传统超高分子量聚乙烯摩擦界面** 临床上广泛应用的硬对软摩擦界面组合中，软质界面材料为超高分子量聚乙烯，它是一种由结晶区和非定型区组成的半结晶聚合物。由于超高分子量聚乙烯材料优异的生物相容性、力学性能、耐磨损性能和化学稳定性，已成为人工关节界面的首选材料，并在骨科植入物领域的使用时间超过50年。硬质界面材料中，陶瓷材料硬度高，亲水性佳，表面粗糙度及摩擦系数低，所以相比于金属对聚乙烯界面，陶瓷股骨头理论上能减少聚乙烯刮痕的产生，从而降低聚乙烯的磨损，减少聚乙烯磨损颗粒的产生。

1977年Semlitsch等首次报道了氧化铝陶瓷头对超高分子量聚乙烯的人工髋关节组合，从此陶瓷对聚乙烯人工髋关节假体在全世界范围内获得了广泛应用。体外试验发现，陶瓷对聚乙烯界面相比于金属对聚乙烯界面，超高分子量聚乙烯的年线性磨损率减少了50%～75%，但仍高于陶瓷对陶瓷界面。在术后10年的随访中，陶瓷对聚乙烯界面全髋关节置换组的翻修率是同期金属对聚乙烯界面组的20%。Zichner等进行陶瓷股骨头对聚乙烯内衬假体的随访观察发现，最初5年聚乙烯内衬的平均线性磨损率为0.5mm/年。Sugano

等在早期应用陶瓷对聚乙烯假体的临床研究结果显示，术后10年随访时聚乙烯内衬的平均线性磨损率为0.1mm/年。Urban等报道了直径32mm陶瓷股骨头对骨水泥型全聚乙烯臼杯全髋关节置换的长期随访结果，聚乙烯的平均线性磨损率为0.034mm/年，平均容积磨损率为28mm³/年，术后5年假体存活率为95%，术后10年为95%，术后15年为89%，术后20年为79%。此外，由于陶瓷对聚乙烯假体技术符合外科医生原有的手术习惯，无须特殊手术器械，因此使其临床普及更为便利。

2. 聚乙烯材料的问题与演变　传统超高分子量聚乙烯主要存在两个问题：①材料磨损，聚乙烯内衬磨损会产生碎屑，能刺激巨噬细胞和成纤维细胞释放促炎因子和破骨因子，产生无菌性炎症反应，加速骨吸收和骨溶解，导致许多患者在术后10～20年时出现骨溶解和无菌性松动等并发症，增加了假体术后的翻修率；②材料在空气中经γ射线灭菌后，残留的氧自由基与氧气接触会引起氧化反应，而聚乙烯对氧化造成的损伤非常敏感，最终影响材料的机械学特性。在过去的20多年中为了使超高分子量聚乙烯更加耐磨，人们尝试了许多方法，但先前的许多方法并不是很成功。碳纤维强化的聚乙烯会导致过度的炎性反应，反而使骨溶解更明显；经过再加工，又常因太脆而导致失败，最终被放弃。填充改性的聚乙烯能提高其机械性能和耐磨性能，但聚乙烯分子量巨大，当填充材料在聚乙烯基体中分布不均匀时，凝聚的填料会成为基体中的局部应力集中点，在磨损过程中会加速材料的破坏。表面改性的聚乙烯能提高其表面硬度，改善摩擦学性能，但形成的表面改性层较薄，体内长期使用过程中容易磨损脱落。

辐照交联是增强超高分子量聚乙烯耐磨性最有效的方式之一，20世纪90年代末期引入的高交联聚乙烯性能相当优异。传统的γ射线照射剂量为25～40kGy，>50kGy的射线均能形成不同程度的交联，射线强度越大，交联率越高，耐磨损性能越好。Mokellop等报道在中等程度（50kGy）交联的情况下，聚乙烯磨损减少80%；在高度交联（100kGy）的情况下，聚乙烯磨损减少95%，增强聚乙烯抗磨损特性的最佳γ射线剂量为95～100kGy。然而在辐照过程中，高能的辐照源会切断超高分子量聚乙烯中一部分主链或侧链的C—C键并产生大量的氧自由基，一部分氧自由基会残留在聚乙烯的结晶区内，另一部分氧自由基则残留在无定型区。无定型区的氧自由基会相互结合使材料形成交联结构，但这种交联结构会降低材料的塑性和韧性，而结晶区的氧自由基则会在超高分子量聚乙烯中长期存在，并与氧气结合引起聚乙烯的氧化和脆化，缩短假体寿命。此外，传统的空气中γ射线灭菌方式也已经被惰性环境（如氮气氛、氩气氛或真空）中γ射线灭菌所取代，减少了聚乙烯材料因接触到空气中的氧气而引发的氧化损伤。但是，一旦假体植入体内，残留的氧自由基仍会在体内诱发氧化过程进而损伤聚乙烯。

辐照后加热处理（重熔或退火）可以降低聚乙烯内的氧自由基浓度。重熔是指将温度加热超过材料的熔点（约135℃），该过程可以基本消除所有氧自由基，但同时会降低材料的结晶度。结晶度的下降会削弱聚乙烯的断裂韧性、疲劳强度和裂纹扩展抗性。退火则是指对材料加热到接近其熔点，从而避免减少结晶度以及由此导致的机械强度的降低，但缺点是去除氧自由基的能力不如重熔。尽管使用了热处理的方法，但从体内取出的高交联聚乙烯内衬上仍能见到氧化的痕迹。重熔的高交联聚乙烯氧化程度较轻，氧化主要出现在负重面，而退火处理的高交联聚乙烯氧化程度较重，边缘处氧化更为明显。

学者们又尝试了许多新的生产工艺试图避免重熔的不利影响。例如，将辐照后的聚乙烯在维生素E中进行浸泡以清除氧自由基；或者将辐照分3次较小剂量进行，每次辐照都进行退火处理。将终末期的灭菌处理改为使用气体等离子或环氧乙烷，因为γ射线在每次辐照中均会产生新的氧自由基。尽管各种方法的短中期临床效果均较满意，但各种加工工艺聚乙烯的长期表现仍需继续观察。

混合维生素E的高交联聚乙烯（vitamin E-HXLPE，VEPE）于2007年被美国FDA批准用于全髋关节置换手术。其采用维生素E作为抗氧化剂，成为了辐照处理后除重熔和退火外的另一种选择。维生素E属于还原性物质，能够中和高交联聚乙烯交联时产生的氧氧自由基，并阻止氧化级联反应的扩散，保持高交联聚乙烯优良的抗磨损性能。

与热处理相比，混合维生素E的高交联聚乙烯可明显改善材料的氧化稳定性；与普通高交联聚乙烯相比，其降低了材料的脆性。混合维生素E的主要方式有两种：①超高分子量聚乙烯辐照交联后，使维生素E弥散入聚乙烯材料，这种合成方式中维生素E没有参与辐照过程，聚乙烯的交联效率能够不被限制，而且维生素E浓度也不受交联密度的影响。但维生素E存在饱和限度，其浓度最高只能达到约0.7%。②先将液态维生素E与超高分子量聚乙烯树脂粉末混合，然后再进行辐照交联。这种方法能使维生素E的浓度更高、混合更加均匀，但会使辐照交联效率降低。因此，必须限制维生素E的浓度和辐照剂量，以同时获得较好的抗磨损强度和抗氧化能力。一般认为该过程中维生素E浓度不应超过0.3%。

高交联聚乙烯与传统聚乙烯间的机械学特性差异，主要源于聚乙烯交联密度的增加和结晶度的改变。而各种高交联聚乙烯之间的机械学特性差异则取决于射线剂量、照射技术、灭菌方法以及采用各种加工工艺去除氧自由基的程度。目前通过惰性环境 γ 射线消毒、热处理、混合维生素E等方法增加聚乙烯的交联率并降低氧氧自由基的含量，形成的高交联聚乙烯具有高耐磨性、低摩擦系数、高冲击强度、高硬度、低密度、易装配、生物相容性好和生物稳定性高等特点，可明显提高抗磨损和抗老化性能。同时体外研究还发现，高交联聚乙烯内衬的磨损率与股骨头直径无关。这与传统聚乙烯内衬相反，后者的磨损率随着股骨头直径的增加而增加。

三、陶瓷对高交联聚乙烯摩擦界面

1998年美国FDA批准上市的高交联聚乙烯相较于传统的超高分子量聚乙烯，具有更好的耐磨损性能，陶瓷对高交联聚乙烯目前已成为全髋关节置换最常用的摩擦界面组合。体外研究表明，高交联聚乙烯的磨损率相比于传统聚乙烯降低了60%～90%。一些中期随访报道显示，高交联聚乙烯的体内线性磨损率远低于公认可导致骨溶解阈值（0.1mm/年）。Dorr等报道，高交联聚乙烯5年的平均磨损率为0.029mm/年；而McCalden等发现平均随访6.8年时，高交联聚乙烯的平均磨损率仅为0.003mm/年。10年左右的长期临床随访研究也显示，陶瓷对聚乙烯界面中的高交联聚乙烯磨损率较低，其体内线性磨损率为0.005mm/年，而传统聚乙烯为0.037mm/年。然而，交联对聚乙烯材料的韧度、延展性以及抵抗疲劳裂纹形成也有负面影响。交联过程中会产生氧自由基，可引起聚乙烯的氧化降解。Tsukamoto等对陶瓷对聚乙烯假体15年的随访研究表明，高交联聚乙烯虽然在术后5～10年的磨损率低于传统聚乙烯，但10年以后，其磨损率明显加快，到术后15年时两者的磨损已无明显差异。推测高交联聚乙烯的氧化可能是导致其在后期磨损加速的原因。

此外，传统超高分子量聚乙烯与高交联聚乙烯产生的磨损颗粒形态分布有所不同。聚乙烯材料的磨损颗粒直径从不足1μm至数毫米不等，大多数磨损颗粒的直径<1μm，其中直径>0.5μm的磨损颗粒可诱发最强烈的巨噬细胞应答和继发性细胞因子级联反应，从而导致骨溶解和假体无菌性松动。Endo等通过体外研究发现，高交联聚乙烯中产生的磨损颗粒中，直径0.1～0.5μm的碎屑占比88%，而在非交联的传统超高分子量聚乙烯中仅占68%。Ingram等报道，平均每个细胞中的高交联聚乙烯磨损颗粒达到0.1μm时会导致24小时后体内TNF-α水平显著升高，而传统聚乙烯则需要$10μm^3$的颗粒才能诱发同等程度的炎症反应。研究分析认为，交联作用本身可以增加磨损颗粒的潜在炎性反应，高交联聚乙烯良好的耐磨损特性可能在某种程度上被其磨损颗粒所引发的严重骨溶解效应所抵消。

体外研究证明，混合维生素E的高交联聚乙烯磨损颗粒的数量和大小均小于普通高交联聚乙烯，磨损颗粒诱发的骨溶解反应也显著减少。此外，混合维生素E的高交联聚乙烯假体在抗张强度、抗屈强度、断裂韧性及抗疲劳强度等方面也较普通高交联聚乙烯假体有明显改善。Nebergall等开展的随机对照研究应用放射立体照相测量分析（radiostereometric analysis，RSA）技术用以评估聚乙烯的磨损率，随访3年和5年的研究结果均表明，混合维生素E高交联聚乙烯的耐磨损性能更佳。Galea等的研究也发现，术后2年随访时混合维生素E的高交联聚乙烯与退火处理的中交联聚乙烯相比，两者磨损率无明显差异，而混合维生素E的高交联聚乙烯术后2～5年的磨损率更低，因此术后5年的总磨损率也更低。然而统计学差异并不完全等同于临床效果的差异，仍需等待混合维生素E高交联聚乙烯的长期临床随访结果，进而评估维生素E的掺入是否有助于聚乙烯材料维持长期的抗氧化能力。

四、陶瓷对金属摩擦界面

1. 金属材料的演变　金属材料在过去几十年历经了长足的发展，早期的低碳合金已发展到现代的高碳钴铬合金。低碳合金的含碳量约为0.05%，高碳合金的含碳量为0.20%～0.25%，后者的硬度也因此得到了极大的提升。一项关节体外磨损试验机的测试数据表明：高碳合金的磨损量仅为低碳合金的1/7～1/6（1.2mg vs 8.0mg）。虽然目前普遍采用高碳合金，但合金加工方法的不同也将影响材料的性能。金属合金的加工可以分为锻造和铸造，铸造合金表面的碳化物颗粒直径较小且表面硬度较大，加工后的表面粗糙度相对较小，从而在理论上有助于减少磨损。有些锻造合金在生产工艺中进行了后继热处理，在随后的退火过程中发生表面碳颗粒的收缩反而可能增加假体的表面粗糙度。

2. 陶瓷对金属摩擦界面　陶瓷对金属摩擦界面的尝试最早可以追溯到第一代Metasul金属。现代技术的进步使得陶瓷和金属材料的制造水平有了大幅的提高，学者们也逐渐开始使用第三代、第四代陶瓷材料以及高碳钴铬合金尝试新的界面组合。从工程学角度来说，陶瓷对金属界面均为硬质界面，但硬度相差很大，而这也正是该组合的优势所在。陶瓷球头与金属内衬组合的优点在于利用陶瓷球头的高度抛光表面，可减少高碳钴铬合金内衬的磨损，内衬使用金属材料能避免聚乙烯产生的碎屑引起的骨溶解，还能避免陶瓷内衬的碎裂风险以及关节异响的发生，并且可以尽可能地使用大直径陶瓷球头。但多项研究表明，与之相反的金属球头和陶瓷内衬的组合是失败的，其磨损率甚至高于金属对金属摩擦界面。偶有临床报道金属球头和陶瓷内衬组合的使用，但失败率较高。

Firkins等首次报道了陶瓷（BIOLOX®forte）对金属和金属对金属摩擦界面在髋关节体外模拟试验中的磨损数据：前者的磨损率比后者降低约100倍（$0.01mm^3/MC$ vs $1.62mm^3/MC$）。可能原因是由于两种不同的材料组合时，产生的黏着磨损较同一材料的组合更低，而且当金属内衬产生刮痕时，硬度更大的陶瓷球头可以将刮痕打磨平整。此外，陶瓷相较于金属可以加工出更为光滑的表面、陶瓷球头可完全避免金属假体特有的锥部腐蚀，这都从理论上解释了陶瓷对金属界面磨损率显著降低的现象。研究还发现，陶瓷对金属与金属对金属摩擦界面产生的磨损颗粒大小相当（平均6～30nm），但前者产生的颗粒数量更少，所以陶瓷对金属摩擦界面磨损产生的容积磨损率相对较小。

Williams等比较了金属对金属、陶瓷对陶瓷、陶瓷对金属3种硬对硬摩擦界面的体外容积磨损率，结果显示：第三代或第四代陶瓷材料，无论股骨头直径选用28mm或36mm，金属对金属假体的磨损率均为最高，并且显著高于磨损率比较接近的陶瓷对金属和陶瓷对陶瓷界面假体。但在界面分析中，同材质组合的球头上可以观察到条状磨损，而陶瓷对金属假体的球头上则没有。分析认为条状磨损的出现是由于构成摩擦界面的双方硬度相近和局部应力高度集中共同作用的结果，而陶瓷与金属材料的硬度相差很大，即使出现边缘负荷现象也不会导致明显的条状磨损。此外，金属对金属假体存在磨合现象，在两侧界面的压入过程中，接触面积逐渐增加到最佳值，并且随着接触应力的降低和润滑条件的改善，磨损率逐渐降低，进入稳定期。研究发现，磨合现象在陶瓷对金属摩擦界面的假体中也同样存在，但不论是在磨合期还是稳定期，陶瓷对金属界面假体的磨损速率均明显低于金属对金属假体界面。

由于体内环境的复杂性，体外试验并不能完全反映临床的应用结果。而体内研究的结果又受到手术技术如假体安放位置与角度、患者日常活动方式等多方面因素的影响。Williams等在体外模拟中将股骨头负重于臼杯边缘，通过微分离模式及股骨头平移脱位来模拟体内的边缘负荷现象。结果显示：在标准模式下，陶瓷（BIOLOX®delta）对金属界面的磨损率显著低于金属对金属界面（0.02mm³/MC vs 0.60mm³/MC）；在微分离模式的不良环境下，两种界面的磨损率均明显提高，但陶瓷对金属界面同样显示出了较低的磨损率（0.36mm³/MC vs 1.32mm³/MC）。分析认为，微分离模式破坏了混合润滑机制，导致磨损机制的类型和磨损程度都发生变化，而陶瓷对金属组合由于陶瓷材料的硬度明显较高，即使在局部接触应力显著增加且润滑不充分时，仍能表现出较低的磨损率，所以陶瓷对金属界面可能在患者体内的复杂环境中具有更大的优势。

在陶瓷对金属假体的陶瓷球头上能发现独特的金属残留痕迹，称为金属转移现象（图6-40），这可能是在边缘负荷状态下陶瓷球头脱位与金属臼杯边缘撞击引起的。早期体外研究的界面分析显示，金属转移后的材料表面粗糙度与未磨损界面并无明显差异（Ra：0.007μm vs 0.005μm），提示金属转移现象可能并不会加速界面磨损。然而，Zhu等翻修回收了2例短期体内磨损严重的陶瓷（BIOLOX®delta）对金属假体，发现氧化锆增韧氧化铝的陶瓷球头上可看到金属转移现象。进一步的光谱分析发现，陶瓷表面的异常摩擦能使金属离子渗入陶瓷晶格中，引起氧化锆相的晶格收缩，破坏陶瓷表面的化学稳定性，并导致体内陶瓷球头氧化锆相由四方晶相转变到单斜晶相的比例异常增加，从而影响陶瓷对金属假体的体内抗磨损性能。

虽然陶瓷对金属界面的体外试验表现优异，但目前体内试验的结果较少，所以人们对其在人体内的实际效果认识有限。大部分早中期的体内试验均显示陶瓷对金属假体在临床上疗效显著，但也有报道陶瓷对金属和金属对金属假体的翻修率相近，甚至有报道陶瓷对金属假体术后1.5年的翻修率高达10.7%。期待临床试验的长期随访结果能为我们揭示这一界面组合在体内的抗磨损性能及其长期假体存活率，然而目前该组合金属磨损颗粒的潜在不

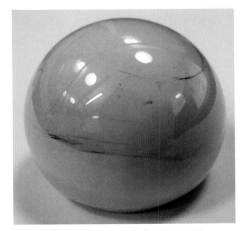

图6-40 陶瓷球头上的金属转移现象

良反应引起了人们的广泛担忧，导致其在临床上应用受限。

3. **陶瓷对金属界面的潜在问题**　使用金属对金属界面假体的患者体内，大量的金属磨损颗粒分布于淋巴结、肝、脾和骨髓。这种金属对金属假体的磨损颗粒直径为纳米级，且数量远超金属对聚乙烯假体，其溶解后产生极高浓度的金属离子尤其会对肾脏产生不良影响，甚至有人担心其潜在的致癌作用。由于金属假体系统副作用的观察需要相当长的时间，目前学者们通过观察患者体内金属离子水平的变化，间接评价假体的磨损程度和副作用。而金属磨损颗粒引发的不良反应同样可能出现在陶瓷对金属界面假体中，所以在其应用之初就引起了人们的高度重视。

早期研究中，Isaac等检测了使用陶瓷对金属界面髋关节假体患者术后1年的血浆内金属离子浓度，研究发现，金属铬离子的浓度平均增加0.08μg/L，金属钴离子的浓度平均增加0.22μg/L，均小于对照组金属对金属界面假体的0.48μg/L和0.32μg/L。虽然随访时间短，病例数量少，而且术前金属离子的浓度水平受生活环境的影响较大，但该研究的结果使得学者们对陶瓷对金属界面假体的临床应用前景有了谨慎的乐观。

一些中期随访研究表明，虽然临床上尚未发现金属离子相关肝肾功能损害的证据，但金属离子浓度升高的程度要高于预期水平，需警惕潜在的远期并发症。Han等检测了201例患者的血清金属离子浓度，发现陶瓷对金属组的钴离子浓度是非陶瓷对金属组（陶瓷对陶瓷、陶瓷对聚乙烯）的6.5倍（1.86μg/L *vs* 0.27μg/L），而铬离子浓度是后者的9倍（1.81μg/L *vs* 0.19μg/L）。亚洲人群的传统生活方式包含蹲、跪和盘腿姿势，增加了假体撞击的概率，从而引起血清金属离子浓度的升高。英国药品和保健品管理局认为钴离子或铬离子超过7μg/L就需要密切关注并随访潜在的并发症，而有些学者则认为阈值为4μg/L。Hill等随访了271例陶瓷对金属界面髋关节假体植入患者，11.4%的患者金属离子水平高于2μg/L；4.0%的患者高于4μg/L；2.2%的患者高于7μg/L。虽然金属离子水平超过阈值的患者比例并不高，但作者认为仍需担忧患者的远期预后。Kazi等进行的研究中，83例使用陶瓷对金属假体的患者术后2年时钴、铬、镍、钼、钛离子的血清平均浓度均显著升高。不仅如此，染色体分析结果还证实，患者的染色体存在结构和非整倍体突变，表现为染色体结构显著的断裂和松散等。

综上所述，陶瓷对金属界面髋关节假体的体外磨损研究显示出其优于金属对金属界面假体的耐磨损性能，内衬使用金属材料也避免了陶瓷内衬碎裂的风险，亦无条状磨损和术后异响的发生。此外，它还增加了大直径陶瓷球头使用的可能性，为年轻并且日常活动量大的患者提供了另一种人工关节的界面选择。但一方面，陶瓷对金属界面假体的长期临床试验仍在进行中，该界面体内的生物学反应尚未完全明确；另一方面，陶瓷对金属界面假体产生的金属磨损颗粒虽少于金属对金属界面假体，但相比于目前常用的陶瓷对聚乙烯和陶瓷对陶瓷界面假体，其金属离子过量释放导致的潜在并发症使其难以得到广泛的临床应用。

（关振鹏）

参考文献

［1］陈文. 氧化铝陶瓷在髋关节置换领域中的应用 [J]. 生物骨科材料与临床研究, 2005, 2 (6): 5-8.

［2］刘庆, 张洪. 惰性生物陶瓷在人工髋关节的应用 [J]. 中国医疗器械信息, 2007, 13 (2): 5-9.

［3］沈彬. 现代氧化铝陶瓷应用于全髋关节置换术的可靠性 [J]. 国际骨科学杂志, 2009, 30 (2): 89-92.

［4］金志刚, 毕云龙, 于德刚, 等. 陶瓷-陶瓷髋关节置换在美国应用的经验 [J]. 国际骨科学杂志, 2009, 30 (2): 81-83.

［5］周勇刚, 王岩. 陶瓷在人工全髋关节置换中的地位 [J]. 中华关节外科杂志 (电子版), 2010, 4 (3): 1-3.

［6］范娜, 陈光雄, 钱林茂. 陶瓷髋关节异响的研究进展和展望 [J]. 摩擦学学报, 2011, 31 (3): 311-316.

［7］薛孝威, 郭亭, 赵建宁. 陶瓷对陶瓷全髋关节置换的研究进展 [J]. 中国骨与关节损伤杂志, 2012, 27 (10): 966-968.

［8］郑海涛, 潘婷婷. 陶瓷材料烧结技术的研究进展 [J]. 材料科学, 2017, 7 (6): 628-632.

［9］Mittelmeier H. Report on the first decennium of clinical experience with a cementless ceramic total hip replacement [J]. Acta Orthop Belg, 1985, 51 (2-3): 367-376.

［10］Boutin P, Christel P, Dorlot JM, et al. The use of dense alumina-alumina ceramic combination in total hip replacement [J]. J Biomed Mater Res, 1988, 22 (12): 1203-1232.

［11］Christel P, Meunier A, Dorlot JM, et al. Biomechanical compatibility and design of ceramic implants for orthopedic surgery [J]. Ann N Y Acad Sci, 1988, 523: 234-256.

［12］Mahoney OM, Dimon JH 3rd. Unsatisfactory results with a ceramic total hip prosthesis [J]. J Bone Joint Surg Am, 1990, 72 (5): 663-671.

［13］Willmann G. Ceramic femoral head retrieval data [J]. Clin Orthop Relat Res, 2000 (379): 22-28.

［14］Sedel L. Evolution of alumina-on-alumina implants: a review [J]. Clin Orthop Relat Res, 2000 (379): 48-54.

［15］Barrack RL, Burak C, Skinner HB. Concerns about ceramics in THA [J]. Clin Orthop Relat Res, 2004 (429): 73-79.

［16］Hannouche D, Hamadouche M, Nizard R, et al. Ceramics in total hip replacement [J]. Clin Orthop Relat Res, 2005, (430): 62-71.

［17］Poggie RA, Turgeon TR, Coutts RD. Failure analysis of a ceramic bearing acetabular component [J]. J Bone Joint Surg Am, 2007, 89 (2): 367-375.

［18］Pattyn C, De Smet KA. Primary ceramic-on-ceramic total hip replacement versus metal-on-metal hip resurfacing in young active patients [J]. Orthopedics, 2008, 31 (11): 1078.

［19］Masson B. Emergence of the alumina matrix composite in total hip arthroplasty [J]. Int Orthop, 2009, 33 (2): 359-363.

［20］Restrepo C, Post ZD, Kai B, et al. The effect of stem design on the prevalence of squeaking following ceramic-on-ceramic bearing total hip arthroplasty [J]. J Bone Joint Surg Am, 2010, 92 (3): 550-557.

［21］Huet R, Sakona A, Kurtz SM. Strength and reliability of alumina ceramic femoral heads: Review of design, testing, and retrieval analysis [J]. J Mech Behav Biomed Mater, 2011, 4 (3): 476-483.

［22］Lopes R, Philippeau JM, Passuti N, et al. High rate of ceramic sandwich liner fracture [J]. Clin Orthop Relat Res, 2012, 470 (6): 1705-1710.

［23］Cai P, Hu Y, Xie J. Large-diameter Delta ceramic-on-ceramic versus common-sized ceramic-on-polyethylene bearings in THA [J]. Orthopedics, 2012, 35 (9): e1307-e1313.

［24］Atrey A, Morison Z, Waite J, et al. A method for the placement of the ceramic liner in an uncemented cup [J]. Ann R Coll Surg Engl, 2014, 96 (3): 250.

［25］Macdonald N, Bankes M. Ceramic on ceramic hip prostheses: a review of past and modern materials [J]. Arch Orthop Trauma Surg, 2014, 134 (9): 1325-1333.

［26］Pezzotti G, Yamamoto K. Artificial hip joints: The biomaterials challenge [J]. J Mech Behav Biomed Mater, 2014, 31: 3-20.

［27］Atrey A, Waite J, Hart A, et al. Failure of a Ceramic-on-Ceramic Hip Resurfacing Due to Metallosis: A Case Report [J]. JBJS Case Connect, 2014, 4 (1 Suppl 9): 1-6.

［28］Boutin P. Total arthroplasty of the hip by fritted alumina prosthesis. Experimental study and 1st clinical applications [J]. Orthop Traumatol Surg Res, 2014, 100 (1): 15-21.

［29］Matharu GS, Daniel J, Ziaee H, et al. Failure of a novel ceramic-on-ceramic hip resurfacing prosthesis [J]. J Arthroplasty, 2015, 30 (3): 416-418.

［30］Steinhoff A, Hakim V, Walker RH, et al. Ceramic liner fracture and impingement in total hip arthroplasty [J].

HSS J, 2015, 11 (1): 50-55.

[31] Tan SC, Lau AC, Del Balso C, et al. Tribocorrosion: Ceramic and Oxidized Zirconium vs Cobalt-Chromium Heads in Total Hip Arthroplasty [J]. J Arthroplasty, 2016, 31 (9): 2064-2071.

[32] Pierrepont JW, Feyen H, Miles BP, et al. Functional orientation of the acetabular component in ceramic-on-ceramic total hip arthroplasty and its relevance to squeaking [J]. Bone Joint J, 2016, 98-B (7): 910-916.

[33] Schmidt-Braekling T, Renner L, Mintz DN, et al. Do Changes in the Production Process Affect the Outcome of Ceramic Liners: A 3-Year Follow-Up Study [J]. J Arthroplasty, 2017, 32 (4): 1314-1317.

[34] Lee YK, Kim KC, Jo WL, et al. Effect of Inner Taper Angle of Acetabular Metal Shell on the Malseating and Dissociation Force of Ceramic Liner [J]. J Arthroplasty, 2017, 32 (4): 1360-1362.

[35] Higuchi Y, Hasegawa Y, Komatsu D, et al. Incidence of Ceramic Liner Malseating After Ceramic-on-Ceramic Total Hip Arthroplasty Associated With Osteolysis: A 5-to 15-Year Follow-Up Study [J]. J Arthroplasty, 2017, 32 (5): 1641-1646.

[36] Gührs J, Körner M, Bechstedt M, et al. Stem taper mismatch has a critical effect on ceramic head fracture risk in modular hip arthroplasty [J]. Clin Biomech (Bristol, Avon), 2017, 41: 106-110.

[37] Salo PP, Honkanen PB, Ivanova I, et al. High prevalence of noise following Delta ceramic-on-ceramic total hip arthroplasty [J]. Bone Joint J, 2017, 99-B (1): 44-50.

[38] Lee GC, Kim RH. Incidence of Modern Alumina Ceramic and Alumina Matrix Composite Femoral Head Failures in Nearly 6 Million Hip Implants [J]. J Arthroplasty, 2017, 32 (2): 546-551.

[39] Hu CY, Yoon TR. Recent updates for biomaterials used

in total hip arthroplasty [J]. Biomater Res, 2018, 22: 33.

[40] Bertrand J, Delfosse D, Mai V, et al. Ceramic prosthesis surfaces induce an inflammatory cell response and fibrotic tissue changes [J]. Bone Joint J, 2018, 100-B (7): 882-890.

[41] Kurtz SM, Lau EC, Baykal D, et al. Are Ceramic Bearings Becoming Cost-Effective for All Patients? [J]. J Arthroplasty, 2018, 33 (5): 1352-1358.

[42] Farrier AJ, Moore L, Manning W, et al. Comparing the cup deformation following implantation of a novel ceramic-on-ceramic hip resurfacing bearing to a metal standard in a cadaveric model [J]. Proc Inst Mech Eng H, 2019, 233 (6): 603-610.

[43] Konan S, Alazzawi S, Yoon BH, et al. A focused update on preventing ceramic fractures in hip arthroplasty: is the 'cup' half full? [J]. Bone Joint J, 2019, 101-B (8): 897-901.

[44] Goretti C, Polidoro F, Paderni S, et al. Ceramic on ceramic total hip arthroplasty and liner fracture. Two case reports and review of literature [J]. Acta Biomed, 2019, 90 (12-S): 192-195.

[45] Yoon BH, Park JW, Cha YH, et al. Incidence of Ceramic Fracture in Contemporary Ceramic-on-Ceramic Total Hip Arthroplasty: A Meta-analysis of Proportions [J]. J Arthroplasty, 2020, 35 (5): 1437-1443.

[46] Davila-Castrodad IM, Remily EA, Mohamed NS, et al. Total Hip Arthroplasty: National Bearing Surface Trends for 20-to 50-Year-Old Patients [J]. Surg Technol Int, 2020, 36: 418-425.

[47] Hallan G, Fenstad AM, Furnes O. What Is the Frequency of Fracture of Ceramic Components in THA? Results from the Norwegian Arthroplasty Register from 1997 to 2017 [J]. Clin Orthop Relat Res, 2020, 478 (6): 1254-1261.

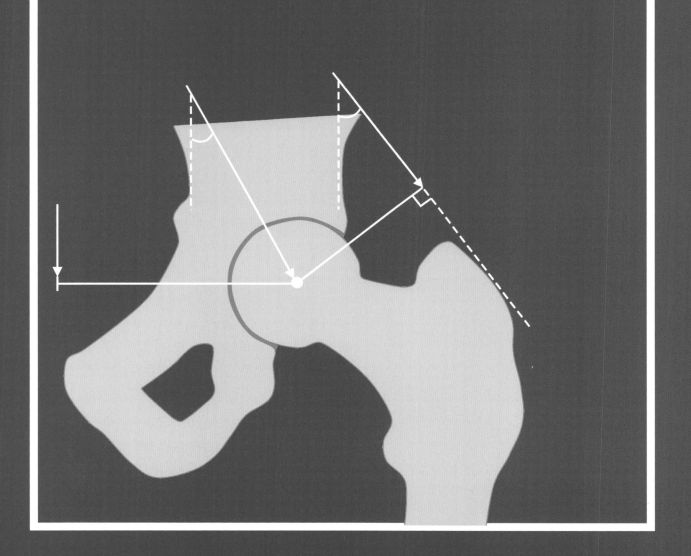

第三篇

髋关节应用
解剖与生物力学

第七章

髋关节应用解剖

髋关节由位于骨盆侧的髋臼及与其相关节的股骨头共同组成，为一杵臼关节，深在且稳定，周围包绕较为丰厚的肌肉组织，同时髋关节作为下肢带骨，是躯干与下肢的交通枢纽，相关的神经、血管由此周围行经，在不同的髋关节入路及层面需关注，下文分别详述。

第一节　髋关节骨性结构

骨结构解剖由两个部分组成，分别为髋臼和股骨，术中通过不同入路进行显露来达到手术部位，并分别对髋臼及股骨进行骨床准备。髋臼侧由髂骨、坐骨及耻骨共同融合而成（图7-1），位于骨盆的前外下，以下解剖结构在髋臼解剖中需重视。

一、卵圆窝

在髋臼侧的准备过程中，无论髋关节发育良好、发育不良，亦或强直性脊柱炎等完全骨性融合，卵圆窝都是恒定存在的解剖标志（图7-2）。部分患者的卵圆窝可能被表面增生的骨赘封闭，形成临床上称为

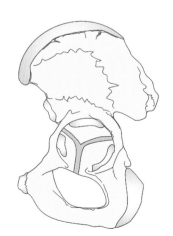

图7-1　髋臼由髂骨、坐骨及耻骨共同融合而成

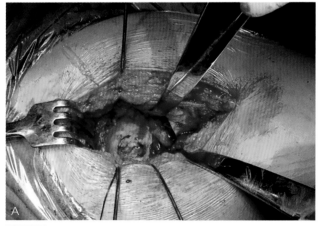

图7-2　卵圆窝结构
A. 术中所见；B. 示意图。

"三明治"样结构，表现为底壁为骨盆内壁，中间为卵圆窝内的脂肪组织，浅表为增生骨赘（图7-3）。在髋臼底部以及下缘的寻找过程中，以见到卵圆窝内的脂肪为标准，卵圆窝显露以后，根据髋关节正位X线片上泪滴的粗细大致判断骨盆内壁骨质的厚度（图7-4）。正常情况下对于旋转中心的位置有两种观点：①尽可能内移，这样可以缩短负重时的力臂，并相应增加臀中肌力臂，从而调整双方的力矩，进而改善臀肌无力所致的臀肌步态；②尽可能保留骨量，按照正常解剖进行旋转中心安放髋臼假体即可。笔者尝试过上述两种方式，目前对于单纯股骨头坏死等髋臼结构正常的患者采用第二种方法，而对于髋关节发育不良和髋臼结构异常患者，为增加假体与宿主骨接触面积以及髋臼覆盖率，通常采用第一种方法。

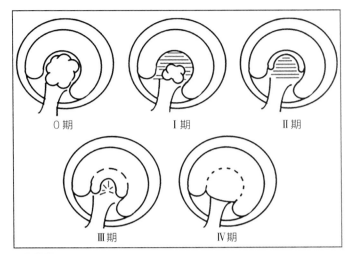

图7-3 "三明治"样卵圆窝结构

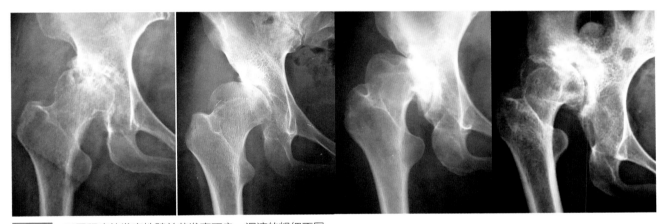

图7-4 不同程度的发育性髋关节发育不良，泪滴的粗细不同

二、髋臼四壁

髋臼可分为顶壁、前壁、后壁和内壁，其下壁缺乏骨质，为髋臼横韧带所封闭（图7-5）。在髋臼的四壁中，前壁为耻骨的一部分，顶壁为髂骨的一部分，后壁为坐骨的一部分，内侧壁是三者的融合形成的骨盆侧壁。在髋臼磨锉的过程中，由于入路的不同及软组织和股骨牵开后的阻挡，如果术中力度控制不佳，常导致髋臼的偏心磨锉。例如，在传统后外侧入路时，股骨向前方牵开，容易以此为支点导致髋臼锉向后外侧过度磨锉；而在直接前方入路时，股骨向下牵开，容易导致髋臼前方耻骨延伸部分的过度磨锉，由于髋臼下缘为横韧带封闭，上后方骨量相对较多，因此术中常犯的错误是旋转中心上移。了解这些后，在相应的入路时需要在控制方向上刻意给予足够对抗的力量以避免上述情况的出现。此外，需掌握一个原则：髋臼侧磨锉，宁下毋上，术中动力使用采用断续激发，反复触摸对比，坐骨支相对较为粗大，

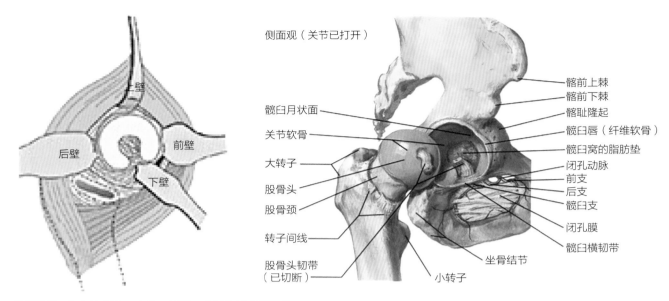

侧面观（关节已打开）

髋臼月状面
关节软骨
大转子
股骨头
股骨颈
转子间线
股骨头韧带
（已切断）

髂前上棘
髂前下棘
髂耻隆起
髋臼唇（纤维软骨）
髋臼窝的脂肪垫
闭孔动脉
前支
后支
髋臼支
闭孔膜
髋臼横韧带
坐骨结节
小转子

图7-5 髋臼的前壁、上壁、后壁、内壁和横韧带结构

骨量较多，在必要时可以适当增加锉磨。

三、软骨下骨

软骨下骨是在X线片上可以显像的相对较致密骨质，其深面为板状骨的松质骨部分，密度较低，表层为髋臼侧软骨。髋臼侧软骨及相应纤维组织需要在术中彻底切除，目前生物型假体需要与宿主骨充分接触并达到一定的初始稳定性才可以实现后续的骨长入或骨长上，进而获得长期稳定性。若存在软骨或纤维组织，其生长速度及占位效应远远超过骨组织，将会导致生物型假体固定失败。

术中若过度磨锉，将软骨下骨全部去除后显露下方的松质骨，会导致在假体打入过程中有类似落入枯木之感，松弛有余，弹性不足，假体有陷入危险，特别是骨质疏松如长期使用糖皮质激素、类风湿关节炎或者强直性脊柱炎的患者。若软骨磨锉不足，打入假体时则会有韧性有余而强度不足之感，假体看似落入髋臼骨床之中，但无法被牢固固定。软骨下骨在强度和韧性之间获得平衡，这也是很多教材中所说，当软骨面磨锉到开始点状出血时即可停止磨锉的原因之一。

对于发育异常或者浅平的髋臼，为了获得更好的假体覆盖及稳定性，有作者提出髋臼底内陷技术，用骨刀将臼底骨质造成骨折后将骨块向内侧推移，从而适当增加髋臼的深度，以及髋臼杯的覆盖率（图7-6），只要不突破盆底筋膜，则不会损伤其深处盆腔内组织器官。在采用此技术时，需要注意"马桶盖"现象，即选择假体并打入的过程中，选择髋臼杯假体的最大直径勿超过髋臼环最大径（图7-7），防止髋臼在此后的负重及运动过程中可能出现的进一步松动内陷，甚至突入盆腔情况的发生（图7-8）。此外，由于髋臼内壁骨质被磨锉后缺失，导致盆底筋假体表面直接接触假体，影响假体的生物固定，笔者建议将部分自体股骨头内松质骨修整后铺于髋臼底部，以期在未来形成新的骨性臼底，完成髋臼完整性重建及生物固定。

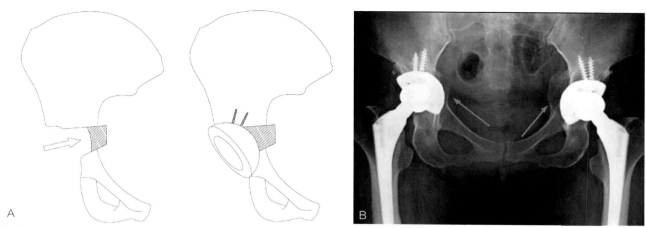

图7-6 髋臼底内陷技术增加髋臼深度示意（A），髋臼底内陷技术增加髋臼假体的覆盖率（B）

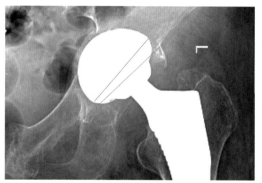

图7-7 髋臼杯的最大直径超过髋臼最大直径，容易导致臼杯松动移位或进一步内陷突入盆腔

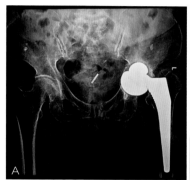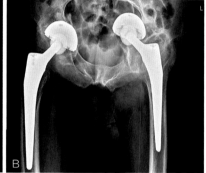

图7-8 术后3个月左侧髋臼杯松动移位（A），左侧髋臼杯进一步内陷突入盆腔（B）

四、股骨颈外展、前倾和扭转时的解剖变化

在人体生长发育过程中，股骨颈与髋臼相适形，逐渐产生了空间位置的变化，一个是大家熟知的在冠状面上股骨颈长轴与股骨干所成的夹角，称为颈干角。不同颈干角的患者在使用同一个股骨柄系统时需要注意单一匹配对于下肢长度和股骨偏距的影响，术中可以通过相应的调整以保持下肢长度和偏距。另一个是在横断面股骨颈长轴对于人体冠状面所成的角度，称为股骨前倾角（图7-9），与髋臼相适应构成联合前倾角（股骨前倾角+髋臼前倾角）并影响髋关节稳定性，是与术后假体脱位相关的一个重要角度。此外，还有一个需要大家注意的是股骨颈断面沿其椭圆中心旋转所产生的角度，称为扭转角（图7-9）。通常情况下，扭转角与前倾角是同时存在的。

在全髋关节置换术中，发育正常的股骨近端不会出现明显解剖畸形，在术中常规采用近端固定假体，如果假体大小得当且填充合适，扭转角对股骨侧前倾角的影响基本可以忽略不计（自动适配髓腔寻找合适前倾角）。当采用如Trilock等锥形柄且前后径扁平设计假体时（图7-10），需要特别注意前倾角的把握，一般以股骨颈椭圆长轴为标准。若股骨颈扭转角存在变异，切记扭转角的定义，不应以股骨颈截骨面作为参考，而应当以患肢冠状面或股骨后髁连线（屈膝90°时小腿位置作为替代）作为术中参考，必要时可以采用S-ROM等特殊假体（图7-11）。

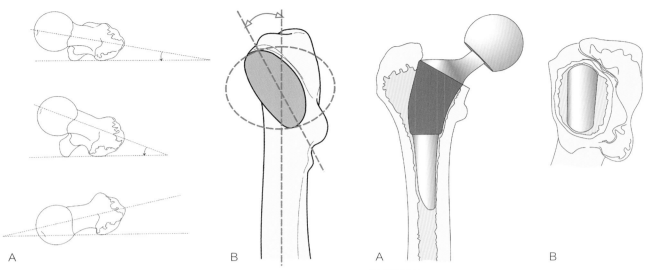

图7-9　正常股骨颈前倾角及其变化（A），股骨颈扭转角（B）

图7-10　前后扁平股骨柄假体植入后正面观（A），扁平股骨柄假体的前倾角（B）

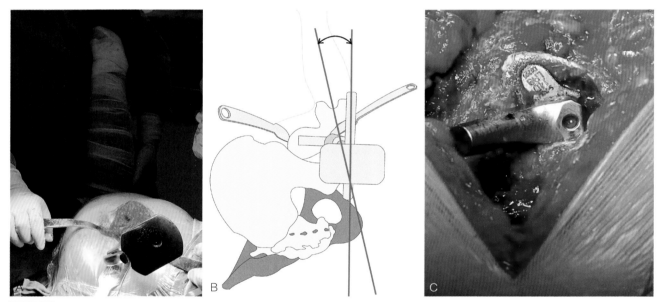

图7-11　术中屈曲术侧膝关节90°作为股骨前倾角度的参考（A、B），术中使用S-ROM假体以调整股骨前倾角（C）

第二节　髋关节周围神经血管

人工髋关节置换术中需要特别重视的神经血管在不同的入路有所差异，在髋关节手术入路一章会详细讲述，此处仅就术中操作需要注意的神经血管做一概述。

一、坐骨神经

坐骨神经是全身最为粗大、行程最长的神经（图7-12），其从坐骨大孔的梨状肌下孔出骨盆，在大转子和坐骨结节间下行，其分叉点常变异，一般位于股骨中下1/3处。但常有变异，包括以单干穿梨状肌出盆腔；神经干分两支，一支穿梨状肌，一支穿梨状肌下孔出盆腔；神经干分两支，一支穿梨状肌上孔，另一只穿梨状肌下孔出盆腔。由此可见，在髋关节后外侧入路手术中，梨状肌是寻找坐骨神经的重要解剖标志，术中无须显露坐骨神经，在切断短外旋肌之后，缝线标记并向后方翻转牵开即可以保证坐骨神经远离手术区域，防止误伤（图7-13）。此外，术中髋臼螺钉辅助固定时，螺钉长度要合适，并避开坐骨神经走行方向寻找骨量较大、锚定点相对较好的区域（图7-14）。术毕，建议将短外旋肌重建于股骨大转子后方的解剖位置（骨性或腱性结构），除重建髋关节的后方稳定性外，亦为日后翻修手术中寻找坐骨神经留下路标。

二、股外侧皮神经

股外侧皮神经起自腰丛，偶有起自腰神经，在髂肌的表面下行穿过骨盆，在腹股沟韧带下方，髂前上棘和腹股沟韧带的中点进入大腿内。该神经紧靠髂前上棘的内下侧穿出阔筋膜，走行有较大变异，如可以围绕或穿过缝匠肌。

在直接前入路手术时，手术切口的近端常起于髂前上棘偏外偏下各两横指左右，切口远端指向腓骨小头，通常可以避免股外侧皮神经损伤，术中使用手指触摸阔筋膜张肌和缝匠肌之间的间隙，略偏外侧切开

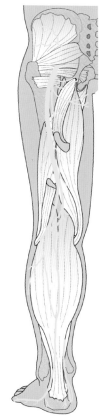

图7-12 坐骨神经走行及其常见分支点位置

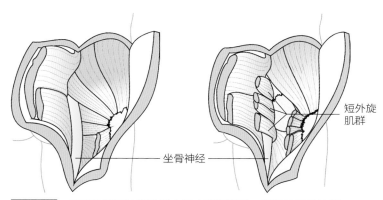

图7-13 切开并将短外旋肌群向后方翻转牵开，以保护坐骨神经

短外旋肌群

坐骨神经

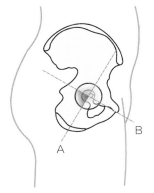

图7-14 为安全打入髋臼固定螺钉而设计的髋臼四分法
A线穿过髂前上棘、髋臼中心和髋臼窝后方；B线垂直于A线，从而将髋臼分为后上、后下、前上和前下象限。

阔筋膜并向内侧牵开，于筋膜下向内侧游离进入，这样可避免损伤上述神经。在术中行股骨侧操作时，大转子头侧板钩需注意避免对腹股沟处走行的股外侧皮神经造成碾压伤。此外，在关闭切口时，应谨慎缝合切口近段，避免误伤此神经。

三、股神经及股动静脉

股神经及股动静脉走行于腹股沟韧带中点的深层、腰大肌表面，髂前上棘和耻骨结节之间，股三角内三者的排列从外至内分别为股神经、股动脉和股静脉（这种序列可以记为NAV）。在直接前入路手术时，若筋膜层次分辨不佳，且偏内较多，有可能会进入到股三角区域，从而损伤血管神经。此外，术中放置hoffman拉钩时谨记紧贴骨面，避免软组织嵌入，否则可能会对上述结构造成碾压。正常情况下正确安放在髋臼前唇的拉钩不会伤及上述结构，但持续用力地牵引可能会导致最靠外侧的股神经麻痹，术中应间歇放松拉钩以避免股神经麻痹。

另一种可能在术中出现的情况是侧卧位体位架在固定骨盆时，由于前方耻骨联合或髂嵴挡板位置较低，对侧股三角区内股静脉受压，导致非术侧下肢静脉回流障碍。一般在消毒后铺单前，建议再次检查双下肢静脉回流情况，并及时调整体位架位置，防止由此导致的静脉血栓形成等问题。

第三节　髋关节周围肌肉及软组织

1. **短外旋肌群**　短外旋肌群是髋关节后外侧入路中一组较为重要的解剖结构，由梨状肌、上孖肌、闭孔内肌、下孖肌和闭孔外肌共同组成，共同特点是均起自骨盆内，向外后侧走行，经过髋关节囊的后面，止于转子间嵴内侧，共同使髋关节外旋（图7-15）。髋关节后外侧入路中，进入关节囊前须尽量靠近股骨侧止点处将其腱束切断并缝线标记后反转牵开，这样可以充分显露髋关节囊后侧，同时可以将后方的坐骨神经牵离术野，防止术中误伤（图7-15）。术毕将其重新缝合于股骨大转子后方，可以保留解剖标志

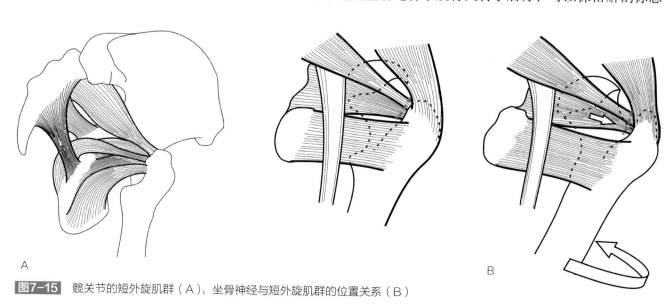

图7-15　髋关节的短外旋肌群（A），坐骨神经与短外旋肌群的位置关系（B）

并重建髋关节后方稳定性。

在直接前入路中，股骨侧显露是手术难点之一，除后方坐股韧带外，由下孖肌、闭孔内肌和上孖肌组成的短外旋肌群联合腱是限制股骨近端术野暴露的重要结构，松解此结构可以明显增加股骨活动度，而梨状肌对股骨活动度的限制作用较小。

2. **阔筋膜张肌**　阔筋膜张肌起于髂前上棘，经髂胫束走行至胫骨外侧髁，表面及深层被阔筋膜所包覆，向后与臀大肌筋膜相延续，在阔筋膜张肌深面有臀中肌前部。直接前入路时，阔筋膜切开后向内侧经筋膜深面游离寻找其与股直肌的间隙，分离并结扎旋股外侧血管的升支，此肌在行髋臼准备和股骨侧准备时，常由于拉钩、切割或压挫导致肌纤维损伤。为防止此情况发生，术中可给予充足肌松药物，充分松解股骨侧腱性组织，采取间歇拉钩，避免因持续牵拉导致肌纤维损伤。还可采用前方关节囊舌瓣进行保护，减少其术后充血、肿胀等不良反应。

（边焱焱）

参考文献

［1］Richard L. Drake. 格氏解剖学教学版 [M]. 2版. 北京：北京大学医学出版社, 2019.

［2］陈孝平. 外科学（上下）（供8年制及7年制临床医学等专业用）[M]. 北京：人民卫生出版社, 2009.

［3］韩铭, 邵光湘, 刘复奇. 股骨转子扭转角及其与股骨颈扭转角相关性的研究 [J]. 解剖学杂志, 1994 (5): 444-446.

［4］孔晓川, 陆应隆, 周建, 等. 股骨颈旋转角的CT研究 [J]. 中国矫形外科杂志, 2002 (11): 66-67.

第八章

髋关节生物力学

髋关节是人体关键的支撑结构，是仅次于膝关节的承重关节，同时也是维持人体运动必不可少的关节。了解髋关节的功能性解剖结构和生物力学特性能够为髋关节疾病的预测、诊断、术前规划、治疗及相关假体的设计提供参考。本章将首先介绍影响髋关节稳定性的主要骨性结构和软组织，然后对髋关节的基本运动学和力学传递规律进行阐述，最后进一步介绍影响髋关节生物力学的主要因素。

第一节 髋关节主要骨性结构及其对髋关节稳定性的影响

髋关节是由股骨头和髋臼形成的一个杵臼关节（图8-1），周围被若干肌肉、肌腱和韧带所包围和保护。股骨头和髋臼表面均为关节软骨所覆盖，并由滑膜产生的少量滑液所分隔。滑液能为关节软骨提供营养，并润滑关节软骨。骨骼、肌肉、肌腱、韧带和滑液共同作用，使髋关节强壮、稳定而灵活。

髋臼的形状类似半球形深窝，与股骨头的形状非常匹配，由髂骨、坐骨和耻骨组成。这3块骨头在14岁前通过Y形软骨相连。软骨在14~16岁开始骨化，23岁左右完全骨化。

人体正常站立时髋臼开口向下、向前（前倾角）、向外（外展角），髋臼的前倾和外展对于维持和保证髋关节的稳定性和活动度至关重要。髋臼前倾角是衡量髋臼在水平面上对股骨头的覆盖程度的指标，影像学上的髋臼前倾角定义为在横断面上髋臼前后缘的连线与矢状面之间的夹角（图8-2）。正常人群的髋臼前倾角约为23°，男性比女性低2.7°。髋臼前倾角的存在减少了髋臼前缘对髋关节屈曲运动的限制，增加了髋关节的屈曲活动度。但是过大的髋臼前倾角会降低髋关节的稳定性，增加股骨头前脱位的风险。髋臼的外展角保证了其对股骨头的良好覆盖，同时增加了髋关节在屈曲、外展和外旋时的活动度。若外展程度过大，则会增加髋关节内收与内旋时脱位的风险。

髋臼对股骨头的覆盖为髋关节提供了固有的稳定性，因此髋

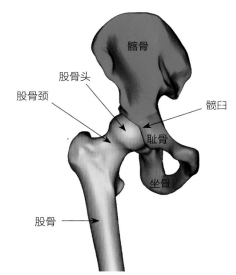

图8-1 髋关节组成
髋关节由股骨头和髋臼组成，髋臼由上方的髂骨、后方的坐骨和前方的耻骨共同组成。

臼形态正确的量化评估对于髋关节稳定性的判断以及发育性髋关节发育不良（DDH）和髋关节撞击综合征（femoroacetabular impingement，FAI）的临床诊断非常重要，以下影像学指标常用于描述髋臼形态（图8-3）。

1. **Sharp角**　髋臼对股骨头的侧向覆盖程度可以用Sharp角来表示，被定义为在冠状面上通过泪滴下缘和髋臼外缘的连线与通过两侧泪滴下缘连线的夹角（图8-3A）。Sharp角越大，意味着髋臼对股骨头的覆盖程度越小，髋关节在负重时越不稳定。Sharp角的正常范围在33°~38°，>42°可被认为是髋臼发育不良。

2. **Tönnis角**　髋臼的负重区域在X线片上表现为位于髋臼顶部外形类似眉弓的致密骨，其倾斜程度是评估髋臼形态所重点考量的特征。Tönnis角是表征髋臼负重区倾斜程度最常用的指标，被定义为在前后位片上连接髋臼负重区内下缘和外上缘的直线与通过两侧泪滴下缘连线的夹角（图8-3B）。Tönnis角的正常值在0°~10°，>10°常表示髋关节发育不良，而<0°则意味着髋臼对股骨头过度覆盖，进而增加髋关节撞击的风险。

3. **髋臼中心边缘角**　髋臼对股骨头的包容程度可以用髋臼中心边缘角（center-edge angle，CE angle）来定量描述，该角定义为在冠状面上过股骨头中心和髋臼外上缘的连线与过股骨头中心的垂线形成的夹角（图8-3C）。成年人的CE角通常>25°，<20°可认为是髋臼发育不良。也有研究表明，过小的CE角是造成髋关节力学环境恶化，诱发骨关节炎的重要因素。而CE角过大则意味着髋臼过度覆盖股骨头，导致股骨近端和髋臼发生撞击，增大了髋关节脱位的风险。

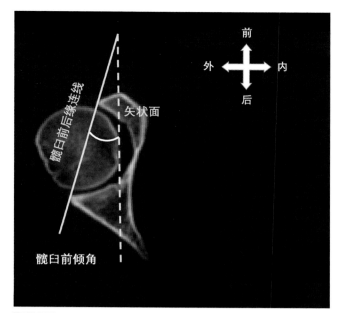

图8-2　髋臼前倾角的影像学测量

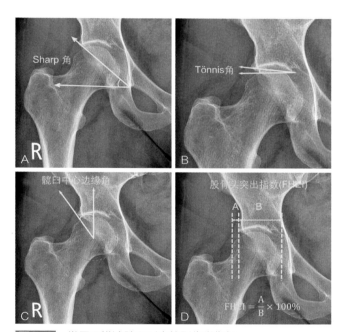

图8-3　常用于描述髋臼形态的影像学指标
A. Sharp角；B. Tönnis角；C. 髋臼中心边缘角；D. 股骨头突出指数。

4. **股骨头突出指数**　股骨头突出指数（femoral head extrusion index，FHEI）被定义为在冠状面上股骨头未被髋臼覆盖部分的宽度A除以股骨头被覆盖部分的宽度B再乘以100%（图8-3D）。FHEI的正常范围为17%~27%，>27%则认为是髋关节发育不良，<17%则表示髋臼过度覆盖股骨头。

一、髋臼盂唇

髋臼盂唇是直接附着在髋臼周缘的环形纤维软骨结构，横断面为三角形，是维持髋关节稳定性的重要结构之一。成年男性盂唇的平均周长约为16cm，女性约14cm。髋臼盂唇与髋臼横韧带在髋臼下缘相连，形成一个连续完整的密封圈，防止股骨头软骨和髋臼软骨之间的润滑液渗漏，最终减少软骨损伤和骨关节炎的发生。由于髋臼盂唇形成的密封效应使关节腔内产生负压，对关节产生抽吸效应，从而增强了髋关节的稳定性，使关节脱位更加困难。此外，髋臼盂唇的存在还增大了髋臼和股骨头之间的接触面积和髋臼的深度，进而提高了髋关节运动的稳定性。

二、股骨头

股骨头由致密的骨小梁结构组成，位于股骨近端，由股骨颈支撑（图8-1）。股骨头对于支撑身体以及传递和吸收日常活动中产生的负荷至关重要。男性股骨头的直径通常比女性大。股骨头近似球体，表面光滑，60%～70%的表面积为关节软骨覆盖。由于关节软骨的黏弹性，股骨头的承载面积会随着载荷的大小而变化。

三、股骨颈

股骨颈是支撑股骨头的类圆柱形骨（图8-1），向上内前方突出。股骨颈的颈干角和前倾角是影响髋关节受力和平衡稳定性的重要因素，也是对股骨近端进行病理诊断的重要指标。颈干角是股骨颈长轴与股骨干长轴的夹角，正常范围为120°～140°，女性略大于男性。颈干角在青春期结束前会随着年龄的增长而减小，婴儿期的颈干角为140°～150°，青春期125°±5°。成年后，颈干角<120°或>140°称为髋内翻或髋外翻。髋内翻常见于髋关节撞击综合征患者，而髋外翻多见于髋关节发育不良患者。颈干角越大，髋关节所承受的载荷越大。

股骨颈前倾角是股骨前倾平面和股骨髁平面的夹角，其中前倾平面定义为股骨颈长轴与股骨干长轴所形成的平面，股骨髁平面定义为股骨后髁连线与股骨干长轴所形成的平面。成年人的前倾角为15°～20°，男性略小于女性。若前倾角大于平均范围称之为过度前倾，反之则为后倾。股骨颈过度前倾减少了髋臼对股骨头的覆盖率，关节内旋活动度增加而外旋活动受限，增加了关节脱位和髋关节撞击综合症的风险，因此在步态中会出现腿部内旋的姿势以防止股骨头脱位，而后倾则相反。

四、股骨距

股骨距（femoral calcar）是位于股骨颈与股骨干的后内侧连接处的纵行多层致密骨板，是股骨近端的重要承重结构之一。它上起于股骨颈后内侧，向下止于小转子下股骨内侧皮质骨，前附于股骨前内侧，向后外行于大转子，并融于股骨上端松质骨（图8-4）。由于颈干角和前倾角的存在，作用在股骨头上的载荷并非与股骨干轴线共线，此时股骨颈的受力类似于悬臂梁，位于悬臂梁底部的股骨距缩短了力臂，减小

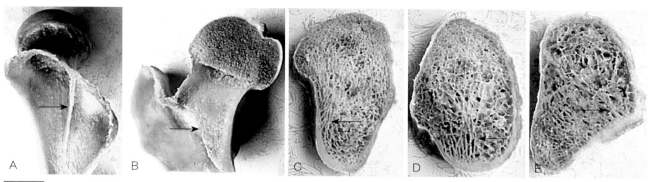

图8-4 股骨距的解剖图
A. 侧面观；B. 前面观；C～E. 横断面观。

了股骨颈和股骨干连接处的弯矩。股骨距的存在影响载荷在股骨的传递方式，减少了后侧和内侧皮质骨上的载荷，增加了前侧和外侧皮质骨上的载荷，使应力更均匀地分布在股骨近端。由于股骨距承受高压缩载荷，该区域的骨质几乎与皮质骨一样坚硬而强壮，在全髋关节置换术中可以支撑股骨柄假体，有效减少假体的松动和下沉。

第二节　髋关节周围软组织及其对髋关节稳定性的影响

一、肌肉

髋关节周围肌肉协同工作，对维持髋关节的正常运动功能和稳定性至关重要。通过各种肌肉的收缩，髋关节可以股骨头为中心产生3个自由度的运动：绕横轴（内外侧方向的轴线）前屈和后伸，绕矢状轴（前后方向的轴线）外展和内收，绕纵轴（上下方向的轴线）外旋和内旋（图8-5）。前屈和后伸运动：髂腰肌是最强大的屈髋肌肉，髂肌和腰大肌组成。髂肌起于髂窝，腰大肌起于T_{12}～L_4椎体侧面和横突，两者均止于股骨小转子。当髂腰肌近端（髂腰肌腰椎骨盆段）固定、远端（股骨附着点）收缩时，髋关节发生屈曲、轻微外旋；当远端固定、近端收缩时，骨盆前倾。辅助髂腰肌的其他屈髋肌还有股直肌、缝匠肌和阔筋膜张肌。

臀大肌是人体最大的肌肉，是髋关节的主要伸肌。臀大肌对于保持身体直立姿势起重要作用，臀大肌无力会造成骨盆后倾，引起臀大肌步态。髋关节其他伸肌还有股二头肌、半膜肌和半腱肌。外展和内收运动：臀中肌、臀小肌和阔筋

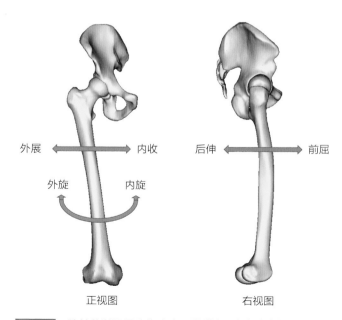

图8-5 髋关节以股骨头为中心可以进行3个自由度的运动

膜张肌在梨状肌和缝匠肌的辅助下构成髋关节的主要外展肌群。臀中肌和臀小肌起于髂骨翼外面，前者位于浅层，后者位于深层，两者均止于股骨大转子。髋关节的内收运动主要由长收肌、短收肌和大收肌在股薄肌和耻骨肌的协助下完成。长收肌、短收肌和股薄肌也参与髋关节的屈曲运动，而大收肌和耻骨肌也参与髋关节的外旋。髋关节具有外旋和内旋功能，其外旋肌群主要由臀大肌、梨状肌、上孖肌、闭孔内肌、下孖肌、股方肌和闭孔外肌组成，髋关节内旋运动主要通过臀小肌、阔筋膜张肌和臀中肌（前部纤维）作用完成。

二、关节囊和韧带

髋关节囊为坚固而致密的纤维状组织，它起于髋臼边缘的盂唇，止于转子间线。股骨头和大部分股骨颈都包在关节囊内，但股骨颈的后外侧区域以及大转子和小转子都不包在关节囊内。由于需要承受更大的载荷，髋关节囊的前部和上部较厚，后部和下部较薄且松弛，因此股骨头更容易向后下方脱位。在髋关节囊内部，滑膜沿着关节囊的内表面排列，产生滑液润滑关节表面，并为关节软骨提供营养。

在髋关节周围有3条囊外韧带（髂股韧带、坐股韧带和耻股韧带）和1条囊内韧带（股骨圆韧带），它们通过在关节囊周围形成密集的纤维结构来加强髋关节的稳定性。

髂股韧带又称Y韧带，位于髋关节的前侧，起自髂前下棘，呈倒"Y"字形分为两支，分别附着于股骨转子间线的近端（外侧束）和远端（内侧束）。髂股韧带是人体最强壮的韧带，其抗拉强度超过350 N。髂股韧带对于维持人体站立姿势、限制髋关节过度后伸具有重要作用。当人体处于站立姿势时，骨盆后倾，髂股韧带拉紧且扭转，从而防止躯干向后方倒下，此时髂股韧带也能够保证股骨头被压入髋臼，提高了关节的稳定性。在髋关节屈曲时，髂股韧带外侧束限制了髋关节过度外旋。

坐股韧带位于髋关节后上侧，起于髋臼的坐骨部，然后分为两个纤维束缠绕在髋关节周围，止于转子间线后方。坐股韧带为限制髋关节过度内旋提供了超过60%的约束力。此外，坐股韧带加强了髋关节囊的后部，它有助于维持髋关节稳定，并减少站立时所需的肌肉活动。

耻股韧带位于髋关节的前下内侧，起支撑关节囊和维持髋关节前下方稳定性的作用。它起于髋臼边缘耻骨部分、耻骨上支和闭孔嵴，与髂股韧带内侧和坐骨韧带下方融合，止于股骨颈下表面。坐股韧带能够限制伸髋时的过度外展和外旋，被认为是髋关节囊的支撑元件，能够加强下侧和前侧的关节囊。

圆韧带又称股骨头韧带，是髋关节囊内一条扁平的三角形纤维带。基部附着于髋臼横韧带两侧和髋臼切迹边缘，顶端与股骨头凹相连，圆韧带内含营养股骨头的血管和神经。股骨头韧带在髋关节内收、屈曲和外旋时张紧，但一般认为它在关节稳定性中的作用不大。

第三节　髋关节运动学

运动学描述的是物体在空间中的运动，但不考虑物体本身的物理特性或施加在物体上的力。在人体运动学分析中，关节角位移是描述肢体间相对运动最常用的方法。了解髋关节的运动学对髋关节疾病的诊断和治疗具有重要意义。

一、髋关节活动范围

由于股骨头与髋臼表面的匹配性很好，股骨头和髋臼之间的运动几乎都是旋转，没有明显的平移。通常，用股骨相对于骨盆围绕髋关节中心的运动来描述髋关节的运动。髋关节的运动是通过周围肌肉群的收缩与舒张实现，其活动范围受髋关节骨性结构、髋臼盂唇和周围韧带的限制。

髋关节在矢状面的活动范围最大，最大前屈角和后伸角分别为140°和20°，冠状面的最大内收角和外展角分别为30°和50°。当髋关节弯曲到90°时，外展极限增大到80°而内收极限减小到20°。在横断面上，髋关节前屈到90°时，内旋和外旋的极限分别为40°和50°。当处于俯卧位且髋关节后伸时，由于软组织的限制作用，外旋极限降低至30°。所述活动范围是髋关节可以安全到达的最大角度，但在日常活动中很少达到这样的极限。日常活动中髋关节的活动范围在临床上可用于评估患者的运动功能。髋关节大幅度运动的日常活动包括下蹲、坐在椅子上或从椅子上坐起、系鞋带等。Johnston等测量了33例男性髋关节的运动范围，发现矢状面上最大幅度的运动发生在足着地系鞋带时，约120°。在矢状面和冠状面上，最大幅度运动分别发生在下蹲时和足横于对侧大腿系鞋带时，数据表明，至少需要120°前屈、20°外展和20°外旋才能满足髋关节的日常活动。

二、行走过程中髋关节的运动

行走是髋关节重复最多的运动之一，了解行走过程中髋关节的运动，对于髋关节置换的术前规划和术后康复具有重要参考价值。行走过程中一侧脚跟着地到该侧脚跟再次着地的时间（100%）称为一个步态周期。每个步态周期可分为站立期（stance phase）和摆荡期（swing phase）两个阶段（图8-6）。站立期是指从一侧脚跟着地（heel strike）到该侧脚尖离地（toe off）的阶段，约占一个步态周期时间的60%。摆荡期是指肢体离开地面向前摆动的阶段，约占一个步态周期时间的40%。

一侧脚跟初次着地时（步态周期的0%），髋关节在矢状面上前屈约30°，随后前屈幅度逐渐减小，中

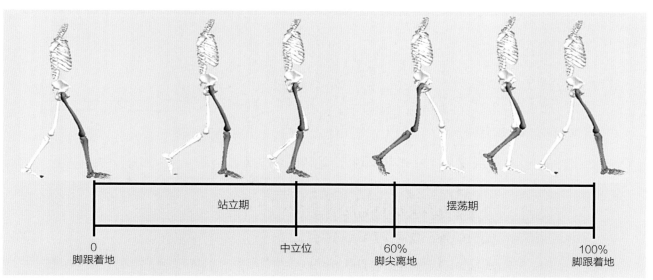

图8-6　一个完整的步态周期

立位（mid-stance）之后由前屈状态变为后伸状态。在同侧脚尖离地（站立期结束），即摆荡期开始时（步态周期的60%），髋关节向后后伸10°～15°。在冠状面，髋关节在站立期处于内收位置，最大内收角大约出现在整个步态周期20%的时期。在摆荡期，髋关节逐渐外展，一直持续到摆荡阶段的中期。在横断面，髋关节在站立期处于内旋状态，最大内旋大约出现在整个步态周期13%的时期，此后髋关节逐渐外旋，直到整个步态周期56%的时期开始向内旋转。

髋关节疾病，如骨关节炎，往往会影响髋关节的活动度。有研究发现，相较于健康人群，骨关节炎患者在3个平面的活动范围明显减小。一些研究发现，行全髋关节置换术后的髋关节在矢状面上的运动范围有所减小，后伸极限有所降低，可能与屈肌挛缩有关，但该手术对髋关节前屈极限的影响不大。

第四节　髋关节的基本力学传递规律

人体是精细的结构，骨骼和软组织在静态和动态条件下相互作用，以保持平衡并产生运动。对髋关节力学传递的规律进行分析，有助于探究髋关节力学与退行性髋关节疾病之间可能存在的关系，有助于对髋关节置换术进行术前规划和术后评估，还能够为髋关节假体的设计提供理论依据。

一、静力学分析

1. 单腿站立　单腿站立时，人体可视为以股骨头为支点的杠杆结构，外展肌合力F_M和体重F_W分别作用于杠杆两端，并对支点产生了一个合力F_R（图8-7）。通过图8-7可以计算作用在股骨头上的合力F_R的大小与方向。为保持平衡，体重F_W围绕股骨头中心产生的力矩被外展肌合力F_M产生的力矩抵消。

根据平衡方程：

$$\sum M = 0, (F_M \times A) - (F_M \times B) = 0 \quad （8.1）$$

可算得外展肌合力F_M：

$$F_M = \frac{F_W \times B}{A} \quad （8.2）$$

作用在髋关节上的合力F_R为：

$$F_R = \sqrt{F_M^2 + F_W^2 + 2F_M \times F_W \times \cos\alpha} \quad （8.3）$$

由公式8.2和公式8.3解得F_R：

$$F_R = F_W \times \sqrt{\frac{B^2}{A^2} + \frac{2B\cos\alpha}{A} + 1} \quad （8.4）$$

由于：

$$F_R \times \sin\theta = F_M \times \sin\alpha \quad （8.5）$$

可以解得F_R与垂直方向的夹角θ：

$$\theta = \sin^{-1}\left(\frac{F_M}{F_R} \times \sin\alpha\right) \quad （8.6）$$

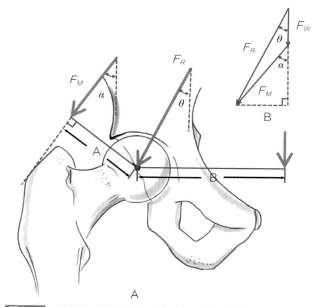

图8-7　髋关节合力大小与方向的简化计算模型

F_M：外展肌合力；F_W：体重对骨盆产生的力；F_R：作用在髋关节上的合力；α：外展肌合力与垂直方向的夹角；θ：髋关节合力与垂直方向的夹角；A：外展肌力臂；B：体重力臂。

创伤或疾病状态的髋关节在承受载荷时可能会出现疼痛，减少髋关节合力能够立即缓解疼痛。根据公式8.4，减轻体重、缩短体重力臂和增加外展肌力臂都可以降低髋关节合力。例如，将躯干向患髋倾斜会使重心更靠近患侧髋，从而缩短了体重力臂。

行走时在患髋对侧使用手杖也是一种降低关节力的方法。手杖产生的力矩能够抵消一部分体重产生的力矩，因此可以降低维持平衡所需的外展肌力，从而减小髋关节合力，减轻患者疼痛。由于手杖力臂比外展肌力臂大得多，较小的力也能够产生足够大的力矩，从而显著降低外展肌力。有研究发现，在手杖上作用0.15倍体重的力可以减少约一半的关节力。

在全髋关节置换术中，恢复外展肌力臂是重建髋关节生物力学所重点考量的因素之一。选择较大偏心距（offset）的股骨柄，或者外移髋关节旋转中心，可以延长外展肌力臂，这部分内容会在后文详细介绍。

2. 双腿站立 双腿站立时，双髋关节支撑体重，当身体处于完全平衡状态时，不需要周围肌肉维持平衡和稳定。此时人体重心通过两侧股骨头连线的中点，因此作用在每个股骨头上的力大小相等，为体重的1/2。由于身体不太可能完全平衡，则需要髋关节周围肌肉收缩来保持身体的直立姿势，此时髋关节力随着肌肉活动程度的增加而增加。

3. 股骨近端骨小梁形态 如上所述，在站立活动中，有超过一半体重大小的载荷通过骨盆传递到股骨头。相应地，地面对股骨干产生了一个地面反作用力。这组几乎平行但方向相反的力产生了一个弯曲力矩，力臂的大小取决于股骨颈长度和颈干角。根据Wolff定律，骨骼会根据载荷进行自我重塑，以增强对载荷的适应能力。因此，松质骨的骨小梁结构总是沿着主应力轨迹排列，具有非均质性和各向异性。所以，骨小梁形态可以反映股骨近端的应力分布规律。

股骨近端的骨小梁结构可根据其具体形态分为主拉力组、主压力组和次压力组。主拉力组骨小梁依次经过股骨头凹下侧、股骨颈上侧皮质骨和大转子，呈圆弧形排列。主压力组骨小梁从股骨头上部垂直延伸至股骨颈下侧皮质骨，成倒三角形分布。次压力组骨小梁从小转子和股骨距附近向大转子延伸。以上述3组骨小梁为界的三角形区域称为Ward三角，该区域缺乏力学刺激而存在结构上的薄弱，这也是骨折常发生在该区域的原因。图8-8显示了股骨近端应力分布相匹配的骨小梁形态。

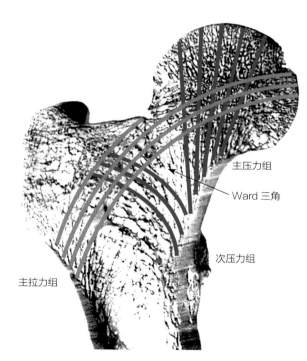

主压力组

Ward三角

次压力组

主拉力组

图8-8 与股骨近端应力分布相匹配的骨小梁形态

二、动力学分析

如上所述，通过髋关节的简化受力模型可以间接估算单腿和双腿站立时的髋关节力。此外，还有必要了解日常动态活动（行走、跑步、蹲坐和从椅子上站起）中的实时髋关节力，以更好地评估髋关节相关的肌肉功能、髋关节的磨损及其稳定性。动态髋关节力的测量方法包括直接测量法和间接测量法。

直接测量法通过植入内部装有传感器的股骨柄进行测量，被认为是测量髋关节负荷的金标准，该法还可用于验证间接测量法所使用的计算模型。间接测量法是使用地面反作用力检测系统结合肌骨模型，进行逆向动力学仿真和肌肉力分析，通过计算反推出髋关节受力。目前的部分研究认为直接测量法和间接测量法的结果具有较高的吻合性。

许多研究对动态活动状态下髋关节的受力情况展开了相关研究，其中步行和跑步是最常见的两种动态活动。由于受试者的个体差异，步行过程中的髋关节受力峰值差别较大，范围为体重的1.6～4.3倍。图8-9描述了一个步态周期内髋关节受力的变化趋势，可以发现在一个步态周期内髋关节受力出现了两个峰值，分别发生在足跟着地和足尖离地时。

有研究表明，行走时的髋关节受力与步速成正比，其原因主要有两点：①足跟着地时的地面反作用力随着步速的增加而增加；②随着步速而增大的步幅使得地面反作用力与关节轴的偏距增加，因此需要更多的肌肉活动来保持平衡。

一项研究通过肌骨数字模型计算了20例年轻健康成年人的髋关节受力发现，当步速从3km/h增加到6km/h时，髋关节受力峰值从体重的4.22倍增加到5.41倍。也有研究表明，步行时的髋关节力与体重指数（body mass index，BMI）呈线性正相关，这意味着肥胖者的髋关节在站立期会承受更大的负荷。与步行不同，跑步过程中的髋关节受力只有一个发生在站立期的峰值，处于整个步态周期的0～30%阶段。与步行一样，跑步时髋关节受力的大小与跑步速度呈正相关。

Bergmann等使用内部装有传感器的股骨柄测量了日常生活中的髋关节受力（图8-10）。髋关节的最大受力发生于慢跑时，约为体重的4.1倍。此外，下楼梯和上楼梯时的髋关节受力大小接近，分别排在第二位和第三位，最小的髋关节受力为坐在椅子上时，约为体重的1.8倍。

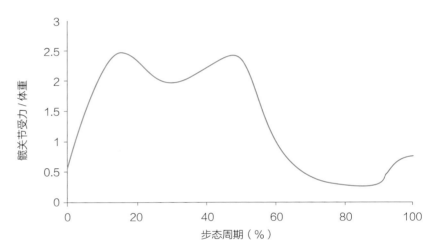

图8-9 一个步态周期内髋关节受力的变化情况

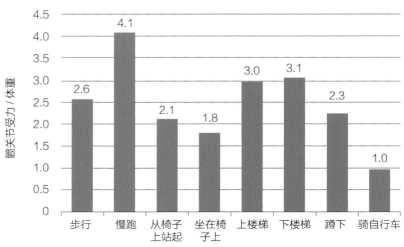

图8-10 不同日常活动中髋关节的受力情况

一些意外事件会对髋关节产生较大的负荷，如绊倒时的峰值髋关节受力为体重的7.2～8.7倍。因此，需要强调的是，患者在行全髋关节置换术后，应密切注意并避免绊倒等会带来超8倍体重髋关节受力意外事件的发生。

还应注意的是，直接测量法只能用于人工全髋关节置换术后的患者，而不能用于评价健康髋关节的生理状态。

第五节　髋关节的旋转中心与偏心距

全髋关节置换术旨在通过重建髋关节的生物力学结构来恢复其相应的功能，重建生物力学结构不仅是用人工关节替代病变关节，还需要有效恢复外展肌力臂并维持适当的软组织张力。这对降低聚乙烯内衬磨损、增加关节活动度、保持关节稳定性以及维持患者正常步态均具有重要作用。术后髋关节的旋转中心和偏心距是影响外展肌力臂和髋关节周围软组织平衡的主要因素。

一、髋关节旋转中心

正常情况下，髋关节的旋转中心是髋臼开口的中心，同时也是股骨头的几何中心。旋转中心是影响软组织平衡、下肢长度以及关节作用力大小的重要因素。行全髋关节置换术时正确的恢复髋关节旋转中心，有助于恢复髋关节功能，提高髋关节假体的使用寿命。

髋关节旋转中心在垂直和水平方向的位置可以分别用旋转中心高度和髋臼偏心距（acetabular offset，AO）来描述。前者为股骨头中心到两侧坐骨结节连线的垂直距离，后者为股骨头中心到髋臼内侧壁的距离（图8-11）。移动旋转中心的位置能够改变外展肌张力、外展肌力臂和体重力臂，进而影响外展肌力和髋关节力。由于解剖学和力学的需求，理想的髋臼杯假体安放位置位于真臼（true acetabulum）中，此时的髋臼杯居于髋臼中心且被充分覆盖，下肢长度得到恢复，外展肌力臂获得重建，从而有效恢复了上述的生物力学环境。内移髋关节旋转中心减小体重力臂，进而减小髋关节力，但是过度内移旋转中心会导致臀中肌无力。

对于发育性髋关节发育不良（DDH）患者，其髋臼较浅、较直立，且存在前、外、上侧的骨质缺失。当髋臼无法为臼杯提供足够的骨性支撑时，在高旋转中心（high hip center，HHC）的位置重建髋臼成为许多医生的选择。然而在真臼的上外侧重建髋臼，虽然保证了对髋臼杯的骨性覆盖，但是增加了体重力臂，缩短了外展肌力臂。

有研究通过数值计算模型分析发现，当髋关节旋转中心向上侧和外侧分别移动2cm时，外展肌力臂将缩短28%。因此，需要更大的外展肌力来平衡体重产生的力矩，最终导致髋关节受力增加。过大的髋关节受力增大了聚乙烯内衬的磨损率以及髋臼杯与骨界面的应力，进而增加了假体发生无菌性松动的风险。此外，在高位安放髋臼杯也是导致双下肢长度不一致、跛行和疼痛的原因。DDH患者的髋关节假体旋转中心选择在高位还是原位目前还存在争议，虽然在高位植入髋臼杯改变了髋关节的生物力学环境，但是近年来一些长期随访数据表明，高位安放的生物型臼杯的存活率和功能评分均令人满意。

二、股骨偏心距

经典的偏心距是指股骨偏心距（femoral offset，FO），定义为股骨头中心到股骨解剖轴线的垂直距离，是表征股骨远离骨盆程度的参数（图8-11）。在全髋关节置换术中重建偏心距的意义在于恢复外展肌力臂，提高外展肌效能。偏心距不足，则外展肌力臂减小，因此需要更大的外展肌力来维持平衡，从而增大了髋关节负荷，进而增加聚乙烯内衬磨损的风险。临床研究发现，在相同的使用环境下，对应较大偏心距股骨柄的聚乙烯内衬磨损率更低。还有研究发现，如果重建偏心距与自然偏心距差异超过5mm，则会增加聚乙烯内衬32%的体积磨损率和33%的线性磨损率。

此外，偏心距不足还会使髋关节周围软组织张力不足，进而降低髋关节稳定性、增加关节脱位的风险。再者，当外展肌松弛时，需要收缩到一定程度才能产生动力，偏心距不足也降低了肌肉的运动效率，减小了髋关节的活动度。当然，偏心距也不能过度重建。过大的偏心距增加了作用在股骨柄假体上的弯曲力矩，这不仅增大了假体与骨水泥界面的微动，增加了假体松动和骨水泥壳断裂的风险，同时也增加了股骨柄假体断裂的风险。偏心距过大还增加了术侧髂胫束的张力，使之在活动中易与大转子滑囊接触和摩擦，有可能造成大转子滑囊炎。

如前文所述，在全髋关节置换术中恢复外展肌力臂，维持适当外展肌张力是影响髋关节负荷、稳定性和活动度的重要因素。然而，外展肌力臂大小与张力的恢复不仅受股骨偏心距的影响，还与髋臼位置有关。全局偏心距（global offset）的概念于2009年提出，是指股骨偏心距（femoral offset）与髋臼偏心距（acetabular offset）的总和。

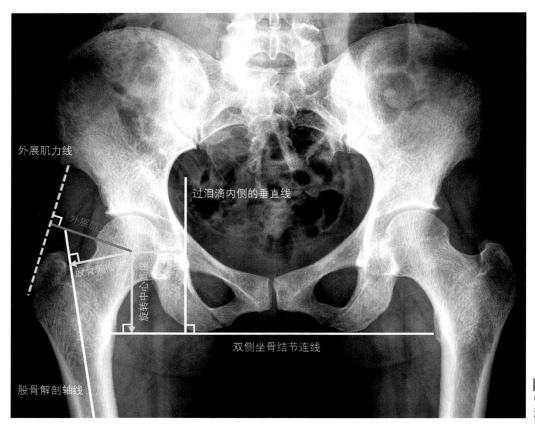

图8-11 髋关节旋转中心和偏心距的影像学测量

有临床研究发现，术后外展肌肌力下降与全局偏心距的减少有关。如果在全髋关节置换术中内移髋臼杯，不仅缩短了体重力臂，而且减小了全局偏心距，因此必须增大股骨偏心距来补偿髋臼偏心距减小的影响。

在全髋关节置换术中，假体因素与手术因素共同决定了股骨偏心距的重建。假体因素方面，由于股骨柄偏心距实际上就是头颈长在垂直于股骨干轴线方向上的投影，因此偏心距主要取决于颈干角和头颈长。颈干角越小，则偏心距越大。有研究发现，髋内翻患者的髋关节受力比正常群体低约25%，而髋外翻患者的髋关节受力比正常群体高约25%，髋内外翻带来的偏心距改变可能是造成髋关节受力差异的主要原因。

有研究表明，如果假体系统中只有单一的颈干角可供选择，则仅能使33%的患者有效恢复偏心距，而有8种颈干角时，仅可以覆盖50%的患者。因此，今后可能需要更多种型号的股骨柄来满足偏心距重建的需求。此外，使用加长型人工股骨头或者较长的组配式股骨颈可以增加头颈长，以达到增加偏心距的目的。但是增加头颈长的同时也增加了患肢长度，可能造成双下肢不等长，此时可以使用小一号的股骨柄，通过使股骨柄下沉的方式来抵消患肢长度的增加。高偏心距（high offset）假体在保证颈干角不变的情况下内移并适当增长颈部，可以在不改变肢体长度的前提下增加偏心距。

手术因素方面，影响股骨偏心距的因素主要是股骨柄的摆放位置，包括股骨柄前倾程度与内外翻程度。前倾角又称生理性偏心距（physiological offset），增大前倾角会使大转子后移，进而缩短了功能性偏心距，减小了外展肌的有效力臂。有研究发现，当假体的前倾角从4°调整至24°时，肌肉力和关节接触力均有所增加。股骨柄置于内翻位时增加了人工股骨头到股骨干轴线的距离，因此内翻股骨柄增加了偏心距，而外翻减小了偏心距。此外，除了改变股骨柄的植入位置，也可以通过大转子截骨术将外展肌止点下移并外置，进而达到增加外展肌力臂的目的。

综上所述，髋关节的生物力学由多种因素共同决定，我们在对全髋关节置换术进行术前规划时，要充分考虑个体差异，综合分析各种因素，以立体的眼光和全局的视角看待问题。

（刘博伦　郑诚功）

参考文献

［1］Schünke M, Schulte E, Schumacher U, et al. Thieme atlas of anatomy: latin nomenclature: general anatomy and musculoskeletal system [M]. Thieme, 2006.

［2］Moore KL, Dalley AF, Agur AM. Clinically oriented anatomy [M]. Lippincott Williams & Wilkins, 2013.

［3］Stem ES, O'connor MI, Kransdorf MJ, et al. Computed tomography analysis of acetabular anteversion and abduction [J]. Skeletal Radiology, 2006, 35 (6): 385-389.

［4］傅明, 邬培慧, 康焱. 髋臼CE角改变及关节作用力方向对髋关节生物力学的影响 [C]. 广东省医学会骨科年会暨岭南骨科学术大会, 2010.

［5］Mannava S, Geeslin A G, Frangiamore SJ, et al.

Comprehensive clinical evaluation of femoroacetabular impingement: Part 2, plain radiography [J]. Arthroscopy Techniques, 2017, 6 (5): e2003-e2009.

[6] Tönnis D. Congenital dysplasia and dislocation of the hip in children and adults [M]. Springer Science & Business Media, 2012.

[7] Welton KL, Jesse MK, Kraeutler MJ, et al. The Anteroposterior Pelvic Radiograph: Acetabular and Femoral Measurements and Relation to Hip Pathologies [J]. J Bone Joint Surg Am, 2018, 100 (1): 76-85.

[8] Bouttier R, Morvan J, Mazieres B, et al. Reproducibility of radiographic hip measurements in adults [J]. Joint Bone Spine, 2013, 80 (1): 52-56.

[9] Tannast M, Hanke MS, Zheng G, et al. What are the radiographic reference values for acetabular under-and overcoverage? [J]. Clin Orthop Relat Res, 2015, 473 (4): 1234-1246.

[10] Karns MR, Patel SH, Kolaczko J, et al. Acetabular rim length: an anatomical study to determine reasonable graft sizes for labral reconstruction [J]. J Hip Preserv Surg, 2017, 4 (1): 106-112.

[11] Bsat S, Frei H, Beaulé P. The acetabular labrum: a review of its function [J]. Bone Joint J, 2016, 98 (6): 730-735.

[12] Philippon MJ, Nepple JJ, Campbell KJ, et al. The hip fluid seal--Part I: The effect of an acetabular labral tear, repair, resection, and reconstruction on hip fluid pressurization [J]. Knee Surg, Sports Traumatol Arthrosc, 2014, 22 (4): 722-729.

[13] Bartoska R. Measurement of femoral head diameter: a clinical study [J]. Acta Chir Orthop Traumatol Cec, 2009, 76 (2): 133-136.

[14] Byrne DP, Mulhall KJ, Baker JF. The Anatomy and biomechanics of the hip [J]. Open Sports Med J, 2010, 4 (1): 51-57.

[15] Beall DP, Martin HD, Mintz DN, et al. Anatomic and structural evaluation of the hip: a cross-sectional imaging technique combining anatomic and biomechanical evaluations [J]. Clin Imaging, 2008, 32 (5): 372-381.

[16] Dolan MM, Heyworth BE, Bedi A, et al. CT Reveals a High Incidence of Osseous Abnormalities in Hips with Labral Tears [J]. Clin Orthop Relat Res, 2011, 469 (3): 831-838.

[17] Boese CK, Jostmeier J, Oppermann J, et al. The neck shaft angle: CT reference values of 800 adult hips [J]. Skeletal Radiol, 2016, 45 (4): 455-463.

[18] Morvan J, Bouttier R, Mazieres B, et al. Relationship between hip dysplasia, pain, and osteoarthritis in a cohort of patients with hip symptoms [J]. J Rheumatol, 2013, 40 (9): 1583-1589.

[19] Beall DP, Sweet CF, Martin HD, et al. Imaging findings of femoroacetabular impingement syndrome [J]. Skeletal Radiol, 2005, 34 (11): 691-701.

[20] Clohisy JC, Nunley RM, Carlisle JC, et al. Incidence and characteristics of femoral deformities in the dysplastic hip [J]. Clin Orthop Relat Res, 2009, 467 (1): 128-134.

[21] Fabry G, Macewen GD, Shands AR. Torsion of the femur. A follow-up study in normal and abnormal conditions [J]. J Bone Joint Surg, 1974, 55 (8): 1726-1738.

[22] Pollard TC, Villar RN, Norton MR, et al. Femoroacetabular impingement and classification of the cam deformity: the reference interval in normal hips [J]. Acta Orthop, 2010, 81 (1): 134-141.

[23] Maheshwari AV, Malik A, Dorr LD. Impingement of the native hip joint [J]. J Bone Joint Surg Am, 2007, 89 (11): 2508-2518.

[24] Zhang Q, Chen W, Liu HJ, et al. The role of the calcar femorale in stress distribution in the proximal femur [J]. Orthop Surg, 2009, 1 (4): 311-316.

[25] 陈锐, 梅炯. 股骨距的结构特点、生物力学及其临床意义 [J]. 中国临床解剖学杂志, 2016, 34 (4): 476-478.

[26] Gray H, Standring S. Gray's anatomy [M]. Arcturus Publishing, 2008.

[27] Martin HD, Savage A, Braly BA, et al. The function of the hip capsular ligaments: a quantitative report [J]. Arthroscopy, 2008, 24 (2): 188-195.

[28] Martin HD, Khoury AN, Schröder R, et al. Contribution of the pubofemoral ligament to hip stability: a biomechanical study [J]. Arthroscopy, 2017, 33 (2): 305-313.

[29] Perumal V, Woodley SJ, Nicholson HD. Ligament of the head of femur: A comprehensive review of its anatomy, embryology, and potential function [J]. Clin Anat, 2016, 29 (2): 247-255.

[30] Bowman JR KF, Fox J, Sekiya JK. A clinically relevant review of hip biomechanics [J]. Arthroscopy: J Arthroscopic & Relat Surg, 2010, 26 (8): 1118-1129.

[31] Nordin M, Frankel VH. Basic biomechanics of the musculoskeletal system [M]. Lippincott Williams & Wilkins, 2001.

[32] Johnston RC, Smidt GL. 23 Hip Motion Measurements for Selected Activities of Daily Living [J]. Clin Orthop Relat Res, 1970, 72: 205-215.

[33] Lunn DE, Lampropoulos A, Stewart TD. Basic biomechanics of the hip [J]. Orthop Trauma, 2016, 30

（3）：239-246.

［34］ Rutherford DJ, Moreside J, Wong I. Hip joint motion and gluteal muscle activation differences between healthy controls and those with varying degrees of hip osteoarthritis during walking [J]. J Electromyogr Kinesiol, 2015, 25 (6): 944-950.

［35］ Uemura K, Atkins PR, Fiorentino NM, et al. Hip rotation during standing and dynamic activities and the compensatory effect of femoral anteversion: An in-vivo analysis of asymptomatic young adults using three-dimensional computed tomography models and dual fluoroscopy [J]. Gait Posture, 2018, (61): 276-281.

［36］ Beaulieu ML, Lamontagne M, Beaulé PE. Lower limb biomechanics during gait do not return to normal following total hip arthroplasty [J]. Gait Posture, 2010, 32 (2): 269-273.

［37］ Kiss RM, Illyés Á. Comparison of gait parameters in patients following total hip arthroplasty with a direct-lateral or antero-lateral surgical approach [J]. Hum Mov Sci, 2012, 31 (5): 1302-1316.

［38］ Madsen MS, Ritter MA, Morris HH, et al. The effect of total hip arthroplasty surgical approach on gait [J]. J Orthop Res, 2004, 22 (1): 44-50.

［39］ Varin D, Lamontagne M, Beaulé PE. Does the anterior approach for THA provide closer-to-normal lower-limb motion? [J]. J Arthroplasty, 2013, 28 (8): 1401-1407.

［40］ Perron M, Malouin F, Moffet H, et al. Three-dimensional gait analysis in women with a total hip arthroplasty [J]. Clin Biomech, 2000, 15 (7): 504-515.

［41］ Sander K, Layher F, Babisch J, et al. Evaluation of results after total hip replacement using a minimally invasive and a conventional approach. Clinical scores and gait analysis [J]. Z Orthop Unfall, 2011, 149 (2): 191-199.

［42］ Tateuchi H, Tsukagoshi R, Fukumoto Y, et al. Dynamic hip joint stiffness in individuals with total hip arthroplasty: relationships between hip impairments and dynamics of the other joints [J]. Clin Biomech, 2011, 26 (6): 598-604.

［43］ Kolk S, Minten M J, Van Bon GE, et al. Gait and gait-related activities of daily living after total hip arthroplasty: a systematic review [J]. Clin Biomech, 2014, 29 (6): 705-718.

［44］ Pauwels F. Atlas zur Biomechanik der gesunden und kranken Hüfte [M]. Springer Berlin Heidelberg, 1973.

［45］ Eschweiler J, Fieten L, Dell'Anna J, et al. Application and evaluation of biomechanical models and scores for the planning of total hip arthroplasty [J]. Proc Inst Mech Eng H, 2012, 226 (12): 955-967.

［46］ Pauwels F. Biomechanics of the Normal and Diseased Hip: Theoretical Foundation, Technique and Results of Treatment An Atlas [M]. Springer Science & Business Media, 2012.

［47］ Pugh J, Rose R, Radin E. A possible mechanism of Wolff's law: trabecular microfractures [J]. Arch Int Physiol Biochim, 1973, 81 (1): 27-40.

［48］ Georg B, Alwina B, J?RN D, et al. Standardized Loads Acting in Hip Implants [J]. Plos One, 2016, 11 (5): e0155612.

［49］ Damm P, Graichen F, Rohlmann A, et al. Total hip joint prosthesis for in vivo measurement of forces and moments [J]. Med Eng Phys, 2010, 32 (1): 95-100.

［50］ Giarmatzis G, Jonkers I, Wesseling M, et al. Loading of hip measured by hip contact forces at different speeds of walking and running [J]. J Bone Miner Res, 2015, 30 (8): 1431-1440.

［51］ Bergmann G, Deuretzbacher G, Heller M, et al. Hip contact forces and gait patterns from routine activities [J]. J Biomech, 2001, 34 (7): 859-871.

［52］ De Pieri E, Lunn D, Chapman G, et al. Patient characteristics affect hip contact forces during gait [J]. Osteoarthritis Cartilage, 2019, 27 (6): 895-905.

［53］ Heller M, Bergmann G, Deuretzbacher G, et al. Musculo-skeletal loading conditions at the hip during walking and stair climbing [J]. J Biomech, 2001, 34 (7): 883-893.

［54］ Lenaerts G, Mulier M, Spaepen A, et al. Aberrant pelvis and hip kinematics impair hip loading before and after total hip replacement [J]. Gait Posture, 2009, 30 (3): 296-302.

［55］ Stansfield B, Nicol A, Paul J, et al. Direct comparison of calculated hip joint contact forces with those measured using instrumented implants. An evaluation of a three-dimensional mathematical model of the lower limb [J]. J Biomech, 2003, 36 (7): 929-936.

［56］ Bergmann G, Graichen F, Rohlmann A. Hip joint loading during walking and running, measured in two patients [J]. J Biomech, 1993, 26 (8): 969-990.

［57］ Bergmann G, Graichen F, Rohlmann AA. Is staircase walking a risk for the fixation of hip implants? [J]. J Biomech, 1995, 28 (5): 535-553.

［58］ Rydell NW. Forces acting on the femoral head-prosthesis: a study on strain gauge supplied prostheses in living persons [J]. Acta Orthop Scand, 1966, 37 (88): 1-132.

［59］ Bergmann G, Graichen F, Rohlmann A. Hip joint contact forces during stumbling [J]. Langenbeck Arch Surg, 2004, 389 (1): 53-59.

［60］Traina F, Fine MD, BIONDI F, et al. The influence of the centre of rotation on implant survival using a modular stem hip prosthesis [J]. Int Orthop, 2009, 33 (6): 1513-1518.

［61］Rüdiger HA, Parvex V, Terrier A. Impact of the Femoral Head Position on Moment Arms in Total Hip Arthroplasty: A Parametric Finite Element Study [J]. J Arthroplasty, 2016, 31 (3): 715-720.

［62］Fukui K, Kaneuji A, Sugimori T, et al. How far above the true anatomic position can the acetabular cup be placed in total hip arthroplasty? [J]. Hip Int, 2013, 23 (23): 129-134.

［63］Loughead JM, Chesney D, Holland JP, et al. Comparison of offset in Birmingham hip resurfacing and hybrid total hip arthroplasty [J]. J Bone Joint Surg-Br, 2005, 87 (2): 163-166.

［64］Hu R, Li B, Tian X. Anatomic placement of the acetabulum improves the survival rate in patients with Crowe type-II dysplasia undergoing total hip arthroplasty [J]. Ann Transl Med, 2016, 4 (24): 552.

［65］Sariali E, Veysi V, Stewart T. Biomechanics of the human hip--Consequences for total hip replacement [J]. Current Orthop, 2008, 22 (6): 371-375.

［66］Rasi AM, Kazemian G, Khak M, et al. Shortening subtrochanteric osteotomy and cup placement at true acetabulum in total hip arthroplasty of Crowe III-IV developmental dysplasia: results of midterm follow-up [J]. Eur J Orthop Surg Traumatol, 2017, 28 (5): 923-930.

［67］Hou W, Lu Y, Xu P. Is high hip center technique an acceptable choice for total hip arthroplasty of the developmental dysplasia of the hip? [J]. Ann Joint, 2017, 2 (9): 55.

［68］Delp SL, Komattu AV, Wixson RL. Superior displacement of the hip in total joint replacement: effects of prosthetic neck length, neck-stem angle, and anteversion angle on the moment-generating capacity of the muscles [J]. J Orthop Res, 1994, 12 (6): 860-870.

［69］Doehring TC, Rubash HE, Shelley FJ, et al. Effect of superior and superolateral relocations of the hip center on hip joint forces: An experimental and analytical analysis [J]. J Arthroplasty, 1996, 11 (6): 693-703.

［70］Bicanic G, Delimar D, Delimar M, et al. Influence of the acetabular cup position on hip load during arthroplasty in hip dysplasia [J]. Int Orthop, 2009, 33 (2): 397.

［71］Hendricks KJ, Harris WH. High placement of noncemented acetabular components in revision total hip arthroplasty. A concise follow-up, at a minimum of fifteen years, of a previous report [J]. J Bone Joint Surg Am, 2006, 88 (10): 2231-2236.

［72］Galea VP, Laaksonen I, Donahue GS, et al. Developmental Dysplasia Treated With Cementless Total Hip Arthroplasty Utilizing High Hip Center Reconstruction: A Minimum 13-Year Follow-up Study [J]. J Arthroplasty, 2018, 33 (9): 2899-2905.

［73］Montalti M, Castagnini F, Giardina F, et al. Cementless Total Hip Arthroplasty in Crowe III and IV Dysplasia: High Hip Center and Modular Necks [J]. J Arthroplasty, 2018, 33 (6): 1813-1819.

［74］Nawabi DH, Meftah M, Nam D, et al. Durable Fixation Achieved With Medialized, High Hip Center Cementless THAs for Crowe II and III Dysplasia [J]. Clin Orthop Relat Res, 2014, 472 (2): 630-636.

［75］Sakalkale DP, Sharkey PF, Eng K, et al. Effect of Femoral Component Offset on Polyethylene Wear in Total Hip Arthroplasty [J]. Clin Orthop Relat Res, 2001, 388: 125-134.

［76］Dennis DA, Komistek RD, Northcut EJ, et al. In Vivo determination of hip joint separation and the forces generated due to impact loading condition [J]. J Biomech, 2001, 34 (5): 623-629.

［77］Little NJ, Busch CA, Gallagher JA, et al. Acetabular Polyethylene Wear and Acetabular Inclination and Femoral Offset [J]. Clin Orthop Relat Res, 2009, 467 (11): 2895-2900.

［78］汤宇, 孙天胜. 股骨偏心距与全髋关节置换术后假体功能及相关生物力学的变化 [J]. 中国组织工程研究, 2006, 10 (33): 133-135.

［79］张国栋, 杨晨, 杨光. 全髋关节置换术中不同颈干角股骨假体对股骨近端解剖重建的比较研究 [J]. 中国修复重建外科杂志, 2016, 30 (1): 36-40.

［80］Lecerf G, Fessy MH, Philippot R, et al. Femoral offset: anatomical concept, definition, assessment, implications for preoperative templating and hip arthroplasty [J]. Orthop Traumatol Surg Res, 2009, 95 (3): 210-219.

［81］Mahmood SS, Mukka SS, Crnalic S, et al. Association between changes in global femoral offset after total hip arthroplasty and function, quality of life, and abductor muscle strength: a prospective cohort study of 222 patients [J]. Acta Orthop, 2016, 87 (1): 36-41.

［82］Clement N, Patrick-Patel R, Macdonald D, et al. Total hip replacement: increasing femoral offset improves functional outcome [J]. Arch Orthop Trauma Surg, 2016, 136 (9): 1317-1323.

［83］Massin P, Geais L, Astoin E, et al. The anatomic basis

for the concept of lateralized femoral stems: a frontal plane radiographic study of the proximal femur [J]. J Arthroplasty, 2000, 15 (1): 93-101.

[84] Charles MN, Bourne RB, Davey JR, et al. Soft-tissue balancing of the hip: the role of femoral offset restoration [J]. J Bone Joint Surg Am, 2005, 86 (5): 131-141.

[85] Kleemann RU, Heller MO, Stoeckle U, et al. THA loading arising from increased femoral anteversion and offset may lead to critical cement stresses [J]. J Orthop Res, 2010, 21 (5): 767-774.

第四篇

陶瓷全髋关节
置换的临床应用

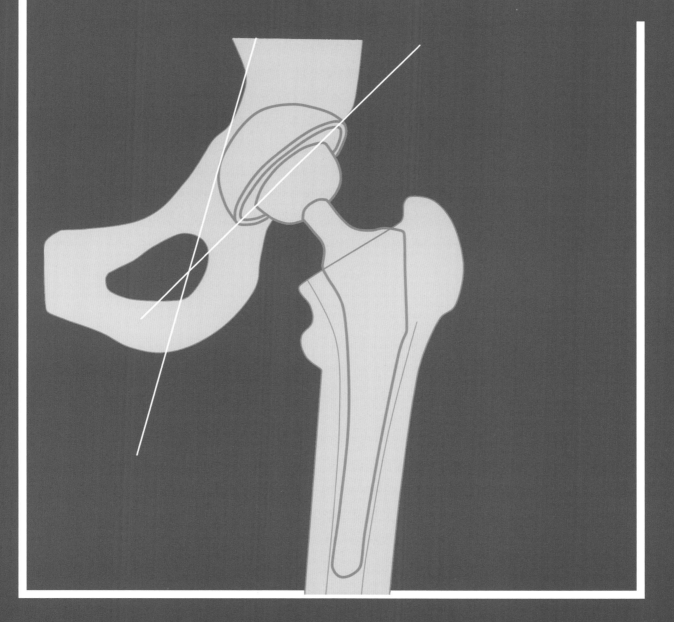

第九章

陶瓷髋关节临床效果评价（荟萃分析）

第一节　概　　述

20世纪70年代，陶瓷对陶瓷髋关节假体开始应用于骨科临床。1970年，法国医生Boutin首次将氧化铝陶瓷应用于人工全髋关节置换术（THA）。1974年，德国医生Griss和Mittelmeier相继设计出陶瓷对陶瓷界面的人工全髋关节，并大量应用于临床。但当时的陶瓷生产工艺比较落后，且陶瓷产品缺乏标准化生产流程，导致其纯度不足、密度低、结晶颗粒大和机械强度不足。此外，当时的假体设计及手术技术均不成熟，这些因素共同造成了早期陶瓷假体的高碎裂率。随着第三代氧化铝陶瓷的横空出世以及假体设计和手术技术的不断进步，陶瓷对陶瓷髋关节假体引起了全球的关注，并因其高耐磨性和生物惰性而广泛应用于年轻患者。目前，以氧化铝材料为基础的第四代陶瓷关节也已经应用于临床，通过在氧化铝基材料中添加氧化锆、氧化铬、氧化钇和氧化锶，使得第四代陶瓷关节的断裂韧性几乎是第三代陶瓷关节的2倍。

本章通过循证医学方法，对不同代的陶瓷关节、陶瓷关节界面与其他关节界面、陶瓷关节的中长期疗效及不同国家的关节注册中心结果等进行荟萃分析。同时，由于全髋关节置换术适用于多种髋关节疾病，应用陶瓷关节进行治疗的结果亦有所不同，本章同时以不同疾病种类进行分类，对陶瓷关节在不同疾病中的临床结局亦进行了荟萃分析。

第二节　不同代陶瓷关节的临床结果

一、第一代和第二代陶瓷关节

1970年，法国医生Boutin主刀了世界上第一台陶瓷对陶瓷界面THA，标志着第一代陶瓷关节的诞生。氧化铝陶瓷材料因比其他材料有更好的摩擦性能而广受关注。然而，陶瓷的碎裂风险和髋臼侧假体固定不牢固而引发的早期松动等问题使陶瓷关节的发展受到一定限制，当时Charnley的聚乙烯假体仍占主流地位。1980年开始，随着高纯度氧化铝粉末的引入等生产工艺的改进，第二代陶瓷关节诞生。由于年代久远、登记系统不完善等原因，第一代和第二代陶瓷关节临床结果的报道数量少，证据等级较低，且差异较大。

Nizard等对1977—1979年的187例陶瓷对陶瓷THA连续随访10年，共有24个关节进行了翻修，陶瓷假体的10年存活率87.16%。Hoffinger等对119例陶瓷对陶瓷初次THA（Smith & Nephew）进行了前瞻性研究，随访至少3年，Harris评分术前为29.0，术后6周为78.7，术后3.4年为92.6，随访期间共出现6例翻修，末次随访优良率95%。Mahoney回顾了27例陶瓷对陶瓷初次THA（Smith & Nephew），平均随访51个月，11例因中度疼痛造成功能受限，股骨假体普遍下沉超过5mm，15例有影像学松动，3例有翻修指证，结果不尽人意。

二、第三代陶瓷关节

1995年，随着热等静压、激光蚀刻等技术的应用，陶瓷人工关节的性能再一次得到了提升，第三代陶瓷关节应运而生。随着假体摩擦界面的改进、手术技术的提高、人工关节的普及增加、登记系统逐渐完善，第三代陶瓷关节的报道数量增多且趋于规范。第三代陶瓷关节大大减少了骨溶解和假体磨损的发生，并且在年轻患者群中取得了良好的疗效。Kim对871例（1131髋）65岁以下接受第三代陶瓷THA的患者进行了平均18.8年的随访，末次随访时平均Harris评分90，无无菌性松动、骨溶解及骨折发生。Byun对41例（56髋）30岁以下接受第三代陶瓷THA的患者进行了平均5.6年的随访，Harris评分由术前平均52.9提高到98.2，39例患者恢复了正常工作，无无菌性松动或骨溶解发生。并发症方面，陶瓷碎裂、假体周围骨折、关节异响等仍不容忽视。Park对527例（577髋）接受第三代陶瓷THA的患者进行了平均5.9年的随访，7髋出现陶瓷内衬碎裂，14髋出现陶瓷头碎裂，8髋出现异响，假体的10年存活率为93%。Tsukada对111例患者进行了平均10.1年的随访，12.8年的假体存活率为94.9%，翻修病例中有1例骨折，3例脱位，2例感染，影像学未见磨损或骨溶解。Shah回顾了65例（80髋）55岁以下接受第三代陶瓷THA患者，平均随访54个月，6例失败，2例陶瓷内衬碎裂，1例假体无菌性松动，2例假体不稳，1例严重关节异响。

三、第四代陶瓷关节

2003年，氧化铝基复合陶瓷（BIOLOX®delta）引入美国市场，其力学性能特别是断裂韧性较前有大幅提高，与第三代陶瓷相比，中期存活率有所提高，陶瓷碎裂及骨溶解发生率进一步降低。Buttaro回顾了880例（939髋）第四代陶瓷THA，平均随访5.3年，仅1例出现内衬碎裂，2例因螺钉与内衬摩擦而出现早期松动，2~10年的假体平均存活率高达99.3%。第四代陶瓷全髋关节假体用于翻修的结果也有报道，Castagnini回顾了327例BIOLOX®delta全髋关节翻修术，假体的7年存活率达90.5%，无陶瓷碎裂发生。然而不可忽视的一点是，关节异响的问题在第四代陶瓷关节中并无明显改善，甚至有所增加。Lim对同一名手术医生的667例（749髋）第四代陶瓷THA病例进行了回顾，平均随访6.5年，Harris评分由术前平均45.6提高到术后平均91.3，1髋出现臼杯松动，影像学未见骨溶解，2髋出现陶瓷内衬碎裂，无陶瓷头碎裂，假体存活率为98.6%，但高达48髋（6.4%）出现异响。Kim对482例（602髋）陶瓷THA进行了平均6.1年的随访，分为BIOLOX®forte组（310髋）和BIOLOX®delta组（292髋），两组均无假体周围感染及骨溶解发生，假体5年存活率分别为98.4%和98.6%，但两组均出现16例异响，发生率分别为7%和8%。Luo回顾分析了127例（135髋）第四代陶瓷THA病例，平均随访70个月，共有13个髋关节出现异响，直径36mm陶瓷头的异响率（13.6%）远高于直径28mm陶瓷头（2.1%）。Zhao对第四代陶瓷关节的异响进行荟萃分析，异响发生率为

3%，异响的发生与患者年龄、性别、体重指数、髋臼外展角度和前倾角无统计学相关性，Delta Motion杯（DePuy）和Secure-Fit柄（Stryker）的异响发生率较高。

针对不同代陶瓷髋关节的临床结果比较研究详见表9-1。

表9-1 不同代陶瓷关节的临床结果比较研究

作者	发表年份	陶瓷类型	研究类型	病例数量	随访时间（年）	存活率（％）	并发症
Nizard	1992	一代	2	187	10	82.59	无菌性松动15例，假体周围骨折5例
Mahoney	1990	二代	3	27	4.25	88.9	疼痛、活动受限11例，股骨假体下沉3例，影像学松动15例
Hoffinger	1991	二代	2	119	>3	95	大腿疼痛（例数不详）
Byun	2012	三代	2	56	5.6	100	无松动或骨溶解
Tsukada	2013	三代	2	124	10.1	94.9	内衬碎裂1例，脱位3例，假体周围感染2例
Shah	2014	三代	3	80	4.5	90.8	内衬碎裂2例，无菌性松动1例，不稳1例，异响1例，假体周围骨折1例
Park	2015	三代	3	577	5.9	93	内衬碎裂7例，头碎裂14例，异响8例
Kim	2016	三代	3	871	18.8	100	无松动、骨溶解或骨折
Buttaro	2017	四代	3	939	5.3	99.3	内衬碎裂1例，无菌性松动2例，头碎裂1例，异响1例
Lim	2018	四代	3	749	6.5	98.6	异响48例，臼杯松动1例，内衬碎裂2例，脱位1例，假体周围感染1例，假体周围骨折6例，髂腰肌腱炎3例
Luo	2018	四代	3	135	5.8	98.5	异响13例，内衬断裂1例
Castagnini	2019	四代	3	327	4.1	90.5	反复脱位9例，无菌性松动6例，假体周围感染4例，假体周围骨折2例，非松动性疼痛1例，其他2例，无陶瓷断裂
Kim	2019	四代	3	602	6.1	98.5	异响43例，脱位7例，股骨假体松动2例，无假体周围感染及骨溶解

研究类型 1：随机对照试验；2：前瞻队列（非随机对照试验）；3：回顾队列；4：病例对照研究；5：病例系列。

第三节　陶瓷关节与其他关节比较

一、陶瓷对陶瓷关节与陶瓷对聚乙烯关节的比较

陶瓷对聚乙烯（ceramic on polyethylene，CoP）关节不可避免地会产生磨损颗粒，造成骨溶解的隐患。陶瓷对陶瓷（ceramic on ceramic，CoC）关节属于"硬对硬"假体，相比于CoP假体有较低的磨损率，但存在一定碎裂风险，发明初期曾因为碎裂而被叫停，还有异响的问题。这两种假体的选择是临床工作中的常见问题，许多学者也就这一问题进行了研究。

1. CoC与CoP假体存活率及翻修率的比较　由于医生手术技术及各地卫生条件的不同，假体生存率和翻修率的报道有较大差异。William等进行了一项多中心的回顾性研究，共纳入263例患者（264髋），对

CoP和CoC假体的存活率进行了研究，平均随访31.2个月，结果发现两组翻修率均为2.3%，无显著差异。Matevž等进行了一项回顾性研究，对299例CoC假体以及161例CoP假体存活率进行统计分析，CoC组的10年存活率为98.1%，CoP组的10年存活率为95.6%，Humphriss等进行了一项网状荟萃分析，结果显示加大股骨头假体的尺寸（≥36mm）可增加CoC假体的存活率。

2. CoC与CoP假体并发症的比较 文献报道并发症的种类及发生率差异较大。Bal等对500例髋关节置换患者进行了一项前瞻性研究，以比较CoC和CoP关节的临床效果，对444例患者（217例CoC，227例CoP）进行了2年的随访，没有观察到与陶瓷假体自发性失败相关的并发症。Dong等回顾了8项前瞻性研究，涉及1508例患者，1702例THA，结果表明CoC假体比CoP假体有着较高的陶瓷碎裂以及异响发生率，而CoP假体有着较高的磨损率。Hu等进行的一项荟萃分析也得到了与Dong等相似的结论，此研究纳入9项随机对照试验，共1747例髋关节，结果表明CoC比CoP假体有着较高的陶瓷碎裂和异响发生率，但骨溶解、假体松动、深静脉血栓形成以及感染等其他并发症无明显差异。Patrick等在一项对比研究中对近282例CoC假体和227例CoP假体进行了研究，17%的CoC假体发生异响，但9%的CoP假体也发生了异响。

3. CoP与CoC假体磨损的比较 文献报道来看，相比于CoP假体，CoC假体更加坚韧耐磨，骨溶解的发生风险也大幅降低。文献在骨溶解方面的报道结果相对较为一致，但磨损数据差异较大。Feng等开展了一项前瞻性队列研究，共纳入93例CoC假体和77例CoP假体进行比较研究，随访至少5年，平均为7年，发现CoP与CoC在临床效果及患者满意度方面无明显差异，但CoC假体可明显减少磨损问题，CoP的磨损率为0.047mm/年，CoC假体为0.0096mm/年。Artery等通过一项随机对照试验对CoP与CoC假体进行了详细的研究，共纳入57例患者（58髋），发现CoP的磨损率为0.092mm/年，CoC假体为0.018mm/年。磨损数据差异的来源可能是因为CoC假体相对于CoP假体的临床使用时间较短，所以CoC假体的相关研究都缺乏较为长期的随访，而且材料工艺及手术技术的进步也是其差异的潜在原因，详见表9-2。

表9-2　CoC与CoP关节临床疗效对比的文章概览

作者	发表年份	国家	随访时间	研究类型	假体类型/病例数量	年龄（岁）	存活率（%）	并发症
William	2010	美国	31.2M	C	CoC/177	56.4	97.7	股骨假体骨折，伤口感染，假体松动
					CoP/87	57.3	97.7	假体松动
Matevž	2014	斯洛文尼亚	11.5Y	CS	CoC/299	36~74	98.1	假体骨折无菌性松动
					CoP/161	43~79	95.6	假体骨折，感染
Hu	2015	中国	11.5Y	R/M	1702	NA	CoC: 95.6 CoP: 98.1	异位骨化、深静脉血栓形成
Atrey	2018	加拿大	16.8Y	C	CoC/29	41.5	94.2	假体骨折、感染
					CoP/28	42.8	91.6	骨溶解、疼痛
Feng	2019	中国	5Y	C	CoC/93	51	91.5	假体骨折、异响、假体脱位
					CoP/77	59	85.5	

研究类型 C：队列研究；CS：文献回顾；R/M：随机队列研究/荟萃分析；M：月份；Y：年份；NA：空。

二、陶瓷对陶瓷关节与金属对聚乙烯关节的比较

金属对聚乙烯（metal on polyethylene，MoP）假体在老年患者中具有良好的远期疗效，曾被视为THA假体选择的金标准。在过去的几十年里，临床上逐渐发现聚乙烯内衬产生的磨损颗粒会导致骨溶解，从而导致随后的松动和最终的假体失效。为了避免聚乙烯磨屑引起的骨溶解，研究者们开发了CoC假体作为替代。CoC在理论上具有优势，如极高的硬度和耐划痕性，增加的固体润滑，降低的摩擦系数，从而产生了优异的耐磨性和较低的骨溶解率。因此，CoC假体越来越多地用于全髋关节置换术。然而，人们仍担心其高昂的价格和假体不良事件，如陶瓷内衬安放困难，陶瓷头和内衬碎裂，以及术后关节异响等。同时有些研究者们使用高交联聚乙烯髋臼内衬替代普通聚乙烯髋臼内衬，大大降低了内衬的磨损率，也已成为目前市场上的主流髋臼内衬，较传统的金属对聚乙烯界面有着明显的优势。因此，在临床上，外科医生不得不更多地面对CoC与MoP的选择。已有多个随机对照试验和多篇系统评价和荟萃分析对此问题进行研究，从多方面比较了CoP和MoP假体的优劣，详见表9-3。

表9-3　CoP与MoP关节临床疗效对比的文章概览

作者	发表年份	病例数量	国家	年龄（岁）	随访时间	研究类型	假体类型/生存率（%）	翻修率（%）	并发症
Vendiittoli	2007	116	加拿大	54.9	12.3Y	1	CoC/91.5	8.5	1例假体松动
							MoP/85.5	14.5	4例骨溶解假体松动，3例聚乙烯内衬磨损，1例炎性肉芽肿
Bascarevic	2010	150	塞尔维亚	53.9	4.2Y	1	CoC/100	0	3例异位骨化，1例脱位
							MoP/97.4	2.6	3例异位骨化，2例脱位，1例深静脉血栓形成
D'Antonio	2012	479	美国	53	10.3Y	1	CoC/96.9	2.1	3例脱位，2例异响，1例术后假体断裂
							MoP/89.5	10.5	7例脱位
Nikolaou	2012	91	加拿大	53.8	5Y	1	CoC/100	0	未报道
							MoP/97.1	2.9	1例感染，1例假体周围骨折
Higuchi	2016	148	日本	54	11.3Y	3	CoC/98.5	1.5	1例陶瓷内衬断裂，1例异响，3例脱位，4例异位骨化
							MoP/96.3	3.7	1例骨溶解，4例异位骨化，1例脱位
Peters	2018	209 912	荷兰	NA	3.9Y	5	CoC/95.9	4.1	91例脱位，108例松动，35例感染，59例假体周围骨折
							MoP/95.8	4.2	248例脱位，310例松动，165例感染，166例假体周围骨折
Higuchi	2018	182	日本	64.7	6.7Y	4	CoC/98.9	1.1	2例脱位，2例异位骨化，1例异响
							MoP/96.1	3.9	2例脱位，4例异位骨化，1例深静脉血栓形成

研究类型 1：随机对照试验；2：前瞻队列（非随机对照试验）；3：回顾队列；4：病例对照研究；5：病例系列。Y：年。

1. **CoC与MoP假体存活率的比较** 2015年，Hu等纳入5篇CoC与MoP比较的随机对照试验，进行Meta分析。共897例974髋符合纳入标准，其中CoC组601髋，MoP组373髋。平均随访8.4年，患者平均年龄54.5岁。这5项研究均采用了随机分组法，但由于外科手术的特殊性，均未能实施治疗者盲法。结果表明，在术后早期，这两种界面在术后效果和患者满意度方面并无显著差别，但中长期随访发现，CoC在一定程度上降低了由于骨溶解和放射状透亮线、无菌性松动和脱位所导致的翻修风险，但却增加了术后关节异响的风险。而在术后髋关节功能、深部感染、异位骨化等方面两者并无显著差异。这一结论与同期Wyles的研究结论十分相似，在Wyles的荟萃分析中，纳入2000年后发表的报告CoC、CoP或MoP关节假体存活率的23项随机对照试验。其中直接对比CoC与MoP的有5项共779例患者，而对另外18项随机对照试验中的2599例患者，作者采用网状荟萃分析的方法进行了研究。结果显示，不论是直接比较荟萃分析还是网状荟萃分析，均表明COC与MOP界面在绝大多数有翻修风险的并发症方面并无统计学差异。而近期发表的两个超过3万例手术的多中心大样本研究也同样证实了这一点。

2. **亚组中不同年龄段分析** Peters等于2017年统计了2007—2016年荷兰人工关节注册中心的数据，共209 912例THA，比较了不同摩擦界面的假体存活率和翻修率。其针对不同混杂因素设计了多个亚组，其中，研究者以60岁作为分界，将患者分为年轻患者（＜60岁）和高龄患者（＞60岁）。发现年轻患者CoC假体的翻修率明显低于传统的MoP假体。但经过对各组患者的性别、ASA评分、诊断、患髋既往手术史、固定技术、股骨头直径、手术入路和手术时间等混杂因素进行调整后，多变量Cox比例风险回归分析结果表明，CoC与MoP假体的存活率和翻修率无统计学意义。而对于≤20岁的年轻人，THA是极少采用的治疗手段，但同样也是不得已而为之的最后治疗手段。Pallante等通过对78例＜20岁患者的THA进行了最长为18年的随访，认为CoC和MoP界面在存活率及并发症率上均无显著差异。

3. **亚组中股骨头假体不同型号的分析** 为了适配不同大小的髋臼假体，股骨头假体按照其不同的直径也分为若干个型号，一般认为直径28mm以下为小头，28mm以上为大头。Sedrakyan等于2014年通过国际矫形外科注册联合会（ICOR）调查了包括美国人工关节假体注册中心在内的6个国家地区的注册机构，共纳入34 985例患者，设计了一个超大样本量的研究，比较了CoC与MoP假体的生存率及并发症。研究中发现，当使用较大尺寸的股骨头假体（＞28mm）时CoC界面的假体翻修率更低。而当应用较小的股骨头假体（≤28mm）时，MoP界面的假体翻修率更低。这与Peters等在2017年发表的研究结果一致。但Sedrakyan等还发现了一个有趣的现象，在术后2年内，大头MoP对于CoC的优势是明显的，但这种差异随着时间的推移而消失。

4. **CoC与MoP的中长期结果及磨损率比较** 中长期结果方面，CoC界面显示出了优势。Higuchi等在2016年对67例CoC和81例MoP置换术后患者至少10年的随访中发现，虽然在10年存活率及术后Harris评分上两者没有显著差异，但在影像学测量所反映的界面磨损情况来看，CoC仅为0.0043mm/年，显著低于MoP的0.0163mm/年。由于这两种髋关节假体界面出现至今尚不足30年，且接受关节置换手术的患者大多为中老年，20～30年的存活率报道十分罕见，因此磨损率目前仍是间接判断假体理论生存期的指标之一。在今后的研究中，超过20年以上的假体存活率随访仍具有重大意义。

因此，从理论上来说，CoC与MoP界面的假体存活率、并发症发生率差别并不显著，但在临床工作中，我们应根据患者的具体情况，包括年龄、合并症、体重指数和经济境况等因素进行综合选择。但一般认为，年轻患者的预期生存期比老年患者长，更适合CoC界面的关节假体，同时，如果患者情况适合，尽可能地选择直径较大的股骨头假体，对于脱位等并发症的预防有一定意义。

三、陶瓷对陶瓷关节与金属对金属关节的比较

目前，THA常用的关节假体有陶瓷对陶瓷（CoC）、陶瓷对聚乙烯（CoP）、金属对聚乙烯（MoP）和金属对金属（metal on metal，MoM）等。其中MoP假体可产生大量聚乙烯磨损颗粒，引起局部界面的骨溶解，进而导致假体无菌性松动等并发症。相比之下，CoC假体与MoM假体具有较高的耐磨性及术后假体存活率，但CoC假体存在陶瓷头破裂及摩擦时易产生异响等缺点，MoM假体在体内可释放金属离子，其对机体的远期影响亦不容忽视。

1. **CoC假体与MoM假体的短期随访结果比较**　CoC假体应用于全髋关节置换术，最重要的是因为其优越的摩擦性能和较低的磨损率，短期疗效令人满意，尤其适合用于中青年患者。MoM假体主要包括小直径股骨头假体和大直径股骨头假体及表面置换假体，因大直径股骨头假体更接近正常解剖结构，且术后关节活动度大、稳定性好及磨损率低等优点，可以降低脱位率，提高髋关节功能，大直径球的MoM假体行THA具有良好的近期疗效，特别适用于活动量大、预期寿命较长的年轻患者。

2. **CoC假体与MoM假体的中长期随访结果比较**　在中长期随访中，对于MoM假体的疗效有争议。韩亚芳认为大直径股骨头的MoM假体治疗髋关节终末疾病中期疗效同样良好。但李金龙等发现术后随访中期可出现臼杯松动和炎性假瘤形成，MoM假体存活率较低，患者血清钴离子和铬离子浓度明显升高，因此不建议首选大直径股骨头的MoM假体用于初次THA。如果出现臼杯松动和炎性假瘤，尽快实施翻修手术可有效改善患者的关节功能障碍，提高生活质量。Solarino等对手术时年龄在50岁以下的200例连续CoC假体THA的患者随访5～24年，结果表明CoC假体在年轻患者中的长期效果极佳，且磨损极低，不会因该材料引起不良影响。

3. **CoC假体与MoM假体的并发症与翻修情况比较**　丁佳楠等研究表明CoC人工全髋关节置换术后中期疗效满意，使用直径<36mm的股骨头，患者血清铝离子及锆离子浓度较正常人无明显增高，提示CoC假体在体内的磨损极小。CoC术后中期释放的铝离子浓度，没有达到增加阿尔茨海默病发病风险的浓度阈值。MoM髋关节假体的磨损颗粒与周围组织发生反应是造成骨溶解与假体松动的主要原因，而且金属离子还具有抑制成骨细胞生长的作用，这是导致假体松动的另一重要原因。Higuchi等8年的随访研究表明CoC假体的骨溶解发生率低，比MoM假体具有更好的临床和放射学结果。另有研究表明，异响声在CoC界面和MoM界面都会发生，发生率报道不一。引起THA术后异响声的原因包括患者因素、手术因素和假体因素，它们间互为因果，相互影响。目前的研究认为异响产生的机制包括边缘负荷、条状磨损、假体撞击、第三体颗粒和润滑缺失等。THA术后异响是多因素作用下产生的界面异常摩擦，从而造成假体振动产生异响。大多数患者只需临床随访，少部分患者需要手术干预。Lee等的荟萃分析结果表明，非骨水泥THA术后，MoM假体的翻修风险高于CoC假体。Milosev等在10年的随访中发现，CoC假体的生存率优于MoM假体。但对于年龄较大、运动较少的患者，传统的MoP假体是合适的选择。Porat等研究发现26%的MoM假体翻修和13%的CoC假体翻修与假体本身有关，CoC和MoM假体的整体短期至中期翻修率分别为2.2%和5.4%，失败的最常见病因是股骨或髋臼组件松动，详见表9-4。

表9-4 CoC与MoM关节临床疗效对比的文章概览

作者	发表年份	病例数量	国家	年龄（岁）	随访时间	研究类型	假体类型/存活率（%）	翻修率（%）	并发症
Ingrid Milosev	2012	195	斯洛文尼亚	60	10Y	3	CoC/95.4	4.6	2例无菌性松动，4例陶瓷破裂，1例脱位，1例感染，1例假体周围骨折
							MoM/89.1	10.9	5例无菌性松动，1例脱位
Romain Desmarchelier	2013	125	法国	59.6	9Y	1	CoC/99.2	0.8	1例陶瓷破碎
							MoM/97.6	2.4	1例无菌性松动，1例股骨柄松动，1例感染
Tiago Barbosa	2014	49	葡萄牙	43.4	47M	4	CoC/97.6	2.4	1例股骨头骨折翻修，2例假体异响
							MoM/81.8	18.2	2例无菌性松动，1例炎性假瘤，1例骨溶解，1例异响
Higuchi	2018	96	日本	55.5	7Y	4	CoC/98.2	1.8	1例骨溶解，2例脱位，1例假体异响
							MoM/98.6	1.4	1例无菌性松动，1例脱位，2例骨溶解，5例炎性假瘤
J. Ryan Martin	2018	42	美国	60	94M	2	CoC/100	0	1例转子滑囊炎，2例深部感染，1例脱位
							MoM/69.4	30.6	11例因严重局部组织反应，1例无菌性松动，3例浅表感染，3例转子滑囊炎，1例深部感染，1例脱位，1例肺栓塞

研究类型1：随机对照试验；2：前瞻队列（非随机对照试验）；3：回顾队列；4：病例对照研究；5：病例系列。Y：年；M：月。

第四节　陶瓷全髋关节治疗不同疾病的临床结果

一、陶瓷关节治疗股骨颈骨折

　　股骨颈骨折多发于老年人，随着人口老龄化的进展，股骨颈骨折的发生率不断上升。年轻人股骨颈骨折的发生主要由于高能量外伤所致，常合并其他部位的骨折。只有少数无移位的骨折和外展嵌插的稳定型骨折可进行卧床8～12周的保守治疗，大多数股骨颈骨折需要手术治疗。由于人工关节置换术可减少老年患者卧床时间，促进早期下地活动及康复，近年来在越来越多地用于老年股骨颈骨折患者。

　　Solarino等回顾了86例行全髋关节置换术的股骨颈骨折囊内移位的患者，其中男性22例，女性64例，平均手术年龄为67.9岁，38例采用CoC假体，36例采用直径36mm的陶瓷头，随访结果：无脱位，无翻修手术，且未检测到假体周围的骨溶解。Müller等回顾了417例行人工陶瓷股骨头置换术的股骨颈骨折患者，平均手术年龄为81.5岁，共有140例患者接受随访，假体平均生存期为55.8个月，Harris评分平均为70.6，5例患者出现髋部严重疼痛，8例患者出现髋臼内陷，其中5例接受髋臼翻修手术。Degreif等回顾了277例接受了人工陶瓷股骨头置换术的老年患者，平均手术年龄为81.7岁，共77例接受随访，Harris评分平均为78，其中3例患者出现髋部疼痛，4例患者出现髋臼内陷，其中2例接受髋臼翻修手术。侯喜君等使用CoC假体进行全髋关节置换术，随访50岁以下的51例股骨颈骨折患者6个月至3年8个月，Harris评分可达92.0±3.4，优良率94.1%。上述研究详见表9-5。

表9-5　陶瓷关节治疗股骨颈骨折的中长期随访结果的文章概览

作者	发表时间	研究类型	国别	病例数	随访时间（月）	存活率（%）	并发症
L. P. Müller	2000	回顾队列	德国	417	15~40	100	5例髋部疼痛，8例髋臼内陷，5例翻修
J. Degreif	2001	回顾队列	德国	277	28	100	3例髋部疼痛，4例髋臼内陷，2例翻修手术
Giuseppe Solarino	2013	回顾队列	美国	86	6~20	100	无
侯喜君	2013	回顾队列	中国	51	6~44	94.1	无

二、陶瓷关节治疗股骨头坏死

股骨头坏死（osteonecrosis of femoral head，ONFH）是继发性髋关节骨关节炎的最常见原因。随着股骨头坏死的进展，股骨头逐渐塌陷，继发骨关节炎。股骨头坏死患者具有相对年轻、活动量大、骨骼质量差的特点。THA被广泛用于治疗晚期股骨头坏死患者。对于年轻的全髋关节置换患者，术后主要的并发症是骨溶解，由髋臼内聚乙烯衬磨损颗粒引起的巨噬细胞生物反应导致。在过去的30年中，随着材料学、仿生学以及手术技术的进步，THA对股骨头坏死患者的疗效大有提高，为减少聚乙烯磨损颗粒引发的骨溶解可以使用其他材质的关节假体。陶瓷材料具有耐高温、抗氧化、强度大、低磨损和良好的生物相容性。陶瓷对陶瓷髋关节假体较其他假体的优势是磨损率低，此外，陶瓷的生物惰性也使其磨损颗粒很少引起细胞炎性反应和骨溶解。随着新材料的应用和材料技术的进步，复合陶瓷材料较早期单纯氧化铝陶瓷材料的抗脆裂性明显提高。另一方面陶瓷强度的增加是的陶瓷内衬更加轻薄，允许使用大直径股骨头，既可以增加髋关节活动范围，又能降低术后脱位率。因此，陶瓷对陶瓷界面假体适用于年轻、活动量较大的股骨头坏死患者。

1. **短期随访结果**　Capone对年龄小于60岁（女性占3.3%，平均手术年龄51.5岁）的30例（37髋）股骨头坏死患者进行了陶瓷THA，平均随访5.7年，Harris、WOMAC和UCLA平均得分分别为90（71~100）、94（76~100）和6.3（4~10），无翻修，未发现骨溶解和假体松动。优异的临床结果和固定方式显示出陶瓷假体治疗ONFH晚期的可靠选择。Lim对ONFH（女性占比25%，平均手术年龄49岁）的44例患者（53髋）进行了陶瓷THA，平均随访5.3年，Harris评分由术前的50改善为97，假体的5年存活率为100%，2例患者出现异响，未发现骨溶解。对于ONFH患者，使用直径32mm或更大直径的陶瓷头CoC生物型假体进行THA的5年随访结果显示出CoC假体出色的存活率，但异响产生的风险仍然存在。Evangelista回顾性分析了53例接受CoC假体THA的股骨头坏死患者平均年龄为31.03岁（15~50岁），平均随访64个月（24~112个月），假体存活率96.2%，最近一次随访时，WOMAC评分从术前平均37.1提高到89，UCLA评分从术前平均2.39提高到6.72，1例患者因慢性疼痛而在另一家医院接受了翻修手术，1例患者因股骨柄松动而接受了翻修手术，3例患者出现异响，但并不影响生活质量，无其他术后并发症发生。Patel报道了20岁以下进行陶瓷THA的43例（51髋）患者的随访结果，其中股骨头坏死35例，平均手术年龄17岁（12～19岁），平均随访3.4年（0.6～6.8年），9例患者至少随访5年，CoC假体存活率为96%。在最近的随访中，Harris平均得分为90（68～99），UCLA平均得分为6（4～9）。放射学分析显示2例患者的髋臼杯周围有清晰的透亮线，但没有骨溶解或磨损的迹象，1例出现坐骨神经激惹。Kuo回顾性研究了第三代CoC假体THA后患者假体异响的发生率及其危险因素，共纳入125例患者（143髋），平均随访时间4.2年（2～10年），最后一次随访的平均Harris评分为94（68～100），1例（0.8%）患者有放射学证据表明存在骨溶解，4例（3.2%）患者出现髋关节脱位，无陶瓷碎裂的发生。8例（6.4%）患者的髋部产生异响，包括咔嗒声4例，磨削2例，咬合2例，但并没有患者因髋部异响而接受翻修手术。Kamath报道了18例（21髋）在平均年龄为18岁（13～20岁）的患者中进行THA术后平均随访时间为49个月（25～89个月）的结果，关节界面为CoC（67%）、MoP（29%）和MoM（5%），假体整体存活率为93%，Harris评分从43.6提高到83.6。在最后的随访的影像学上未发现松动迹象，1例因陶瓷碎裂而行翻修手术。Cabrita对12例诊断为股骨头不全坏死的HIV阳性患者术后1年内进行了评估，与术前评分相比，术后6个月和12个月的WOMAC评分改善具有统计学意义，未观察到该手术继发的并发症。Millar评估了CoC假体THA在股骨头坏死的年轻成年人中的临床和放射学结果，纳入24例（24髋）股骨头坏死患者和24例（24髋）髋关节骨关节炎患者，ONFH组平均手术年龄为46岁，骨关节炎组平均手术年龄为50岁，平均随访34个月，假体存活率100%。两组患者的关节功能均得到显著改善，但术后6个月时，髋骨关节炎组的患者Harris和Oxford评分均优于股骨头坏死组的患者。85%（17髋）的股骨头坏死患者和90%（19髋）的髋骨关节炎患者预后良好。

　　经过荟萃分析，这8项短期研究共随访了366例患者，非骨水泥型THA为股骨头坏死患者带来了更好的中期结果，平均随访3.97年，平均假体存活率为98.15%。平均陶瓷碎裂率为0.27%，脱位和感染的风险分别为1.09%和0。

　　2. 中长期随访结果　Kim等对256例（335髋）因股骨头坏死行超短解剖生物型股骨柄和CoC界面的患者（女性占45.3%，平均手术年龄49.8岁±13岁）进行了研究，平均随访时间为14.7年，股骨柄的存活率为99.0%（95%CI：94%～100%），髋臼组件的存活率为99.4%（95%CI：95%～100%），Harris、WOMAC和UCLA评分分别为94分、12分和8分。4例股骨柄（1%）因无菌性松动进行翻修，1例髋臼组件（0.3%）因复发性脱位而行翻修，0例因异响而翻修。Cohen等对Gaucher病引起的股骨头坏死行全髋置换术的患者进行了回顾性研究，该队列包括48例（48髋）患者（女性占42.1%，平均手术年龄42.5岁±14.1岁），其中14例为CoC，研究认为CoC生物型假体的性能要优于其他类型，最长随访时间为21年，无翻修病例。Lee 等对57例股骨头坏死患者（女性占47%，平均手术年龄52.1岁±14.6岁）平均随访7.8年，假体的10年存活率为100%。UCLA评分在股骨头坏死组中从3.5分上升到5.2分，未出现脱位、陶瓷假体碎裂等并发症。Kim回顾了接受THA时年龄在65岁以下的871例（1131髋）患者，其中462例ONFH，平均随访18.8年（15～20年），在最终随访时，Harris、WOMAC和UCLA评分分别为90分、15分和8分，且所有股骨髋臼组件均固定良好，未发生无菌性松动、溶骨或陶瓷材料破裂。Wan回顾性分析2001年3月至2009年5月接受第三代CoC假体THA的68例（73髋）年轻患者的临床资料，平均年龄38.6岁（18～50岁），其中股骨头坏死15例（15髋），平均随访9.7年（6～14年），观察到1例（1髋）因陶瓷内衬破裂而接受翻修，2例因体育锻炼而出现异响。最后一次随访的Harris评分和UCLA评分较术前有显著改善（ $P<0.05$ ）。所有患者均获得了良好的效果，未发生骨溶解和大腿疼痛。陶瓷碎裂翻修的5年和10年累计生存率分别为98.6%和95.9%，而骨溶解和松动翻修的5年和10年累计存活率均为100%。Kim回顾了96例（127髋）患者，其中股骨头69例（54.3%），最短随访为10年（平均14.6年，范围为10~16年）。最后一次随访时的平均Harris评分、WOMAC评分和UCLA评分分别为95分、16分和8分。术后1年内没有患者出现大腿疼痛。在最后一次随访时，所有假体均固定良好，未出现髋部异响、陶瓷碎裂、假体松动和骨溶解。Byun评估了41例患者（56髋）年龄＜30岁的接受了非骨水型泥第三代CoC假体THA的股骨头坏死患者术后的关节功能和影像学结果，随访至少6年，Harris评分从术前的52.9提高到98.2，WOMAC评分从25.2提高到95.2。Kim评估了连续进行了CoC假体THA的年龄在45岁以下的64例股骨头骨坏死患者（93髋），其中男性55例（84髋），女9例（9髋），平均手术年龄为38.2岁（24~45岁）。平均随访时间为11.1年（10~13年）。Harris评分由术前的52.9（22~58）提高到最后随访时的96（85~100）。有2个髋关节（2%）出现了异响，没有假体无菌性松动或行翻修。Zadegan回顾性分析了77例（123髋）股骨头坏死患者，平均手术年龄为33岁（15.7~56岁），应用直径32mm的陶瓷头CoC进行了THA。最短随访时间为2年（平均9.2年；范围2~26年），共7例患者术后接受翻修，其中3例因为晚期感染性松动，另外4例因为晚期无菌性松动。假体的10年存活率为74.8%（58.7%~90.9%）。Baek前瞻性随访了60例患者（71髋），平均手术年龄39.1岁，平均随访7.1年。在最终随访时，Harris平均髋关节得分为97.0分。13位患者（14髋，占20%）报告髋关节有异响。未观察到假体松动、骨溶解、关节脱位和陶瓷碎裂，也没有对假体进行任何翻修。

经过荟萃分析，这11项中长期随访共研究了1356例患者，非骨水泥型髋关节置换术为股骨头坏死患者带来了更好的中期结果。平均随访11.56年，假体平均存活率为97.25%，陶瓷平均碎裂率为0.22%，脱位和感染的风险分别为0.07%和0.22%，详见表9-6。

表9-6　陶瓷关节治疗股骨头坏死随访结果的文章概览

作者	发表年份	国别	髋	随访时间（年）	研究类型	存活率（%）	并发症	翻修率（%）
Kim	2020	韩国	256	14.7	回顾性队列研究	99.0	0碎裂0异响4松动 0感染0脱位0其他	1
Cohen	2020	以色列	14	21	回顾性队列研究	100		0
Lee	2019	韩国	57	7.8	回顾性队列研究	100		0
Kim	2019	韩国	61	8.3	回顾性队列研究	98.4	0碎裂0异响1松动 0感染0脱位0其他	1.6
Capone	2017	意大利	37	5.7	回顾性队列研究	100		0
Kim	2016	韩国	462	18.8	回顾性队列研究	100		0
Lim	2016	韩国	53	5.3	回顾性队列研究	100		0
Wan	2015	中国	15	9.7	回顾性队列研究	95.9	1碎裂2异响0松动 0感染0脱位0其他	4.1

作者	发表年份	国别	髋	随访时间（年）	研究类型	存活率（%）	并发症	翻修率（%）
Evangelista	2015	美国	53	5.3	回顾性队列研究	96.2	0碎裂3异响1松动0感染0脱位1其他（慢性疼痛）	3.8
Patel	2012	英国	35	3.4	回顾性队列研究	96	0碎裂0异响0松动0感染0脱位1其他（坐骨神经激惹）	4
Kuo	2012	台湾	125	4.2	回顾性队列研究	100		0
Kim	2012	韩国	69	14.6	回顾性队列研究	100		0
Kamath	2012	美国	21	4.1	回顾性队列研究	93	1碎裂0异响0松动0感染0脱位0其他	7
Cabrita	2012	巴西	12	1	回顾性研究	100		0
Byun	2012	韩国	56	>6	回顾性研究	100		0
Millar	2010	英国	24	2.8	回顾性研究	100		0
Kim	2010	韩国	93	11.1	回顾性研究	100		0
Zadegan	2008	法国	123	9.2	回顾性研究	74.8	0碎裂0异响4松动3感染0脱位0其他	25.2
Baek	2008	韩国	71	>6	回顾性研究	100		0

三、陶瓷关节治疗髋关节骨关节炎

髋关节骨性关节炎是一种慢性进行性骨关节病，发病率随年龄增大而增高，是骨科的一种常见疾病，可分原发性和继发性两种类型。原发性的发病机制尚不清楚，但较少见，病情进展缓慢且预后良好。继发性是指在发病前髋关节有其他病变存在，如股骨头坏死、创伤、发育性髋关节发育不良或髋关节结核等。虽然这两种类型髋关节骨性关节炎的病因不同，但二者的临床症状及体征基本相似，病理改变基本相同，治疗方法在疾病后期也一致。

因此，在本章节内将统一称之为髋关节骨关节炎以便进行讨论。髋关节骨性关节炎的继发因素较多，因此治疗上较为复杂，治疗方法包括口服药物、关节注射、髋关节镜、关节融合术、截骨术、全髋关节置换术等。晚期髋关节骨关节炎治疗的首选是全髋关节置换术。目前，临床上应用的全髋关节置换假体从材料方面主要可以分为金属对金属（MoM）、陶瓷对陶瓷（CoC）、金属对聚乙烯（MoP）和陶瓷对聚乙烯（CoP）。本章节主要讨论陶瓷对陶瓷髋关节假体对髋关节骨关节炎患者的治疗效果。

过去，金属对聚乙烯关节因其可靠的临床效果和不错的假体稳定性始终是终末期髋关节骨关节炎患者进行THA的优秀假体。但在2006年Zhou等对61例（61髋）髋关节骨关节炎患者进行的随机对照研究显示，CoC与MoP关节在术后2年的WOMAC评分和SF-36评分上并无显著差异，二者的假体稳定性也未见显著差异，陶瓷关节的低磨损性和生物惰性使其成为髋关节置换的强力竞争者。2018年，Higuchi等报道了一项比较77例金属-高交联聚乙烯和105例陶瓷对陶瓷关节（约半数为髋关节骨关节炎患者）的病例对照研究，平均随访6.7年后发现二者在骨溶解发生率或存活率方面无差别，两种类型的摩擦界面都获得了良好的临床和放射学结果。事实上，使用陶瓷全髋关节置换术的潜在优势可主要体现在减少磨损和消除骨溶解两个方面。磨损碎屑引起的骨溶解通常被认为是阻碍"终生"髋关节置换发展的主要障碍。

随着全髋关节置换术的适应症扩展到更年轻、更活跃、更健康、寿命更长的患者，消除磨损和骨溶解的必要性更为显著。2012年Sugano等对1996—1998年髋关节骨关节炎患者的连续100例第三代陶瓷THA进行了回顾性分析，结果显示1个髋臼假体和2个股骨柄因无菌性松动进行了翻修，另1个髋臼假体在术后第8年出现陶瓷内衬碎裂。其余髋关节在最后随访时均有稳定的骨长入固定，无骨溶解。术后14年的髋臼存活率97.9%，股骨柄存活率为97.8%，整体陶瓷髋关节假体的存活率为95.7%。陶对陶假体显示出良好的存活率，并能长期防止假体周围骨溶解。2018年Solarino等在对连续100例THA进行了至少20年的随访后也报道了类似的结果。现代陶瓷关节的磨损率已被证明低至4μm/年，这种低磨损率加上氧化铝磨损颗粒的低生物反应性可将骨溶解的可能性降至最低。Hamadouche等在2002年报道了使用氧化铝陶瓷对陶瓷关节后长达18.5年的随访结果，未发现骨溶解。从既往报道来看，金属对聚乙烯关节往往会因为过度磨损和无法避免的骨溶解而在年轻、高活动量的患者中出现失败及翻修。与之相反，陶瓷对陶瓷关节似乎不会因此而失败，那么这是否意味着陶瓷关节在相对年轻的患者群体中也能取得较好的效果？Finkbone等在2012年发表的研究显示，对65例55岁及以下患者（其中29例为髋关节骨关节炎患者）进行了第三代陶瓷对陶瓷全髋关节置换术后，在平均52个月的随访中，假体存活率为96%，仅因髋臼假体松动进行了1次翻修。术后改良Harris髋关节评分平均93.4分。2013年Chana等也报道了类似的结果：对同一医疗中心的110例（120髋）平均年龄45岁（20～55岁）的终末期髋关节骨关节炎患者进行了陶瓷对陶瓷关节置换术，平均随访10年后，改良Harris髋关节评分平均94.7分，最后一次随访中的影像学检查表明所有髋关节均有明显的骨长入，无可见磨损，无一例假体周围骨溶解。这表明陶瓷关节在年轻患者中可以取得优异效果。随访结果详见表9-7及表9-8。

表9-7　陶瓷关节治疗髋关节骨关节炎的中长期随访结果的文章概览

作者及发表时间	国家	纳入时间（年）	病例数（患者/手术例数）	平均年龄（岁）	男性占比（%）	平均随访时间（年）	存活率（%）	并发症（最常见）
Sugano, 2012	日本	1996—1998	87/100	56	12.6	12.4	95.7	假体无菌性松动
Chevillotte, 2012	法国	1999—2000	92/100	52.3	61.7	10	98.9	假体无菌性松动，术后假体脱位，术后关节不稳
Chana, 2013	澳大利亚	1997—1999	110/120	45.8	47.3	11.5	96.5	髂腰肌肌腱炎
Toni, 2016	意大利	1995—2000	235/248	55.5	50.6	16.5	93.2	假体周围骨折
Kim, 2016	韩国	2001—2004	277/334	48.2	51.6	13.1	99	术后假体脱位
Solarino, 2018	意大利	1994—1996	91/100	60.7	44	20	93.6	股骨柄下沉，假体周围骨折
Higuchi, 2018	日本	2001—2011	157/167	56	8.3	5～15	98.9	术后假体脱位
Blakeney, 2018	加拿大	2011—2013	246/276	53.8	39	5.6	98.5	术后假体脱位，坐骨神经疾病，假体周围感染，假体周围骨折

表9-8　陶瓷关节与其他界面治疗髋关节骨关节炎对照研究的文章概览

作者	发表年份	总例数	国家	年龄（岁）	随访时间（年）	类型	假体类型/存活率（%）	并发症	翻修率（%）
Nikolaou	2012	91（68%诊断为髋关节骨关节炎）	加拿大	53.8	5	随机对照研究	CoC/100	未报道	0
							MoP/97.1	1例感染，1例假体周围骨折	2.9
Higuchi	2018	182（92%诊断为髋关节骨关节炎）	日本	64.7	6.7	病例对照研究	MoP/95.8	248例脱位，310例松动，165例感染，166例假体周围骨折	4.2
							CoC/98.9	2例脱位，2例异位骨化，1例异响	1.1

四、陶瓷关节治疗髋关节发育不良

发育性髋关节发育不良（DDH）又称发育性髋关节脱位，包括髋关节脱位、半脱位和髋臼发育不良。DDH曾称先天性髋关节发育不良或先天性髋关节脱位，DDH较以往"先天性髋关节脱位"的名称更能够代表该病的全部畸形，即髋臼先天性发育缺陷导致髋臼和股骨头对应关系不良，长期的应力异常而出现关节软骨退行性改变、股骨头半脱位，甚至局灶性坏死、严重骨关节炎的一种疾病。DDH也是一种较为常见的成人髋关节畸形，有文献报道成人DDH的发病率男女比例约为1：6，约1/4患者有明显的家族史。根据患者的年龄和病变的严重程度不同，治疗方法也不相同，THA是晚期成人髋关节发育不良的治疗的金标准，由于患者通常较年轻，因此常选用陶瓷对陶瓷关节。

1. **中长期随访结果**　Ismail Remzi Tozun等在2014年的一项关于陶瓷关节假体在全髋关节置换术中的中期效果的回顾性研究中纳入从2001年1月至2008年12月的448例患者（92例患者为双侧置换，其中54例行一期双侧置换）进行了540例CoC假体THA治疗，平均手术年龄49.9岁（18～84岁），其中包括髋关节发育不良205髋，随访时间平均为8.2年（5～13.2年）。Harris髋关节评分由术前的42.4分提高到随访时的94.9分。其中1例发生陶瓷头碎裂，11例发生撞击，4例出现异响，其中1例因髋臼内衬碎裂引起严重的异响而被翻修，其余3例则很少出现异响，未观察到假体松动或骨溶解。Ishaan Swarup等在2016年回顾性研究了35岁或以下DDH患者的假体生存率，纳入61例患者（75髋，75%随访），平均随访时间为13年（3～25年）。假体的5年和10年存活率分别为96%（95%CI：90%～99%）和87%（95%CI：78%～94%），接受手术时年龄在25岁以上的患者假体存活率明显高于25岁一下患者（$P<0.01$）。HOS患者疼痛评分为83分（SD 20.29），症状评分为78分（SD 19.72），ADLS评分为83分（SD 20.89），运动评分为74分（SD 25.92）。在手术时年龄较小或需要定制假体的患者在随访时出现更糟糕的HOOS症状评分（$P=0.02$）。Jianxin Zhu等于2014年回顾性研究了THA治疗成人严重DDH的疗效，纳入了自2007年7月至2013年1月的25例（27髋，男性10例11髋，女性15例16髋）严重DDH患者采用非骨水泥型陶瓷假体，平均手术年龄38.6岁（21～57岁）。Crowe Ⅲ型8例（9髋），Ⅳ型17例（18髋），所有患者均有下肢长度差异，长度差异为（4.9±0.8）cm。Harris评分为32.7±2.9。所有患者随访1～5年（平均3.7年）。髋关节疼痛得到缓解。髋关节运动明显改善。随访时下肢长度差为（1.5±0.3）cm，长度差异与术前比较差异有显着性（t=36.703，$P=0.000$）。除3例轻度跛行外，其余均为正常步态。Harris评分为89.6±3.2，与

术前比较有显着性差异（t=65.498，P=0.000）。X线片显示髋臼结构植骨与截骨端骨愈合，愈合时间为3～5个月（平均4.6个月）。所有患者无脱位、感染、假体松动或塌陷、异位骨化等并发症。Lauren J Seo等于2019年的一项回顾性研究中纳入336例患者（385髋）接受了THA平均手术年龄（52.6±13.0）岁，女性患者占82%。Crowe Ⅰ型DDH占比89%（n=344），其次为Ⅱ型（占6.9%，n=26）、Ⅲ型（占2.6%，n=10）和Ⅳ型（占1.3%，n=5）。平均随访34.8个月，19例（4.9%）需要翻修，最常见的翻修指征是感染（2.1%）和假体周围骨折（1.0%）。Shijiu Yin等于2018年的一项回顾性研究中研究了股骨粗隆下短缩截骨联合THA治疗Crowe Ⅳ型DDH的中期疗效，纳入自2009年9月至2014年3月的49例（57髋）诊断为Crowe Ⅳ型DDH患者，49例患者中，男性7例，女性42例，平均手术年龄44.6岁（20～73岁）。术前Harris评分为44.68±3.39，术前下肢长度差为（5.27±0.55）cm，随访时间32～87个月（平均52.1个月），随访时Harris评分为85.67±2.89，下肢长度差为（1.12±0.48）cm，与术前下肢长度差比较差异有显着性（P<0.05），无假体松动和塌陷。术后6个月X线片显示股骨截骨端愈合。Jing-Yang Sun等于2018年的一项回顾性研究中观察陶瓷全髋关节在Crowe Ⅳ型DDH患者中的临床应用效果，纳入自2008年4月至2015年12月的111例Crowe Ⅳ型DDH患者，其中137髋接受同一位外科医生使用第三代或第四代陶瓷界面的髋关节假体，其中包括85例单侧髋关节和26例双侧髋关节。患者平均年龄（38.88±10.83）岁（18～68岁），随访12～96个月，平均（41.16±21.50）个月。术前Harris评分为56.54±15.67，术后最终随访的Harris评分为88.30±6.86（P=0.017）。假体周围未见骨溶解。无陶瓷碎裂。3例因感染、假体松动及肢体长度差异而行翻修手术，3例发生脱位，详见表9-9。

表9-9　陶瓷关节治疗成人DDH的中长期随访结果的文章概览

作者	发表年份	国别	病例数量	随访时间（年）	研究类型	存活率（%）	并发症
Ismail Remzi Tozun	2014	意大利	205	8.2	病例系列	99.0	1例陶瓷内衬碎裂，4例异响
Jianxin Zhu	2014	中国	27	4	病例系列	100	无
Ishaan Swarup	2016	美国	75	5	回顾队列	96	无
Shijiu Yin	2018	中国	57	4.3	病例系列	100	无
Jing-Yang Sun	2018	中国	137	3.5	病例系列	95.6	3例感染，3例脱位
Lauren J Seo	2019	美国	385	3	病例系列	95.1	1例假体松动，8例感染，4例其他

2. CoC假体与其他假体治疗成人DDH的效果比较　与股骨头坏死等其他疾病相比，现有关于CoC假体与其他假体治疗成人DDH的比较研究则十分有限，而且关于DDH的研究主要集中在具体手术方案上，如骨盆截骨术、股骨截骨术等。以"DDH""髋关节发育不良""陶瓷关节"等检索词在中国知网、万方等中文数据库未能筛选出目标文献，以"DDH""developmental dysplasia of hip""ceramic""CoC""MoP""MoM"等检索PubMed，未能筛出该领域直接的研究文献，仅在一篇关于陶瓷假体生存率的研究文献中有不同假体材料治疗成人DDH的比较研究。

Ishaan Swarup等于2016年平均随访13年的回顾性研究不仅关注了35岁或以下DDH患者的假体存活率，

还就全髋关节假体的材料对生存率的影响做出了分析。纳入了61例患者（75髋，75%随访），平均随访时间为13年（3～25年）。75个人工髋关节的假体材料构成为：50个MoP，1个MoM，17个CoP，7个CoC，MoP、CoP和CoC对应的假体存活率分别为85%、90%和100%，MoM组失访。

五、全髋关节置换术后应用陶瓷髋关节翻修的临床结果

陶瓷对陶瓷关节的设计初衷是为了解决长期磨损带来的并发症以及伴随的骨溶解问题。陶瓷具有所需的硬度、润湿性、低磨损性和良好生物相容性。初次全髋关节置换中使用陶瓷对陶瓷关节的早中期结果令人满意，但全髋关节置换术后应用陶瓷髋关节进行翻修的临床结果少有报道。

Park报道了股骨头坏死的患者通常相对年轻且活动量大，初次全髋关节置换术后通常有很高的翻修率。但文献中少有报道该类患者髋关节翻修置换术的结果。作者对72例（75髋）患者进行了回顾性研究，这些患者接受了髋关节翻修术，初步诊断为股骨头坏死。翻修的平均年龄为53.3岁（34～76岁）。髋臼翻修包括58髋的生物型骨水泥多孔涂层杯和3髋的髋臼笼。股骨翻修包括在30髋中完全喷砂处理的锥形柄以及在9髋中具有近端多孔涂层的模块化柄。平均随访时间为7年（3～17年）。Harris平均评分从术前的49分提高到术后的90分。在最后的随访中，观察到无菌性松动（6髋）、感染（2髋）、复发性脱位（1髋）、假体周围骨折（1髋）和陶瓷碎裂（1髋），11髋（14.7%）需要再次手术。在术后10年时，无论出于何种原因进行重新翻修的Kaplan-Meier存活率为81%，因机械性失败行髋臼翻修的假体存活率为87.5%，因机械性失败行股骨柄翻修的假体存活率为100%。与先前的报告不同，作者的研究表明，股骨头坏死患者使用生物型股骨组件进行髋关节置换术后，股骨柄的失败率较低。中期随访失败的最常见机制是无菌性松动和骨溶解。翻修的4个最常见原因是髋臼组件松动、股骨颈骨折、股骨组件松动以及与不良磨损相关的失败。美国学者Gross于2014年报道了同一名术者58例陶瓷髋关节翻修的结果，平均随访5.2年，假体存活率100%。在95%（55/58）的情况下，翻修的是金属对金属界面，包括所有7个不良磨损相关的假体失败，3例被翻修为CoP假体。由于髋臼组件松动，有2例患者接受了再翻修。

尽管全髋关节置换术取得了巨大成功，但每年翻修手术的比率亦有所增加。这些翻修手术花费了数十亿元的医保费用。假体界面磨损可能需要进行翻修手术。许多继发于脱位的假体损害需要进行翻修手术，这通常与假体磨损和最终部件松动有关。假体磨损还会导致骨溶解，并可能在无菌性松动中起重要作用。为提高翻修关节假体的耐用性和/或减少翻修手术的发生率，对金属对聚乙烯摩擦界面（最常见的界面）磨损率的特殊关注促使制造出磨损性能改善的新型聚乙烯植入物，以及替代性的摩擦界面，如用陶瓷组件替换金属股骨头或将整个假体更改为陶瓷对陶瓷关节。重要的是评估这些替代摩擦界面的特性及其对改善摩擦学和延长假体寿命的益处。髋关节翻修界面的选择应考虑如患者的年龄、活动水平、假体价格以及外科医生和患者的喜好等因素。尽管实验室研究和小型临床试验已在体外和体内对这些替代植入物取得比较乐观的结果，但其在全髋关节翻修手术后患者体内的长期性能方面仍需要进一步研究。

第五节　陶瓷关节中长期结果及关节注册中心数据结果

1. 陶瓷关节的中长期随访　陶瓷对陶瓷关节中长期结果的收集主要有三大渠道，即国家关节登记中心注册、单中心研究和多中心研究。我们大体介绍陶瓷对陶瓷关节的结果，包括疗效指标和并发症指标。

早期第一代和第二代陶瓷关节不同程度地存在假体设计不合理、陶瓷碎裂等问题。O'Leary等报道了62例（69髋）全髋关节置换总体翻修率高达27%（19例），平均翻修时间为术后26.2个月。随着陶瓷材料学的发展及制造工艺的改进，第三代和第四代陶瓷具有高密度、高纯度、小颗粒等特点，显著降低了陶瓷的磨损率。Hannouche等回顾性分析83例（105髋）年龄20岁以下的患者，随访2~34.4年（平均8.8年±6.1年），以无菌性松动为终点的假体10年生存率为90.3%。Kim等从韩国关节登记中心获取数据，进行了一项队列研究，随访5~10.2年（平均6.1年），结果显示第三代和第四代陶瓷关节的5年存活率分别为98.4%和98.6%。

对于不同类型的关节摩擦界面，THA术后早期翻修的风险似乎是相似的。关节摩擦界面是股骨头和髋臼内衬使用的材料组合。选择何种材料的关节界面为患者进行手术由关节外科医生综合判断后作出决定，不同的材料的关节界面可能会影响翻修率。据澳大利亚关节登记中心报道，陶瓷对陶瓷界面是第二常用的界面类型，占22.17%，已用于89894例骨关节炎的初级常规THA，分别统计了术后1年、3年、5年、10年、15年、18年的翻修率，共翻修3460例（表9-10）。同时，澳大利亚关节中心分别报道了不同直径股骨头的陶瓷关节在术后1年、3年、5年、10年的翻修率（表9-11）。加拿大关节登记中心报道了97 214例髋关节置换术，其中陶瓷对陶瓷界面占比3.3%，不同关节界面假体术后1年、2年、3年、4年、5年的翻修率见表9-12，在调整了年龄、性别和固定类型后，不同的关节界面组合的翻修风险相似。来自加拿大中心的数据也显示出相似的趋势，但不同界面的翻修原因不尽相同。尤其对于陶瓷关节，感染是最常见的翻修原因，而由假体失败导致的翻修，如松动、不稳、碎裂等均较感染为少（表9-13）。2019年，英国关节注册中心一项为期5年的随访研究显示，陶瓷对陶瓷关节和陶瓷对聚乙烯关节在存活率方面均有优异的表现（表9-14）。

表9-10　2019年澳大利亚关节中心报告不同假体翻修率

假体类型	翻修例数	总数	术后1年（%）	术后3年（%）	术后5年（%）	术后10年（%）	术后15年（%）	术后18年（%）
陶瓷对陶瓷	3460	89 894	1.5	2.4	3.1	4.9	7.1	8.3
陶瓷对高交联聚乙烯	2046	75 636	1.7	2.5	3.1	4.4	5.8	NA
金属对高交联聚乙烯	5135	154 524	1.6	2.4	3	4.5	6.2	7.1
陶化金属对高交联聚乙烯	624	22 783	1.7	2.3	2.6	3.7	5	NA
陶瓷对金属	22	299	1.7	3.7	4.4	7.3	NA	NA
金属对金属（>32mm）	3267	14 422	1.7	5.7	11.7	22.5	28.7	NA
金属对金属（≤32mm）	386	5146	1.6	3.3	4.4	6.6	8.8	9.5

表9-11　2019年澳大利亚关节中心不同规格陶瓷关节翻修率

陶瓷头头直径（mm）	翻修例数	总数	术后1年（%）	术后3年（%）	术后5年（%）	术后10年（%）
≤28	37	635	3.5	4	4.6	6
32	312	10 346	1.8	2.5	3	5.1
36～38	1127	40 291	1.4	2.2	2.9	4.4
≥40	183	6823	1.4	2	2.7	NA

表9-12　2019年加拿大关节中心不同假体翻修率

假体类型	术后1年（%）	术后2年（%）	术后3年（%）	术后4年（%）	术后5年（%）
陶瓷对陶瓷	1.41	1.96	2.17	2.33	2.7
陶瓷对高交联聚乙烯	1.39	1.75	2.13	2.24	2.34
金属对高交联聚乙烯	1.63	1.97	2.25	2.48	2.67

表9-13　2019年加拿大关节中心全髋关节置换术后的翻修原因概览

假体类型	无菌性松动	感染	不稳	假体周围骨折
陶瓷对陶瓷	10（25.6%）	15（38.5%）	9（23.1%）	5（12.8%）
陶瓷对高交联聚乙烯	26（23.5%）	28（25.5%）	39（35.5%）	17（15.5%）
金属对高交联聚乙烯	183（22.0%）	260（31.4%）	162（19.6%）	215（26.0%）

表9-14　2019年英国关节中心不同类型假体的存活率

病例数	随访时间（年）	存活率（%）			
		陶瓷对陶瓷	陶瓷对高交联聚乙烯	金属对金属	金属对高交联聚乙烯
769	5.1	98	99	86	93

2. 陶瓷关节的并发症情况　由于全髋关节置换术的手术技术不断完善和进步，目前并发症及翻修率均大幅降低，尤其是一些罕见并发症，在小样本量的临床研究中很少发生。我们查阅了大量关节注册中心的数据及相应文献，整理并汇总见表9-15。

表9-15　关节注册中心及相应文献所示并发症情况

作者	发表年份	总髋数量	年龄（岁）	随访时间（年）	假体类型	存活率（%）	并发症
Bal	2005	250	55	2	1	99.6	内衬断裂，脱位，股骨骨折，静脉血栓形成，影像学松动
Seyler	2006	79	45.2	7.0	1	95.5	髋关节疼痛，假体周围骨折，半脱位
Sollarino	2006	31	64	5.3	3	100	影像学假体松动
Ochs	2007	35	56.0	8.4	1	97.1	脱位

作者	发表年份	总髋数量	年龄（岁）	随访时间（年）	假体类型	存活率（%）	并发症
Lusty	2007	301	58	6.5	3	96	假体周围骨折，无菌性松动，坐骨神经麻痹，PJI，异响，脱位，腹股沟疼痛
Iwakiri	2008	82	63	8	3	90.7	骨折，深部感染，脱位
Bascarevic	2010	82	53.9	4.2	1	100	异响
Lewis	2010	30	41.5	10	1	96.7	脱位
Lombardi	2010	64	57	6.1	1	95.3	假体无菌性松动
Hamilton	2010	177	56.4	3.2	1	97.6	内衬碎裂、陶瓷断裂，股骨骨折，神经损伤，PJI
Boyer	2010	83	39	10	3	92	无菌性松动，陶瓷破裂，脱位，感染
Higuchi	2010	88	41	10	3	99	异响，影像学假体松动，陶瓷碎裂
Kim	2010	93	38.2	11.1	2	99	异响，脱位
Park	2010	112	39	9.6	3	95.3	陶瓷内衬碎裂，髋臼杯松动
Petsatodis	2010	109	46	20.8	3	84.4	无菌性松动，骨溶解
Solarino	2011	35		6.7	2	100	异响
Amanatullah	2011	196	50.4	5	1	94.4	异响，内衬断裂，假体周围骨折
Kress	2011	75	58	10.5	2	97	无菌性松动，假体周围骨折
Chevilotte	2011	100	52.3	8.8	3	95.8	无菌性松动，脱位，异响
Hsu	2011	82	38.6	10.1	3	96.3	内衬碎裂，异响
D'Antonio	2012	194	53	10.3	1	97.9	异响，脱位，假体周围骨折，PJI，内衬碎裂
Nikolaou	2012	68	53.8	5	1	100	异响
Cai	2012	51	42.2	3.3	1	96.1	异位骨化，脱位，PJI，内衬断裂，异响
Molloy	2012	301	NA	10	3	98	异响，假体周围骨折，无菌性松动，前方撞击，骨溶解
Finkbone	2012	24	16.4	4.3	3	96	脱位，假体松动，螺钉断裂
Sugano	2012	100	56	12.4	3	95.7	内衬碎裂，异响，影像学假体松动
Sollarino	2012	68	49.9	15	3	95	无菌性松动，异位骨化
Benazzo	2013	434	54	6	2	NA	脱位，心包炎，大腿和髋部疼痛，异响，陶瓷碎裂，无菌性松动
Kim	2013	100	45.3	12.4	1	99	异响，反复脱位
Beaupre	2013	48	51.3	5	1	100	损伤性跌倒（假体周围骨折、跟骨骨折、脱位）
Vendittoli	2013	71	54.9	12.3	1	98.6	假体松动
Desmarchelier	2013	125	59.6	9.2	1	99.2	静脉血栓形成，肺栓塞，脱位，可逆性坐骨神经麻痹，腰大肌综合征
Meftah	2013	91	55	17	2	98.9	影像学骨溶解
Barbosa	2014	49	43.4	3.9	3	97.6	股骨骨折，异响

作者	发表年份	总髋数量	年龄（岁）	随访时间（年）	假体类型	存活率（%）	并发症
Topolovec	2014	299	58.5	11.5	3	95.6	陶瓷骨折，无菌性松动，深部感染，脱位
Park	2015	577	47.9	5.9	3	93	内衬碎裂，骨折，异响
Aoude	2015	133	43.6	6	2	98.5	PJI，脱位
Wan	2015	73	38.6	9.7	3	5年：98.6 10年：95.9	内衬碎裂，异响
Seo	2016	310	54.6	8.9	2	96.1	陶瓷头骨折，脱位，异响，异位骨化，PJI，假体周围骨折
北岛	2016	270	62	15.4	3	57.8	陶瓷碎裂，脱位，无菌性松动，假体周围骨折，关节内血肿
Higuchi	2016	67	54	11	3	98.5	异位骨化，内衬断裂
Hannouche	2016	105	17.3	8.8	3	90.3	异响，无菌性松动，感染性松动
Buttaro	2016	939	49	5.3	3	99.3	内衬碎裂，假体松动，股骨头骨折，异响
Wang	2016	90	39	9.4	3	97.3	异响，异位骨化
Lee	2017	310	49.7	5.5	2	99	异响，内衬碎裂
Higuchi	2018	96	55.5	7.0	3	98.2	骨溶解，异响
Higuchi	2018	167	56	8.8	3	28mm头：98.3 32mm头：100	脱位，异位骨化，异响
Park	2018	88	NA	8	3	97.4	髋臼杯松动，假体周围骨折
Higuchi	2018	105	55.9	8	3	98.9	脱位，异位骨化，异响
Yoo	2019	100	58	10	3	97.8	异响
Kim	2019	602	50.6	6.1	3	98.4	陶瓷头碎裂，异响
Segura	2019	94	37.2	13.6	2	93.2	PJI，无菌性松动，股骨头中心不对称
Segura	2019	90	64.7	13.6	2	98.3	PJI，假体周围骨折，无菌性松动
Kim	2019	324	46.4	15.6	3	99.1	无菌性松动，脱位，假体周围骨折

（1）骨溶解：骨溶解是THA术后的主要并发症之一，是导致假体无菌性松动和手术失败的主要原因。骨科植入物的降解磨损产物包括两种类型的碎屑，即颗粒性和可溶性/离子性碎屑。植入物颗粒碎片所引起的生物反应是植入物是否可长期生存的主要决定因素。全髋关节假体产生的磨屑通常是通过巨噬细胞介导的炎症异物反应形成肉芽组织，这种现象损害了骨-假体界面的完整性，并通过破骨细胞对骨基质的吸收而导致假体周围骨丢失的病理生理学，称为骨溶解。硬对硬材料关节界面比软对硬关节界面产生的碎屑更少，陶瓷和金属颗粒比聚合物颗粒的尺寸小一个数量级。聚乙烯颗粒碎屑和人体组织产生超敏反应可导致骨溶解，为了减少这种并发症的发生，一般提倡使用高交联聚乙烯、金属对金属界面假体以及陶瓷对陶瓷假体。Capello等报道了一项随机前瞻性多中心的研究，发现陶瓷对陶瓷界面THA术后随访8年的骨

溶解率为1.4%（4/287髋），而同期的金属对聚乙烯界面全髋关节置换术的骨溶解率为30.5%（25/82髋）。Kim等报道了93例平均年龄＜45岁的患者随访10年的回顾性研究结果，无一例发生假体周围骨溶解。尽管有文献报道，对翻修术中取得的组织进行组织学分析发现，在假体周围的软组织中及个别巨噬细胞体内均发现陶瓷磨损颗粒，但数量极少且为生物惰性，不会导致异物肉芽肿而诱发骨溶解。因此，陶瓷对陶瓷髋关节假体可降低磨损率及骨溶解的发生率，从而提高假体的使用寿命，是年轻且活动量患者的最佳选择。

（2）关节异响：假体植入人体后出现噪声，不是新的并发症，也不是只有陶瓷对陶瓷假体才有的并发症，噪声不仅包括摩擦音即我们所研究的异响，还有"咔嗒"音和"滴答"音，但这些噪声中，只有异响是硬对硬关节界面假体所特有的。关节异响的发生率为0.48%～7%。Tozun等对540例陶瓷对陶瓷关节进行了8.2年随访，15例（2.8%）发生关节异响。Luo回顾分析了127例（135髋）患者，平均随访70个月，发现13个髋关节出现异响，直径36mm陶瓷头的异响率为13.6%，远高于28mm陶瓷头的2.1%。

目前关节异响的发生机制仍不明确，主要有以下假说：①边缘负荷和条状磨损；②杠杆效应，股骨颈侧假体金属撞击髋臼，产生杠杆效应，使得陶瓷头假体潜在性半脱位，导致边缘负荷的产生；③陶瓷颗粒磨损；④第三体颗粒磨损；⑤润滑缺失。

（3）假体碎裂：陶瓷假体的碎裂仍然是一种发生率不高但处理困难的并发症。在最初的20年，有关陶瓷对陶瓷的临床报道中，陶瓷碎裂的发生率为0.4%～0.5%。随着生产工艺的进步，陶瓷的碎裂率已大幅下降，但并未从根本上解决陶瓷碎裂的并发症。据Sedel等报道，陶瓷碎裂率在1‰以下。Willamall报道自1974年后应用的150万例陶瓷头的碎裂率为0.02%。此结果被Heck证实，他研究了美国髋、膝关节外科学会成员5年的1万例陶瓷股骨头，碎裂率为0.022%。Yoo等对97例陶瓷关节进行了为期5年的随访，1例患者在交通事故中发生陶瓷头破碎，这说明陶瓷碎裂常由于过度外力导致，在日常工作中陶瓷碎裂发生率较低。但也有学者认为在假体的位置不良时，常导致股骨柄的颈与陶瓷臼杯的边缘发生反复撞击，进而导致陶瓷内衬碎裂。

据最大的陶瓷供应商德国CeramTec公司报道，其第三代BIOLOX®forte氧化铝陶瓷的碎裂发生率为0.01%，而最新的第四代BIOLOX®delta纳米复合陶瓷的碎裂发生率更是低至0.001%。但是，临床的报道并不支持该结果。Tateiwa等总结了2000—2003年11项陶瓷关节的临床研究共35 000例病例，随访时间3～20年，陶瓷碎裂共发生24例，高于厂家所报告的0.01%。

陶瓷对陶瓷关节假体因其良好的耐磨性能是年轻患者THA的首选。尽管存在陶瓷碎裂、异响等特有的并发症，但随着假体材料和假体设计的进步以及手术技术的正确使用，可有效降低并发症的发生率。陶瓷对陶瓷全髋关节置换术是一种安全可靠的方案，其远期优势仍有待于进一步随访的结果证实。

（郭万首　张启栋）

参考文献

[1] Nizard RS, Sedel L, Christel P, et al. Ten-year survivorship of cemented ceramic-ceramic total hip prosthesis [J]. Clin Orthop Relat Res, 1992: 53-63.

[2] Hoffinger SA, Keggi KJ, Zatorski LE. Primary ceramic hip replacement: a prospective study of 119 hips [J]. Orthopedics, 1991, 14: 523-531.

[3] Mahoney OM, Dimon JH, 3rd. Unsatisfactory results with a ceramic total hip prosthesis [J]. J Bone Joint Surg Am, 1990, 72: 663-671.

[4] Kim YH, Park JW, Kim JS. Long-Term Results of Third-Generation Ceramic-on-Ceramic Bearing Cementless Total Hip Arthroplasty in Young Patients [J]. J Arthroplasty, 2016, 31: 2520-2524.

[5] Byun JW, Yoon TR, Park KS, et al. Third-generation ceramic-on-ceramic total hip arthroplasty in patients younger than 30 years with osteonecrosis of femoral head [J]. J Arthroplasty, 2012, 27: 1337-1343.

[6] Park KS, Seon JK, Yoon TR. The Survival Analysis in Third-Generation Ceramic-On-Ceramic Total Hip Arthroplasty [J]. J Arthroplasty, 2015, 30: 1976-1980.

[7] Tsukada S, Wakui M, Matsueda M. Uncemented third-generation ceramic-on-ceramic total hip arthroplasty using metal acetabular shell with direct taper locking liner [J]. Arch Orthop Trauma Surg, 2013, 133: 861-868.

[8] Shah RP, Scolaro JA, Componovo R, et al. Ceramic-on-ceramic total hip arthroplasty in patients younger than 55 years [J]. J Orthop Surg (Hong Kong), 2014, 22: 338-341.

[9] Buttaro MA, Zanotti G, Comba FM, et al. Primary Total Hip Arthroplasty With Fourth-Generation Ceramic-on-Ceramic: Analysis of Complications in 939 Consecutive Cases Followed for 2-10 Years [J]. J Arthroplasty, 2017, 32: 480-486.

[10] Castagnini F, Bordini B, Tassinari E, et al. Delta-on-Delta Ceramic Bearing Surfaces in Revision Hip Arthroplasty [J]. J Arthroplasty, 2019, 34: 2065-2071.

[11] Lim SJ, Ryu HG, Eun HJ, et al. Clinical Outcomes and Bearing-Specific Complications Following Fourth-Generation Alumina Ceramic-on-Ceramic Total Hip Arthroplasty: A Single-Surgeon Series of 749 Hips at a Minimum of 5-Year Follow-Up [J]. J Arthroplasty, 2018, 33: 2182-2186.

[12] Kim SC, Lim YW, Jo WL, et al. Fourth-generation ceramic-on-ceramic THA results in improvements in midterm outcomes compared to third-generation THA but does not resolve noise problems: a cohort study of a single-hip system [J]. BMC Musculoskelet Disord, 2019, 20: 263.

[13] Luo Y, Sun XF, Chen J, et al. Could larger diameter of 4th generation ceramic bearing increase the rate of squeaking after THA?: A retrospective study [J]. Medicine (Baltimore), 2018, 97: e13977.

[14] Zhao CC, Qu GX, Yan SG, et al. Squeaking in fourth-generation ceramic-on-ceramic total hip replacement and the relationship with prosthesis brands: meta-analysis and systematic review [J]. J Orthop Surg Res, 2018, 13: 133.

[15] Nelson, Clark W. Dr. Mark B. Coventry and Total Hip Arthroplasty [J]. Mayo Clin Proc, 1996, 71: 328.

[16] Napier RJ, Shimmin AJ. Ceramic-on-ceramic bearings in total hip arthroplasty: "The future is now" [J]. Seminars in Arthroplasty, 2017, 27 (4): 235-238.

[17] Hamilton WG, McAuley JP, Dennis DA, et al. THA with Delta ceramic on ceramic: results of a multicenter investigational device exemption trial [J]. Clin Orthop Relat Res, 2010, 468: 358-366.

[18] Topolovec M, Milošev I. A comparative study of four bearing couples of the same acetabular and femoral component: a mean follow-up of 11.5 years [J]. J Arthroplasty, 2014, 29: 176-180.

[19] López-López JA, Humphriss RL, Beswick AD, et al. Choice of implant combinations in total hip replacement: systematic review and network meta-analysis [J]. BMJ, 2017, 359: j4651.

[20] Sonny Bal B, Aleto TJ, Garino JP, et al. Ceramic-on-ceramic versus ceramic-on-polyethylene bearings in total hip arthroplasty: Results of a multicenter prospective randomized study and update of modern ceramic total hip trials in the United States [J]. Hip Int, 2005, 15: 129-135.

[21] Dong YL, Li T, Xiao K, et al. Ceramic on Ceramic or Ceramic-on-polyethylene for Total Hip Arthroplasty: A Systemic Review and Meta-analysis of Prospective Randomized Studies [J]. Chin Med J (Engl), 2015, 128: 1223-1231.

[22] Hu D, Yang X, Tan Y, et al. Ceramic-on-ceramic versus ceramic-on-polyethylene bearing surfaces in total hip arthroplasty [J]. Orthopedics, 2015, 38: e331-e338.

[23] Zichner LP, Willert HG. Comparison of alumina-polyethylene and metal-polyethylene in clinical trials [J].

Clin Orthop Relat Res, 1992, (282): 86-94.

[24] Feng B, Ren Y, Cao S, et al. Comparison of ceramic-on-ceramic bearing vs ceramic-on-highly cross-linked polyethylene-bearing surfaces in total hip arthroplasty for avascular necrosis of femoral head: a prospective cohort study with a mid-term follow-up [J]. J Orthop Surg Res, 2019, 14: 388.

[25] Atrey A, Wolfstadt JI, Hussain N, et al. The Ideal Total Hip Replacement Bearing Surface in the Young Patient: A Prospective Randomized Trial Comparing Alumina Ceramic-On-Ceramic With Ceramic-On-Conventional Polyethylene: 15-Year Follow-Up [J]. J Arthroplasty, 2018, 33: 1752-1756.

[26] Vendittoli PA, Rivière C, Lavigne M, et al. Alumina on alumina versus metal on conventional polyethylene: a randomized clinical trial with 9 to 15 years follow-up [J]. Acta Orthop Belg, 2013, 79: 181-190.

[27] Hu D, Tie K, Yang X, et al. Comparison of ceramic-on-ceramic to metal-on-polyethylene bearing surfaces in total hip arthroplasty: a meta-analysis of randomized controlled trials [J]. J Orthop Surg Res, 2015, 10: 22.

[28] Wyles CC, Jimenez-Almonte JH, Murad MH, et al. There Are No Differences in Short-to Mid-term Survivorship Among Total Hip-bearing Surface Options: A Network Meta-analysis [J]. Clin Orthop Relat Res, 2015, 473: 2031-2041.

[29] Peters RM, Van Steenbergen LN, Stevens M, et al. The effect of bearing type on the outcome of total hip arthroplasty [J]. Acta Orthop, 2018, 89: 163-169.

[30] Sedrakyan A, Graves S, Bordini B, et al. Comparative effectiveness of ceramic-on-ceramic implants in stemmed hip replacement: a multinational study of six national and regional registries [J]. J Bone Joint Surg Am, 2014, 96 Suppl 1: 34-41.

[31] Pallante GD, Statz JM, Milbrandt TA, et al. Primary Total Hip Arthroplasty in Patients 20 Years Old and Younger [J]. J Bone Joint Surg Am, 2020, 102: 519-525.

[32] Higuchi Y, Hasegawa Y, Seki T, et al. Significantly Lower Wear of Ceramic-on-Ceramic Bearings Than Metal-on-Highly Cross-Linked Polyethylene Bearings: A 10-to 14-Year Follow-Up Study [J]. J Arthroplasty, 2016, 31: 1246-1250.

[33] 田鑫铎, 尹文哲. 人工髋关节金属对金属假体研究进展 [J]. 实用骨科杂志, 2012, 18: 1095-1097.

[34] 薛孝威, 郭亭, 赵建宁. 陶瓷对陶瓷全髋关节置换的研究进展 [J]. 中国骨与关节损伤杂志, 2012, 27: 966-968.

[35] 韩亚芳. 金属对金属大直径髋关节假体置换5年: 21例全部随访评价 [J]. 中国组织工程研究与临床康复,

2011, 15: 8981-8984.

[36] 李金龙, 周凯, 陈志, 等. 大直径股骨头金属对金属人工全髋关节置换术后中远期疗效评价及失败原因分析 [J]. 中国修复重建外科杂志, 2017, 31: 144-149.

[37] Solarino G, Zagra L, Piazzolla A, et al. Results of 200 Consecutive Ceramic-on-Ceramic Cementless Hip Arthroplasties in Patients Up To 50 Years of Age: A 5-24 Years of Follow-Up Study [J]. J Arthroplasty, 2019, 34: S232-S237.

[38] 丁佳楠, 崔维顶. 陶对陶人工全髋关节置换中期疗效及血清金属离子浓度变化 [J]. 实用骨科杂志, 2018, 24: 1125-1128.

[39] 崔鹏, 姜文学, 范猛, 等. 金属-金属界面髋关节置换后的血清金属离子水平测定及分析 [J]. 中国组织工程研究, 2016, 20: 7909-7916.

[40] Higuchi Y, Seki T, Takegami Y, et al. Same survival but higher rate of osteolysis for metal-on-metal Ultamet versus ceramic-on-ceramic in patients undergoing primary total hip arthroplasty after 8 years of follow-up [J]. Orthop Traumatol Surg Res, 2018, 104: 1155-1161.

[41] 刘敬锋, 冯建民. 陶瓷对陶瓷全髋关节置换后的异响问题 [J]. 中国组织工程研究, 2013, 17: 3148-3155.

[42] Lee YK, Yoon BH, Choi YS, et al. Metal on Metal or Ceramic on Ceramic for Cementless Total Hip Arthroplasty: A Meta-Analysis [J]. J Arthroplasty, 2016, 31: 2637-2645.

[43] Milošev I, Kovač S, Trebše R, et al. Comparison of ten-year survivorship of hip prostheses with use of conventional polyethylene, metal-on-metal, or ceramic-on-ceramic bearings [J]. J Bone Joint Surg Am, 2012, 94: 1756-1763.

[44] Porat M, Parvizi J, Sharkey PF, et al. Causes of failure of ceramic-on-ceramic and metal-on-metal hip arthroplasties [J]. Clin Orthop Relat Res, 2012, 470: 382-387.

[45] Solarino G, Abate A, Morizio A, et al. Should we use ceramic-on-ceramic coupling with large head in total hip arthroplasty done for displaced femoral neck fracture? [J]. Seminars in Arthroplasty, 2013, 24: 255-260.

[46] Müller LP, Degreif J, Basten K, et al. Is there still an indication for operative treatment of femoral neck fractures with a ceramic hemiprosthesis? Four-year results [J]. Arch Orthop Trauma Surg, 2000, 120: 299-303.

[47] Degreif J, Müller LP, Runkel M, et al. Long-term results after operative treatment of femoral neck fractures with ceramic head prostheses [J]. Orthopedics, 2001, 24: 129-133.

[48] 侯喜君, 李霖, 王春华, 等. 陶瓷对陶瓷全髋关节置换治疗中青年股骨颈骨折的分析 [J]. 中国组织工程研究,

2013, 17: 8955-8960.

[49] Capone A, Bienati F, Torchia S, et al. Short stem total hip arthroplasty for osteonecrosis of the femoral head in patients 60 years or younger: a 3-to 10-year follow-up study [J]. BMC Musculoskelet Disord, 2017, 18: 301.

[50] Lim SJ, Kim SM, Kim DW, et al. Cementless total hip arthroplasty using Biolox®delta ceramic-on-ceramic bearing in patients with osteonecrosis of the femoral head [J]. Hip Int, 2016, 26: 144-148.

[51] Evangelista PJ, Kamath AF, Aversano FJ, et al. Ceramic-Ceramic Hip Arthroplasty for Osteonecrosis: Average 5-year Follow-up in Patients Less Than 50 Years of Age [J]. Bull Hosp Jt Dis (2013), 2015, 73 (1): 42-45.

[52] Patel NK, Luff T, Whittingham-Jones P, et al. Total hip arthroplasty in teenagers: an alternative to hip arthrodesis [J]. Hip Int, 2012, 22: 621-627.

[53] Kuo FC, Liu HC, Chen WS, et al. Ceramic-on-ceramic total hip arthroplasty: incidence and risk factors of bearing surface-related noises in 125 patients [J]. Orthopedics, 2012, 35: e1581-e1585.

[54] Kamath AF, Sheth NP, Hosalkar HH, et al. Modern total hip arthroplasty in patients younger than 21 years [J]. J Arthroplasty, 2012, 27: 402-408.

[55] Cabrita HA, Santos AL, Gobbi RG, et al. AVASCULAR NECROSIS OF THE FEMORAL HEAD IN HIV-INFECTED PATIENTS: PRELIMINARY RESULTS FROM SURGICAL TREATMENT FOR CERAMIC-CERAMIC JOINT REPLACEMENT [J]. Rev Bras Ortop, 2012, 47: 626-630.

[56] Millar NL, Halai M, McKenna R, et al. Uncemented ceramic-on-ceramic THA in adults with osteonecrosis of the femoral head [J]. Orthopedics, 2010, 33 (11): 795.

[57] Kim YH, Park JW. Ultra-Short Anatomic Uncemented Femoral Stem and Ceramic-on-Ceramic Bearing in Patients With Idiopathic or Ethanol-Induced Femoral Head Osteonecrosis [J]. J Arthroplasty, 2020, 35: 212-218.

[58] Cohen D, Kogan D, Rubin A, et al. Longevity of total hip arthroplasty implants in patients with Gaucher disease [J]. Hip Int, 2020, 30: 147-151.

[59] Lee YK, Kim KC, Kim JW, et al. Use of ceramic-on-ceramic bearing in total hip arthroplasty for posttraumatic arthritis of the hip [J]. J Orthop Surg (Hong Kong), 2019, 27 (2): 2309499019836378.

[60] Wan G, Sun J, Zha G, et al. [MID-AND LONG-TERM EFFECTIVENESS OF THIRD-GENERATION CERAMIC-ON-CERAMIC TOTAL HIP ARTHROPLASTY IN YOUNGER PATIENTS] [J].

Zhongguo Xiu Fu Chong Jian Wai Ke Za Zhi, 2015, 29: 1057-1061.

[61] Kim YH, Park JW, Kim JS. Cementless metaphyseal fitting anatomic total hip arthroplasty with a ceramic-on-ceramic bearing in patients thirty years of age or younger [J]. J Bone Joint Surg Am, 2012, 94: 1570-1575.

[62] Kim YH, Choi Y, Kim JS. Cementless total hip arthroplasty with ceramic-on-ceramic bearing in patients younger than 45 years with femoral-head osteonecrosis [J]. Int Orthop, 2010, 34: 1123-1127.

[63] Zadegan F, Raould A, Bizot P, et al. Osteonecrosis after allogeneic bone marrow transplantation [J]. Clin Orthop Relat Res, 2008, 466: 287-293.

[64] Baek SH, Kim SY. Cementless total hip arthroplasty with alumina bearings in patients younger than fifty with femoral head osteonecrosis [J]. J Bone Joint Surg Am, 2008, 90: 1314-1320.

[65] 车彪. 髋关节骨性关节炎的诊断和治疗进展 [J]. 中国临床研究, 2011, 24: 635-636.

[66] 赵铁军, 张洪美, 陈卫衡, 等. 髋关节骨性关节炎的分级治疗探讨 [J]. 中国骨伤, 2010, 23: 665-667.

[67] Zhou ZK, Li MG, Börlin N, et al. No increased migration in cups with ceramic-on-ceramic bearing: an RSA study [J]. Clin Orthop Relat Res, 2006, 448: 39-45.

[68] Higuchi Y, Seki T, Hasegawa Y, et al. Comparison of cementless total hip arthroplasty survivorship between metal-on-highly cross-linked polyethylene and ceramic on ceramic bearings: A case control study with a 5-9-year follow-up [J]. Orthop Traumatol Surg Res, 2018, 104: 663-669.

[69] Sugano N, Takao M, Sakai T, et al. Eleven-to 14-year follow-up results of cementless total hip arthroplasty using a third-generation alumina ceramic-on-ceramic bearing [J]. J Arthroplasty, 2012, 27: 736-741.

[70] Solarino G, Piazzolla A, Moretti L, et al. A minimum 20-year outcome of 100 consecutive alumina-on-alumina arthroplasties performed by a single surgeon [J]. Hip Int, 2018, 28: 10-14.

[71] Hamadouche M, Boutin P, Daussange J, et al. Alumina-on-alumina total hip arthroplasty: a minimum 18.5-year follow-up study [J]. J Bone Joint Surg Am, 2002, 84: 69-77.

[72] Finkbone PR, Severson EP, Cabanela ME, et al. Ceramic-on-ceramic total hip arthroplasty in patients younger than 20 years [J]. J Arthroplasty, 2012, 27: 213-219.

[73] Chana R, Facek M, Tilley S, et al. Ceramic-on-ceramic

bearings in young patients: outcomes and activity levels at minimum ten-year follow-up [J]. Bone Joint J, 2013, 95-B: 1603-1609.

[74] Tozun IR, Ozden VE, Dikmen G, et al. Mid-term result of ceramic bearings in total hip arthroplasty [J]. Int Orthop, 2014, 38: 2027-2031.

[75] Swarup I, Marshall AC, Lee YY, et al. Implant survival and patient-reported outcomes after total hip arthroplasty in young patients with developmental dysplasia of the hip [J]. Hip Int, 2016, 26: 367-373.

[76] Zhu J, Wang Y, Pang J, et al. [Effectiveness of total hip arthroplasty for severe developmental dysplasia of hip in adults] [J]. Zhongguo Xiu Fu Chong Jian Wai Ke Za Zhi, 2014, 28: 335-338.

[77] Seo LJ, Gabor J, Novikov D, et al. Outcomes in 385 developmental dysplastic hips requiring total hip arthroplasty [J]. Arch Orthop Trauma Surg, 2019, 139: 723-728.

[78] Yin S, Li R, Mou P, et al. [Mid-term effectiveness of total hip arthroplasty with subtrochanteric shortening osteotomy in treatment of Crowe type Ⅳ developmental dysplasia of hip] [J]. Zhongguo Xiu Fu Chong Jian Wai Ke Za Zhi, 2018, 32: 385-388.

[79] Sun JY, Zhou YG, Du YQ, et al. [Effect of ceramic on ceramic total hip arthroplasty in Crowe IV developmental dysplasia of the hip] [J]. Zhongguo Gu Shang, 2018, 31: 124-128.

[80] Park YS, Moon YW, Lee KH, et al. Revision hip arthroplasty in patients with a previous total hip replacement for osteonecrosis of the femoral head [J]. Orthopedics, 2014, 37: e1058-e1062.

[81] Gross TP, Liu F. Outcomes after revision of metal-on-metal hip resurfacing arthroplasty [J]. J Arthroplasty, 2014, 29: 219-223.

[82] Willmann G. Ceramic femoral head retrieval data [J]. Clinical Orthopaedics and Related Research, 2000, 379: 22-28.

[83] Bizot P, Hannouche D, Nizard R, et al. Hybrid alumina total hip arthroplasty using a press-fit metal-backed socket in patients younger than 55 years A SIX-TO 11-YEAR EVALUATION [J]. J Bone Joint Surg Br, 2004, 86: 190-194.

[84] Capello WN, Dantonio JA, Feinberg JR, et al. Ceramic-on-ceramic total hip arthroplasty: update [J]. J Arthroplasty, 2008, 23: 39-43.

[85] Hamadouche M, Boutin P, Daussange J, et al. Alumina-on-alumina total hip arthroplasty: a minimum 18.5-year follow-up study [J]. J Bone Joint Surg Am, 2002, 84 (1): 69-77.

[86] Lombardi AV, Berend KR, Seng BE, et al. Delta Ceramic-on-Alumina Ceramic Articulation in Primary THA: Prospective, Randomized FDA-IDE Study and Retrieval Analysis [J]. Clin Orthop Relat Res, 2010, 468: 367-374.

[87] Petsatodis GE, Papadopoulos PP, Papavasiliou KA, et al. Primary cementless total hip arthroplasty with an alumina ceramic-on-ceramic bearing: results after a minimum of twenty years of follow-up [J]. J Bone Joint Surg Am, 2010, 92 (3): 639-644.

[88] Winter M, Griss P, Scheller G, et al. Ten-to 14-year results of a ceramic hip prosthesis [J]. Clin Orthop Relat Res, 1992, (282): 73-80.

[89] O'Leary JF, Mallory TH, Kraus TJ, et al. Mittelmeier ceramic total hip arthroplasty. A retrospective study [J]. J Arthroplasty, 1988, 3 (1): 87-96.

[90] Hannouche D, Devriese F, Delambre J, et al. Ceramic-on-ceramic THA Implants in Patients Younger Than 20 Years [J]. Clin Orthop Relat Res, 2016, 474: 520-527.

[91] Australian Orthopaedic Association National Joint Replacement Registry [R]. Australia, 2019.

[92] Hip and Knee Replacements in Canada, 2017-2018: Canadian Joint Replacement Registry Annual Report [R]. Canada, Canadian Institute for Health Information, 2019.

[93] Metcalfe D, Peterson N, Wilkinson JM, et al. Temporal trends and survivorship of total hip arthroplasty in very young patients: a study using the National Joint Registry data set [J]. Bone Joint J, 2018, 100-B (10): 1320-1329.

[94] Hallab NJ, Jacobs JJ. Biologic effects of implant debris [J]. Bull NYU Hosp Jt Dis, 2009, 67 (2): 182-188.

[95] Hallab NJ, Mcallister K, Brady M, et al. Macrophage reactivity to different polymers demonstrates particle size-and material-specific reactivity: PEEK-OPTIMA® particles versus UHMWPE particles in the submicron, micron, and 10 micron size ranges† [J]. J Biomed Mate Res Appl Biomaster, 2012, 100 (2): 480-492.

[96] Yoon TR, Rowe SM, Jung ST, et al. Osteolysis in association with a total hip arthroplasty with ceramic bearing surfaces [J]. J Bone Joint Surg Am, 1998, 80 (10): 1459-1468.

[97] Keurentjes JC, Kuipers RM, Wever DJ, et al. High incidence of squeaking in THAs with alumina ceramic-on-ceramic bearings [J]. Clin Orthop Relat Res, 2008, 466 (6): 1438-1443.

[98] Chevillotte C, Trousdale RT, An KN, et al. Retrieval analysis of squeaking ceramic implants: are there related specific features? [J]. Orthop Traumatol Surg Res, 2012,

98 (3): 281-287.

[99] Hannouche D, Hamadouche M, Nizard R, et al. Ceramics in total hip replacement [J]. Clin Orthop Relat Res, 2005 (430): 62-71.

[100] Yoo JJ, Kim YM, Yoon KS, et al. Alumina-on-alumina total hip arthroplasty. A five-year minimum follow-up study [J]. J Bone Joint Surg Am, 2005, 87 (3): 530-535.

[101] Park YS, Hwang SK, Choy WS, et al. Ceramic failure after total hip arthroplasty with an alumina-on-alumina bearing [J]. J Bone Joint Surg Am, 2006, 88 (4): 780-787.

[102] Tateiwa T, Clarke IC, Williams PA, et al. Ceramic total hip arthroplasty in the United States: safety and risk issues revisited [J]. Am J Orthop (Belle Mead NJ), 2008, 37 (2): E26-E31.

第十章

陶瓷全髋关节置换术前评估

第一节　适应证与禁忌证

一、陶瓷全髋关节置换术适应证

陶瓷全髋关节置换术与其他类型的全髋关节置换术适应证基本相同。鉴于全髋关节置换是一种非保关节型的手术方式，因此其适应证应包括以下3个方面。

1. 可导致关节结构破坏和功能丧失的各种疾病

（1）骨关节炎：包括原发性骨关节炎（退行性骨关节炎）和各种继发性骨关节炎（如创伤后关节炎）等。

（2）股骨头缺血坏死：有时也被称为股骨头无菌性坏死。包括特发性、酒精性、激素性、创伤性及医源性等原因造成的股骨头坏死。

（3）髋关节创伤：包括髋部骨折，如股骨颈骨折和部分粗隆间骨折，也包括比较罕见的股骨头骨折。有时，髋臼骨折合并髋关节脱位也是全髋关节置换的适应证之一。

（4）炎症性关节炎：如类风湿关节炎、强直性脊柱炎和银屑病关节炎等。

（5）发育性/先天性髋关节发育不良。

（6）骨肿瘤：包括各种原发性、转移性骨肿瘤。

（7）感染后遗症：如化脓性骨髓炎/关节炎后遗症、骨/关节结核后遗症和脊髓灰质炎后遗症等。

（8）其他疾病：如Paget骨病、大骨节病（Kaschin-Beck病）和血友病性关节炎等。

2. 处于较严重的疾病分期或分型

疾病的分期或分型常与疾病的严重程度及人体运动系统的功能和日常生活的质量相关，所以对于特定的具有临床分期或分型的髋关节疾病，通常偏向严重的分期或分型才是关节置换的适应证，而早期的病变常对应保守治疗或者其他保关节手术方式。例如，全髋关节置换术的适应证包括股骨头缺血坏死的ARCO分期Ⅲ期和Ⅳ期，股骨颈骨折的Garden Ⅲ型或Ⅳ型。

全髋关节置换术的直接目的是减轻或消除患者症状、改善或恢复关节功能，所以患者除了在诊断上符合适应证之外，还应具备疼痛、畸形、跛行等主诉作为必要条件。

3. 经其他保守治疗或保关节手术治疗无效或不适用

全髋关节置换术属于非保关节类的手术，具有不可逆的特点，所以对于绝大多数髋关节疾病，应首先考虑非关节置换的治疗方式，当其他治疗方式效果欠佳或不适用时，则具备全髋关节置换术的手术适应证。

二、陶瓷全髋关节置换术禁忌证

陶瓷全髋关节置换术的禁忌证与其他类型的全髋关节置换术禁忌证基本相同，包括以下两个方面。

1. 绝对禁忌证

（1）感染：包括髋关节感染和其他部位感染灶导致的全身性感染，如菌血症、败血症等。

（2）对于髋关节假体材质过敏　包括陶瓷关节假体和金属关节假体等。

2. 相对禁忌证

（1）髋关节以外部位感染但并未导致全身感染。

（2）下肢神经肌肉功能异常，不足以维持术后关节稳定性。例如，脑梗死后遗症或运动神经元病等原因导致的偏身感觉和/或运动障碍、Charcot关节、严重的癫痫和重症肌无力等。

（3）骨骼发育未成熟者。

（4）精神和心理疾病未得到控制者。

（5）对手术结果有不合理的预期。

（6）患者依从性差。

（7）因患有其他合并症导致全身基础生理条件差，不能耐受手术者。

第二节　术前评估

术前评估的目的是为了排除手术禁忌证，为手术创造更好的条件。术前评估包括整体评估与关节局部评估。整体评估需要对患者的全身情况做全面的评估，包括心、肺、肝、肾、脑等脏器的结构和功能，以及营养状态和精神状态，必要时也需要对于患者既往合并症做病情评估。

无论是整体评估还是关节局部评估都依赖于详细而规范的病史采集、体格检查和辅助检查。病史采集除了针对髋关节疾病之外，还应包括呼吸、循环、泌尿、消化、血液、风湿免疫、内分泌、神经精神等各科室相关疾病的既往史，并且要特别关注有无尿路感染、前列腺炎、牙周病、龋齿和阑尾炎等，以及有无过敏史，特别是有无金属材质等过敏史。体格检查除了常规检查外，应特别注意是否存在皮肤病变（如溃疡、压疮、灰指甲和足癣等）。

此外，还应关注手术切口区域的皮肤状态，有无破损、水疱、疖和痈等浅表病变。检查髋部的皮肤和软组织情况，对于既往曾接受髋部手术的患者，应评估以前的切口是否可能纳入计划的手术切口。应避免在既往切口旁设计平行切口，因为它会增加切口间皮肤坏死的风险。其余的肢体也应该被评估，应记录神经血管功能和远端肢体感染的情况。在查体时应该注意患者的站立姿势。无法纠正的异常脊柱和骨盆姿态会影响全髋关节置换术后假体的稳定性以及下肢长度的调整。腰椎过度前凸的患者有出现水平骶骨的倾向，因此术中需要增大髋臼前倾角。强直性脊柱炎等原因造成的脊柱后凸过大则常导致骨盆后倾，因此用适当减小髋臼前倾以降低人工髋关节前脱位的风险。

对于骨盆倾斜，应从后面观察。必要时要将患者自己对肢体长度的感觉与用垫块测量的结果联系起来。垫块试验一般被认为是较贴近术后实际状况的临床测量方法。评估骨盆固定倾斜的患者时，应该仔细评估腰椎是否存在可能与骨盆倾斜相关的畸形。此外，要告知患者，明显的肢体长度差异若继发于腰椎等其他问题，可能无法通过髋关节置换术进行纠正。

观察患者步态和必要的神经系统查体也有助于术前发现可能影响手术有效性和安全性的因素。此外，应记录髋关节的主动和被动运动范围。对于髋关节严重屈曲或内收挛缩的患者可考虑进行术前物理治疗，或者针对性地采取前方或后方的手术入路，以尽量减少术后假体脱位的风险。

对侧髋关节和其他关节的体格检查也显著影响术前计划。如果患者的双侧髋关节明显受累，则应考虑行双侧髋关节置换术。其他关节的状况在类风湿关节炎患者中尤为明显，因其有可能会导致患者术后无法顺利康复。如果足部或踝关节的病变不允许患者在全髋关节置换术后正常行走，则应考虑在髋关节置换术前先行足部或踝关节矫正手术。当同侧髋关节和膝关节都有明显的症状时，髋关节置换通常在膝关节置换之前进行。但有例外，如膝关节强直或僵直时，可考虑在髋关节置换术前先进行膝关节置换术。

1. **血液检查** 通常包括以下项目。

（1）血常规、肝肾功能、凝血功能和血型（ABO血型和Rh血型）等，这些化验指标可以基本反映患者身体状态。

（2）筛查传染病，如乙型病毒性肝炎、丙型病毒性肝炎、艾滋病和梅毒等，以便于在诊疗期间做好防护和防疫。

（3）炎症指标包括红细胞沉降率（ESR）、C反应蛋白（CRP）、白介素–6（IL-6）、类风湿因子（RF）和抗链球菌溶血素O试验（ASO）等，有助于鉴别诊断。

2. **其他辅助检查** 包括以下项目。

（1）心电图、超声心动图、冠状动脉CTA检查，用于明确心脏的结构和功能是否可以耐受手术。

（2）胸部X线片或肺部CT、血气分析，用于评估肺功能是否可以耐受手术。

（3）肝胆胰脾双肾B超，用于评估其他内脏结构。

（4）双下肢动脉及静脉彩色多普勒超声检查，用于评价下肢血管状态。

3. **特殊检查** 若患者存在合并症，必要时应针对其做特殊的检查。

（1）糖尿病患者应在入院后每天监测5次指血血糖（空腹、三餐后和睡前），称为血糖谱。

（2）甲状腺功能异常者应检查甲状腺（T_3、T_4、TSH和甲状腺多普勒超声）。

（3）心律失常患者应行24小时动态心电图（Holter）检查。

（4）脊柱疾病患者（包括强直性脊柱炎、颈椎病、腰椎间盘突出等和有脊柱外伤或手术史的患者），由于可能存在全麻插管困难或椎管内麻醉风险，应进行相应的脊柱影像学检查，例如X线片、CT或MRI等。

（5）脑血管疾病或中枢神经系统疾病患者应相应行头颅CT、头颅MRI/MRA、颈动脉及椎动脉多普勒超声、TCD检查等。

针对以上检查所发现的问题，应请包括麻醉科、ICU和其他相关科室协助进行手术风险评估以及必要的术前准备。

第三节 术前 X 线片测量

为达到恢复正常/对称的解剖位置、旋转中心、股骨偏距和下肢长度的目的，需要在术前制订手术方案，并且准备适用于患者的器械及假体，因此需要在术前测量髋关节的X线片并进行测量。

一、髋关节X线片的拍摄

1. **髋关节正位** 患者仰卧于摄影床上，患侧髋关节置于床面中。双下肢伸直，足跟分开，足略内旋，两足内侧远端相互接触。股骨头置于探测器中心，股骨长轴与床下探测器长轴平行。探测器上缘包括部分髂骨，下缘包括股骨上端，使用滤线器。中心线（定位）经股骨头（相当于髂前上棘与耻骨联合上缘连线中点向下2cm处）与探测器垂直射入。摄影条件：12～15mAs，75～80kV，摄影距离100cm。

2. **髋关节侧位** 患者仰卧于摄影床上，被检侧下肢伸直，足尖略内旋。探测器垂直床面置于患侧髋关节外侧，上缘紧贴髂骨棘，下缘远离股骨使探测器长轴与股骨长轴平行，使用滤线器。健侧髋关节及膝关节屈曲外展。球管中心线根据患者屈曲情况向头侧倾斜，经患侧股骨内侧向外上方垂直股骨颈射入探测器。摄影条件：15～18mAs，70～80kV，摄影距离100cm。

目前广泛使用的数字DR设备通常可根据拍摄部位自动设置拍摄参数，患者体重大时可手动调节拍摄参数。

髋部骨折患者多难以配合检查，根据患者自身条件可以水平摄影尽量少搬动患者，或者借助他人帮助固定患者或用沙袋或者其他辅助物进行固定。

二、髋关节X线片的测量

在进行测量之前，应首先识别出几个关键的解剖标志和相应的参考线（图10-1）：a为骶正中线，经过骶骨及耻骨联合的纵线，通常用于代表骨盆的纵轴；b为泪滴，髋臼内下缘、闭孔外上方的水滴形高密度影，代表髋臼卵圆窝的位置，也是髋臼内壁的边界线；c为Kohler线，髂骨内壁和泪滴内壁的双切线，曾被用于标记髋臼内界，但由于此线会随着骨盆左右旋转而变化，故现在很少用于全髋关节置换术的测量而更多用于骨盆和髋臼骨折的评估；d为髋臼上缘连线，双侧髋臼最高点的连线；e为泪滴下缘连线，双侧泪滴下缘的连线；f为股骨头旋转中心连线，双侧股骨头中心的连线；g为坐骨结节连线，双侧坐骨结节最低点的连线；h为小粗隆顶点连线，双侧小粗隆最内侧顶点或双侧小粗隆与股骨距交界处的连线。顶点连线不会因为股骨内外旋变化而改变，但此点被髂腰肌覆盖，因此术中难以定位。而

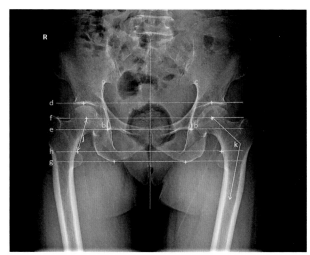

图10-1 与全髋关节置换术相关的重要解剖标志和参考线

小粗隆上缘连线便于在术中显露，但是在X线片上可能因为股骨内外旋变化而出现上下移动；i为股骨水平偏距，股骨头旋转中心到大粗隆最高点的连线，对于非脱位的髋关节，可以用于代表髋关节的水平偏距，影响臀中肌力臂；j为股骨垂直偏距，股骨头旋转中心到小粗隆上缘的连线，对于非脱位的髋关节，可以用于代表髋关节的垂直偏距，影响下肢长度；k为颈干角，股骨干髓腔中轴与股骨颈髓腔中轴的夹角（钝角），同时影响臀中肌力臂和下肢长度。术中应尽量恢复正常对称的颈干角。

患侧髋臼假体的位置应与健侧对称，即双侧髋臼在水平方向上距离骶正中线（a）的距离相等。在垂直方向上，髋臼上缘连线（d）、泪滴下缘连线（e）和坐骨结节连线（g）应为平行的3条参考线，平行则代表双侧髋臼上下径及垂直位置对称，若3条参考线不平行，则代表双侧髋臼纵径或垂直位置不同，如发育性髋关节发育不良的CroweⅡ型、Ⅲ型（图10-2），说明双下肢长度差异与髋臼位置相关。若d、e、g这3条参考线相互平行但与股骨头旋转中心连线（f线）不平行，代表髋关节脱位，可见于髋关节发育不良的Ⅳ型（图10-3），说明下肢长度差异与股骨头脱位相关。若d、e、g线与f线相互平行，但与h线不平行，则代表下肢长度差异与股骨偏距相关，如股骨颈骨折（图10-4）。

术前进行假体设计时通常先测量髋臼侧，一般在髋关节正位片上进行测量。在进行髋臼侧设计时，我们需要确定髋臼假体的水平位置、垂直位置和外展角以及假体大小。在水平位置上，髋臼假体的内侧不应突破b、c线内缘，否则术中可能会磨锉穿髋臼内壁而进入骨盆腔。在垂直位置上，应尽量将双侧髋臼的旋转中心对齐，髋臼下缘一般不超过泪滴下缘。而髋臼假体的外展角不同则会影响髋臼假体的覆盖率（图10-5）。

髋臼假体的内下位置确定之后，需要测量髋臼假体的大小，以泪滴内缘和下缘为界，固定髋臼外展角，更换不同大小的髋臼假体模板，直至髋臼假

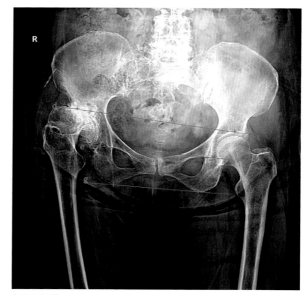

图10-2 右侧发育性髋关节发育不良

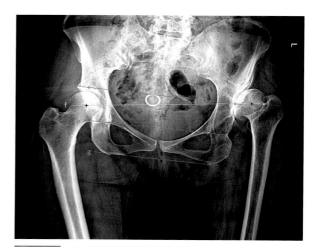

图10-3 左侧发育性髋关节发育不良

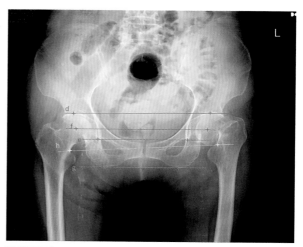

图10-4 左侧股骨颈骨折

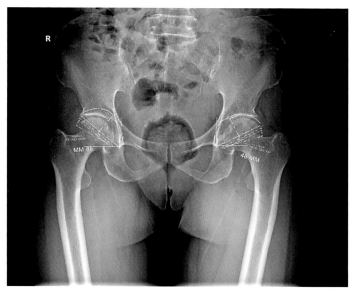

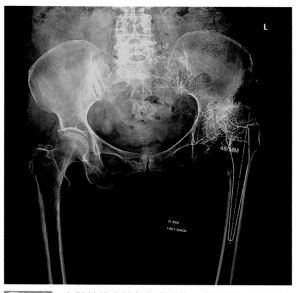

图10-5 双侧髋臼解剖结构对称，相同直径的髋臼杯假体在不同的外展角时会影响髋臼骨床对于髋臼杯假体外上缘的覆盖率，右侧髋臼杯骨床覆盖率接近100%，而左侧髋臼杯覆盖率较右侧小

图10-6 左髋关节术前存在半脱位，术后股骨头旋转中心会复位到髋臼旋转中心内，因此产生相应的下肢延长距离以红线表示

体上缘与髋臼上缘连线接触，确定髋臼假体的最终型号。此时髋臼假体的旋转中心位置代表术后髋关节旋转中心的位置。对于术前存在脱位的患者，术后股骨头旋转中心会复位到髋臼旋转中心内，因此产生的下肢延长应被计算在内（图10-6）。

股骨侧测量主要为了确定股骨柄假体的型号大小和位置。股骨假体型号大小主要取决于髓腔的内径。在正位片上，确定股骨颈标准截骨位置，即保留股骨距12~15mm，将某一型号的股骨柄模板纵轴与髓腔纵轴重叠，向股骨远端滑动模板直至股骨柄涂层最上端与股骨距截骨面平齐，更换不同型号的股骨柄模板，直至股骨假体外轮廓恰好贴附于髓腔内壁，此时的股骨柄假体大小为术前设计型号。选择术侧股骨柄假体的旋转中心，测量股骨水平偏距和垂直偏距，适当加减不同颈长以改变偏距。必要时还可通过更换不同颈干角的假体模板来调整偏距。

选择好股骨柄假体型号后，还应在髋关节侧位片上验证股骨柄假体的大小，避免型号过大造成髓腔前后径上的撞击。在正位及侧位进行股骨侧规划假体时，应注意股骨髓腔存在曲度，在正位片上表现为外弧，在侧位片上表现为前弧，若使用非解剖型股骨柄模板测量时应注意髓腔内撞击点，这些部位是术中骨折和股骨穿孔的高危位置。

设计好髋臼假体和股骨假体的型号大小和位置之后，应再次评估股骨的水平偏距与垂直偏距，以及因此导致的下肢延长或缩短程度，与体格检查时的双下肢长度差异相印证，从而实现术后满意的双下肢长度。

（王　炜）

参考文献

［1］中华医学会放射学分会. 放射科管理规范与质控标准（2017版）［M］. 北京：人民卫生出版社，2017.

［2］中华医学会. 临床技术操作规范影像技术分册［M］. 北京：人民军医出版社，2004.

［3］D'Antonio JA. Preoperative templating and choosing the implant for primary THA in the young patient ［J］. Instr Course Lect, 1994, 43: 339-346.

［4］Smith JBV, Bishi H, Wang C, et al. The accuracy and reliability of preoperative digital 2D templating in prosthesis size prediction in uncemented versus cemented total hip arthroplasty: a systematic review and meta-analysis ［J］. EFORT Open Rev, 2021, 6 (11): 1020-1039.

第十一章

陶瓷全髋关节置换手术技术

第一节　手术入路

全髋关节置换术手术入路较多，具体入路的选择主要与患髋局部情况、能否同时做某些附加手术及术者个人习惯有关。常用的入路有后外侧入路、外侧入路和前侧入路，以及近年兴起的微创入路。在不同国家及地区，各入路的使用率不同。在美国，75%的医生使用后外侧入路，12%的医生使用直接外侧入路，4%的医生使用直接前入路。而在加拿大，36%的医生使用后外侧入路，60%的医生使用直接外侧入路。以下将针对目前常用的全髋关节置换手术入路进行逐一介绍。

一、后外侧入路

（一）概述

20世纪50年代，Moore推广了髋关节后外侧入路。最近对世界各地的外科医生进行的一项调查表明，后外侧入路是全髋关节置换术最常用的手术入路。后外侧入路术中，可清楚地直视髋臼和股骨，并可以为髋臼和股骨的手术操作提供良好的手术视野。该入路不损伤外展肌，术后Trendelenburg征阳性的概率小。同时，根据术中的情况，该入路可随意进行股骨侧和髋臼侧的延伸。

（二）解剖及技术要点

后外侧入路时需将患者置于侧卧位。体位架固定骨盆和铺无菌手术单时应保证手术侧肢体有足够的自由活动度，以利于术中脱位及体位摆放。皮肤切口开始于大转子远端5cm处，以股骨干为中心，向近端大转子延长，经过大转子水平后，斜向髂后上棘弯曲5~8cm（图11-1A）。另一个方法使切口可以在髋关节屈曲90°的情况下与股骨近端保持同一水平。切开皮肤后，近端锐性切开阔筋膜张肌筋膜，并钝性分开臀大肌或臀大肌与阔筋膜张肌间隔，远端切开阔筋膜/阔筋膜张肌（图11-1B）。

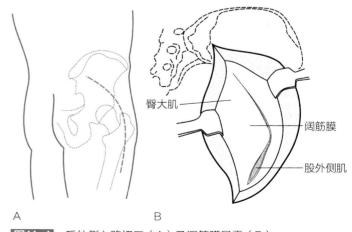

臀大肌

阔筋膜

股外侧肌

图11-1　后外侧入路切口（A）及深筋膜显露（B）

对于术前挛缩严重或者髋关节僵直的患者，可部分切断臀大肌在股骨侧止点，使用1-0可吸收缝线进行标记。可使用Charnley牵开器牵开臀大肌。显露臀中肌后缘，并向前方牵开臀中肌。可显露臀小肌后缘的短外旋肌群（图11-2）。

注意坐骨神经紧靠在短外旋肌群后缘的表面，向后牵拉时注意保护坐骨神经。确定梨状肌和上下孖肌及闭孔内肌形成的联合肌腱，于梨状窝处切断短外旋肌群的联合肌腱和梨状肌的止点，并采用1-0可吸收缝合线进行标记，以便于手术结束时识别和修复使用。显露后方关节囊（图11-3），倒"L"字形切开后方关节囊并向远端显露，对于股方肌发达的患者，可进行股骨侧部分剥离，以利于显露。此时可显露股骨头、股骨颈后方及小转子（图11-4）。

切开后方关节囊后，也可以使用1-0可吸收缝线进行标记，以利于后期修复后方关节囊。助手通过屈曲、内收、内旋患侧髋关节使股骨头后脱位。确定股骨颈保留长度后，使用截骨模版标记截骨线，完成股骨颈截骨并取出股骨头。完成股骨颈截骨后，患侧髋关节取屈曲、内收位。股骨置于前方，小心地在髋臼前方、后方和下方各放置一把Hoffman拉钩，笔者推荐使用2枚克氏针分别固定在髋臼前上及后上帮助显露，这样可节省两把Hoffman拉钩以及减少助手的工作量，也可以在后方坐骨支、髋臼前上放置临时固定针帮助手术显露。后外侧入路可以完整地观察髋臼后壁，通过放置髋臼前方的Hoffman拉钩，完整地显露髋臼前壁。术中可保留或部分切除髋臼横韧带。在髋臼准备过程中，可使用软组织解剖标志，如髋臼横韧带确定髋臼假体放置的前倾角。

显露股骨近端时，术侧下肢取屈曲、内旋、内收位，膝关节屈曲90°。将钝的拉钩置于股骨下方，可抬起股骨近端，完成股骨侧手术操作（图11-5）。手术结束后，可将之前标记的短外旋肌群和后方关节囊，通过股骨近端骨隧道进行修复，或直接缝合至软组织进行修复。针对臀大肌股骨侧止点部分切开的患者，也应进行重建。

对于复杂患者，如髋关节翻修手术和Crowe Ⅳ型髋关节发育不良。可以对标准的后外侧入路进行延伸，远端沿阔筋膜张肌延伸至可处理股骨侧畸形、术中并发骨折处，完成股骨转子下短缩截骨术。髋臼侧切口向近端延长，利于髋臼侧显露，可完整显露髋臼的后柱。应注意向近端延长的水平不应超过大转子顶点上方5cm范围，否则有臀上神经损伤风险，导致术后跛行步态。

后外侧入路的优点：显露清楚、操作方便、不损伤臀中肌；手术显露时间短；切口可以向股骨侧和髋

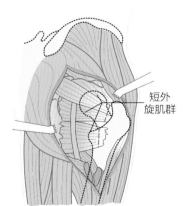

图11-2 后外侧入路显露短外旋肌群

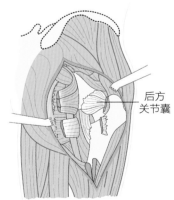

图11-3 后外侧入路切开短外旋肌群，显露后方关节囊

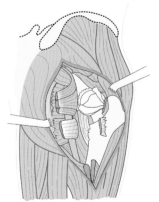

图11-4 切开后方关节囊，显露股骨头、股骨颈

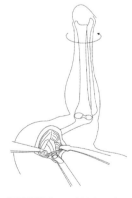

图11-5 后外侧入路，股骨侧体位摆放

臼侧延伸，利于翻修手术的显露。

后外侧入路的缺点：损伤短外旋肌群。术后外旋功能的恢复受到影响。影响髋关节后方稳定性，导致术后后方脱位的潜在风险增高。后方显露时，有坐骨神经损伤的风险，尤其是针对翻修手术患者，或因同时处理髋臼病变，而向后方显露时，切口位于身体后侧方，患者仰卧时容易压迫手术区。

（冯　宾）

二、直接外侧入路

（一）概述

1982年，Hardinge对髋关节手术的直接外侧入路进行了描述。该入路可充分显露股骨近端和髋臼，同时根据术中情况，股骨侧也可以进行延伸。临床随访也报道了非常低的脱位率。

（二）解剖和技术要点

患者置于侧卧位。术侧下肢消毒后包裹无菌手术巾，以利于术中手术侧肢体活动、脱位和体位摆放。将一个无菌手术袋固定于患者前侧手术床的尾部，以利于股骨近端和髋臼的显露。切口位于大腿外侧，为经大转子中心的纵行切口，自大转子近端3~5cm，向大转子远端5~8cm处延伸（图11-6）。切开皮肤、皮下组织，可显露阔筋膜，在阔筋膜张肌和臀大肌的间隙处切开深筋膜。使用牵开器牵开阔筋膜。此时可见臀中肌的肌部、腱部及其在大转子的附着点。在臀中肌中间纵行切开臀中肌肌腱和肌纤维，纵切位置可以位于臀中肌前后1/2的交界处或前1/3与后2/3的交界处（图11-7）。将臀中肌的前部肌纤维自股骨大转子处剥离，向远端延长并切开部分股外侧肌并向上翻转，保留切开臀中肌的组织瓣，以利于后期进行臀中肌的修复（图11-8）。也可以通过大转子截骨，将附着的臀中肌、臀小肌翻起。显露臀小肌前缘及前方关节囊，可适当外旋髋关节使前方关节囊紧张。

钝性分离前方关节囊与其表面的脂肪垫，可以部分松解股直肌在关节囊处的反折头，显露髋臼前缘及前方关节囊，在髋臼前缘放置1把Hoffman拉钩，以利于显露。沿股骨颈长轴方向切开前方关节囊，或者沿臀小肌肌纤维方向切开前方关节囊（图11-9）。为了方便脱位，部分外科医生选择不保留前方关节囊，将

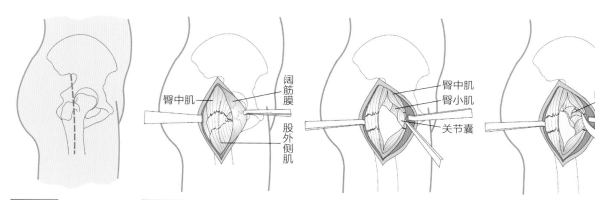

图11-6　直接外侧入路的皮肤切口　　**图11-7**　直接外侧入路臀中肌切开方向　　**图11-8**　臀中肌切开显露前方关节囊　　**图11-9**　切开前方关节囊，显露股骨颈、股骨头及髋臼

关节囊切除，显露出大转子基底部。由于髋关节的外展肌部分或全部剥离，患肢可充分内收，有利于股骨侧显露。屈膝，同时屈曲、外旋髋关节，使股骨头脱位。脱位时可以借助放置于股骨颈下方的骨钩，帮助进行股骨头脱位。这时可将患侧脚放在前方的无菌手术袋里。在股骨颈周围放置Hoffman拉钩。根据小转子解剖标志确定股骨颈截骨线并完成股骨颈截骨，也可参考大转子、头颈交界处。

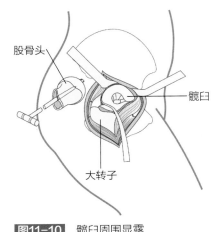

图11-10 髋臼周围显露

股骨颈截骨完成后，可显露髋臼及股骨近端。髋臼侧操作时，将患肢置于外旋、伸直位。在髋臼前缘、后缘及下方各放置1把Hoffman拉钩，可以清楚显示髋臼结构（图11-10）。若上方显示不清，可以在上方再放置1把Hoffman拉钩，或者使用自动牵开器进行撑开。髋臼的外展前倾位置，可参考髋臼横韧带、手术床面或者专用的髋臼定位器。

操作股骨近端时，将髋关节屈曲至近90°并外旋，膝关节屈曲置于床旁的无菌袋中。将一个钝的Hoffman拉钩放置于股骨近端的外后，一个锐的Hoffman拉钩放在股骨近端的内侧，使近端股骨向前移动。第三把Hoffman拉钩放置于股骨大转子外方，方向沿股骨长轴走行，起到保护臀中肌的作用。股骨近端显露清楚后即可以进行股骨侧操作。若保留前方关节囊，关闭切口前可以重建前方关节囊以增加关节前方的稳定性。若手术时采用臀中肌切口，应缝合修复臀中肌。若手术时采用大转子截骨，可使用螺钉或大转子钩钢板配合捆扎带的方法重建大转子。

直接外侧入路的优点：切口设计在外侧，进入关节的入路移向髋关节前方，不必过多广泛地切断臀中肌，显露困难时可配合大转子截骨进行显露。由于不损伤外旋肌群，后方关节囊完整，术后发生后脱位概率低，同时无坐骨神经损伤的风险。切口也可向远端延长，以处理复杂股骨病变。

直接外侧入路的缺点：直接外侧入路需切断臀中肌、臀小肌在大转子的部分止点，导致术后髋外展肌无力。臀中肌剥离术后可能出现异位骨化。术中髋臼视野显露没有后外侧入路清晰。同时行大转子截骨时，有截骨不愈合的风险。若同时切口向近端延长，可增加臀上神经损伤的危险，导致术后跛行。

（冯　宾）

三、直接前入路

（一）概述

直接前入路（direct anterior approach，DAA）最早由Smith Peterson在20世纪40年代描述，后来由Hueter在20世纪50年代进行了更新及改良，称为改良Smith-Peterson入路。20世纪50年代末至60年代初，随着Charnley低摩擦人工关节和转子截骨术的流行，DAA开始淡出了人们的视野，仅在治疗儿童髋关节感染时才偶有使用。得益于微创手术的流行，DAA近年得到广泛的应用，并开始作为全髋关节置换术的手术入路之一。目前在国际上，DAA越来越受到关节外科医生的欢迎。DAA的优点是通过肌肉间隙入路，减少对肌肉的损失，可做到早期康复，早期恢复步态运动，其术后脱位率低。DAA可以在可透视的牵引床上完成手术（图11-11），也可以在普通可透视可折叠的手术床上完成（图11-12），术中可配合透视确认假

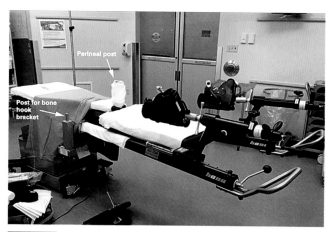

图11-11 DAA专用牵引床

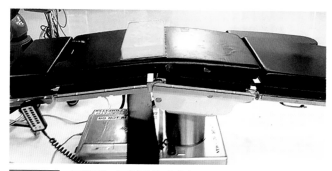

图11-12 可透视、可折叠的手术床

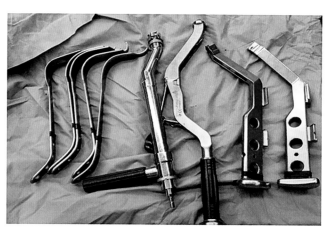

图11-13 DAA专用手术器械

体位置。要完成手术，通常需要为DAA设计专用的手术器械，髋臼侧操作时使用普通的直柄工具即可，也可以选择带偏距的工具，股骨侧操作时则需要使用带偏距的工具（图11-13）。本节主要介绍普通可透视手术床上行DAA手术。

（二）解剖和技术要点

髂前上棘是髋关节前方最易摸到的解剖标志，通常在耻骨联合水平以上，为髂嵴前方最高的部位。髂前上棘为缝匠肌和腹股沟韧带的起点（图11-14）。阔筋膜张肌和臀中肌前方的附着点位于髂前上棘的外侧。股外侧皮神经走行于腹股沟韧带的下方及缝匠肌和阔筋膜张肌的表面。由股动脉、股静脉和股神经组成的神经血管束位于缝匠肌的内侧。股直肌位于缝匠肌及阔筋膜张肌的深面，其近端分为直头和反折头两处起点。其中，直头起源于髂前上棘，反折头则起于髋臼上缘。臀小肌起于髂骨翼，经髋关节囊的前外侧和臀中肌一起止于大转子外侧，起到外展髋关节的作用。更深层为股外侧肌和股中间肌起于股骨前方的转子间线，髂腰肌及其肌腱开始位于髋关节囊的前方，经股骨颈内侧止于小转子。充分彻底地了解髋关节解剖对于避免DAA的并发症非常重要。

DAA通常采用仰卧位，可以使用牵引床或者常规手术床。国内也有学者采用侧卧位进行DAA手术，将在后文中介绍。术中以髂前上棘为中心于骨盆下横行放置体位垫，可使大腿轻度后伸，以利于术中股骨扩髓和髋臼显露。放置体位垫时，骨盆应保持水平，否则可能造成髋臼的前倾或后倾，在术中对术者造成误导。术中最终置入髋臼杯之前，应检查骨盆是否有倾斜及旋转，可以髂前上棘和耻骨联合作为冠状面定位的参考。使用可折叠手术床时，将髂前上棘置于手术床的活动关节处，便于术中后伸髋关节，更利于股骨侧显露。

DAA切口通常起于髂前上棘远端3cm、外侧3cm处，大多数情况下，该点恰位于腹股沟皱褶附近（图11-15）。如果阔筋膜张肌易于触及，切口也可位于该肌肉的表面中央。切口在阔筋膜张肌的表面向远端外侧走行，方向可朝向腓骨小头，长8～12cm，显露阔筋膜张肌表面的筋膜层。对于切口偏内者应注意股外侧皮神经的识别和保护。沿肌肉纤维的方向向内侧分离阔筋膜张肌的筋膜。到达阔筋膜张肌内缘后，

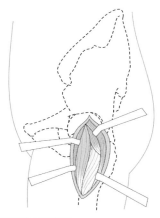

图11-14 髋关节前方解剖图
可于阔筋膜张肌和缝匠肌之间看到Hueter间隙。

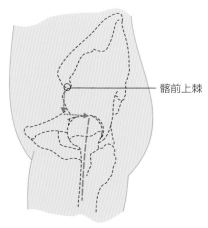

髂前上棘

图11-15 DAA皮肤切口的标记
通常切口的起点位于髂前上棘远端3cm并向外3cm处。

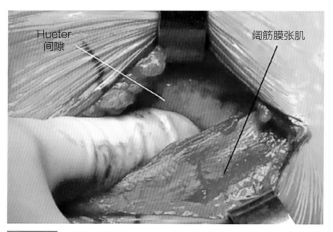

Hueter间隙

阔筋膜张肌

图11-16 术中照片显示Hueter间隙和阔筋膜张肌的相对位置

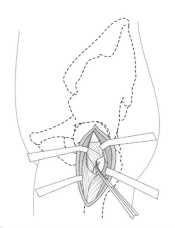

图11-17 显露旋股外侧动脉升支并进行结扎

可见阔筋膜张肌与缝匠肌、股直肌之间的脂肪间隙，即Hueter间隙（图11-16）。注意识别旋股外侧动脉升支并进行结扎，该动脉位于关节囊外脂肪层中，通常位于切口正中的深面（图11-17）。向外侧拉开臀中肌和阔筋膜张肌，向内侧拉开股直肌、缝匠肌，必要时可进行股直肌返折头的松解。

显露前方关节囊。采用倒"T"字或"L"字形切口，切开前方关节囊并进行标记，以便后期重建关节囊。也可采用切除前方关节囊的方法，更利于术中显露。于股骨颈上下方各放置1把Hoffman拉钩。可根据股骨颈上方的马鞍状结构，或者根据大转子、小转子的位置确定截骨线。采用两步法完成股骨颈截骨并取出股骨头。适当下肢外旋以改善髋臼显露。于髋臼前上、前下、后下放置拉钩，完成髋臼显露（图11-18）。髋臼侧操作时可以采用带偏距的工具进行髋臼锉磨并完成髋臼假体放置。

DAA股骨侧操作时，最困难、最重要的部分就是抬高股骨近端以利于扩髓和假体放置。将手术侧肢体置于内收和外旋的位置，对侧肢体取外展位，配合折叠手术床，将床尾侧降低，使手术侧髋关节适当后伸。于大转子后方放置专用的Mueller拉钩，于内侧放置拉钩使股骨近端向外移（图11-19）。用电刀沿股骨颈外向股骨颈后上1/3～1/2交界处的方向，松解外侧关节囊（图11-20）。松解时可使用骨钩拉住髓腔并将股骨牵向前方。一边提拉股骨、一边松解关节囊，直到获得满意的股骨近端视野。若显露困难，可部分松解联合肌腱，一般不需要松解梨状肌肌腱。股骨侧髓腔制备时，可使用带双向偏距的髓腔锉及假体植入工

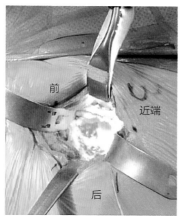

图11-18 髋臼侧显露

前 近端 后

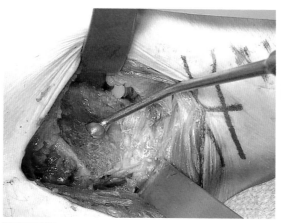

图11-19 股骨侧显露及股骨侧拉钩放置位置

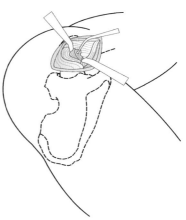

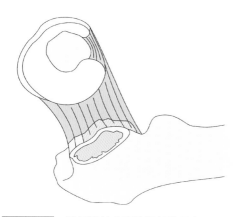

图11-20 股骨侧关节囊松解部位示意
绿色表示松解的后外侧关节囊范围。

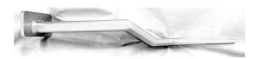

图11-21 带双向偏距的股骨侧髓腔锉

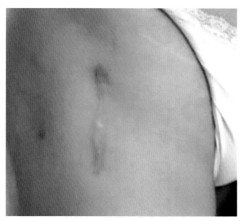

图11-22 传统DAA纵行皮肤切口愈合后局部瘢痕形成

具（图11-21），方便进行股骨侧的操作。股骨操作结束后，牵引、内旋手术侧肢体进行复位，恢复手术床为水平位置后进行术侧髋关节的稳定性及双下肢长度测试。可配合术中透视来评估下肢长度和假体位置，并确定有无术中骨折。手术结束后可采用尼龙缝线修复前方关节囊以增加髋关节的前方稳定性。

DAA的优点：手术由肌间隙进行显露，避开了重要的血管神经，肌肉损伤更小，疼痛更轻，且术后恢复更快。同时未破坏髋关节后侧的稳定结构，减少了术后脱位的发生率。

DAA的缺点：学习曲线比较长，文献报道学习曲线在50～100例手术不等。容易发生股外侧皮神经损伤，同时术中骨折尤其是股骨侧骨折的发生率较高。术中进行股骨侧充分松解，可以减少股骨侧骨折的发生率。同时由于该手术切口不利于向近端及远端延长，不适合于复杂翻修患者。

（冯　宾）

四、比基尼切口直接前入路

传统DAA为髋关节外侧的皮肤纵行切口，影响美观（图11-22）。2013年，Leunig报道了沿大腿外侧皮纹的皮肤切口，完成DAA手术，并称之为比基尼切口DAA（Bikini-DAA）。比基尼切口DAA与传统DAA的差别在于皮肤切口走行，其余手术操作类似。

比基尼切口DAA手术体位摆放同传统DAA手术。皮肤切口方向，通常取腹股沟区皮纹走行方向。首先，确定传统DAA手

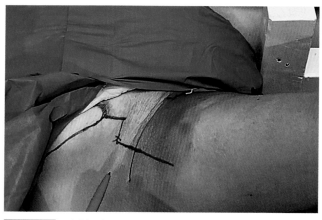
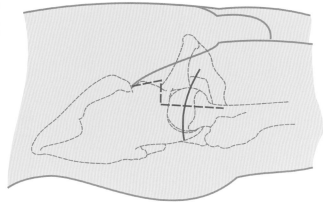

图11-23 比基尼切口与DAA皮肤切口确定

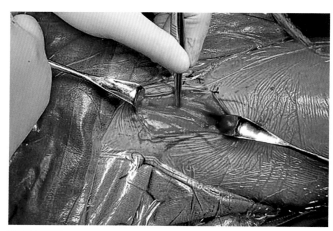
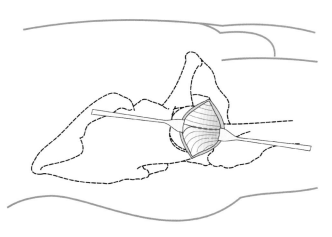

图11-24 比基尼切口后按DAA筋膜切开方向切开

术的皮肤纵行切口位置，通过活动髋关节，观察皮肤皱褶的方向。比基尼切口DAA皮肤切口的选择，一方面参考传统皮肤纵行切口，通常位于常规切口的中上1/3～1/2水平，另一方面选取的切口尽量平行于皮肤皱褶，切口长8～10cm，达到良好的美观效果（图11-23）。切开皮肤、皮下组织后，向近端及远端钝性游离皮下与阔筋膜张肌筋膜之间的间隙。用手触摸髂前上棘，以两把甲状腺拉钩分别向近端及远端拉开皮下组织，根据常规手术筋膜切开的方向纵行切开阔筋膜张肌的筋膜（图11-24）。之后的步骤按常规DAA手术步骤完成。

由于皮肤切口的限制，手术操作时髋臼侧及股骨侧均选择带偏距的手术器械，有利于手术顺利完成。该入路不适合肥胖的患者及肌肉发达的男性，会增加暴露的难度。

五、侧卧位直接前入路

直接前入路（DAA）通过Heuter间隙显露髋关节，不损伤髋关节周围肌肉，是一理想的微创髋关节外科入路。过去的几十年，北美的直接前入路全髋关节置换术数量稳步增长。

直接前入路全髋关节置换术分为两种体位，传统经典的平卧位和笔者倡导的侧卧位。不管是平卧位还是侧卧位，入路的解剖基础是一致的，只是手术操作习惯和方便程度不同。下面笔者将自己所在医疗中心的近万例的侧卧位DAA的实践经验介绍如下。

（一）侧卧位DAA全髋关节置换术的理念

经典的直接前入路全髋关节置换术采用仰卧位，优势在于一次消毒铺巾可同期双侧髋关节置换和术中直接评估双下肢长度差异。早期文献报道仰卧位直接前入路髋关节置换术需要特殊的手术牵引床辅助完成手术，牵引床费用昂贵，且相关并发症屡见不鲜。随后，可折叠的标准骨科手术床亦可用于完成前入路髋关节置换术，术中因股骨近端抬高有限常需要特殊的手术器械，如带偏距的股骨髓腔锉，对特殊手术器械的依赖限制其广泛开展。为扬长避短，笔者将直接前入路髋关节置换术的传统仰卧位转变为侧卧位，术中髋臼假体安装与熟知的后外侧入路一样，无须医生改变假体的安装习惯，髋关节在侧卧位时其活动度和范围，特别是后伸角度大于平卧位，方便股骨近端显露，且不依赖特殊手术器械。对于合并严重脊柱后凸畸形、肥胖和骨盆畸形的患者，侧卧位处理髋臼更优于仰卧位。

（二）患者体位和铺巾

患者侧卧于手术床上，腋下垫软枕，先用两根固定棒宽松固定上半身，再用两根固定棒牢固固定骨盆使其冠状面垂直于手术床。患者尽可能地向后放置，这允许术中可最大限度地内收、后伸髋关节，便于股骨侧操作和股骨假体的准确植入。

（三）切口定位

侧卧位直接前入路切口实质上位于阔筋膜张肌的肌腹表面，切口方向与阔筋膜张肌的肌纤维走行一致。手术切口位于髂前上棘与腓骨头连线，近端起自腹股沟皱襞，远端止于股骨大转子下缘（图11-25）。髋关节内旋位或外旋位强直畸形的患者，阔筋膜张肌走行改变，需适当调整切口方向，避免手术切口偏离肌间隙。明确以下4个体表解剖标志，即髂前上棘、腹股沟皱襞、股骨大转子下缘和腓骨头，有助于精确地定位手术切口。

（四）浅、深层结构分离

在阔筋膜张肌表面，沿肌纤维走行方切开阔筋膜张肌筋膜。示指向内侧将阔筋膜张肌纤维和筋膜钝性分离至脂肪间隙，触及髋臼外上方空隙区域后插入1把Hoffman拉钩。然后，在切口远端用1把肌肉拉钩将阔筋膜张肌牵向外侧，另一把肌肉拉钩向内侧牵开缝匠肌。

切开深筋膜，显露股直肌后将其向内侧牵开，可见股直肌深层向外上方走行的旋股外侧动脉升支，切断前彻底电凝或结扎止血。若手术切口定位准确，旋股外侧动脉升支常恒定地出现于切口远端平面。向内侧将髂腰肌与髋关节前方关节囊钝性分离至髋臼前壁，

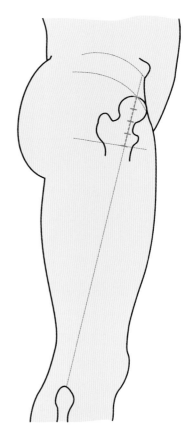

图11-25 侧卧位DAA的手术切口
位于髂前上棘与腓骨头连线，近端起自腹股沟皱襞，远端止于股骨大转子下缘。

部分切断股直肌反折头可增加髋关节囊的内侧显露。然后，在股骨颈内下方囊外插入Hoffman拉钩以牵开髂腰肌，再将先前髋臼外上方空隙区域插入的Hoffman拉钩调整至股骨颈外上方囊外牵开臀小肌、阔筋膜张肌，完成直接前入路的浅、深层结构分离。

（五）股骨颈截骨

"T"字形切开前方关节囊，基底部位于关节囊基底。将股骨颈外上方、内下方囊外的Hoffman拉钩调整至囊内，内旋髋关节防止股骨大转子在股骨颈截骨时被误伤。自股骨颈与大转子内侧交界处的"鞍区"，沿此点标记股骨颈轴线的垂线即股骨颈截骨线。采用"两刀法"截断股骨颈有利于取出股骨头，第一刀截骨线位于股骨颈截骨线靠近股骨头侧约1cm处（先截），第二刀截骨线即为股骨颈截骨线（后截），两次截骨形成前宽后窄的楔形截骨块便于截骨块取出。取股骨头前用骨刀凿除髋臼前缘、上方增生骨赘，电刀切开髋臼前上方盂唇，然后再使用螺纹取头器取出股骨头。若股骨头取出困难，亦可使用"碎头法"将其逐步取出。随后，外旋髋关节，手指触摸股骨颈残端，若股骨颈残端过长，再用摆锯进行补截，方便后续髋臼显露。

（六）髋臼显露、磨臼及髋臼杯植入

良好的髋臼显露需要先后切断上方关节囊（髂股韧带）、下方关节囊（耻股韧带）。调整Hoffman拉钩至上方关节囊外，将臀中肌、臀小肌牵向外侧，电刀自髋臼上缘切断上方关节囊髋臼侧止点或将其切除。然后，屈曲、外旋髋关节，电刀自股骨颈内下方切断下方关节囊的股骨侧止点即耻股韧带（图11-26），避免损伤髂腰肌。此时，去除切口内所有拉钩，术者尝试将股骨近端推向髋臼后缘，若股骨近端可移至髋臼后缘，依次在髋臼后壁、前壁、上缘放置Hoffman拉钩完成髋臼显露。

（七）股骨近端显露（前入路手术的关键）

术者用骨钩插入股骨颈截骨残端的髓腔，将股骨近端自髋臼后方牵向前方，助手外旋髋关节。首先在股骨大转子外缘放置Hoffman拉钩将臀小肌、阔筋膜张肌向外侧牵开，然后在股骨距内下方放置Hoffman拉钩将股骨近端轻轻抬起。此时，助手极度后伸、外旋和内收髋关节，骨钩向前方提起股骨近端，Hoffman拉钩经股骨大转子尖端插入至股骨大转子外缘向前方撬起股骨近端。术者评估股骨近端显露是否满足股骨扩髓和假体植入的要求。若髂骨阻挡股骨扩髓，需要进一步松解闭孔内肌联合肌腱，然后再次评估股骨近端的显露程度。复杂患者可能还需要松解位于闭孔内肌联合肌腱后上方的梨状肌肌腱，极少数患者最终需要松解闭孔外肌肌腱以达到抬高股骨近端的目的。

总之，显露股骨近端是DAA全髋关节置换术中最重要也是最困难的部分，主要归因于残留的后上方关节囊和短外旋肌群对股骨近端的约束作用，股骨侧软组织松解遵循"按需松解"的原则，松解顺序依次为后上方关节囊、闭孔内肌联合肌腱、梨状肌肌腱和闭孔

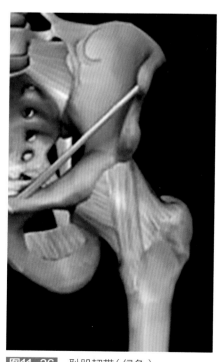

图11-26 耻股韧带（绿色）

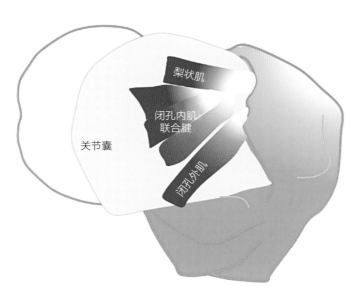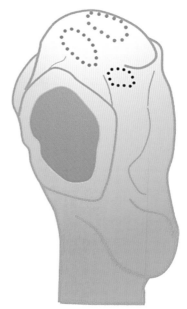

图11-27 关节囊松解及转子间短外旋肌群附着示意

右图中红色部分为闭孔内肌联合肌腱附着点,绿色为梨状肌附着点,黑色为闭孔外肌附着点。

外肌肌腱,边松解边评估(图11-27),避免过度松解。

(八)股骨扩髓、术中双下肢长度差异和稳定性评估

用盒式骨刀进行髓腔开口,开口尽量靠近外侧,去除任何残存的股骨颈外侧皮质骨可避免髓腔锉在髓腔内呈内翻位放置。对于无发育异常和获得性畸形的股骨近端,髓腔锉与股骨颈截骨面长轴一致即为正常的股骨柄前倾角;对于异常的股骨近端,参考股骨后髁平面以15°前倾角扩髓,可获得正确的股骨柄前倾角。保留最后一锉于髓腔中,安装合适长度的股骨头颈试模后复位髋关节,术中C臂机透视评估患侧股骨小转子尖端与坐骨结节关系,使其与对侧保持一致。侧卧位DAA髋关节置换的不足之处是术中难以直接比较双下肢长度差异,因此,术中C臂机透视可减少双下肢的长度差异,同时可以避免假体位置不良的出现。

(九)侧卧位DAA全髋关节置换的要点及陷阱

1. 偏肌间隙外侧切开阔筋膜张肌筋膜,股外侧皮神经"避而不见",缝合阔筋膜张肌筋膜时内侧针距避免过宽,可降低医源性股外侧皮神经损伤。

2. 手术全程需要保护阔筋膜张肌,髋关节活动度差、拉钩过度外侧牵引或取出股骨头时锐利的股骨颈截骨端均可导致阔筋膜张肌损伤。

3. 当怀疑肌间隙错误时,可触摸髂前上棘位置,在切口近侧、髂前上棘外侧分离阔筋膜张肌筋膜和阔筋膜张肌,避免尝试在远侧、内侧分离寻找肌间隙,因为此处的股四头肌使肌间隙辨别困难。

4. 切断股直肌反折头可改善前方关节囊内侧区域显露,但对于股骨头近端明显上移的髋关节病变,髋臼侧骨与软组织结构扭曲,切断股直肌反折头时需注意避免损伤附着于髂前下棘的股直肌直头。

5. 侧卧位前入路磨臼和压配髋臼前,需反复确定骨盆的冠状面位置。骨盆固定过松和手术操作均可导致术中骨盆冠状面不垂直于手术床,通过调整手术床使骨盆冠状面与地平面垂直可帮助确定正确的骨盆

位置，否则，错误的髋臼前倾角易出现术后脱位。

6. 股骨侧软组织松解遵循"按需松解"的原则，松解顺序依次为后上方关节囊、闭孔内肌联合肌腱、梨状肌肌腱和闭孔外肌肌腱，边松解边评估，避免过度松解。

7. 复杂髋关节病变术中髋臼侧显露困难时，可调整手术顺序先行股骨侧软组织松解，达到显露髋臼的目的。

8. 侧卧位前入路股骨假体前倾角参考股骨内侧髁，用摆锯去除残留的股骨颈外侧皮质骨有助于股骨柄髓腔内中立位植入。

（十）侧卧位DAA全髋关节置换术的并发症预防及处理

1. **阔筋膜张肌损伤**　理论上，DAA通过Hueter间隙显露髋关节，不伴髋关节周围肌肉损伤，但是报道阔筋膜张肌损伤的文献并不少见。因此，为获得优良的侧卧位DAA全髋关节置换临床结果，除了追求精确的假体安装、双下肢等长外，手术医生还应该重视术中操作，避免医源性阔筋膜张肌损伤。僵直髋、小切口、肌张力高、助手过度拉钩和取头时股骨颈锐性边缘的切割均是阔筋膜张肌损伤的常见原因。DAA为微创入路，对于类风湿关节炎、强直性脊柱炎、幼年感染及创伤引起的僵直髋，不可过分追求皮肤小切口，适当扩大手术切口可明显降低切口周围软组织张力。通过应用肌松药降低肌张力、阔筋膜张肌表面垫生理盐水湿纱布、手术操作精细化等措施可有效地避免阔筋膜张肌损伤。

2. **股骨假体周围骨折**　DAA髋关节置换术中股骨假体周围骨折的发生率约为2.3%，骨折类型包括股骨大转子骨折、股骨干骺端骨折和股骨皮质穿孔等。股骨假体周围骨折主要归因于股骨近端显露不良、骨质疏松时股骨侧"暴力"显露以及生物型股骨假体的选用不当。股骨大转子骨折通常可以保守治疗，DAA保留了股骨转子区软组织袖的完整性，股骨大转子骨折很少发生移位，且干骺端丰富的血供有利于骨折的愈合，但笔者支持钢丝张力带固定股骨大转子骨折，以利于减轻术后早期负重活动时骨折端微动引起的髋部疼痛。股骨干骺端劈裂性骨折常致股骨柄丧失初始稳定性，需术中向远端延长切口进行股骨侧扩大显露，复位股骨骨折、多股钢丝环扎固定后再压配植入股骨假体，依据骨折延伸范围决定选择全涂层股骨柄或者远端固定型翻修柄。

3. **双下肢不等长**　是引起患者术后不满甚至诉讼的常见原因之一，因此尽量减小术后双下肢的长度差异是全髋关节置换术成功的关键因素。侧卧位前入路术中影像学透视测量双侧股骨小转子尖端与坐骨结节的距离差可间接地准确地评估双下肢的长度差异。髋臼与股骨头旋转中心均接近解剖旋转中心时，通过调整股骨颈试模长短可实现双下肢等长或肢体长度差异最小化。部分复杂髋关节病变术中采用髋臼旋转中心上移置臼时，仅通过股骨颈长度的微调难以实现双下肢等长或肢体长度差异最小化的目标，而增加股骨柄型号是减小双下肢长度差异的有效方法。

关节外科医生应充分认识到双下肢长度差异的多因素性，术前了解双下肢长度差异的来源，对于合并腰骶关节僵硬或难以纠正的肢体短缩，术中不可过度地追求双下肢等长。正确的假体位置和软组织张力保证髋关节活动界面稳定的情况下，多数患者可接受轻度的肢体短缩。此外，术中灵活地运用各种"加减法"缩小双下肢长度差异，有助于提高全髋关节置换术后患者的满意度。

4. **脱位**　髋关节置换术后的早期脱位是多因素的，其中，手术入路的选择是影响髋关节置换术后早期脱位率的因素之一。文献报道DAA全髋关节置换术后脱位率约为1.2%，低于后外侧入路的3.23%。值得注意的是，侧卧位DAA术中助手对患侧下肢的过度牵引常导致骨盆冠状面后倾，术者在骨盆冠状面不垂直地平面情况下依据正常范围前倾角安装髋臼杯，易出现术后髋臼杯前倾角过大现象，并发髋关节前方不稳。

（尚希福）

六、经皮辅助上方关节囊入路

自20世纪60年代被提出后，全髋关节置换术在临床的应用越来越广泛，这得益于手术医生不断进行的手术技术创新，而手术入路始终是关注的热点。任何手术入路都需要术者熟练掌握髋关节的解剖，以便术中最佳显露股骨和髋臼视野，减少并发症及优化术后髋关节的功能。临床实践表明，手术暴露、解剖分离和软组织损伤是导致血管及肌肉肌腱损伤的主要原因，除增加出血外，还直接影响患者术后的全身反应、局部疼痛及功能康复。因此，在不影响手术疗效的前提下，如何最大限度地减少手术对关节周围软组织和生物学环境的干扰，始终是手术医生关心的问题。近10年来，提出了多种保留肌肉的微创全髋关节手术入路，包括SuperCap入路和SuperPATH入路，能够减轻术后疼痛、保留步态运动学及促进髋关节早期无限制的功能锻炼。本节主要介绍经皮辅助上方关节囊全髋关节（supercapsular percutaneously-assisted total hip，SuperPATH）入路。SuperPATH入路是James Chow博士在2011年结合上方关节囊（superior capsulotomy，SuperCap）入路和经皮辅助全髋关节（percutaneously-assisted total hip，PATH）入路两种技术的优势，提出的手术入路技术。其特点是使用了PATH技术经皮辅助工作通道完成髋臼的操作，同时使用SuperCap技术上方关节囊入路原位完成股骨侧操作，设计并改良了手术器械和操作流程，建立了一套比较完整的手术操作方案。短期临床报道，该技术具有术后并发症发生率低、输血率低、术后步态优良及住院时间短等优点。下文将详尽介绍SuperPATH入路的具体操作步骤、手术技巧和陷阱。

（一）SuperPATH入路的手术操作步骤

1. **患者体位**　患者置于便于手术医生操作的标准侧卧位。为了确保合适的骨盆旋转，将骨盆稍向后倾。术侧髋关节屈曲45°～60°、内旋10°～15°，大转子朝上。将术侧足部抬高或放置在Mayo架上，下肢稍内收，术侧下肢的重量可使骨盆置于平衡旋转中立位。这是手术的基本体位，在大部分手术时间内，患肢都将保持在此位置（图11-28）。

2. **软组织分离**　切口始于大转子尖部后角，沿股骨轴线向近端延伸6～8cm。切开皮肤及皮下组织至臀大肌表层筋膜水平。然后使用电刀切开筋膜，切开范围始于大转子顶部，并与主切口平行延伸。可以屈曲、伸直或内收术侧下肢，以调整主切口的术野。沿臀大肌肌纤维走行方向钝性分离臀大肌，显露覆盖臀中肌的滑囊。沿着臀中肌后缘仔细切开滑囊组织。在臀

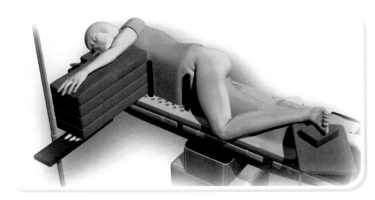

图11-28　标准健侧卧位，允许患侧髋关节屈曲及内收45°以上

中肌下方，插入钝头Hoffman拉钩。助手轻压拉钩，在保护臀中肌的同时维持拉钩的位置（图11-29）。注意不要过度按压钝头Hoffman拉钩，避免造成臀中肌牵拉损伤，对于髋关节肌肉紧张的患者可能需要松解短外旋肌群。在学习曲线过程中可以逐渐减少切口长度和对短外旋肌群的破坏，直至保留全部的短外旋肌群。

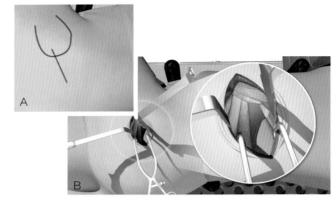

图11-29 皮肤切口（A）及软组织分离（B）
沿臀大肌肌纤维方向分离臀大肌，显露其深层的臀中肌、臀小肌和梨状肌。

3. **显露上方关节囊** 助手外展、外旋髋关节以减少外旋肌的张力，显露梨状肌和臀小肌，使用Cobb剥离器分离外旋肌和后方关节囊的间隙，将钝头Hoffman拉钩插于后方关节囊和外旋肌之间，轻轻拉开钝头Hoffman拉钩以显露上方关节囊（图11-30）。放下膝关节，下肢回复至基本体位。如果梨状肌肌腱产生过多的牵拉力，此时可以在直视下对其进行松解。

4. **切开关节囊** 使用Cobb剥离器轻轻将臀小肌后缘向前推，显露前上方的关节囊。然后用电刀沿主切口方向切开关节囊。应使用长头电刀切开转子窝，防止股骨颈基底部周围出血。确保使用电凝模式对整个股骨颈鞍部和大转子进行剥离和充分止血。关节囊切开范围从股骨颈鞍部延伸至髋臼近端1cm处。从髋臼边缘将关节囊附着

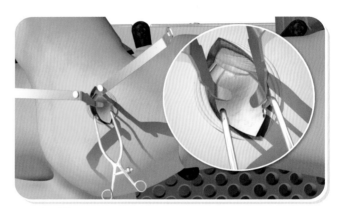

图11-30 分别使用拉钩向前方牵开臀小肌、向后牵开梨状肌，显露髋关节上方关节囊

点进行1cm的骨膜下剥离，剥离范围向前、后各延伸1cm。此区域的剥离范围在各个方向上仅限1cm，并且让助手观察足部运动，因为坐骨神经就位于此区域后方2cm处。关节囊切口应为简单直线，便于在手术结束时进行缝合重建（图11-31）。让助手抬起膝关节以减少外旋肌张力，用之前插入到后方关节囊外的钝头Hoffman拉钩插入到后方关节囊和股骨颈后方之间。以同样的方式在关节内重新插入前方钝头Hoffman拉钩，此时可在术野中显露股骨颈（图11-31）。对关节囊进行标记以便于在修复过程中进行识别，然后分离梨状窝、大转子尖部和股骨颈前方（鞍部）。

5. **股骨准备** 助手对膝关节稍施加内收压力，股骨颈鞍部即可出现在术野中。使用开髓钻通过转子窝插入到股骨髓腔中，可以使用干骺端铰刀扩张股骨近端开口，确保之后的手术工具能够正确对线，并且不会置于内翻位。

为便于插入股骨髓腔锉，可以使用合适型号的圆形股骨距开口器从扩髓钻开口处开始，打开股骨颈，并朝向髋臼缘开槽。让助手施加额外的内收压力，最大限度显露股骨头。然后将股骨距刮勺插入到股骨中，准备股骨髓腔近中段，确保髓腔表面可以提供良好的皮质接触，以促进骨长入，同时可以防止假体下沉和微动（图11-32）。注意对股骨进行扩髓和锉髓腔时要保持股骨头完整，以最大限度减少股骨骨折的风险。

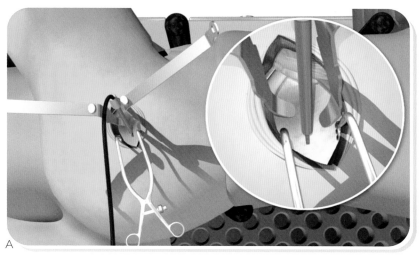
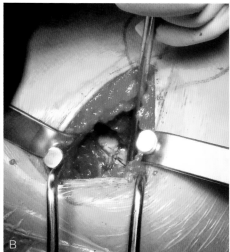

图11-31 沿股骨干方向切开关节囊（A），显露股骨颈和股骨头（B）

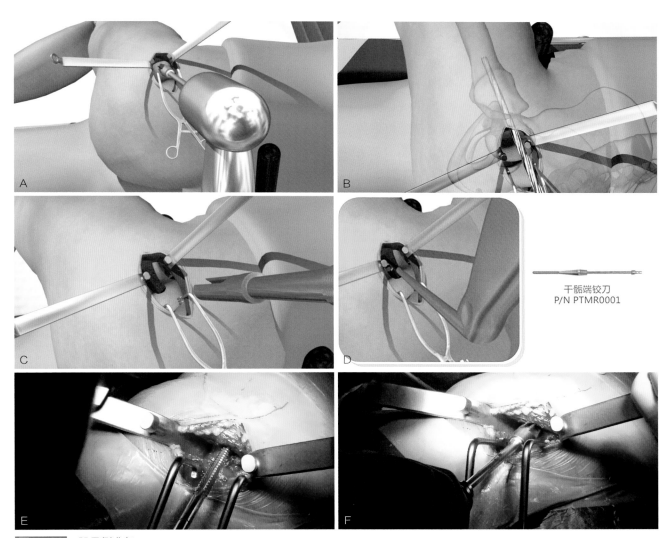

干骺端铰刀
P/N PTMR0001

图11-32 股骨侧准备

股骨开髓（A、E），干骺端铰刀锉磨股骨近端（B、F），圆形股骨距开口器切除股骨颈和部分股骨头骨质（C），刮匙刮除近端松质骨至股骨距皮质（D）。

6. **股骨髓腔准备** 选择合适的铰刀及股骨髓腔锉准备股骨髓腔，对于仅用股骨髓腔锉的股骨柄仅使用股骨髓腔锉。带刻度股骨髓腔锉手柄有助于测量从股骨髓腔锉顶部到大转子尖部的长度，以确认股骨髓腔锉的深度，长度通常为15~25mm，但随患者解剖结构和术前的下肢长度不对称情况而有所不同，也可以使用股骨髓腔测量器进行检查。在打入最终的股骨髓腔锉后，取出股骨髓腔锉把手，将股骨髓腔锉留在股骨髓腔内用作内部股骨颈截骨导向器（图11-33）。

7. **切除股骨头** 为了使股骨颈截骨平面与手术切口平行，让助手抬起膝关节，并使髋关节稍外展。使用窄片摆锯沿着股骨髓腔锉顶端进行股骨颈截骨，也可使用往复锯完成截骨（图11-34）。

8. **取出股骨头** 将带螺纹斯氏针插入股骨头的硬质部分，撬动斯氏针，旋转股骨头至最大限度内收。然后将第二根斯氏针插入到股骨头另外的硬质部分，使用仍处于连接状态的钻头夹，将股骨头从主切口中取出（图11-35）。如果股骨头取出困难，可以取下第一根斯氏针，继续向内收位旋转股骨头，然后再插入第二根斯氏针。可以将股骨头不断旋转至最大内收位，直到圆韧带断裂或使用电刀切断圆韧带。

9. **髋臼准备** 将下肢保持在基本体位，在近端切口髋臼边缘的骨膜下放置一个Zelpi牵引器，在远端关节内放置一个Romanelli牵引器（图11-36）。联合使用这些自动牵引器可提供旋转稳定性，并形成髋臼锉和假体置入的操作空间。在直视下，切除髋臼和髋臼盂唇上的所有残留组织。注意后方的闭孔动脉。在切除软组织之后，可以使用电凝控制出血（推荐使用长头电刀）。

10. **建立经皮工作通道** 将下肢仍置于基本体位，助手将骨钩尖部插入股骨髓腔锉顶部，并向前方牵拉股骨。然后将对线手柄、导向器以及带螺纹髋臼杯适配器和髋臼杯试模组合，并将

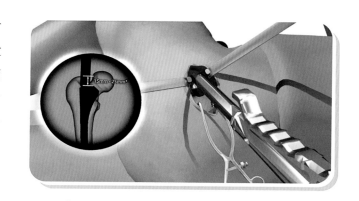

带槽锉刀手柄
P/N SLBROHAN

股骨距刮匙
P/N 20071006

髓腔测深器
P/N 20071008

圆形股骨距开孔器，小号
P/N 20070052

圆形股骨距开孔器，大号
P/N 20070054

圆形股骨距开孔器，中号
P/N 20070053

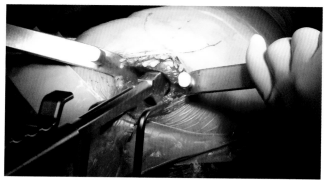

图11-33 髓腔锉准备股骨髓腔

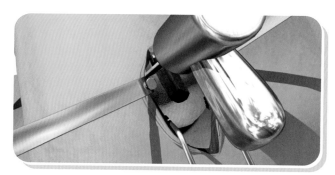

图11-34 股骨颈截骨

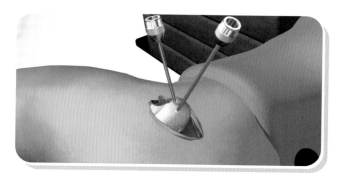

图11-35 取出股骨头

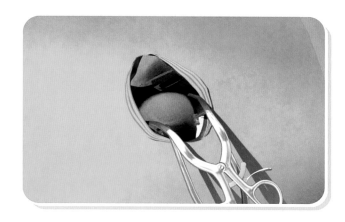

Romanelli 拉钩
P/N 20071001

Zelpi 拉钩
P/N 20071004

尖头 Hoffman 拉钩
P/N 20073113

图11-36 髋臼显露

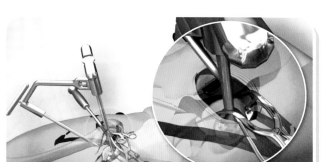

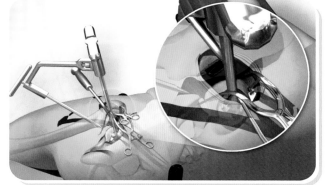

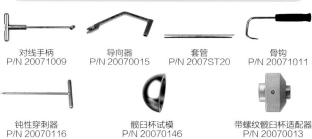

对线手柄
P/N 20071009

导向器
P/N 20070015

套管
P/N 2007ST20

骨钩
P/N 20071011

钝性穿刺器
P/N 20070116

髋臼杯试模
P/N 20070146

带螺纹髋臼杯适配器
P/N 20070013

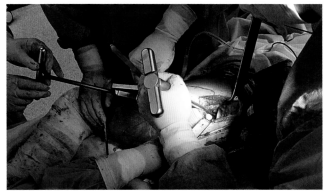

图11-37 建立经皮髋臼工作通道

其放入髋臼。使对线手柄顶部与患者躯干保持垂直，导向器杆与垂直轴倾斜10°~15°，可与患者在手术台上的骨盆倾斜角度相对应。此时可以插入带套管的钝性穿刺器，直到穿刺器尖贴近术侧下肢。在钝性穿刺器尖的皮肤接触点做一垂直股骨轴线长1cm皮肤切口，然后通过此切口插入套管和钝性穿刺器，朝向股骨后方插入1~2cm，直到可以从主切口中看到套管。然后取出对线手柄、导向器以及带螺纹髋臼杯适配器和髋臼杯试模组合，保留套管在位。通过改变下肢位置，可以容易地改变套管方向，进行多方向锉磨（图11-37）。

11. **髋臼锉磨** 使用髋臼锉把持器，将合适型号的六角形髋臼锉（未包括在SuperPATH®手术工具中）置于髋臼内。髋臼锉连杆插入套管后与髋臼内的六角形髋臼锉连接，进行髋臼锉磨，完成髋臼骨床准备（图11-38）。

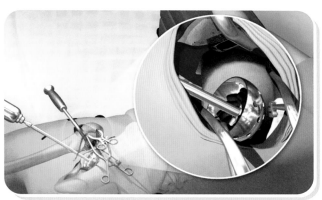

六角形髋臼锉
P/N PATHRM40-
PATHRM64

髋臼锉连杆
P/N 20070011

髋臼锉把持器
P/N 20070048

图11-38 锉磨髋臼

12. **髋臼杯植入** 将带螺纹髋臼杯适配器拧入髋臼杯顶孔，并固定在对线手柄上。对线手柄的设计在与患者躯干垂直时可以提供25°前倾，在与地平面垂直时可以提供40°外展。将髋臼杯放入髋臼，直接击打对线手柄，使髋臼杯植入至髋臼底部。通过套管插入对线手柄顶部，直至固定在带螺纹髋臼杯适配器窝中。再次将对线手柄与垂直方向倾斜10°~15°，以补偿患者置于手术台上的骨盆倾斜，然后击打髋臼杯打入器，直到髋臼杯完全与髋臼骨床压配（图11-39）。可使用对线导向器连接髋臼杯打入器。髋臼杯牢固固定后，使用髋臼杯打入器的六角形头将带螺纹髋臼适配器从髋臼杯上拧下，并用髋臼锉把持器将其取出。

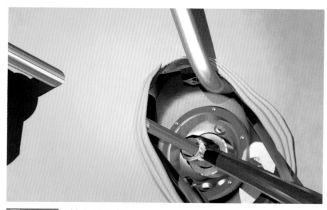

图11-39 植入髋臼杯

13. **螺钉辅助固定髋臼杯** 将钻套插入套管，至准备打螺钉的髋臼螺钉孔，调节下肢位置使螺钉方向与髋臼杯面垂直，长螺钉钻末端有标尺，可观察钻孔深度，钻孔后取出螺钉钻。使用螺钉固定钳通过主切口将螺钉固定在位，然后用万向螺丝刀或直形螺丝刀穿过套管，拧紧螺钉（图10-40）。

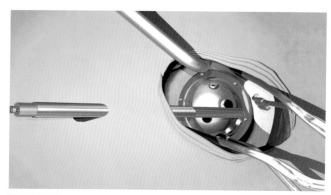

图11-40 螺钉辅助固定髋臼杯

14. **试模复位** 将股骨颈试模安装到已插入的股骨髓腔锉上，同时控制下肢位置。将髋臼内衬和股骨头试模置入髋臼窝中，并将其开口旋转至后上位置。钝性穿刺器头部插入到髓腔锉顶部，然后将股骨颈试模装入股骨头试模中（图11-41）。在进行此步操作过程中，外科医生通过主切口直视下推移髋关节控制下肢，同时助手通过抬高或降低足部或膝关节来控制髋关节内旋和外旋。可通过检查关节活动度测试关节稳定性，同时还要确认下肢长度是否合适。

15. **拆卸试模** 将下肢仍置于基本体位，让助手将骨钩尖部插入到髓腔锉顶部，并向外侧

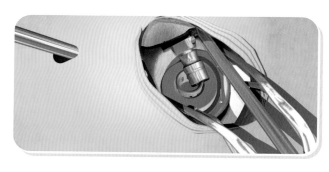

CONSERVE® 股骨头试模
P/N 41102800-41104800

股骨头试模
P/N APA02121-APA02154

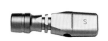

PROFEMUR® 金属股骨颈试模
P/N APA12102-APA12154

图11-41 试模复位

牵拉下肢。将钝性穿刺器头部插入股骨颈试模的上方孔中。将钝性穿刺器侧边接入靠近骨钩尖端附近的凹槽，并将两件工具互相撬动，即可从髓腔锉上拆下股骨颈试模。然后取下假体试模，包括股骨髓腔锉（图11-42）。

16. 假体植入和关节复位　清理干净髋臼假体内面的碎屑和血液并擦干内面，从主切口放入陶瓷内衬，确保内衬与髋臼杯对准，通过套管使用髋臼杯打入器和合适的股骨头试模将髋臼内衬压配入髋臼杯中。然后将股骨柄打入合适的位置。可以使用髓腔测深器末端的测深标记确认股骨柄距离大转子尖部的深度。将陶瓷股骨头假体放入到髋臼杯中，开口朝向后上方。如果选择组配式股骨柄，可以使用带保护套的钳子将组配式股骨颈假体植入股骨柄套袖中，以保护股骨颈锥形结构。为了适当安装并打入组配式股骨颈，应确保组配式股骨颈和股骨柄套袖的锥形结构清洁、干燥和光滑，并使用骨锤重敲偏心型股骨颈打入器，将组配式股骨颈假体完全打入。将钝性穿刺器插入到股骨柄假体顶部，清洁并擦干股骨颈和股骨头锥形结构之后，将组配式股骨颈装入股骨头中（图11-43）。在进行假体复位的过程中，外科医生通过主切口直视下推移髋关节控制下肢，同时助手通过抬高或降低足部或膝关节来控制髋关节内旋和外旋。在髋臼内将股骨头与股骨颈进行装配。再次检查关节活动度，测试关节稳定性，同时还要确认下肢长度是否合适。

17. 闭合切口　关节囊保留完整，前后端-端连续缝合。如果术中对梨状肌进行了松解，可以将梨状肌缝合在臀中肌后缘上。逐层缝合臀大肌肌膜、皮下组织和皮肤（图11-44）。根据术中创面渗血情况选择是否放置引流。

（二）手术技巧和陷阱

为了方便读者能够更好地学习和使用这一手术技术，笔者根据实际临床实践，分享手术技巧和陷阱。

1. 患者体位　SuperPATH使用常规的健侧卧位，要求患髋在术中可以屈曲、内收和内旋。骨盆的固定比较重要，建议体位架在前方固定耻骨

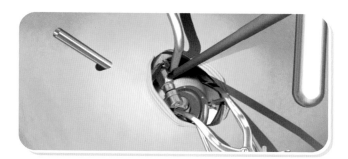

图11-42　拆卸试模

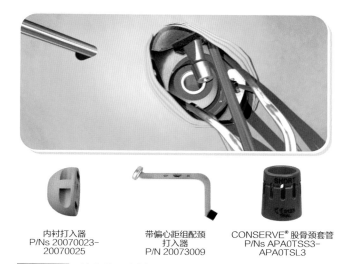

内衬打入器　　　带偏心距组配颈　　CONSERVE® 股骨颈套管
P/Ns 20070023-　　打入器　　　　P/Ns APA0TSS3-
20070025　　　　P/N 20073009　　　APA0TSL3

图11-43　植入髋臼内衬和股骨柄假体并复位髋关节

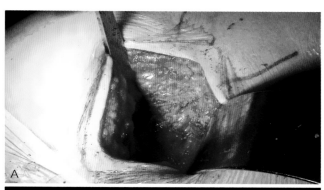

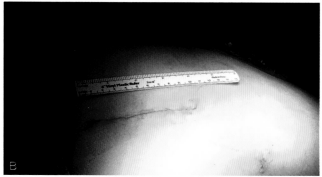

图11-44　髋关节后方结构完整保留（A），逐层缝合切口后（B）

联合或髂前上棘，后方固定骶骨。可允许骨盆略后倾，但必须避免前倾。因为在术中可能因为股骨的牵拉而导致骨盆向前倾斜。同时，术前检查骨盆与身体纵轴的方向以及调整手术床的水平有助于术中确定髋臼的外展角度。

2. **手术切口**　SuperPATH采用的切口基本为后外侧入路切口的近端部分，建议患髋屈曲45°~60°，沿股骨干纵轴方向做直切口，这样当髋关节处于中立位时，切口呈向后弯曲的弧形。初学者可以先将切口做长些，显露到大转子最高点，以利于术中判断股骨锉磨的方向和深度。随着手术技术的提高可以逐步缩短远端的切口直至不显露阔筋膜张肌的腱部，这样可以进一步减少术后疼痛。

3. **髋关节的显露**　在沿臀大肌肌纤维进入显露至臀中肌外旋肌层后，必须让助手抬高患肢，做外展轻微外旋髋关节的动作，使臀中肌和外旋肌处于松弛状态，有利于在外旋肌和关节囊之间插入拉钩进行显露。避免使用暴力强行插入拉钩而造成肌肉和肌腱损伤。待拉钩放入后再让患肢处于自然内收、内旋、屈曲状态进行后续操作。

4. **关节囊的切开**　由于SuperPATH是纵向切开上方的关节囊，如果不适当地进行前后方向的松解，显露或比较局促。对于关节囊有挛缩的患者，可以在髋臼侧向前后各剥离1cm关节囊，以更好地显露髋臼，也有利于清除骨赘。

5. **股骨的准备**　股骨开髓类似于股骨髓内钉的植入，一般选择在梨状窝股骨颈前后中央。插入髓腔后一般因为股骨存在前弓，会使扩髓杆近端向后方移动。建议使用近端锉锉磨股骨近端，特别是靠近大转子部分的股骨颈皮质务必去除，避免因为皮质阻挡造成股骨锉和假体植入的内翻。

6. **股骨柄前倾的确定**　可根据原股骨颈和股骨头的解剖前倾确定。如果是DDH前倾异常的髋关节，可参考膝关节屈曲90°时与股骨后髁连线做15°的前倾。

7. **股骨柄大小的确定**　根据术前模板测量以及股骨锉打入时的进入情况决定。如果股骨锉大小和术前计划相差较大，必须术中透视以确定股骨柄的大小，防止假体位置不佳或股骨骨折。由于SuperPATH不能直视小转子，大转子尖端多作为股骨柄植入深度的参考，打入的连接工具上有标记供参考（图11-33）。

8. **股骨颈截骨和股骨头取出**　股骨颈截骨可以使用窄摆锯，笔者更推荐使用往复锯。若股骨头取出困难，推荐用骨刀切除一部分股骨颈，取出后增加的空间将大大方便股骨头的取出。

9. **髋臼的显露**　用关节囊内的点状撑开拉钩能很好地显露髋臼前后壁，助手用骨钩向前下牵开股骨能显露髋臼下缘及髋臼横韧带。

10. **经皮工作通道的建立**　工作通道尽可能紧贴股骨干后方，穿刺器一定从股骨后侧穿刺进入，这时导向器下的髋臼杯试模看上去好像是后倾，但是没关系，这只是为了确定套管通道的位置。在真正锉磨时，通过髋臼锉连杆可以通过股骨位置的调整放到正确位置再锉磨。这时从皮肤外观上看，可能套管位置和股骨位置是有距离的（非紧贴）。相反，如果从皮肤外观上看套管紧贴股骨后侧，可能在切口里面就没有紧贴了。

11. **髋臼锉磨**　必须让助手向前方牵拉股骨并同时屈曲髋关节，保证工作通道不受股骨阻挡。股骨阻挡会影响髋臼的偏心锉磨和后续的假体安装。锉磨大小以去除所有关节软骨、保留软骨下骨为佳。由于没有髋臼试模，可以使用髋臼锉辅助判断髋臼大小，锉到合适型号时，将髋臼锉留在髋臼内，将取出器插入髋臼锉中心的六角形接口中，若取出器不会前后左右倾倒，即判定髋臼锉在臼窝中已压配紧实，可以选用比髋臼锉大一号的髋臼杯。

12. **髋臼植入** SuperPATH通常可以使用解剖定位判断髋臼植入的位置。在确定髋臼杯最后的位置时有两个重要参数：①髋臼杯下缘与髋臼横韧带平行；②髋臼杯前唇位于髋臼前壁骨缘下2~3mm，前提是术者可以看到髋臼前壁边缘。

13. **假体的选择** SuperPATH只是一种手术入路，如果有合适的工具应当适用于目前大多数的假体，包括一体式和组配式假体。作为一种微创术式，使用组配型工具进行操作更加便捷。如果医生对高组配式假体的摩擦界面有较多担忧，可以选择一体式假体。

14. **股骨头安装** 最初的SuperPATH技术多使用金属股骨头组件，安装时采用股骨柄和股骨头组件在髋臼内原位复位技术，无须敲击打实。如采用一体式股骨柄和陶瓷股骨头，笔者推荐内旋股骨，在髋臼外安装股骨头并打紧后再复位。

七、小结

为改善全髋关节置换术的短期临床疗效，研究者提出了多种微创手术入路，尽管有些是成功的，但是许多入路都存在特有的缺点或并发症，包括假体周围骨折、假体位置不佳、脱位、步态改变、出血、假体种类限制、费用增加、学习曲线陡峭和切口缺乏延伸性等。为克服上述困难，在后外侧入路的应用广泛性和切口可延伸性的基础上，研究者提出了一种后侧微创入路，保留髋关节周围的肌肉，特别是外旋肌群，以减少髋关节的后脱位风险。这些入路为术者提供了从标准后外侧入路，到后外侧小切口（不保留旋外短肌群），再到后外侧微创切口（保留旋外短肌群）的连续学习曲线。

PATH入路是一种后外侧微创入路，从大转子上松解梨状肌，利用臀中肌和短外旋肌联合肌腱的间隙进行全髋关节置换术，按传统方式进行股骨准备，而髋臼侧是在特殊的导向器辅助下经皮隧道锉磨髋臼成形，植入假体。

另一种后外侧微创入路是Stephen Murphy提出的SuperCap入路，该技术在原位进行股骨髓腔成形，髓腔锉留于髓腔内指导股骨颈截骨，减少髋关节脱位操作带来的潜在危险，髋臼准备采用特殊工具进行，无皮下隧道。这两种技术经过长期临床随访，并发症的发生率及脱位率极低，且能加速康复。

SuperPATH入路结合了上述两种技术的优点，经梨状肌和臀小肌的间隙进入关节囊，在原位进行股骨准备，在导向器辅助下经皮隧道进行髋臼准备及假体植入，不切断梨状肌和短外旋肌群，几乎保留了髋关节周围所有的肌肉功能，又不影响关节假体的植入。具有切口小、创伤小、术后疼痛轻和恢复快等优点。

一项纳入450例患者的多中心研究发现，接受SuperPATH入路全髋关节置换术的患者，输血率和30天再住院率分别为3.3%和2.3%，平均住院天数为1.6天，深静脉血栓形成、假体周围骨折、脱位的发生率分别为0.2%、0.8%、0.8%。同时，SuperPATH技术沿用了多数临床医生熟悉的后外侧手术入路，手术切口具有可延伸性，降低了初学者的学习难度。

（陈　敏　陈云苏）

第二节　髋臼杯安放方法与技巧

在全髋关节置换术中如何获得完美的髋臼位置一直是不断探讨的话题，髋臼假体良好的前倾角及外展角是维持髋关节良好功能的基础之一。目前，临床上最常用的髋臼假体定位方法有徒手目测法、器械导向定位法、解剖标志参照法及计算机导航系统等。角度法（测量法）是较为常用的判断髋臼杯安放位置的方法之一。

一、角度法（测量法）

自1978年Lewinnek提出"安全区"的概念以来，其一直作为髋臼假体定位的标准范围。Lewinnek对300例全髋关节置换术的临床研究发现，其中9例术后发生脱位，且6例因此需行翻修手术。在Lewinnek提出的"安全区"定义中，髋臼杯前倾15°±10°和外展40°±10°，此范围内的脱位率（1.5%）相对于范围外的脱位率（6.1%）明显降低，既往采用的平边聚乙烯内衬可以设计为防脱位高边（图11-45），且可分为不同的角度（图11-45），传统的"安全区"概念是基于此种情况提出的。但是随着假体设计的不断改进，也有学者对此提出了新的补充。大直径股骨头的金属对金属假体问世后，由于股骨头直径的增大以及头颈比例的优化，在术后脱位方面对于髋臼角度的要求不再那么严苛，但因髋臼位置宽容度增大后带来的金属磨损率增高，并由此导致的金属离子诱发组织反应逐渐凸显。目前常用的陶瓷对陶瓷假体，由于材料特性无法做出防脱位高边，且其摩擦学特性要求尽可能降低边缘载荷，传统安全区对于陶瓷全髋关节置换的髋臼角度已经不再适用。因此，笔者更新的安全区范围为前倾25°±5°，外展40°±5°。笔者经近2000例陶瓷全髋关节置换术后发现，初期的100余例按传统安全区放置髋臼假体后，6例发生脱位，后期改用笔者提出的新的安全区范围后只有1～2例脱位。提出新安全区范围的依据是传统安全区范围为髋臼杯前倾10°～15°，若加上聚乙烯内衬10°～15°防脱位高边，两者相加即髋臼杯前倾角为20°～30°。

术中可以通过厂家提供的角度测量工具测量髋臼安放位置的前倾角和外展角（图11-46）。亦可以根据术者经验判断髋臼的安放位置，以患者侧卧为例，根据髋臼锉连接杆与身体冠状面的夹角判断髋臼前倾角，通过髋臼锉连接杆与水平面的夹角判断髋臼外展角（图11-47），同时可适当参考髋臼侧骨质覆盖及假体边缘的相对位置。采用此方法的前提是对术中患者体位的摆放要做到心中有数，避免由此导致的参考平面错误。

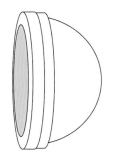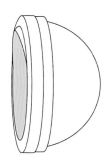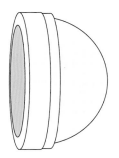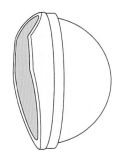

图11-45　不同角度的高边防脱位聚乙烯内衬设计
从左向右依次为标准平坦内衬、无前倾的带后唇内衬、4mm外移平坦内衬、20°前倾内衬。

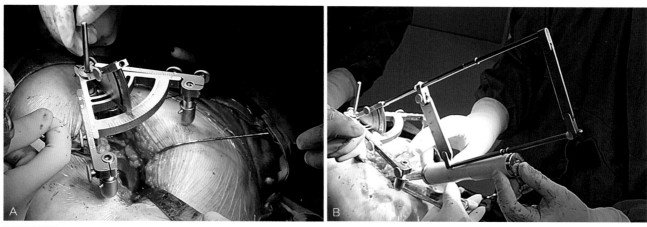

图11-46 厂家提供的角度测量工具测量髋臼安放位置的前倾角（A）和外展角（B）

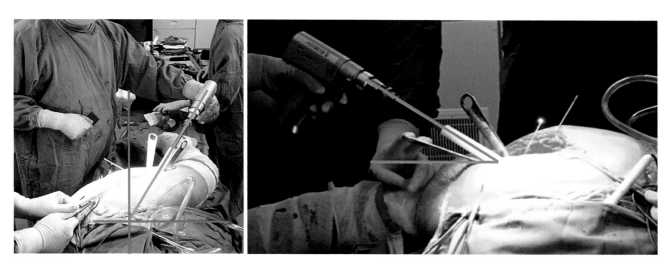

图11-47 通过髋臼锉连接杆判断髋臼假体的前倾角（A）和外展角（B）

二、横韧带参考法

采用术中角度法（测量法）进行髋臼定位时，更多的学者参考了髋臼侧的局部解剖标志，髋臼横韧带横跨于卵圆窝远端，封闭了髋臼下缘，较为恒定且相对容易辨识（图11-48），被越来越多的人用于判断髋臼前倾角的解剖标志。

Archbold等在2002—2005年的1000例初次全髋关节置换病例中，均采用后外侧入路，应用生物型髋臼假体，<60岁选用陶瓷对陶瓷界面假体，60～65岁选用陶瓷对聚乙烯界面假体，>65岁选用金属对聚乙烯界面假体。根据其提出的髋臼横韧带分级标准，在清除髋臼横韧带周围增生骨赘及软组织后，显露髋臼横韧带，髋臼锉从小到大逐级磨锉，保持髋臼锉下边缘与髋臼横韧带平行，放置假体，要求髋臼杯位于髋臼横韧带内侧，并调整假体边缘齐平于横韧带边缘。术后8个月随访，总体脱位率仅为0.6%，均为后脱位。多位作者对髋臼横韧带和髋臼假体的角度通过术后CT进行了测量比较，结果发现，参考髋臼横韧带放置髋臼杯平均前倾角为11.8°，直接测量法的髋臼杯前倾角为11.3°±4.4°，证实了髋臼横韧带参考法的可靠性。但在有髋关节发育不良以及有既往手术史的患者，横韧带参考法不建议使用。此外，在采用不同

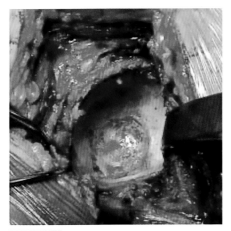

图11-48 封闭卵圆窝远端的髋臼横韧带

摩擦界面时，需要对髋臼假体与横韧带的相对位置进行适当的调整，如采用陶瓷对陶瓷摩擦界面时，髋臼假体需与髋臼横韧带成10°±5°夹角。

三、导航导板和机器人导航技术

在计算机技术发展的基础上，形成了可视化的成像系统并与影像导航系统相结合，采用逆向工程技术3D打印可以快速成型的患者个性化髋臼形态及模板，从而使手术可以更精确、安全，使误差范围控制达到毫米级别，提高了假体定位的准确度，减少了患者术后并发症的发生。

导航导板技术术前需采集患者髋关节CT数据，根据髋臼形态利用三维重建技术设计髋臼导板，并利用光敏树脂等材料进行增材打印，经过消毒后可以术中使用。由于主要基于CT骨质数据进行重建设计，术中应用导航导板时，对于软组织的显露及导航导板与骨质贴合的程度是获得精确定位的关键，术中常需要对软组织进行较广泛的剥离。

采用机器人导航技术亦可获得精准髋臼定位，术前需要获得患者髋关节CT数据，并导入导航系统。术中患者麻醉、体位摆放结束后，需对患者解剖结构与导航系统中的术前CT数据进行配准注册（图11-49）。目前，根据机器人智能化程度可分为3类：被动式机器人，如达芬奇；半主动式机器人，如MAKO；主动式机器人，如THINK（图11-50）。

导航导板技术与机器人导航技术尽管代表了未来人工关节手术的方向及趋势，但目前由于手术过程操作复杂、术前等待时间较长、治疗费用高等缺点，广泛采用受到一定的限制（具体参见本章第五节）。

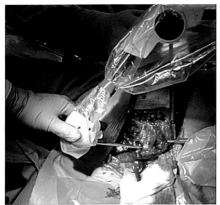

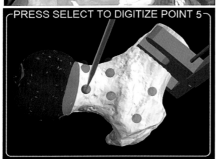

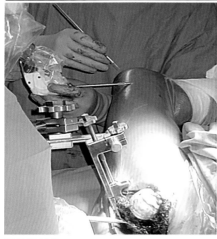

图11-49 机器人导航技术测量髋臼位置

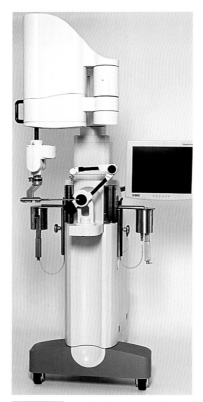

图11-50 主动式THINK机器人

（边焱焱）

第三节　联合前倾角及术中测量技术

人工髋关节的活动范围与髋臼假体的外展角和前倾角、股骨假体的前倾角和颈干角等因素有关。Dorr等发现，只要髋臼杯假体和股骨假体的前倾角之和，即联合前倾角在一定的范围之内，就能满足日常生活的活动范围，于是提出联合前倾角的概念。文献中关于联合前倾角的数值不尽相同，但Dorr的联合前倾角的安全区标准被临床医生广泛接受，即25°～50°，或37°±12°，女性略大，男性略小。由于股骨假体的前倾角调整有限，而髋臼杯假体的前倾角有较大的调整范围，因此有学者提出股骨优先的理念。术中先确定股骨试模（髓腔锉）的前倾角，然后调整髋臼杯试模的前倾角，使髋臼杯试模的前倾角+股骨试模的前倾角=联合前倾角。临床上一般采用Coplanar试验（又称Ranawat征）测量联合前倾角：髋关节复位后，伸髋0°，屈膝90°，大腿与地面平行，从头侧观察，内旋大腿使股骨假体颈与髋臼杯假体平面垂直，即股骨头假体边缘与髋臼内衬边缘平行，股骨头假体前部和后部的外露面积相等，此时小腿与水平面所成的角度（髋关节内旋的角度）即为联合前倾角（图11-51）。此参考方法将髋臼与股骨侧作为一个整体进行考虑，除正常髋关节外，对强直髋、髋关节发育不良等多种髋部畸形均可采用。

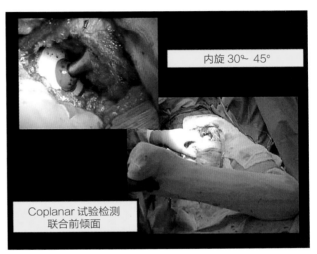

内旋30°～45°

Coplanar 试验检测
联合前倾面

图11-51　术中测量髋关节的联合前倾角（Coplanar试验）

（边焱焱）

第四节　人工智能术前规划

人工智能术前规划可以实现术前畸形评估、进行手术计划及术后效果模拟。术前规划需利用符合标准的CT数据进行。利用人工智能处理CT数据，自动识别术前畸形，进行手术规划，实时模拟手术效果。

一、数据获取

患者需进行CT检查，扫描范围应包括双侧髂嵴最高点至小转子下15cm，如需测量股骨侧前倾角，扫描范围应包含股骨远端。扫描层厚为1mm。CT数据应按照DICOM标准进行存储。

二、数据处理

CT数据处理应用人工智能算法进行，包括图像分割、关键点识别及骨盆校正。

（一）图像分割

应用卷积神经网络，人工智能算法可以实现对骨盆及股骨的自动化分割。在自动化分割的基础上，分别实现骨盆及股骨的三维重建。人工智能算法的分割效果需经过有相应资质的工程师进行检查。在出现髋关节融合、CT数据质量不佳及人工智能算法分割出现错误等情况时，需进行手动分割确定骨盆及股骨轮廓。

（二）关键点识别及骨盆校正

人工智能术前规划系统可以实现对相关解剖标志点的自动识别。需识别的关键点包括双侧股骨头中心、双侧股骨解剖轴、双侧小转子内侧缘、双侧髂前上棘、双侧泪滴下缘及耻骨联合等。依据双侧髂前上棘及耻骨联合所形成的平面，将骨盆校正至矢状面中立；依据双侧髂前上棘连线，将骨盆校正至冠状面中立。自动化的关键点识别及骨盆校正同样需要经过工程师进行检查，在人工校对时通过冠状面、矢状面及水平面3个平面共同确定关键点位置。

三、术前评估

人工智能术前规划系统可以实现对双下肢长度差异及双侧股骨偏距差异的自动化评估。评估依据已校正的骨盆及已识别的关键点进行。下肢长度差异为双侧小转子内侧缘距离坐骨结节连线距离的差异，股骨偏距差异为双侧股骨头中心至股骨解剖轴的距离差异。

四、术前规划

术前规划系统可以显示选用假体的型号、放置位置及角度，髋臼杯假体的覆盖率，模拟假体安放后的双下肢长度差异及偏距差异。术者可以在冠状面、矢状面、水平面及三维重建中观察假体与周围骨质的关系。术前规划步骤包括髋臼侧假体规划、股骨侧假体规划及最终检查调整。

（一）髋臼侧假体规划

髋臼侧假体规划包括髋臼杯的型号、位置、角度以及覆盖率。以下为常规患者假体规划时参考设计原则：髋臼杯的位置应以Kohler线为髋臼杯内侧缘，双侧泪滴下缘连线为髋臼杯下缘；髋臼杯的外展角设置为40°±10°，前倾角设置为15°±10°；髋臼杯覆盖率应不小于70%；髋臼杯型号在保证以上条件的前提下进行选择。特殊患者的假体规划可在术者要求下采取不同的设计方案。

（二）股骨侧假体规划

股骨侧假体规划包括股骨柄类型、型号、位置以及股骨头型号。根据患者髓腔形态，术前双下肢长度差异及偏距差异等因素选择股骨柄类型。股骨柄位置应沿股骨解剖轴放置在中立位。股骨柄型号根据所选股骨柄固定原理及假体与周围骨质的关系决定。根据模拟的术后双下肢长度差异及偏距差异，可以调整股骨柄的深度，选用高偏或内翻柄以及更换股骨头型号。

（三）最终检查调整

根据术后效果实时模拟，可以进一步调整术前计划，以达到进一步减少双下肢长度差异、改善髋臼杯假体覆盖率等目标。同时可根据术者偏好并结合患者实际情况进行计划调整。完整规划流程可见病例展示中的病例1。

五、人工智能术前规划的准确性

既往文献报道了人工智能术前规划的准确性。一项临床研究纳入120例患者，60例患者接受人工智能术前规划，60例患者接受传统X线模板规划。结果提示，人工智能术前规划预测髋臼杯假体型号及股骨柄假体型号的准确率均为97%，X线模板规划预测髋臼杯假体型号及股骨柄假体型号的准确率分别为55%及65%，人工智能术前规划准确率显著高于传统X线模板规划。在该研究中，所有手术规划均由骨科住院医生完成，提示人工智能术前规划提供的实时三维模拟具有帮助年轻医生进行准确的术前评估与手术计划的潜力。

六、病例展示

（一）病例1

患者女性，36岁。术前诊断双侧股骨头坏死，入院行左侧全髋关节置换术。术前X线评估提示左下肢短缩6mm。X线模板规划：髋臼杯假体型号48mm，股骨柄型号Corail 9号柄，股骨头型号32+5mm（图11-52）。

人工智能规划术前评估，左下肢短缩1mm（图11-53）。人工智能术前规划流程为先计划髋臼侧假体，再计划股骨侧假体。根据术后效果模拟，选择股骨头型号，调整手术计划。人工智能术前规划：髋臼杯假体型号50mm（外展角45°，前倾角20°，覆盖率85%）；股骨柄型号Corail 8号，股骨头型号32+5mm。模拟结果显示术后左下肢较右下肢长3mm。确定最终手术计划后，测量股骨颈长，保留股骨距长度及肩尖距，作为手术中参考指标（图11-54）。

患者实际使用髋臼杯型号50mm，股骨柄型号Corail 8号柄，股骨头型号32+5mm。术后测量双下肢长度差异：左下肢较右下肢长4mm。使用假体型号与人工智能术前规划一致（图11-55）。

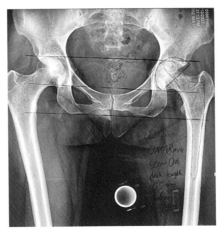
图11-52 病例1术前X线评估及模板规划

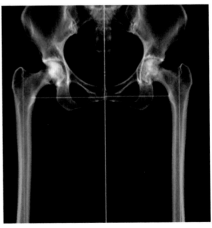
图11-53 病例1术前人工智能评估及规划

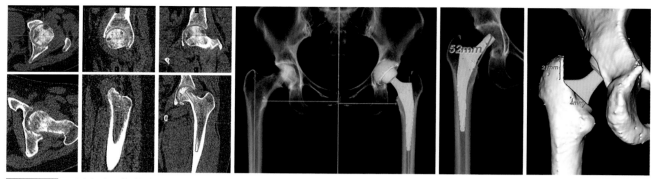

图11-54 病例1人工智能术前规划

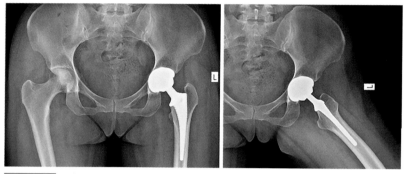

图11-55 病例1术后复查X线
髋臼杯、股骨假体大小与术前人工智能一致，但颈干角较对侧增大。

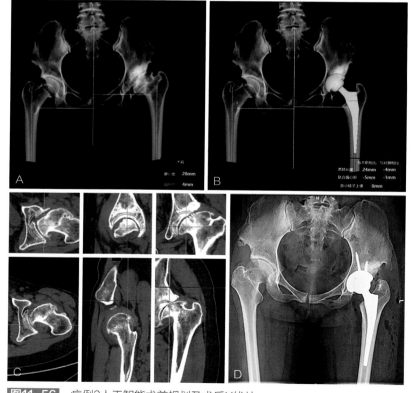

图11-56 病例2人工智能术前规划及术后X线片
A. CT重建形成模拟X线片，评估术前畸形；B. 人工智能术前规划的术后效果模拟；
C. 术前规划在冠状面、矢状面、水平面模拟假体与周围骨质关系；D. 术后复查X线片。

（二）病例2

患者女性，31岁。术前诊断为左侧发育性髋关节发育不良，继发骨关节炎。人工智能术前规划：髋臼杯假体型号48mm（外展角45°，前倾角15°，覆盖率83%），股骨柄型号Corail 9号标准柄，股骨头型号32+5mm。术后实际使用假体型号：髋臼杯型号50mm，股骨柄型号Corail 9号标准柄，股骨头型号32+5mm（图11-56A～C）。术后测量双下肢长度差异：左下肢短缩6mm（图11-56D）。

（三）病例3

患者男性，63岁。术前诊断左髋创伤性关节炎。人工智能术前规划：髋臼杯假体型号56mm（外展角45°，前倾角20°，覆盖率88%），股骨柄型号Corail 11号高偏柄，股骨头型号36+5mm，模拟术后双下肢长度差异0mm（图11-57A、B）。实际使用假体情况：髋臼杯假体型号56mm，股骨柄型号Corail 11号标准柄，股骨头型号36+5mm。术后测量双下肢长度差异：0mm（图11-57C）。

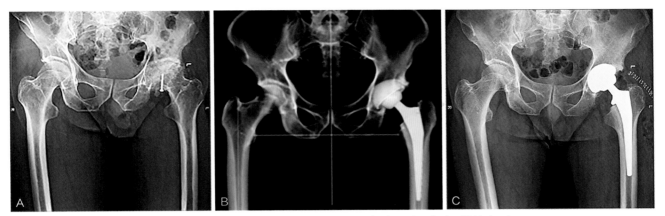

图11-57 病例3术前X线片（A）、人工智能术前规划模拟的术后效果（B）及术后复查X线片（C）

（钱文伟）

第五节　机器人辅助全髋关节置换术

机器人辅助外科手术技术的应用是现代外科领域最新的技术之一。自1985年首例机器人辅助神经外科活检术成功实施，此后有关技术发展迅速。2000年8月，美国FDA批准了首个机器人手术系统——达芬奇用于外科腔镜手术。机器人在关节外科的应用始于1986—1992年研发的ROBODOC系统，这是最早用于关节外科的主动式机器人系统。在德国、日本、韩国广泛应用，使用病例数超过15 000例。机器人辅助全髋关节置换术（THA）技术的应用，可实现术前精确计划，术中精准锉磨及精准假体放置，提高手术精度，降低术后下肢不等长发生率，提高髋关节术后稳定性。

机器人辅助关节置换技术（robot-assisted arthroplasty，RAA）包括机械臂辅助、机器人术前设计、机器人引导安装截骨模具、机械臂截骨或锉磨系统。有主动式、半主动式和被动式。以半主动式为主流，又以Mako机器人系统使用更普遍。因此本文主要以Mako手术机器人辅助THA（以下简称Mako-THA）进行简要介绍。

一、Mako-THA手术适应证及禁忌证

（一）适应证

Mako-THA的适应证几乎与常规THA的适应证一致，以下任何一种导致疼痛、关节功能障碍而明显影响生活质量的终末期髋关节疾病均可通过Mako-THA进行治疗。

1. 原发与继发性骨关节炎终末期。
2. 股骨头缺血坏死Ficat分期Ⅲ期、Ⅳ期。
3. 髋臼发育不良或先天性髋脱位继发骨关节炎。
4. 强直性脊柱炎或类风湿关节炎髋关节病变。
5. 有移位的老年股骨颈头下型或Garden Ⅳ型骨折，或患者在内固定术后不能保持负重活动或部分负重活动者，或内固定术失败。

6. 股骨颈骨折骨不连。

7. 股骨近端肿瘤或髋臼肿瘤。

8. 化脓性或结核性髋关节炎静止期。

9. 髋关节强直，特别是强直于非功能位者，或髋融合术失败者。

（二）禁忌证

1. 全身状况差或有严重伴发疾病，难以耐受较长时间手术者。

2. 髋关节或其他部位存在活动性感染。

3. 全身或局部严重骨质疏松、进行性骨量丢失性疾病。

4. 神经营养性关节病（如Charcot关节）。

5. 髋外展肌肌力不足或丧失。

6. 曾有髋关节化脓性感染或结核病史，病变未静止者。

7. 无法配合术后功能康复，如帕金森病、脑性瘫痪、精神发育迟缓等病情严重者。

8. 股骨上段严重畸形、髓腔硬化性疾病，以致假体柄难以插入股骨髓腔者。

以上1、2为绝对禁忌证，其他为相对禁忌证。

二、Mako-THA术前计划

（一）术前CT扫描

对于拟接受Mako-THA的患者，术前1~2天按照THA相关数据参数完成CT扫描，CT图像应包括双侧髂嵴上缘到双侧股骨小转子远端18cm（即骨盆侧），以及双侧股骨远端到膝关节线水平（即股骨远端）（图11-58）。CT扫描时应确保患者下肢无移动，可放置参考标记杆确保下肢无移动。扫描层厚在骨盆侧为1mm，股骨远端为5mm。

（二）CT三维建模

获取患者CT扫描数据后，通过机器人系统提供的软件进行术前三维建模。对髋关节置换患者，髋臼及股骨应分别进行建模，股骨侧建模应包括股骨远端，以确定自然的股骨通髁线和股骨颈自然前倾角。建模后调整股骨颈为0°前倾，以便于股骨横向偏距（offset）的计算。

（三）术前手术计划

术前主刀医生应与机器人系统工程师共同进行手术计划。首先需要进行CT标志点确定，主要包括双侧髂前上棘、耻骨联合、股骨小转子（图11-59）。确定CT标志点选择无误后，根据患者术前重建图像模拟，并确定髋臼及股骨假体安放的位置。通过重建图像

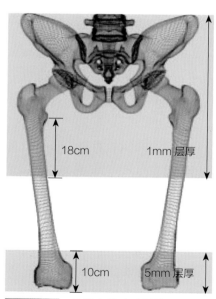

图11-58 机器人辅助髋关节置换手术术前CT扫描范围

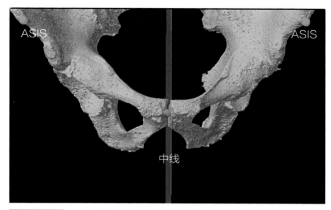

图11-59 CT建模后确定髂前上棘（ASIS）及耻骨联合骨性标记点（蓝色圆点）

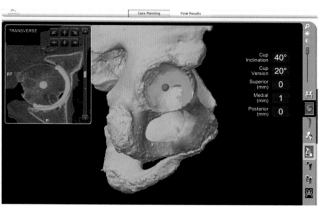

图11-60 髋臼侧术前计划视图

中间视图显示髋臼按40°外展、20°前倾位置放置时三维建模图像，左上角视图水平面像显示髋臼杯拟放置的位置及髋臼锉磨深度与髋臼内壁的关系。右侧纵列数字分别显示髋臼杯计划的外展角（40°）、前倾角（20°），以及髋臼杯锉磨时髋臼顶壁、内壁及下壁锉磨的深度。

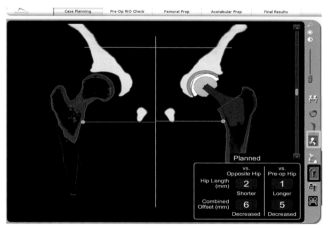

图11-61 机器人辅助髋关节置换手术术前计划

右侧导航栏黄色边框显示计划的复位模式。右下白色方框内显示按术前髋臼及股骨侧计划复位髋关节后，获得的下肢长度及恢复的偏距情况。vs. Opposite hip：与对侧对比；vs. Pre-op Hip：与术前对比；Hip Length：下肢长度；Combined Offset：联合偏距。

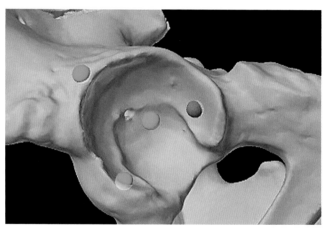

图11-62 髋臼侧初步注册标记点

包括髋臼上缘、髋臼内卵圆窝前、髋臼内卵圆窝后共计3点。

冠状面、矢状面、水平面图像预览，确定髋臼假体的大小、放置的深度以及周围骨质保留情况及髋臼假体包容情况（图11-60），并确定髋臼放置的外展角及前倾角。股骨侧确定股骨假体型号及股骨假体前倾角。进一步确认术后下肢长度恢复及联合偏距（图11-61）。同时需确认髋臼及股骨侧注册标记点是否需要调整（图11-62）。手术计划确认后，完成数据保存。

三、Mako-THA手术操作

（一）体位摆放

根据手术入路选择摆放患者体位，后外侧入路采用的体位与常规THA相同，即侧卧位摆放，前入路采用平卧位。本文以后外侧入路为例进行叙述。体位摆放时，手术床应放置腋下垫，用体位架固定骨盆及躯干，注意避免肢体摆放时下方肢体血管受压。摆放完体位后应观察下方肢体远端的血液循环情况。Mako-THA分为快捷模式（Express模式）和增强模式（Enhance模式）。前者无须进行股骨头的精细注册，因而不能测量股骨柄前倾角；后者需要进行股骨头的精细注册，可获得股骨前倾角及联合前倾角信息。如采用快捷模式（Express模式），术前需在屈膝90°位置，在髌骨下极安放标记物（如电极贴）（图11-63），以便于术中测量下肢长度及偏距。

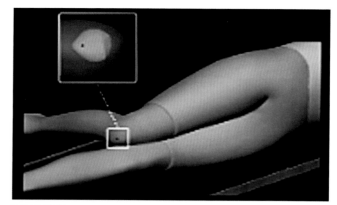

图11-63 Express模式下安放标记物

（二）切口标记

根据解剖标志确定手术切口标记，同时应标记髂嵴定位针放置位置。完成常规消毒及铺无菌手术单。铺单时注意将髂嵴显露出来。

（三）机器人准备

根据手术侧别摆放机械臂及示踪器位置，示踪器用于跟踪术中机械臂及患者身体上的标记点以确定位置。示踪器常规摆放于患者头侧，主机和机械臂放置于患者腹侧。手术医生完成铺无菌手术单的同时，由器械护士核对耗材和工具，包括无菌手术罩、反射球、标记钉、骨钉、动力装置、参考架、探针等。由器械护士为机器人机械臂套无菌手术罩。安放机器人主机及定位架和操作头。先完成机械臂注册和探针注册，再连接操作头动力并固定动力输出线，注意适当保留及控制动力输出线长度，以便有足够的活动度同时避免污染。最后完成机械臂注册后，锁定机械臂位置及主机，注意避免污染。整体机器人及相关设备安放如图11-64、图11-65所示。

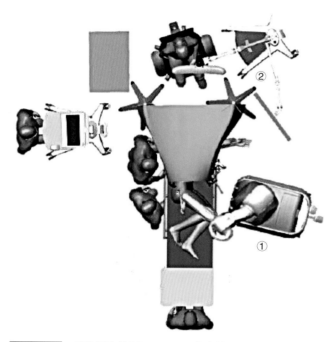

图11-64 后外侧入路Mako-THA术中位置
①为Mako主机及机械臂，机械臂基座应位于患者的腹侧，并与患者ASIS和髋臼对齐；②为示踪器，一般摆放在手术床头侧，便于术者观察。

（四）术中操作

（1）安装骨盆参考架：取髂前上棘后方，拧入3枚髂骨螺钉并连接骨盆参考架，调整参考架位置，确认骨盆参考架可被示踪器探测后锁紧固定

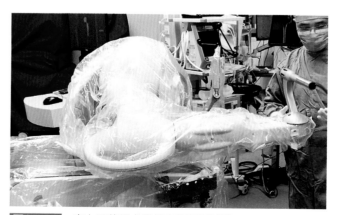

图11-65 套上无菌手术罩并安装好机械臂

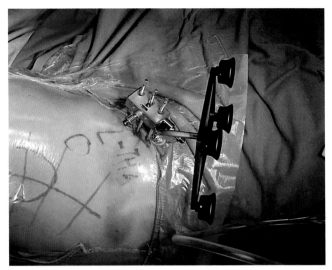

图11-66 骨盆参考架安放位置
参考架朝向手术床头侧，并保证被摄像头探测到。

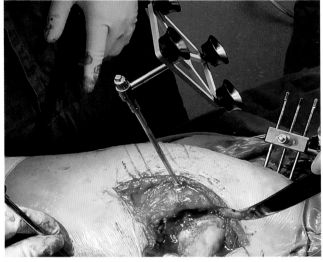

图11-67 股骨侧参考架及参考架固定螺钉位置
参考架固定螺钉置于大转子最突出点的后内侧1cm垂直骨面拧入。连接股骨侧参考架，并保证在髋关节伸直、复位以及屈曲、内收、内旋位置时可被探测到。

螺钉（图11-66）。

（2）常规显露，切开关节囊后，显露大转子、股骨颈：采用Express模式时，先不脱位。于大转子外侧打入股骨注册钉，并确定固定牢固，保持髋关节伸直、膝关节屈曲90°位置（图11-63），探针先在股骨注册钉确认，然后在髌骨下级标记物上确认，以记录术前下肢长度和联合偏距的原始数据。

Enhance模式下，于大转子外侧打入股骨注册钉，先行髋关节脱位，于股骨注册钉后方大转子后外侧拧入股骨参考架固定钉并拧紧（图11-67），固定钉位置应避开髓腔锉的方向。试连接股骨参考架，确保股骨在脱位及复位时参考架均能被示踪器捕捉到，并拧紧参考架。

（3）股骨注册

1）注册前不要去除骨赘，髋关节取屈曲、内收、内旋位并脱位。采集探针精度，探针垂直扎入股骨注册钉内采集，并行二次采集确认。确认采集精度<0.5mm。仔细确认股骨注册钉固定牢固，同时可确认探针采集精度。

2）股骨初步注册：股骨初步注册点包括小转子、大转子、股骨颈梨状窝位置，术前可根据股骨畸形位置调整注册点位置，以便于术中注册。注册时探针需与屏幕中显示的位置相一致。

3）股骨精准注册：股骨精准注册包括32个点，分别位于小转子、大转子、转子间、梨状窝附近、股骨颈、股骨头，每一个注册点应刺破软骨，达到真实的软骨下骨，每一个注册点间隔5mm以上，均匀分布在每一个区域内（图11-68）。注册完成后检测注册精度，应<0.5mm。股骨注册验证：用探针按屏幕显示点进行注册点验证，并确认探针接触到真实的皮质骨（图11-69）。

（4）以探针辅助标记股骨颈截骨位置，完成股骨颈截骨（图11-70）。

（5）髋臼侧操作

1）完成髋臼显露：显露时注意髋臼后壁、上壁显露，以便顺利完成髋臼注册。

2）于髋臼上缘打入髋臼注册钉，并检查固定钉固定牢固，注册钉方向应避开骨赘、髋臼锉的方向。粗探针采集髋臼注册钉，并二次采集，确认探针精度。由于随机器人提供的髋臼定位标记螺钉太小，术中

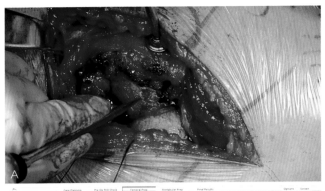

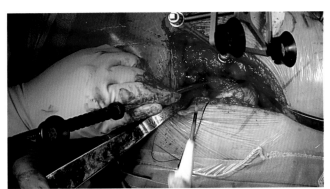

图11-68 股骨侧术中精准注册

A. 术中探针点击注册点；B. 监视器上实时注册点，蓝色代表当前注册点，白色代表股骨侧精准注册点的分布位置。

图11-70 用探针和电刀标记股骨颈截骨线位置

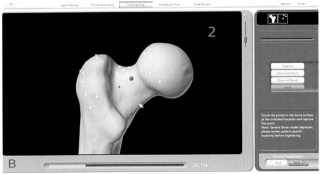

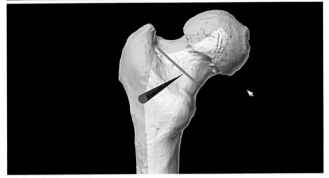

图11-69 股骨侧注册验证

探针触及到蓝色注册点，通过右上图的小视窗可观察探针尖与皮质骨的距离。当蓝色注册点变为白色，且精度<0.5mm时完成确认。

图11-71 髋臼侧注册点模式图

髋臼侧注册点4个一组，共32个点，蓝色表示当前注册的点正被采集。

不易操作，而且术后寻找这个髋臼标记钉有困难（尽管有标记线）。笔者在术中采用5cm长的内六角普通螺钉，代替髋臼标记钉，实际使用中更方便，而且不影响定位。

3）髋臼初步注册：髋臼注册前不要去除骨赘，采集3个点（卵圆窝前缘、卵圆窝后缘及髋臼上缘）完成初步注册。术前应与工程师核对3个点的位置，注册时探针需与屏幕中显示的位置一致（图11-62）。

4）髋臼精准注册：共32个点（图11-71），前8个点分别位于髋臼前缘及后缘各4个点；6个点位于髋臼窝内；髋臼内最后2个点分别位于卵圆窝前、后缘；最后16个点于髋臼外缘从后向前依次均匀分布。髋臼注册验证：探针按屏幕显示点进行注册点验证，并确认探针接触到真实的皮质（图11-72）。

（6）髋臼锉磨：移动机器人主机至工作位置，患侧髋关节置于屈曲、内收、内旋位，一位助手位于主刀上方协助进行髋臼显露，另一位助手可位于患者腿侧，固定患者肢体。根据骨质情况，可选择使用比术前计划更小的的髋臼锉锉磨，或者直接使用术前计划的型号髋臼锉进行锉磨。应注意，当髋臼锉尺寸比术前计划的小4mm及以上时，髋臼锉手柄方向是不受约束的。当髋臼锉尺寸与术前计划的相差在3mm及以内时，髋臼锉手柄方向被限制在以髋臼锉为中心的10°～15°范围内工作。髋臼锉磨时，可以监测髋臼内壁、顶壁、后壁锉磨的深度，同时实时监测髋臼锉磨的方向（包括髋臼外展角、前倾角）（图11-73）。当各壁锉磨深度到0mm时，表示锉磨到预定位置。如果术中髋臼锉磨深度超过计划锉磨深度1mm，该磨骨区域将变为红色。锉磨完成后，术者观察髋臼锉磨骨质满意后，打入髋臼试模，验证初步稳定性。

（7）于机械臂上取下髋臼锉磨杆及髋臼锉，将髋臼假体及髋臼打击杆连接到机械臂上，并于尾端连接打击平台。初步放置好髋臼位置，锁定机械臂，机械臂将按照计划的髋臼外展角、前倾角固定髋臼打入方向。髋臼打入前，将机械臂前推，显露出打入杆上方的黑线。一边锤击打入髋臼，一般实时观察髋臼打入深度，当打入深度为0mm时，表示髋臼打入到预定位置。探针在臼杯的同一个圆环上均匀采集5个点，验证臼杯的外展角及前倾角（图11-74）。

（8）根据髋臼初始稳定性，必要时可给予髋臼螺钉加固固定。

（9）安放髋臼内衬并打击至固定位置。

（10）股骨侧制备：显露股骨颈截骨面，依次用常规手工方法锉磨股骨髓腔至固定满意，保留髓腔锉并验证髓腔锉抗旋满意。根据术前计划安装相应的股骨颈试模，插入股骨参考架，探针在股骨颈试模上采集3个点以确认股骨柄的前倾角。

（11）根据术前计划选择相应型号的股骨头试模，复位后检查关节稳定性，验证髋关节复位后双下肢长度及联合偏距恢复情况。Express模式下，复位髋关节，膝关节屈曲90°位置保持不动，探针先在股骨注册钉确认，然后在髌骨下极标记点上确认，可获得双下肢长度和联合偏距的术后数据。

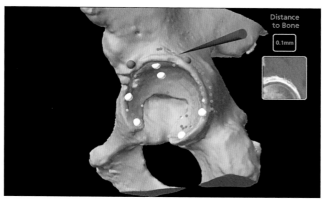

图11-72 髋臼侧注册验证
探针触及到蓝色注册点，通过右上的小视窗可观察探针尖与皮质骨的距离。当蓝色注册点变为白色，且精度＜0.5mm时完成确认。

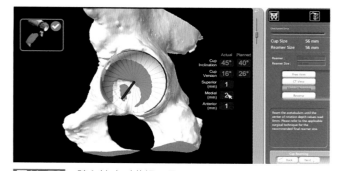

图11-73 髋臼锉磨时监视器图
右上角显示髋臼锉磨型号，本例采用56mm髋臼锉磨。术中可实时监测髋臼锉磨的前倾角、外展角及髋臼锉距离术前计划的位置，包括顶壁、前壁、内壁的位置。

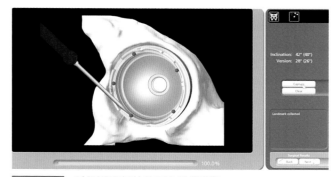

图11-74 验证髋臼杯的外展角及前倾角
本例验证髋臼前倾角28°，外展角42°。

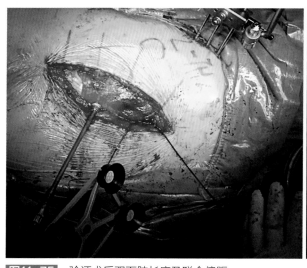

图11-75 验证术后双下肢长度及联合偏距
本例患者患侧下肢长度较对侧长3mm，联合偏距减少1mm。

（12）打入最终的股骨柄假体及股骨头假体，复位髋关节，连接股骨参考架，并最终验证术后双下肢长度及联合偏距恢复情况（图11-75）。

（13）切口冲洗、止血，根据出血情况决定是否放置切口引流，重建关节囊及外旋肌，关闭切口。

四、围手术期管理

围手术期管理与常规THA手术基本相同，主要包括如下方面。

（一）全身情况评估

术后监测心率、血压、血氧饱和度，复查血红蛋白、白蛋白。术后患者麻醉完全清醒、有饥饿感或胃肠功能恢复即可进食。术后白蛋白水平应维持在32g/L、70岁以上老年人白蛋白应在35g/L以上。评估睡眠和疼痛，给予镇静催眠药和口服非甾体抗炎药（nonsteroidal anti-inflammatory drug，NSAID）预防性镇痛、疼痛治疗和补救性镇痛处理。有贫血者应补充铁剂、应用促红细胞生成素（erythropoietin，EPO），及时纠正贫血。通常无心肺基础疾病的患者血红蛋白<70g/L，合并心肺基础疾病患者血红蛋白<80g/L，应及时输血纠正贫血。

（二）预防静脉血栓栓塞症

术后24小时开始血栓的药物预防，硬膜外导管置入的患者应在导管拔除后12小时开始血栓的药物预防。预防药物包括低分子量肝素、Ⅹa因子抑制剂、阿司匹林等。其他预防方法包括下肢梯度压力足底泵、弹力袜、早期下地活动等。

（三）引流管管理

笔者多数情况下不放置引流管。如果放置引流管，应在术后24～48小时引流量<50ml时拔管。加速

康复外科（enhanced recovery aftersurgery，ERAS）理念一般不建议放置引流管，对于特殊疾病可适当延长，但不建议超过48小时。特殊疾病除外，如血友病患者。

（四）恶心、呕吐管理

发生恶心、呕吐应积极处理。一方面避免或减少使用导致恶心、呕吐的药物如阿片类、曲马多、地佐辛等；另一方面发生恶心、呕吐时改变患者体位，应用地塞米松以及昂丹司琼、莫沙必利等药物治疗恶心、呕吐。

（五）术后早期功能康复锻炼

在术前预康复锻炼基础上，THA术后麻醉清醒，患者即可在床上进行踝关节、膝关节和髋关节的屈、伸活动。根据患者具体情况决定下地活动的时间，一般于术后3~6小时即可离床助行器或扶双拐杖辅助下行走。功能康复锻炼使患者通过主动运动维持肌肉、关节活动，防治肌肉萎缩、关节僵硬，促进血液循环，并减少静脉血栓栓塞症（venous thromboembolism，VTE）的发生，最大限度恢复功能。术后功能锻炼争取尽早达到屈髋100°、外展40°。根据手术入路及术中稳定性测试，术后6周内应采用防脱位体位，侧卧位两腿间夹枕头。

五、围手术期并发症防治

围手术期并发症防治也与常规THA相似。

（一）切口感染

髋关节置换术后一旦发生感染，容易导致手术失败，患者面临多次翻修手术的可能。术前排除潜在的感染病灶，纠正贫血、低蛋白血症，加强营养，术中皮肤准备、无菌操作，减少出血，预防性抗菌药物的合理应用等，可降低术后感染风险。感染预防在机器人辅助THA手术时更应注意，因为这个技术本身会增加手术时间。中间环节较多，可能增加污染概率。

（二）静脉血栓栓塞症

静脉血栓栓塞症是关节置换术后常见并发症，包括下肢深静脉血栓形成与肺动脉栓塞。预防措施包括基本预防、物理预防和药物预防。具体参阅《中国骨科大手术静脉血栓栓塞症预防指南》和《中国髋、膝关节置换术围术期抗纤溶药物序贯抗凝血药物应用方案的专家共识》。需特别注意的是，患者术后的抗VTE药物方案并非一成不变，而是需要依据患者的基础疾病、服药史、术后对药效的评估（包括凝血功能、血红蛋白下降情况、术肢淤血水肿情况、出血倾向等）及时做出调整，才能够有效发挥抗VTE药物的效能并避免其不良反应。

（三）切口愈合不良

手术切口并发症包括渗血、渗液、脂肪液化、局部肿胀、瘀斑、浅表感染、延迟愈合、切口裂开等。

切口愈合不良与患者自身健康状况有着密切关系，类风湿关节炎、贫血、糖尿病、肥胖、长期服用糖皮质激素、吸烟、饮酒等都会增加患者术后切口愈合不良的概率。因此，对于这些具有高危因素的患者，术前应在改善患者自身基础情况下再进行手术。预防措施包括缩短手术时间及止血带使用时间，良好的皮肤切开分离、缝合技术、微创操作、皮下脂肪粒的处理，及时纠正贫血、低蛋白血症等。机器人辅助手术由于存在切口外定位架固定的辅助切口，在打入固定钉时应注意保护周围皮肤，避免皮肤被压迫导致缺血，同时注意皮肤切口的无菌处理。

（四）神经血管损伤

THA手术操作全程微创、减少软组织过度剥离牵拉，仔细分辨解剖结构确认血管神经。肢体延长超过3～4cm时，术中复位时应触摸坐骨神经的张力，保持坐骨神经在低张力下复位，避免损伤。

（五）假体周围骨折

非骨水泥型假体的应用增加了术中骨折的风险。术前评估患者骨质条件，术前模板测量，术中轻柔操作，熟悉假体使用操作规范，锉磨髋臼及股骨髓腔扩髓时轻柔操作，根据骨质条件选择1mm、2mm或line to line压配植入等，均可预防发生术中骨折。

（六）术后脱位

THA术后脱位是常见并发症之一。术中显露清晰、辨认解剖标志、正确安放假体位置、提高假体植入精确度、保护软组织避免损伤外展肌、后方关节囊修复、DAA下操作、围手术期外展肌功能训练、避免危险体位动作等，可预防术后脱位。

六、机器人辅助髋关节置换术治疗常见髋关节疾病病例

（一）病例1

患者男性，64岁。21年前因外伤后右侧髋臼骨折、右侧股骨头脱位行切开复位、可吸收螺钉固定。5年前出现右髋疼痛，3年前疼痛加重，步行400m即有明显疼痛症状。查体：右髋屈曲90°，内收、内旋、外旋受限明显。X线检查：股骨头变形，右髋关节间隙变窄，右侧髋臼及股骨头周围较多骨赘形成。髋关节周围肌肉内可见异位骨化（图11-76、图11-77）。该患者诊断考虑右侧股骨头坏死，右髋创伤后骨关节炎，右髋僵直。术前该患者按机器人辅助髋关节置换完成术前计划，髋臼假体58mm，按照外展45°、前倾21°放置；股骨柄采用132°颈干角，6号股骨柄；计

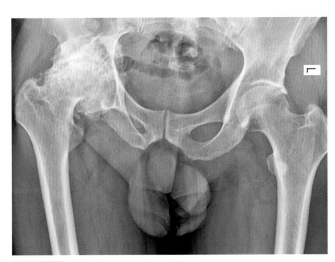

图11-76 术前双髋关节正位X线片
右侧股骨头塌陷变形，关节间隙狭窄，髋臼及股骨头周围大量骨赘形成。

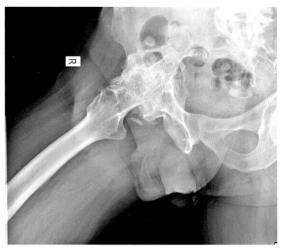

图11-77 术前右髋侧位X线片
髋关节间隙消失，周围骨质增生明显，正常髋关节结构
消失。

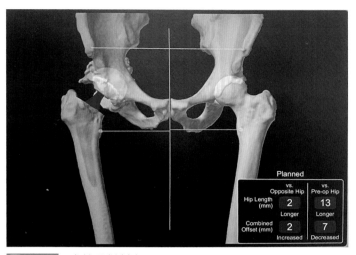

图11-78 术前手术计划

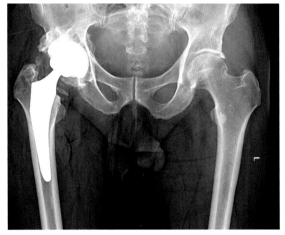

图11-79 右髋Mako-THA术后髋关节正位X线片
髋臼杯外展角、股骨柄位置、偏距及肢体长度恢复满
意，与术前计划一致。

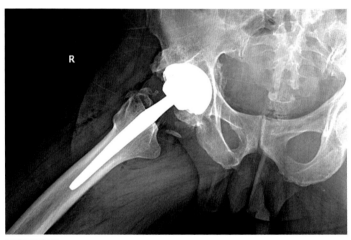

图11-80 Mako-THA术后右髋关节侧位X线片
髋臼杯位置良好，由于采用的是单锥度近端固定柄，侧位显示股骨柄
充填稍小，正位填充满意。

划复位后患侧下肢长度较对侧长2mm、偏距增加2mm，患侧下肢长度较术前长13mm、偏距缩小7mm（图11-78）。手术采用Enhance模式、机器人辅助完成右髋关节置换术。股骨侧前倾22°、髋臼外展45°、前倾21°。术中测量联合前倾角43°、患侧下肢长度长度较对侧长1mm、偏距长2mm（图11-79～图11-81）。

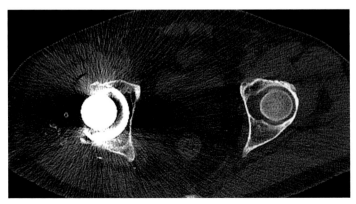

图11-81 Mako-THA术后髋关节水平面CT
髋臼杯前倾角23°，与术中机器人系统测量的21°相差2°，提示Mako-THA可以精确控制髋臼假体放置。

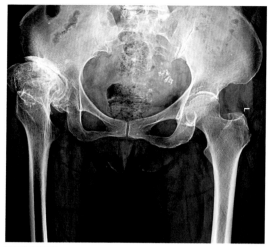

图11-82 术前双髋正位X线片
髋臼变浅、髋臼上缘骨赘游离、关节面硬化，股骨头增大、变形，卵圆窝封闭。

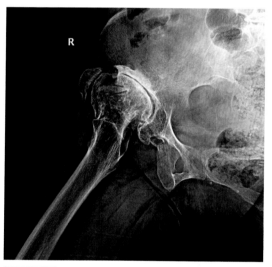

图11-83 术前右髋侧位X线片
髋臼前方巨大骨赘形成。

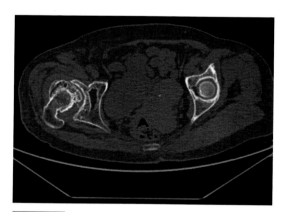

图11-84 术前髋关节水平面CT
股骨外旋，髋臼卵圆窝封闭，髋臼前壁增生明显，髋臼明显变浅。

（二）病例2

患者女性，69岁。右髋疼痛20年，15年前外院行右侧髋臼植骨术，5年前右髋疼痛加重，目前行走距离100m，疼痛VAS评分6分。查体：右下肢跛行，右下肢短缩畸形，右髋各方向活动受限。X线片：髋臼变浅、髋臼上缘骨赘游离、关节面硬化，股骨头增大、变形（图11-82、图11-83）；CT：股骨外旋，髋臼卵圆窝封闭，髋臼前壁增生明显，髋臼明显变浅（图11-84）。诊断考虑右髋发育不良继发骨关节炎。术前通过机器人辅助手术系统进行术前计划，术前患肢短缩26mm，偏距较对侧长2mm。按机器人辅助髋关节置换术完成术前计划，髋臼假体54mm，按照外展40°、前倾20°放置（图11-85），股骨柄采用132°颈干角，股骨前倾20°，计划复位后患侧下肢长度与对侧等长、偏距增加4mm（图11-86）。手术采用Enhance模式、机器人辅助完成右髋关节置换术。股骨侧前倾20°，髋臼外展39°、前倾

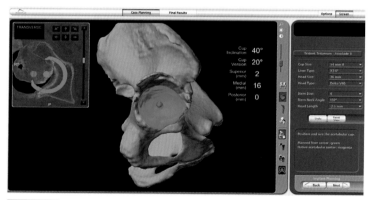

图11-85 术前髋臼侧计划
按前倾20°、外展40°设计，髋臼需向内锉磨16mm，向上方锉磨2mm。

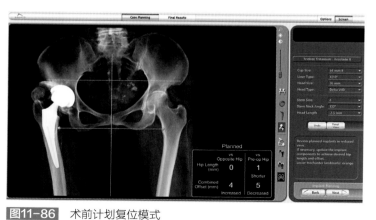

图11-86 术前计划复位模式
股骨柄采用132°颈干角股骨柄，股骨前倾20°，计划复位后患侧下肢长度与对侧等长、偏距增加4mm。

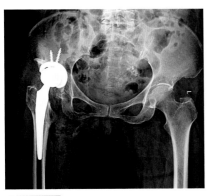

图11-87 右髋Mako-THA术后即刻髋关节正位X线片

髋臼杯外展角、股骨柄位置、偏距及肢体长度恢复满意。骨盆倾斜。

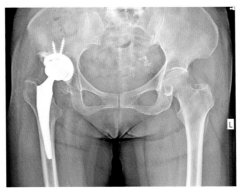

图11-88 右髋Mako-THA术后6个月复查髋关节正位X线片

骨盆倾斜纠正，髋臼杯外展角、股骨柄位置、偏距及肢体长度恢复满意。

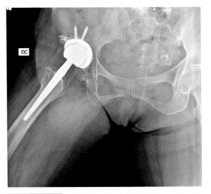

图11-89 Mako-THA术后右髋关节侧位X线片

髋臼杯位置良好，由于采用的是单锥度近端固定柄，侧位显示股骨柄充填稍小，但正位填充满意。

20°。术中测量联合前倾角40°，患侧下肢长度较对侧短2mm，偏距增加4mm。术后即刻复查，患者存在骨盆倾斜（图11-87）。术后6个月复查假体位置满意，骨盆倾斜恢复（图11-88、图11-89）。

（冯　宾　翁习生）

第六节　陶瓷全髋关节置换术的临床应用

一、股骨颈骨折

随着人口老龄化的进展，股骨颈骨折的发病率逐年增加。当股骨颈骨折位于髋关节囊内时，手术选择包括内固定、半关节成形术和全髋关节置换术。对于移位的囊内骨折患者，如果骨折前可正常独立行走，无认知功能障碍，无麻醉和手术禁忌证，可考虑全髋关节置换术。

文献报道针对股骨颈骨折患者，全髋关节置换相对股骨头置换，有更好的临床疗效，假体的长期生存率更高，但术后脱位率更高。为了减小术后脱位率，可以采用外侧入路或者直接前入路完成手术。Stafford等回顾了英国国家关节登记中心的股骨颈骨折患者的数据，后外侧入路治疗的股骨颈骨折患者的翻修率明显高于直接前入路和外侧入路（3.5% vs 1.3%，P=0.02）。对于习惯后外侧入路的医生而言，术中经大转子人工骨道进行后方关节囊、短外旋肌群的重建，可以减少术后脱位的发生率。

（一）假体的选择

对于假体的选择，根据患者骨质情况，可选择生物型假体或者骨水泥型假体。据英国国家关节登记中心的数据显示，股骨颈骨折接受人工全髋关节置换的患者，使用生物型假体术后翻修的风险比（hazard ratio，HR）高于骨水泥型假体（P=0.021），主要是假体周围骨折的发生率较高。因此，对于骨质疏松严重的患者，或者假体周围骨折高风险的患者，建议选择骨水泥型假体。

（二）术前计划

术前应进行计划，可选择骨折对侧的肢体进行模板测量，了解髋臼及股骨假体的型号。术中髋臼侧操作时，根据假体的压配，选择小一号髋臼锉或者同号髋臼锉进行髋臼准备，对于骨质疏松严重的患者，最后1～2号髋臼锉锉磨时可采用反锉的方法，避免过多地损失髋臼的软骨下骨。当选择陶瓷对陶瓷摩擦界面假体时，相对陶瓷对聚乙烯界面假体，可适当增加髋臼的前倾角。选择后外侧入路时，髋臼的前倾角为20°～30°，外展角为40°～45°。股骨侧假体可使用目前市售的各种假体，对于初次手术，建议使用近端固定假体，利于保留骨量及将来可能发生的翻修，减少远端应力遮挡的情况。若使用骨水泥型股骨柄，应按照第三代骨水泥技术进行操作，在放置骨水泥前，应仔细冲洗髓腔，放置远端塞及远端中置器，使用骨水泥枪由远向近注射骨水泥，同时注意髓腔排气。股骨头假体的选择，若髋臼侧允许，尽量选择直径32mm或36mm的股骨头，可减少术后脱位的发生率。

典型病例1：患者女性，59岁。摔伤后出现右髋疼痛，髋关节正位X线片提示右侧股骨颈Garden Ⅳ型骨折（图11-90A）。全麻下行右侧陶瓷对陶瓷全髋关节置换术，术后髋关节X线片提示双下肢等长，假体位置良好（11-90B、C）。术后9年复查髋关节正侧位X线片，假体位置满意（11-90D、E）。

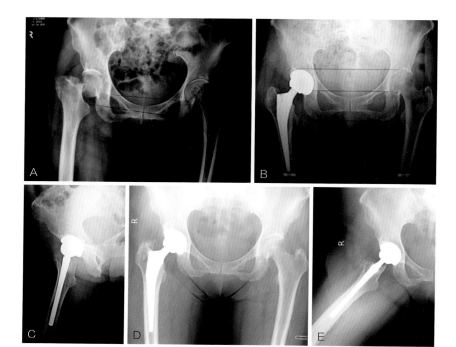

图11-90 典型病例1术前及术后X线片

（冯　宾）

二、股骨头坏死

无菌性股骨头坏死（osteonecrosis of femoral head，ONFH）是一类由多种原因导致，以骨细胞死亡、骨组织坏死为病理学特征的常见关节疾病，因坏死部位缺乏血供，故又称缺血性股骨头坏死。因局部骨坏死导致股骨头骨质强度降低，随病程进展，负重后易引起股骨头塌陷，并继发严重的骨关节炎。全髋关节置换是治疗晚期股骨头坏死的有效方法，可以缓解疼痛，重建髋关节结构，恢复髋关节功能。

（一）短期和长期临床效果

既往全髋关节置换中使用金属对聚乙烯摩擦界面，在青年人和活动活跃的股骨头坏死的患者中通常伴随着较高的失败率，聚乙烯磨损颗粒诱发的骨溶解是失败的主要原因。陶瓷对陶瓷关节假体拥有最低的摩擦系数，相对于金属对聚乙烯或陶瓷对聚乙烯关节假体，陶瓷对陶瓷磨损颗粒诱发的巨噬细胞炎症反应较小，术后出现骨溶解现象较少。因此，陶瓷对陶瓷全髋关节置换术在股骨头坏死的治疗中有很好的短期和长期临床效果。

（二）手术方法与技巧

针对股骨头坏死的陶瓷对陶瓷全髋关节置换术手术方法和技巧与一般的关节置换术类似。手术入路根据手术医生的习惯进行选择。因陶瓷内衬没有像聚乙烯内衬的防脱位高边，髋臼杯放置时可适当增加前倾角。假体位置方面，髋臼前倾20°~30°、外展40°~45°，这样有利于关节面应力的均匀分布，减少内衬边缘的应力，降低陶瓷内衬边缘破裂的风险。陶瓷内衬植入时可能会略有困难，徒手将内衬植入往往更为容易，最好的方法是植入陶瓷内衬后用手指沿髋臼边缘触摸一圈，确保陶瓷内衬平整地安装在髋臼杯内，确保没有任何一处突出或凹陷入髋臼杯。放置真的髋臼内衬之前，可先放置髋臼内衬试模，试行复位并检查稳定性满意后再放置真的髋臼内衬。由于股骨头坏死晚期常有明显增生的骨赘，骨赘可发生在髋臼侧或者股骨侧，术后可能因骨赘导致撞击而出现髋关节脱位。术中放置髋臼假体后，可以小心地清除可能引起撞击的骨赘。同样地，对于股骨侧存在明显骨赘的患者，也应仔细地清除，避免术后撞击导致脱位。

（三）远期临床效果

陶瓷对陶瓷全髋关节置换术的良好远期疗效也得到很多文献的支持。Beaupre等报道，陶瓷对陶瓷全髋关节置换术后10年的健康相关生活质量明显改善，无摩擦界面相关的假体失败病例。笔者的团队也针对陶瓷对陶瓷全髋关节置换术与陶瓷对超交联聚乙烯全髋关节置换术治疗股骨头坏死的病例进行回顾性研究，平均随访7年，结果发现两组的髋关节功能评分、SF-36生活质量评分无统计学差异。根据去伪影CT计算假体磨损率，陶瓷对陶瓷摩擦界面的磨损率为0.0096mm/年，陶瓷对聚乙烯摩擦界面的磨损率为0.047mm/年。总的来说，陶瓷对陶瓷全髋关节置换术治疗晚期股骨头坏死具有良好的长期疗效。

典型病例2：患者女性，28岁。髋关节正侧位X线片提示双侧股骨头坏死，左侧ARCO Ⅳ期，右侧ARCO Ⅲ期（图11-91A~C），行双侧陶瓷对陶瓷全髋关节置换术。术后7年复查双侧髋关节正侧位X线片，假体位置良好（图11-91D~F）。

（冯　宾）

三、发育性髋关节发育不良继发骨关节炎

成人发育性髋关节发育不良（DDH）是一种髋臼未能完全覆盖股骨头的病理状态，可导致髋关节半脱位，甚至完全脱位，可以损伤盂唇、关节软骨，最后造成髋关节骨关节炎，并且还会影响同侧膝关节、对侧髋关节以及脊柱。DDH是年轻人髋关节骨关节炎最常见的原因。随着全髋关节置换术的普及，越来越多的DDH患者趋向于采取积极的手术治疗以改善疼痛、跛行等症状。由于DDH患者较年轻，相比于老

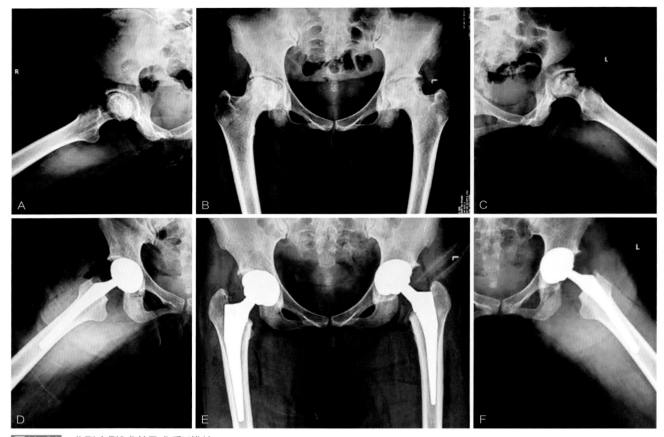

图11-91 典型病例2术前及术后X线片
A～C. 术前双髋关节正侧位X线片；D～F. 术后双髋关节正侧位X线片。

年患者其术后活动量较大，因此对假体的使用寿命及摩擦界面的耐磨性能要求更高。在过去，金属对聚乙烯界面常被作为首选，但聚乙烯内衬的耐磨性能差，易老化，并且产生的磨损颗粒易诱导骨溶解的发生，并不适合年轻的DDH患者。相比之下，陶瓷作为最耐磨的材料之一，极大地减少了磨损颗粒的产生，且磨损颗粒诱发的炎症反应较轻，有效地减少了骨溶解的发生，延长了假体的使用寿命。因此，陶瓷对陶瓷全髋关节置换术应作为DDH患者的首选。

由于脱位程度的不同，DDH患者的髋关节往往具有不同形态，为了便于临床实践及研究，常使用基于X线片的Crowe分型系统对其进行区分。Crowe分型由John F Crowe等于1979年提出，该分型系统根据测量后的股骨头脱位距离将DDH分为4种不同类型。Ⅰ型：股骨头移位小于骨盆高度的10%，或者小于股骨头高度的50%；Ⅱ型：股骨头移位为骨盆高度的10%～15%，或者为股骨头高度的50%～75%；Ⅲ型：股骨头移位为骨盆高度的15%～20%，或者为股骨头高度的75%～100%；Ⅳ型：股骨头移位大于骨盆高度的20%，或者大于股骨头高度的100%（图11-92）。由于Crowe Ⅲ型及Ⅳ型在形态上存在解剖结构变异，而Crowe分型缺乏对形态的描述，于是周勇刚在该分型的基础上改良提出了周氏分型。周氏分型根据有无继发臼形成将CroweⅢ型和Ⅳ型各自分为两个亚型。ⅢA型：无继发臼形成；ⅢB型：有假臼形成，且假臼与真臼部分重合；ⅣA型：无假臼形成；ⅣB型：有假臼形成（图11-93）。本节将以上述分型为依据介绍DDH患者的陶瓷全髋关节置换术。

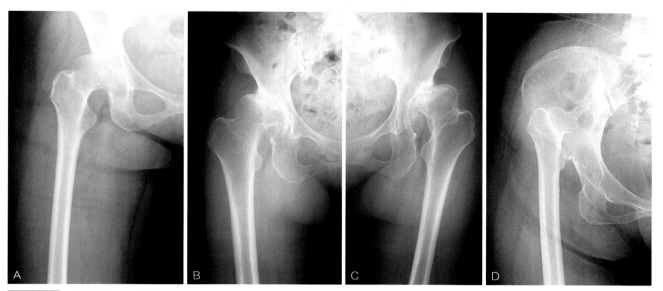

图11-92 DDH Crowe分型
由左向右依次为Crowe Ⅰ型（A）、Crowe Ⅱ型（B）、Crowe Ⅲ型（C）和Crowe Ⅳ型（D）。

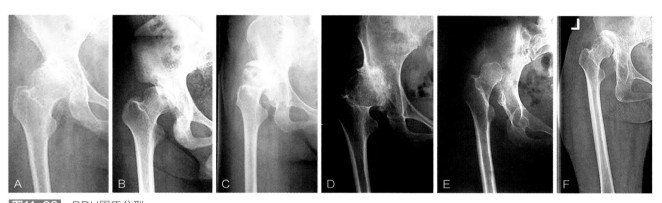

图11-93 DDH周氏分型
从左向右依次为周氏分型中的Ⅰ型（A）、Ⅱ型（B）、ⅢA型（C）、ⅢB型（D）、ⅣA型（E）和ⅣB型（F）。

（一）Crowe Ⅰ型DDH

Crowe Ⅰ型DDH表现为髋臼上方骨质少量缺失，股骨前倾角度轻度增加，在THA中无须使用特殊的手术技术及特殊假体，采用普通的生物型髋臼杯及股骨柄以及陶瓷对陶瓷界面即可达到满意的效果。

典型病例3：患者女性，41岁。双髋关节疼痛1年余。髋关节正位X线片提示为双侧DDH，右侧Crowe Ⅰ型，左侧Crowe Ⅱ型，骨盆略微倾斜（图11-94A）。行双侧陶瓷对陶瓷全髋关节置换术，术后髋关节X线片显示双侧髋关节解剖结构重建良好，假体位置良好（图11-94B）。术后6个月随访，假体位置良好，双下肢等长（图11-94C）。

（二）Crowe Ⅱ型DDH

Crowe Ⅱ型DDH的股骨侧仍以普通生物型股骨柄为主，髋臼侧则以大号髋臼杯为主，大部分情况下可达到解剖重建，安放时应尽量使髋臼杯内移（典型病例4）。

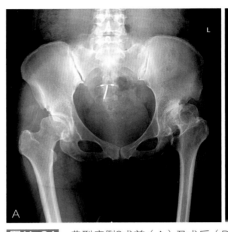
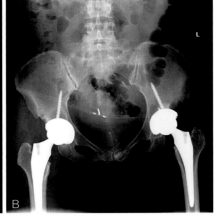
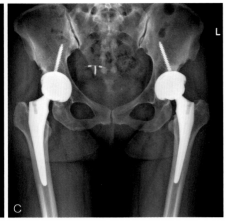

图11-94 典型病例3术前（A）及术后（B、C）X线片

典型病例4：患者女性，55岁。右髋关节疼痛5年，加重1年。髋关节正位X线片提示右侧发育性髋关节发育不良，Crowe Ⅱ型，继发骨关节炎（图11-95A）。入院后行右侧陶瓷对陶瓷全髋关节置换术，采用解剖重建，髋臼杯稍内移安放。术后X线显示旋转中心与对侧同一水平，双下肢恢复等长（图11-95B）。

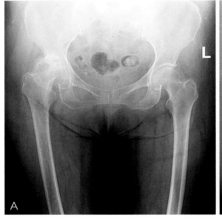
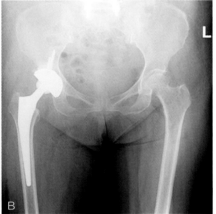

图11-95 典型病例4术前（A）及术后（B）X线片

Dunn等于1976年提出内壁截骨技术来增加髋臼杯的覆盖，方法是使用骨刀打断髋臼内壁，并使髋臼杯内移越过Kohler线（图11-96，典型病例5）。此方法的优点是增加髋臼杯覆盖的同时，保持了内壁的骨量，但该方法不适用于髋臼内壁过薄的患者，容易出现Paprosky ⅡC型骨缺损，使髋臼杯进入骨盆腔。Hartofilakidis等于1988年提出了髋臼内陷技术，该技术同样可以增加髋臼杯的覆盖。髋臼内陷技术指将髋臼杯向内安

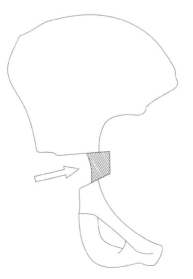
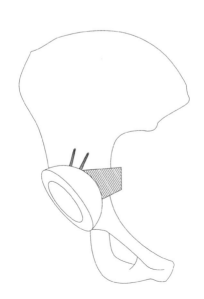

图11-96 髋臼内壁截骨技术操作示意

放至越过Kohler线的内侧（典型病例6）。相比于内壁截骨技术，髋臼内陷技术则在操作上更加简单，并且使用陶瓷界面时不用担心因磨损颗粒所导致的骨溶解，不会造成翻修时骨量少的问题。

典型病例5：患者女性，48岁。双侧髋关节疼痛伴活动受限10年余，加重半年。髋关节正位X线片提示双侧髋关节发育不良，双侧Crowe Ⅱ型，髋臼上方均存在骨缺损，易导致髋臼杯覆盖不足，双侧髋关节继发性骨关节炎（图11-97A）。入院后行双侧陶瓷对陶瓷全髋关节置换术，术中采用双侧髋臼内壁截骨技术安放髋臼杯。术后3年，X线片可见髋臼杯内缘明显位于Kohler线内侧，宿主骨对髋臼杯覆盖充分，截骨处已完全愈合（图11-97B）。

典型病例6：患者男性，57岁。双侧髋关节疼痛10年，加重1年。髋关节正位X线片提示双侧髋关节发育不良，左侧为Crowe Ⅱ型，右侧为Crowe Ⅲ型，双侧髋关节继发性骨关节炎（图11-98A）。入院后行双侧陶瓷对陶瓷全髋关节置换术，术中采用左髋髋臼内陷技术安放髋臼杯。术后可见髋臼杯内缘略越过Kohler线，髋臼杯上方覆盖良好（图11-98B）。

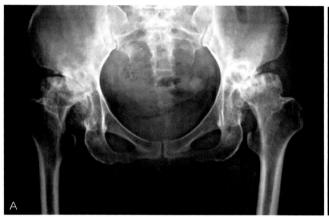 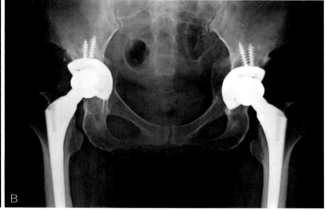

图11-97 典型病例5术前（A）及术后（B）X线片

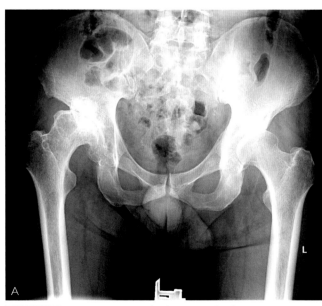 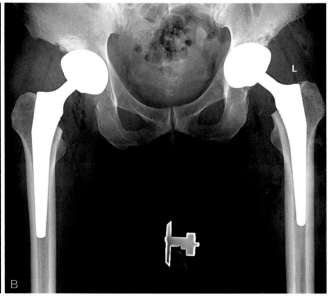

图11-98 典型病例6术前（A）及术后（B）X线片

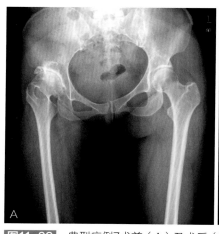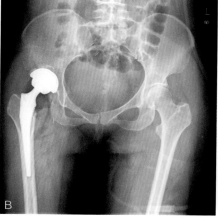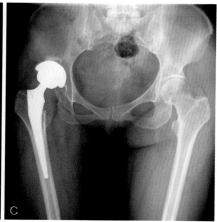

图11-99 典型病例7术前（A）及术后（B、C）X线片

部分Crowe Ⅱ型DDH由于髋臼上方骨量缺失，且仅通过内移技术仍无法获得满意的髋臼杯覆盖，此时可利用高旋转中心技术将髋臼杯上移安放以达到足够的髋臼杯覆盖，但上移的同时应适当内移，避免关节应力增加导致各种并发症的发生（典型病例7）。此外，为增加髋臼杯的骨质覆盖，打压植骨也是髋臼重建的一种选择，但相比之下，打压植骨操作较为复杂，在Crowe Ⅱ型DDH中已较少应用。

典型病例7：患者女性，31岁。右侧髋关节疼痛伴跛行6年余，加重1年。髋关节正位X线片提示右侧髋关节发育不良，Crowe Ⅱ型，右侧髋关节继发性骨关节炎（图11-99A）。入院后行右侧陶瓷对陶瓷全髋关节置换术，术后X线片示髋臼杯高位安放，旋转中心明显高于对侧，髋臼杯上方宿主骨覆盖良好（图11-99B）。术后1年髋关节正位X线片显示假体位置良好，双下肢基本恢复等长（图11-99C）。

（三）Crowe Ⅲ型DDH

Crowe Ⅲ型DDH的股骨侧处理主要取决于髋臼杯的安放位置以及股骨自身的解剖形态。若股骨前倾角较大，为了便于调整至合适的股骨前倾角，可使用特殊的组配式假体。此外，当髋臼侧采用解剖重建时，有时为了加深股骨柄在髓腔中的位置，同样需要使用特殊的假体。而应用高位安放技术重建髋臼时，往往可以应用普通生物型股骨柄。相比股骨侧，Crowe Ⅲ型的髋臼侧处理更为复杂，且ⅢA型和ⅢB型在髋臼杯位置的选择上亦有所不同。

1. Crowe ⅢA型DDH

对于Crowe ⅢA型DDH的髋臼重建，由于上方骨缺损较大，骨量丢失较多，为达到解剖重建，可通过植骨技术有效增加髋臼杯覆盖且恢复部分骨量，包括打压植骨（典型病例8）和结构植骨。虽然目前文献报道的打压植骨的结果尚可，但打压植骨对技术要求较高，且手术时间长、出血多，目前已为非主流的髋臼重建方法。

典型病例8：患者女性，52岁。右髋疼痛15年，加重6个月。髋关节正位X线片提示右侧DDH，Crowe Ⅲ型，右侧髋关节继发性骨关节炎（图11-100A）。入院后行右侧全髋关节置换术，术中采用钛网结合打压植骨重建髋臼骨缺损，安放骨水泥型髋臼杯（图11-100B）。术后8年可见植骨整合良好，无假体松动迹象（图11-100C、D）。

Harris等于1977年最早描述了使用股骨头制备植骨块填补髋臼骨缺损的方法（图11-101）。使用骨水泥

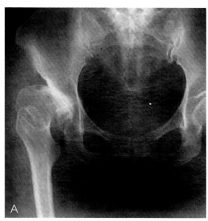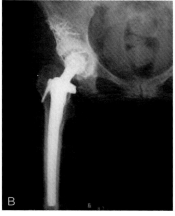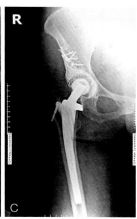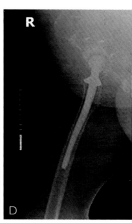

图11-100 典型病例8术前及术后X线片

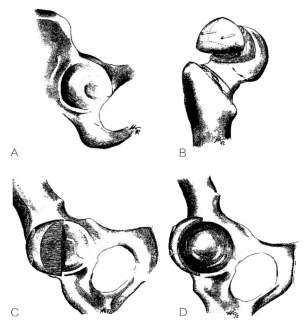

图11-101 使用自体股骨头制备植骨块填补髋臼骨缺损

型髋臼杯联合植骨块的结构植骨一度被用于Crowe Ⅲ型DDH的髋臼重建，但植骨块易吸收，随后塌陷，骨水泥套受力不均匀，最终导致髋臼杯松动。Kwong等报道了28例（30髋）采用骨水泥型髋臼杯结合自体结构植骨的髋臼重建，平均随访10年，其失败率高达47%。所以骨水泥型髋臼杯结合结构植骨重建髋臼需谨慎应用。

随着生物型髋臼杯的普及，越来越多的临床医生使用结构植骨结合生物型髋臼杯重建髋臼，植骨块有利于髋臼杯的安放，而且不需要额外的再植骨或使用金属加强块。Abdel等报道了29例（35髋）使用生物型髋臼杯结合自体股骨头结构植骨的DDH病例，平均随访21.3年，所有植骨均愈合，假体的20年在位率为66%（23/35），失败的12例中有11例与使用聚乙烯内衬有关。

利用自体股骨头结构植骨不仅原材料易获取，还有利于植骨整合。但该方法对手术技术要求较高，具体操作步骤及要点如下：①截取自体股骨头（图11-102A）；②按照既定部位磨锉髋臼到差1~2号（图11-102B）；③将股骨头制成"V"字形，松质骨面朝向髋臼（图11-102C、D）；④一部分突进髋臼，一部分贴服于髋臼上方外缘（图11-102E）；⑤使用两枚克氏针临时固定（图11-102F）；⑥用两根拉力螺丝钉固定，螺丝钉6.5mm长且带垫圈，斜向骶髂关节方向（图11-102G、H）；⑦磨锉髋臼到最后大小（图11-102I）；⑧髋臼磨锉后的硬化部分可钻孔（图11-102J）；⑨固定髋臼螺钉，不要固定到植骨块上（图11-102K、L）。需要注意的是，使用结构植骨时，选用耐摩擦的陶瓷对陶瓷界面至关重要，因为聚乙烯内衬磨损产生的磨损颗粒会导致植骨吸收（典型病例9），且有时会发生内衬偏心磨损或磨穿的情况（典型病例10、典型病例11），而陶瓷界面则不用担心类似的问题（典型病例12）。

典型病例9：患者女性，28岁。右髋疼痛伴跛行4年。诊断为右侧DDH，Crowe Ⅲ型，右侧髋关节继发性骨关节炎。入院后行右侧全髋关节置换术，术中使用自体骨结构植骨重建髋臼，后安放生物型髋臼杯。术后4

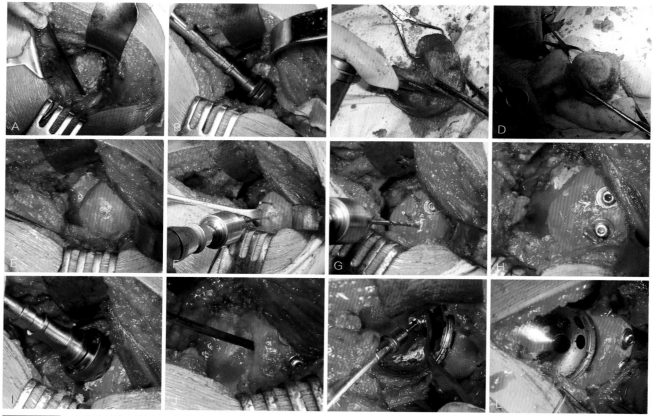

图11-102 自体股骨头结构植骨操作步骤

年可见植骨已整合（图11-103A），术后6年假体位置良好（图11-103B），术后11年，可见植骨部分吸收，聚乙烯内衬出现偏心磨损（图11-103C）。

典型病例10：患者女性，37岁。跛行35年，双髋疼痛1年，左侧加重6个月。既往有两次右侧髋关节手术史，具体不详。诊断为双侧髋关节发育不良，左侧为Crowe Ⅲ型（图11-104A）。入院后行双侧全髋关节置换术，采用自体骨结构植骨重建左侧髋臼，安放生物型髋臼杯。术后5年，植骨整合良好，聚乙烯内衬未见明显磨损（图11-104B）。术后7年，聚乙烯内衬磨穿，螺钉断裂（图11-104C）。

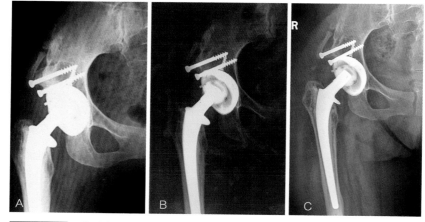

图11-103 典型病例9术前及术后X线片

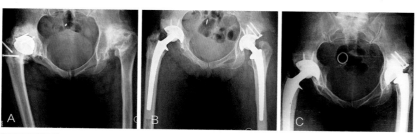

图11-104 典型病例10术前及术后X线片

典型病例11：患者女性，45岁。术前诊断为双侧Crowe Ⅲ型髋关节发育不良。入院后行双侧全髋关节置换术，术中两侧均采用自体骨结构植骨重建髋臼，安放生物型髋臼杯及聚乙烯内衬。术后10年两侧聚乙烯内衬均出现明显的偏心磨损接近磨穿，髋臼上方植骨吸收并出现骨溶解（图11-105）。

典型病例12：患者女性，46岁。双侧髋关节疼痛、活动受限40年。诊断为双侧髋关节发育不良，右侧为Crowe Ⅲ型，左侧为Crowe Ⅳ型，双侧髋关节继发性骨关节炎（图11-106A）。入院后行双侧全髋关节置换术，术中右侧采用自体骨结构植骨重建髋臼，双侧均解剖重建髋臼，安放生物型髋臼杯，双侧均采用转子下短缩截骨术，使用陶瓷对陶瓷界面假体（图11-106B）。术后9年，陶瓷内衬未见明显磨损，无植骨溶解（图11-106C、D）。

Russotti和Harris于1991年首次提出将髋臼杯高位安放的概念，但在使用骨水泥型髋臼杯情况下，其10年失败率高达47%。高位安放技术指通过上移髋臼杯而不外移来增加髋臼杯的宿主骨覆盖。优点是可以利用自身的宿主骨支撑髋臼杯，避免了复杂的植骨操作以及相关的并发症，在技术难度上相对于真臼重建更加简单（典型病例13）。但有研究认为高位安放技术在理论上会使外展肌功能不全而导致术后跛行，并且异常的关节应力增加了假体松动脱位的风险。为了探讨高位安放技术的临床效果，众多关节外科医生对此展开了研究。Kaneuji等报道了采用高位安放技术的30髋，仅1例因磨损和骨溶解而翻修。Nawabi等认为上移髋臼杯的同时适当内移可以减少聚乙烯内衬的磨损。Takashi等报道了采用高位安放技术的33髋，仅1例在术后11年时因聚乙烯内衬磨损导致严重骨溶解而翻修。Fukui等发现高位安放术后跛行只与患者年龄大有关，研究表明在使用合适的股骨假体重建股骨偏距、外展力臂及下肢长度的条件下，旋转中心可以上移到泪滴连线以上30mm而不影响步态。任鹏等探讨了高位安放技术在Crowe Ⅱ型、Crowe Ⅲ型DDH中应用的短期效果，对29例患者（37髋）平均随访26个月，末次随访时所有患者步态良好无跛行，术侧髋关节功能改善明显。大量文献结果证实了高位安放技术的有效性。但需要注意的是，当髋臼杯外上安

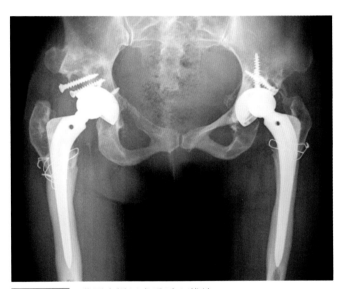

图11-105 典型病例11术后8年X线片

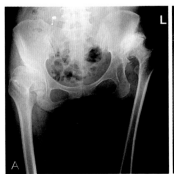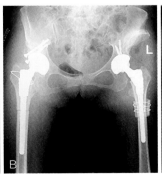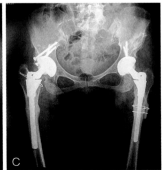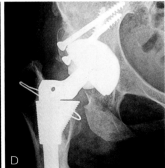

图11-106 典型病例12术前及术后X线片

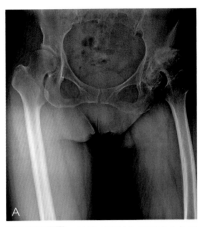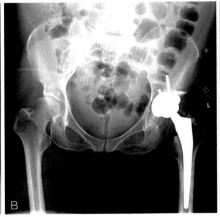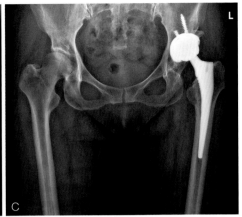

图11-107 典型病例13术前（A）及术后X线片（B、C）

放时，会导致关节反应力增大，如果使用聚乙烯内衬，会加速其磨损并发生骨溶解，所以高位安放技术应尽量使用陶瓷对陶瓷界面假体，且安放髋臼杯时应尽量内移，最好使用髋臼螺钉辅助固定髋臼杯。

典型病例13：患者女性，64岁。左侧髋部疼痛1年。诊断为左侧髋关节发育不良，Crowe ⅢA型，左侧髋关节继发性骨关节炎（图11-107A）。入院后行左侧全髋关节置换术，术中采用高位安放技术重建髋臼，髋臼螺钉辅助固定（图11-107B）。术后5年随访，假体位置良好，双下肢基本等长（图11-107C）。

2．Crowe ⅢB型DDH

Crowe ⅢB型DDH的髋臼重建有3种选择：①使用高旋转中心技术在假臼位置安放髋臼杯；②在真臼位置安放髋臼杯，即解剖重建；③在假臼与真臼之间安放髋臼杯。

在假臼位置安放髋臼杯有以下优点：①可使用高旋转中心技术，操作简单；②可以使用大号髋臼杯和大号球头；③无须植骨；④有足够的宿主骨覆盖；⑤不需要使用特殊的股骨假体；⑥下肢长短调节无困难。选择假臼位置安放的最适宜情况是双侧均为Crowe Ⅲ型DDH，且双侧上方均有充足的骨量。此时，下肢长短容易调节，双侧重力臂易保持对称（典型病例14）。若一侧为Crowe Ⅲ型，对侧为Crowe Ⅳ型，则应避免在假臼安放髋臼杯。若为单侧Crowe Ⅲ型病变，在假臼位置安放髋臼杯时一定要适当内移髋臼杯。如果假臼太浅，则不适合高位安放，所以前提是假臼处有足够骨量。

典型病例14：患者女性，45岁。双髋疼痛伴活动受限10年。诊断为双侧髋关节发育不良，双侧Crowe ⅢB型，双侧髋关节继发性骨关节炎（图11-108A）。入院后行双侧全髋关节置换术，术中采用高位安放技术重建双侧髋臼，髋臼杯安放在假臼位置，两侧旋转中心高度基本相同，双下肢基本等长（图11-108B）。术后5年，假体位置良好，无任何松动迹象（图11-108C）。

在真臼位置上安放髋臼杯，即解剖重建，仅适用于双侧病变且对侧为Crowe Ⅳ型DDH（典型病例15）。此时，只能使用小号髋臼杯和球头，如果使用聚乙烯内衬，则内衬过薄，易发生磨损，应首选陶瓷对陶瓷界面，并且真臼位置安放髋臼杯往往需要结合结构植骨（典型病例16），下肢长短调整也相对困难，可能需要特殊的股骨假体。

典型病例15：患者女性，34岁。跛行34年，左髋疼痛4年，右髋疼痛1年。诊断为双侧髋关节发育不良，右侧Crowe Ⅲ型，左侧Crowe Ⅳ型，双侧髋关节继发性骨关节炎（图11-109A）。入院后行双侧全髋关节置换术，双侧均解剖重建髋臼，左侧行转子下短缩截骨术，术后3个月可见假体位置良好，双侧髋关节对称，旋

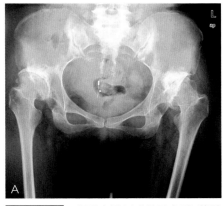
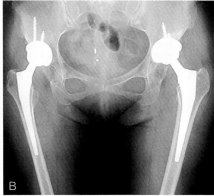
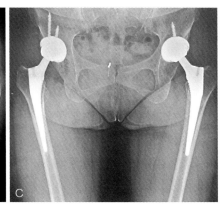

图11-108 典型病例14术前及术后X线片

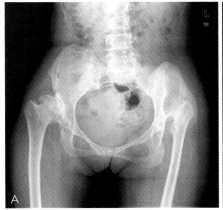
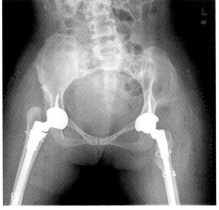

图11-109 典型病例15术前及术后X线片

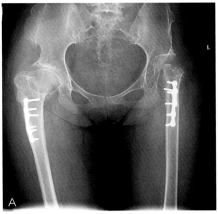
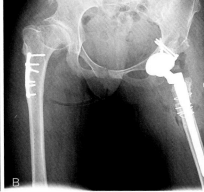

图11-110 典型病例16术前及术后X线片

转中心等高（图11-109B）。

典型病例16：患者女性，35岁。左侧髋关节疼痛5年余。诊断为双侧髋关节发育不良，左侧为Crowe ⅢB型。既往有股骨侧手术史，髋臼上方存在较大骨缺损，股骨髓腔狭窄（图11-110A）。入院后行左侧全髋关节置换术，术中采用自体骨结构植骨重建髋臼，将髋臼杯原位安放，股骨侧使用S-ROM假体Cone型袖套适应狭窄髓腔（图11-110B）。

因为Crowe ⅢB型真臼与假臼之间重叠，真臼顶部骨量不足，很难在真臼处牢固固定臼杯，除非行结构植骨。相比之下，在真臼和假臼之间安放髋臼杯是更优的选择，前提是两臼交界处骨量充足，如果骨量足够，此方案应作为首选（图11-111、图11-112）。两臼之间安放髋臼杯既避免了植骨，又容易调节下肢长短，且与对侧的旋转中心高度接近，尤其当对侧为Crowe Ⅳ型DDH时。

此外，对于Crowe Ⅱ型和Ⅲ型DDH，在术中安放髋臼杯都存在一个问题，即部分髋臼杯外上缘无宿主骨覆盖。对于这一问题，Kaneuji于2009年提出采用颗粒骨植骨的方法予以覆盖（图11-113）。而根据笔者的经验，可以接受部分髋臼杯不为宿主骨覆盖，未覆盖部分即使不采用植骨处理，也会随着时间推移慢慢被生长的骨质所覆盖（图11-114）。

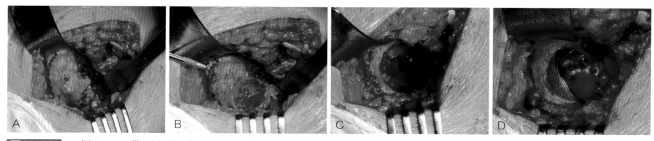

图11-111 1例Crowe Ⅲ B型髋臼全髋关节置换术

A. 术中可见假臼与真臼部分重叠；B. 于骨量充足的假臼与真臼之间磨锉髋臼；C. 磨锉完成；D. 髋臼杯安放完成。

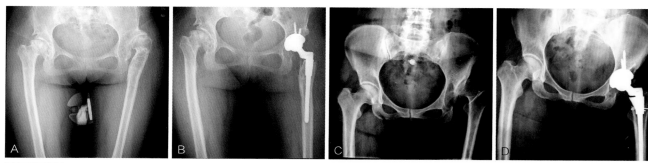

图11-112 两例右侧Crowe Ⅲ B型DDH患者

均在真臼与假臼之间磨锉髋臼。

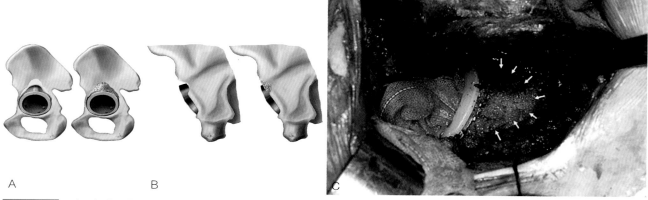

图11-113 髋臼杯外上缘小面积未被宿主骨覆盖的区域采用颗粒骨植骨

A. 正位示意图；B. 侧位示意图；C. 术中所见。

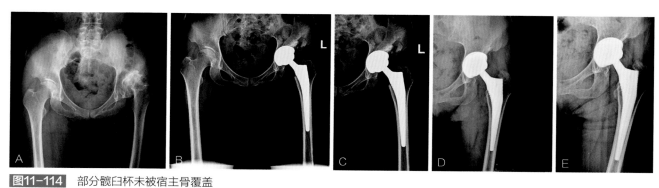

图11-114 部分髋臼杯未被宿主骨覆盖

左侧髋关节发育不良（A）；术后髋臼杯上外侧部分未被覆盖（B、C）；术后1年（D）、术后4年（E）时，可见髋臼杯外缘覆盖部分逐渐增加。

（四）Crowe IV型DDH

1. 髋臼侧处理

Crowe IV型DDH髋臼侧的经典处理方案是在解剖位安放小号髋臼杯。由于髋臼未发育完全，只能容纳小髋臼杯和小球头（直径22mm），而与直径22mm的小球头相匹配的普通聚乙烯内衬往往较薄，且耐磨性能差。对于相对年轻、活动量大的DDH患者，普通聚乙烯内衬的使用寿命普遍较短，并且常出现内衬严重磨损的情况（图11-115）。

相比之下，陶瓷对陶瓷界面的磨损率极低，且可以使用直径28mm的陶瓷头，相对关节稳定性更好，且增加了股骨颈长短的选择余地。与Duraloc Option匹配时很少有异响。但是在过去，可以使用陶瓷对陶瓷界面的髋臼杯直径最小为46mm，因此如何将未发育完全的髋臼磨锉至可安放46mm的髋臼杯是使用陶瓷对陶瓷界面的关键。

周勇刚等于2012年对37例Crowe IV型DDH患者的髋臼进行了三维重建并测量，髋臼形态为三角形，测量结果显示髋臼的最大高度平均为（36.7±9.3）mm，最大宽度平均为（29.3±8.5）mm，均<46mm。然而，三维重建结果显示，虽然髋臼前壁较薄，但后壁骨量充足，可满足46mm髋臼杯的安放，且无须植骨。因此，周勇刚首次提出Crowe IV型DDH患者使用陶瓷对陶瓷界面的必要性及可行性，并提供了使用该界面的髋臼磨锉方案，即向后下方磨锉髋臼至44mm，安放46mm的生物型髋臼杯。沈俊民等对14例（15髋）Crowe IV型DDH患者的术后翻修原因进行了分析，最主要原因为假体无菌性松动，其中大部分患者初次置换时使用了传统聚乙烯内衬，并随后出现了内衬磨损及骨溶解现象，再次证实了Crowe IV型DDH患者使用陶瓷对陶瓷界面的重要性。此外，使用陶瓷对陶瓷界面的另一个优点是可以使用稍大直径的股骨头，有助于减少术后脱位。由于Crowe IV型DDH术后脱位率较高，使用陶瓷对陶瓷界面也可作为一种预防措施。

目前，随着第四代陶瓷假体的出现，直径44mm的髋臼杯即可使用陶瓷对陶瓷界面，而髋臼的磨锉只需达到43mm，这更加易化了陶瓷对陶瓷界面的使用（典型病例17）。孙菁阳等回顾性分析了111例（137髋）使用陶瓷对陶瓷界面Crowe IV型DDH患者，平均随访41个月，未发现假体周围明显骨溶解，无陶瓷碎裂发生，3髋分别因感染、股骨柄松动、下肢不等长而翻修，3髋脱位。因此，对于Crowe IV型DDH的髋臼重建，最佳的选择是使用生物型髋臼杯结合陶瓷对陶瓷界面，并于真臼位置解剖重建髋臼。

典型病例17：患者女性，41岁。跛行40余年，左侧髋关节疼痛半年。儿时左侧髋关节脱位予手法复

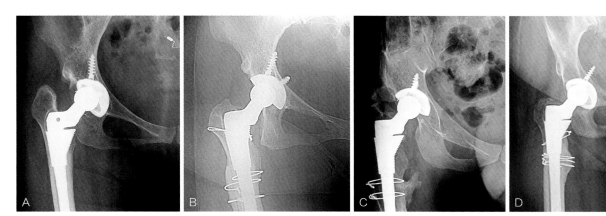

图11-115 使用小髋臼解剖重建术后4~5年出现聚乙烯内衬偏心磨损

位治疗，既往曾患左侧髋关节结核。诊断为左侧髋关节发育不良伴脱位，Crowe Ⅳ型。术前X线片可见真臼未发育，股骨近端畸形，髓腔狭窄，左侧髋关节骨关节炎（图11-116A）。三维重建可见股骨前后径大于左右径，髋臼侧发育不全。入院后行左侧全髋关节置换术（图11-116B）。真臼处磨锉髋臼并安放直径44mm生物型髋臼杯，应用陶瓷对陶瓷界面，股骨侧行转子下横行短缩截骨术，使用S-ROM假体+cone型袖套（图11-116C）。术后6年，髋臼杯稳定，股骨干截骨处已完全愈合（图11-116D）。因此，即使髋臼严重未发育，经过正确磨锉，也可以使用陶瓷对陶瓷全髋关节。

2. 股骨侧处理

Crowe Ⅳ型DDH的股骨存在较大的解剖变异：股骨头全脱位，导致复位困难、神经容易受损；前倾角异常增大，调整困难；股骨髓腔直而狭窄，髓腔前后径往往大于左右径，从而导致假体选择困难，也影响复位。因此，在术中我们需要解决以下问题：如何安全复位；如何调节前倾角；如何使假体适应异常的股骨髓腔等。

组配柄S-ROM假体较好地解决了股骨存在的解剖异常（图11-117），它有以下优点：可自由调整股骨颈前倾角；组合方式多，假体组配后有8000多种组合，适应多种股骨发育异常或畸形，且最细假体直径仅6mm；可做转子下短缩截骨，远端分叉可以为转子下短缩截骨提供足够的稳定；无须过分的软组织松解；近端固定，力学传导合理，无应力遮挡；远端分叉，更可减少骨折机会及大腿疼痛。该假体适应所有类型的DDH，因此S-ROM假体是Crowe Ⅳ型DDH首选的股骨假体。

全脱位的股骨复位困难，强行复位易造成神经损伤。目前最常用的复位方法为股骨转子下短缩截骨术。转子下短缩截骨适用于远端旋转稳定型假体，优点包括：适应证广；效果确切；不受脱位高低的影

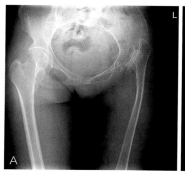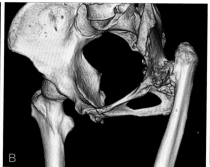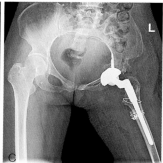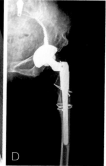

图11-116 典型病例17术前及术后影像

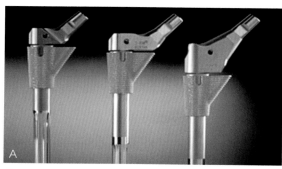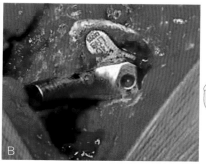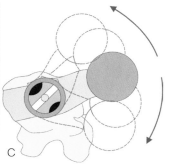

图11-117 组配式S-ROM假体及其应用
A. 组配式S-ROM假体；B. S-ROM假体在术中调节前倾角；C. 调节前倾角机制示意。

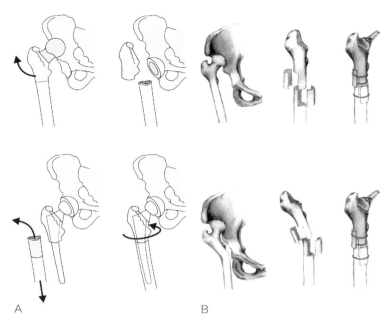

图11-118 转子下短缩截骨术
A.横行截骨术；B."Z"字形截骨术。

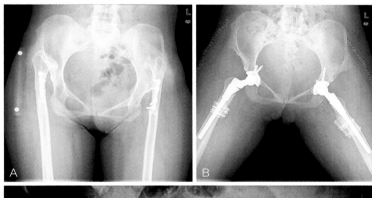

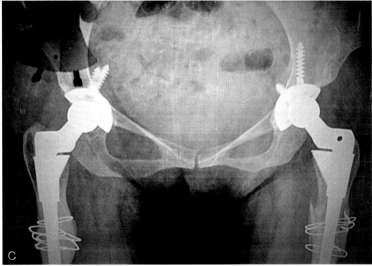

图11-119 典型病例18术前及术后X线片
A.术前双髋关节X线片；B.术后双髋关节X线片；C.术后10年随访时双髋关节X线片。

响；截骨断端不愈合率低；有多种截骨方法，远期效果良好（图11-118），使用S-ROM假体时选择水平截骨即可。水平截骨简单有效，软组织剥离少（典型病例18）。但如果选择远端抗旋转稳定不足的假体，截骨处存在不愈合风险。

典型病例18：患者女性，36岁。跛行30年，疼痛1年余。诊断为双侧髋关节发育不良伴高脱位，双侧均为Crowe Ⅳ型（图11-119A）。入院后行双侧全髋关节置换术，双侧髋臼解剖重建，股骨侧行转子下水平截骨术，因为患者远端髓腔太粗，截骨处使用骨片捆绑（图11-119B），以加强旋转稳定性。术后10年，假体位置良好，无松动，截骨处均已愈合，术前骨盆倾斜完全纠正（图11-119C）。

转子下横行截骨的经典方法是先将股骨截断，然后处理髋臼，髋臼磨锉完成后，分别处理股骨截骨两端。安装股骨试模，试复位，截除重叠部分股骨。该方法有利于髋臼操作，但是先行股骨截骨后，髓腔出血多，且分别磨锉截开后的股骨，近端不好把持，容易造成爆裂，骨折发生率高。针对上述缺点，周勇刚在此基础上进行了改良（图11-121），即先处理髋臼，再处理股骨。该方法因未先行股骨截骨，髓腔未开髓，出血较少。而且在准备近端髓腔时容易把持不易开裂。实际操作过程中，未行股骨截骨并不影响髋臼操作。但股骨近端有畸形或闭塞时，只能先行股骨截骨。

转子下截骨的具体操作要点：大多数情况应该先装试模，尝试复位前先切除前方关节囊，安装减头试模后试复位，在助手强力牵拉股骨侧时，测量股骨头和髋臼中心垂直距离，该垂直距离减去约1.5cm，即为截骨长度。用标记笔及刻度尺标记截骨位置，近端截骨位置尽量离Sleeve远端越近越好。先行近端截骨，为保证近端及远端截骨面平行，近端截骨一半后，插入锯片，再行远端股骨截骨，截骨过程中注意保持两锯片平行，确保截骨面平行。截骨后再用髓腔锉确定远端髓腔粗细，如果原计划型号不稳，要加粗一号，选择最接近的髓腔型号，截骨远端等号扩髓，不要加0.5mm，否则容易造成远端旋转不稳定。截骨完成后，安装股骨假体试模，确定股骨颈长短及股骨头大小，保证双下肢长短一致。在安装真正假体之前，截骨端一定要钢丝或钛缆预捆扎，以防安装假体过程中，打击假体造成股骨近端和远端劈裂（图11-122）。如果不用力打击假体，容易导致近端袖套压配不足或截骨远近端接触不紧密。

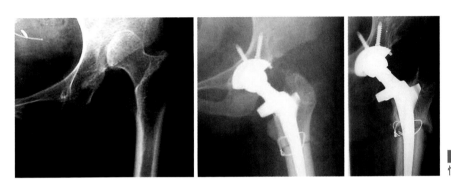

图11-120 转子下截骨后选用远端稳定性不够的股骨柄导致截骨不愈合

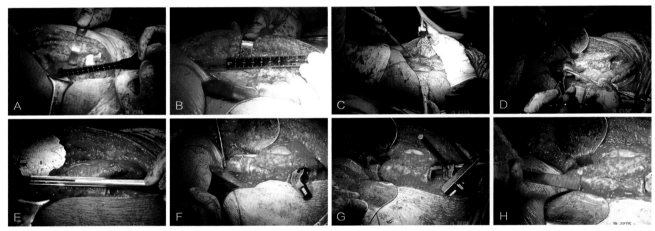

图11-121 改良转子下横行截骨术
A. 测量股骨头和髋臼中心的垂直距离；B. 垂直距离减去约1.5cm即为股骨转子下的截骨长度；C. 截骨近端插入锯片；D. 剥离截骨段软组织；E. 确定股骨假体大小；F. 钢丝捆扎截骨断端；G. 安装股骨假体，调整股骨柄前倾；H. 确保截骨断端紧密贴附。

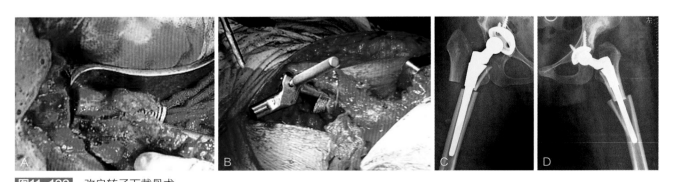

图11-122 改良转子下截骨术
A. 安装股骨柄假体前，未使用钢丝预捆扎股骨截骨两端，导致截骨近端劈裂；B. 钢丝捆扎后Sleeve稳定；C. 钢丝未预捆扎，截骨近端劈裂；D. 钢丝未预捆扎，截骨远端劈裂。

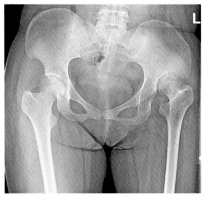
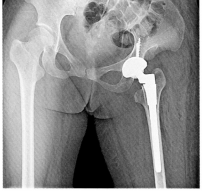

图11-123 股骨头低脱位，未截骨

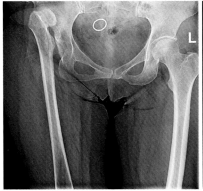
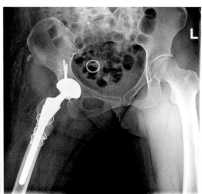

图11-124 无假臼形成，需截骨

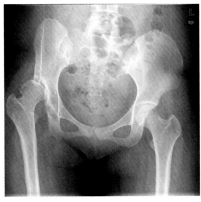
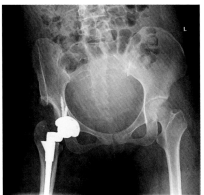

图11-125 有假臼形成，无须截骨

孙菁阳等回顾分析了71例单侧Crowe Ⅳ型DDH患者的临床资料，其中44例术中采用上述的改良截骨方法行转子下截骨，27例未行转子下截骨，平均随访34个月，末次随访时假体位置均良好，无松动，无脱位，仅有1例因感染致截骨处不愈合而翻修，其余截骨处均愈合良好。王森等报道了采用S-ROM假体行全髋关节置换术的Crowe Ⅳ型DDH患者80例（103髋），其中74髋采用上述改良截骨方法行转子下截骨，平均随访65.6个月，术后功能明显改善，6髋发生术后脱位，4髋行翻修术。采用陶瓷对陶瓷界面的8年假体在位率为97.2%，采用金属对聚乙烯界面的9年假体在位率为85.9%。因此，转子下截骨结合S-ROM假体和陶瓷对陶瓷界面治疗Crowe Ⅳ型DDH可以获得良好的中期结果。

然而，并不是所有Crowe Ⅳ型DDH患者都需要转子下截骨，是否需要截骨与下述几点因素有关。

（1）脱位高低：对于脱位较低的DDH患者，往往不需要或仅做近端截骨（图11-123），对于脱位较高的患者，应考虑做转子下截骨。

（2）髋关节周围软组织的松紧程度：直接影响复位。对于软组织较松者，往往不需要或仅做近端截骨；对于软组织较紧者应考虑做转子下截骨。既往有手术史的患者髋关节周围软组织瘢痕明显，弹性相对差，有时即使截骨，复位依然困难。

（3）是否形成假臼：马海洋等对112例（145髋）Crowe Ⅳ型DDH进行了回顾性分析研究，结果显示37例有假臼形成，其中截骨3例，占5.4%，108例无假臼形成，截骨84例，占78.7%，两者相比具有统计学差异。因此，对于高位脱位、髋臼无假臼形成的患者，往往需要截骨（图11-124），而有假臼形成的患者，往往不需要截骨（图11-125）。由于假臼是否存在影响手术方案的选择，因此，周勇刚首次将Crowe Ⅳ型

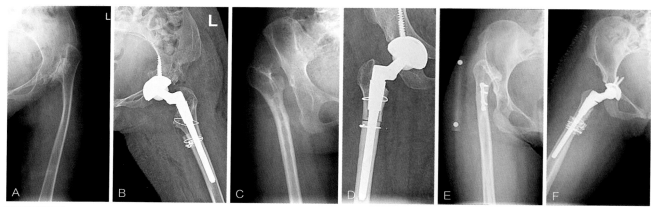

图11-126 股骨近端畸形或近端髓腔闭塞需行转子下截骨术
股骨近端畸形（A、C）；股骨髓腔闭塞（E）；转子下截骨术后（B、D、F）。

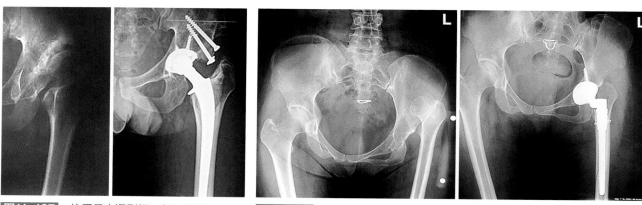

图11-127 使用骨水泥型柄，行近端截骨　　　　**图11-128** 使用Cone，无须转子下截骨

进一步分成无假臼的ⅣA型和有假臼的ⅣB型具有重要临床意义。ⅣA型往往需要转子下截骨，而ⅣB型基本不需要转子下截骨。

（4）股骨近端畸形或近端髓腔闭塞等：对于存在股骨近端畸形或者髓腔闭塞的患者，为了使股骨柄顺利插入髓腔，往往需要进行转子下截骨（图11-126）。

（5）股骨假体的选择：如果采用骨水泥型柄，则只能行近端截骨（图11-127）。而对于远端抗旋转能力差的生物型柄，也只能做近端截骨，如采用转子下截骨，则由于远端旋转稳定性差，活动时截骨远端微动，往往造成截骨处难以愈合。

（6）Cone型袖套的使用：Cone型袖套可以部分解决三角形袖套无法深坐入狭窄髓腔内而使股骨头旋转中心高悬的问题，结合近端截骨可避免转子下截骨，但Cone型袖套的轴向稳定性不如三角形袖套（图11-128）。

典型病例19：患者女性，59岁。右髋外伤后畸形58年，双髋疼痛20年。术前X线片显示双侧髋关节发育不良并左侧髋关节骨关节炎。左髋为Crowe ⅢA型，右髋为Crowe ⅣA型。遂行双侧全髋关节置换术，因为是早期病例术中双侧均使用S-ROM股骨柄及金属对聚乙烯摩擦界面。右髋股骨侧行转子下截骨，髋臼侧使用小号髋臼杯；左侧髋臼侧行自体股骨头结构植骨。随访至术后13年时，右髋可观察到聚乙烯内衬呈明显的偏心磨损（图11-129）。

典型病例20：患者女性，43岁。左髋畸形无力40余年，左侧股骨外翻截骨术后30年。术前X线片显示

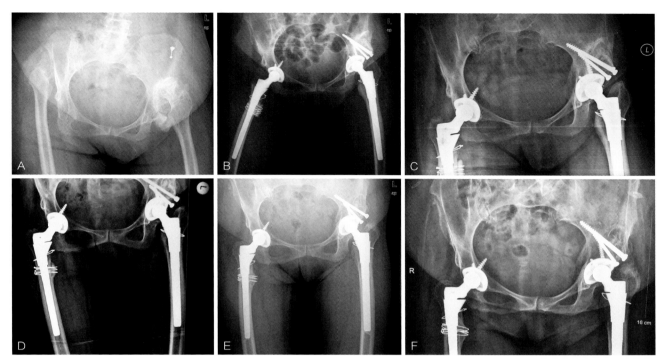

图11-129 典型病例19术前及术后X线片

A. 术前髋关节X线片；B. 术后X线片；C. 术后6个月；D. 术后1.5年；E. 术后8年可见右髋关节的聚乙烯内衬明显的偏心磨损；F. 术后13年可见右髋关节的聚乙烯内衬偏心磨损进一步加重。

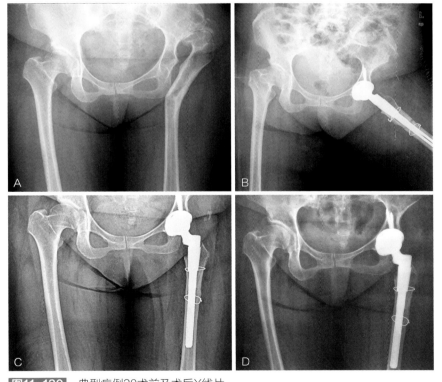

图11-130 典型病例20术前及术后X线片

A. 术前X线片提示左髋Crowe Ⅳ型DDH；B. 采用转子下截骨行全髋关节置换术；术后3年（C）、术后5年（D）时假体位置良好，截骨处完全愈合。

左髋为Crowe ⅣA型DDH，左侧股骨残留成角畸形。术中对成角畸形处行截骨处理，使S-ROM股骨柄可顺利插入髓腔，同时有利于股骨头的安全复位。随访至术后5年，假体在位良好，截骨处完全愈合（图11-130）。

典型病例21：患者女性，43岁。右侧髋关节疼痛1年余，加重1个月。儿时曾行髋臼上方植骨及股骨截骨，钢板已取。诊断为右侧髋关节发育不良并骨关节炎，右髋为Crowe ⅢB型（图11-131A）。术中采用高旋转中心技术将髋臼杯高位安放，股骨侧使用S-ROM股骨柄，并将三角形袖套反置（图11-131B）。术后2年，假体位置良好，无松动及透亮线（图11-131C）。

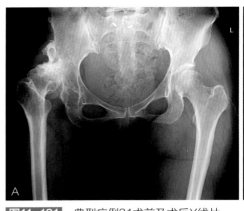
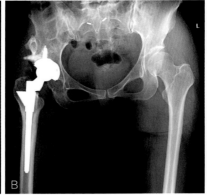
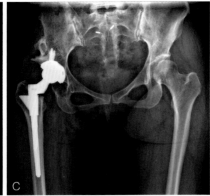

图11-131 典型病例21术前及术后X线片

（周勇刚）

四、类风湿关节炎髋关节病变

类风湿关节炎（rheumatoid arthritis，RA）是一种全身性自身免疫性疾病，影响2%的女性和0.5%的男性。其特点是增生的炎性滑膜侵蚀软骨和骨，产生周围和系统性多关节炎，导致关节破坏和畸形。髋关节类风湿关节炎的治疗目的是减轻疼痛和改善功能。早期可通过药物治疗，对于晚期的类风湿关节炎患者，全髋关节置换术是有效的治疗手段。相比接受全髋关节置换术的骨关节炎患者，需要全髋关节置换术的类风湿关节炎患者具有以下特点：通常年轻，多同时表现为全身慢性炎症，使用免疫抑制剂和改善病情抗风湿药物（disease modifying antirheumatic drug，DMARD），经常合并骨质疏松。

类风湿关节炎患者常合并使用DMARD或糖皮质激素。根据最新的类风湿关节炎围手术期药物使用共识，术前使用的非生物制剂DMARD（如氨甲蝶呤、柳氮磺吡啶、羟基氯喹和来氟米特等），围手术期可持续用药。术前使用的生物制剂（如依那西普和阿达木单抗），术前应停用一个药物使用周期，术后2周切口愈合良好的情况下，可恢复用药。术前使用泼尼松剂量<20mg/d的患者，围手术期可维持糖皮质激素用量。

类风湿关节炎患者的全髋关节置换术操作同常规手术操作。由于患者常合并有骨质疏松，髋臼侧手术操作时，应由小到大逐级进行髋臼锉磨，最后锉磨时选择小一号的髋臼锉进行髋臼准备。部分患者存在髋臼内陷，可以使用自体骨或异体骨进行髋臼植骨，再放置髋臼假体（图11-132）。对于骨质疏松严重的患

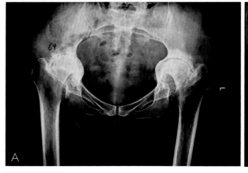
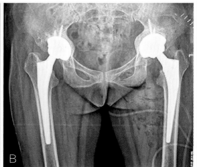
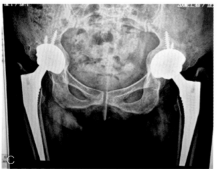

图11-132 双侧髋关节类风湿关节炎患者的术前及术后X线片
A. 双侧髋关节类风湿关节炎，双侧髋臼内陷；B. 双侧陶瓷对陶瓷全髋关节置换术后假体位置良好，术中取自体骨+异体骨行髋臼植骨，恢复髋臼旋转中心；C. 术后3年复查，假体位置良好，髋臼植骨愈合满意。

者，可配合多枚髋臼螺钉进行固定。髋臼假体选择骨长入效果好的生物型假体。股骨侧操作时，对于骨质疏松严重的患者，可以使用骨水泥型假体。由于类风湿关节炎患者体重较轻，通常情况下使用的假体型号小于骨关节炎患者，术前应进行测量及准备。由于类风湿关节炎患者软组织松弛，术前常合并髋臼内陷和外展肌力弱等，术后发生髋关节脱位的风险高于骨关节炎患者。术中应注意恢复髋关节张力及横向偏距，可以先放置内衬试模，完成稳定性测试后，再放置最终假体。对于后外侧入路的患者，术中进行关节囊及短外旋肌群重建，可以减少术后脱位的发生率。

对于类风湿关节炎患者，由于存在自身免疫性疾病的炎症反应状态，术后假体周围感染的发生率相对较高。预防措施包括术前控制基础疾病，调整治疗类风湿关节炎的药物，术中遵循无菌操作原则，术后合理预防感染。

（冯　宾）

五、强直性脊柱炎继发髋关节强直

强直性脊柱炎（ankylosing spondylitis，AS）是一种主要侵犯脊柱并累及骶髂关节、周围关节和非骨性结构的慢性进行性炎性疾病。AS是血清阴性脊柱关节病中最常见的一种。30%以上的AS侵及外周关节，尤以青少年AS更常见。髋关节受累最常见，约占50%，髋关节病变是AS致残的主要原因之一。全髋关节置换术可以有效缓解髋部疼痛症状，重建髋关节生理结构，恢复髋关节的功能，显著提高AS患者的生活质量（图11-133）。

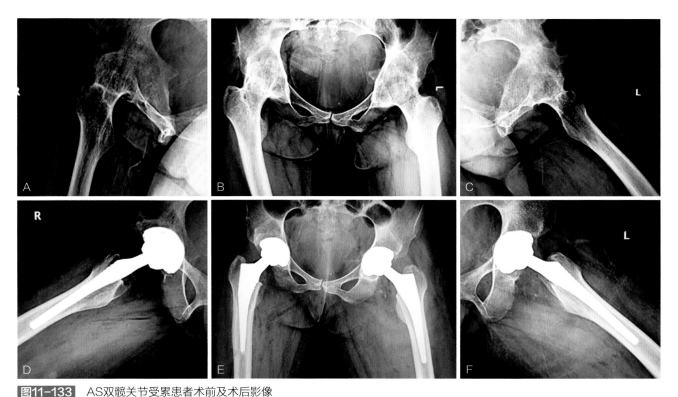

图11-133　AS双髋关节受累患者术前及术后影像
A～C. 术前髋关节正侧位X线提示双侧髋关节骨性强直，双侧髋关节间隙消失，右髋呈内收位强直，左髋呈外展位强直；D～F. 行陶瓷对陶瓷双侧髋关节置换术，术后髋关节正侧位X线提示假体位置满意，双下肢等长。

由于AS是全身系统性疾病，常同时伴随脊柱强直，术前应进行系统评估。麻醉方式推荐气管插管全麻，术前尤其应评估颈椎活动度及颞下颌关节活动情况。对于颈椎活动受限的患者，有时气管插管很困难，必要时可采用经鼻清醒插管，有时需要应用纤维喉镜辅助插管。手术结束后应充分评估患者的自主呼吸情况，避免盲目、快速拔管导致呼吸困难。由于患者同时应用治疗AS的药物，术前药物调整的原则同类风湿关节炎。

由于患者同时合并脊柱畸形，对于脊柱矫形手术与髋关节置换术的先后顺序，仍有一定争议。参考原则如下：①患者畸形的主要部位，如畸形主要在髋关节，则应先行髋关节置换，反之则先行脊柱矫形手术；②脊柱及髋关节畸形程度相同时，若髋关节畸形不影响体位摆放，应先行脊柱矫形手术，待脊柱矫形后将骨盆恢复到接近生理位置，利于髋关节置换时髋臼假体位置的确定。

手术入路的选择根据医生习惯，同时需兼顾髋关节的畸形情况。通常采用后外侧入路，利于术中显露。若术前X线提示髋关节外旋位强直畸形，可采用外侧入路或直接前入路，利于术中显露及股骨颈截骨。同时可利用手术床调整体位以辅助显露，但应注意在进行髋臼锉磨及假体放置时，应将手术床恢复到中立位。

非骨性髋关节强直患者，手术操作同常规髋关节置换。对于骨性髋关节强直患者，先行股骨颈截骨，后在股骨头与髋臼的融合处进行锉磨，通过辨别卵圆窝内的脂肪组织，进行髋臼内壁及下壁定位，由于患者常合并骨质疏松，应避免暴力锉磨髋臼，内壁不能突破卵圆窝底。由于AS患者常合并骨盆后倾，导致髋臼自然前倾角增大（图11-134）。术中若参考髋臼横韧带放置髋臼假体，可能导致术后前脱位。应人为减少髋臼假体的前倾角，防止术后出现前脱位。对于骨盆极度后倾的患者，减少髋臼前倾角会导致髋臼杯的前缘凸出，此时可通过减少股骨前倾角来代偿髋臼增大的前倾角，避免出现髋臼前缘过度凸出。股骨前倾角的确定可参考髋臼前方放置的位置，进行适当调整，以获得20°~40°的联合前倾角。虽然AS患者常合并骨质疏松，但一般生物型假体均可使用。对于重度骨质疏松、Dorr C型髓腔患者，也可采用骨水泥型股骨假体。髋臼侧假体，首选生物型髋臼假体，但可备用骨水泥型髋臼杯。

Saglam等报道了86例AS的髋关节置换病例，均采用生物型假体，平均随访5.4年，关节功能得到明显改善，无菌性松动率7.6%，Dorr C型股骨侧假体松动率高于非AS患者。

总的来说，通过严格的手术计划，仔细的手术操作，科学的围手术期管理，全髋关节置换术是治疗AS髋关节受累的有效治疗手段。

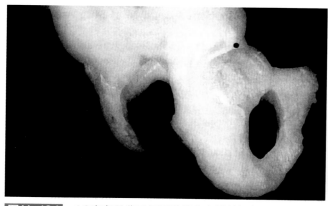
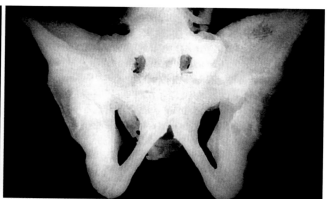

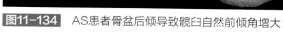

图11-134 AS患者骨盆后倾导致髋臼自然前倾角增大

（冯 宾）

六、髋关节骨关节炎

髋关节骨关节炎是由于关节软骨退变或骨结构异常所致的骨关节退行性炎性疾病。文献报告美国年龄＞45岁的人群中约27%有髋关节骨关节炎的影像学表现，其中9.2%有髋关节骨关节炎的症状。近年来，髋关节骨关节炎的发病率略有升高，发病年龄有降低趋势。美国疾病控制中心统计，18.5%的男性及28.6%的女性在一生中可能出现髋关节骨关节炎。我国髋关节骨关节炎的发病率较欧美白种人低，国内统计发病率约为1%。

（一）分类及影响因素

髋关节骨关节炎分为继发性和原发性。继发性髋关节骨关节炎与髋关节发育不良、髋关节畸形、创伤性关节脱位、关节结构损伤、炎症等有关，多发生在单个关节，进展较快。原发性髋关节骨关节炎的病因不明确，多见于老年肥胖者，进展缓慢。影响髋关节骨关节炎进展的因素包括年龄、性别、肥胖、遗传、工作性质等。

（二）病理学改变

髋关节骨关节炎主要病理学改变有滑膜水肿、滑膜表面串珠样改变，随着疾病的进展，增生的滑膜被纤维组织取代，形成白色的条索。此外，关节软骨表面变色，失去光泽，随着疾病进展可见软骨碎裂、剥脱，软骨下骨外露。显微镜下可见软骨基质纤维变性，软骨细胞肥大、凋亡、排列改变；软骨下骨骨质密度增加、硬化、骨小梁增粗，随后可见软骨下骨囊性改变，在关节边缘或应力集中部位可有骨赘形成，表面可能覆盖软骨。

（三）临床表现

髋关节骨关节炎的主要症状：①疼痛。是早期的主要症状，位于髋关节前侧、腹股沟位置或关节外侧，可向膝关节或大腿内侧放射。疼痛随着活动加重，休息后可好转。②僵硬。表现为晨起时关节僵硬（晨僵），活动后症状减轻，晨僵症状持续时间较短。③活动受限。患者可出现不同程度的关节活动受限，常出现外展和内旋受限，晚期可出现全范围活动受限。髋关节骨关节炎的常见体征包括腹股沟区轻度肿胀、局部皮温正常，可有髋关节屈曲、外旋、内收畸形，髋关节活动受限。可应用Trendelenburg征评估髋外展肌功能。查体时，应检查脊柱是否有侧凸、是否有骨盆倾斜等。

（四）治疗

髋关节骨关节炎的治疗为阶梯治疗，大部分患者可选择改变生活方式、药物治疗，部分保守治疗无效的患者可采用手术治疗（图11-135）。通过改变相关生活方式如减轻体重、减少负重、避免从事剧烈运动等，有助于减轻骨关节炎的症状、减缓骨关节炎的进展。疼痛为主要临床表现的患者可使用非甾体抗炎药减轻症状，合并骨质疏松的患者可应用抗骨质疏松药物治疗以减轻症状。髋关节骨关节炎患者因增生骨赘出现髋关节撞击综合征、髋关节游离体、髋关节盂唇损伤时可采用关节镜治疗。早期髋关节发育不良患者可采用髋臼旋转截骨术（Burnese截骨术）治疗。晚期髋关节骨关节炎采用全髋关节置换术，可以获得良

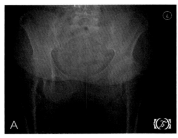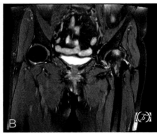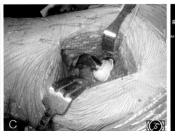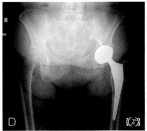

图11-135 髋关节骨关节炎患者术前术后影像及手术

患者女性，67岁，右髋关节骨关节炎。A. 术前X线片：右髋关节间隙变窄，股骨头边缘骨赘形成；B. 术前MRI抑脂像：右髋关节负重区软骨缺失，股骨头软骨下骨水肿；C. 陶瓷THA术中；D. 陶瓷THA术后X线片。

好疗效。全髋关节置换术指征：严重髋关节疼痛，保守治疗无效；髋关节僵硬、活动受限，影响日常生活；关节间隙变窄或消失；髋关节畸形或发育不良合并关节严重退变。

1. **手术的影响因素** 患者髋部手术史对THA手术及术后假体存活率有较大的影响。发育性髋关节发育不良、曾行髋关节周围截骨术后继发性髋关节骨关节炎患者的假体存活率显著低于原发性髋关节骨关节炎患者，部分年轻患者可能因为股骨头坏死行转子旋转截骨术，或因髋关节脱位行骨盆截骨术，显著增加全髋关节置换手术的难度。Kawasaki等报道了15例曾因股骨头坏死行转子旋转截骨术的全髋关节置换患者，发现其与常规初次髋关节置换术患者相比，手术时间以及围手术期出血量显著增加。Parvizi等报道了曾因发育性髋关节脱位行Burnese截骨术的患者行全髋关节置换术的结果，发现术后髋臼翻修的概率较高，并强调术中应仔细辨别髋臼位置，避免神经、血管损伤。髋关节和膝关节同时存在较严重的骨关节炎患者，若有髋关节僵硬或强直，应先行髋关节置换，纠正髋关节力线可能缓解膝关节症状，也便于后期膝关节置换。

2. **假体的选择** 髋关节骨关节炎行全髋关节置换术时通常使用常规假体，年轻患者、活动量大或体重较大患者，首选陶瓷对陶瓷界面人工关节。Hannouche等对83例（105髋）年龄<20岁的患者进行了陶瓷对陶瓷界面全髋关节置换，10年假体翻修率约为10%，无髋臼或股骨侧骨溶解发生，但有5例患者出现髋关节异响。Makarewich等对30岁以下和60岁以上行全髋关节置换术的患者进行了10年的随访，30岁以下组的翻修率为11%，而60岁以上组的翻修率为3.8%，若去除金属对金属界面全髋关节置换术影响，两组的翻修率无明显差别，提示陶瓷对超耐磨聚乙烯界面与陶瓷对陶瓷界面是年轻患者的理想选择。根据髋臼发育情况，在充分保留髋臼骨量的基础上，选用直径32mm、36mm或40mm的球头有助于减少脱位风险。Swarup等回顾性分析了400例年龄<35岁行全髋关节置换的患者，假体10年存活率为87%，20年为61%。使用陶瓷对陶瓷界面全髋关节假体的患者的翻修率明显较低。陶瓷对陶瓷界面更加耐磨，预期使用时间长、磨损颗粒少、磨损颗粒生物反应小。对于假体预期使用寿命长的患者，陶瓷对陶瓷界面全髋关节假体具有明显优势。股骨侧假体选择需要根据股骨髓腔分型，股骨髓腔可分为漏斗型、中间型和烟囱型，对于漏斗型髓腔可选用短柄近端涂层假体，而烟囱型髓腔应选用全涂层假体柄，合并骨质疏松的高龄患者可选用骨水泥型股骨假体。

3. **入路选择** 全髋关节置换术常用后外侧入路或外侧入路。无下肢短缩畸形患者术中保留关节囊，去除髋臼周围骨赘，根据术前设计，保留适当长度的股骨距，避免术后双下肢不等长。髋臼打磨前应先确定髋臼的旋转中心，髋臼打磨深度通常以髋臼窝底皮质骨为标记，髋臼软骨下骨坚硬、把持力强，髋臼大小以完全去除软骨为标准，尽可能保留软骨下骨，在髋臼发育不良的患者中，可能出现叠臼的现象，需要准确找到真臼底部进行打磨，避免髋臼假体悬浮，也应避免对髋臼进行过度磨锉，影响髋臼假体的初始稳定性。术前存在髋臼撞击的患者，应去除髋臼周围增生的骨赘，避免术后髋臼撞击。部分髋关节骨关节炎可能因创伤性骨折所致，可能存留内固定装置，应视骨折愈合情况及是否影响髋关节假体安装决定是否取出内固定装置。应特别注意的是，骨折固定装置可能会增加髋关节置换术后感染的风险。部分创伤性髋关节骨关节炎可能存在隐性的髋臼骨折，也会增加术后髋臼松动的风险。部分创伤性骨关节炎可能存在异位骨化，应在术中予以切除。髋臼假体解剖外展角为42°，前倾角为15°，选择全陶瓷假体应适当减小外展角、增大前倾角。股骨假体安装应按股骨解剖髓腔扩髓，避免扩髓偏斜甚至穿破皮质骨，保持股骨近端皮质骨完整，确保股骨假体良好固定强度及双下肢等长。术中止血较好者，可不放置引流管。术中注意缝合关节囊，重建外展、外旋肌群。

4. 术后管理　术后抗凝与止血是术后管理的重要环节，深静脉血栓形成是全髋关节置换术后常见并发症。常发生于术侧，既往血栓病史、静脉手术史、高龄、恶性病变、制动、曾使用避孕药及激素、术中大量失血及输血等均为深静脉血栓形成的危险因素。术后6小时即可开始使用低分子量肝素皮下注射。有研究表明，Ⅹa因子抑制剂（如利伐沙班）对深静脉血栓形成的预防效果优于低分子量肝素。出院后，可每天口服利伐沙班10mg继续抗凝至术后5周。

术中及术后应用氨甲环酸（tranexamicacid，TXA），可有效减少髋关节置换手术失血量，不增加血栓风险。氨甲环酸是一种纤溶酶抑制剂，与纤溶酶原的赖氨酸结合位点有高亲和性，封闭纤溶酶原的赖氨酸结合位点，使纤溶酶原失去与纤维蛋白结合的能力，从而抑制纤溶活性，发挥止血作用。裴福兴等报告全髋关节置换术前静脉给予15～20mg/kg氨甲环酸，3小时可重复使用，关闭切口时局部应用大剂量（总剂量＞2g）和高浓度（浓度＞20mg/ml）的氨甲环酸安全有效。

全髋关节置换术后管理的另一重要环节是防脱位。全髋关节置换术后脱位的发生率约为3%，手术对关节周围的稳定结构有一定程度干扰，术后麻醉药、镇痛药继续发挥作用，是脱位的高风险时段。术后患肢维持旋中位，避免过度屈髋、内收的动作及健侧卧位。出院后继续康复指导，术后4～6周关节周围稳定结构愈合后，关节脱位风险逐步降低。

（黄迅悟）

七、髋关节结核

（一）发病特点

结核病是结核分枝杆菌感染引起的慢性传染病。据世界卫生组织（World Health Organization，WHO）统计，2018年全球约1000万人患结核病，发病率约为5/100 000，中国是世界上结核负担最重的8个国家之一，占全球新发病例的9%。骨关节结核占结核患者总数的10%～15%，髋关节结核在骨结核发病率中排第二位，仅次于脊柱结核，约占骨关节结核总数的6%。

（二）病因

结核分枝杆菌经呼吸道或消化道进入人体，形成原发灶。经血液或淋巴循环播散到髋关节，导致髋关节继发感染，称为髋关节结核。活动性髋关节结核病灶内存在4种状态的结核分枝杆菌：A群，快速生长繁殖，位于巨噬细胞外干酪样液化组织中，数量大且易产生耐药变异；B群，间断繁殖，多位于巨噬细胞内和坏死组织中；C群，在酸性环境中处于半静止状态，有间歇性短暂生长繁殖；D群，处于休眠状态，不繁殖，数量很少。髋关节结核经抗结核化疗或外科治疗后趋于稳定，病灶内仅有D群结核分枝杆菌，称为静止期髋关节结核。

（三）病理

静止期髋关节结核因活动期髋关节结核导致关节破坏，存在粘连、僵硬、骨破坏、关节半脱位和脱位等病理学改变，常有髋关节周围窦道形成的凹陷性瘢痕或手术切口瘢痕。髋关节周围肌肉变性、纤维化，肌力及肌肉弹性减弱。关节结核可发生于任何年龄段，儿童期髋关节结核可影响髋关节及下肢发育。除髋关节骨破坏外，还可能出现髋关节发育不良、半脱位和脱位、股骨近端畸形、髓腔狭窄、颈干角增大、前倾角增大和患肢短缩等情况，增加手术难度。静止期髋关节结核局部可能残留包裹性病灶，在人体抵抗力弱或外科手术时包裹病灶开放，静止期髋关节结核可进入活动期。

（四）实验室检查

影像学检查发现包裹病灶时，术前应行穿刺活检或术中取病灶组织做结核相关检测，进一步明确诊断及耐药情况。

细菌学检查：①穿刺液涂片查抗酸杆菌，包括抗酸染色和免疫荧光染色。②结核分枝杆菌培养，通常需要在固态培养基上培养4~8周，而液体培养基最快2周可有阳性结果，报阴性结果需要41天。结核分枝杆菌培养应同时使用固体和液体培养基培养，至少使用液体培养基培养。

病理学检查：结核病由细胞免疫介导，局部巨噬细胞大量增生，吞噬结核分枝杆菌后体积变大，呈梭形或多角形，胞质丰富，界限不清，状似上皮细胞，故称为类上皮细胞。类上皮细胞融合或核分裂而胞质不分裂形成多核巨细胞（朗汉斯巨细胞）。病理学检查发现典型结核肉芽肿或组织切片抗酸染色查到抗酸杆菌有重要诊断意义。

核酸检测：结核分枝杆菌核酸检测是由引物选择性体外扩增DNA或RNA片段的分子生物学技术，可在基因水平快速检测是否有结核分枝杆菌感染，是目前诊断关节结核的重要指标。检测技术包括半巢式实时荧光定量聚合酶链反应（polymerase chain reaction，PCR）（Xpert MTB/RIF）、荧光定量PCR（fluorescence quantitative PCR，FQ-PCR）、实时荧光核酸恒温扩增检测（simultaneous amplification and testing，SAT）、环介导等温扩增检测（loop mediated isothermal amplification，LAMP）、基因芯片检测（gene chip）。但因PCR检测结果影响因素较多，有一定比例的假阳性或假阴性。

耐药性检测：2013年WHO修订了耐药结核病的定义与分型，适合于所有的初治和复治结核病，包括肺结核和肺外结核。耐药结核病分为5型：①异烟肼耐药结核病（isoniazid-resistant tuberculosis, IR-TB）；②利福平耐药结核病（rifampicin-resistant tuberculosis, RR-TB）；③多耐药结核病（multidrug-resistant tuberculosis, MDR-TB），同时对异烟肼和利福平耐药；④前广泛耐药结核病（pre-extensively drug-resistant tuberculosis, pre-XDR-TB），对利福平和任何喹诺酮类耐药；⑤广泛耐药结核病（extensively drug-resistant tuberculosis, XDR-TB），对利福平、任何喹诺酮类、贝达喹啉和利奈唑胺至少一种药物耐药。培养结核分枝杆菌进行耐药检测，是目前耐药性检测的金标准。此外，还有核酸耐药性检测法，采用分子生物学技术检测结核分枝杆菌的耐药基因及突变。

免疫学检测：①结核菌素是结核分枝杆菌的成分，包括纯蛋白衍生物（purified protein derivative，PPD）和旧结核菌素（old tuberculin，OT）。皮内注射结核菌素，测定人体对结核分枝杆菌的变态反应（Ⅳ型超敏反应）。②结核特异性抗原，T细胞斑点试验（T-SPOT. TB）是目前临床常用的γ-干扰素检测技术。③结核分枝杆菌抗体检测。

（四）手术治疗

活动期髋关节结核在有效抗结核的基础上，部分患者需要外科治疗，治疗方法包括单纯病灶清除术、病灶清除髋关节融合术、病灶清除一期或二期关节置换术等。成年人静止期髋关节结核可行关节置换，手术指征为关节骨软骨破坏所致的髋关节功能障碍，包括关节疼痛、关节粘连、关节僵硬、关节畸形、髋关节半脱位或脱位、活动障碍，ESR、CRP等炎症指标正常。静止期髋关节结核行关节置换手术相对安全，但由于髋关节骨内或关节周围组织可能残存有静止的结核病灶，术后结核病灶由静止期转为活动期，有结核复发风险。

静止期髋关节结核患者进行全髋关节置换术时，术前应进行抗结核治疗。有研究认为，关节置换术前的结核病灶静止期越长，术后结核复发的概率越低。一项研究发现，6例髋关节结核静止期小于10年的患者，在全髋关节置换术后结核复发，而静止期＞10年的患者结核未复发。目前相关文献推荐的全髋关节置换前的结核静止期长短不等，即使结核静止40年后行关节置换的陈旧性结核患者仍有术后结核复发的报道。因此，静止期髋关节结核全髋关节置换术需要在围手术期抗结核治疗。

术前抗结核治疗应在结核专科进行或请有经验的结核专科医生制订规范、个体化的抗结核化疗方案，遵循"早期、规律、全程、适量、联合"原则，采用4～5种药物联合用药，包含2～3种杀菌药。异烟肼、利福平是全效杀菌药，链霉素、吡嗪酰胺是半效杀菌药，其他抗结核药多为抑菌药。化疗前尽可能行药敏试验，化疗药剂量应根据患者体重计算，化疗期间应监测血药浓度。初治、无耐药患者采用一线抗结核药，包括异烟肼、利福平、吡嗪酰胺、乙胺丁醇、链霉素，疗效好、毒性低，适用于大部分结核患者。二线抗结核药的疗效差或毒性大，用于一线药耐药或不能耐受者，常用药物包括利福喷汀、利福布汀、卡那霉素、阿米卡星、氧氟沙星、左氧氟沙星、莫西沙星、环丝氨酸、对氨基水杨酸等。抗结核治疗前要评估胃肠、肝、肾等重要脏器是否能耐受全程抗结核治疗，患者是否能接受全程抗结核治疗，签署《抗结核治疗知情同意书》，治疗初期应注意观察药物疗效、不良反应及患者耐受情况。

静止期髋关节结核术前应抗结核治疗至少2周，术后继续抗结核治疗3个月。若局部存在包裹性病灶，术后应至少进行抗结核治疗6个月，同时监测抗结核药物的相关不良反应。

成人髋关节结核主要表现为髋臼和股骨头破坏，术前应根据髋臼骨破坏情况选择髋臼假体。对于骨破坏严重的患者，应准备自体骨植骨、巨型髋臼和翻修组件。静止期髋关节结核全髋关节置换术假体界面最好选择陶瓷对陶瓷界面，不仅使用寿命长，亦可避免磨损颗粒所致的骨溶解，避免将骨溶解误诊为结核复发。儿童期发病的髋关节结核，常影响髋关节及患肢发育，患儿可能存在髋关节发育不良、半脱位或脱位、旋转中心上移、股骨近端发育畸形、髓腔细小和关节周围软组织挛缩。应根据术前检查及手术设计选择合适的假体，如小直径和可调整前倾角的特殊股骨柄。尽可能恢复下肢长度，在充分软组织松解依然复位困难时需要行转子下截骨，术前准备相关工具。

由于静止期髋关节结核患者术中需要进行广泛的软组织松解，手术创面大，出血多。术前要根据检查情况备血，手术开始时静脉滴注1g氨甲环酸，缝合时静脉滴注1g氨甲环酸，以减少术中和术后出血。

静止期髋关节结核全髋关节关节置换术通常采用全麻，控制性降压以减少术中出血。患者侧卧位，根据术者习惯采取髋关节后外侧或外侧入路，手术切口应注意尽量选择原手术切口，兼顾窦道瘢痕，以避免两条过近的手术切口影响皮肤血运。术中取病灶组织做结核相关检测及病理学检查。彻底清除关节周围陈旧性瘢痕组织，切除挛缩关节囊，截除的股骨头颈经处理后可用于髋臼骨缺损处植骨。彻底清除残余的包裹病灶，根据术前计划重建髋臼，髋臼打磨应注意保护骨结构完整，避免过度打磨，尽可能解剖重建髋臼旋转中心，清除残存死骨。根据髋臼骨缺损情况选择植骨、巨型髋臼或翻修组件。对股骨髓腔扩髓，使用生物型股骨柄，应注意保护股骨近端骨结构的完整，尽可能恢复下肢长度，保持双下肢等长，复位困难时需行转子下截骨（典型病例22）。

对儿童期发病的静止期髋关节结核、股骨侧前倾角发育异常的患者，可以在术中根据髋臼位置调整股骨前倾角，复位困难时需行转子下截骨，避免坐骨神经损伤。在进行全髋关节置换时，下肢延长<4cm相对安全。Kabata等报道全髋关节置换术中下肢延长长度/股骨干长度<8.7%时，发生神经损伤的概率较低。

闭合切口前应留置引流管，引流管应尽量穿过肌肉及软组织血供丰富的区域，可以减少拔管后引流管口渗液或窦道形成。与常规全髋关节置换的患者相比，术后引流管放置时间延长，引流量<50ml/d时可拔管。

结核患者软组织薄弱、肌力弱，手术破坏了原关节周围的稳定结构，容易发生术后脱位。术后应避免过度屈髋、内收的动作。同时，陈旧性结核患者下肢常短缩，周围软组织挛缩，如果下肢延长过多则存在股神经损伤的可能，可采取髋膝屈曲30°的体位，降低神经的张力。对于术后髋臼及股骨假体稳定的患者，可早期下床活动。如患者髋臼骨质缺损较大或术中做转子下截骨，可适当延长下肢负重时间。

陈旧性髋关节结核患者术后应给予抗凝治疗，降低深静脉血栓形成的概率。术后使用低分子量肝素皮下注射，出院后口服利伐沙班预防下肢深静脉血栓形成取得了较好的效果。如无特殊情况，术后6小时即可开始使用低分子量肝素皮下注射。如果术后引流量较大，则可推迟至术后12小时，极个别情况下可推迟至术后24小时。同时，应在病情允许时尽早行踝泵训练及下床活动。

由于陈旧性髋关节结核的关节置换手术复杂、时间长、创面大，术中应对出血予以控制。除仔细止血外，可应用氨甲环酸。氨甲环酸可有效减少髋关节置换术围手术期的失血量，并降低输血率。

典型病例22：患者男性，60岁。5岁时患左侧髋关节结核，静止期髋关节结核行全髋关节置换术。术前可见皮肤切口瘢痕（图11-136A）。术前X线片见左侧股骨近端骨破坏，左侧髋关节脱位，股骨发育不良（图11-136B）。术前MRI脂肪抑制像示髋关节周围结构不清，股骨头颈缺失，局部未见残余结核病灶（图11-136C），应用陶瓷对陶瓷全髋关节假体（图11-136D）。术后X线片：股骨转子下截骨，假体位置良好（图11-136E）。

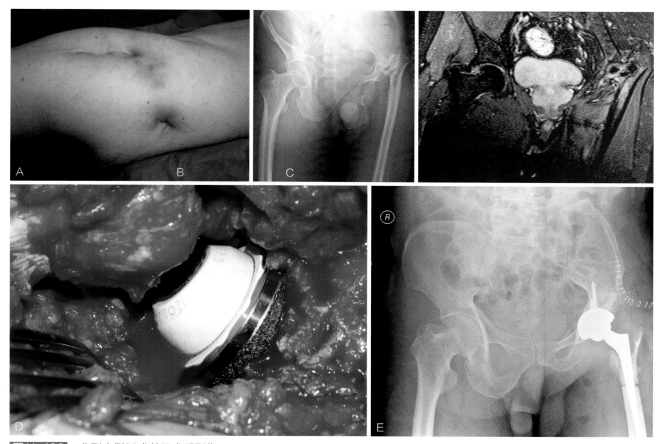

图11-136 典型病例22术前及术后影像
A. 全髋关节置换术前左髋外观；B. 全髋关节置换术前双髋关节X线片；C. 全髋关节置换术前左髋关节MRI；D. 陶瓷对陶瓷全髋关节置换术中；E. 左侧全髋关节置换术后。

（黄迅悟　李　超）

八、化脓性髋关节炎后遗症

化脓性髋关节炎是由髋关节内细菌或真菌感染引起的关节滑膜、软骨及骨质结构破坏，以葡萄球菌或链球菌感染最为多见，大肠埃希菌次之，其他菌群（如厌氧菌）及真菌等少见。化脓性关节炎发病率约为2/10万，累及髋关节者占13%，婴幼儿、儿童与老年人易感。近年来，随着高龄及免疫功能低下人口的增多（如肾移植术后、艾滋病患者等），其发病率略有上升。

（一）病原学

病原菌可经3种途径进入关节腔：①菌血症病原菌定殖于干骺端，从感染灶蔓延进入关节腔；②关节周围软组织感染，逐渐进入关节腔；③关节创伤、关节穿刺或手术直接进入关节腔。细菌进入关节腔后，通常先附着于关节滑膜，然后可自滑膜进入关节腔，引起炎症反应，分泌酶与毒素破坏关节软骨。真菌进入关节后的作用机制与细菌不同，其依附于滑膜引起肉芽肿，导致滑膜增厚、渗出，慢性肉芽组织浸润逐渐侵蚀软骨，从周围向松质骨浸润，关节周围可形成脓肿或窦道。

（二）病程分期

关节感染后，根据病程可分为4期：①浆液性渗出期，关节滑膜充血水肿，关节腔内大量浆液性渗出液，存在大量白细胞。在此阶段常无关节软骨破坏，及时治疗可以挽救关节功能。②浆液纤维蛋白性渗出期，炎症进展，渗出液变浑浊、黏稠，含有脓细胞、革兰阳性球菌、纤维蛋白性渗出物，此期关节软骨进行性破坏。③脓性渗出期，渗出液转为脓性，关节液呈黄白色，死亡的粒细胞释放出蛋白酶，致软骨溶解，周围蜂窝组织炎。此期感染即使治愈，也无法挽救关节功能。④慢性期，病情迁延不愈，关节软骨与软骨下骨破坏，周围可有窦道形成。化脓性感染经有效治疗，感染可得到有效控制，因感染造成不可逆性关节破坏，导致关节功能障碍。

（三）临床表现

化脓性髋关节炎的局部表现为髋关节疼痛、肿胀和活动受限。疼痛通常于感染后3天左右出现，病变侧髋关节或腹股沟区持续性胀痛，髋关节活动时疼痛加重，可向膝内侧放射。髋关节周围皮肤可出现充血、红肿，皮温升高；若有皮下脓肿，局部可有波动感，脓肿破溃可有窦道形成。患者髋关节常呈轻微外展、外旋及屈曲45°的姿势以减轻关节内压力，常因关节疼痛而髋关节活动受限，脓肿破溃后，关节疼痛可缓解。

不同病原体感染化脓性髋关节炎临床表现有差异。革兰阳性菌感染，外毒素引起局部红肿热痛急性炎症反应，可出现发热、心率快，严重患者因外周血管扩张，可发生高排低阻型休克。革兰阴性菌感染，内毒素引起血管收缩，局部无急性炎症反应，可出现为脉搏细速、冷汗、晕厥，严重患者发生低排高阻型休克。真菌感染主要发生在免疫功能低下或长期应用广谱抗生素患者，局部无急性炎症反应，病情进展缓慢，严重患者可出现表情淡漠、嗜睡、血压下降和休克等临床表现。

化脓性髋关节炎关节感染控制后，主要表现为急性期关节破坏后遗症，包括关节疼痛、畸形、僵硬或强直，股骨头颈部破坏或缺失，关节不稳定、半脱位或脱位，髋部可有窦道瘢痕或手术瘢痕。儿童期发病可影响髋关节及患肢发育，可出现髋部及患肢畸形。

（四）治疗

1. 化脓性髋关节炎急性期治疗

（1）抗感染治疗：是化脓性髋关节炎治疗的核心，根据药敏试验结果使用敏感抗生素。若反复细菌培养阴性，可根据临床表现判断是革兰阳性还是革兰阴性菌感染，可经验性应用抗生素，并注意与结核等特异性感染相鉴别。

（2）关节穿刺引流术：在化脓性髋关节炎早期，行超声引导下穿刺，引流脓液，减小关节腔压力，减缓关节软骨的破坏，缓解临床症状，预防感染扩散。

（3）关节镜下病灶清除：清除关节内病变组织，评估关节软骨破坏情况。

（4）开放性病灶清除：如感染严重，难以控制，需采用开放性病灶清除，特别是髋臼、股骨头颈部较严重骨破坏、股骨头颈缺失，髋关节不稳定、半脱位或脱位时，在病灶清除后可置入抗生素骨水泥间隔器，部分恢复髋关节功能。清创、骨水泥间隔器植入术后静脉应用抗生素的时间尚无定论，有文献报道急性期抗生素应持续应用3周，如术中病灶组织细菌培养阳性，术后应用抗生素可延长至6周。

2. 全髋关节置换术　在化脓性髋关节炎感染完全控制后，可行全髋关节置换术以恢复关节功能（典型病例23），但从感染控制到关节置换的间隔时间尚有争议，文献报道间隔时间从半年至数年不等。Romano等对20例陈旧性化脓性髋关节感染患者行一期病灶清除+间隔器植入，二期翻修术，平均间隔器植入时间为22周，无感染复发。在有效病灶清除与抗感染治疗的基础上，间隔半年患者可获得满意的效果，但也有部分学者将间隔器植入时间延长1年至数年不等。大部分文献报道髋关节感染控制，ESR、CRP恢复正常6个月后行全髋关节置换术较为安全。

化脓性髋关节炎患者行全髋关节置换术的手术指征：①髋臼、股骨头骨软骨破坏，关节间隙变窄、关节疼痛；②关节僵硬、强直、活动障碍；③关节畸形、不稳定、半脱位或脱位；④ESR、CRP水平恢复正常至少6个月。

典型病例23：患者男性，43岁。双侧沙门菌性化脓性髋关节炎。术前X线片示双侧髋关节间隙消失（图11-137A）；术前MRI脂肪抑制像示双侧髋关节腔及周围软组织内水肿信号（图11-137B）；术前CT二维重建见双侧髋关节间隙消失，髋臼骨破坏，髋臼周围骨膜反应（图11-137C）。右侧髋关节镜术中所见：滑膜充血水肿，髋臼、股骨头软骨破坏（图11-137D）。双侧全髋关节置换术后14个月复查X线片，关节假体位置良好，双下肢基本等长（图11-137E）。双侧全髋关节置换术后3年复查，双侧髋关节功能良好（图11-137F）。

术前炎症指标检测包括ESR、CRP、白介素-6和降钙素原等，可以反映感染控制情况。ESR＞30mm/h，诊断感染的灵敏度为60%~94%，特异度为65%~85%，而CRP＞100mg/L时灵敏度为94%，特异度为71%。Spangeh等认为ESR和CRP均正常，则感染的可能性很小。

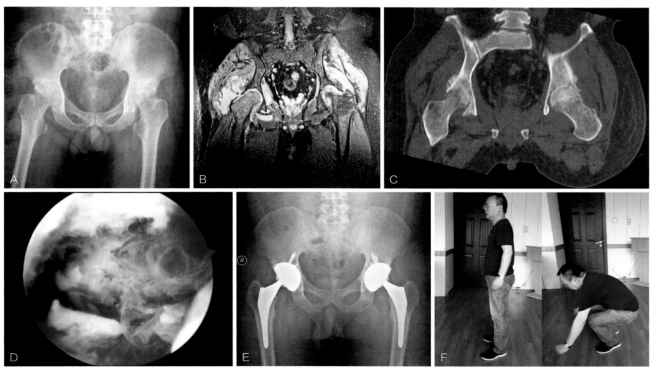

图11-137　典型病例23术前及术后影像、术后恢复情况

术前应全面评估患者的免疫功能情况，长期服用免疫抑制剂或生物制剂的患者、艾滋病或其他免疫功能缺陷患者通常有免疫功能异常。外周血淋巴细胞亚群是监测机体免疫功能的重要指标，CD3阳性细胞占比（正常值60%～80%）、CD4阳性细胞占比（正常值35%～55%）、CD4/CD8比值（正常值1.4～2.0）降低，表明机体处于免疫抑制状态，免疫功能缺陷（如艾滋病）患者CD4/CD8比值<0.5。

髋关节陈旧性感染致髋关节结构破坏程度不一，因此关节假体的选择需要个性化，应根据髋关节骨破坏情况、是否有髋关节发育不良和畸形选择相应假体。通常选择非骨水泥型假体，髋臼发育不良时应准备直径40mm以下小髋臼，髋臼骨破坏需要准备植骨、巨型髋臼或翻修组件。年轻患者宜选陶瓷对陶瓷摩擦界面（典型病例24）。股骨侧假体选择要根据股骨近端髓腔形态、发育情况、是否有畸形综合判断。需准备小直径的特殊股骨柄，如股骨近端无畸形，髓腔为漏斗型，可使用近端固定的短柄假体，如果股骨近端髓腔为烟囱型，宜选择全涂层固定生物型假体。髋关节感染发生在儿童期，成年期治疗时常合并有股骨头颈部破坏缺失、髋关节发育异常、股骨近端畸形、髓腔狭窄，需要选择可调前倾角、先天性髋关节发育不良专用假体，并准备股骨转子下截骨器械。

陈旧性髋关节感染患者常规采用侧卧位，根据术者习惯选择后外侧入路或外侧入路，选择入路时要考虑局部窦道瘢痕及手术瘢痕，避免皮肤切口及显露影响皮肤血运。术中切除关节周围影响关节活动的瘢痕组织、挛缩的关节囊，便于充分显露、更好恢复关节活动度及下肢长度。术中取病灶组织做细菌培养及病理学检查。在置换髋臼假体时，需要针对局部情况综合考虑。若髋臼发育不良，应注意保留髋臼骨结构，选择合适大小的髋臼假体，尽可能在解剖位安放，避免过度打磨破坏髋臼完整性，进而影响固定强度。若有髋臼骨破坏，应根据骨缺损程度选择植骨、巨型髋臼假体或翻修组件。股骨侧假体安装注意保持股骨近端骨结构完整性，避免过度打磨或去除过多股骨距影响股骨侧假体固定的稳定性，减少局部骨折风险。股骨颈前倾角过大的患者应在术中精确调整前倾角。

陈旧性髋关节感染多有关节粘连、僵硬或强直，常合并股骨头颈部破坏缺损、髋关节发育不良，局部软组织顺应性差，髋关节置换时可能因牵引、撑开器的压迫、患肢延长而损伤坐骨神经和股神经，术中要注意预防。

由于陈旧性髋关节感染患者的手术复杂，术中需要广泛的软组织松解，手术创面、渗出多，切皮前静脉滴注氨甲环酸15～20mg/kg，3小时可重复使用1次。关闭切口时局部应用高浓度（浓度>20mg/ml）氨甲环酸，推荐剂量2～3g安全有效。术中放置引流管。

陈旧性化脓性髋关节炎患者行关节置换术后关节感染的风险高于常规髋关节置换，术后应适当延长抗生素使用时间。术后避免过度屈髋、内收的动作，防止髋关节脱位。如果术中下肢延长较多，神经张力较高，在麻醉完全恢复前，患肢放在屈髋、屈膝20°位置，防止长时间高张力下发生神经牵拉损伤。与常规全髋关节置换的患者相比，术后强化抗凝与止血管理，可适当延长引流管放置时间，可在引流量<50ml/d时拔管。如患者髋臼骨质缺损较大或术中行转子下截骨，可适当延缓下床与患肢负重时间。

典型病例24：患者男性，30岁。6岁时患双侧化脓性髋关节炎，现为静止期化脓性髋关节炎。患者髋部术前可见皮肤瘢痕（图11-138A）。术前X线示右侧髋关节完全骨性融合，左侧不完全骨性融合（图11-138B）。术前MRI脂肪抑制像示右侧髋关节间隙消失，左侧髋关节间隙遗留残迹（图11-138C）。双侧全髋关节置换术后X线示关节假体位置良好，双下肢基本等长（图11-138D）。术后16个月复诊，双髋关节功能良好（图11-138E）。

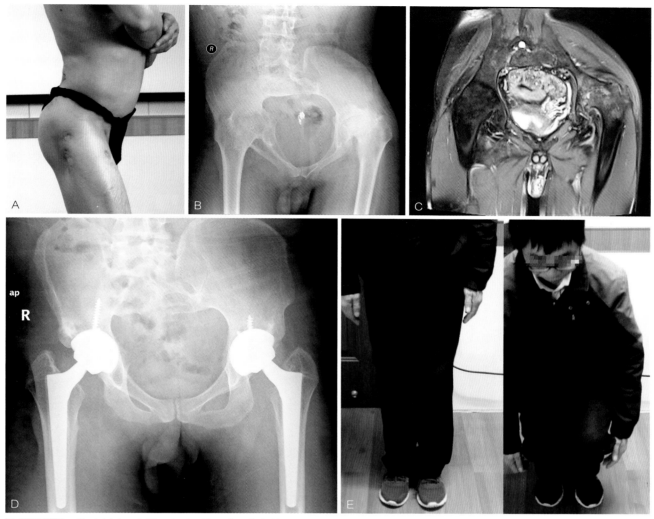

图11-138 典型病例24术前及术后影像、术后恢复情况

（黄迅悟）

九、肿瘤相关性骨软化症

肿瘤相关性骨软化症（tumor-induced osteomalacia，TIO）是一类以骨痛、乏力、进行性肢体缩短为主要临床表现的副肿瘤综合征，其症状主要由肿瘤细胞过量分泌的成纤维细胞生长因子23（fibroblast growth factor，FGF-23）引发低磷血症所致。TIO好发于中青年患者，偶可见其他年龄人群发病的报道。TIO病灶多位于血运丰富的组织区域内，骨与软组织内发生率无明显区别。

成年人发病的临床表现主要有骨骼疼痛和肌肉无力。骨骼疼痛表现为全身性，脊柱及四肢较为明显，而肌肉无力常在近端肌肉发生。进行性身高缩短和步态障碍也常伴随出现，影像学多提示有多发病理性骨折。以上症状渐进性发展，最后可导致患者行动能力的丧失，以致日常活动都需要轮椅、拐杖等助行。与成年人不同的是，当发生于儿童时，除了有骨骼疼痛和肌病外，还可导致儿童生长迟缓和佝偻病的发生。TIO病例少见，起病隐匿，既往受限于对此类疾病的认知及诊断手段，诊断困难，误诊率高，从开始出现症状到接受正确诊治常间隔数年时间，且容易与X连锁低磷性佝偻病及严重骨质疏松症等疾病混淆。对于诊断重度骨质疏松症的中青年患者，应仔细进行鉴别诊断，完善相关血、尿电解质及骨代谢指标检查，低血磷、高尿磷、血清FGF-23的升高都是诊断TIO的重要依据，临床查体结合骨显像、奥曲肽显像、^{68}Ga-DOTATATE PET/CT等影像学检查可有效确定肿瘤病灶。

对目标肿瘤的完全手术切除是治愈绝大多数TIO患者的唯一方法。由于肿瘤具有浸润性，应按照处理恶性肿瘤的原则选择相对较大的范围进行彻底切除以防止复发，术后瘤体标本的病理学结果常提示为磷酸盐尿性间叶性肿瘤（phosphaturic mesenchymal tumor，PMT），恶性较少见。绝大多数TIO患者的临床症状及血磷等生化指标都能在肿瘤切除术后5~7天得到有效缓解，但也有部分患者因肿瘤切除不彻底、存在其他隐匿病灶或术后肿瘤复发而导致临床观察指标无变化或反弹。我院近年共对20余例单纯累及股骨头的TIO患者实施了病灶切除及全髋关节置换术，术后及随访中患者恢复良好，未出现明显并发症和肿瘤复发情况，Harris功能评分也获得显著改善（典型病例25）。

对于术前检查发现病灶位于股骨头颈区域的肿瘤，完全切除可获得非常好的临床效果。彻底切除病灶的同时也会破坏髋关节的完整性，因此常选用陶瓷对陶瓷全髋关节假体重建髋关节完整性。但与其他常见接受全髋关节置换术的患者不同，TIO患者术中首先要确保完整切除病灶，因此术前设计和假体选择非常重要，常规准备生物型和骨水泥型陶瓷对陶瓷全髋关节假体。对于病灶范围较大累及股骨头、股骨转子区域的患者，在彻底切除肿瘤的同时，可结合3D打印假体配合肿瘤假体置换完成关节重建，术后效果满意。由于此类患者常合并非常严重的骨质疏松症，术中操作务必小心，避免造成医源性骨折。通常在确定肿瘤位置、决定手术治疗后，要求患者停用口服补磷药物，术前1天获得基础血磷数值便于术后对比评估手术效果。术后随访监测血磷水平，如未恢复正常，应尽快到内分泌科继续诊治，髋关节康复锻炼无特殊要求。

典型病例25：患者女性，31岁。进行性骨痛加重伴活动受限4年。诊断为TIO。术前双侧髋关节正位X线片示双侧髋关节骨质疏松，多发骨折可能，提示患者骨质疏松严重（图11-139A）。髋关节CT、MRI示右侧股骨头内类圆形异常信号，推测为责任病灶（图11-139B、C）。术前血磷0.39mmol/L。于我院行一

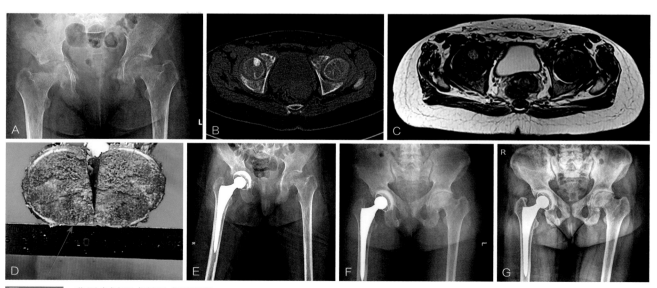

图11-139 典型病例25术前及术后影像

期肿瘤切除+右侧全髋关节置换术，术中可见股骨头内病灶（图11-139D）。术后假体位置良好，固定牢靠（图11-139E）。术后复查血磷升高至1.03mmol/L，术后病理学报告为磷酸盐尿性间叶性肿瘤。术后1年复查双侧髋关节正位X线片示假体固定稳定，假体位置良好（图11-139F）。术后5年复查双侧髋关节正位X线片示假体固定稳定，骨质疏松好转（图11-139G）。骨密度报告提示患者骨质情况恢复正常。患者术前Harris评分为31分，术后1年为52分，术后5年为93分。

（李　晔　金　今）

十、髋臼骨折

髋臼骨折多见于高能量暴力损伤，如交通事故、高空坠落伤或压砸伤等，以中青年患者为主。髋臼骨折是暴力作用于股骨头和髋臼之间产生的结果。暴力通常有4个来源：足部（伸膝状态）、膝关节（屈膝状态）、大转子以及骨盆后方。根据受伤瞬间暴力来源、作用方向以及股骨头和髋臼之间的位置不同，产生不同类型的髋臼骨折。

髋臼骨折常见的合并损伤包括股骨头骨折、股骨颈及转子间骨折、股骨干骨折、股骨髁上骨折、髋关节脱位、坐骨神经损伤、血管损伤、髋部皮肤软组织损伤及全身其他部位骨折。

髋臼骨折时，常规应拍摄4张X线片，包括骨盆前后位、患髋前后位、髂骨斜位、闭孔斜位。髂骨斜位片主要观察髋臼后柱和前壁的移位情况，而闭孔斜位片是观察髋臼前柱和后壁的移位情况。CT可更详细地显示髋臼骨折的某一层面，尤其是以下方面可突出CT检查的优点：前后壁的骨折愈合情况，内固定以及骨缺损的情况，髋关节是否有脱位，骶髂关节是否有损伤等。应用CT三维重建，可从整体角度反映骨折的愈合和骨缺损，而且当将股骨头从图像中取出，可进一步显示整个髋臼关节面的形态。因此，尽可能多的、详细的放射学资料对医生作出合理的治疗计划十分有帮助。

在治疗之前，需要对患者的个人情况和骨折的特点进行详细的评估。除极少数有手术禁忌证而采用保守治疗外，大多数都是手术治疗。手术治疗以钢板螺丝钉固定术为主，达到解剖复位，固定牢靠，早期功能锻炼。

髋臼骨折的并发症严重而复杂。早期并发症包括死亡、感染、神经损伤、血栓栓塞等。神经损伤多见于坐骨神经损伤、股神经损伤、股外侧皮神经损伤及臀上神经损伤。晚期并发症包括骨折不愈合或假关节形成、股骨头坏死、创伤性骨关节炎及异位骨化形成，其中股骨头坏死、创伤性关节炎和异位骨化对关节功能的影响十分显著。

（王思玄　李　为）

十一、髋关节创伤性关节炎

髋关节创伤性关节炎是髋臼底部骨折或股骨头骨折后的常见并发症，是由于关节外伤后，关节面遭到破坏或关节内骨折未解剖复位而畸形愈合，关节面不平整，关节软骨易磨损剥脱而引起的疾病。早期表现为受累关节疼痛和僵硬，开始活动时较明显，活动后减轻，继续活动时又加重，休息后症状缓解，疼痛与活动有明显关系。晚期表现为关节反复肿胀，疼痛持续并逐渐加重，可出现活动受限、关节积液、畸形和关节内游离体，关节活动时出现粗糙摩擦音。创伤性关节炎患者行走时，多呈抗病性步态，且因负重力的改变导致下肢畸形，临床以膝关节内翻畸形多见。

全髋关节置换术是治疗严重创伤性髋关节炎的有效方法。术前要进行充分的准备，仔细询问患者病史，全面进行体格检查：测量骨盆对称性和下肢短缩程度，髋关节叩压痛及活动痛，既往手术切口瘢痕，关节畸形及活动范围，检查双下肢韧带、神经、血管等其他合并损伤。所有患者均需除外感染可能。对患肢皮肤都要进行仔细检查和准备，常规进行清洁灌肠，术前留置导尿管。仔细阅读X线片和CT片，如果有条件做三维CT，对术前计划有更多的帮助。手术器械、内固定物以及取出内固定物的工具准备充足。

手术切口与入路的选择，一般选用熟悉的、能充分显露的入路。显露的主要难点在于部分患者存在大量瘢痕，软组织缺乏伸展性，先天或后天造成的关节畸形、异位骨化、解剖结构不清等。成功显露髋臼后，需在直视下明确骨折类型及其愈合情况、原有内固定物位置及固定情况、髋臼整体的环抱力及稳定性、髋臼骨缺损的范围及程度、髋臼周围骨质的骨量和血运情况。若患者体内原有内固定物妨碍髋臼磨锉及假体植入，或已发生松动或移位，则应取出（典型病例26）；如内固定良好且骨折愈合满意，可尝试取出；如取出存在困难，特别是可提供部分结构稳定性的钢板螺钉，可原位保留（典型病例27）。强行取出可能导致手术时间延长、出血量增加、坐骨神经损伤、削弱髋臼柱及假体固定的稳定性、引起髋臼骨质塌陷或骨折。因此，髋臼骨折全髋关节置换术最关键的是要保证髋臼杯假体的坚强固定。处理骨缺损的方法有大髋臼杯技术（巨型髋臼杯）、高旋转中心（髋臼上移）技术、双杯假体、植骨、多孔金属、髋臼加强环（植骨或Cup-cage）。尽可能使用生物型髋臼杯，避免单纯骨水泥型髋臼杯。手术目的是要在术中最终确定骨缺损，并重建骨缺损，恢复旋转中心，获得假体的初始稳定性。

术后处理包括适当延长抗生素使用时间，使用3～5天。切口引流持续24～48小时。术后第1天开始股四头肌的主动收缩锻炼及髋关节的屈伸锻炼（主动或被动），术后第3天拄双拐负重行走，鼓励患者主动锻炼髋关节的屈曲、外展及后伸。根据具体情况，术中若有骨缺损，采用植骨或金属垫块修复，可拄双拐部分负重，逐渐恢复完全负重。髋关节的功能锻炼应始终坚持，尤其是髋外展肌、臀大肌和股四头肌的锻炼。术后应定期复查X线片，必要时加做CT扫描，以便判断假体的位置和骨缺损的修复效果，并指导下一步的功能锻炼。

典型病例26：患者男性，52岁。诊断为右侧髋关节创伤性关节炎、股骨头坏死，右侧髋臼骨折内固定术后。术前双侧髋关节正位X线片示右侧股骨头塌陷吸收、变形，伴股骨头半脱位，髋臼侧有钢板螺丝钉固定，股骨头密度不均匀，可见骨硬化，髋臼外上方有骨缺损，下缘可见骨赘形成（图11-140A）。全髋关节置换术后X线片示右侧髋臼钢板内固定取出，使用金属垫块修复骨缺损重建髋臼。假体固定可靠，金属垫块与髋臼杯位置满意，股骨柄位置良好（图11-140B）。

典型病例27：患者男性，56岁。左侧髋关节疼痛3年，加重伴活动受限2个月。16年前因外伤致左侧髋臼骨折行内固定治疗。诊断为左侧髋关节创伤性关节炎，左侧髋臼骨折内固定术后。术前双侧髋关节正位及左侧髋关节侧位X线片示左侧髋关节间隙消失，负重区软骨下骨硬化，髋臼侧有钢板螺丝钉固定，髋臼、股骨头可见多处囊性及硬化改变，股骨头变形，关节周缘可见大量骨赘形成，有异位骨化灶，

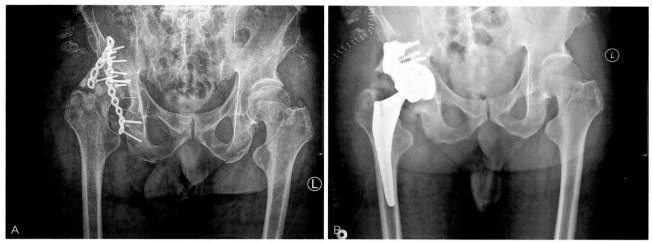

图11-140 典型病例26术前及术后X线片

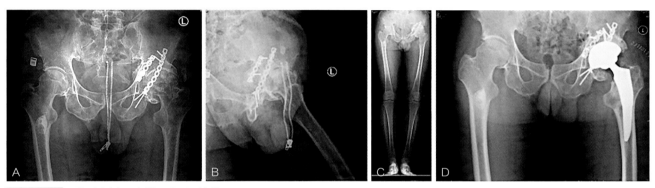

图11-141 典型病例27术前及术后X线片

Shenton线不连续（图11-141A、B）。双下肢负重全长像可见左侧膝关节内翻畸形（图11-141C）。全髋关节置换术后X线片示假体固定可靠，假体位置良好（图11-141D）。

（王思玄　李　为）

十二、银屑病关节炎髋关节受累

银屑病关节炎（psoriatic arthritis，PsA）是一种与银屑病相关的慢性全身性自身免疫性疾病。文献报道白种人的发病率高达3%，而我国的患病率约为0.1%。PsA可表现为多关节疼痛、活动受限，部分患者还可伴发类似强直性脊柱炎的中轴关节病变，并最终出现关节毁损和强直。文献报道约3.2%的PsA患者最终需要接受髋膝关节置换。PsA属于银屑病的一种特殊临床类型，全身大小关节均可受累，占银屑病患者的6%～48%。但临床上并非简单地将出现银屑病样皮损和关节症状的患者直接诊断为PsA，因为许多寻常型银屑病患者往往合并常见的骨关节炎。由于银屑病样皮损表现和关节症状常不同步，而且部分骨科医生对诊断PsA经验不足，导致许多PsA患者在出现股骨头塌陷等关节病变时，常被误诊为骨关节炎、类风湿关节炎、特发性无菌性股骨头坏死或者是寻常型银屑病接受糖皮质激素治疗后出现的并发症。部分患者早期HLA-B27阳性，且有脊柱受累，按照强直性脊柱炎进行治疗，直到出现银屑病样皮损后才得以确诊。因此，临床需要将不典型的PsA与原发性骨关节炎、类风湿关节炎、无菌性股骨头坏死、强直性脊柱炎甚至寻常型银屑病进行鉴别诊断。

国外文献报道，全髋关节置换术治疗PsA的病例数众多，但国内较少。这是由于PsA患者常合并皮损，且服用糖皮质激素、免疫抑制剂等药物，一般状况较差，因此在出现终末期髋关节病变后，患者和医生对髋关节置换手术与否、手术时机的把握、围手术期管理、并发症及远期效果都存在一定的疑虑。李晔等报道了北京协和医院骨科2005年1月至2016年12月15例（20髋）银屑病关节炎髋关节受累接受全髋关节置换术患者，随访35.7个月（6～63个月），所有患者均能达到生活自理，Harris评分平均83.2，其中优15髋（12例）、良3髋（2例）、可2髋（1例），优良率90%，髋关节活动度平均175°，末次随访20髋无感染、松动及移位出现（典型病例28）。

手术可采用全麻或者椎管内麻醉，笔者一般选用后外侧入路，也可根据皮损位置调整。手术步骤与常规全髋关节置换术相同。术中常见的困难主要包括手术部位的皮损，髋关节周围软组织挛缩造成显露困难，髋臼和股骨侧的骨质疏松。

笔者的经验是与风湿免疫科、皮肤科密切合作，积极治疗PsA，调整围手术期用药，把握好手术时机，既不能畏手畏脚，也不能"强行上马"。不少医生由于担心PsA患者局部皮损影响术后切口愈合，甚至增加感染风险而延迟或放弃手术治疗。而国外学者发现在对无破溃的稳定期皮损进行碘酒和乙醇双重消毒后，可以有效地清除皮损内细菌。笔者所在单位有5例患者在施行关节置换术时存在手术入路区域皮损，全部为皮肤科对症治疗后的稳定期表现，术前切口区域使用碘酒和乙醇消毒，术后和末次随访均未出现切口愈合不良等并发症（典型病例29）。如果手术入路出现破溃的活动期皮损，应首先对皮损进行充分治疗，待皮损稳定后再进行手术，或者设计绕开皮损区域的手术切口。此外，还有研究发现银屑病样皮损和关节病变之间存在明显相关性，在对活动期皮损进行充分治疗后，部分PsA患者的关节炎症状也得到明显缓解，而控制稳定的皮损既不会加重术后关节疼痛，也不会影响术后关节功能锻炼和恢复。此外，PsA患者在术前常需持续接受非甾体抗炎药（NSAID）、改善病情抗风湿药（DMARD）、肿瘤坏死因子抑制剂、糖皮质激素等口服药物治疗。许多学者对术前上述药物服用时间与术后感染发生率进行了研究，并未发现持续服用NSAID和大部分DMARD与术后感染存在相关性，而对于来氟米特的使用目前存在争议，有学者认为如果术前停药2周可能更为安全；服用肿瘤坏死因子抑制剂（如英夫利昔单抗）的患者，在术前停药4周既不会对围手术期和术后1年内的感染率产生影响，并且术后切口愈合良好、顺利拆线后即可恢复用药；每天服用糖皮质激素＞10mg的患者，术后发生皮肤软组织或假体周围感染的概率会明显增加。本组患者在遵循上述药物使用原则的情况下，术前ESR、CRP等血液炎症指标处于正常范围，在围手术期和术后平均2年的随访中，均未出现切口区域皮肤软组织和假体周围感染。用药可参考相关指南。

术前要仔细研究影像学资料，必要时拍摄髋关节三维CT，对髋关节的骨质破坏和残存骨量作出客观的估计。术前通过模板测量选择合适大小的假体。对于髋臼侧的骨质缺损要有充分准备。

手术显露过程应仔细慎重，对于挛缩和纤维化的关节周围软组织进行适度松解，逐步显露髋关节；术中假体安置完毕，若测试关节活动度受限，仍需进一步松解髋关节周围软组织，以有利于患者术后康复锻炼。

PsA髋关节受累的患者如存在骨质疏松，术中需谨慎操作，避免造成医源性骨折。术中应将髋臼表面的硬化骨刮除，但应避免髋臼打磨过深或突入骨盆内；股骨扩髓时应逐渐增加髓腔锉型号，如果遇到阻力，应将髓腔锉退出一段距离后再向远端打入；在打入假体时避免暴力。笔者经验建议采用缓慢多次打入，避免应力集中和医源性骨折的发生。

PsA累及髋关节病变行全髋关节置换术时，皮损一般不影响切口愈合。但由于PsA是一种炎性关节病，部分患者术后会发生异位骨化。建议常规术后应用非甾体抗炎药进行预防。吲哚美辛、双氯芬酸是常用药物。

若药物治疗失败，PsA髋关节受累的患者可能会从全髋关节置换术中受益，可以改善关节功能和生活质量。PsA的管理需要一个多学科团队，该团队应包括皮肤科医生、风湿病学医生、物理治疗师和关节外科医生。

典型病例28：患者女性，42岁。诊断为银屑病关节炎（脊柱炎型），接受一期双侧全髋关节置换术。术前髋关节正侧位X线片（图11-142A）；术后3天髋关节正侧位X线片（图11-142B）；术后2年髋关节正侧位X线片（图11-142C）。

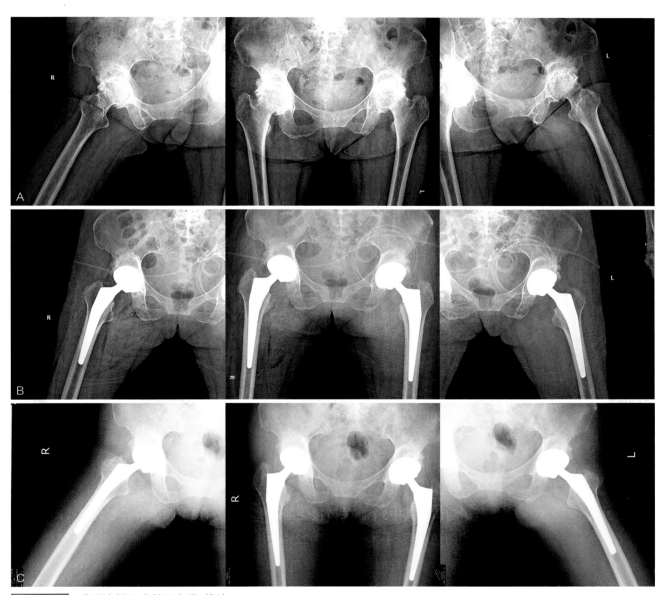

图11-142 典型病例28术前及术后X线片
A.术前正侧位X线片；B.术后正侧位X线片；C.术后3年随访时正侧位X线片。

典型病例29：患者男性，42岁。诊断为银屑病关节炎，接受一期双侧髋关节置换术。患者在手术入路区域存在稳定期皮损，术前切口区域使用碘酒和乙醇消毒，术后和末次随访均未出现切口愈合不良等并发症（图11-143）。

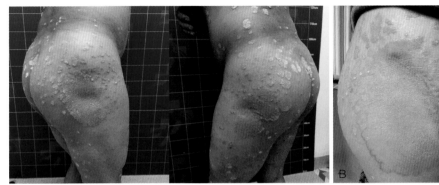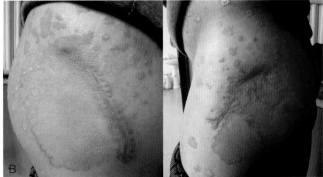

图11-143　典型病例29术前（A）和术后3个月（B）局部皮肤大体相显示术后切口愈合良好。

（彭慧明）

十三、髋关节血友病性关节炎

血友病性关节炎髋关节比膝关节和肘关节受累少见，具体机制目前还不清楚，可能与髋关节的解剖学特点有关。髋关节属于球窝关节，球形的股骨头与半圆形的髋臼及其周缘的髋臼盂唇型拟合度很好，髋关节周围有较为完整的、强韧的关节囊被覆，使得髋关节腔的间隙可变性很有限。股骨头的血运主要来源于旋股内外侧动脉的分支，即3条支持动脉。一旦发生髋关节内出血，关节腔压力会急剧增高，一方面可以减少髋关节进一步出血，另一方面也会导致股骨头的血液循环受到影响。因此部分年轻的髋关节血友病性关节炎可以有类似股骨头坏死的病理学改变，但缺乏特征性的影像学改变，有时可以仅表现为无症状的快速进展的股骨头坏死。

由于凝血因子替代疗法的出现，髋关节血友病性关节炎的外科治疗包括滑膜切除术、截骨手术和全髋关节置换术。但滑膜切除术和截骨手术的治疗作用也很有限。全髋关节置换术是治疗髋关节血友病性关节炎终末期病变最常用的手术方式。20世纪60年代Bellingham等首次报道了一例21岁的严重血友病患者，因股骨颈骨折不愈合接受全髋关节置换术，术后患者恢复顺利。Lofqvist等报道了1973—1988年13例髋关节血友病性关节炎患者全髋关节置换术的结果，与骨关节炎组相比，结果不尽人意，13髋中的5髋术后6年内出现假体松动。Nelson等报道了一组病例，39个髋关节接受关节置换，手术时患者平均年龄48.1岁，作者对其中21例（22髋）患者进行了随访，其中5个髋关节接受翻修手术，另有3个髋关节需要翻修。Kelley等报道了27例（34髋）患者，平均随访8年，手术失败率为22%，并发症包括出血、贫血、血源性感染、深静脉血栓形成、髋关节脱位、感染、无菌性假体松动和凝血因子抑制物的产生等。韩国学者Yoo等报道23例（27髋）生物型全髋关节置换术患者，平均随访时间92个月（60～156个月），髋关节Harris评分从术前平均57分（30～84分）改善为末次随访平均95.9分（90～100分），假体存活率为96.3%。Ⅷ因子平均输注量为（12000±4000）IU，术中红细胞及新鲜冰冻血浆平均输入量分别为（1.5±1.5）U及（0.5±1.4）U，术后红细胞平均输入量为1.33U（0～3U）。澳大利亚学者Wang等报道了13例（13髋）患者，术后平均随访8.5年时假体存活率为89%。

北京协和医院骨科2003—2020年共对29例（36髋）髋关节血友病性关节炎患者行全髋关节置换术。笔者曾对2002年5月至2012年6月收治的21例（24髋）髋关节血友病性关节炎患者进行了随访，患者年龄平均为30岁，平均随访时间66个月（12～133个月），Harris评分由术前平均37分（15～81分）改善至末次随访时的平均93分（53～99分）。所有假体均可见骨长入，无凝血因子抑制物、感染、假体松动、骨溶解、应力遮挡、异位骨化和脱位等并发症。仅有1例B型血友病患者发生深静脉血栓形成，给予低分子量肝素治疗后恢复正常。1例患者术后1年出现右大腿血肿合并皮肤破溃，经血肿清除、右大腿外侧取皮游离皮片植皮术后痊愈。其他并发症包括血肿形成1例、一过性坐骨神经麻痹1例。

手术采用全麻，一般选用后外侧入路，步骤与常规全髋关节置换相同。术中常见的困难主要包括出血、髋关节周围软组织挛缩、纤维化或血友病性假瘤形成造成手术显露困难，由于早期出血导致髋臼及股骨发育异常，包括髋臼宽而浅、股骨髓腔狭窄等，反复出血造成骨质破坏严重（图11-144、图11-145）、假体难以获得初始稳定性。

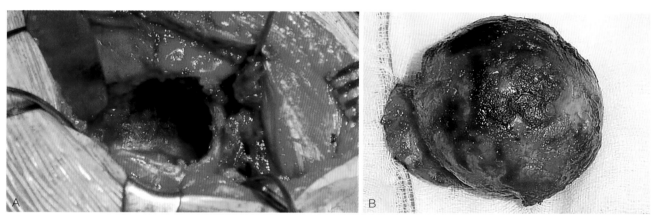

图11-144 血友病患者的髋关节形态
A. 髋臼缘呈薄壳状，髋臼底深陷、松质骨稀疏；B. 股骨头表面硬化、变形。

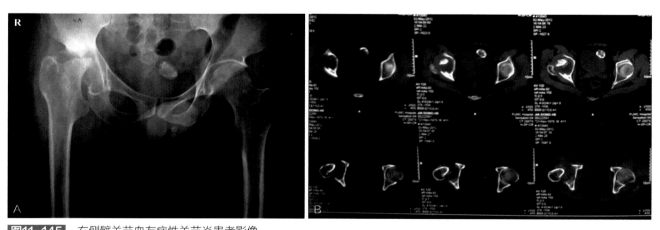

图11-145 右侧髋关节血友病性关节炎患者影像
A. 髋关节正位X线片示右侧股骨头基本被完全侵蚀，右侧髋臼外上缘硬化；B. 术前CT可见右侧股骨头被侵蚀、吸收。

笔者的经验如下。

（1）术前做好血友病相关的实验室检查及围手术期Ⅷ因子替代治疗的充分准备，特别是检测有无凝血因子抑制物，避免术中及术后反复大量出血。

（2）手术显露过程要仔细慎重，完整切除血友病假瘤，避免其对术后骨质和假体造成进一步损害；对于挛缩和纤维化的关节周围软组织进行适度松解，逐步显露髋关节。术中仔细清理含铁血黄素沉着及刺激增生的滑膜，以减少术后出血。

（3）术前要仔细研究影像学资料，必要时拍摄髋关节三维CT，对髋关节的骨质破坏和残存的骨量作出客观的估计。术前通过模板测量选择合适大小的假体。对于髋臼侧的骨质缺损，笔者通常选择较大型号的生物型髋臼以期获得初期稳定性，避免采用植骨等其他手段，以免血友病反复出血造成植入骨被侵蚀破坏，削弱假体稳定性。血友病患者股骨颈干角增大、骨质疏松、髓腔狭小，选择的假体往往较非血友病患者小。另外，由于血友病性关节炎容易出现反复出血，可能对假体周围的骨质造成破坏，因此笔者不主张采用骨水泥型假体，而建议采用生物型假体，通过直接压配获得初期稳定性，再通过远期假体表面骨长入获得长期稳定性（典型病例30、典型病例31、典型病例32）。文献报道血友病患者髋关节置换术后的翻修率为11%~36%，无菌性松动是翻修的主要原因，骨水泥型假体较生物型假体的松动率更高。

典型病例30：患者男性，19岁。诊断A型血友病18年，双髋疼痛伴活动受限5年，双髋伸直位强直。影像学检查提示双侧髋臼及股骨头侵蚀破坏、股骨头塌陷变形、髋关节间隙狭窄，右髋周围可见软组织钙化（图11-146A~C）。患者于全麻下行双侧全髋关节置换术，采用生物型陶瓷头大直径假体，术后患者右髋疼痛明显减轻、双髋活动度0°~100°。术后双髋正侧位X线片可见生物型假体位置良好（图11-146D~F）。术后2年随访，双髋正侧位X线片可见假体位置无变化、假体周围无透亮线等（图11-146G~I）。

典型病例31：患者男性，48岁。双髋血友病性关节炎，活动明显受限。双髋正侧位X线片示双侧髋臼及股骨头侵蚀破坏伴增生硬化、髋臼骨缺损（Paprosky ⅡA型）、髋关节间隙明显狭窄、髋臼中心向内上方移位（图11-147A~C）；双髋CT水平面片提示双侧髋臼及股骨头骨破坏伴骨缺损，髋臼内壁尚完整，股骨头骨质硬化（图11-147D）。患者于全麻下行双侧全髋关节置换术，由于患者髋臼骨质缺损、髋臼宽而深，为避免植骨不愈合和假体塌陷等并发症，术中打磨髋臼时将髋臼中心适当内移，选用大直径生物型髋臼杯，通过压配获得初始稳定性，不需要额外辅助固定（图11-147E~G）。术后患者双髋活动度明显改善，假体固定牢靠。

典型病例32：患者男性，48岁。双髋疼痛、僵直6年。双髋正侧位X线片可见双侧髋臼及股骨头侵蚀破坏伴增生硬化、髋臼中心内移伴骨缺损（图11-148A~C）。患者行双侧全髋关节置换术，术中选用大直径生物型髋臼杯以增加假体稳定性。术后双髋正侧位X线片示假体位置良好、双下肢等长（图11-148D~F）。患者双髋疼痛明显减轻，活动度0°~90°。术后3年随访，双髋正侧位X线片显示假体位置良好、未发生下沉或假体周围透亮线等（图11-148G~I）。

（4）如前所述，血友病患者存在骨质疏松，但髋臼表面常发生硬化，因此打磨髋臼前应将表面的硬化骨刮除，否则可能无法准确把握髋臼锉的力量以至于髋臼打磨过深或突入骨盆内；股骨扩髓时应逐渐增加型号，如果遇到阻力，应将髓腔锉退出一段距离后再向远端打入；在打入假体时避免暴力，尤其是股骨侧，否则容易发生假体周围骨折（图11-149）。笔者建议采用缓慢多次打入，避免应力集中和骨折的发生。对于股骨劈裂骨折的患者，术中钢丝捆扎即可，术后多能产生骨性愈合。

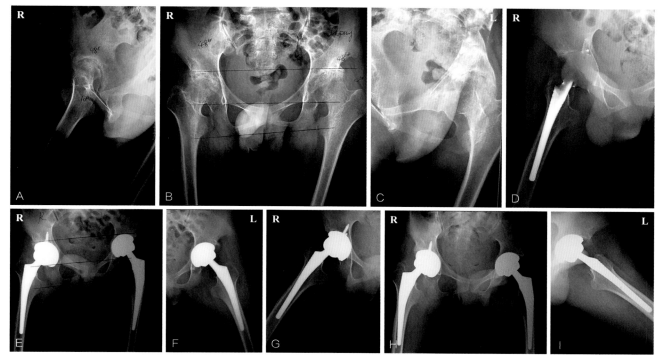

图11-146 典型病例30术前及术后X线影像
双髋关节置换术前（A~C）、术后（D~F）、术后2年（G~I）正侧位X线片。

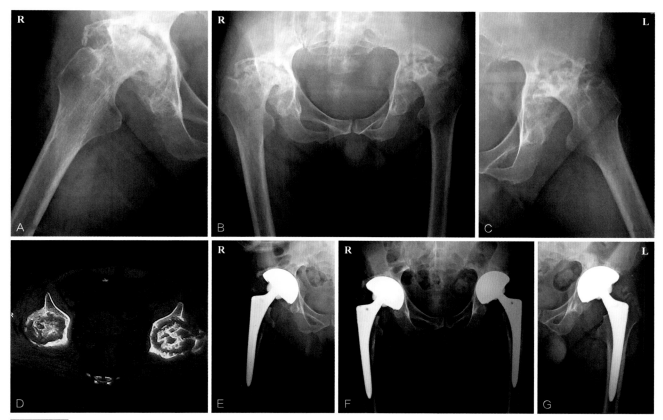

图11-147 典型病例31术前及术后X线影像
双髋关节置换术前正侧位X线片（A~C）、术前CT（D）、术后正侧位X线片（E~G）。

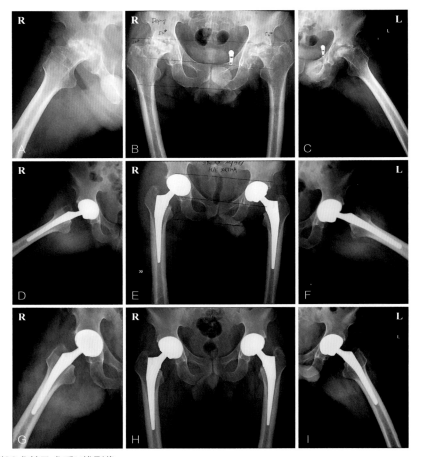

图11-148 典型病例32术前及术后X线影像

双髋关节置换术前正侧位X线片（A~C）；双髋关节置换术后正侧位X线片（D~F）；双髋关节置换术后3年正侧位X线片（G~I）。

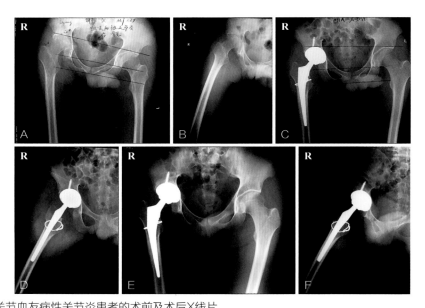

图11-149 右侧髋关节血友病性关节炎患者的术前及术后X线片

术前右侧髋关节正侧位X线片可见右侧股骨头囊内骨折并塌陷、髋关节间隙狭窄（A、B）；入院行右侧全髋关节置换术，术中股骨大转子劈裂骨折，遂给予钢丝捆扎（C、D）；术后4个月随访，右侧髋关节正侧位X线片显示假体无下沉、骨折未移位（E、F）。

（彭慧明）

十四、全髋关节置换术后翻修

随着现代人工关节材料学及手术技术的发展和进步，全髋关节置换术已经成为目前最成功的外科技术之一，各大医院甚至中小医院都在广泛开展，全髋关节置换术的数量在逐年增加，而且患者有年轻化和活跃化的趋势。美国现有总人口的0.83%接受过髋关节置换，我国去年髋关节置换术突破40万例。然而相应的，由于无菌性松动、骨溶解、假体磨损、脱位、感染等原因需要进行翻修的失败病例数量也在逐年上升。笔者所在的医院近几年全髋关节翻修术的数量呈急剧上升态势，每年增加约20%。全髋关节翻修术已经成为关节外科医生的最大挑战，而全髋关节翻修术的假体选择和界面选择也成为关节外科医生术前考虑和计划最多的因素之一，毕竟再次植入的关节能再用多少年是患者最关心的问题。

目前临床常用的界面分为两类：第一类是"硬对软"界面，包括金属对（高交联）聚乙烯、黑晶（锆铌合金）对聚乙烯、陶瓷对高交联聚乙烯界面；第二类是"硬对硬"界面，包括陶瓷对陶瓷、金属对金属界面。其中陶瓷材料具有明显的优势：①出色的耐磨性。陶瓷表面为离子型结构，高负电荷，因此有亲水性，可自润滑。同时，具有良好的浸润性，体液可在表面形成一层液膜，使关节面得到良好的润滑，降低摩擦系数。②极高的硬度。陶瓷材料非常坚硬，仅次于金刚石，远高于钴铬合金和钛合金等金属材料，因此，陶瓷制成的部件不易划伤。③良好的生物相容性。作为生物惰性材料，化学键稳定，组织学反应低，耐腐蚀，磨损时产生的颗粒小，陶瓷磨损颗粒对组织的刺激也较金属磨损颗粒小，所以陶瓷关节可以有效减轻骨溶解。而以BIOLOX®delta为代表的第四代高性能纳米复合陶瓷的出现和上市，使得陶瓷材料的上述优势进一步放大，陶瓷对陶瓷（CoC）界面的容积磨损率是金属对聚乙烯（MoP）界面的1/（2000~4000），而陶瓷球头的碎裂率则降至0.002%。目前，第四代陶瓷假体已经成为世界上全髋关节置换中使用最广泛和使用量最大的陶瓷材料。而在年轻或活动量大的患者中，陶瓷对陶瓷或陶瓷对高交联聚乙烯的组合正受到越来越多医生的认可和推崇。

目前研究发现，与陶瓷对陶瓷摩擦界面相关的骨溶解很少。有队列研究显示，当使用大颗粒和高孔隙率的陶瓷做摩擦界面时，因无菌性松动导致的翻修率高达27%，这些因素导致产生大量磨损颗粒和骨溶解。另一个研究显示，在翻修术中收集的陶瓷对陶瓷关节假体周围组织中前列腺素E$_2$水平明显比金属对聚乙烯关节假体低。一个独立研究显示，陶瓷和聚乙烯磨损颗粒可引起肿瘤坏死因子（tumor necrosis factor，TNF）释放，细胞死亡率和肿瘤坏死因子浓度随着陶瓷磨损颗粒的大小和数量的增加而增加。同样研究还显示，聚乙烯磨损颗粒可以引起更多的肿瘤坏死因子的释放，相当于陶瓷磨损颗粒所致的8~10倍。已经证明氧化铝颗粒可以导致巨噬细胞凋亡，这提供了一种解释肿瘤坏死因子水平低的可能机制，也解释了我们看到的陶瓷对陶瓷与金属对聚乙烯界面关节假体引起的骨溶解发生率的差异。而第四代复合陶瓷的出现使陶瓷颗粒和孔隙率较第三代陶瓷更小，所以造成的骨溶解更低。

磨损和骨溶解的减少是陶瓷对陶瓷关节假体的主要优点，骨溶解被认为是损害髋关节置换远期效果的主要原因。随着全髋关节置换术的适应证扩展到更加年轻、健康和更有活力的患者中，消除磨损和骨溶解的需求已经变得越来越重要。氧化铝的摩擦学特性使得氧化铝陶瓷成为全髋关节置换术关节界面理想的选择。材料工艺的进步带来的陶瓷颗粒的减小以及先进的抛光技术使得氧化铝陶瓷的表面粗糙度显著降低。陶瓷与生俱来的硬度使得这种材料耐刮擦，因此降低了由于骨、骨水泥或金属磨损颗粒带来的第三方磨损。陶瓷还具有很高的抗压强度和很低的生物活性。与金属对金属摩擦界面相比，陶瓷的优势在于不会导致血清或细胞内金属离子浓度升高。氧化铝与体液结合的特性使得陶瓷表面湿润，形成一层液膜从而进一步降低摩擦。低磨损率加上低生物活性层降低了骨溶解的可能性。现代的假体设计加上先进的陶瓷制造工艺，在长达18.5年的随访中，没有骨溶解的报道。

现代全髋关节假体的设计基本都为头颈组配式假体，而摒弃了一体式设计。头颈组配式设计可以减少假体型号，能提供不同颈长的股骨头，便于调整偏心距，并可使用陶瓷股骨头。在翻修时可以保留固定良好的股骨柄，仅更换股骨头。但头颈组配式假体增加的界面可能会造成球头和颈锥结合界面的微动，增加头、颈界面的磨损和侵蚀，我们称为锥部腐蚀。头颈锥度承受加压、弯曲和旋转应力，产生剪切运动，导致磨损和腐蚀，即所谓侵蚀。早期大量文献报道了锥部腐蚀之后，研究发现多种因素可导致锥部腐蚀的发生，包括球头和股骨柄使用不同材质的金属材料、细和短的锥部设计。此后，随着人工关节制造厂商对假体的设计和加工工艺的改进和提高，锥部腐蚀的报道逐渐减少。但近年来随着对高活动度的高性能髋关节假体的需求增加，大直径的股骨头、更薄的聚乙烯内衬、切削的颈部等设计增加了头颈部锥部扭矩，同时减小了股骨柄的抗弯曲强度，导致锥部腐蚀发生率增加，各种相关报道也随之而来。

目前认为影响锥部腐蚀的相关因素较多。主要影响因素包括假体的锥度设计、不同的头颈配对、摩擦界面、股骨头直径等，具体阐述如下。

假体的锥度设计：锥度通常指近端直径和底部直径的比值，股骨柄颈锥常见的锥度表示包括12/14、14/16、11/13等；锥角是指圆锥的轴截面的两条母线之间的角（图11-150）。大直径、长锥度股骨颈与小直径、短锥度股骨颈相比，髋关节活动度较低。前者容易发生撞击，脱位风险大。为了降低脱位风险，曾经的14/16锥度被更细的12/14锥度取代。然而，并不是所有的12/14锥度都具有相同的锥角。我们常说的标准12/14锥度其实并不完全标准，还存在锥角的差异。

理论上，锥度不匹配会增加锥部腐蚀风险，而目前由于各个厂家的假体锥度参数不尽相同，头锥和股骨柄颈锥的组合最好来自同一厂商，必须避免不同厂商间的锥度错配。术中在调整颈长或者偏心距时，对应锥部的锥度和锥角等参数也随之变化。同时，不同股骨柄颈锥和头锥的组合会产生不同的接触点和不同的力学分布，进而影响微动和侵蚀的进程。近年来，为避免假体颈部和髋臼假体的撞击，增加髋关节假体的活动度，股骨柄的颈锥变得更短，锥度也变得更小。但是，窄小的颈锥接触面积变小，会增加微动磨损和腐蚀；短的颈锥可能会完全埋入头锥内，从而增加颈锥基底的负荷，引起锥部损伤，降低锥部抗弯曲强度。

不同的头颈配对：常用于人工关节的材料包括钴铬钼合金、钛合金、不锈钢等。球头和股骨柄可以采用同种材料，也可以采用不同的材料。研究认为不同材料组成的锥部腐蚀发生率更高。

摩擦界面：越来越多的证据支持髋关节假体摩擦界面性质影响锥部腐蚀的发生和发展。在金属对金属髋关节中，毫无疑问磨损颗粒来自于摩擦界面，但头颈锥度界面也会产生。多项金属对聚乙烯全髋关节置换的临床研究报道了金属离子释放会引起局部组织不良反应。回顾性研究显示金属对聚乙烯头颈锥度界面大量的磨损和腐蚀。而对于陶瓷

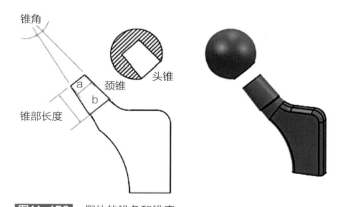

图11-150 假体的锥角和锥度

锥度=a/b（引自安帅等，中华骨科杂志，2019，39（10）：630-636.）。

头，有研究比较氧化锆陶瓷头和金属头（钴铬合金）与钴铬合金柄之间的侵蚀，发现陶瓷头侵蚀更少。还有回顾性研究比较了氧化铝陶瓷头和钴铬合金头匹配金属锥度，发现陶瓷头组侵蚀评分较低，陶瓷头可以减轻锥部腐蚀，但不能完全消除，理论上也有可能发生局部组织不良反应，但概率比金属股骨头低得多。

股骨头直径：大直径股骨头具有更大的头颈比例、更大的跳跃距离和无撞击活动度。Medicare数据库显示近10年使用大直径股骨头（32mm以上）降低了50%的脱位率。然而为了降低脱位率使用大直径股骨头可能导致股骨头颈交界处应力增加，同时承受的扭矩越大，造成的锥部腐蚀加重。一项有限元分析研究认为，不仅股骨颈内侧面承受了最大应力，而且最大应力随着股骨头直径增加而上升。有研究报道将翻修术中取出的MOP假体分为28mm和36mm两组，36mm组的锥部腐蚀评分明显高于28mm组，认为可能是由于日常生活中，股骨头直径越大，沿锥部的扭矩越大。研究发现使用大直径球头的患者更容易出现严重的材料丢失。有学者通过有限元模型对不同直径球头对头颈结合部应力影响的分析，发现无论球头的材料如何变化，直径40mm球头的最大应力是直径28mm球头的2倍。

其他可能影响锥部腐蚀的因素包括患者体重指数、外侧偏心距、股骨柄内翻放置、加长颈、假体植入时间、股骨头安装不良和界面污染。保持锥部的清洁和组装后敲击的力量均很重要。随着微创手术的发展，对于手术视野和操作空间的限制逐渐增强，保证术中股骨头安装到股骨柄时敲击的力量和保持柄锥的干燥和清洁也变得更加困难。

对大部分患者而言，在翻修术中可以保留固定良好的股骨柄，使用纱布或棉垫对侵蚀产物进行清理（擦除），继续使用原先的锥度，更换新股骨头，同时更换新的髋臼内衬。目前，最常用的摩擦界面组合是陶瓷球头对高交联聚乙烯内衬。大多数学者建议在发生锥部腐蚀时使用陶瓷球头，因为陶瓷的理化性质可以降低磨损和侵蚀进展。更换陶瓷股骨头时常合用钛合金袖套，可减少陶瓷股骨头和可能损伤的锥度匹配时发生破裂的风险。

（一）人工股骨头置换术后的翻修

人工股骨头置换术后最常见的翻修原因是股骨假体松动（图11-151）、髋臼软骨磨损、股骨头中心性脱位和双动头聚乙烯内衬磨损或断裂（图11-152、图11-153）。这也是全髋关节置换术后翻修中相对简单的一个类型。笔者在临床上发现髋臼软骨的磨损主要分为两种：一种是外杯不动小头动，主要向髋臼中心磨损（图11-154）；另一种是小头不动外杯动，主要向髋臼外上方磨损（图11-155）。这两种磨损造成的骨缺损Paprosky分型不同。

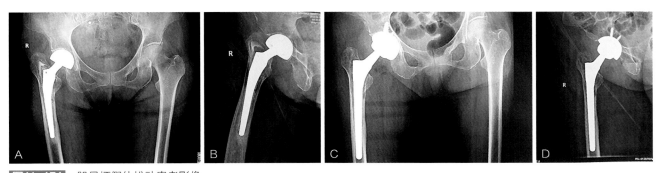

图11-151 股骨柄假体松动患者影像
患者女性，76岁。人工股骨头置换术后4年，股骨柄假体松动下沉（A），行全髋关节翻修术（B～D），使用生物型陶瓷对陶瓷界面假体。

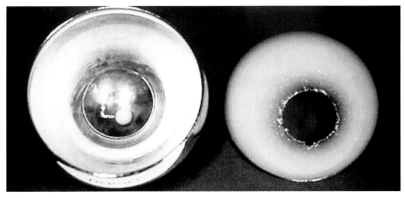

图11-152　术中所见的双动头聚乙烯内衬磨损

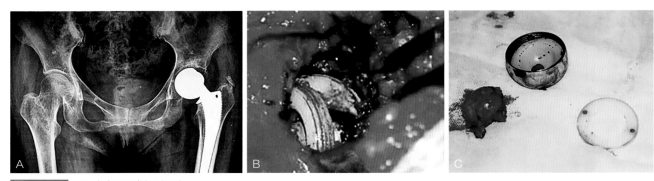

图11-153　双动头聚乙烯环断裂

患者女性，80岁。股骨头置换术后6年，双动头髋臼外杯与金属小头脱位（A），术中可见双动头聚乙烯环断裂，金属小头脱出（B、C）。

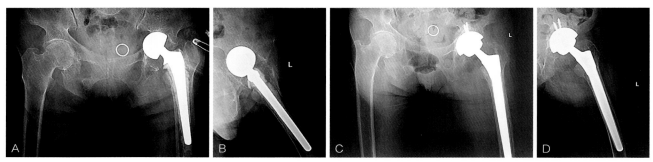

图11-154　髋臼中心性磨损

患者女性，78岁。股骨头置换术后7年，股骨头假体中心性脱位，髋臼中心性骨缺损（A、B）；行全髋关节翻修术，使用生物型陶瓷对陶瓷界面假体（C、D）。

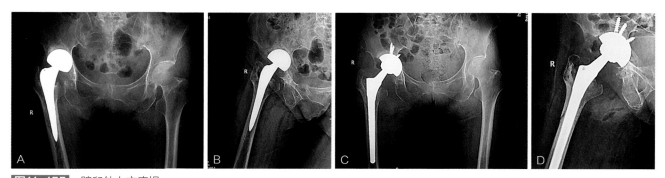

图11-155　髋臼外上方磨损

患者女性，80岁。6年前因右侧股骨颈骨折行股骨头置换术，现髋臼软骨磨损，人工股骨头向外上方移位伴骨缺损（A、B），行全髋关节翻修术（C、D）。

（二）人工全髋关节置换术后假体无菌性松动的翻修

全髋关节置换术后假体无菌性松动是最常见的翻修原因，通常伴有严重的骨缺损，有时股骨柄固定良好，可进行部分翻修，更换陶瓷股骨头，并且最好使用带金属转换锥的陶瓷球头（图11-156）。骨质溶解是关节置换失败的主要原因，它是由磨损颗粒引起假体周围骨丢失的生物学过程，有多方面原因，并且受患者自身因素、植入物因素和手术因素影响。术语"骨溶解"和"无菌性松动"在文献中可以通用，但它们分别是指在金属-骨水泥或金属-骨界面发生的相同的生物学过程。骨溶解的临床表现可以从一个先前固定好的假体缓慢渐进溶解，可能导致机械松动，X线出现膨胀性透亮线。因此，清楚地了解骨溶解的临床诊断和影像学表现是一名关节外科医生必须掌握的。

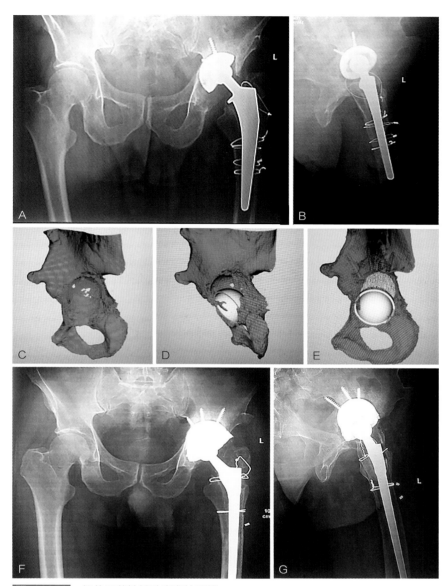

图11-156 假体无菌性松动患者的翻修

患者男性，60岁。左侧全髋关节置换术后6年，髋臼侧假体无菌性松动：髋臼外上方骨缺损明显（A、B）。术前进行三维成像及3D打印设计（C~E），植入3D打印钛合金垫块充填骨缺损，行全髋关节翻修术（F、G）。

（三）全髋关节置换术后聚乙烯内衬磨损的翻修

全髋关节置换术后聚乙烯内衬磨损也是常见的翻修原因，在以前使用的金属对高分子量聚乙烯界面中最常见，如果髋臼假体及股骨假体都很牢固，通常只需要更换聚乙烯内衬，并更换为陶瓷股骨头（图11-157）。如果不能找到匹配的内衬，则需要取出髋臼假体，同时取出锥度不匹配的股骨假体。

（四）全髋关节置换术后假体断裂的翻修

全髋关节置换术后假体断裂相对比较少见（图11-158，典型病例33）。一旦发生，翻修术前必须找到假体断裂的原因（假体质量、手术技术、患者自身因素），否则再失败的概率显著增加。

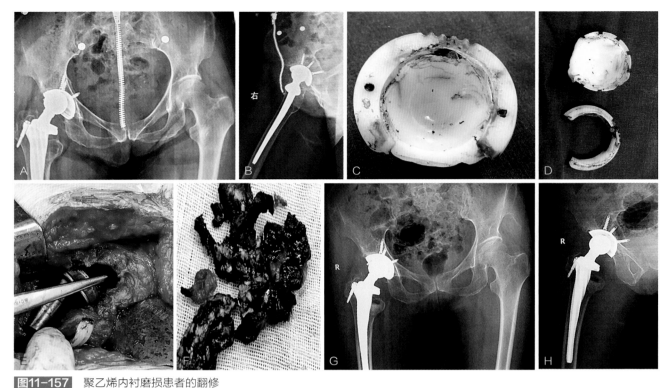

图11-157 聚乙烯内衬磨损患者的翻修

患者女性，77岁。全髋关节置换术后13年，聚乙烯内衬磨损伴局部骨溶解（A、B），翻修术中可见聚乙烯内衬磨损并碎裂（C、D），股骨距局部骨溶解和周围软组织炎症反应（E、F），但股骨柄假体固定牢固，更换聚乙烯内衬和陶瓷球头（G、H）。

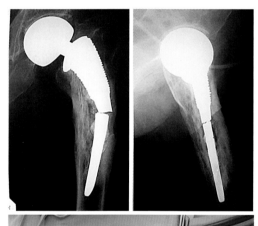

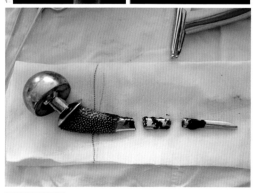

图11-158 股骨柄假体断裂

患者男性，75岁。股骨头置换术后10年，取出的股骨柄假体断裂为3段。

典型病例33：患者男性，63岁。9年前因左侧髋关节骨关节炎行全髋关节置换术（图11-159A、B），1年前因假体松动、股骨柄穿出而行全髋关节翻修术（图11-159C、D），5个月前无外伤史突然出现左大腿疼痛/假体断裂，取出假体再翻修（图11-159E～N）。出院后不遵医嘱过早负重，术后2个月发生假体周围骨折，给予钢板内固定（图11-159O～R）。术后1年复查恢复良好，骨愈合良好，（图11-159S～W）右侧足底垫防止骨盆摇摆（图11-159X）。

（五）全髋关节置换术后脱位的翻修

全髋关节置换术后发生脱位提示关节不稳定（图11-160）。全髋关节置换术后的关节不稳定与许多因素有关。患者的个体因素包括性别、年龄、既往股骨头坏死或股骨颈骨折以及相关并发症。外科手术和假体因素包括手术入路，假体的安装角度，股骨头假体大小，股骨颈假体的形状、偏心距，软组织的完整性，下肢长度，假体撞击，以及医生的手术量。

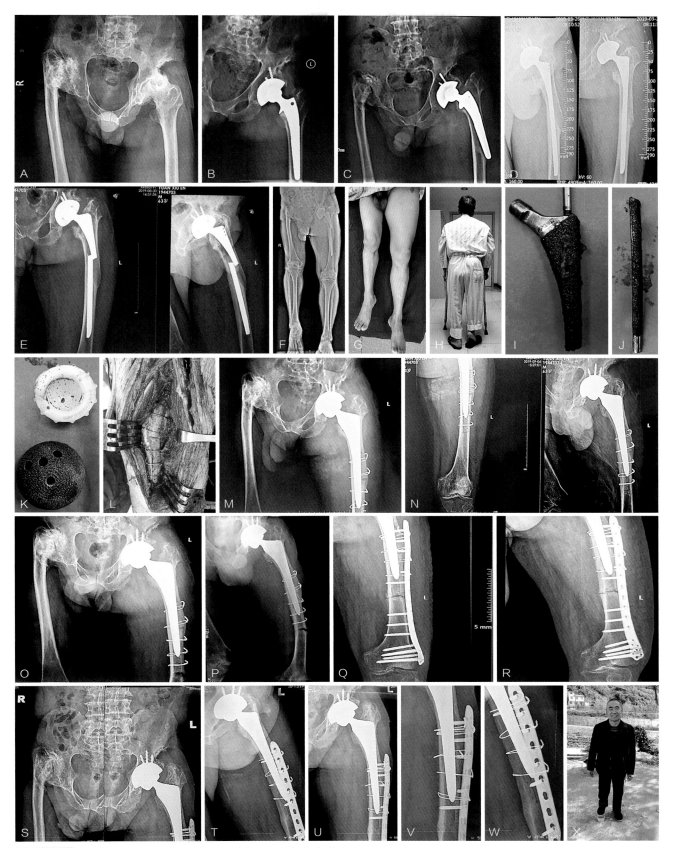

图11-159 典型病例33术前及术后影像，患者双下肢长度有差异

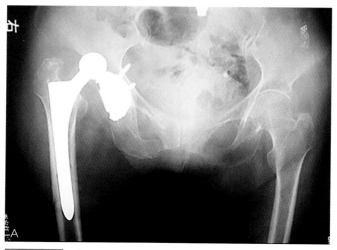
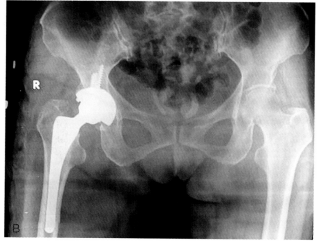

图11-160 术后脱位患者行翻修术

患者女性，65岁。因右侧股骨颈骨折行全髋关节置换术，术后复发性脱位（白杯外展角约65°，假体安装角度异常，A），给予全髋关节翻修术（白杯外展角约45°，B）。

（六）全髋关节置换术后感染的翻修

全髋关节置换术后失败首先应排除感染因素。全髋关节置换术后假体周围感染的发生率为0.5%～1.0%；假体周围感染患病率的增长基本上与初次全髋关节置换术手术量的增长保持一致。假体周围感染的预防依赖于选择最适宜患者的假体，改善患者自身的免疫状态，改善手术室环境，以及预防性给予抗生素等。引起感染最常见的微生物是革兰阳性球菌（尤其是葡萄球菌），但有些感染由多种微生物引起。感染的确诊依赖于对感染的高度怀疑、详细询问病史、体格检查和筛查（ESR、CRP），以及选择性使用髋关节穿刺液进行白细胞计数、中性粒细胞计数和细菌培养。控制感染的方式取决于感染的持续时间：术后急性感染和急性血源性感染采用保留假体的清创术比较合理（但对于金黄色葡萄球菌感染，这种做法结果更差）；对于慢性感染，最好是进行旷置和二期翻修手术（典型病例34）。目前二期翻修仍是治疗关节置换术后假体周围感染的金标准，虽然一期翻修的病例越来越多，但需要严格掌握手术适应证才能提高一期翻修的成功率。

典型病例34：患者女性，68岁。左侧全髋关节置换术后假体周围感染，可见假体周围骨溶解（图11-161A、B）。行二期翻修术：第一次取出假体，术中股骨近端骨折，内侧骨缺损，使用钢丝捆扎骨折处，并使用骨水泥型股骨柄旷置占位（图11-161C、D）。3个月后复查炎症指标正常。二期取出占位假体并翻修，髋臼侧使用多孔钽杯，股骨侧用异体骨板修复骨缺损，植入生物型远端固定股骨柄，采用陶瓷对陶瓷摩擦界面（图11-161E～J）。术后1年复查骨愈合良好（图11-161K、L）。

（七）全髋关节置换术后陶瓷碎裂的翻修

全髋关节置换术后陶瓷碎裂的发生率是极低的。2017年，英格兰、威尔士、北爱尔兰以及马恩岛国家关节登记中心统计了212 296例全髋关节置换术后陶瓷碎裂的发生率，结果显示：BIOLOX® forte（第三代陶瓷）陶瓷内衬和陶瓷头的碎裂率分别为0.112%（35/31 258）和0.119%（38/31 982），BIOLOX®delta（第四代陶瓷）陶瓷内衬和陶瓷头的碎裂率分别为0.126%（101/80 170）和0.009%（7/79 442）。陶瓷内衬碎裂

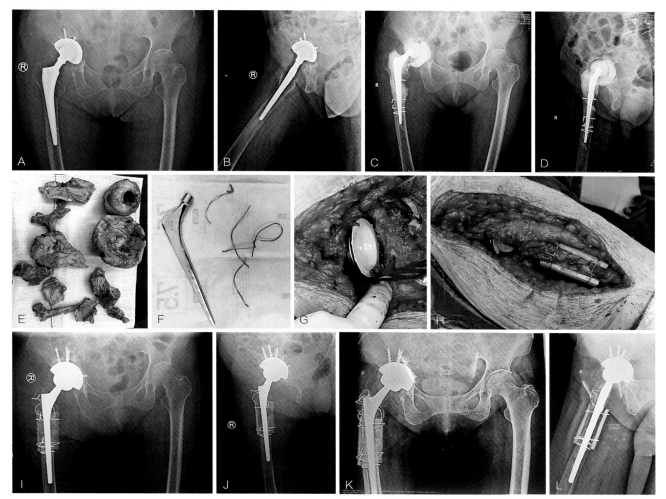

图11-161 典型病例34术前、术后影像及术中照片

（典型病例35）的原因主要为内衬太薄、安装倾斜、边缘负载、外伤暴力、高BMI等。陶瓷股骨头碎裂的原因主要是股骨头-股骨柄结合部锥度不符、小型号股骨头（28mm）、股骨颈长度短、外伤暴力、高BMI等。正确的外科技术至关重要，假体位置不良可能导致陶瓷发生碎裂。由于高弹性模量，陶瓷对不均匀应力传导的耐受性差，这使得假体的初始位置对假体的长期在体生存至关重要。在假体植入过程中，避免陶瓷受力不均匀。应当避免任何异物存于金属凸轴与陶瓷股骨头之间，避免用锤子用力将股骨头打入金属凸轴。只有将陶瓷球头同心性地安放在金属凸轴之后才可以击打陶瓷头，植入时旋动股骨头以保证同心性，否则可能导致对线不良、点状接触应力以及失败风险增加。股骨头和柄应该使用同一厂家所生产，不同厂家生产的股骨柄锥度有所不同。非同心性将陶瓷内衬置入金属髋臼杯理论上也是可能的，然而其长期结果未见报道。

典型病例35：患者男性，61岁。BMI 28，因陶瓷内衬碎裂行翻修术。3年前因右侧髋臼骨折行内固定手术（图11-162A、B），10个月前因右侧髋关节创伤性关节炎（图11-162C、D）行全髋关节置换术，使用TM髋臼杯及TM股骨柄，摩擦界面为第四代陶瓷对陶瓷（图11-162E、F），术后10个月活动后感关节疼痛，X线检查可见陶瓷内衬碎裂（图11-162G、H）。行全髋关节翻修术，术中可见碎裂的陶瓷内衬和陶瓷球头表面的条状磨损（图11-162I～K），后行陶瓷对陶瓷全髋关节翻修术（图11-162L～N）。

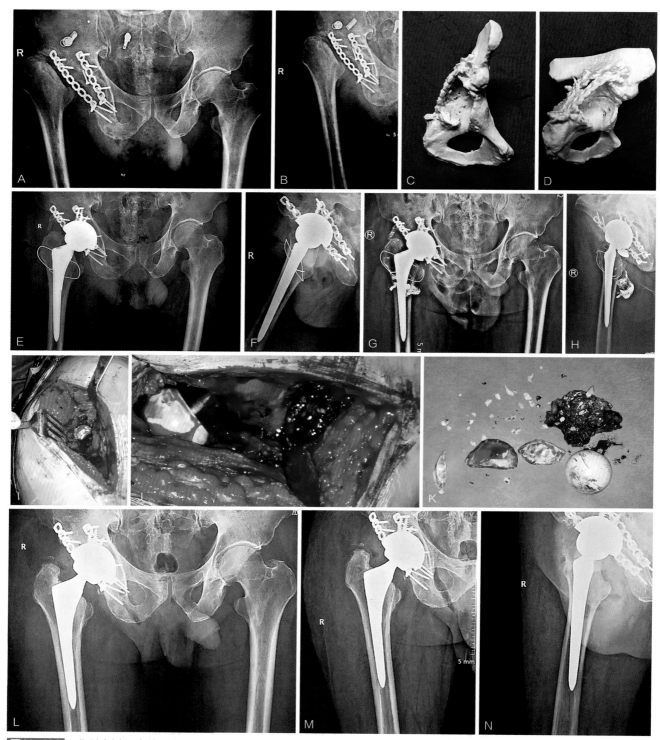

图11-162 典型病例35术前、术后影像及术中照片

（许　鹏）

参考文献

[1] Hoppenfeld S, De Boer P, Buckley R. Surgical Exposures in Orthopaedics: The Anatomic Approach [M] 3rd ed. Philadelphia: Lippincott Williams & Wilkins, 2003.

[2] Sheth D, Cafri G, Inacio MC, et al. Anterior and Anterolateral Approaches for THA Are Associated With Lower Dislocation Risk Without Higher Revision Risk [J]. Clin Orthop Relat Res, 2015, 473 (11): 3401-3408.

[3] Chechik O, Khashan M, Lador R, et al. Surgical approach and prosthesis fixation in hip arthroplasty worldwide [J]. Arch Orthop Trauma Surg, 2013, 133 (11): 1595-1600.

[4] Petis S, Howard J L, Lanting BL, et al. Surgical approach in primary total hip arthroplasty: anatomy, technique and clinical outcomes [J]. Can J Surg, 2015, 58 (2): 128-139.

[5] Hoppenfeld S, DeBoer P, Buckley R. Surgical exposures in orthopaedics: the anatomic approach [M]. Philidelphia: Lippincott Williams and Wilkins, 2009.

[6] Hardinge K. The direct lateral approach to the hip [J]. J Bone Joint Surg Br, 1982, 64: 17-19.

[7] Post ZD, Orozco F, Diaz-Ledezma C, et al. Direct Anterior Approach for Total Hip Arthroplasty: Indications, Technique, and Results [J]. J Am Acad Orthop Surg, 2014, 22 (9): 595-603.

[8] Matta JM, Shahrdar C, Ferguson T. Single-incision anterior approach for total hip arthroplasty on an orthopaedic table [J]. Clin Orthop Relat Res, 2005, 441: 115-124.

[9] Horne PH, Olson S. Direct anterior approach for total hip arthroplasty using the fracture table [J]. Curr Rev Musculoskelet Med, 2011, 4 (3): 139-145.

[10] Leunig M, Faas M, von Knoch F, et al. Skin Crease 'Bikini' Incision for Anterior Approach Total Hip Arthroplasty: Surgical Technique and Preliminary Results [J]. Clin Orthop Relat Res, 2013, 471 (7): 2245-2252.

[11] Patel NN, Shah JA, Erens GA. Current Trends in Clinical Practice for the Direct Anterior Approach Total Hip Arthroplasty [J]. J Arthroplasty, 2019, 34 (9): 1987-1993.

[12] Taunton MJ, Mason JB, Odum SM, et al. Direct anterior total hip arthroplasty yields more rapid voluntary cessation of all walking aids: a prospective, randomized clinical trial [J]. J Arthroplasty, 2014, 29 (Suppl 9): 169-172.

[13] Lee GC, Marconi D. Complications Following Direct Anterior Hip Procedures: Costs to Both Patients and Surgeons [J]. J Arthroplasty, 2015, 30 (Suppl 9): 98-101.

[14] Hamilton WG, Parks NL, Huynh C. Comparison of Cup Alignment, Jump Distance, and Complications in Consecutive Series of Anterior Approach and Posterior Approach Total Hip Arthroplasty [J]. J Arthroplasty, 2015, 30 (11): 1959-1962.

[15] de Steiger RN, Lorimer M, Solomon M. What is the learning curve for the anterior approach for total hip arthroplasty? [J]. Clin Orthop Relat Res, 2015, 473 (12): 3860-3866.

[16] Bender B, Nogler M, Hozack WJ. Direct anterior approach for total hip arthroplasty [J]. Orthop Clin North Am, 2009, 40 (3): 321-328.

[17] Ito Y, Matsushita I, Watanabe H, et al. Anatomic mapping of short external rotators shows the limit of their preservation during total hip arthroplasty [J]. Clin Orthop Relat Res, 2012, 470 (6): 1690-1695.

[18] Rudin D, Manestar M, Ullrich O, et al. The Anatomical Course of the Lateral Femoral Cutaneous Nerve with Special Attention to the Anterior Approach to the Hip Joint [J]. J Bone Joint Surg Am, 2016, 98 (7): 561-567.

[19] Grob K, Monahan R, Gilbey H, et al. Distal extension of the direct anterior approach to the hip poses risk to neurovascular structures: an anatomical study [J]. J Bone Joint Surg Am, 2015, 97 (2): 126-132.

[20] Mast NH, Laude F. Revision total hip arthroplasty performed through the Hueter interval [J]. J Bone Joint Surg Am, 2011, 93 (Suppl 2): 143-148.

[21] Rudiger HA, Betz M, Zingg PO, et al. Outcome after proximal femoral fractures during primary total hip replacement by the direct anterior approach [J]. Arch Orthop Trauma Surg, 2013, 133 (4): 569-573.

[22] Upadhyay A, York S, Macaulay W, et al. Medical malpractice in hip and knee arthroplasty [J]. Journal Arthroplasty, 2007, 22 (6 Suppl 2): 2-7.

[23] Masonis JL, Bourne RB. Surgical approach, abductor function, and total hip arthroplasty dislocation [J]. Clin Orthop Relat Res, 2002, (405): 46-53.

[24] 张先龙, 沈灏, 眭述平, 等. 双切口微创人工全髋关节置换术 [J]. 中华骨科杂志, 2005, 25 (5): 268-270.

[25] Murphy SB. Technique of tissue-preserving, minimally invasive total hip arthroplasty using a superior capsulotomy [J]. Oper Tech Orthop, 2004, 14 (2): 94-101.

[26] Penenberg BL, Bolling WS, Riley M. Percutaneously assisted total hip arthroplasty (PATH): a preliminary

report [J]. J Bone Joint Surg Am, 2008, 90 (Suppl 4): 209-220.

［27］Roger DJ, Hill D. Minimally invasive total hip arthroplasty using a transpiriformis approach: a preliminary report [J]. Clin Orthop Relat Res, 2012, 470 (8): 2227-2234.

［28］Chow JC, Penenberg B, Murphy S. Modified micro-superior percutaneously-assisted total hip: early experiences & case reports [J]. Curr Rev Musculoskelet Med, 2011, 4 (3): 146-150.

［29］Della-Torre PK, Fitch DA, Chow JC. Supercapsular percutaneously-assisted total hip arthroplasty: radiographic outcomes and surgical technique [J]. Ann Transl Med, 2015, 3 (13): 180.

［30］Gofton W, Chow J, Olsen KD, et al. Thirty-day readmission rate and discharge status following total hip arthroplasty using the supercapsular percutaneously-assisted total hip surgical technique [J]. Int Orthop, 2015, 39 (5): 847-851.

［31］Jewett BA, Collis DK. High complication rate with anterior total hip arthroplasties on a fracture table [J]. Clin Orthop Relat Res, 2011, 469 (2): 503-507.

［32］Restrepo C, Mortazavi SM, Brothers J, et al. Hip dislocation: are hip precautions necessary in anterior approaches [J]. Clin Orthop Relat Res, 2011, 469 (2): 417-422.

［33］van Oldenrijk J, Hoogland PV, Tuijthof GJ, et al. Soft tissue damage after minimally invasive THA [J]. Acta Orthop, 2010, 81 (6): 696-702.

［34］Parratte S, Pagnano MW. Muscle damage during minimally invasive total hip arthroplasty: cadaver-based evidence that it is significant [J]. Instr Course Lect, 2008, 57: 231-234.

［35］Meneghini RM, Pagnano MW, Trousdale RT, et al. Muscle damage during MIS total hip arthroplasty: Smith-Petersen versus posterior approach [J]. Clin Orthop Relat Res, 2006, 453: 293-298.

［36］Ogonda L, Wilson R, Archbold P, et al. A minimal-incision technique in total hip arthroplasty does not improve early postoperative outcomes. A prospective, randomized, controlled trial [J]. J Bone Joint Surg Am, 2005, 87 (4): 701-710.

［37］Bertin KC, Rottinger H. Anterolateral mini-incision hip replacement surgery: a modified Watson-Jones approach [J]. Clin Orthop Relat Res, 2004, 429: 248-255.

［38］Murphy SB, Ecker TM, Tannast M. THA performed using conventional and navigated tissue-preserving techniques [J]. Clin Orthop Relat Res, 2006, 453: 160-167.

［39］Woolson ST, Mow CS, Syquia JF, et al. Comparison of primary total hip replacements performed with standard incision or a mini-incision [J]. J Bone Joint Surg Am, 2004, 86 (7): 1353-1358.

［40］Wright JM, Crockett HC, Delgado S, et al. Mini incision for total hip arthroplasty: a prospective, controlled, investigation with 5 year follow-up evaluation [J]. J Arthroplasty, 2004, 19 (5): 538-545.

［41］Rasuli KJ, Gofton W. Percutaneously assisted total hip (PATH) and Supercapsular percutaneously assisted total hip (SuperPATH) arthroplasty: learning curves and early outcomes [J]. Ann Transl Med, 2015, 3 (13): 179-185.

［42］华莹奇, 张治宇, 蔡郑东. 快速康复外科理念在骨科的应用现状与展望 [J]. 中华外科杂志, 2009, 47 (19): 1505-1508.

［43］Chimento GF, Pavone V, Sharrock N, et a1. Minimallv invasive total hip arthroplasty：a prospective Randomized study [J]. J Arthroplasty, 2005, 20 (2): 139-144.

［44］Widmer KH, Zurfluh B. Compliant positioning of total hip components for optimal range of motion [J]. J Orthop Res, 2004, 22 (4): 815-821.

［45］Ranawat CS, Maynard MJ. Modern techniques of cemented total hip arthroplasty [J]. Tech Orthop, 1991, 6: 17-25.

［46］Lewinnek GE, Lewis JL, Tarr R, et al. Dislocations after total hip-replacement arthroplasties [J]. J Bone Joint Surg Am, 1978, 60 (2): 217-220.

［47］Tezuka T, Heckmann ND, Bodner RJ, et al. Functional Safe Zone Is Superior to the Lewinnek Safe Zone for Total Hip Arthroplasty: Why the Lewinnek Safe Zone Is Not Always Predictive of Stability [J]. J Arthroplasty, 2019, 34 (1): 3-8.

［48］Lazennec JY, Thauront F, Robbins CB, et al. Acetabular and Femoral Anteversions in Standing Position are Outside the Proposed Safe Zone After Total Hip Arthroplasty [J]. J Arthroplasty, 2017, 32 (11): 3550-3556.

［49］Reina N, Putman S, Desmarchelier R, et al. Can a target zone safer than Lewinnek's safe zone be defined to prevent instability of total hip arthroplasties? Case-control study of 56 dislocated THA and 93 matched controls [J]. Orthop Traumatol Surg Res, 2017, 103 (5): 657-661.

［50］Danoff J R, Bobman JT, Cunn G, et al. Redefining the Acetabular Component Safe Zone for Posterior Approach Total Hip Arthroplasty [J]. J Arthroplasty, 2016, 31 (2): 506-511.

［51］Mariconda M, Silvestro A, Mansueto G, et al. Complete polyethylene wear-through and secondary breakage of the expansion cup in a ceramic-polyethylene total hip [J]. Archives of Orthopaedic & Trauma Surgery, 2010, 130 (1): 61-64.

[52] Bader R, Steinhauser E, Zimmermann S, et al. Differences between the wear couples metal-on-polyethylene and ceramic-on-ceramic in the stability against dislocation of total hip replacement [J]. J Mater Sci Mater Med, 2004, 15 (6): 711-718.

[53] Chang JS, Haddad FS. Revision total hip arthroplasty for metal-on-metal failure [J]. J Clin Orthop Trauma, 2020, 11 (1): 9-15.

[54] Hjorth MH, Mechlenburg I, Soballe K, et al. The correlation between activity level, serum-ion concentrations and pseudotumours in patients with metal-on-metal hip articulations and metal-on-polyethylene total hip articulations [J]. J Orthop Translat, 2018, 18: 74-83.

[55] Al-Hajjar M, Gremillard L, Begand S, et al. Combined wear and ageing of ceramic-on-ceramic bearings in total hip replacement under edge loading conditions [J]. J Mech Behav Biomed Mater, 2019, 98: 40-47.

[56] Miki H, Kyo T, Kuroda Y, et al. Risk of edge-loading and prosthesis impingement due to posterior pelvic tilting after total hip arthroplasty [J]. Clin Biomech (Bristol, Avon), 2014, 29 (6): 607-613.

[57] Meftah M, Yadav A, Wong AC, et al. A Novel Method for Accurate and Reproducible Functional Cup Positioning in Total Hip Arthroplasty [J]. J Arthroplasty, 2013, 28 (7): 1200-1205.

[58] Salal MH. Transverse Acetabular Ligament as an Anatomical Landmark for Intraoperative Cup Anteversion in Primary Total Hip Replacement [J]. J Coll Physicians Surg Pak, 2017, 27 (10): 642-644.

[59] Renkawitz T, Haimerl M, Dohmen L, et al. The association between Femoral Tilt and impingement-free range-of-motion in total hip arthroplasty [J]. BMC Musculoskeletal Disorders, 2012, 13 (1): 1-7.

[60] Okada T, Fukunishi S, Takeda Y, et al. Total hip arthroplasty using stem-first technique with navigation: the potential of achievement of the optimal combined anteversion being a risk factor for anterior cup protrusion [J]. Eur J Orthop Surg Traumatol, 2019, 29 (4): 807-812.

[61] Blumenfeld TJ. Pearls: Clinical Application of Ranawat's Sign [J]. Clin Orthop Relat Res, 2017, 475 (7): 1789-1790.

[62] 王先泉, 张来波, 王震, 等. 全髋关节置换术中采用屈髋45°法判断联合前倾角的临床研究 [J]. 中华解剖与临床杂志, 2013, 18 (5): 400-405.

[63] Chen X, Liu X, Wang Y, et al. Development and Validation of an Artificial Intelligence Preoperative Planning System for Total Hip Arthroplasty [J]. Front Med (Lausanne), 2022 , 9: 841202.

[64] Coomber R, Porteous M, Hubble MJW, et al. Total hip replacement for hip fracture: Surgical techniques and concepts [J]. Injury, 2016, 47 (10): 2060-2064.

[65] Avery PP, Baker RP, Walton MJ, et al. Total hip replacement and hemiarthroplasty in mobile, independent patients with a displaced intracapsular fracture of the femoral neck. A seven-to ten year follow-up of a randomized controlled trial [J]. J Bone Joint Surg Br, 2011, 93 (8): 1045-1048.

[66] Wang G, Gu GS, Li D, et al. Comparative study of anterolateral approach versus posterior approach for total hip replacement in the treatment of femoral neck fractures in elderly patients [J]. Chin J Traumatol, 2010, 13 (4): 234-239.

[67] Stafford GH, Charman SC, Borroff MJ, et al. Total hip replacement for the treatment of acute femoral neck fractures: results from the National Joint Registry of England and Wales at 3-5 years after surgery [J]. Ann R Coll Surg Engl, 2012, 94 (3): 193-198.

[68] Jameson SS, Kyle J, Baker PN, et al. Patient and implant survival following 4323 total hip replacements for acute femoral neck fracture: a retrospective cohort study using National Joint Registry data [J]. J Bone Joint Surg Br, 2012, 94 (11): 1557-1566.

[69] Lamb JN, Holton C, O'Connor P. Avascular necrosis of the hip [J]. BMJ, 2019, 365: 12178.

[70] Beaupre LA, Al-Houkail A, Johnston DWC. A randomized trial comparing ceramic-on-ceramic bearing vs ceramic-on-crossfire-polyethylene bearing surfaces in total hip arthroplasty [J]. J Arthroplasty, 2016, 31 (6): 1240-1245.

[71] Feng B, Ren Y, Cao S, et al. Comparison of ceramic-on-ceramic bearing vs ceramic-on-highly cross-linked polyethylene-bearing surfaces in total hip arthroplasty for avascular necrosis of femoral head-a prospective cohort study with a mid-term follow-up [J]. J Orthop Surg Res, 2019, 14 (1): 388.

[72] da Cunha BM, de Oliveira SB, Santos-Neto L. Incidence of infectious complications in hip and knee arthroplasties in rheumatoid arthritis and osteoarthritis patients [J]. Rev Bras Reumatol, 2011, 51 (6): 609-615.

[73] Goodman SM, Springer B, Guyatt G, et al. 2017 American College of Rheumatology/American Association of Hip and Knee Surgeons Guideline for the

Perioperative Management of Antirheumatic Medication in Patients With Rheumatic Diseases Undergoing Elective Total Hip or Total Knee Arthroplasty [J]. J Arthroplasty, 2017, 32 (9): 2628-2638.

[74] Lakstein D, Backstein DJ, Safir O, et al. Modified trochanteric slide for complex hip arthroplasty: clinical outcomes and complication rates [J]. J Arthroplasty, 2010, 25 (3): 363-368.

[75] Santaguida PL, Hawker GA, Hudak PL, et al. Patient characteristics affecting the prognosis of total hip and knee joint arthroplasty: a systematic review [J]. Can J Surg, 2008, 51 (6): 428-436.

[76] Bongartz T, Halligan CS, Osmon DR, et al. Incidence and risk factors of prosthetic joint infection after total hip or knee replacement in patients with rheumatoid arthritis [J]. Arthritis Rheum, 2008, 59 (12): 1713-1720.

[77] Lehtimäki MY, Lehto MU, Kautiainen H, et al. Charnley total hip arthroplasty in ankylosing spondylitis: survivorship analysis of 76 patients followed for 8-28 years [J]. Acta Orthop Scand, 2001, 72 (3): 233-236.

[78] Kubiak EN, Moskovich R, Errico TJ, et al. Orthopaedic management of ankylosing spondylitis [J]. J Am Acad Orthop Surg, 2005, 13 (4): 267-278.

[79] Tang WM, Chiu KY. Primary total hip arthroplasty in patients with ankylosing spondylitis [J]. J Arthroplasty, 2000, 15 (1): 52-58.

[80] Saglam Y, Ozturk I, Cakmak MF, et al. Total hip arthroplasty in patients with ankylosing spondylitis: Midterm radiologic and functional results [J]. Acta Orthop Traumatol Turc, 2016, 50 (4): 443-447.

[81] Crowe JF, Mani VJ, Ranawat CS. Total hip replacement in congenital dislocation and dysplasia of the hip [J]. J Bone Joint Surg Am, 1979, 61 (1): 15-23.

[82] Dunn HK, Hess WE. Total hip reconstruction in chronically dislocated hips [J]. J Bone Joint Surg Am, 1976, 58 (6): 838-845.

[83] Paprosky WG, Perona PG, Lawrence JM. Acetabular defect classification and surgical reconstruction in revision arthroplasty. A 6-year follow-up evaluation [J]. J Arthroplasty, 1994, 9 (1): 33-44.

[84] Hartofilakidis G, Stamos K. Ioannidi TT. Low friction arthroplasty for old untreated congenital dislocation of the hip [J]. J Bone Joint Surg Br, 1988, 70 (2): 182-186.

[85] Dorr LD, Tawakkol S, Moorthy M, et al. Medial protrusio technique for placement of a porous-coated, hemispherical acetabular component without cement in a total hip arthroplasty in patients who have acetabular dysplasia [J]. J Bone Joint Surg Am, 1999, 81 (1): 83-92

[86] Bolder SB, Melenhorst J, Gardeniers JW, et al. Cemented total hip arthroplasty with impacted morcellized bone-grafts to restore acetabular bone defects in congenital hip dysplasia [J]. J Arthroplasty, 2001, 16 (8 Suppl 1): 164-169.

[87] Somford Matthijs P, Bolder Stefan BT, Garedniers Jean WM, et al. Favorable survival of acetabular reconstruction with bone impaction grafting in dysplastic hips [J]. Clin Orthop Relat Res, 2008, 466 (2): 359-365.

[88] Harris WH, Crothers O, Oh I. Total hip replacement and femoral-head bone-grafting for severe acetabular deficiency in adults [J]. J Bone Joint Surg Am, 1997, 59 (6): 752-759.

[89] Kwong LM, Jasty M, Harris WH. High failure rate of bulk femoral head allografts in total hip acetabular reconstructions at 10 years [J]. J Arthroplasty, 1993, 8 (4): 341-346.

[90] Delimar D, Aljinovicl A, Bicanicg. Failure of bulk bone grafts after total hip arthroplasty for hip dysplasia [J]. Arch Orthop Trauma Surg, 2014, 134 (8): 1167-1173.

[91] De Jong PT, Haverkamp D, Vva Der Vis Hm, et al. Total hip replacement with a superolateral bone graft for osteoarthritis secondary to dysplasia: a long-term follow-up [J]. J Bone Joint Surg Br, 2016, 88 (2): 173-178.

[92] Shu S, Takao I, Sei M, et al. Long-term results of bulk femoral head autograft in cementless THA for developmental hip dysplasia [J]. Orthopedics, 2011, 34 (2): 88.

[93] Abdel MP, Sryker LS, Trousdale RT, et al. Uncemented acetabular components with femoral head autograft for acetabular reconstruction in developmental dysplasia of the hip: a concise follow-up report at a mean of twenty years [J]. J Bone Joint Surg Am, 2014, 96 (22): 1878-1882.

[94] Russotti GM, Harris WH. Proximal placement of the acetabular component in total hip arthroplasty. A long-term follow-up study [J]. J Bone Joint Surg Am, 1991, 73 (4): 587-592.

[95] Kaneuji A, Sugimori T, Ichiseki T, et al. Minimum ten-year results of a porous acetabular component for Crowe I to III hip dysplasia using an elevated hip center [J]. J Arthroplasty, 2009, 24 (2): 187-194.

[96] Nawabi DH, Meftan M, Nam D, et al. Durable fixation achieved with medialized, high hip center cementless THAs for Crowe II and III dysplasia [J]. Clin Orthop Relat Res, 2014, 472 (2): 630-636.

[97] Murayama T, Ohnishi H, Okabe S, et al. 15-year comparison of cementless total hip arthroplasty with anatomical or high cup placement for Crowe I to III hip dysplasia [J]. Orthopedics, 2012, 35 (3): e313-e318.

［98］Traina F, De Fine M, Biondi F, et al. The influence of the centre of rotation on implant survival using a modular stem hip prosthesis [J]. Int Orthop, 2009, 33 (6): 1513-1518.

［99］Fukui K, Kaneuji A, Sugimori R, et al. How far above the true anatomic position can the acetabular cup be placed in total hip arthroplasty [J]. Hip Int, 2013, 23 (2): 129-134.

［100］任鹏, 柴伟, 周勇刚, 等. 人工全髋关节置换治疗 Crowe Ⅱ、Ⅲ型发育性髋关节发育不良--非骨水泥白杯高旋转中心安放的短期随访结果 [J]. 中国骨与关节外科杂志, 2015 (2): 145-150

［101］Li HW, Wang L, Dai KR, et al. Autogenous impaction grafting in total hip arthroplasty with developmental dysplasia of the hip [J]. J Arthroplasty, 2013, 28 (4): 637-643.

［102］Zhou YG, Sun CJ, Wang Y. New method addressing the problem of using ceramic-on-ceramic bearing in too small acetabulum of high-riding DDH patients with THA [J]. Semin Arthroplasty, 2012, 23 (4): 226-231.

［103］沈俊民, 周勇刚, 孙菁阳, 等. Crowe Ⅳ型髋关节发育不良人工全髋关节置换术后翻修原因及假体选择的研究 [J]. 中国修复重建外科杂志, 2020, 34 (5): 557-562.

［104］孙菁阳, 周勇刚, 杜银桥, 等. 陶对陶全髋关节置换在 Crowe Ⅳ型髋关节发育不良中的疗效观察 [J]. 中国骨伤, 2018, 31 (2): 124-128.

［105］孙菁阳, 周勇刚, 高志森, 等. 人工全髋关节置换术治疗Crowe Ⅳ型髋关节发育不良术中应用粗隆下截骨的相关研究 [J]. 中国修复重建外科杂志, 2018, 32 (2): 152-156.

［106］Wang S, Zhou Y, Ma H, et al. Mid-term results of total hip replacement with subtrochanteric osteotomy, modular stem, and ceramic surface in Crowe IV hip dysplasia [j]. Arthroplast Today, 2018, 4 (3): 363-369.

［107］马海洋, 周勇刚, 郑充, 等.Crowe Ⅳ型髋关节发育不良的新分型 [J]. 中国骨伤, 2016, 29 (2): 119-124.

［108］陈明, 徐炜, 董启榕. 假体周围骨溶解与基因多态性 [J]. 中华骨科杂志, 2013, 33 (8): 877-880.

［109］艾承冲, 蒋佳, 陈世益. 髋关节假体周围骨质溶解的生物学机制 [J]. 中华骨科杂志, 2017, 37 (7): 441-448.

［110］王一鸣, 徐卫东. 髋关节置换术后金属离子相关并发症的研究进展 [J]. 中华骨科杂志, 2018, 38 (23): 1469-1476.

［111］安帅, 李征, 曹光磊, 等.金属对聚乙烯全髋关节置换术后锥部腐蚀的研究进展 [J]. 中华骨科杂志, 2019, 39 (10): 630-636.

［112］Mathiesen EB, Lindgren JU, Blomgren GG, et al. Corrosion of modular hip prostheses [J]. J Bone Joint Surg Br, 1991, 73 (4): 569-575.

［113］Goldberg JR, Gilbert JL. Electrochemical response of CoCrMo to high-speed fracture of its metal oxide using an electrochemical scratch test method [J]. J Biomed Mater Res, 1997, 37 (3): 421-431.

［114］Goldberg JR, Gilbert JL, Jacobs JJ, et al. A multicenter retrieval study of the taper interfaces of modular hip prostheses [J]. Clin Orthop Relat Res, 2002,401: 149-161.

［115］Goldberg JR, Gilbert JL. In vitro corrosion testing of modular hip tapers [J]. J Biomed Mater Res B Appl Biomater, 2003, 64 (2): 78-93.

［116］Pennock AT, Schmidt AH, Bourgeault CA. Morse-type tapers: factors that may influence taper strength during total hip arthroplasty [J]. J Arthroplasty, 2002, 17 (6): 773-778.

［117］Gilbert JL, Mehta M, Pinder B. Fretting crevice corrosion of stainless steel stem-CoCr femoral head connections: comparisons of materials, initial moisture, and offset length [J]. J Biomed Mater Res B Appl Biomater, 2009, 88 (1): 162-173.

［118］Meyer H, Mueller T, Goldau G, et al. Corrosion at the cone/taper interface leads to failure of large-diameter metal-on-metal total hip arthroplasties [J]. Clin Orthop Relat Res, 2012, 470 (11): 3101-3108.

［119］Rehmer A, Bishop NE, Morlock MM. Influence of assembly procedure and material combination on the strength of the taper connection at the head-neck junction of modular hip endoprostheses [J]. Clin Biomech (Bristol, Avon), 2012, 27 (1): 77-83.

［120］Cooper HJ, Della Valle CJ, Berger RA, et al. Corrosion at the head-neck taper as a cause for adverse local tissue reactions after total hip arthroplasty [J]. J Bone Joint Surg Am, 2012, 94 (18): 1655-1661.

［121］Panagiotidou A, Meswania J, Hua J, et al. Enhanced wear and corrosion in modular tapers in total hip replacement is associated with the contact area and surface topography [J]. J Orthop Res, 2013, 31 (12): 2032-2039.

［122］Cooper HJ, Urban RM, Wixson RL, et al. Adverse local tissue reaction arising from corrosion at the femoral neck-body junction in a dual-taper stem with a cobalt-chromium modular neck [J]. J Bone Joint Surg Am, 2013, 95 (10): 865-872.

［123］Dyrkacz RMR, Brandt JM, Ojo OA, et al. The influence of head size on corrosion and fretting behaviour at the head-neck interface of artificial hip joints [J]. J Arthroplasty, 2013, 28 (6): 1036-1040.

［124］Panagiotidou A, Meswania J, Osman K, et al. The effect

of frictional torque and bending moment on corrosion at the taper interface: an in vitro study [J]. Bone Joint J, 2015, 97-B (4): 463-472.

[125] Brock TM, Sidaginamale R, Rushton S, et al. Shorter, rough trunnion surfaces are associated with higher taper wear rates than longer, smoothtrunnion surfaces in a contemporary large head metal-on-metal total hip arthroplasty system [J]. J Orthop Res, 2015, 33 (12): 1868-1874.

[126] Khatod M, Cafri G, Inacio MC, et al. Revision total hip arthoplasty: factors associated with re-revision surgery [J]. J Bone Joint Surg Am, 2015, 97 (5): 359-366.

[127] McGrory BJ, Mackenzie J, Babikian G. A high prevalence of corrosion at the head-neck taper with contemporary zimmer non-cemented femoral hip components [J]. J Arthroplasty, 2015, 30 (7): 1265-1268.

[128] Shulman RM, Zywiel MG, Gandhi R, et al. Trunnionosis: the latest culprit in adverse reactions to metal debris following hip arthroplasty [J]. Skeletal Radiology, 2015, 44 (3): 433-440.

[129] Osman K, Panagiotidou AP, Khan M, et al. Corrosion at the head-neck interfaceof current designs of modular femoral components [J]. Bone Joint J, 2016, 98-B (5): 579-584.

[130] Fallahnezhad K, Farhoudi H, Oskouei RH, et al. Influence of geometry and materials on the axial and torsional strength of the head-neck taper junction in modular hip replacements: a finite element study [J]. J Mech Behav Biomed Mater, 2016, 60: 118-126.

[131] Cooper HJ. Diagnosis and treatment of adverse local tissue reactions at the head-neck junction [J]. J Arthrop, 2016, 31 (7): 1381-1384.

[132] Ashkanfar A, Langton DJ, Joyce TJ. A large taper mismatch is one of the key factors behind high wear rates and failure at the taper junction of total hip replacements: a finite element wear analysis [J]. J Mech Behav Biomed Mater, 2017, 69: 257-266.

[133] Langton DJ, Sidaginamale RP, Joyce TJ, et al. A comparison study of stem taper material loss at similar and mixed metal head-neck taper junctions [J]. Bone Joint J, 2017, 99-B (10): 1304-1312.

[134] Siljander MP, Baker EA, Baker KC, et al. Fretting and corrosion damage in retrieved metal-on-polyethylene modular total hip arthroplasty systems: what is the importance of femoral head size? [J]. J Arthroplasty, 2017, 33 (3): 931-938.

[135] Hothi HS, Panagiotopoulos AC, Whittaker RK, et al. Damage patterns at the head-stem taper junction helps understand the mechanisms of material loss [J]. J Arthroplasty, 2017, 32 (1): 291-295.

[136] Mueller U, Panzram B, Braun S, et al. Mixing of head-stem components in total hip arthroplasty [J]. J Arthroplasty, 2018, 33 (3): 945-951.

[137] Panagiotidou A, Cobb T, Meswania J, et al. Effect of impact assembly on the interface deformation and fretting corrosion of modular hip tapers: an in vitro study [J]. J Orthop Res, 2018, 36 (1): 405-416.

[138] Kurcz B, Lyons J, Sayeed Z, et al. Osteolysis as it pertains to total hip arthroplasty [J]. Orthop Clin North Am, 2018, 49 (4): 419-435.

[139] Urish KL, Giori NJ, Lemons JE, et al. Trunnion corrosion in total hip arthroplasty-basic concepts [J]. Orthop Clin North Am, 2019, 50 (3): 281-288.

[140] Norman TL, Denen JE, Land AJ, et al. Taper-trunnion interface stress varies significantly with head size and activity [J]. J Arthroplasty, 2019, 34 (1): 157-162.

[141] Siljander MP, Gehrke CK, Wheeler SD, et al. Does taper design affect taper fretting corrosion in ceramic-on-polyethylene total hip arthroplasty? A retrieval analysis [J]. J Arthroplasty, 2019, 34 (6): S366-S372.

[142] Zhai J, Weng X, Zhang B, et al. Sugical treatment for hemophilio Pseudotumor: Twenty-three cases with an average follow-up of 5 years [J]. J Bone Joint Surg Am, 2017, 99 (11): 947-953.

第十二章

陶瓷全髋关节置换术并发症

第一节　术后系统并发症

全髋关节置换术可以显著缓解疼痛，改善关节功能，是终末期髋关节疾病的主要治疗手段。接受关节置换术的患者中很大一部分是老年人，我国2013—2016年登记接受全髋关节置换术患者的平均年龄为66.5岁，英国2018年接受全髋关节置换术的患者平均年龄为69岁。随着人均寿命的延长和肥胖率的增加，未来我国接受全髋关节术置换的老年和高龄患者会越来越多。

老年和高龄患者因脏器功能减退，且常伴有更多基础疾病，对手术的承受能力较差，容易发生术后系统并发症。尽管全髋关节置换术已经是非常成熟的手术，但国内外报道术后30天内死亡率仍有3‰～4‰，其中绝大多数围手术期死亡的原因是术后系统并发症。因此，重视、预防和及时处理系统并发症对保障手术安全至关重要。

一、呼吸系统并发症

全髋关节置换术后由于麻醉、疼痛和阿片类镇痛药物的影响，患者的呼吸模式常会转换为持续性表浅呼吸，导致肺泡膨胀不全和呼吸功能降低；咳嗽反射会受到不同程度的抑制，呼吸系统的防御功能减弱，易导致反流和误吸；在其他诱因存在的情况下，便有可能出现肺部并发症，如肺不张、肺部感染等，甚至急性呼吸窘迫综合征。另外，接受全髋关节置换术的患者也是深静脉血栓形成（deep venous thrombosis，DVT）的极高风险人群，因此肺栓塞（pulmonary embolism，PE）是另一类严重的术后呼吸系统并发症。

（一）肺不张和肺部感染

肺不张是一个或多个肺段或肺叶内含气量减少，导致肺泡不同程度的萎陷。肺不张在各类手术后非常常见，尤其是全麻手术。关节置换术后肺不张的发生率报道不多，为0.24%～0.40%。因多数患者无明显自觉症状，且多可自愈，所以肺不张的发生率可能被低估。南京大学医学院附属鼓楼医院的一项研究显示，在全麻下行关节置换的患者中，12.6%的患者术后5～7天的胸部CT提示存在肺不张。肺不张会使患者出现不同程度的肺容量丢失，导致低氧血症。更重要的是肺不张常是肺部感染等术后严重肺部并发症的先兆或诱因。

肺部感染是全髋关节置换术后的致命系统并发症之一，术后并发肺部感染会增加16倍再住院率和将近

32倍的术后死亡率。北京协和医院的数据显示，2012年后，术后并发肺部感染已经成为非择期全髋关节置换术后的首要死因。大宗数据报道的关节置换术后1周肺部感染的发生率约为0.2%，围手术期总体发生率为0.13%～0.42%。术后肺部感染出现的中位时间为术后第4天。

1. 危险因素

（1）患者因素

1）肺部疾病史：术后肺不张和肺部感染多出现于合并肺部疾病的患者，其中慢性阻塞性肺疾病（chronic obstructive pulmonary disease，COPD）是最重要的危险因素。近年来阻塞性睡眠呼吸暂停（obstructive sleep apnea，OSA）和肥胖低通气综合征（obesity hypoventilation syndrome，OHS）作为重要的危险因素越来越受重视。同时，术前喘息、劳力性呼吸困难也是术后肺部并发症的独立危险因素。

2）其他慢性系统合并症：糖尿病（特别是1型糖尿病）、神经肌肉疾病、高血压、充血性心力衰竭和慢性肝病等也是术后肺不张和肺部感染的危险因素。

3）吸烟：研究显示，术前仍在吸烟的患者术后肺部并发症的发生率显著高于戒烟超过1年的患者，而戒烟患者术后肺部并发症的发生率又高于无吸烟史的患者，尤其是吸烟指数＞10（吸烟指数=每天吸烟包数×吸烟年数）的患者，且术后肺部并发症的发生率随吸烟指数的增加而升高。

4）其他可改善的因素：肥胖（BMI＞30）、营养不良（BMI＜18.5）、衰弱状态、功能严重依赖等。

5）不可改善的因素：高龄、男性。

（2）手术治疗相关因素

1）麻醉因素：相较于椎管内麻醉和区域阻滞，全麻会显著增加术后肺不张的发生率。尽管心脏手术的大量研究显示全麻会增加术后肺部感染的风险，但在全髋关节置换术中尚无定论。

2）手术因素：髋部骨折行关节置换；手术时间长，如复杂翻修术、一期双侧置换等。

3）其他因素：术后卧床时间长、镇痛效果不佳等也是肺不张和肺部感染的危险因素。

2. 预防措施

多数患者术后肺不张无明显症状，绝大多数可以自愈。若肺不张超过72小时，肺部感染则不能避免。因此，预防和早期干预尤为重要。围手术期肺部感染的预防应采取综合性集束化的预防措施。

（1）术前准备

1）术前评估：对于计划接受全髋关节置换术的患者，在门诊及入院时应注意询问基础疾病情况、吸烟史、呼吸系统症状，重视心、肺查体。肺功能测定适用于存在或怀疑肺部疾病，以及1个月内有呼吸系统感染的患者。动脉血气分析适用于肺功能测定不能完成或可能存在低氧血症或二氧化碳潴留的患者。若怀疑OSA，可用STOP-BANG问卷进行初步甄别。对于严重COPD和OSA患者，应注意评估心功能。对于疾病控制不佳的择期手术患者，应建议呼吸专科就诊，将症状、肺功能和血气结果控制在最佳水平后再行手术治疗。

2）戒烟：吸烟是术后呼吸系统并发症的重要危险因素，但目前就术前需戒烟多长时间尚存争议。研究和荟萃分析显示，术前需戒烟至少6～8周，短时间戒烟反而会增加术后死亡率，可能与戒烟后短期内呼吸道分泌物增多有关。若出现这种情况，应鼓励患者有效咳嗽、排痰。若痰液黏稠不易咳出，可使用黏痰溶解药物或雾化吸入。

（2）麻醉和手术

对于肺功能不佳、高龄、预计存在脱管困难的患者，尽量选用椎管内麻醉或区域阻滞，避免气管插管对气道的刺激和对呼吸功能的影响。对于高危患者，应尽可能选择熟悉的入路，缩短手术时间，以减少肺部并发症的发生。

（3）术后管理

1）围手术期综合气道管理：包括避免受凉、呼吸训练、抬高床头、口腔护理和早期下床活动。具体措施如下。

呼吸训练：对于存在肺部疾病、吸烟和高龄患者术前即应进行深呼吸和有效咳嗽训练。深吸气训练具体为患者用力深吸气后，屏住呼吸1~2秒，然后再用力呼气，是预防肺泡萎陷及低氧血症的简单、有效的方法。对于理解力差的患者，有条件的情况下可以配合呼吸训练器。有效的咳嗽训练是使患者学会深吸气后有力地咳嗽，以利分泌物在气道内震荡、流动和排出，可同时配合扣掌拍背辅助排痰。若患者痰液黏稠不易咳出，可雾化吸入支气管扩张剂和化痰药物。若患者主动排痰效果差，必要时可使用机械排痰。

抬高床头：术后麻醉恢复后可将床头抬高30°~45°，尤其是进餐时和进餐后一段时间尽量坐起，以预防胃内容物的反流和误吸，尤其是胃食管反流病患者。

口腔护理：应注重口腔卫生，按时清洁。对于口腔卫生差、误吸风险高、肺部感染发生率高的患者，予氯己定含漱，以减少口咽部细菌的定植。

早期下床活动：如无特殊情况，术后第1天即开始下地活动，减少卧床时间，以减少肺炎和深静脉血栓形成的发生。

2）疼痛管理：术后疼痛限制了深吸气和有效咳嗽，同时也限制了早期下床活动。我们推荐采用"术中鸡尾酒注射+术后联合非甾体抗炎药和阿片类药物"的多模式镇痛方案。对于疼痛严重或存在药物禁忌的患者，可予区域阻滞镇痛。

3）输液管理：尽管目前限制性补液和开放性补液的优劣仍存在争议，但过量补液会加重肺间质水肿，增加肺部感染发生的风险。因此，在麻醉清醒、无明显恶心、呕吐后即可恢复经口饮水，避免过多补液。

4）围手术期用药：COPD和哮喘患者围手术期应继续使用支气管扩张剂，吸入或口服糖皮质激素控制病情。对于激素依赖、下丘脑-垂体-肾上腺轴受抑制的患者，围手术期予应激量激素替代治疗。OSA患者围手术期睡眠时应继续持续正压通气治疗。尽量减少阿片类镇痛药和镇静催眠类药物的使用，以减少对呼吸的抑制。

（二）肺栓塞

肺栓塞（PE）是来自静脉系统或右心的血栓阻塞肺动脉或其分支所致的以肺循环和呼吸功能障碍为主要临床表现和病理生理学特征的疾病，是人工髋关节置换术后院内死亡的重要原因之一。引起PE的血栓主要来源为下肢DVT，尤其是肢体近端血栓。DVT与PE实质上为同一种疾病位在不同部位、不同阶段的不同表现，两者合称为静脉血栓栓塞症（venous thromboembolism，VTE）。

根据血栓预防措施和诊断手段的不同，国外研究报道的全髋关节置换术后有症状的PE发生率为0~3.17%，其中致死性PE发生率为0~1.59%。我国各关节中心报道的全髋关节置换术后有症状的PE发生率为0~0.47%。

1. **危险因素**　PE和DVT具有共同的危险因素，即Virchow三要素，包括静脉内膜损伤、静脉血流淤滞和高凝状态。

（1）合并症：导致静脉内膜损伤的疾病，如高脂血症、高同型半胱氨酸血症等；导致局部血流淤滞的疾病，如静脉曲张；导致高凝状态的疾病，如抗磷脂综合征、炎症性肠病、肾病综合征、红细胞增多症等血液系统疾病、恶性肿瘤等；导致易栓倾向的疾病，如遗传性抗凝血酶缺乏、蛋白S缺乏、蛋白C缺乏和Ⅴ因子Leiden突变等。

（2）其他可改善因素：肥胖、吸烟、髋部骨折、长期卧床等。

（3）不可改善因素：高龄，存在人工血管或血管腔内移植物等。

临床医生可根据简单的评分系统对术后VTE和PE的风险进行评估。《中国骨科大手术静脉血栓栓塞症预防指南》推荐使用Caprini评分系统对DVT进行风险评估，全髋关节置换术患者均属于极高危人群。《急性肺栓塞诊断与治疗中国专家共识（2015）》推荐使用Wells评分和修正的Geneva评分系统对术后PE进行风险评估。

2. **预防措施**　预防PE的根本方法是预防下肢DVT，早期对下肢DVT进行干预，降低其导致PE的风险。

（1）术前准备

1）需详细询问病史，尽可能识别DVT的危险因素。对于可纠正的因素如吸烟、合并症等应在术前优化。

2）对有深静脉血栓栓塞史的患者可完善常见易栓性疾病的筛查：如蛋白S、蛋白C、抗凝血酶Ⅲ、狼疮抗凝物等。

3）术前双下肢静脉超声检查：目前多数研究认为无下肢深静脉血栓栓塞症状的患者，其术前超声发现的深静脉血栓多不需干预，也不会增加术后PE的发生率，故不建议常规筛查。对于存在症状且明确DVT的患者，应当在规范抗凝3个月，血栓机化或部分再通，血栓远端无肢体水肿后方可手术。

（2）术后管理

1）基本预防措施：术后抬高患肢，促进静脉回流；术后早期活动，卧床时进行主动的踝泵、屈髋、屈膝训练，尽早下地活动；围手术期适量补液，避免血液浓缩。

2）物理预防措施：包括足底静脉泵、间歇充气加压装置及梯度压力弹力袜等，利用压力促使下肢静脉血流加速，减少血液淤滞，从而弥补卧床患者下肢主动和被动活动不足对血流的不利影响。对于全髋关节置换术患者，推荐与药物预防措施联合应用，但应当注意应用的禁忌证：①充血性心力衰竭、肺水肿或下肢严重水肿；②下肢DVT、PE或血栓性静脉炎病史；③下肢局部情况异常；④下肢动脉硬化或狭窄、其他缺血性血管病等。

3）药物预防措施：对于接受全髋关节置换术的患者，术后应当采取药物抗凝。对于出血风险高的患者，应衡量药物抗凝的风险和获益。我国目前应用于临床的抗凝药物包括低分子量肝素、Ⅹa因子抑制药（直接Ⅹa因子抑制药，如利伐沙班；间接Ⅹa因子抑制药，如磺达肝癸钠）、抗血小板药物（阿司匹林）、普通肝素和维生素K拮抗药（华法林）。目前对于哪一种药物方案最优尚无定论，术后应在权衡出血风险的情况下尽早抗凝，对于髋关节置换的患者，建议用至术后35天。

4）尽早识别与处理下肢DVT：DVT的临床表现为血栓远端肢体增粗、水肿、皮温升高、疼痛或压痛、Homan征和Neuhof征阳性。当出现这些症状时，应考虑DVT的存在。可进行下肢静脉超声、静脉造影等检查进一步明确诊断以及阻塞部位、范围。对于明确发生DVT的患者，应卧床休息、抬高患肢、限制活动，并采取抗凝和祛聚治疗。小腿腓肠肌静脉血栓形成以非手术疗法为主。髂股端的血栓易脱落、并发PE，应尽快请血管外科会诊，评估是否需要手术取栓或经皮置入腔静脉滤器。

二、泌尿系统并发症

（一）急性肾损伤

急性肾损伤（acute kidney injury，AKI）是由各种病因引起短时间内肾功能快速减退而导致的临床综合征。符合以下情况之一者即可临床诊断：48小时内血清肌酐升高≥26.5μmol/L（≥0.3mg/dl）；确认或推测7天内血清肌酐较基础值升高≥50%；尿量<0.5ml/（kg·h），持续≥6小时。

国外研究显示关节置换术后AKI的发生率为1.1%～15.0%，国内各中心报道的发病率为2.2%～5.9%。髋部骨折行髋关节置换术，围手术期AKI发生率略高于择期手术。按照严重程度分级，术后出现AKI的患者中约80%是AKI 1期，早期识别并干预，多数患者肾功能可以恢复，但仍有部分患者术后会遗留有肾功能异常，并发展为慢性肾病。

1. 危险因素

（1）患者因素

1）术前合并症：《中华骨与关节外科杂志》的一项研究显示，术前合并症是全髋关节置换术围手术期急性肾损伤的重要危险因素，包括慢性肾病、心力衰竭、糖尿病（尤其是伴有蛋白尿）、高血压等。术前合并慢性肾病或心力衰竭的患者，围手术期AKI的发生率是无上述合并症患者的4倍以上。除了确诊慢性肾病，术前血肌酐水平异常也会增加术后AKI的发生率。此外，慢性肝病、美国麻醉医师协会（American Society of Anesthesiologists，ASA）分级高均为术前合并症的独立危险因素。

2）其他患者因素：高龄、男性、肥胖等。

（2）手术治疗相关因素

1）围手术期低血压：超过70%的术后AKI由肾前性因素引起。围手术期失血、隐性液体丢失、液体转移、补液不足、麻醉引起的血流动力学改变等均会导致围手术期低血压。研究显示，术中平均动脉压低于60～65mmHg超过1分钟，将增加AKI的发生风险。

2）贫血及血制品的使用：围手术期贫血和输血的患者术后发生AKI的发生率显著升高。一方面贫血造成血液携氧量减少，引起肾供血、供氧不足；另一方面，使用储存的血制品本身就可引起肾组织损伤。

3）围手术期药物的使用：可能降低肾灌注的药物，如血管紧张素转换酶抑制药（angiotensin converting enzyme inhibitor，ACEI）、血管紧张素Ⅱ受体阻断药（angiotensin receptor blockers，ARB）、非甾体抗炎药（NSAID）、环氧化酶2（cyclooxygenase 2，COX-2）抑制药等。肾毒性药物如氨基糖苷类抗生素、万古霉素等。引起肾间质损伤的药物，如青霉素等药物可引起变态反应造成肾间质损伤，但较少见。围手术期使用过多的药物也会增加AKI的发生率。

2. 预防措施

（1）术前准备：预防术后AKI的第一步便是术前，最好是在入院前，通过详细地询问病史，尿及肾功能检验识别具有上述危险因素的患者。对于有合并症的患者，建议于相关专科将疾病控制良好后再行手术。术前有贫血或者血红蛋白水平偏低的患者，应针对病因治疗、营养支持，必要时使用药物，如促红细胞生成素、铁剂等。

（2）术后管理

1）围手术期监测：肾前性因素导致的肾灌注不足是术后AKI最主要的原因。术后当天应持续监测生命体征，对于高危患者可根据情况延长。无高血压病史的患者围手术期平均动脉压建议控制在至少65mmHg；对于有高血压病史的患者，调节肾灌注压的能力较差。因此，平均动脉压应避免低于平时基线水平的80%。对于充分镇痛情况下心率增快、尿少的患者，需考虑容量不足的可能。

尿量比血肌酐水平更灵敏，因此术后常规监测尿量十分重要。术后应维持尿量不少于0.5ml/（kg·h）。若发现术后尿量减少，需关注有无尿潴留，尤其是对椎管内麻醉和刚拔除导尿管的患者。若怀疑肾前性少尿，可进行补液试验。

目前，AKI的诊断标准均以血肌酐水平作为唯一的实验室指标。因此，对于所有患者术前需测量基线血肌酐水平，术后也应定期复查血肌酐水平。指南建议高危患者术后应每天复查血肌酐水平。由于血肌酐灵敏度较差，临床工作中应警惕血肌酐可能无明显升高或正常的早期肾损伤。

2）维持合理的容量和肾灌注压：围手术期应当维持血容量以避免低血压的出现，但过多的补液反而会增加术后死亡率。因此，应尽快恢复经口进食进水。静脉输液主要补充由于早期摄入不足的液体缺失量，且需根据尿量、血压、心率等指标进行调整。对于简单的全髋关节置换术，术中失血量通常不多，不需要补充胶体。目前的指南亦不建议对术后AKI高风险以及已经出现AKI的患者应用胶体。

3）围手术期药物使用：全髋关节置换术围手术期的主要用药包括麻醉药物、镇痛药物、抗凝药物、抗纤溶药物、抗生素等。其中具有潜在肾损伤风险的药物主要包括NSAID和肾毒性发生率高的抗生素，如万古霉素和氨基糖苷类药物。

NSAID会抑制前列腺素的合成，导致肾小动脉收缩，肾组织缺血，故有诱导急性或慢性肾损伤的可能。目前对于关节置换术后多模式镇痛中使用此类药物是否会增加AKI发生率的报道不一。但在长期肾供血不足需要依赖前列腺素增加肾血供的患者中（如慢性肾病、心力衰竭等），需慎重应用。

围手术期短期预防性使用以头孢菌素类或大环内酯类为主的抗生素较为安全。但对于各种原因（如变态反应、感染、翻修等）需静脉或在骨水泥中加入万古霉素、庆大霉素、链霉素等抗生素时，应注意肾损伤发生的可能，在慢性肾病患者中应当调整剂量。

除关节外科相关药物外，降压药物可能会引起围手术期低血压，导致AKI。大多数降压药物手术当天应继续服用。利尿剂和ACEI/ARB类药物会明显增加术中和术后低血压的发生风险，除心力衰竭的患者外，不建议手术当天继续应用。术后患者恢复正常的经口进食进水、血肌酐水平恢复到术前基线水平、血压平稳、恢复用药不易出现低血压和低血容量时，再恢复降压药物。

（二）尿路感染

尿路感染是全髋关节置换术后常见的并发症，发生率为0.3%～2.2%。尿路感染虽不像肺部感染会显著增加术后死亡率，但尿路感染是术后脓毒症的重要原因，并可能通过血源播散引起关节假体周围感染。

1. 危险因素 术后发生尿路感染的危险因素主要包括以下方面。

（1）机体免疫力降低：包括高龄、营养不良、贫血、合并症（如糖尿病、慢性肝病、慢性肾病、自身免疫性疾病）以及长期应用糖皮质激素等。

（2）尿路梗阻：包括结石、狭窄、前列腺增生或神经源性膀胱等，以及术后尿潴留。

（3）医源性因素：全髋关节置换手术最重要的危险因素是留置导尿管，包括不规范的留置导尿管操作、留置导尿管时间过长等。

（4）性别因素：女性是术后尿路感染的独立危险因素。

2. 预防措施

（1）术前准备：通过详细询问病史，术前早期识别具有上述危险因素及尿路刺激症状的患者。对于存在影响机体免疫力疾病的患者，术前积极处理合并症，调整血糖达标，纠正贫血，改善营养状态；对于存在严重尿路梗阻的患者，应在药物或手术治疗解除梗阻因素后再行全髋关节置换术，以减少术后尿潴留和尿路感染的发生率；对于有尿路刺激症状的患者，应完善尿常规、尿培养、血常规等检查，待尿路感染彻底根除后再进行手术。

关于术前尿液检查，大量研究显示术前无症状菌尿与术后假体周围感染和尿路感染间无直接因果关系，同时预防性使用抗生素并不能降低术后假体周围感染和尿路感染的发生率。因此，目前最新的《骨骼肌肉系统感染国际共识》并不推荐对无症状患者进行常规尿液检查。

（2）围手术期管理

1）规范的导尿管管理：留置导尿管会增加术后尿路感染的发生率。但留置导尿管也有以下好处：降低术后尿潴留的发生率，避免继发尿路感染；便于术后监测尿量；适用于手术时间长的患者。

《骨与关节外科杂志》（*JBJS*）发表的一项研究显示椎管内麻醉术后发生尿潴留的风险并不高，导尿管可以不常规留置。对于未留置导尿管的患者，应嘱患者在手术前排空膀胱，术中避免过多补液，术中补液过多是术后尿潴留的独立危险因素。若患者术后因卧床或心理因素出现排尿困难，可扶患者坐起或站于床边排尿。若仍无法排出，可采取间歇导尿或留置导尿管。

笔者认为在全髋关节置换术中以下情况需要留置导尿管：预估手术时间超过1.5小时；预估手术失血量大，或存在心、肾等危险因素，术后需监测尿量；存在尿潴留的危险因素，如既往尿潴留病史、存在下尿路梗阻因素、硬膜外麻醉等。

对于需留置导尿管的患者，放置导尿管时要注意无菌操作，术后无特殊情况应在24小时内拔除导尿管。

2）其他预防措施：包括术后多饮水，保持每天尿量在1500ml以上，保持会阴部清洁等。

三、循环系统并发症

循环系统并发症是导致全髋关节置换术后围手术期患者死亡最主要的原因，主要包括急性心肌梗死、心律失常和心力衰竭等。因随访时间和纳入的病种不同，国外报道的全髋关节置换术后短期内心脏并发症的发生率为2.4%～9.2%，其中0.7%～2.7%的患者因心脏并发症而死亡。国内各大关节中心关节置换术后心脏并发症的发生率均在3%左右。

（一）急性心肌梗死

急性心肌梗死是全髋关节置换术后致死率最高的系统并发症之一。国内外研究报道的全髋关节置换术后急性心肌梗死的发生率为0.16%～1.20%，其中院内急性心肌梗死的发生率为0.16%～0.33%，并导致其中7.7%～11.9%的患者院内死亡。

急性心肌梗死是在冠状动脉粥样硬化的基础上斑块破裂，引起冠状动脉急性闭塞，导致心肌缺血坏死。因此，术后发生急性心肌梗死的危险因素与动脉粥样硬化相关，包括以下几项。

（1）心肌梗死发作史：术前有心肌梗死发作史的患者术后发生急性心肌梗死的风险显著增高，且术前心肌梗死发作距离手术时间越短，术后再发率越高。术前1个月内、1～2个月、2～3个月、3～6个月、6～12个月发生心肌梗死者，髋关节手术后急性心肌梗死的再发率分别为39%、21%、10%、6%和6%。

（2）冠心病：冠心病患者不论是否进行血运重建（经皮冠状动脉支架置入术或冠状动脉旁路移植术），术后心肌梗死发生风险均显著高于非冠心病患者。但血运重建后心脏并发症的发生风险会逐渐降低，不同研究显示可能需要6个月至6年，风险才能下降到稳定水平。

（3）其他合并症：ASA分级≥3级，更高的Charlson合并症指数（Charlson Comorbidity Index，CCI）均是术后心肌梗死的预测因素。具体包括心力衰竭、脑血管疾病、外周血管疾病、肾功能不全（血肌酐水平升高）、慢性阻塞性肺疾病、高血压、糖尿病、高脂血症、恶性肿瘤等。

（4）其他患者因素：如高龄、男性、功能严重依赖、术前低活动耐量等。

（5）围手术期低血压：围手术期低血压会造成冠状动脉灌注压力降低，导致心肌缺血缺氧。研究显示围手术期即使短时间内平均动脉压<65mmHg，也会造成心肌损伤，增加急性心肌梗死的发生率。

（二）心律失常

心律失常是术后常见的心脏并发症，全髋关节置换术后7天内的发生率为1.8%～2.3%。其中大部分是各种类型的心动过速或心动过缓，而危及生命的恶性心律失常发生率并不高。

对于术后心律失常危险因素的研究不多。目前认为术前合并症，尤其是心脏器质性疾病、甲状腺疾病是主要的危险因素。在麻醉方面，全身麻醉相较于椎管内麻醉会更显著地延长QT间期，诱发心律失常。围手术期组织损伤、疼痛产生的应激反应、容量变化、贫血、水电解质紊乱（尤其是高钾血症和低钾血症）以及酸碱平衡失调均是术后心律失常可能的诱因。

（三）心力衰竭

术后7天内心力衰竭（简称心衰）的发生率为0.01%～0.70%，并导致其中约1.78%的患者院内死亡。绝大多数术后并发心衰的患者有心衰病史，否则心衰很少单独出现。心衰常继发于其他并发症，如急性心肌梗死、肺栓塞、脓毒症等。此外，需注意全髋关节置换术中特有的危险因素：金属假体产生的金属离子具有心肌毒性，相较于陶瓷假体，会增加术后心衰的发生率。

（四）预防措施

总的来说，术后心脏并发症最主要的危险因素是术前合并症，尤其是心脏疾病。因此，对于术后心脏疾病的预防，重在充分的术前评估以及围手术期密切监测这些基础疾病的情况。

1. 术前准备

（1）系统询问病史及查体：询问的内容应包括高血压、冠心病、心律失常、心衰及其他合并症病史，药物控制情况，目前是否存在活动性心脏病症状（如劳力性胸骨后疼痛、呼吸困难、晕厥、下肢水肿等），且需重视心脏查体。

（2）辅助检查：常规检查十二导联动态心电图；超声心动图适用于可能存在心脏器质性改变及需要评估射血分数的患者；对存在心肌缺血症状或心电图有缺血改变的患者，应当术前完善冠状动脉CTA或心肌放射性核素显像；对存在术后心肌梗死、心衰危险因素的患者，术前应测定基线心肌肌钙蛋白I（cardiac troponin I，cTnI）和氨基末端脑钠肽前体（N-terminal pro-brain natriuretic peptide，NT-proBNP）。

（3）风险评估：相关指南推荐术前使用预测工具进行围手术期心脏并发症风险的评估，包括改良心脏风险指数（revised cardiac risk index，RCRI）、美国国家手术质量改进计划（National Surgical Quality Improvement Program，NSQIP）的心肌梗死或心搏骤停（myocardial infarction and cardiac arrest，MICA）风险计算器以及手术风险计算器（surgical risk calculator，SRC）等。

（4）手术时机的选择：除髋部骨折外，全髋关节置换术均为择期手术，选择合适的手术时机可降低术后心脏并发症的风险。①存在不稳定心肌缺血症状的患者，如有血运重建指征，应当先进行心脏疾病的治疗；②心肌梗死的患者应经内科治疗病情稳定6个月及以上；③球囊扩张及置入金属裸支架的患者，应至少分别推迟14天和30天；置入药物洗脱支架的患者，最好推迟6~12个月；④心衰的患者心功能应控制在纽约心脏病协会分级Ⅰ级或Ⅱ级，或心脏射血分数达60%及以上；⑤频发室性期前收缩、室性或室上性心动过速、严重心动过缓、三度房室传导阻滞、完全性左束支传导阻滞、病态窦房结综合征需延迟手术，先进行内科治疗。

心房颤动患者心率应控制在80~90次/分。对于髋部骨折的患者，应与心内科医生、麻醉医生和患者共同决定手术时机。

2. 术后管理

（1）术后监测：有研究显示术后83%的心肌梗死发生在术后3天内，因此对于高风险患者，在院内应进行严密监测。围手术期密切关注患者心脏症状和体征的变化，术后当天持续心电监护、记录24小时出入量，术后连续3天复查血cTnI和NT-proBNP。

（2）维持内环境的稳态

1）预防低氧血症：术后由于麻醉和主观不适等因素，会出现短暂低氧血症，因此术后当天应予鼻导管低流量吸氧，维持血氧饱和度。

2）维持水电解质平衡：尽早恢复经口进食进水，并根据尿量、血压、心率等指标调整输液量。注意电解质尤其是钾离子水平，应维持在4mmol/L以上。

3）纠正贫血：贫血会减少心肌供氧量，同时会因心输出量增加而增加耗氧量。目前尚无证据显示宽松的输血标准可以降低术后心脏并发症的发生。对于有心脏疾病的患者，血红蛋白<80g/L或者存在心肌

缺血缺氧症状者，可输血治疗。

4）有效镇痛：笔者推荐术中鸡尾酒注射+术后联合非甾体抗炎药和阿片类药物的多模式镇痛方案。对于疼痛严重或存在药物禁忌的患者，可行区域阻滞。

（3）围手术期用药：目前指南不推荐在术前为降低心肌梗死的病死率而加用β受体阻断药和二氢吡啶类药物。但对于高脂血症的患者可加用他汀类药物。对于服用阿司匹林单药的患者，若为心血管事件低危者，则术前5~7天停药，术后24小时恢复；若为心血管事件中高危者，则可不用停药，但需注意出血风险。而对于服用P2Y12受体阻断药（氯吡格雷、替格瑞洛）的患者，术前需停药7天，同时桥接抗凝。

四、神经系统并发症

（一）脑卒中

脑卒中是全髋关节置换术后相对少见但严重的并发症。研究报道全髋关节置换术后脑卒中的发生率为0.05%~0.40%，但造成了其中7.7%~9.0%的患者院内死亡。脑卒中可分为缺血性脑卒中和出血性脑卒中，其中缺血性脑卒中约占80%。

1. 危险因素

对于缺血性脑卒中，依据局部脑组织发生缺血坏死的机制可分为3种主要病理生理学类型：脑血栓形成、脑栓塞和血流动力学机制所致的脑梗死。

脑血栓形成与急性心肌梗死一样，是由于局部血管本身存在病变而继发血栓形成。故危险因素主要是各类动脉粥样硬化相关危险因素，包括短暂性脑缺血发作病史、脑卒中病史、冠心病、外周血管疾病、高龄、高脂血症、糖尿病等。

脑栓塞是由于各种栓子阻塞脑动脉，使血管急性闭塞或狭窄。不同于肺栓塞，脑栓塞栓子主要为心源性。其中最大危险因素是非瓣膜性心房颤动，其他危险因素如心脏瓣膜疾病、心肌梗死等。此外，存在心脏右向左分流的患者也有下肢深静脉栓子引起脑栓塞的个案报道。

血流动力学机制所致脑梗死，是由于近端大血管严重狭窄加之血压下降，导致局部脑组织低灌注，从而出现缺血坏死。其危险因素包括围手术期低血压、心律失常、有症状的颈动脉狭窄、肺循环疾病、心力衰竭等。

目前缺乏单独全髋关节置换术后出血性脑卒中危险因素的报道。高血压是导致脑出血最常见的原因。术后常规抗凝方案脑出血的发生率很低，但有脑卒中史、出血倾向/出血史、肝/肾功能不全、严重高血压的患者脑出血风险增高，也有少数肝素诱导血小板减少后出现脑出血的个案报道。

2. 预防措施

（1）术前准备：系统询问心脑血管疾病病史，药物控制情况，近期是否存在短暂性脑缺血发作症状（如眩晕、黑矇、偏身运动和感觉障碍等）。重视心脏和神经系统查体。

1）心房颤动患者，应使用CHADS$_2$或CHA$_2$DS$_2$-VASc评分系统进行脑卒中危险评估，并通过心脏超声来检查是否存在心房附壁血栓。持续性心房颤动长期抗凝的患者，围手术期应桥接抗凝。

2）近期存在短暂性脑缺血发作的患者，应当推迟手术，建议患者神经内科就诊，根据病情严重程度，症状控制稳定后2周至3个月再进行手术。

3）高血压患者，血压需控制达标7天。控制目标：60岁以下人群收缩压<140mmHg，舒张压<90mmHg；60岁以上人群收缩压<150mmHg，舒张压<90mmHg。

4）颈动脉存在杂音的患者，指南推荐对存在脑缺血症状、短暂性脑缺血发作病史或脑卒中病史者行颈动脉超声检查。

（2）手术和麻醉选择：对于高龄、脑卒中风险较高的患者应尽量缩短手术时间，使用椎管内麻醉或区域阻滞麻醉，减少术中血流动力学的变化。

（3）术后管理：对于缺血性脑卒中，围手术期的管理在于充分保障大脑供血供氧，减少心源性栓子的形成；对于出血性脑卒中，围手术期主要避免血压过高和大幅度波动。

1）血压控制：对非高血压患者，围手术期应维持平均动脉压>65mmHg，对于高血压患者应特别注意，避免血压低于平时基线水平的80%。除ACEI/ARB类和利尿药外，手术当天早上应继续服用降压药物，避免术前血压剧烈波动。术后若患者恢复正常的经口进食进水、血压平稳、恢复用药不易出现低血压和低血容量，及时恢复降压药物。

2）维持内环境稳态，包括及时识别、纠正低氧血症，维持水电解质平衡，及时纠正贫血。

3）及时纠正引起血流动力学改变的心律失常。对于多数术后出现的心律失常，如阵发性室上性心动过速等，如不引起显著的血流动力学改变，在纠正诱因的基础上（包括充分镇痛、纠正水电解质紊乱等），不予药物治疗多可自行恢复。对于引起血流动力学改变的心律失常，应尽快请心内科医生会诊，进行药物控制或电复律。

4）使用抗凝药物期间密切监测出血情况，使用肝素和低分子量肝素的患者应监测血小板水平。

（二）谵妄

谵妄是由于所处的环境状况而非神经认知疾病导致的急性发作的意识混乱，伴注意力不集中，思维混乱、不连贯，以及感知功能异常。术后谵妄在接受全髋关节置换术的老年人中很常见，发生率13%～26%。在高龄和髋部骨折行髋关节置换术的患者中发生率更高，甚至可达56%。谵妄会导致功能恢复延迟、术后并发症发生率增加、住院时间延长甚至死亡。

1. 危险因素　谵妄的危险因素分为易患因素和诱发因素两大类。

（1）术前易患因素：高龄、男性、滥用酒精和镇静药物、认知功能障碍、视力障碍、听力障碍、痴呆、抑郁、脑卒中病史、合并多种内科疾病、高ASA评分等。其中认知功能障碍是围手术期谵妄最重要的危险因素。

（2）手术相关易患因素：髋部骨折急症行关节置换、使用骨水泥型假体、全身麻醉等。

（3）诱发因素：在易患因素的基础上，术后任何引起机体内环境紊乱的因素均可诱发谵妄，包括疼痛、贫血、营养不良、活动受限、低氧血症、脱水、电解质紊乱、酸碱平衡失调、尿潴留、便秘、睡眠剥夺，药物使用特别是抗胆碱能药物、苯二氮䓬类药物、阿片类药物、糖皮质激素等。

2. 预防措施

（1）术前准备

1）术前评估：《老年患者术后谵妄防治中国专家共识》建议对老年患者术前应接受谵妄相关危险因素的评估，包括认知功能评估、抑郁评估、功能体力状态、视力、听力、营养状态、慢性疼痛、睡眠剥夺、用药情况共9项。在日常工作中，可在询问病史和与患者交流的过程中留意上述易患因素，并进行相应的干预。如患者有较多易患因素或怀疑存在认知、精神心理问题，应早期寻求老年医学科和精神心理科医生会诊。

2）减少环境的影响：保持环境温馨，明亮。对于视力、听力障碍的患者，术前应配置合适的眼镜、助听设备。对于谵妄高危患者，应有亲密的家属陪伴。

（2）围手术期管理

术后应减少对机体内环境产生影响的诱发因素。

1）维持水电解质平衡：早期恢复经口进食进水，根据尿量、心率、电解质情况调整补液。

2）保证大脑充足的氧气供应：术后当天鼻导管低流量吸氧，监测血氧饱和度，及时纠正贫血。

3）充分镇痛：笔者推荐术中鸡尾酒-联合术后非甾体抗炎药和阿片类药物多模式有效镇痛，以减少阿片类药物的用量。必要时可使用神经阻滞。

4）关注消化道和泌尿系统情况：若出现恶心和反流，可给予促胃动力药物或止吐药物；术后可进食富含纤维素的食物，并适当予通便药物保障排便通畅。术后第二天拔除导尿管，未留置导尿管或刚拔除导尿管的患者应留意有无尿潴留情况。

5）早期功能锻炼：术后尽早下床活动，白天鼓励患者多进行主动和被动的功能锻炼，避免白天过多的睡眠。

6）睡眠管理：建立规律的作息，避免白天过多睡眠；夜间尽量保持病房环境安静；对于出现短期或一过性失眠的患者，药物治疗应首选非苯二氮䓬类药物（如佐匹克隆）和具有镇静作用的抗抑郁药物（如曲唑酮）。

7）围手术期药物使用：尽量减少抗胆碱能药物、苯二氮䓬类药物、糖皮质激素、二氢吡啶类药物、镇静催眠药物的使用。避免术后使用过多的药物。

（钱文伟）

第二节　全髋关节置换术相关并发症

一、术中并发症

（一）髋臼假体周围骨折与髋臼骨缺损

全髋关节置换术（THA）具有良好的长期效果和相对较低的并发症风险。髋臼假体周围骨折和骨缺损是THA术中非常严重的并发症，可能会影响髋臼假体的稳定性，从而影响患者的生活质量。

1. 髋臼假体周围骨折　术中髋臼假体周围骨折较少见，具有隐匿性和不可预见性。有研究报道，初次THA术中髋臼假体周围骨折的发生率约为0.4%。

THA术中发生髋臼假体周围骨折的主要原因：①髋臼假体直径与髋臼骨床直径相差过大。在非骨水泥型髋臼假体置换中，常规选用比髋臼骨床终末直径大1mm的髋臼假体，以期达到满意的初始稳定性，如差异超过2mm则可能带来术中髋臼假体周围骨折的风险。②骨质疏松。很多人认为髋臼骨质硬化、象牙化在暴力作用下容易发生骨折，但实际情况是骨质疏松才是髋臼假体周围骨折的危险因素。③手术操作不当。暴露髋臼使用Hoffman拉钩时，用力不当可造成髋臼前后壁骨折，影响髋臼假体的压配固定。④髋臼底部骨折。髋臼发育不良且髋臼底较薄的患者，在髋臼磨锉时容易出现髋臼底部穿通。

术中对髋臼假体周围骨折应保持高度的警惕，如怀疑有髋臼假体周围骨折，需要对损伤的部位采取全面的临床评估，包括对骨盆和髋臼的压力试验来确定内固定物的稳定性，甚至可能需要取出髋臼杯以全面检查髋臼。术中透视亦有助于发现和评估髋臼假体周围骨折，推荐拍摄髋关节正位和Judet位X线片。但需要注意的是，即使进行透视检查，某些隐匿的骨折也可能会被漏诊。

术中髋臼假体周围骨折临床中较为常用的分型系统为Vancouver分型系统，将髋臼假体周围骨折分为3型。Ⅰ型：一种没有危害到植入物稳定性的未移位骨折；Ⅱ型：一种未移位的骨折，但它有可能危害到功能重建的稳定性，如髋臼的横行骨折（骨盆环不连续或者分离），或者一种分离前柱和后柱的斜行骨折；Ⅲ型：移位的骨折。如果有确定的移位，固定上去的髋臼杯必须取下。

THA术中髋臼假体周围骨折的治疗目标是尽可能地恢复髋关节的正常功能。治疗原则为维持骨折及假体的稳定性，防止骨折扩展，实现骨折愈合。不同临床分型的骨折处理方式不同，对于稳定骨折，可以保留原假体，无须进一步处理。若担心骨折部位的稳定性，可以采用螺钉内固定加强。若髋臼不稳定，甚至出现骨缺损，可考虑植骨，将自体股骨头修成浅碟形作为大块骨植入臼底，后置入大号髋臼假体，多枚螺钉加强固定（避免螺钉进入骨折线）。此外，如果术中假体始终松动，应检查髋臼前后柱的完整性，骨盆出现不连续时，应采用螺钉和钢板重建髋臼稳定性。对于影响稳定性的髋臼后柱骨折，为了避免并发症和再次手术，应用后柱钢板固定骨折部位是非常必要的。Laflamme等对32例术中髋臼假体周围骨折的患者平均36个月的随访研究表明，髋臼后柱在维持髋臼假体稳定性方面发挥重要作用，因为后柱不稳导致的假体失败率为67%。

髋臼假体周围骨折重在预防：①术前应详细询问病史，充分评估患者骨质疏松程度，制订周密的手术计划。对骨质疏松较为严重者，采用骨水泥型假体。②术前应做好严格的模具测量，选择合适型号的髋臼假体。③在植入假体时注意压配力量适度，避免暴力所致骨折。④对骨缺损严重而不能获得足够骨性覆盖的髋臼假体，可使用螺钉辅助固定髋臼杯或行骨移植，避免过度压配。⑤植入假体后应检查髋臼杯的稳定性，术中发生髋臼假体周围隐匿性骨折而测试假体稳定性良好时可不予处理。⑥术中常规拍摄髋关节正侧位及Judet位X线片，提高髋臼假体周围骨折的检出率。

2. 髋臼骨缺损　在THA术中，处理髋臼骨缺损是医生面临的一大挑战，直接影响术后假体的初始稳定性和寿命。

初次THA术中出现髋臼骨缺损的主要原因：①术中髋臼侧骨质磨锉过多；②疾病，如骨质疏松、类风湿关节炎、髋关节骨关节炎等。

美国骨科医师学会（American Academy of Orthopedic Surgeons，AAOS）髋关节委员会制定了一套髋臼骨缺损的临床应用分类系统，将髋臼骨缺损分为节段型和腔隙型两大类，后又细分为5型。Ⅰ型：节段型缺损；Ⅱ型：腔隙型缺损；Ⅲ型：混合型缺损；Ⅳ型：骨盆连续性中断；Ⅴ型：关节融合。

若髋臼骨缺损为腔隙型缺损且前后柱完整，骨缺损直径<25mm，可打压植骨；若骨缺损直径>25mm，需结构植骨，残留间隙进行颗粒植骨；若骨缺损非常大，已经影响髋臼假体的稳定性，需要植入防内突加强环网架（简称防突网），并在网架内、外侧同时植入颗粒骨，选择骨水泥型号髋臼假体稳定髋关节。腔隙型骨缺损植骨后容易获得髋臼的稳定性，恢复旋转中心，临床效果好。对于节段型骨缺损，如果骨缺损只涉及髋臼边缘的很小一部分，几乎不影响假体的稳定性，常可以忽略。若髋臼顶或髋臼前、后壁缺损较大，影响髋臼的稳定性，则必须进行结构植骨，重建髋臼的稳定性。通常先切除骨缺损处的瘢痕、死骨以及骨床表面的硬化骨，然后按骨缺损的大小和形状取自体股骨头修整后嵌入骨缺损，重建髋臼，拉力螺钉或钢板固定，残留的骨折间隙填入颗粒骨。若髋臼内壁穿透性骨缺损，可先将防突网植入髋臼底并用螺钉固定，限制假体内移，然后颗粒植骨。若骨缺损非常大，涉及髋臼顶、后壁甚至后柱，髋臼假体将严重不稳，此时可采用翻修技术，以髋臼下缘为标志，植入网杯，髋臼顶及后壁铺设钛网，分别以螺钉固定，网间和网杯植入异体颗粒骨，打压植骨，重建髋臼。

（二）股骨近端骨折

股骨侧假体周围骨折是THA术后的一个重要并发症，同时股骨近端骨折也是THA术中的常见并发症之一，其发生与患者性别、年龄、骨密度及术者手术操作等多种因素相关。对于关节外科医生而言，根据骨折类型采取及时有效的针对性处理是治疗的主要手段。

1. 发生率及高危因素　据文献报道，假体材料的差异是影响股骨近端骨折发生率的因素之一。骨水泥型THA术中股骨近端骨折的发生率为0.1%～3.2%，非骨水泥型的发生率为4.1%～27.8%。在初次THA术中，使用骨水泥型假体导致股骨近端骨折的发生率为0.3%～1.2%，使用非骨水泥型假体为3.0%～5.4%。然而在进行THA后翻修时，该并发症发生率明显提高，骨水泥型假体为3.0%，而非骨水泥型假体为20.8%。除假体类型及翻修因素，女性、高龄、骨质疏松、手术方式及患有特殊疾病（如髋关节发育不良）等均是高危因素。

2. 常用骨折分型　在国际上，THA致股骨骨折的分型系统有多种，如Amstutz分型、Kavanag分型、Mayo分型、Mallory分型、AAOS分型、Bethea分型、Schwartz分型、Vancouver分型。其中，Vancouver分型包括A、B、C 3型（2010年Richard Burnett提出新的分类，Vancouver D型），再各分为3个亚型（亚型1：皮质骨穿孔；亚型2：无移位裂纹骨折；亚型3：不稳定的移位骨折），综合了骨折的位置、骨折稳定性、假体松动情况、股骨近端的骨量，对临床治疗具有指导意义，因此应用最为广泛。

3. 预防

（1）术前预防：拍摄双侧髋关节正侧位片，测量髓腔大小，选择大小比例合适的假体，老年骨质疏松患者需提前增强骨质。

（2）术中预防：①注重高危因素；②术野暴露清晰；③开口、扩髓、锉磨髓腔方向正确；④扩髓、锉磨髓腔工具型号由小到大，逐号递增；⑤击入假体不宜过快；⑥脱位、复位避免暴力。

4. 治疗

（1）Vancouver A型：近侧干骺端骨折。A1型：骨折位于大转子区，未延伸至小转子区，不影响假体的稳定性，术中可采取髋臼磨锉骨屑植骨，术后外展位卧床限制活动，行保守治疗。A2型、A3型：骨折部位移位明显或延伸至小转子以下，影响假体的稳定性，根据情况采用单处或多处钢丝环扎固定、钩钢板固定、钛缆固定、更换长柄全涂层假体等。

（2）Vancouver B型：骨干骨折（转子下至股骨柄尖端）。B1型：可采取单纯钢丝或钢缆环扎固定，普通钢板螺钉固定，Mennen钢板固定，形状记忆环抱器以及异体皮质骨表面移植环扎固定等。B2型：可采取单纯钢丝环扎，异体皮质骨表面移植环扎固定，更换加长柄假体。B3型：可采取更换长柄假体（假体尖端超过骨折区域至少2倍股骨直径），长柄假体+异体皮质骨板捆扎，打压植骨+长柄假体+异体皮质骨板捆扎，严重骨缺损者可使用组配式假体。

（3）Vancouver C型：骨折线在假体柄远端，可参照一般骨折处理。

（三）神经血管损伤

THA术中血管损伤现象较罕见，据文献报道一般发生率在0.2%~0.4%，临床诊断困难且症状不典型。通常血管损伤可引起急性、亚急性出血或缺血症状，导致严重并发症，甚至危及患者生命。但也有延迟出血的报道，如髋关节假体移位引起的髂外动脉撕裂、髋臼螺钉穿透内壁继发髂外假性动脉瘤、螺钉偏心导致的血管损伤等。神经损伤也是THA手术的严重并发症之一，主要涉及坐骨神经和股神经，初次THA神经损伤的发生率为0.21%~2.80%，现将THA术中血管神经损伤的研究现状阐述如下。

1. 危险因素

（1）血管损伤危险因素：血管损伤的原因多样，血管本身疾病如动脉硬化闭塞症，髋臼畸形如先天性髋关节发育不良，血管解剖位置的改变等，均有可能导致血管损伤。手术相关因素包括手术次数、手术入路、螺钉位置等，目前认为翻修是最主要的危险因素，肌肉萎缩和瘢痕组织的形成会改变正常的解剖结构，从而增加损伤风险。术中髋臼拉钩的尖端可能会造成髋臼附近的血管神经损伤，不同手术入路也可能对血管造成不同程度的损伤。

（2）神经损伤危险因素：神经损伤主要是坐骨神经和股神经。坐骨神经最常见的损伤是牵拉、挫伤等。股神经麻痹是直接前入路术后的严重并发症，拉钩的放置位置是神经损伤的主要危险因素。其他可导致周围神经损伤的危险因素包括腰椎疾病、吸烟、手术时间、糖尿病、年龄、住院期间其他术后并发症等。

2. 损伤机制

（1）血管损伤机制：在Nachbur等的研究中，髂外动脉穿孔6例，旋股外侧动脉、旋股内侧动脉主要分支和股总动脉穿孔6例，均由暴露髋关节的Hoffman拉钩尖端导致。其他的损伤机制还包括血管内膜撕裂伴血栓形成、骨水泥通过破损的骨盆进入盆腔导致血栓性闭塞、翻修更换假体时动脉撕裂损伤等。Shoenfeld等文献回顾发现，大多数（66%）损伤发生在左侧，39%的损伤发生在翻修手术中。并发症与髂内血管和骨水泥结合（44%）、动脉粥样硬化血管的过度牵引（10%）以及髋臼准备技术不当有关。

（2）神经损伤机制：在Crowe Ⅳ型DDH患者中，由于脱位位置高，臀中肌、臀小肌、阔筋膜张肌及关节囊挛缩畸形，手术复位过程中处理不当，极有可能造成坐骨神经损伤。髋关节解剖中，股神经距离髋臼缘16.6~33.2mm，距髂前上棘连线0°~150°，神经在90°时最接近边缘，这是拉钩损伤神经的高危区域。另外，术侧髋关节对侧的桡神经在患者侧卧位时，因为肱骨后方在手术台上位置不当，可能导致神经受压。

3. 治疗与预后

（1）血管损伤的治疗：对于出血性血管损伤，在血管修复中精细缝合暴露受损的动脉，如果条件允许，可以使用自体静脉补片移植、游离静脉移植或旁路移植进行血管成形术。对于股动脉假性动脉瘤可清除血肿，然后缝合损伤血管。对于血栓栓塞性血管损伤，可采用动脉取栓、介入性取栓、支架植入治疗，髂骨移植物血运重建可能是进一步的选择。

（2）神经损伤的预后：Pekkarinen等对4339例THA患者的回顾性研究发现，27例坐骨神经损伤的患者，8例完全恢复、7例恢复良好、12例有一定程度的永久性残疾，坐骨神经损伤率为0.6%。在Farrell等的报道中，27 004例THA患者中有47例（0.17%）出现术后运动神经损伤，不论是完全性或是不完全性损伤均未完全恢复。Weber等回顾性研究了2012例THA患者，其中有14例（0.7%）出现周围神经损伤，未发现腓总神经病变，神经受损的患者大多数预后良好。Simmons等报道，在其医院440例THA患者中，有10例（2.3%）出现股神经损伤，且与手术入路有密切关系，但所有患者在术后1年完全恢复。

4. 预防措施

（1）血管损伤的预防：合理的预防措施可能会在一定程度上降低血管损伤的发生率。观察足背脉搏的变化是检测肢体缺血最简单的方法。若无法触及足背动脉应引起医生注意，考虑及时联系血管外科会诊。Calligaro等建议，当患者足背动脉搏动明显减弱时，术前合理运用动脉造影是保护血管的关键。Reiley等建议接受髋臼翻修手术的患者考虑术前动脉造影和静脉造影，以确定髋臼假体与盆腔血管之间的实际距离。此外，术中还应考虑手术入路、螺钉安放位置及拉钩放置位置等。

（2）神经损伤的预防：下肢延长4cm或为神经延长的极限距离，并且神经损伤与手术操作和难度有关。对于Crowe Ⅳ型高脱位患者，术中不可强求延长患侧下肢，避免损伤血管神经。有文献报道，髋关节屈曲60°、内旋60°、膝关节屈曲到最大角度时神经张力最小，因此术中应注意患者体位。对于髋关节假体翻修术等复杂手术，术中可以辅助神经电生理监测，及时发现术中下肢周围神经受激惹情况和运动功能状态，预防医源性神经损伤。

5. 总结

尽管THA术中及术后发生血管神经损伤的概率很低，但一旦出现将会对手术效果造成严重影响，甚至给患者带来不可逆性损伤。因此，作为临床医生，应明确了解和熟悉髋关节解剖结构，准确放置髋臼拉钩和摆放下肢体位，并且在条件允许的情况下，应用神经电生理监测等技术手段，最大限度地减少血管神经并发症的发生。

（四）血栓栓塞与骨水泥植入综合征

1. 血栓栓塞　血栓栓塞是全髋关节置换术中常见的严重并发症之一，1998—2009年美国150万60岁以上初次髋关节置换术的患者中，肺栓塞发生率约为0.2%。

高龄、骨盆或髋关节骨折、瘫痪或长期制动、肥胖等因素可增加血栓栓塞的风险，抗凝血酶Ⅲ缺乏、蛋白C缺乏、异常纤维蛋白原血症等异常凝血状态也可导致血栓栓塞的发生。血栓栓塞可发生于骨盆、大腿和小腿的血管中，其中80%～90%发生于术侧。深静脉血栓形成的临床表现：小腿和大腿疼痛及压痛、Homan征阳性、单侧下肢红肿、低热和脉搏增快。然而，约50%的患者临床表现不明显，其诊断主要依靠胸痛（尤其表现为胸膜炎时）、心电图、X线胸片及动脉血气分析。

目前最可靠的诊断大腿和小腿血栓栓塞的方法为静脉造影，但造影费用昂贵，且为有创性检查，可能存在造影剂过敏反应等原因也限制其使用。同时，静脉造影在诊断骨盆静脉血栓栓塞时不可靠。B超和多普勒超声诊断大腿血栓栓塞的准确性与静脉造影相当，但诊断小腿和骨盆血栓栓塞时不如静脉造影。

目前，预防血栓栓塞的方法一般分为物理法和药物法。在一般条件允许的情况下，患者应尽可能早期进行活动，双下肢的主动活动有助于减轻血液淤滞和血栓形成。此外，应用外部加压装置如抗血栓弹力带和足底泵也能够降低血栓栓塞的发生率。通常认为大多数患者应采用药物预防血栓栓塞发生，尽管目前尚无理想的药物，最常用药物为华法林、低分子量肝素和阿司匹林等。华法林被证实能够有效预防血栓形成，其出血风险在较低的可接受范围内，但应用时存在需要规律监测国际标准化比值（international normalized ratio，INR）、延迟反应、药物不良反应等。低分子量肝素种类繁多，如依诺肝素、阿地肝素等，这些药物的性质与未分离的肝素不同，它们缺乏抗凝血酶能力，因为活化部分凝血活酶时间（activated partial thromboplastin time，APTT）轻度延长，每天皮下注射1~2次，无须监测INR。低分子量肝素比华法林或阿司匹林价格昂贵，患者出院后的医嘱依从性也是问题之一。对于肾功能不全的患者，使用低分子量肝素也应注意调整药物剂量以防发生药物蓄积。阿司匹林为预防心肌梗死和脑卒中复发的常见抗凝药，也曾被用于预防深静脉血栓形成，但未用于血栓栓塞的治疗。阿司匹林相对安全和便宜，也无须实验室监测，但单独应用于全髋关节置换术后预防血栓的作用尚有争议，更常见的使用方式是物理预防的同时使用阿司匹林或华法林，或应用低分子量肝素后的长期预防措施。

尽管采取早期下地活动、物理或药物预防，仍有部分患者出现深静脉血栓形成和肺栓塞，并需要进行抗凝治疗，必要时行呼吸支持、连续动脉血气分析及重复肺扫描，因肺栓塞死亡的患者中约2/3在30分钟内死亡，若患者无并存其他疾病、生存期较长、诊断明确且接受适当治疗，通常能够存活。在术前评估阶段认为患者发生血栓栓塞的风险较高时，可在术前放置滤器，降低血栓栓塞风险。

患者出院后是否继续进行血栓预防性治疗还难以定论，美国胸科医师学会建议行髋关节置换手术的患者应使用抗凝治疗至少10天，最多可达35天。

2. 骨水泥植入综合征 骨水泥植入综合征（bone cement implantation syndrome，BCIS）是指在骨水泥植入后出现的一过性低血压、低氧血症、心律失常、心搏骤停、心肺功能障碍等并发症的总称，也有人称为骨水泥中毒、骨水泥反应、骨水泥过敏等。骨水泥植入综合征大多表现为突发性、一过性轻度低血压，心搏骤停发生率约为0.6%，死亡率为0.02%~0.50%。

骨水泥由固态粉剂与液态单体两部分组成，粉剂中含有甲基丙烯酸甲酯–苯乙烯共聚物及聚合反应引发剂过氧化二苯甲酰，液体中含有单体及阻聚剂。骨水泥聚合反应产生的高温可导致大量甲基丙烯酸甲酯单体产生并释放入血，单体残留量2%~6%，术后3周内继续发生聚合反应，残留单体可进入血循环，从肺呼出或进入三羧酸循环代谢。甲基丙烯酸甲酯单体具有细胞毒性，被机体吸收后，容易发生血流动力学波动，可引起外周血管扩张、外周血压下降低、心输出量减少、心动过速、肺水肿、低氧血症等毒性反应。

骨髓腔填塞骨水泥后，腔内残余的血液及脂肪受热膨胀，股骨假体插入髓腔时腔内压力增高，导致内部静脉破裂，使髓内物质（如脂肪、骨髓成分、骨碎屑等）进入血管，可能产生肺栓塞及严重的心血管反应，甚至心搏骤停。

有研究表明，骨水泥扩血管作用消失后仍有较长时间的低血压状态，对血流动力学的影响除骨水泥灌注时的直接血管扩张作用和扩髓时不同程度的血栓形成而产生的临床症状外，还可能有较为持久的心肌抑制作用。

骨水泥植入综合征的危险因素包括高龄、术前合并严重心血管疾病及肺动脉高压、骨恶性肿瘤、髋部骨折、长期使用糖皮质激素等。预防骨水泥植入综合征需要做好术前评估，完善各类常规检查，了解患者心、肺、肾等多个脏器的功能情况，同时加强术中监测和麻醉管理。术中一旦发生呼气末二氧化碳分压突然下降，经食管多普勒超声连续监测对于脂肪栓塞的早期诊断有特殊意义。非全身麻醉的清醒患者出现神志障碍或呼吸困难，均提示骨水泥植入综合征，若高度怀疑应立即停止手术操作，患者采取平卧体位，吸入氧浓度加至100%，选用椎管内麻醉的患者应立即行气管插管。维持血流动力学稳定，依据中心静脉压调整输液量，使用血管活性药物、正性肌力药物。

（李　涛　翁习生）

二、术后并发症

（一）术后脱位

髋关节脱位是全髋关节置换术后常见的主要并发症之一，多发生于术后早期（3个月内）。随着手术技术的逐步提高，目前其发生率已显著降低，但仍是影响全髋关节置换术疗效的早期并发症之一，对患者的精神和生理打击很大，如何防治始终是医生关注的焦点。对于全髋关节置换术后髋关节脱位的描述，至少应包括脱位机制、脱位方向和术后脱位的时间。脱位常伴有撞击，即髋臼杯边缘与股骨假体的颈部相互碰撞，在硬对硬关节界面对合（金属对金属或陶瓷对陶瓷）时容易发生。接受全髋关节置换的患者中，1.8%的患者有髋关节脱位的经历。脱位可以分为早期（术后6周内）脱位和晚期（术后6周后）脱位。这种按时间顺序的分类，主要与新的关节囊形成有关，因为新的关节囊完全形成需要6周。

脱位患者中约有90%是在住院期间出现的早期脱位。对于这种情况，在短效麻醉下单纯闭合复位治疗即可，虽然这样会延长住院时间，但不会对假体的使用寿命造成影响。如果脱位反复出现，或是出现晚期脱位，则必须寻找原因并予以纠正。最常见的原因是髋臼杯安放位置错误或股骨柄的异常旋转。

为了避免髋臼杯安放错误，手术中需要有标准化的控制定位技术，以便于控制髋臼杯和股骨柄的方位。安放器械上的校正棒有助于确定髋臼杯的正确位置。可以选用带有防脱位高边设计的聚乙烯髋臼杯，但应特别注意避免可能出现的撞击。

为了将早期脱位的发生率降到最低，患者、护理人员和物理治疗师，还有负责随访的医生都要接受正确指导。

晚期脱位通常由假体松动引起，并与股骨柄下沉或髋臼杯倾斜有关。

1. **脱位的定义**　脱位是指人工关节两个部分的关节假体接触完全丧失，常无法在没有医疗辅助的情况下复位。

2. **脱位的方向**　脱位的主要方向有向后（髋关节屈曲、内旋、内收位）、向前（髋关节后伸位）或向外（髋关节后伸、内收、外旋位）。尽管向上（伸髋并内收时受轴向冲击）或向下（伸髋，外展并牵拉腿部）脱位在理论上是可能的，但在实际中很少发生。

3. **脱位机制**　所谓脱位机制是指分析脱位的因素，如患者从较低的椅子站起时发生后侧脱位，或是躺在床上内收、伸展和外旋下肢造成的前外侧脱位。必须鉴别创伤造成的脱位和无明显诱因出现的脱位。在确定治疗措施前，分析脱位的机制比显而易见的X线片所见到的脱位更为重要。因此，仔细找出导致脱位的原因非常重要。有些较为少见的脱位机制也见于报道，如股骨近端骨折的骨折块在经股骨入路后出现分离，或关节囊因髋关节感染而过度伸长，出现不稳定。

4. 脱位后下肢姿势 脱位后的下肢姿势由股骨头假体与髋臼杯的相对位置决定。如果股骨头位于髋臼杯的后侧或后外侧，下肢就会处于屈曲、内收、内旋位姿势。这种姿势令人不适，要求尽快复位。如果股骨头位于髋臼杯的前外侧，下肢是在松散的伸展位，短缩并外旋，类似股骨颈骨折。

应特别注意，对较大的髋臼骨缺损进行翻修时，常需广泛切除关节囊。一旦髋关节脱位后或反复脱位后，后脱位的位置则不稳定，在脱位后即刻，股骨头由髋臼杯的后外侧转为前外侧，下肢外旋并短缩。

5. 术中脱位的倾向 术中，医生既要在屈髋90°并内旋位检查是否会发生后脱位，也要伸髋内收并外旋检查是否向前脱位。如果存在脱位倾向，术后必须采取一定的预防措施。由于肌肉的张力是关节脱位倾向的主要决定因素，所以术中的测试不能完全预示手术后脱位的发生与否。

6. 术后获得性脱位的倾向 股骨柄和髋臼杯的松动、内植物改变位置，可能会引起晚期脱位。

7. 脱位时间 早期脱位发生在手术后6周，在新的关节囊尚未形成的时期内；之后发生的脱位为晚期脱位。早期脱位的预后明显好于晚期脱位。前者即使在正确的假体位置上也可能出现，而后者在没有任何创伤时出现脱位，往往是假体的位置不正确。这种位置的不正确可能是术中安放错误，也可能是因假体的松动继发不稳定所致。

8. 半脱位 在关节活动中，患者的关节经历一个突然的震动，有时伴有暂时性活动能力减弱，并常合并刺痛。股骨头撞击髋臼杯边缘，但并未跃出髋臼杯。关节常自行复位。如果髋臼杯前倾不足，或假体柄松动出现柄的向前扭转，股骨颈可能撞击髋臼杯边缘。

9. 内植物脱位 股骨柄下沉可能使股骨头与髋臼杯相互失去接触，结果导致大转子几乎顶在骨盆上。持续的活动可引起松动的髋臼杯明显移位，被股骨头推向一边。于是股骨头直接与髋臼骨质相关节。而这一过程通常是渐进的，合并有疼痛、下肢短缩、行走困难，个别患者仍能行走。

10. 持久脱位 持久脱位指人工关节的永久性脱位。即使发生持久脱位，在某些情况下患者仍然能够行走，至少在有限的范围内。例如，内植物头部"骑跨"至髋臼缘，或脱位的股骨头将松动的髋臼杯推向一边并直接与髋臼床骨质相关节。

11. 术后撞击和脱位 关节的最大活动范围一方面取决于髋臼杯的开口方向，另一方面与股骨头和股骨颈的直径有关。增加活动范围可以通过选择较大直径的股骨头、较小的颈、围绕股骨头的髋臼杯小于180°来实现，智能化设计的髋臼杯边缘和锥度能进一步增加活动范围。髋臼杯锥度与不同颈长的股骨头（特定的股骨头直径）之间的相互关系也同样会影响关节的活动范围。

标准的人工关节能够活动的最大范围为110°～120°。若髋臼杯和假体柄放置在理想的位置，即髋臼杯外展35°～40°、前倾15°～20°，假体柄前倾15°～20°，则这一范围被认为是最合适的。如果髋臼杯外展和前倾过多，股骨头在伸髋下的内收和外旋时，前外侧覆盖减少，从而导致前外侧脱位。

前外侧脱位的发生不仅与前外侧覆盖不全有关，也可能与假体颈部的后内侧与髋臼缘发生撞击有关。撞击部位和脱位的方向多是由理论上的偏斜、人工关节的位置和患者实际的活动范围等综合因素确定。关节部件的位置可随时间延长而发生松动改变，从而改变了脱位的风险和脱位方向。

在最坏的情况下，假体颈部与聚乙烯髋臼杯的撞击也能导致脱位或半脱位，坚硬体的相互撞击可能导致"咔嗒"声、关节痛以及髋臼杯松动。聚乙烯髋臼杯的弹性边缘类似盂唇边缘，撞击时可产生一定的阻尼效应。而硬对硬关节面在一定程度上缺乏阻尼效应，如陶瓷对陶瓷或金属对金属关节面，导致潜在的磨损增加，最终出现"咔嗒"声及一部分或两部分假体过早松动。

改进聚乙烯髋臼杯的设计，加深髋臼窝，致使开口角度略微变小，使股骨头在适当的位置运动。这一设计增加了髋臼杯脱位的阻力，但同时也出现了机械载荷的增加和活动范围减少的问题。如果患者想增加关节活动范围，则容易导致撞击。尽管如此，在某种程度，这种改进对减少脱位是有益的。

12. 脱位的治疗

（1）术中脱位的倾向：简要地告诉患者、护理人员和康复师所要避免的体位和活动，是观察脱位趋势的基础。治疗上基本与术后脱位相同，一旦肌肉的张力达到正常，随后的预防措施就不再需要。

（2）第一次脱位

1）分析：依据记录的脱位情况的详细病史和放射影像学资料，明确脱位机制、脱位方向和位置。

2）复位：在短效麻醉下复位，在复位时进一步仔细检查，并可对脱位倾向的方位做出判断。

一旦出现全髋关节置换术后髋关节脱位，应积极治疗，首先应闭合复位。如果闭合复位时有强的不稳定感觉应立刻手术治疗。复位应在确诊脱位后立即进行，一旦延迟则可由于肌肉挛缩及肿胀导致复位困难。复位后以长腿石膏、髋关节支架外展位牵引维持6周，以使髋关节局部液体吸收及软组织与关节腔形成瘢痕愈合。一些早期报道认为发生第2次脱位后应手术治疗，这是由于脱位的关节囊缺乏再生，在大转子和臀中肌表面常有光滑的滑膜层覆盖，这层光滑的滑膜必须除去才能保证髋关节周围瘢痕愈合。当然，需要纠正假体的不良安装位置时，手术更显必要。

髋关节周围软组织不平衡造成术后早期脱位采用闭合复位最容易成功，但也最需要再次手术，如闭合复位后在6周制动期或制动期后仍反复脱位，则有使用限制性装置的指征。

对初次全髋关节置换术后早期脱位的患者主要采取保守治疗，2/3患者能获得稳定，但翻修术后脱位患者只有约1/3能获得稳定。再次翻修时使用限制性假体提高术后稳定性，但有一定的手术适应证。一项回顾性研究分析了1036例全髋关节置换术患者，发现40例（3.9%）发生后脱位，其中24例为初次THA术后、16例为翻修术后，脱位患者中57.5%再次脱位，40%需要再次手术复位，81.3%患者成功复位。

置于髋臼后1/4部分的15°内衬可增加髋关节内旋8.99°，直径32mm的股骨头可增加髋关节内旋8.1°。金属杯边缘有时可将内衬划破而X线片上表现正常，难以作出及时诊断，在内衬上做金属标记有助于早期发现。限制性假体可以纠正术中或术后的不稳定，但在常规全髋关节置换术时不必要使用这种假体，可推荐作为术中或术后发现髋关节不稳时的补救办法之一。双极型全髋关节假体有助于防止和治疗脱位。

3）依据随访的综合信息处理：在患者接受适当的指导并重新运动之前，嘱咐患者卧床。

4）前外侧脱位的随访处理：将患者下肢保持轻度屈曲并外展位，以塑料夹板将患腿保持在轻度内旋位置。将脱位的机制告知患者，嘱患者避免叉腿，特别是站立起来时。

5）后脱位的随访处理：患者平卧，屈曲限制在70°并保持3～4周。当坐位时，必须保持两腿分开。建议定制马桶或坐较高的椅子。在物理治疗时，应避免屈曲位内旋运动。

（3）反复脱位：与第1次脱位的治疗原则一致，通常采用的处理方法是再次试行保守治疗。所有的髋关节脱位患者中，由于保守治疗失败而需要手术的患者仅占少数。

对于复发脱位和半脱位，有一些综合处理措施。如果患者不愿手术，或综合考虑患者的脱位症状与全身健康状况不宜手术，应用Hoffman支具治疗有效。

（二）感染

全髋关节置换术在缓解终末期髋关节疾病患者的疼痛和改善其功能方面的治疗效果是毋庸置疑的。随着全髋关节置换术的普及，THA术后感染的患者数量也在持续上升。一项荟萃分析发现THA术后合并手术部位感染（surgical site infection，SSI）的比例为2.5%，合并关节假体周围感染（periprosthetic joint infection，PJI）的发生率为0.9%。术后感染导致长期的行动受限严重影响患者生活质量，且其治疗可能涉及多次手术干预和长期使用抗生素，给患者经济和精神上带来巨大负担。因此，早期发现和干预对保持髋关节功能和预防感染的发生至关重要。

全髋关节置换术后感染最初根据症状出现的时间进行分类，分为早期感染（术后3个月）、延迟感染（术后3~24个月）和晚期感染（术后24个月后）。早期感染主要是由于手术过程中感染所致，多急性发病。延迟和晚期感染通常以进行性、持续性疼痛为特征，并因生物膜的存在而十分复杂，几乎都是血源性感染。在生物膜内，复杂的微生物群落被封闭在自产的聚合基质中，类似于一个更大的多细胞生物。生物膜的多层生物结构使得根除病原菌极为困难。病原菌在关节假体表面形成生物膜一般需要2~3周，因此，推测感染的发生时间是治疗方案的最重要影响因素。此外，抗生素耐药细菌的变化使预防和治疗原发性THA术后感染变得越来越复杂。

1. 术后感染的危险因素　确认THA术后感染的危险因素，可以及早识别高风险患者，并早期给予适当的预防措施。研究证实，许多预防性干预措施效果显著，极大地降低了PJI的发病率和病死率。

（1）患者相关因素

1）年龄和性别：高龄患者THA术后感染的风险更高。Mahomed等研究发现75~79岁和85~89岁人群比65~69岁人群的感染风险大，而Ridgeway等研究发现对80岁以上的人来说，有更高的风险。与年轻人相比，老龄患者高术后感染率的原因可能是其免疫力较低、营养状况较差以及合并症更多。男性也被认为是THA术后感染的独立危险因素。较高的活动水平增加了后续翻修手术的风险，皮肤微生物定植菌群的性别差异也可能解释了这一影响。

2）肥胖：接受THA的病理性肥胖患者术后5年的并发症发生率明显高于非肥胖患者。大量研究报道了肥胖与THA术后感染的高度相关性。BMI与THA术中培养阳性的高风险相关。此外，病理性肥胖延长了切口引流时间，是SSI已知的危险因素。

3）合并症：感染风险的增加与两种及以上合并症有相关性，每增加一种合并症都会显著增加感染风险。

A. 糖尿病：在接受手术的患者中，糖尿病（diabetes mellitus，DM）与并发症风险增加和住院时间延长有关。高血糖可能导致宿主对细菌负荷的生理反应中断。糖尿病已被确定为关节置换术后发生SSI的独立危险因素，包括THA。即使在未确诊为糖尿病的患者中，空腹血糖7.8mmol/L（140mg/dl）也与感染发生率升高3倍有关。因此，识别糖尿病患者，甚至是围手术期血糖水平波动的患者是非常重要的。除了减少细菌负荷的干预措施（如使用添加抗生素的骨水泥），密切监测患者围手术期血糖水平和控制高血糖（监测糖化血红蛋白水平）可有效降低感染风险。

B. 结缔组织病：结缔组织病也与THA术后PJI的风险增加相关。类风湿关节炎（RA）、系统性红斑狼疮和银屑病关节炎等，与患者免疫系统的调节异常有关，导致易感染。RA病程较长的患者感染风险更高。这些患者长期接受免疫抑制剂和糖皮质激素治疗被认为是THA术后感染的危险因素。用于治疗这些疾病的新型生物制剂（如TNF-α抑制剂依那西普和重组人Ⅱ型肿瘤坏死因子受体抗体融合蛋白）降低了患者的抗感染能力，其已被确定为THA术后发生PJI的危险因素。据报道，接受TNF-α阻滞剂治疗的RA患者，菌血症发生率要高于未接受生物治疗的RA患者。

C．恶性肿瘤：恶性肿瘤被证实会增加PJI的风险。但尚不清楚这种相关性源于恶性肿瘤对免疫应答本身的潜在影响，还是因为此类患者接受的相关治疗，如长期服用糖皮质激素和细胞毒性药物。

D．其他：许多其他合并症也被认为是全髋关节置换术后感染风险的独立因素，包括术前贫血、肝病、既往心肌梗死、充血性心力衰竭、肾功能不全、电解质紊乱、肺循环疾病等。

4）切口引流情况：引流管引流量的增加与THA术后浅表感染直接相关，间接增加深部感染的风险。伤口引流时间过长（＞10天）会显著增加PJI的风险。术后长期切口引流和出现其他浅表感染迹象应警惕PJI，并进一步进行诊断和处理。

5）感染史及金黄色葡萄球菌定植史：有证据表明，累及手术部位浅层的感染是继发深部PJI的独立危险因素。既往有相同或不同部位PJI病史的患者术后感染的风险增加。这种风险早就归因于手术污染、患者总体健康状况不佳和免疫功能低下。尽管事实上在手术过程中切口的直接污染似乎是PJI主要的致病机制，特别是对金黄色葡萄球菌和表皮葡萄球菌，但与除关节以外部位感染有关的菌血症也可能导致关节假体血源性感染并发展为PJI。THA患者伴有皮肤、呼吸道、泌尿道感染，以及牙源性和腹部感染，均使患者罹患PJI的风险增加。细菌负荷似乎在这一效应中起关键作用。无症状菌尿也被确定为THA后革兰阴性菌感染的危险因素，但术前抗生素治疗并无益处。因此，必须采取积极的治疗措施并密切监测伴有其他部位感染的正在接受THA的患者。金黄色葡萄球菌定植与其他变量（包括吸烟和BMI≥30）结合，已被确定为THA术后感染的危险因素。同样，其他研究者也发现，在THA手术前10年内，金黄色葡萄球菌的定植或感染可增加全髋关节置换术后SSI的风险。此外，已知耐甲氧西林金黄色葡萄球菌（methicillin-resistant Staphylococcus aureus，MRSA）定植的患者在择期骨科手术后罹患SSI的风险增加。对于这些患者，提倡围手术期使用万古霉素预防，其与降低感染率有关。

6）初始诊断：已发现因创伤后骨关节炎接受THA的患者术后PJI风险增加。此外，接受THA的髋部创伤性损伤（如髋部骨折）患者PJI的发生率更高。创伤性损伤的局部影响（如血肿形成、组织坏死等）及其系统性后果可能是造成这种相关性的原因。脱位与局部创伤有关，通常需要多次手术，也是PJI的危险因素。北欧人工关节置换协会的数据分析表明，股骨头缺血性坏死也与PJI风险增加有关。有几项研究表明翻修手术或先前的关节置换术是THA继发感染的独立危险因素。

（2）手术和医院相关因素

1）异体输血：异体输血是THA术后SSI的独立危险因素。由于白细胞（white blood cell，WBC）的存在，异体输血会诱导受者的免疫调节。然而，研究发现即使输注滤过白细胞的异体血液也能独立增加THA术后的感染风险。通过术前自体献血、防止术中出血量过多，可降低异体输血的需求，从而降低SSI的发生风险。

2）深静脉血栓形成的预防和凝血功能障碍性疾病：据报道，华法林和肝素的抗凝治疗已被确定为SSI的独立危险因素。此外，接受低分子量肝素预防深静脉血栓形成（DVT）的患者，切口引流时间明显延长。因此，术后应密切监测DVT并预防性用药，及时发现并处理长期引流和血肿形成等不良事件。凝血功能障碍也与SSI风险增加相关。适当的药物干预可以使凝血功能维持在可耐受手术的水平，同时将并发症的风险降到最低。

3）手术时间延长：多项研究发现，手术时间延长是髋关节PJI的独立危险因素。需要更多时间的手术通常涉及复杂的患者，可能涉及延长放射线照射和更大的组织损伤。

4）抗生素预防：抗生素预防是控制术后感染的行之有效的措施。在剂量和时间方面均未严格遵守预防性抗生素给药方案与PJI的风险增加有关。此外，对于骨水泥植入物，使用普通骨水泥（即未添加抗生素）与感染引起的翻修风险增加有关。

5）摩擦界面类型和固定类型：在THA中使用金属对金属全髋关节假体会增加感染的风险，而其他界面PJI的发生风险没有差异。此外，混合固定被确定为感染引起THA翻修的危险因素。

6）双侧手术：双侧THA与感染风险增加有关。因此，不建议有严重合并症的患者同期行双侧全髋关节置换术。

7）住院时间：随着住院时间的延长，THA术后PJI的概率增加。因为住院时间过长容易使患者暴露于更多的医院细菌中。

2. 术后感染的诊断标准

术后PJI的准确诊断是优化治疗的关键。目前的诊断通常以临床表现和实验室检查为基础。术后感染的诊断须符合美国肌肉与骨骼感染协会（Musculoskeletal Infection Society，MSIS）2013年的诊断标准。

（1）符合以下2项主要标准的任意1项：①存在与关节腔相通的窦道；②假体周围组织或关节液中2次微生物培养阳性且致病菌一致。

（2）或符合以下5项次要标准中的任意3项：①ESR、CRP水平增高；②关节液中白细胞（SF-WBC）计数或白细胞酯酶（leukocyte esterase，LE）水平升高；③关节液中性粒细胞百分比（PMN%）增高；④假体周围组织冰冻切片病理学检查结果阳性；⑤假体周围组织或关节液中单次微生物培养阳性。

3. 术后感染的治疗

（1）长期抗生素治疗：不建议单独使用抗生素治疗PJI。只有在患者不适合手术且手术死亡率过高的情况下，才会采用这种方式。对有手术不耐受的患者长期使用抗生素是一种有效的选择，且并发症发生率低。建议至少使用12周的抗生素，通常通过外周置入中心静脉导管输注，并且通过适当的计划使患者可以门诊接受治疗。成功与否取决于抗生素的敏感性和耐受性。

（2）清创、抗生素和植入物保留：用于PJI的清创、抗生素和植入物保留（debridement，antibiotics，irrigation and retention，DAIR）治疗方式越来越受欢迎，尤其是在治疗急性感染的患者中。该方法包括彻底的清创术，灌洗至少9L生理盐水，以及更换所有可移除的假体组件。清创术后使用抗生素至少8周。DAIR的成功率为30%～70%。已经证明，治疗失败还与窦道的存在、软组织损伤以及症状持续时间超过8天有关。因此，治疗成功与否取决于症状的持续时间以及是否已形成生物膜。成功消除感染的最大障碍是细菌产生的生物膜，形成时间为36小时至3周，其可防止抗菌剂渗透到下面的细菌中。生物膜由多肽、多糖和核酸基质组成，形成微环境，使细菌得以大量繁殖，患者的免疫系统和全身性抗生素都无法有效杀灭生物膜内的细菌。因此，要使DAIR方案有效，必须在植入物上形成生物膜之前进行。

1）可以考虑DAIR的最佳对象：①术后早期（最长至植入假体后3个月）或血源性感染，假体稳定，周围皮肤和软组织情况良好；②症状持续时间较短（<3周）；③能够接受利福平（链球菌感染）或喹诺

酮类药物（革兰阴性菌感染）治疗。

一些并不完全满足上述标准的患者也可采用这一方案，但失败风险较大。

2）DAIR治疗的总体原则：①首先明确PJI的病原菌有静息（被生物膜包裹）和浮游（处于对数生长期）两种状态；②手术清创后，应该立即给予对浮游状态病原菌具有良好杀菌活力的抗生素，理想的抗生素包括β-内酰胺类（青霉素、头孢菌素类）、脂蛋白类（达托霉素）和糖肽类（万古霉素、替考拉宁）；③初始抗生素治疗必须静脉给药，至少维持7天后再转换为主要针对静息状态病原菌的口服抗生素。

3）DAIR的操作要点：①必须切开关节囊，关节镜仅适用于少数特定患者。②手术清创必须充分、理想和彻底。在可能的情况下，可移除的假体组件（如聚乙烯内衬、股骨头）均应被更换。建议用低压冲洗器系统以大量（＞9L）不添加任何药剂的生理盐水冲洗。

（3）一期关节翻修术：包括移除感染或不稳定的假体并插入一个新的假体。之后是制订个体化的抗生素治疗方案。

一期关节翻修适用于以下患者：软组织状况良好，无窦道，病原微生物已知对抗生素敏感。一期关节翻修术的注意事项如下：①如果已经作出流行病学诊断，尤其是由金黄色葡萄球菌或革兰阴性菌引起的感染，推荐在一期翻修术前3～5天开始抗生素治疗；②无论何时开始抗生素治疗，均必须确保在整个治疗过程中有恰当的抗生素预防治疗；③如果术前未开始任何抗生素治疗，则应该延迟至术中获取细菌培养标本后再开始；④静脉使用对责任病原菌敏感的抗生素至少7天，随后口服抗生素，总疗程达4～8周。

（4）二期关节翻修术：包括移除感染假体的第一次手术和假体延迟再植的第二次手术。对于已知且可治疗的机体软组织损伤或窦道的患者，建议两次手术间隔2～4周。对于难以治疗/严重受损组织或不明感染生物的患者，建议长时间间隔（8周）。一期翻修术有许多禁忌证，主要包括骨缺损和软组织包膜不良，在这些情况下最好采用二期翻修术。

1）可以考虑二期翻修手术的最佳对象：慢性PJI患者；不适于保留假体清除感染的急性PJI患者。

2）二期翻修手术中常规推荐使用含抗生素的骨水泥间隔器。局部抗生素浓度如下：每40g丙烯酸骨水泥中加入0.5～4.0g万古霉素以及0.25～4.80g庆大霉素或妥布霉素。

3）二期翻修术的抗生素使用方案：①二期翻修手术方案包括以敏感抗生素静脉用药治疗4～6周，或首先静脉用药1～2周，然后以抗菌活性良好的口服抗生素继续治疗，总疗程6周；②凝固酶阴性葡萄球菌导致的PJI中，在一期手术后需要考虑使用常规抗葡萄球菌的抗生素治疗（如万古霉素、替考拉宁、达托霉素、利奈唑胺等）；③低毒性病原菌，如凝固酶阴性葡萄球菌或痤疮丙酸杆菌导致的PJI，以及一期手术时已经进行彻底和完全的关节清创并植入含对致病细菌具有良好抗菌活性的骨水泥间隔器的患者，可以考虑缩短全身性用药疗程；④如果第二次手术中的细菌标本培养为阳性，则推荐重新进行一次4～6周的抗生素治疗。

4）第二次手术的最佳时机：①在第二次手术之前，停用抗生素2～8周；②推荐监测ESR和/或CRP。两者在一定范围内持续高于正常值并不一定表明感染持续存在，理论上不应推迟二期假体置换。若上述炎症指标显著升高，则可能提示感染持续或存在超级感染。

5）第二次手术时的预防措施：①第二次手术时，建议使用针对包括鼻黏膜定植细菌有效的广谱抗生素，这些细菌可能导致新假体植入后形成浅表感染；②对第二次手术中可能分离到的病原菌（通常为多重耐药凝固酶阴性葡萄球菌）进行预防性治疗，在假体植入后前5天使用万古霉素或其他糖肽类（替考拉宁）

或脂蛋白类（达托霉素）抗生素，或直到二期手术所取标本细菌培养阴性为止。

（5）切除置换术：髋关节切除置换术涉及股骨和髋臼假体和骨水泥（如果存在）的去除，然后将横切的股骨表面平整。当控制疼痛和感染是患者的最优先事项时，它是最后的治疗方法。主要缺点包括明显的下肢长度差异和肌肉组织挛缩，导致功能低下和患者接受度差。由于上述原因，仅在不适合多次手术和全身麻醉的患者中进行髋关节切除置换术。其他适应证包括骨骼和软组织不良，反复感染，多耐药菌感染以及先前多次手术失败。其与高死亡率相关，在一定程度上归因于接受此手术的患者常为患有多种合并症且基础功能较差的老年患者。

（三）假体周围骨折

假体周围骨折是指发生在关节假体周围或邻近部位的骨折。全髋关节置换术后5年内假体周围骨折的发生率为0.8%～1.1%。随着THA手术适应证的不断扩大，越来越多的假体被植入到更为年轻或者更为年老的患者体内。然而，随着关节置换数量的不断增加，假体周围骨折的总数量也在不断上升。假体周围骨折与死亡率密切相关。据文献报道股骨假体周围骨折患者术后1年的死亡率为6%，而患者的年龄及术式可能是患者术后死亡率的危险因素，而80%的死亡发生在假体周围骨折后3个月内。

1. **假体周围骨折分型** 假体周围骨折的治疗决策基于以下5个重要因素：骨折部位、假体和骨折的稳定性、宿主骨的骨量、患者的生理情况、患者年龄及医生的水平和经验。Duncan和Masri提出的Vancouver分型综合了3个最重要的因素，即骨折部位、假体稳定性、假体周围骨质和骨量（表12-1），该分型可以帮助医生制订有效的治疗方案，被证明可靠且有效。此外，还有很多关于假体周围骨折的分型系统，包括Tower和Beals、Roffman和Mendes、Baba分型等。Letournel等最初用前柱和后柱理论将其作为髋臼骨折分类的基础。然后，经过改良的方法对其进行了亚组分类，初级组包括后壁、后柱、前壁、前柱和横断性损伤，联合组包括双柱、横断性加后壁、前壁/前柱加后柱半横断、后柱加后壁和T形损伤。Peterson的改良分类包括内侧壁骨折和根据髋臼假体稳定性进行的分类：1型是稳定型，2型是不稳定型。无论哪种分型，术中对假体稳定性的确认最为重要，这也是提高疗效最重要的因素。

表12-1 假体柄周围骨折的Vancouver分型

类型	骨折部位及特点
AG型	大转子骨折
AL型	小转子骨折
B1型	骨折位于假体柄周围或刚好在其远端，假体稳定
B2型	骨折位于假体柄周围或刚好在其远端，假体松动
B3型	骨折位于假体柄周围或刚好在其远端，假体松动且合并重度骨缺损
C型	假体柄远端的骨折

2. **假体周围感染相关检查** 检查ESR和CRP在怀疑感染时很有意义，尽管这两项指标在急性损伤或骨折时也可以升高。如果有必要，可以通过肝功能、白蛋白及转铁蛋白水平评估患者的营养状态。若怀疑

感染，可进行穿刺活检，标本需进行细胞计数和革兰染色，并进行需氧菌、厌氧菌、真菌等培养，为了尽可能提高培养阳性率，应在穿刺或活检前2周停止使用抗生素。若怀疑混合感染，应延长细菌培养时间（超过标准时间5天）。若怀疑发生不全骨折或假体周围骨折固定后不愈合，推荐进行彻底的代谢和内分泌检查。

3. 髋臼假体周围骨折　术中发生的髋臼假体周围骨折主要见于髋臼磨锉、修整以及假体的植入过程中。术中髋臼假体周围骨折的主要危险因素是严重的骨质疏松及骨缺损，这与患者的年龄、活动水平、整体健康状况及术前诊断（如类风湿关节炎、强直性脊柱炎及髋臼发育不良等）关系密切。因暴力引起的术中髋臼假体周围骨折极为罕见。因此，对于骨质不佳的患者应对髋臼锉的磨锉力量进行适当控制。骨折主要见于髋臼的前后壁以及下唇，对髋臼的环抱力及整体结构稳定性影响不大。术中髋臼假体周围骨折主要发生于髋臼杯假体的压配过程中。多位学者研究证明，金属髋臼杯压配2mm以上即可引发髋臼假体周围骨折。这种骨折通常较为轻微，移位并不明显，常不需要特殊处理或仅以骨屑填充间隙，保证髋臼杯固定的整体稳定性即可。但对于合并严重骨质疏松的患者，可能继发累及髋臼柱或横行的骨折，此时需要立即取出假体，重视髋臼的骨质情况。具体处理方法：钢板螺钉固定、自体或异体松质骨颗粒植骨填充，甚至在必要时采用金属加强环予以结构加强。对于严重骨质疏松患者，可以改用骨水泥型髋臼杯，从而降低对髋臼的磨锉程度，并可避免压配应力以及骨长入延迟现象的发生。即使采用生物型髋臼杯，可以直接采用与髋臼锉同型号的髋臼杯，同时辅以多枚臼底螺钉辅助固定，保证髋臼杯固定的初始稳定性即可。在植入髋臼杯的过程中，应适当控制击打器的力量，一旦髋臼杯停止前进，则应立即停止并检查髋臼杯植入不顺利的原因。术后应根据骨折的具体类型和处理方法要求患肢延迟负重，并进行长期的临床和影像学随访。

对于手术医生来说，患者的骨盆不连续是一个非常棘手的问题。有学者报告骨盆不连续发生率为0.9%，高危因素包括女性患者、类风湿关节炎及既往盆腔放疗史。对于这类患者主要采用金属加强环或金属笼，在加强骨折固定稳定性的同时，为宿主骨与假体及植骨骨质的整合提供机械性支撑。在某些骨缺损极为严重的患者中，甚至还可以考虑采用全髋臼异体骨植骨。

4. 股骨假体周围骨折　既往的文献描述了股骨假体周围骨折可能的危险因素，包括年龄、性别、翻修手术、假体类型、合并疾病及骨溶解等，可归纳为骨质情况、股骨假体特征两大方面。各个危险因素之间也有一定程度的相关性。股骨假体周围骨折的预防需要在初次手术前、术中及术后各个时段给予充分的关注。术前要仔细判断患者股骨髓腔分型、骨质情况、是否有内固定植入物等影响骨质强度的因素。选择合适的股骨柄，包括生物型还是骨水泥型假体、假体长度、近端固定型还是远端固定型假体等。术中要尽量避免股骨柄由髓腔穿出，如果存在局部骨缺损，则应使用植骨或更长的股骨柄使应力向远端传导。股骨柄假体安放位置要合适，避免应力集中。术后定期复查，及时发现股骨柄松动。发现假体松动时应尽早行翻修手术，避免骨折发生后增加翻修手术的难度及增加并发症的发生率。

大转子骨折，如果分离程度较小，推荐采取非手术疗法，限制患者髋关节外展及部分负重6~12周，通常能够获得很好的骨折愈合；如果骨折分离较大同时伴有严重的疼痛及外展功能受限，则推荐骨折内固定。髋关节置换术后单独发生的小转子骨折并不多见，多出现在小转子已发生骨溶解的患者。对于小转子骨折一定要仔细检查是否存在假体松动，并且注意骨折线是否向下延伸。目前的文献均认为单纯小转子骨折只需要镇痛和改变活动方式等非手术治疗方法。

Vancouver B型骨折占全髋关节置换术后股骨假体周围骨折的绝大部分。瑞典关节登记中心的报告中，该比例超过了85%，其中初次全髋关节置换术后的B型骨折多伴有股骨柄松动（70%），翻修术后的骨折则多发生在稳定的股骨柄周围（51%）。无论假体是否松动，B型骨折大多需要手术治疗。既往有学者采用非手术或骨牵引方法治疗B1型骨折，但骨折不愈合、畸形愈合及长期卧床带来的并发症和死亡率均很高。因此，B1型股骨假体周围骨折的标准治疗方案为切开复位内固定，而单纯性皮质穿孔也可以使用加长柄来穿过骨折区域（最远端最少超过骨折区2倍股骨干直径）。Vancouver B2型骨折的治疗目标包括两方面：重建股骨假体的长期稳定性和骨折愈合，使用长柄生物型远端固定假体是首选治疗方法。如果因为骨折区域过长或靠近远端，可采用钢丝钢缆、钢板螺丝钉、异体皮质骨板。Vancouver B3型骨折并不常见，占全部股骨假体周围骨折的不足5%，但却是最难处理的一型骨折。因为手术医生不仅要考虑Vancouver B2型骨折需要面临的假体长期稳定性和骨折愈合问题，同时还要解决骨缺损的问题。对骨折的处理类似Vancouver B2型骨折，利用远端股骨进行假体固定。对骨缺损的处理，可行的方法包括打压植骨、异体股骨移植（allograft prosthetic composites，APC）、近端股骨置换，甚至是全股骨置换。Vancouver C型骨折约占股骨假体周围骨折的10%，治疗原则与一般骨折相同，即骨折复位内固定。需要注意的是，与Vancouver B1型骨折相似，由于骨折近端股骨柄假体的存在，不能使用髓内固定器械，钢板系统也只能在近端使用单皮质螺钉或钢缆，对高龄骨质疏松患者通常很难获得足够的骨质锚定。

综上所述，全髋关节置换术后假体周围骨折的发生率越来越高，其处理较其他的并发症更具挑战性。任何分型的假体周围骨折都是临床上的挑战，医生应全面考虑既往功能状态、骨折、代谢情况以及是否同时并发感染，并确认假体是否稳定，进行全面的影像学检查，是处理假体周围骨折的关键因素。随着人口老龄化和关节置换数量的不断增加，对于假体周围骨折来说，重要的是诊断技术与治疗方法保持同步，临床医生也应熟知髋关节假体周围骨折最合理的治疗方案和手术陷阱，避免并发症，尽可能使患者恢复到骨折前的功能状态。

（四）无菌性松动

目前，我国每年进行的全髋关节置换手术量约为43万，美国约47万，尽管新假体和新技术的出现显著促进关节置换术的进步，但是在过去的数十年中，翻修数量和翻修难度并没有减少。研究指出全髋关节翻修术费用超过膝关节翻修术，全髋关节翻修患者的年龄通常更大、病情更为复杂、所需的护理成本更高。

髋关节翻修数量在逐年的增加，Bayliss等发现年龄＜60岁的全髋关节置换患者所面临的假体翻修风险显著高于老年患者，约1/3的50～55岁初次THA患者需要进行翻修。Kurtz等预测年龄＜65岁的患者在未来的全髋关节置换术及翻修术的需求中将占主体地位，预计到2030年年龄＜65岁患者的全髋关节置换占全部全髋关节置换的比例将超过50%。

全髋关节置换术后翻修的原因众多，而无菌性松动是主要的原因之一。Connor等回顾了9952例髋关节翻修病例的原因，其中无菌性松动占23.19%、关节不稳占22.43%、感染占22.13%。Burker等随访1062例髋关节翻修患者，发现翻修最主要的原因为假体无菌性松动。Chukwuweike等通过全国范围住院样本（nationwide inpatient sample，NIS）系统随访258 461例全髋关节置换患者，发现初次全髋关节置换术后翻修的主要原因为髋关节脱位（17.3%）和机械性假体松动（16.8%）。Bozic等也通过数据库分析了全美235 857例全髋关节置换术患者，发现最主要的翻修原因是复发性脱位（22%），其次是无菌性松动（20%）。

1. **病因学**　假体无菌性松动的发生机制较复杂，尚未完全明了，众多学者仍在不断的探索中。部分学者认为，假体无菌性松动的机制中，生物学因素、机械性因素以及患者自身因素等发挥重要作用。①生物学因素：主要指假体的磨损颗粒诱发的异物炎症反应导致骨溶解；②机械因素：主要为假体和骨界面上的力学失败，如应力遮挡；③患者自身因素：如年龄、性别、体重、活动水平、疾病、药物等对假体的远期稳定性也有重要影响。

假体磨损颗粒诱导的骨溶解被认为是假体远期无菌性松动的主要原因。根据髋关节固定方式和材料的不同，磨损颗粒主要有超高分子量聚乙烯颗粒、金属（钛合金、钴铬合金）颗粒、氧化铝陶瓷颗粒、骨水泥颗粒等。磨损颗粒导致假体松动的机制可能是磨损颗粒与巨噬细胞反应、磨损颗粒与破骨细胞和成骨细胞的相互作用。尽管各种磨损颗粒的生物学特征不同，但是研究发现假体无菌性松动时，在骨与假体界面存在纤维组织，纤维组织的形成可能与假体松动有直接关系。研究指出巨噬细胞在假体无菌性松动中起到重要的作用，一是作为磨损颗粒在体内识别和启动的最主要细胞，通过释放细胞因子发生防御反应；二是作为破骨细胞的前体细胞，巨噬细胞启动后可引起骨溶解。研究指出钛可以抑制抗破骨细胞形成所需要的γ-干扰素信号，钛颗粒和骨水泥颗粒可以抑制破骨前体细胞产生的IL-6。磨损颗粒直接或者间接地作用于成骨和破骨细胞，导致NF-κB受体激活蛋白配体（receptor activator of NF-κB ligand，RANKL）/护骨因子（osteoprotegerin，OPG）比例失调，引起假体周围骨溶解。关于磨损颗粒的研究目前局限于体外试验和部分动物实验，良好的动物模型和临床试验需要进一步开展。并且随着假体的更新换代和置换技术的进步，磨损颗粒出现的概率越来越小，但假体无菌性松动仍然是髋关节置换术后翻修的主要原因，因此髋关节假体无菌性松动的机制，除磨损颗粒机制外，其他机制可能占主要作用，针对这方面的研究需要进一步开展。

假体的早期失败与假体早期稳定性有直接关系。良好的手术技术对于全髋关节置换术的成功至关重要。手术技术随着人工髋关节的发展也在不断地提高和进步，但临床中也常发生手术技术欠佳导致的初次全髋关节置换术失败。

手术技术包括术前准备和术中操作。术前应充分了解患者的病情，并对患者的全身情况进行评估和设计手术。不同的术中情况也是影响假体松动的常见原因，如术中发生股骨转子截骨的患者因使用生物型远端固定长柄而不能获得早期的股骨柄稳定性；因髋臼磨锉不够而无法紧密压配，导致髋臼假体早期松动；骨水泥技术不佳导致股骨假体早期松动；假体选择不当导致假体早期松动下沉。不当的假体位置和假体型号导致假体界面应力改变，微动或应力遮挡导致假体的无菌性松动。

研究指出，无菌性松动与年龄相关，年轻患者的无菌性松动概率高于老年患者，这与年轻患者更多的活动有直接关系；性别可能也是无菌性松动的一个因素。研究指出男性患者的无菌性松动的概率高于女性。

2. **临床表现**　轻症患者通常无任何症状；松动明显的患者表现为髋关节周围疼痛、活动受限。早期的患者可没有任何症状，并且体征特异性差，与其他非假体松动性关节症状难以区别，因此仅凭患者的临床表现难以对置换术后无菌性松动作出准确的早期诊断。

3. **诊断**　首先要排除髋关节感染。影像学检查可以为全髋关节置换术后的假体无菌性松动提供重要依据，其中最常用的是X线片。松动的假体周围会存在直径＞2mm的透亮带，可作为假体松动的诊断依据。随着影像学技术的发展，其已经成为评估假体松动最重要的手段。

（1）影像学检查

1）X线：是诊断关节假体无菌性松动的常用方法，也是判断是否进行翻修手术不可或缺的参考依据之一。

透亮带：在假体周围出现透亮带通常被认为是假体无菌性松动的重要指标。但并非所有的透亮带都代表松动，全髋关节置换术后股骨柄和髋臼假体外上方常可见宽度＜2mm的透亮带，伴有薄层硬化边缘，多见于骨-骨水泥、骨-假体界面，代表0.1～1.5mm的薄层纤维膜形成。这是一种相对稳定的状态，并不代表假体松动。但如果透亮带宽度≥2mm，并呈进行性增宽时则为异常表现，代表肉芽组织形成，是假体松动的表现。这层肉芽组织在骨吸收中发挥重要作用。

假体移位：髋关节置换术后股骨柄移位主要表现为下沉和远端内翻移位，通常股骨柄假体术后下沉＞10mm代表松动存在；髋臼假体移位在X线片上可显示髋臼假体的外展、前倾角度改变，向骨盆方向偏移等。

假体变形、不全或完全断裂和骨水泥断裂：也是假体无菌性松动的重要标志，在骨水泥固定的假体中，骨水泥断裂的发生率很高。虽然普通X线片上不易发现骨水泥断裂，但骨水泥断裂很少单独发生，多伴有假体下沉等其他表现。

其他：如股骨颈或股骨近端骨质吸收、股骨骨折、股骨远端1/3周围皮质骨增厚等，但上述征象在假体稳定或不稳定时均可出现，并不能单独作为判定假体松动的依据，需结合其他征象。

2）CT：可以作为诊断假体无菌性松动的手段之一，但CT检查产生的伪影会影响临床医生的判断。

假体松动在CT上表现为假体周围＞2mm的均匀透亮带，骨溶解可表现为边界清晰的囊样透亮区，单发或多发，部分形成硬化边，其诊断价值比X线好，但是由于CT检查会在假体周围产生射束状硬化性伪影，对假体周围骨质结构的评估具有极大的干扰。有研究表明，提高扫描能量及借助迭代重建算法可以降低金属伪影的干扰。然而这些技术开展的前提是医院放射科具备足够先进的CT设备和专业的放射科医生，需要增加医院的投入和人才的培养。

3）MRI：在诊断髋关节置换术后假体松动方面的应用较少。MRI图像上无菌性松动表现为假体周围光滑的线形或环形中等信号，在短时反转恢复（short time inversion recovery，STIR）序列中表现为稍高信号，骨溶解区呈T1中低混杂信号、T2高低混杂信号，STIR序列上呈高低混杂信号。MRI可对假体周围的软组织情况作出准确判断，且十分灵敏。但该技术同样存在金属伪影的干扰，即使通过调整成像参数、采用快速自旋回波序列等方法可以降低金属伪影对假体周围软组织的干扰，取得更加清晰的图像。由于导致局部软组织信号异常的因素较多，因此特异度不强，临床应用局限。

4）骨密度测量：可作为假体松动诊断的参考依据之一。常规X线检查难以观察到假体周围骨量的微小变化，目前多采用双能X线测量仪测定假体周围骨量的变化。该方法分辨率高，扫描时间短。但对于水泥型假体来说，骨和假体界面以及假体周围邻近骨小梁中填充有大量骨水泥，会增加"骨密度值"，所以在检测中会造成较大误差。同时，在临床中引起骨量减少的疾病还有骨质疏松、糖尿病及肾性骨营养不良等，因此仅依据骨密度测定作为诊断假体松动的特异度较差。

（2）实验室诊断

首先要排除髋关节感染（详见相关章节）。人工关节置换术后假体无菌性松动与免疫细胞、成骨细胞、破骨细胞等息息相关。人工关节由于磨损会产生磨损颗粒，后者被巨噬细胞、异物巨细胞和成纤维细胞吞噬后会诱导表达白介素–1β（IL-1β）、白介素–6（IL-6）、肿瘤坏死因子–α（TNF-α）和前列腺素E$_2$（prostaglandin E2，PGE2）等促炎细胞因子，而TNF-α和IL-1β可以刺激成骨细胞表达巨噬细胞集落刺激因子（macrophage colony-stimulating factor，M-CSF）和NF-κB受体激活蛋白配体（receptor activator of NF-κB ligand，RANKL），增强破骨细胞的活性并激活护骨因子（osteoprotegerin，OPG）/NF-κB受体激活蛋白（receptor activator of NF-κB，RANK）/RANKL系统，使OPG/RANKL处于失衡状态。在实验室检查中通过对以上相关细胞因子的检测，可为假体无菌性松动的诊断提供参考。

（3）放射性核素显像

放射性核素显像技术在显示组织、器官形态的基础上，可以反映其代谢情况和功能状况，较普通的影像学检查更能早期发现病变。但是局部炎症、代谢性骨病等都可以引起病变骨组织的异常放射性核素浓聚，因此放射性核素检查在髋关节置换术后假体松动的诊断中应用较为局限。

4. 假体松动的防治　髋关节置换术后假体松动的防治涉及围手术期的整个过程，包括术前准备、术中手术技术和术后康复工作。术前准备包括患者的基础疾病的处理，如糖尿病、骨质疏松患者术前的药物治疗。术前假体的准备、手术设计：髋关节置换术骨水泥的选择，研究指出最新的骨水泥与早期的第一代、第二代骨水泥相比，可以有效地增加与骨接触面的稳定性，能够减少术后假体松动的发生。但生物型假体能避免骨水泥固定时聚合反应产生的高温对骨接触面的破坏，并且生物型假体表面的多孔技术可以实现假体的早期稳定，后续的骨长入使骨与假体柄的结合更加稳定。研究指出，陶瓷对陶瓷摩擦界面产生的磨损颗粒更少，减少了假体松动的发生。骨质疏松患者术后常规使用抗骨质疏松药物，对假体早期稳定性有积极意义，可有效减少髋关节置换术的失败率。临床随机对照研究显示双膦酸盐药物对防治关节置换术后骨质疏松具有良好的效果，回顾性研究也证实双膦酸盐药物的使用可以减少THA的失败率。

髋关节置换术后假体松动，唯一的治疗方法是髋关节翻修手术，较初次置换术而言手术难度没有增大，手术的重点是重建软组织的稳定性。具体翻修技术请参阅其他章节。

（五）深静脉血栓形成

下肢深静脉血栓形成（DVT）是全髋关节置换术后的并发症之一。2008年，美国胸科医师学会《静脉血栓栓塞症抗栓治疗指南（第十版）》中对髋膝关节置换术后，在未采取预防措施情况下血栓发生率的报道：全髋关节置换术后DVT的发生率为42%～57%，肺栓塞（PE）的发生率为0.9%～28.0%；全膝关节置换术后DVT的发生率为41%～85%，肺栓塞的发生率为1.5%～10.0%。而即便是采取了必要的防治措施，THA术后出现症状性静脉血栓栓塞症（vein thromboembolism，VTE）的概率为2%～5%，而出现致死性PE的概率约为0.2%。美国每年VTE导致的死亡人数超过30万。在2009版《中国骨科大手术静脉血栓栓塞症预防指南》推广应用以来，我国全髋关节置换术后DVT的发生率由20.6%～47.1%降低至2.40%～6.49%，全膝关节置换术后DVT的发生率由30.8%～58.2%降低至3.19%。欧洲、美洲与亚洲国家DVT和PE的发生率相仿，我国DVT发生率较其他国家偏高，但是PE发生率稍低。

1. 深静脉血栓形成的机制与危害　经典的DVT理论是Virchow理论，包括静脉内膜损伤、静脉血流淤滞和高凝状态。静脉内膜损伤因素：创伤、手术、化学性损伤、感染等。静脉血流淤滞因素：既往VTE病史、术中应用止血带、瘫痪、制动等。高凝状态因素：高龄、肥胖、全身麻醉、中心静脉插管、红细胞增多症、巨球蛋白血症、骨髓增生异常综合征、人工血管或血管腔内移植物等。接受全髋关节置换术的患者均具有以上3方面危险因素，且常伴有其他高风险因素，是VTE发生的极高危人群。THA患者多为老年人，均患有不同程度的内外科疾病，如血栓病史、肥胖、下肢静脉曲张、糖尿病、慢性静脉炎或心血管疾病，其发生DVT的概率更大。

DVT最严重的后果是肺栓塞，绝大部分的肺栓塞栓子来源于下肢深静脉或盆腔静脉，少数栓子来源于腋静脉、锁骨下静脉或肾静脉。VTE是危害人类健康的常见疾病，占住院死亡率的5%~10%，仅美国每年因急性肺栓塞死亡的人数为10万~30万，很多情况下即使在患者死亡之后仍然无法明确诊断。此外，有部分患者在肺栓塞后出现肺动脉高压，主要表现为肺动脉压力增高，并可以逐步出现右心室功能衰竭而导致死亡。

DVT患者远期还可以出现血栓后综合征（post thrombotic syndrome，PTS）。PTS是指DVT发生后，由于瓣膜的破坏和回流障碍导致的一系列慢性综合征，轻微的PTS主要表现为下肢的反复水肿和色素沉着，严重者可出现下肢溃疡、坏死。由于PTS的症状描述不统一，导致关节置换术后PTS的发病率统计存在一定的困难。PTS的治疗通常效果不理想，且容易导致较高的治疗成本和较低的生活质量。

2. 深静脉血栓形成的临床表现　DVT最多见于下肢。可以分为远端和近端DVT，腘静脉以下的腓肠静脉远端深静脉，腘静脉或腘静脉以上的静脉称为近端深静脉，报道称经静脉造影确诊的下肢DVT，其中60%发生在股静脉、40%发生在腓肠静脉，膝关节置换术后DVT的85%~90%发生在腓肠静脉，10%~15%发生在近端深静脉。一侧髋、膝关节置换术还能引起对侧下肢DVT，发生率为10%~15%。DVT的主要症状为患肢水肿、发硬、疼痛、活动后加重。远端DVT发病多隐匿，可无自觉症状，或者只有患肢轻度疼痛和沉重感，后逐渐出现膝关节以下水肿。踝关节背屈时出现小腿肌肉深部疼痛。急性近端DVT可以出现高热、心率加快、下肢明显水肿，而且由于静脉压短期内明显增高，可以出现皮肤轻度发绀，足背、胫后动脉搏动减弱或消失，出现静脉性坏疽，血栓延伸至下腔静脉时，双下肢、臀部、下腹和外生殖器均明显水肿。

患者出现肺栓塞时的症状表现不一，但通常情况下都表现有晕厥、呼吸困难、胸闷和胸痛。如果患者出现严重的、大范围的肺栓塞，则可能会导致严重低血压、右心室衰竭等。而如果患者仅为局部或周围型肺栓塞，有可能仅出现胸痛、咳嗽、咯血等现象。如果患者还患有其他的肺部疾病，甚至能掩盖肺栓塞的临床表现，造成漏诊，产生难以预料的严重后果。

DVT早期多无症状，一般常出现患侧腿痛，活动后加重。检查见下肢水肿，Homan征阳性。目前已有的DVT评分模式中，最常见的就是Wells评分。如果评分≥2分，称为疑似DVT。髋关节置换术后发生的下肢DVT，根据血栓是否引起下肢水肿、疼痛、Homan征阳性可分为无症状DVT和症状性DVT，症状性DVT的诊断必须结合临床特点和必要的辅助检查。

3. 深静脉血栓形成的诊断　DVT的诊断依靠临床表现以及相关的辅助检查，后者主要包括实验室检查和影像学检查。其中，静脉造影是诊断DVT的金标准。但该检查是一种创伤性操作，存在造影剂过敏等不良反应，且不易重复检查，使其在临床应用上受到很大的限制。超声检查在诊断下肢深静脉血栓形成方面具有安全、方便、无创、无禁忌等优点，而且图像直观、准确，特别是对局部病变和小静脉血栓栓塞的评估优于造影检查，同时对血栓的阻塞程度、范围及预后有准确评估，被称为无创性血管造影。近些年，随着超声技术的发展，彩色多普勒成为深静脉血栓形成的一种安全、有效的无创性检查技术。血浆D-二聚体由纤维蛋白降解产生，是交联纤维蛋白特异性终产物。其水平升高代表继发性纤溶活性增强，可作为体内高凝状态和纤溶亢进的分子标志物。若血浆D-二聚体含量＞0.5mg/L，即提示体内有血栓形成，且证实正处于血栓形成和血栓溶解过程，无论是急性期还是慢性期，进行抗凝和溶栓治疗均可以获得较好的结果。

4. **深静脉血栓形成的防治**　下肢DVT是髋节置换术后常见并发症，是导致肺栓塞的重要原因，肺栓塞严重的患者可以致死。髋关节置换术后患肢制动，使DVT发生概率明显增加，积极预防具有重要的临床意义。

术前进行评估，对高龄、女性、吸烟、糖尿病、肥胖、下肢静脉曲张、心功能不全等患者进行术前常规宣教和指导戒烟、饮食等。术前进行血常规、出血时间、凝血时间、凝血酶原时间以及下肢血管超声检测。术中操作应轻柔、精细，减少组织损伤，避免静脉血管损伤。术后指导患者定时更换体位，早期进行功能锻炼，促进血液回流。

（1）机械预防：早期功能锻炼，为小腿静脉回流提供良好的前提条件。术后第1天开始让患者被动背屈、跖屈锻炼踝关节；术后第2天和第3天摇升床尾到30°，患者主动屈伸活动踝关节，等长收缩运动股四头肌；术后第3天让患者开始被动运动膝关节、髋关节，运动角度逐渐增加，同时向主动锻炼转化；术后1周摇升床头到90°，让患者尽可能早地下地活动；进行咳嗽、深呼吸动作；充分利用下肢静脉泵，能够对DVT进行有效的预防。

（2）药物预防：《中国骨科大手术静脉血栓栓塞症预防指南》提出我国现有抗凝药物包括普通肝素、低分子量肝素、Ⅹa因子抑制药、维生素K拮抗药、抗血小板药物。

1）普通肝素：可以降低下肢DVT的风险，但目前临床已减少应用。

2）低分子量肝素：采用皮下注射的方式应用，可以显著降低骨科大手术后患者DVT与PE的发生率，且不增加大出血的发生风险。低分子量肝素具有如下特点：①可根据体重调整剂量；②严重出血并发症少，较安全，但仍必须注意小概率的肝素诱导血小板减少症的发生；③一般无须常规血液学监测，有出血倾向时检测血小板计数。

3）Ⅹa因子抑制药：治疗窗宽，剂量固定，无须常规血液学监测。Ⅹa因子抑制药可分为两种：①直接Ⅹa因子抑制剂，如利伐沙班、阿哌沙班，阿哌沙班是国内最新的可用于骨科大手术后的VTE预防药物，口服应用方便；与华法林相比，药物及食物相互作用少；②间接Ⅹa因子抑制药，如磺达肝癸钠，安全性与依诺肝素相似。对于重度肾功能不全，肌酐清除率＜20ml/min的患者，禁忌使用磺达肝癸钠；肌酐清除率＜15ml/min的患者，不建议使用直接Ⅹa因子抑制药。

4）维生素K拮抗药：如华法林，可降低VTE的发生风险，但有增加出血风险的趋势。其价格低廉，可用于长期预防下肢DVT。维生素K拮抗剂的不足：①治疗剂量范围窄，个体差异大，需常规监测INR，调整剂量控制INR在2.0～2.5，INR＞3.0会增加出血风险；②易受药物及食物影响；③显效慢，半衰期长。需注意的是，如应用该药物，手术前20小时内必须使用。

5）抗血小板药物：如阿司匹林，主要通过抑制血小板聚集，发挥抗动脉血栓作用，在VTE预防上有一定作用。

DVT一旦确诊，治疗目标是近期内防止血栓衍生和肺栓塞，远期目标是防止DVT复发和后遗症。目前对于急性DVT的治疗主要包括系统抗凝治疗、导管溶栓治疗和血栓切除术。总之，髋关节置换术后DVT需要早期预防、早期发现、早期治疗，避免严重并发症的出现。

（六）下肢不等长

下肢不等长（leg length discrepancy，LLD）是全髋关节置换术后常见的并发症，可以引起骨盆倾斜、下腰痛、坐骨神经痛、步态异常、假体松动，降低患者的满意率，影响手术疗效。下肢不等长可能是解剖性的（结构异常），也可能是功能性的，对引起长度差异的所有因素的清楚理解至关重要。

1. 下肢不等长的发生率　据文献报道其发生率为1%~27%，平均长度差异为3~17mm。Love和Wright报道，多达18%的患者术后下肢长度差异超过15mm，其中6%的患者需要穿矫正鞋。Williamson、Reckling报告其研究中的LLD平均长度差异为16mm，多达27%的患者需要通过矫正鞋进行矫正。Djerf和Wahlstrom的研究报道了THA后患者的LLD发生率高达50%。毫无疑问，文献已经证明，肢体长度的绝对均等化很难实现，THA无法消除LLD。但是对于可接受的边界值的界定还未达成一致。患者可以感知到下肢相对较小的差异，且对矫形鞋的使用不满意。Edeen等报道其系列研究中多达32%的患者感知到LLD，平均长度差异为15mm。

2. 双下肢不等长的原因　全髋关节置换术后下肢不等长的原因有多种，主要包括：①髋臼旋转中心的改变；②股骨颈截骨不当，保留了过多的股骨距；③股骨柄假体外翻位植入股骨髓腔；④使用的假体颈过长；⑤股骨偏心距异常；⑥软组织松解过多；⑦由于麻醉后肌松导致股骨假体型号选择错误；⑧髋臼假体安装错误。

3. 下肢不等长的预防及处理　尽管不能完全消除LLD，但可以最小化。文献报道了多种旨在预防LLD的技术：术前用描图纸做模板；术中骨盆和/或股骨解剖标志的识别；计算机辅助手术或导航技术。

（1）二维模版：使用X线片的二维模板仍然是标准方法。X线片的放大倍数问题可以通过使用模板软件来解决。

（2）使用描图纸做模板：原理是在描图纸上绘制对侧髋关节。首先根据正常髋臼的痕迹确定旋转中心。添加股骨痕迹，以确定术后偏移量和下肢长度。然后使用这些痕迹线复制所选组件在异常髋关节上的定位。

（3）股骨偏移：股骨偏移可在股骨颈前后位X线片上测量，下肢大约旋转20°。该方法的可重复性很差，平均误差约为9.7mm，即40mm的偏移值约为20%。放射线摄影测量的偏移值始终偏低，在28%的患者中，平均偏移值为3.2mm（$P<0.0001$），最大偏移值超过5mm。因此，使用CT或电子光学系统（electro optical system，EOS）成像测量似乎更加合理。

（4）三维模板：使用最初用于设计THA定制杆的软件执行三维模板制作，该软件可以补偿在图像获取过程中患者定位不佳的情况。为了测量股骨偏移，必须确定股骨近端1/4的根管轴，它位于3个平面的股骨干骺端中心，可以测量真实的偏移值。

（5）术中骨性标志：已经开发了术中测试用于评估软组织的张力和长度的方法（Charnley描述的震动测试，包括在远端方向的下肢直插式牵引以及基于后跟内侧踝的长度比较），但结果受外科医生经验、麻醉类型以及其他因素的影响，如手术入路，患者是侧卧还是仰卧，以及是否使用骨科手术台。因此，这些测试的可重复性很差。

临床报道了多种技术，全都使用固定的骨盆解剖标志和股骨解剖标志，在手术过程中会有所不同。这些解剖标志是不可靠的，因为它们可能在测量之间被删除和替换。在植入假体之前和之后，必须在3个平面中准确地复制髋关节位置，这具有挑战性。股骨外展/内收仅5°~10°的变化可以导致8~17mm的测量误差。总之，在测量过程中使用稳定的骨盆解剖标志并准确定位下肢是一种简单的方法。

（6）计算机辅助导航技术：偏移量和下肢长度在很大程度上取决于股骨柄的大小和位置。迄今为止，关于计算机辅助导航对股骨组件选择和放置的贡献的研究很少。一项前瞻性配对研究将计算机辅助导航与常规徒手对齐方式进行了比较。所有患者均植入相同的笔直非模块化的股骨柄。导航组的平均下肢长度差异较小（导航组为5.06mm，徒手组为7.64mm）。

在这个对肢体功能和植入物生存率期望越来越高的时代，仔细考虑髋关节假体的三维几何形状至关重要。股骨植入物向生物型固定的转变已经改变了外科实践。它要求同时注意髓内和髓外解剖。恢复正常的髓外解剖结构的成功程度会影响肢体长度的恢复或保持，需要对髋关节内部或外部的所有因素进行认真分析。

（王　飞）

第三节　陶瓷全髋关节特有并发症

人工全髋关节置换术目前已经成为最成功、技术最成熟的外科手术之一。随着材料的进步和设计的改进，目前的人工髋关节技术较早期有了明显提升，但仍存在颗粒磨损、假体松动、部件碎裂等并发症。

陶瓷对陶瓷人工髋关节凭借其出色的低摩擦、高硬度以及良好的生物相容性，是新一代髋关节假体中最耀眼的明星。随着第四代陶瓷在临床的应用，陶瓷对陶瓷假体近乎完美地解决了既往聚乙烯内衬磨损颗粒引发的假体周围骨溶解问题，在理论上极大地延长了假体的使用寿命。这一点已经被越来越多的临床研究证实。但是，陶瓷对陶瓷假体也带来了相应的新问题和新挑战，本文将围绕陶瓷全髋关节特有并发症这一问题展开论述。

1. **异响**　异响（Squeaking）是指换关节置换术后患者在活动髋关节时出现的声调高且可被人听见并影响患者生活质量的噪声。它是陶瓷对陶瓷界面假体的常见术后并发症，为硬对硬摩擦界面假体所特有。Capello等对异响的程度进行了分级，Ⅰ级：偶尔发生（少于每月1次）；Ⅱ级：经常发生（少于每周1次，但反复出现）；Ⅲ级：频繁发生（大于每周1次，反复出现）；Ⅳ级：每次改变移位或走路均会出现。在大部分文献报道中，异响的程度都比较轻。Jarrett等报道了131例THA术后患者在问卷调查中有14例出现异响，但是只有1例在临床随访中主诉异响。目前学术界认为有两个原因可以解释异响：①活动时陶瓷头和髋臼内衬的微分离导致陶瓷头局部出现划痕，这些划痕破坏陶瓷头表面的水膜，引起异响；②钛合金臼杯和陶瓷头的撞击导致钛合金离子进入关节面。这些钛合金离子可以破坏陶瓷头表面的水膜，引起异响。

根据相关报道，异响的发生率在0.7%~20.9%。虽然大部分异响的出现不伴疼痛，但异响可以带给患者严重的心理压力，直接导致关节置换的满意度下降。Barrow等学者回顾性分析了246例接受陶瓷对陶瓷假体界面的患者，问卷调查结果提示11%的患者出现THA术后异响，且异响的发生显著降低了患者的术后满意度。Salo等学者评估了接受陶瓷对陶瓷假体的191例患者的髋关节Oxford评分，结果发现术后不存在异响的患者评分显著高于存在异响的患者。Matar等学者甚至还报道了部分极端患者因为异响要求关节翻修。也有部分作者认为异响与术后满意度无关。Kim等学者报道了47例陶瓷对陶瓷关节置换患者长达10年的随访结果，发现异响与患者术后满意度无关。但是他们的研究涉及病例偏少，同时随访时间也较长，与之前的研究存在一定差别。

异响并非在术后即刻出现，大部分异响出现在术后14～40个月。已有研究发现，术后异响的发生率和发生频率随随访时间的延长而减少。Owen等发现，随访时间＞100个月的患者，他们的异响发生率要趋向于小于随访时间＜100个月的患者。也有研究报道，术后约15%的异响会消失，患者的异响耐受性也能明显改善。另一个涉及14例初次陶瓷对陶瓷假体置换的病例也报道了一致的结果，他们发现14例中有13例的异响在术后平均69.5个月后完全消失。Kim等的研究发现，随着时间增加约40%患者的异响频率会减少。

关于异响的产生机制仍存在争议。目前主要有以下几个假说：①头臼接触面改变引起边缘负荷异常。在正常承重情况下，陶瓷头与陶瓷内衬的接触面减少可以直接引起局部压强增加，造成局部摩擦加剧，破坏微平衡，引起异响。Rosneck等报道了1例因股骨颈骨折术后股骨头坏死接受左侧陶瓷对陶瓷全髋关节置换的病例，患者术后走路时出现明显的异响，不伴有疼痛，休息时缓解。进一步检查发现患者的假体位置、假体稳定性、切口愈合等均正常，唯一的异常为手术侧肢体较对侧长了约7mm，嘱患者健侧穿10mm增高鞋后，异响明显消失，直至术后18个月最后一次随访一直再未出现异常。考虑术侧下肢长于健侧时，髋臼的外展角增加，头臼之间的接触面积减少，进而产生异响。因此作者认为，手术侧肢体的延长导致骨盆倾斜，使用增高鞋后，骨盆倾斜得到改善，手术侧髋臼外展角相对减少，头臼之间摩擦面积增加，使得异响消失。②条状磨损。陶瓷内衬在生产过程中历经切割、抛光和打磨，内衬的边缘出现一圈增高的嵴。当陶瓷头与该脊碰撞时，可以引起局部失平衡，并在股骨陶瓷头上生成条纹状的磨损带，破坏局部接触面，产生异响。曾有作者将存在异响的患者假体取出分析，结果发现均存在条状磨损现象。Taylor等尝试探索陶瓷表面划痕和异响的关系。他们发现，新的陶瓷界面不产生异响。因此他们认为陶瓷表面的划痕是引起异响的主要原因，这些划痕可以由异常边缘负荷或异常关节对合引起。因此，假体位置和关节松弛度对于异响的产生也有很大影响。③股骨颈和臼杯撞击引起杠杆效应。Restrepo等曾对4例接受翻修的陶瓷对陶瓷假体进行分析，结果发现在条状磨损区域的对侧面，陶瓷内衬大部分都存在金属切迹，提示存在股骨颈撞击。Keurentjes等则报道，陶瓷假体的股骨颈长度与异响的发生相关，短颈假体术后出现异响的概率是长颈假体的2.2倍。使用短颈假体时关节比较松弛，活动时出现假体关节接触面微分离的次数增加，导致异响发生。Kiyama等作者随访了148个患者的183例陶瓷对陶瓷全髋关节置换病例，平均随访5.6年，22例出现异响。进一步的多因素分析提示异响与年龄、肥胖、活动强度、臼杯外置、Beta钛合金柄使用以及短头使用等因素相关。作者认为短头的使用导致股骨颈和髋臼杯的撞击增加。而臼杯的外置使得陶瓷头受到的压力显著增加。因此，避免使用短头同时适当内移臼杯可以减少术后异响的发生。关于钛合金假体柄引起异响的原因目前尚不明确。作者猜测Accolade牌钛合金假体柄的股骨颈要比其他金属更粗，这潜在增加了与髋臼杯缘撞击的概率，这在使用短颈的假体中更为明显。④磨损颗粒。磨损颗粒可以为摩擦界面产生的陶瓷颗粒，也可以为股骨颈椎体或股骨柄的金属碎屑。磨损颗粒进入关节界面后，破坏局部水膜形成，增加表面粗糙度与局部摩擦系数，最终产生异响。⑤假体不匹配。陶瓷对陶瓷假体术中经常采用来自不同厂家的股骨假体与髋臼假体。不同厂家之间假体参数存在微小差异，导致术后髋关节活动时存在局部的不匹配以及受力不均，理论上也是异响的一个可能来源。有趣的是，这种不匹配似乎对假体寿命无影响。Taylor等对包括24 537例不匹配假体在内的108 613例全髋关节置换病例进行了分析，结果发现假体不匹配对假体寿命不存在影响。但是这项研究包含各种不同摩擦界面的髋关节假体，未来可以对陶瓷对陶瓷界面假体进一步研究，以明确假体不匹配对陶瓷对陶瓷界面假体的寿命影响。另外，一些患者自身因素与异响的产生也存在相关性。Walter等对2397例陶瓷对陶瓷全髋关节置换的队列进行了随访，异响的发生率为0.66%，出现异响的患者通常比没有出现异响的患者更年轻、更加肥胖以及身高更高。目前公认的异响危险因素为年龄。在陈晓雷等的荟萃分析中，出现髋关节异响患者的平均年龄为52.7岁，没有出现异响患者的平均年龄为60.7岁，存在统计学差异。年轻患者劳动强度大、髋关节使用时间长、活动量大，髋关节假体磨损多，更容易出现异响。Sexton等的研究也发现，出现异响的患者比无异响的患者平均年轻5岁，但他们的结果提示BMI、身高、性别等因素与异响无明显相关性。

2. 陶瓷头碎裂　陶瓷假体在耐磨性、生物相容性和材料强度方面具有明显优势，但其脆性较大，存在碎裂风险。这在活动较多的青壮年身上尤为明显。目前关于陶瓷对陶瓷假体陶瓷头碎裂的报道较少。美国FDA关于第三代陶瓷对陶瓷假体的一个多中心研究对333例THA患者随访3年，未发现一例陶瓷股骨头碎裂。而Capello等报道的另外一个多中心研究结果提示，1382例病例中有3例出现陶瓷头碎裂（0.2%）。一般认为，早期的陶瓷头碎裂发生率为0.26%~13.40%，而第三代陶瓷头（BIOLOX®forte）的碎裂发生率仅为0.004%~0.015%。

创伤、日常活动锻炼过度、肥胖、假体不对称、小头假体、假体生产缺陷以及安装错误等均会导致陶瓷头碎裂。总体而言，引起陶瓷头碎裂的原因可以归结为机械因素、应力分布不均、股骨头长度过短以及股骨头直径偏小等。

（1）机械因素：创伤撞击可直接引起陶瓷头碎裂。Rhoads等报道了1例接受左侧氧化铝陶瓷对陶瓷假体置换的病例，术中使用了Stryker 54mm的臼杯和32mm的陶瓷头。患者于术后5个月不慎从2.4m（8英尺）高的地方摔下，肩部着地，当时感觉左髋关节稍有疼痛，未予重视和处理。6个月后患者踩台阶时滑了一下（未摔倒），随即感到左髋出现明显的摩擦音，经拍片确认陶瓷头碎裂。患者接受了翻修手术，术后碎裂陶瓷头送专业机构检测，结果提示陶瓷头的锥孔基底部存在明显的撞击痕迹以及向周围散开的裂痕。作者认为，患者在初次高处摔下时即已经出现了明显的陶瓷头锥孔基底部撞击破坏，但因范围较小未引起明显临床表现。之后裂隙逐渐增大，最终在第二次意外时导致裂隙迅速扩大，出现陶瓷头碎裂。因此，术后的活动度对假体寿命有较大影响。但是，创伤并不是引起陶瓷头碎裂的唯一原因。曾建春等曾报道1例在睡眠中出现的陶瓷头碎裂，陈余庆等曾报道1例在下楼梯时出现的陶瓷头碎裂，王智巍等也曾报道1例日常活动时出现陶瓷头碎裂。Koo等对367例陶瓷对陶瓷置换病例平均随访45个月，结果发现5例陶瓷头碎裂，并且均在日常活动时出现。因此，在关注创伤撞击的同时，更应关注假体的结构性和设计性因素。

（2）应力分布不均：若头臼不匹配或者组织卡压引起陶瓷头表面受力不均，容易出现陶瓷头碎裂。Weisse等模拟体内假体对陶瓷头的最大承受力进行了测试，结果发现，若假体柄锥-陶瓷头界面存在骨屑、软组织或血凝块时，陶瓷头最大承受力减少达90%。若股骨柄存在横断面变形或股骨柄相对变扁时，陶瓷头最大承受力减少分别约57%和27%。因此，作者认为任何可能影响界面对合以及应力分布的因素均需要尽量避免，以减少陶瓷头碎裂的可能性。

（3）陶瓷头长度类型：陶瓷头长度类型直接影响锥孔基底部与陶瓷头表面的最短距离，即陶瓷头最薄部位的厚度。短颈陶瓷头该部位最薄，长颈陶瓷头该部位最厚。在Koo等的研究中，他们对312例接受第三代陶瓷对陶瓷髋关节假体的患者进行了多中心回顾性分析，所有患者均使用非骨水泥型假体以及BIOLOX陶瓷内衬和直径28mm的陶瓷头，平均随访45个月，结果发现有5例因单独陶瓷头碎裂而翻修，所有这5例均使用了短颈陶瓷头，碎裂均在正常日常活动中出现，而且在碎裂陶瓷头锥孔基底部最薄的位置存在环形裂痕，这些裂痕沿长轴向远端延伸。作者认为避免使用短颈陶瓷头可以有效减少陶瓷头碎裂风险。但是，并非陶瓷头选择越长越好。Masonis等认为，长颈股骨头孔内接触面积和压应力减少，相对增加孔内颈部边缘的张应力，同样会增加碎裂风险。因此，陶瓷对陶瓷假体应尽量选择标准颈长陶瓷头。

（4）采用小头陶瓷头：Ceram Tec公司对2000—2006年的陶瓷部件碎裂率进行了统计分析，发现陶瓷头的碎裂风险随着股骨头直径的增加而减少。目前已有报道，陶瓷对陶瓷假体碎裂多发生于直径<32mm的陶瓷头。相较于大头假体，小陶瓷头假体稳定性偏差，出现脱位、局部微分离的机会更大，碎裂的风险更高。

陶瓷头碎裂通常伴有疼痛和功能障碍，部分患者碎裂后即出现剧烈疼痛，可伴有脱臼感和关节摩擦感。尖锐异响通常为陶瓷假体碎裂的早期征兆。大块的陶瓷头碎片可以在X线片上直接发现，但早期隐匿性碎裂的X线片表现并不明显。对于高度怀疑碎裂的患者，可以考虑滑膜液微量分析，若存在大量陶瓷颗粒成分提示陶瓷碎裂。

一旦发现陶瓷头碎裂，需要尽早处理。不少研究者建议即刻避免负重，尽量急诊手术处理。术中彻底清理陶瓷碎屑。对于陶瓷头碎裂假体的翻修，一般注意以下原则：①为了避免残留陶瓷碎屑进一步损害新的假体界面，原则上避免使用金属球头；②碎裂的陶瓷头往往损坏与其相连的股骨颈锥体，因此建议同时翻修假体柄；③碎裂的陶瓷头通常损坏与之关节的陶瓷内衬，一般建议同时更换内衬。根据临床情况决定是否更换金属臼杯。

总之，针对陶瓷对陶瓷假体术后陶瓷头碎裂的问题，一方面需要告知患者避免高强度运动减少创伤撞击的风险，另一方面需要术者严格术前设计、尽量精准安放假体、采用标准颈长陶瓷头，同时还需要严格术中操作，仔细清理碎屑、软组织，将陶瓷头碎裂风险降至最低。对于怀疑陶瓷头碎裂的患者，可以采用影像学和滑液检测等多种手段，早诊断、早处理，将危害降至最低。

3. 陶瓷内衬碎裂　陶瓷内衬的碎裂减少与陶瓷材料的进步密切相关。1970年法国医生Boutin首次将氧化铝陶瓷对陶瓷界面组合应用于人工关节，此为第一代陶瓷对陶瓷界面假体。该假体工艺欠佳，磨损严重，碎裂率也较高。第二代氧化铝陶瓷采用更小的晶体颗粒作为原材料，增加陶瓷密度，改进生产工艺，设计上采用Morse锥形锁定机制，陶瓷性能明显改善，碎裂率较前降低。1994年，无尘生产车间、热等静压、激光蚀刻技术的应用，将纯度更高的氧化铝粉末在1600～1800℃的高温下制成第三代氧化铝陶瓷（BIOLOX®forte），第三代陶瓷内衬碎裂率为0.01%。而第四代陶瓷（BIOLOX®delta）由氧化铝（82%）、氧化锆（17%）、氧化铬（0.5%）和晶体锶（0.5%）组成，其中氧化铬和晶体锶构成了铬酸锶铝。这种结构明显改善了材料的耐磨性。氧化锆结晶的能量吸收作用和板状晶体的裂纹抑制作用可以增加韧性，而铬酸锶铝的添加能增加复合物的硬度和稳定性。目前报道第四代陶瓷的碎裂率约为0.003%。

陶瓷内衬碎裂可以在术中安放假体时发生，也可以在术后出现。目前陶瓷内衬术后碎裂的报道越来越少，但是在安放内衬时出现碎裂的报道并不鲜见。总的来说，大部分陶瓷内衬碎裂源自于位置欠佳或者组织卡压。异常的对位或者组织卡压均可以导致陶瓷受力峰值变化。已有文献报道，在使用金属臼杯时，陶瓷内衬位置不佳的发生率高达16.4%。位置不佳引起陶瓷内衬局部受力不均，最后碎裂。如果使用钛合金臼杯，在安放臼杯时，其边缘会产生高达0.16mm的形变，变形的臼杯引起陶瓷内衬的对位不佳，直接影响后续陶瓷内衬的安装，这在骨质较好的年轻患者中特别明显。

术中安放内衬欠佳致碎裂是目前陶瓷内衬碎裂的常见场景。Hamilton等报道了一项纳入177例陶瓷对陶瓷假体（BIOLOX®delta）和87例陶瓷对聚乙烯假体的前瞻性多中心随机对照研究，平均随访31.2个月，共报道了3例术中陶瓷内衬相关并发症，其中1例在置入过程中碎裂，很容易去除陶瓷碎屑，第2例的内衬位置放置不佳，在取出过程中碎裂，第3例的陶瓷内衬和金属臼杯一起取出。Butt等报道了1例使用BIOLOX®delta假体的51岁女性病例，术中出现陶瓷内衬碎裂，同时内衬卡在臼杯不能取出，由于使用了螺钉固定臼杯，无法将内衬连同臼杯一起取下来。最后是通过中央钻孔，然后通过击打使其碎裂后取出。最常见引起安放位置欠佳的原因是臼杯内软组织或者骨碎屑卡压，很小的碎屑即可引起臼杯明显倾斜。因此，在安放内衬前清理臼杯内的碎屑非常重要。对于小切口或者微创切口手术，直视下清理臼杯尤其需要重视。

陶瓷内衬和股骨颈撞击是引起术后迟发型陶瓷内衬碎裂的重要原因。Min等报道了1例34岁男性患者，在接受陶瓷对陶瓷假体置换后1.75年出现陶瓷内衬碎裂。翻修术中发现陶瓷内衬碎成4大块以及无数小碎片，提示反复陶瓷内衬边缘和股骨颈撞击是引起碎裂的主要原因。作者认为亚洲人群习惯性的下蹲、跪和盘腿坐这些动作是引起内衬碎裂的主要原因。Hwang等也报道了1例类似的因陶瓷内衬边缘撞击引起碎裂、分离的病例。另外，Popescu等曾报道1例采用三明治陶瓷内衬（从内到外依次为氧化铝陶瓷层、聚乙烯层、钛合金臼杯）的71岁男性患者，术中使用直径28mm的陶瓷头。术后3年出现陶瓷内衬碎裂。翻修术中发现中间的聚乙烯前缘存在明显的撞击痕迹。作者认为患者术后存在股骨颈和聚乙烯层之间的撞击，待聚乙烯被撞击部位凹陷以后，继而出现陶瓷头与陶瓷内衬之间的撞击，最终导致陶瓷内衬碎裂。对于这类假体，准确的假体位置安放非常重要。臼杯外展角＞55°或者股骨柄颈干角＞140°都会明显增加股骨颈和陶瓷内衬之间的撞击概率，最终引起内衬碎裂。

金属臼杯固定螺钉的位置不佳或松动也会影响陶瓷内衬的寿命。Lee等报道了1例接受陶瓷对陶瓷假体的59岁患者，术中使用1枚空心钉固定金属臼杯，安放陶瓷内衬时无任何障碍，但术后2个月因疼痛复查，发现陶瓷内衬破裂。在翻修术中检查进一步发现，空心钉术后位置发生改变，其尾帽对陶瓷内衬造成磨损，引起内衬碎裂。作者认为安放内衬前，完全彻底地检查金属臼杯内侧面对于避免内衬碎裂非常重要。

陶瓷内衬碎裂的早期诊断具有重要的临床意义，延迟诊断容易导致灾难性后果。Gallo等曾报道1例37岁女性病例，患者因假体周围骨溶解接受陶瓷对陶瓷假体翻修手术。术后3个月出现疼痛，但未予特殊处理。1年后患者出现关节半脱位，2.5年后X线片显示局部出现陶瓷碎块，但是被误诊为异位骨化。直到4年后X线片证实出现陶瓷内衬脱位后患者才接受翻修手术。术中发现陶瓷内衬粉碎性碎裂，陶瓷头磨穿陶金属臼杯。作者推测患者术后早期即出现了陶瓷内衬的裂痕，后逐渐加重，因未能及时诊断，最终导致灾难性后果。因此，对于这类患者，准确及时的诊断非常重要。对于X线片阴性的患者，有必要行CT检查。

术后出现异响需要警惕陶瓷内衬碎裂。梁志远等作者曾报道1例26岁因股骨头坏死接受陶瓷对陶瓷全髋关节置换的病例。患者术后即感觉异响，但活动无明显不适。术后6个月无明显诱因出现关节疼痛，异响加重。CT检查提示陶瓷内衬破裂。陶瓷组件碎裂后关节活动的声音与关节异响存在差别。髋关节异响可以表现为局部轻微的摩擦音，无明显的关节疼痛或仅有轻微疼痛。陶瓷内衬碎裂时部分患者可听到明显的碎裂声或伴有明显的疼痛感。目前多数学者认为异响与陶瓷碎裂无明显相关性，但异响为陶瓷内衬碎裂或股骨头条状磨损的早期征象。

在笔者近几年的陶瓷假体翻修过程中，也遇到过一些典型病例，在此分享。其中1例是54岁男性患者，因左侧股骨头坏死行左髋关节置换术（Lima，三明治内衬，第三代陶瓷）。术后因陶瓷头磨损以及内衬碎裂，在外院行左髋关节陶瓷对陶瓷假体翻修术，术中仅更换陶瓷内衬和陶瓷头，仍采用三明治陶瓷内衬。2年后患者因左髋部不适复查，X线片发现陶瓷碎块影，CT提示髋关节半脱位。术中检查提示陶瓷内侧后上方碎裂缺损，周围外侧聚乙烯层存在明显撞击凹陷痕迹（图12-1）。这例患者是典型的颈臼撞击引起的陶瓷碎裂，在初次翻修时就应该更换金属臼杯和假体柄。第2例是57岁男性，因股骨头坏死继发骨关节炎于我院行陶瓷对陶瓷全髋关节置换术（Stryker，第三代陶瓷）。术后1年曾有滑倒史并出现

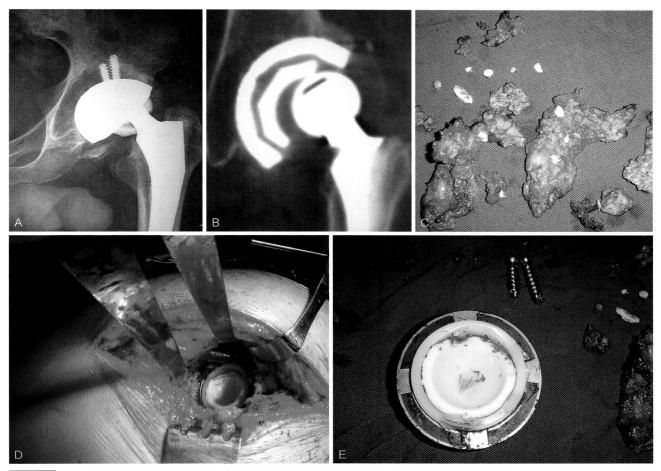

图12-1 第一次全髋关节翻修术后2年，X线片提示可见陶瓷碎块（A），CT提示左侧假体半脱位，陶瓷股骨头向后上方移位（B）。术中取出的受陶瓷碎屑刺激的周围炎性组织（C）。术中可见陶瓷内衬后上缘破碎缺损（D、E）。术中取出的三明治髋臼假体，可见陶瓷缺损灶旁边的中间层聚乙烯有撞击凹陷灶。

"咔嚓"声，但无明显髋部不适以及活动受限，X线片未见异常，未予重视。术后35个月出现活动不便，来院复查X线片提示股骨头中心性脱位和陶瓷内衬碎裂。翻修术中证实陶瓷内衬粉碎以及金属臼杯磨穿（图12-2）。对于使用陶瓷对陶瓷假体的患者，需要重视术后早期的异常临床征象。一旦疏忽或者遗漏，很容易造成棘手的严重后果。

一旦发生陶瓷内衬碎裂，处理原则为尽早手术和彻底清理陶瓷碎裂和软组织滑膜。取出陶瓷内衬时，可以通过敲击陶瓷内衬的边缘或者直接击打中央使其碎裂。对于取出困难的病例，也可以将陶瓷内衬连同金属臼杯一起取下。在翻修术中准确安放假体位置、仔细清除假体表面异物以及检查避免组件撞击对于避免再次碎裂非常重要。

4. 股骨柄锥磨损

在1970年之前，常规使用股骨头与股骨柄一体化的假体。1970年之后，随着"莫氏锥度"的发明，股骨头和股骨柄分开的组块化设计成为人工假体设计的主流。这种设计可以让术者在术中可以选择不同材料、直径和长度的股骨头以更符合患者的实际需求。此外，该设计还更有利于假体柄的安放以及翻修手术时无须破坏仍牢固固定的股骨柄，只需更换假体股骨头，显著减少患者创伤，使得假体翻修手术变得更加简单易操作。

股骨头和假体柄锥的锥度压配固定的设计也带来了新的问题。首次，最明显是假体柄锥和股骨头界面在不断反复的关节运动中逐渐磨损，引起局部关节面的破坏和磨损颗粒的产生，进一步引起周围组织炎症反应，影响假体寿命。其次，股骨头和假体柄锥界面在体内浸泡于体液中，逐渐产生化学腐蚀。最后，目

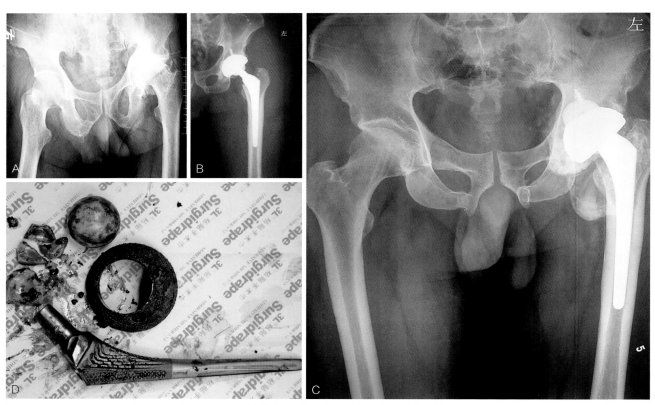

图12-2 术前髋关节X线片提示左侧髋关节骨关节炎（A）。陶瓷对陶瓷全髋关节置换后X线片提示，假体位置良好，固定可靠（B）。术后第3年复查X线片提示陶瓷头中央型突出穿透金属臼杯（C），翻修术中彻底取出碎裂的陶瓷内衬、陶瓷头、臼杯及股骨柄。陶瓷头相对完整，金属臼杯磨穿（D）。

前术中经常采用不同生产厂家的股骨头和股骨柄进行匹配。这些不同厂家的假体参数存在细微差异，客观上增加了局部微动的风险。目前股骨头球和股骨柄锥界面问题越来越受重视。已有研究表明，股骨柄锥不停挤压股骨头锥孔以及撞击孔底，使陶瓷头的碎裂风险增加。

为了使得股骨头球和股骨柄锥界面更好的对合，术中仔细操作，避免软组织卡压非常重要。一方面，碎屑卡压使得陶瓷头碎裂的应力峰值减少。Weisse等模拟体内假体对陶瓷头的最大承受力进行了测试。结果发现，当假体柄锥和陶瓷头界面存在骨屑、软组织或者血凝块时，陶瓷头最大承受力量明显减少。另一方面，安装陶瓷时需要足够的力量才能达到完美压配。Rehmer等的研究提示，为了达到良好锥度压配拟合状态，陶瓷头和钛合金柄锥界面至少需要给予4kN的击打力量。当陶瓷头和股骨柄椎界面存在碎屑污染时，所需要的压配力量显著增加。若给予力量不足，则无法达到良好的压配拟合状态，局部的微动会显著增加。被破坏的假体柄锥反过来也会影响陶瓷头的功能。局部的不匹配会导致局部的应力分布不均匀，最终导致陶瓷头碎裂。已有作者提出，在陶瓷对陶瓷假体翻修术中，取出陶瓷头的过程中会明显引起假体柄锥的破坏，这种破坏对新陶瓷头的远期寿命存在影响（图12-3）。因此，一般建议陶瓷对陶瓷假体翻修时，需要同时更换股骨柄。

虽然股骨头球和股骨柄锥界面存在上述的各种风险，但是目前已有的陶瓷头碎裂病例仍是少数，且股骨头球和股骨柄锥界面导致的陶瓷头碎裂报道更是有限。在实际操作中，尽量减少软组织卡压，尽量采用相同公司生产的假体组件，术中给予合适和足够的力量促进界面的压配固定，以及翻修术中同时更换股骨柄等，可以有效地降低陶瓷碎裂的风险。

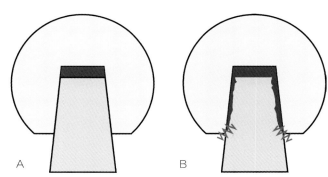

图12-3 正常陶瓷头和假体柄锥界面（Ａ）。原有陶瓷头破坏的假体柄锥与新陶瓷头对合后，可见局部不匹配，受力不均匀（Ｂ）。

（赵 翔 严世贵）

参考文献

[1] Crous-Bou M, Harrington LB, Kabrhel C. Environmental and Genetic Risk Factors Associated with Venous Thromboembolism [J]. Semin Thromb Hemost, 2016, 42 (8): 808-820.

[2] Goldhaber SZ. Risk factors for venous thromboembolism [J]. J Am Coll Cardiol, 2010 , 56 (1): 1-7.

[3] Zhang J, Chen Z, Zheng J, et al. Risk factors for venous thromboembolism after total hip and total knee arthroplasty: a meta-analysis [J]. Arch Orthop Trauma Surg, 2015 , 135 (6): 759-772.

[4] Zhang ZH, Shen B, Yang J, et al. Risk factors for venous thromboembolism of total hip arthroplasty and total knee

arthroplasty: a systematic review of evidences in ten years [J]. BMC Musculoskelet Disord, 2015, 16: 24.

[5] Anderson Jr 1 FA, Spencer FA. Risk factors for venous thromboembolism [J]. Circulation, 2003, 107 (23 Suppl 1): 9-16.

[6] Lieberman JR, Pensak MJ. Prevention of venous thromboembolic disease after total hip and knee arthroplasty [J]. J Bone Joint Surg Am, 2013, 95 (19): 1801-1811.

[7] Bartholomew JR. Update on the management of venous thromboembolism [J]. Cleve Clin J Med, 2017, 84 (12 Suppl 3): 39-46.

[8] Chan NC, Weitz JI. Rivaroxaban for prevention and treatment of venous thromboembolism [J]. Future Cardiol, 2019, 15 (2): 63-77.

[9] Becattini C, Agnelli G. Aspirin for prevention and treatment of venous thromboembolism [J]. Blood Rev, 2014, 28 (3): 103-108.

[10] Nadi S, Vreugdenburg TD, Atukorale Y, et al. Safety and effectiveness of aspirin and enoxaparin for venous thromboembolism prophylaxis after total hip and knee arthroplasty: a systematic review [J]. ANZ J Surg, 2019, 89 (10): 1204-1210.

[11] Chua MJ, Hart AJ, Mittal R, et al. Early mobilisation after total hip or knee arthroplasty: A multicentre prospective observational study [J]. PLoS One, 2017, 12 (6): e0179820.

[12] Alikhan MA, Brakenbury PH, Reynolds ISR. Dislocation following total hip replacement [J]. J Bone Joint Surg Br, 1981, 63-B (2): 214-218.

[13] Hadlundh U, Ahnfelt L, Fredin H. Incidence of dislocation after hip arthroplasty: Comparision of different registration methods in 408 cases [J]. Acta Orthop Scand, 1992, 63 (4): 403-406.

[14] Hadlundh U, Ahnfelt L, Hybbinette CH, et al. Dislocations and the femoral head size in primary total hip arthroplasty [J]. Clin Orthop Relat Res, 1996, 333: 226-233.

[15] Hadlundh U, Ahnfelt L, Hybbinette CH, et al. Surgical experience related to dislocations after total hip arthroplasty [J]. J Bone Joint Surg Br, 1996, 78 (2): 206-209.

[16] Hadlundh U, Sanz L, Fredin H. The prognosis and treatment of dislocated total hip arthroplasties with a 22 mm head [J]. J Bone Joint Surg Br, 1997, 79 (3): 374-378.

[17] Joshi A, Lee CM, Markovic L, et al. Prognosis of dislocation after total hip arthroplasty [J]. J Arthroplasty, 1998, 13 (1): 17-21.

[18] Kohn D, Rühmann O, Wirth CJ. Dislocation of total hip endoprosthesis with special reference to various techniques [J]. Z Orthop Ihre Grenzgeb, 1997, 135 (1): 40-44.

[19] Lewinnek GE, Lewis JL, Tarr R, et al. Dislocation after total hip replacement arthroplasties [J]. J Bone Joint Surg Am, 1978, 60 (2): 217-220.

[20] Mallory TH, Lombardi AV Jr, Fada RA, et al. Dislocation after total hip arthroplasty using anterolateral abductor split approach [J]. Clin Orthop Relat Res, 1999, 358: 166-172.

[21] Woolson ST, Rahimtoola ZO. Risk factors for dislocation during the first 3 months after primary total hip replacement [J]. J Arthroplasty, 1999, 14 (6): 662-668.

[22] Demos HA, Rorabeck CH, Bourne RB, et al. Instability in primary total hip arthroplasty with the direct lateral approach [J]. Clin Orthop Relat Res, 2001, 393: 168-180.

[23] Callaghan JJ, Heithoff BE, Goetz DD, et al. Prevention of dislocation after hip arthroplasty: lessons from long-term followup [J]. Clin Orthop Relat Res, 2001, 393: 157-162.

[24] Sioen W, Simon JP, Labey L, et al. Posterior transosseous capsulotendinous repair in total hip arthroplasty: a cadaver study [J]. J Bone Joint Surg Am, 2002, 84 (10): 1793-1798.

[25] Sanchez-Sotelo J, Berry DJ. Epidemiology of instability after total hip replacement [J]. Orthop Clin North Am, 2001, 32 (4): 543-552

[26] Ritter MA, Harty LD, Keating ME, et al. A clinical comparison of the anterolateral and posterolateral approaches to the hip [J]. Clin Orthop Relat Res, 2001, 385: 95-99.

[27] Lindeque B, Hartman Z, Noshchenko A, et al. Infection after primary total hip arthroplasty [J]. Orthopedics, 2014, 37 (4): 257-265.

[28] Ahmed SS, Begum F, Kayani B, et al. Risk factors, diagnosis and management of prosthetic joint infection after total hip arthroplasty [J]. Expert Rev Med Devices, 2019, 16 (12): 1063-1070.

[29] Urquhart DM, Hanna FS, Brennan SL, et al. Incidence and risk factors for deep surgical site infection after primary total hip arthroplasty: a systematic review [J]. J Arthroplasty, 2010, 25 (8): 1216-1222.e1-e3.

[30] Triantafyllopoulos G, Stundner O, Memtsoudis S, et al. Patient, Surgery, and Hospital Related Risk Factors for Surgical Site Infections following Total Hip Arthroplasty [J]. ScientificWorldJournal, 2015, 2015: 979560.

［31］ Gold PA, Garbarino LJ, Sodhi N, et al. A 6-year trends analysis of infections after revision total hip arthroplasty [J]. Ann Transl Med, 2019, 7 (4): 76.

［32］ Zastrow RK, Huang HH, Galatz LM, et al. Characteristics of Antibiotic Prophylaxis and Risk of Surgical Site Infections in Primary Total Hip and Knee Arthroplasty [J]. J Arthroplasty, 2020, 35 (9): 2581-2589.

［33］ Lenguerrand E, Whitehouse MR, Beswick AD, et al. Revision for prosthetic joint infection following hip arthroplasty: Evidence from the National Joint Registry [J]. Bone Joint Res, 2017, 6 (6): 391-398.

［34］ Wu C, Qu X, Liu F, et al. Risk factors for periprosthetic joint infection after total hip arthroplasty and total knee arthroplasty in Chinese patients [J]. PLoS One, 2014, 9 (4): e95300.

［35］ Malinzak RA, Ritter MA, Berend ME, et al. Morbidly obese, diabetic, younger, and unilateral joint arthroplasty patients have elevated total joint arthroplasty infection rates [J]. J Arthroplasty, 2009, 24 (6 Suppl): 84-88.

［36］ Willis-Owen CA, Konyves A, Martin DK. Factors affecting the incidence of infection in hip and knee replacement: an analysis of 5277 cases [J]. J Bone Joint Surg Br, 2010, 92 (8): 1128-1133.

［37］ Namba RS, Inacio MC, Paxton EW. Risk factors associated with surgical site infection in 30, 491 primary total hip replacements [J]. J Bone Joint Surg Br, 2012, 94 (10): 1330-1338.

［38］ Font-Vizcarra L, Tornero E, Bori G, et al. Relationship between intraoperative cultures during hip arthroplasty, obesity, and the risk of early prosthetic joint infection: a prospective study of 428 patients [J]. Int J Artif Organs, 2011, 34 (9): 870-875.

［39］ Ridgeway S, Wilson J, Charlet A, et al. Infection of the surgical site after arthroplasty of the hip [J]. J Bone Joint Surg Br, 2005, 87 (6): 844-850.

［40］ Cordero-Ampuero J, de Dios M. What are the risk factors for infection in hemiarthroplasties and total hip arthroplasties? [J]. Clin Orthop Relat Res, 2010, 468 (12): 3268-3277.

［41］ Carroll K, Dowsey M, Choong P, et al. Risk factors for superficial wound complications in hip and knee arthroplasty [J]. Clin Microbiol Infect, 2014, 20 (2): 130-135.

［42］ Maoz G, Phillips M, Bosco J, et al. The Otto Aufranc Award: Modifiable versus nonmodifiable risk factors for infection after hip arthroplasty [J]. Clin Orthop Relat Res, 2015, 473 (2): 453-459.

［43］ Patel VP, Walsh M, Sehgal B, et al. Factors associated with prolonged wound drainage after primary total hip and knee arthroplasty [J]. J Bone Joint Surg Am, 2007, 89 (1): 33-38.

［44］ van Kasteren M E, Manniën J, Ott A, et al. Antibiotic prophylaxis and the risk of surgical site infections following total hip arthroplasty: timely administration is the most important factor [J]. Clin Infect Dis, 2007, 44 (7): 921-927.

［45］ Patel R, Alijanipour P, Parvizi J. Advancements in Diagnosing Periprosthetic Joint Infections after Total Hip and Knee Arthroplasty [J]. Open Orthop J, 2016, 10: 654-661.

［46］ Senthi S, Munro JT, Pitto RP. Infection in total hip replacement: meta-analysis [J]. Int Orthop, 2011, 35 (2): 253-260.

［47］ Fink B. Revision of late periprosthetic infections of total hip endoprostheses: pros and cons of different concepts [J]. Int J Med Sci, 2009, 6 (5): 287-295.

［48］ Marculescu CE, Berbari EF, Hanssen AD, et al. Outcome of prosthetic joint infections treated with debridement and retention of components [J]. Clin Infect Dis, 2006, 42 (4): 471-478.

［49］ Prosser BL, Taylor D, Dix BA, et al. Method of evaluating effects of antibiotics on bacterial biofilm [J]. Antimicrob Agents Chemother, 1987, 31 (10): 1502-1506.

［50］ Ariza J, Cobo J, Baraia-Etxaburu J, et al. Executive summary of management of prosthetic joint infections. Clinical practice guidelines by the Spanish Society of Infectious Diseases and Clinical Microbiology (SEIMC) [J]. Enferm Infecc Microbiol Clin, 2017, 35 (3): 189-195.

［51］ Gehrke T, Zahar A, Kendoff D. One-stage exchange: it all began here [J]. Bone Joint J, 2013, 95-B (11 Suppl A): 77-83.

［52］ Carlsson A S, Josefsson G, Lindberg L. Revision with gentamicin-impregnated cement for deep infections in total hip arthroplasties [J]. J Bone Joint Surg Am, 1978, 60 (8): 1059-1064.

［53］ Kantor GS, Osterkamp JA, Dorr LD, et al. Resection arthroplasty following infected total hip replacement arthroplasty [J]. J Arthroplasty, 1986, 1 (2): 83-89.

［54］ Meek RM, Norwood T, Smith R, et al. The risk of periprosthetic fracture after primary and revision total hip and knee replacement [J]. J Bone Joint Surg Br, 2011, 93 (1): 96-101

［55］ Lindahl H. Epidemiology of periprosthetic femur fracture around a total hip arthroplasty [J]. Injury, 2007, 38 (6): 651-654.

［56］Schnell S, Friedman SM, Mendelson DA, et al. The 1-year mortality of patients treated in a hip fracture program for elders [J]. Geriatr Orthop Surg Rehabil, 2010, 1 (1): 6-14.

［57］Beals RK, Tower SS. Periprosthetic fracture of the fumer. An analysis of 93 fractures [J]. Clin Orthop Relat Res, 1996, 327: 238-246.

［58］Johansson JE, McBroom R, Barrington TW, et al. Fracture of the ipsilateral femur in patients with total hip replacement [J]. J Bone Joint Surg, 1981, 63-A (9): 1435-1442.

［59］Duncan CP, Masri BA. Fracture of the femur after hip replacement [J]. Instr Course Lect, 1995, 44: 80-95.

［60］MacKenzie JR, Callaghan JJ, Pedersen DR, et al. Areas of Contact and Extent of Gaps with Implantation of Oversized Acetabular Components in Total Hip Arthroplasty [J]. Clin Orthop Relat Res, 1994, 298: 127-136.

［61］Kim YS, Callaghan JJ, Ahn PB, et al. Fracture of the acetabulum during insertion of an oversized hemispherical component [J]. J Bone Joint Surg Am, 1995, 77 (1): 111-117.

［62］Gill TJ, Sledge JB, Müller ME. The Management of Severe Acetabular Bone Loss Using Structural Allograft and Acetabular Reinforcement Devices [J]. J Arthroplasty, 2000, 15 (1): 1-7.

［63］Berry DJ, Lewallen DG, Hanssen AD, et al. Pelvic Discontinuity in Revision Total Hip Arthroplasty [J]. J Bone Joint Surg Am,1999, 81 (12): 1692-1702.

［64］Winter E, Piert M, Volkmann R, et al. Allogeneic cancellous bone graft and a Burch-Schneider ring for acetabular reconstruction in revision hip arthroplasty [J]. J Bone Joint Surg Am, 2001, 83 (6): 862-867.

［65］Franklin J, Malchau H. Risk factors for periprosthetic femoral fracture [J]. Injury, 2007, 38 (6)：655-660.

［66］Jando VDP, Masri B, Duncan C, et al. Management of periprothetic fratures [M]. 2nd ed. Philadelphia：Lippincon Willi & Wilkins, 2007: 1211.

［67］Aurer HL, Wutzler S, Possner s, et a1. 0utcome after operative treatment of Vancouver type B1 and C periprosthetic femoral fractures：open reduction and intenal fixation versus revision arthroplasty [J]. Arch Orthop Trauma Surg, 2011, 131 (7): 983-989.

［68］Arbuz DS, Masri BA, Duncan CP. Periprosthetic fractures of the femur：principles of prevention and management [J]. Instr Course Lect, 1998, 47: 237-242.

［69］Lindahl H, Malchau H, Herberts P, et al. Periprosthetic femoral fractures classification and demographics of 1049 periprosthetic femoral fractures from the Swedish National Hip Arthroplasty Registe [J]. J Arthroplasty, 2005, 20 (7): 857-865.

［70］Glassou EN, Hansen TB, MaKela K, et al. Association between hospital procedure volume and risk of revision after total hip arthroplasty: a population-based study within the Nordic Arthroplasty Register Association database [J]. Osteoarthritis Cartilage, 2016, 24 (3): 419-426.

［71］Bozic KJ, Kamath AF, Ong K, et al. Comparative Epidemiology of Revision Arthroplasty: Failed THA Poses Greater Clinical and Economic Burdens Than Failed TKA [J]. Clin Orthop Relat Res, 2015, 473 (6): 2131-2138.

［72］Kurtz SM, Lau E, Ong K, et al. Future Young Patient Demand for Primary and Revision Joint Replacement: National Projections from 2010 to 2030 [J]. Clin Orthop Relat Res, 2009, 467 (10): 2606-2612.

［73］Bayliss LE, Culliford D, Monk AP, et al. The effect of patient age at intervention on risk of implant revision after total replacement of the hip or knee: a population-based cohort study [J]. Lancet, 2017, 389 (10077): 1424-1430.

［74］Kenney C, Dick S, Lea J, et al. A systematic review of the causes of failure of Revision Total Hip Arthroplasty [J]. J Orthop, 2019, 16 (5): 393-395.

［75］Gwam CU, Mistry JB, Mohamed NS, et al. Current Epidemiology of Revision Total Hip Arthroplasty in the United States: National Inpatient Sample 2009 to 2013 [J]. J Arthroplasty, 2017, 32 (7): 2088-2092.

［76］刘志宏, 冯建民, 王毅. 人工髋关节置换术失败原因分析 [J]. 中华骨科杂志, 2000, 20 (12): 723-727.

［77］徐卫东, 吴岳嵩. 人工髋关节置换术后松动的放射学观察与研究的现状 [J]. 中华骨科杂志, 1999, 19 (5): 310-331.

［78］Te Stroet MA, Bronsema E, Rijnen WH, et al. The use of a long stem cemented femoral component in revision total hip replacement: a follow-up study of five to 16 years [J]. Bone Joint J, 2014, 96-B (9): 1207-1213.

［79］Rysinska A, Sköldenberg O, Garland A, et al. Aseptic loosening after total hip arthroplasty and the risk of cardiovascular disease: A nested case-control study [J]. PLoS One, 2018, 13 (11): e0204391.

［80］Rath B, Eschweiler J, Beckmann J, et al. Revision total hip arthroplasty: Significance of instability, impingement, offset and gluteal insufficiency [J]. Orthopade, 2019, 48 (4): 315-321.

［81］Healy WL, Iorio R, Clair AJ, et al. Complications of Total Hip Arthroplasty: Standardized List, Definitions, and Stratification Developed by The Hip Society [J]. Clin Orthop Relat Res, 2016, 474 (2): 357-364.

［82］Eto S, Hwang K, Huddleston JI, et al. The Direct Anterior Approach is Associated With Early Revision Total Hip Arthroplasty [J]. J Arthroplasty, 2017, 32 (3): 1001-1005.

［83］Brown JM, Mistry JB, Cherian JJ, et al. Femoral Component Revision of Total Hip Arthroplasty [J]. Orthopedics, 2016, 39 (6): e1129-e1139.

［84］Slullitel PAI, Brandariz R, Oñativia JI, et al. Aggressive granulomatosis of the hip: a forgotten mode of aseptic failure [J]. Int Orthop, 2019, 43 (6): 1321-1328.

［85］Peng KT, Hsu WH, Shih HN, et al. The role of reactive oxygen species scavenging enzymes in the development of septic loosening after total hip replacement [J]. J Bone Joint Surg Br, 2011, 93 (9): 1201-1209.

［86］Mounsey EJ, Williams DH, Howell JR, et al. Revision of hemiarthroplasty to total hip arthroplasty using the cement-in-cement technique [J]. Bone Joint J, 2015, 97-B (12): 1623-1627.

［87］Lampropoulou-Adamidou K, Hartofilakidis G. Comparison of the long-term outcome of cemented Charnley low-friction arthroplasty with hybrid arthroplasty in patients with congenital hip disease [J]. Bone Joint J, 2019, 101-B (9): 1050-1057.

［88］Bottai V, Dell'Osso G, Celli F, et al. Total hip replacement in osteoarthritis: the role of bone metabolism and its complications [J]. Clin Cases Miner Bone Metab, 2015, 12 (3): 247-250.

［89］Fowkes FJ, Price JF, Fowkes FG. Incidence of diagnosed deep vein thrombosis in the general population: systematic review [J]. Eur J Vasc Endovasc Surg, 2003, 25 (1): 1-5.

［90］White RH. The epidemiology of venous thromboembolism [J]. Circulation, 2003, 107 (23 Suppl 1): I4-I8.

［91］Lowe GD, Haverkate F, Thompson SG, et al. Prediction of deep vein thrombosis after elective hip replacement surgery by preoperative clinical and haemostatic variables: the ECAT DVT Study [J]. European Concerted Action on Thrombosis [J]. Thromb Haemost, 1999, 81 (6): 879-886.

［92］邱贵兴, 杨庆铭, 余楠生, 等. 低分子肝素预防髋、膝关节手术后下肢深静脉血栓形成的多中心研究 [J]. 中华骨科杂志, 2006, 26 (12): 819-822.

［93］Qiu GX, Yang QM, Yu NS, et al. Evaluation of safety and effectiveness of low-molecular-weight heparin in the prevention of deep venous thrombosis in patients undergoing hip or knee operation [J]. Chin J Orthop, 2006, 26 (12): 819-822.

［94］陈东峰, 余楠生, 卢伟杰, 等. 低分子肝素联合间歇充气加压预防人工关节置换术后下肢深静脉血栓形成 [J]. 中华骨科杂志, 2006, 26 (12): 823-826.

［95］Chen DF, Yu NS, Lu WJ, et al. Low-molecular-weight heparinincombination with intermittent pneumatic compression on prophylaxis of deep venousthrombosis following arthroplasty [J]. Chin Orthop, 2006, 26 (12): 823-826.

［96］吕厚山, 徐斌. 人工关节置换术后下肢深静脉血栓形成 [J]. 中华骨科杂志, 1999, 19 (3): 155-156.

［97］Kim YH, Oh SH, Kim JS. Incidence and natural history of deep-vein thrombosis after total hip arthropladty. A prospective and randomized clinical study [J]. J Bone Joint Surg Br, 2003, 85 (5): 661-665.

［98］Stein PD, Olson RE, Milford CE, et al. Pulmonary thromboembolism in American Indians and Alaskan Natives [J]. Arch Intern Med, 2004, 164 (16): 1804-1806.

［99］Ranawat CS, Rao RR, Rodriguez JA, et al. Correction of limb-length inequality during total hip arthroplasty [J]. J Arthroplasty, 2001, 16 (6): 715-720.

［100］Ranawat CS, Rodriguez JA. Functional leg-length inequality following total hip arthroplasty [J]. J Arthroplasty, 1997, 12 (4): 359-364.

［101］Desai AS, Connors L, Board TN. Functional and radiological evaluation of a simple intra operative technique to avoid limb length discrepancy in total hip arthroplasty [J]. Hip Int, 2011, 21 (2): 192-198.

［102］Williamson JA, Reckling FW. Limb length discrepancy and related problems following total hip joint replacement [J]. Clin Orthop Relat Res, 1978, 134: 135-138.

［103］Djerf K, Wahlström O. Total hip replacement comparison between the McKee-Farrar and Charnley prostheses in a 5-year follow-up study [J]. Arch Orthop Trauma Surg, 1986, 105 (3): 158-162.

第十三章

陶瓷全髋关节置换术的失败原因

第一节　假体固定界面失败

髋关节假体的固定界面失败的原因多为无菌性松动和感染。早期研究表明，机械性失效可能是初次全髋关节置换术后2年或以上进行翻修的主要原因。但是随着涂层技术的进步和假体设计的改进，假体与骨之间固定界面愈发牢固，我们需要重新审视目前假体固定界面失败的原因。固定界面的早期失效可能与假体的植入位置、患者合并症、术前骨骼状态、无菌技术和抗生素使用不当等因素密切相关。而无菌性松动和骨溶解则是固定界面晚期失效最常见的原因，假体周围骨折可见于各个阶段。

一、无菌性松动

就假体设计而言，早期曾出现过的"三明治"型的陶瓷全髋关节假体，为了避免金属髋臼杯与陶瓷内衬间的磨损或撞击，在陶瓷内衬外包裹一定厚度的聚乙烯，然后固定于金属髋臼杯内，聚乙烯层的目的是降低陶瓷内衬的硬度，防止陶瓷内衬的边缘和股骨颈之间发生撞击，由于聚乙烯抗形变性差，随使用时间的延长或活动的增加，聚乙烯出现不对称性的厚度减小，甚至碎裂，在假体失效中发挥作用。目前的光谱研究结果表明，将"三明治"型植入物的简单失效分类为"陶瓷断裂失效"可能是一种误导，可能是判断现代陶瓷植入物可靠性的混淆因素，也因为较高的失败率，"三明治"型陶瓷髋关节假体目前已基本退出市场。对于用于植入放置的关节假体，钛合金因其优异的抗腐蚀、耐疲劳和抗磨损性能以及良好的生物相容性而被应用。尽管钛合金具有优良的性能，但仍有失败的情况出现，常见的失败原因是超载和开裂，以静态或动态的方式。其他失败原因包括外伤、假体植入失败、假体制造不准确和假体制造工艺不正确。关节植入人体后在不同的运动状态中，每个假体部件承受着不同的负荷，而且锚定条件随着患者的既往疾病、假体设计、骨质量和手术植入技术的变化而变化。微结构是假体设计的重要因素。充分认识假体表面的物理和化学现象，减少对股骨柄和股骨颈的腐蚀，有助于减少假体的早期失效率。腐蚀、微动和磨损始于金属植入物表面，因此，研究需要涉及植入物的表面微观结构。不遵守生产工艺和操作技术会导致负载下的力分布不理想，在假体两部分之间的界面处，会出现应力集中现象。在行走过程中，关节假体产生微小的运动会引起疲劳裂纹。

假体本身的材质与表面涂层在界面固定中也起重要作用。材料学的发展日新月异，目前使用的新型假体材料中，以钛为基础的合金居多，假体表面的喷涂技术也有了明显进步，除了单纯的增加假体表面粗糙度或羟基磷灰石涂层，有了更多的选择。长期研究发现，假体表面的孔径大小和孔隙率对于骨长入有显著影响，尤其是钽金属的出现，彻底地将既往金属假体表面的骨长上转变为骨长入。经过合适的处理，金属与骨的结合会更加紧密，假体与骨牢固固定，很大程度提高了假体的长期存活率，减少了无菌性松动的发生率。钽金属和钛金属都有良好的生物相容性，排斥反应出现极少，在孔径和孔隙率合适时，新生骨小梁能够长入涂层内部，甚至优于羟基磷灰石涂层，还能避免羟基磷灰石涂层的脱落、失效风险。尤其是钽金属假体，在骨缺损部位可与宿主骨进行良好的骨整合，理论上，与宿主骨接触面积超过30%即可以达到骨长入的良好效果，甚至可以作为良好的植骨来源。假体与骨良好的骨整合和骨长入，都可延长假体的寿命，甚至在一定程度上降低假体周围感染的风险，减少了假体与骨之间的微动，封闭了潜在腔隙，降低了无菌性松动的发生率。目前多数长期研究均显示了良好的结果，不同的假体材质，经过表面的特殊处理，界面固定失效率已较前大幅降低。

一些研究表明，与后外侧入路手术相比，前入路或前外侧入路的全髋关节置换术中，非骨水泥型股骨柄早期无菌性松动的风险较高。股骨柄的设计分为"解剖型"（股骨柄贴近大转子的部分为弯曲轮廓或钝角）和"肩型"（股骨柄贴近大转子的部分凸起为肩部）。使用"肩型"非骨水泥型股骨柄时，与后外侧入路手术相比，前入路或前外侧入路手术患者发生无菌性松动的风险更高。然而使用"解剖型"非骨水泥型股骨柄时，在手术入路和无菌性松动之间未发现相关性。前入路和前外侧入路无菌性松动率增加的一个可能原因可能是入路和显露困难。臀中肌的阻挡导致股骨近端显露困难，股骨柄植入时旋转或角度不当，或股骨柄尺寸过小、股骨柄固定不牢固，而且前入路时血管损伤或出血的风险更大，这些都可能是导致无菌性松动风险增加的可能原因。股骨近端的形状也可能是一个重要因素，解剖型股骨柄与有角的肩型股骨柄相比，在插入髓腔时具有优势，对于近几年流行的直接前入路，学习曲线可能会进一步增加这种特殊入路的假体无菌性松动的风险。根据上述研究结果，为避免股骨假体的失效，术前规划时需要选择合适的手术入路与关节假体。目前直接前入路手术大有燎原之势，但该术式需要较长的学习曲线，手术技术的熟练程度因人而异，很多厂家也根据前入路设计了相应的假体，选用适合的假体、适合的患者、适合的手术时机都是非常重要的。

二、假体周围骨溶解

全髋关节置换术假体周围骨溶解是最终失败的主要原因，骨溶解后产生腔隙，假体稳定性减弱，出现微动，随活动增加，松动进一步加重。植入物无菌性松动是一个简单的放射学现象，但也是一个复杂的免疫学过程。假体周围骨溶解与生物活性磨损颗粒的产生有关，磨损颗粒由关节假体表面的磨损产生。磨损颗粒侵入假体周围组织，引起炎症和骨溶解。先前的研究表明，骨细胞是矿化骨中数量最多的细胞类型，可以对多种类型的磨损颗粒作出反应。骨细胞在骨吸收中起重要作用，通过破骨细胞调节骨吸收，并直接通过骨细胞溶解，又称外周重塑。目前，陶瓷是最耐磨的材质，但仍会产生磨损颗粒，氧化铝陶瓷磨损颗粒对人体细胞无细胞毒性，有弱遗传毒性，但比钴铬等金属合金磨损颗粒的遗传毒性小。还有陶瓷球头对于股骨柄近端的磨损、股骨柄锥度的电化学腐蚀以及股骨柄假体与骨之间的微动磨擦等机制均会产生磨损颗粒，不管假体设计或材料特性如何，功能性人工关节都会产生磨损颗粒。通常，植入物产生的磨损颗粒被免疫细胞清除，磨损颗粒的产生和清除之间存在平衡。若磨损颗粒负荷产生超过免疫系统的清除能力，失代偿过程开始。一项研究报告称，年磨损率<80mm³的髋臼杯引发的骨溶解很少，年磨损率80～140mm³的髋臼杯引发的骨溶解为低至中等，年磨损率>140mm³的髋臼杯引发的骨溶解则十分显著。炎症反应的程度与颗粒类型无关。研究表明，炎症反应具有累加效应，尤其涉及巨噬细胞、成纤维细胞、淋巴细胞和破骨细胞。免疫细胞失代偿表明上述细胞被慢性激活，破坏了骨形成和骨吸收平衡的三大机制：①涉及活化的巨噬细胞和破骨细胞引起的过度炎症；②假体周围骨形成的破坏；③间充质骨祖细胞细胞毒性反应增强，导致骨再生的破坏。这些机制的改变将平衡从成骨转移到多细胞单位水平的骨吸收，从而导致植入物周围可见的宏观骨缺损。骨缺损的程度，在一定程度上与磨损颗粒的数量、大小和来源的材质有关。不同假体组件接触的每个部位都包括有效的关节间隙，如股骨头-股骨柄、髋臼杯-内衬、骨-假体和骨-螺钉，关节液和磨损颗粒会迁移到关节间隙的低压区。因此，颗粒性疾病可以扩展到新的部位，骨溶解的范围会逐步扩散，使得骨-假体界面的固定逐渐减弱。髋臼杯上的螺孔、螺钉周围都最有可能含有磨损颗粒。若关节液和磨损颗粒渗透到骨和假体之间，滑液样的膜在该区域形成，并迅速扩张。这种界面膜是一种肉芽组织，含有丰富的成纤维细胞、巨噬细胞、内皮细胞和炎症介质，它还为细胞活动和酶反应提供了庇护，最终可能破坏邻近的骨质。

一项全髋关节翻修的研究发现，骨细胞溶解增加的证据仅限于女性患者，而在相应的男性患者中没有观察到骨细胞腔隙大小的差异。这表明女性的骨细胞对磨损颗粒或其他分解代谢影响的反应，可能优先指向骨细胞溶解。然而，由于纳入研究的女性都是绝经后女性，绝经后相关激素水平的变化可能在骨细胞溶解中发挥一定作用。而磨损颗粒相关的骨丢失包括破骨细胞活化和骨细胞溶解，破骨细胞在这两种途径中起关键作用。该研究中，骨细胞溶解可能为女性特有。

个体对骨溶解的易感性不同，遗传因素可能发挥作用。一项研究从全基因组水平探讨了骨溶解的遗传生物学，并确定了几个与骨溶解易感性或早期翻修手术相关的基因位点，间接证明了骨溶解在不同人群中出现的基因差异。

有研究显示，男性、高活动水平、肥胖（BMI>30）、目前或既往吸烟是假体松动的高危因素。高活动水平和男性与全髋关节置换术后的假体无菌性松动发生率增加有关，考虑与男性患者接受手术后的活动需求高，活动量大，少数患者甚至坚持参与体育锻炼，相应的假体磨损、早期假体松动，甚至假体周围骨折的发生率会有所增加。肥胖，从关节负荷角度来说，给假体增加了多余的应力，假体-骨、髋臼杯-髋臼内衬、股骨头-内衬、股骨头-股骨柄间都受到应力增加的影响，损耗、腐蚀和摩擦等各类损伤机制都会成倍增加，尤其是肥胖的绝经期女性，出现骨溶解的概率也显著高于男性。在全髋关节置换失败的患者中，病态肥胖可能是假体固定界面失败的危险因素。

三、感染

吸烟是大多数外科手术后感染的危险因素。尽管医生都会做好相应的宣教工作，但患者不一定会遵循指导。除吸烟外，术后感染的主要危险因素还包括肥胖、糖尿病、炎性关节炎（如类风湿关节炎）、慢性肾衰竭、营养不良、皮肤病（如银屑病）、激素依赖及其他免疫功能低下状态。还有研究发现，预防血栓使用的低分子量肝素与术后切口感染的风险增加有关。感染对于骨的侵蚀、破坏不言而喻，骨质破坏的程度也与细菌的种类、毒性和感染时间有关。感染引起的骨质破坏、固定界面失败，多数都较严重，因为多数感染患者很难在早期发现，且很多医院对感染的治疗没有较正规有效的措施和流程。假体周围感染的治疗是一个世界性难题，大多数患者通常不能得到及时、准确、有效的诊治，而且不论感染程度轻重，多数感染的治疗都需要取出假体部件并更换，所以感染对于髋关节假体来说是毁灭性灾难。

四、假体周围骨折

假体周围骨折多由直接或间接暴力导致，由于多数骨折在术中即发生，因此术后早期股骨假体周围骨折的发生率难以准确统计。有报道，初次全髋关节置换术后，假体周围骨折的总发生率在0.1%~2.1%。大多数早期骨折由未发现的术中骨折扩展而成，或与股骨髓腔准备过程中的医源性失误（穿透皮质骨或偏心扩髓）有关。随着微创技术的普及应用，更多的骨折难以在术中发现，导致术后早期股骨假体周围骨折的发生率增加。对于翻修患者，早期骨折常与清理骨水泥和/或假体时破坏导致的术后早期应力增加有关。晚期骨折多见于股骨假体松动、骨溶解和骨质疏松患者。老年女性和或假体置换较长时间者容易发生晚期股骨假体周围骨折。骨折通常由低能量损伤引起，如站立时摔倒。有报道，高达50%的股骨假体周围骨折患者在骨折前有大腿疼痛。由于危险人群比例以及每年接受初次和翻修全髋关节置换手术患者数量的增加，假体周围骨折的发生率明显增加。股骨假体周围骨折的治疗棘手，且发生率逐渐增加。既往多次手术常会影响骨的质量和愈合能力，进一步增加治疗困难。

五、髋臼假体覆盖不足

各类髋臼畸形、创伤后遗症导致的髋臼假体覆盖不足，髋臼杯与宿主骨间的接触面积小，也是固定界面失败的原因之一，增加宿主骨覆盖率会降低髋臼杯-宿主骨界面的微动。影响假体初始稳定性的因素包括宿主骨覆盖率、骨质量、假体类型、压力配合或髋臼杯表面处理以及臼杯大小。然而，对于像髋臼发育不良引起的髋关节骨关节炎，将髋臼杯放在原髋臼内会减少髋臼杯与宿主骨间的接触面积，但是通过增大髋臼杯的外展角，能够以非常安全的方式获得髋臼杯的初始稳定，或在髋臼杯和宿主骨间没有直接接触的空间进行大块骨移植，比不进行骨移植或纤维化植骨更有助于获得髋臼杯初始稳定性，特别是当髋臼的中心边缘角（centraledge angle）（简称CE角）较小时。因此，在可能的情况下，应该使用患者自身切除的股骨头进行大块骨移植。然而，有文献报道，对于严重髋关节发育不良性骨关节炎患者，非骨水泥型髋臼杯必须尽可能靠近原髋臼放置，因此髋臼杯与宿主骨之间的覆盖范围减少，在髋臼缺少宿主骨的情况下，应进行大块骨移植，而不是采用纤维化植骨，特别是髋臼杯的CE角<10°时。当髋臼杯的CE角为10°且骨缺损很小时，基本上不需要进行大块骨移植，只有经过细胞化处理的骨才能被移植来恢复骨量，也可用于翻修手术。如果髋臼杯的CE角较小，良好的螺钉固定和理想的骨移植应与皮质骨一样坚固，以避免术后髋臼杯移位和植骨塌陷。因此，在可能的情况下，应使用从患者自身切除的股骨头进行大块骨移植。虽然在临床上，髋臼杯的放置也会受到其他因素的影响，如角度、骨盆倾斜度和骨质量，单纯从髋臼杯的角度来说，首要保证覆盖率和稳定性，必要时可给予结构性植骨。

陶瓷全髋关节置换假体固定界面失败的影响因素中，有些是患者本身的因素，如性别、年龄、体重、术前髋臼条件、骨质情况、合并症等，有些是外界因素，如暴力引起的骨折、感染等，还有假体本身的因素，如材质、喷涂、大小、位置及角度等。总的来说，随着材料学的发展，陶瓷对陶瓷界面作为磨损率最低的界面，理论上具有明显的优势，但是在制订手术策略、选择关节假体时应结合患者自身情况，综合考量。

第二节　陶瓷假体碎裂

目前，全髋关节置换术已经成为治疗各种终末期髋关节疾病最为成功、最为成熟的外科手段。全髋关节假体的界面材料经历从橡胶、玻璃、金属、聚乙烯到陶瓷的变革，尽管假体在材料和设计上取得了质的飞越，仍然存在髋关节假体界面磨损、骨溶解和假体松动等并发症，影响人工髋关节的存活率。

在全髋关节假体中，金属对超高分子量聚乙烯是最为经典、应用最广泛的界面组合。高交联聚乙烯的问世大大降低了聚乙烯的磨损率，但并未完全消除聚乙烯界面产生的磨损颗粒。金属对金属摩擦界面形成了界面与液面的泪合摩擦组合，显著减小了界面摩擦系数。相较于金属对聚乙烯界面产生的摩擦颗粒造成的骨溶解，金属对金属界面引起的骨溶解发生率显著降低，但是金属对金属界面可产生电流腐蚀，导致金属对金属界面的假体表面出现坑穴和污迹。此外，金属离子的释放可以导致人体内金属离子水平升高，造成炎症反应和迟发型超敏反应等。

陶瓷假体具有良好的生物相容性、生物惰性、稳定的化学性质和优秀的耐磨性能。为了减小人工髋关节的界面磨损，延长人工髋关节的生存期，20世纪70年代，法国医生Boutin首次将陶瓷对陶瓷摩擦界面应用于全髋关节置换中，掀起了陶瓷对陶瓷界面全髋关节置换术的热潮。但是由于早期的假体设计和制作工艺存在缺陷，陶瓷对陶瓷界面并未有效减少磨损，假体无菌性松动的发生率仍未得到改善，同时，出现了陶瓷界面碎裂的情况。第二代氧化铝陶瓷选用体积更小的晶体颗粒作为陶瓷界面的原材料，加大了陶瓷的密度，优化了生产工艺，假体设计部分增加了Morse-Taper锁定机制，这一系列改进措施优化了陶瓷的性能。20世纪90年代中期，第三代氧化铝陶瓷（BIOLOX®forte）问世，综合应用了无尘生产车间、热等静压和激光蚀刻等技术手段，将更高纯度的氧化铝粉末在1600～1800℃的高温下进行烧结，相较于前代产品，第三代陶瓷的耐磨性和硬度均得到大幅提神，进一步降低了陶瓷部件碎裂的发生率。据报道，第三代陶瓷球头碎裂的发生率为0～1.4%，陶瓷内衬碎裂的发生率仅为0.01%。第四代陶瓷（BIOLOX®delta）是一种氧化锆增韧氧化铝复合陶瓷，其主要基质由高纯度的氧化铝结晶颗粒构成，约占80%，在此基础上，加入氧化锆颗粒和铬酸锶铝组成的板状晶体。一方面，高纯度的氧化铝结晶颗粒具有吸收能量的作用，结合板状晶体的裂纹抑制作用，可以增加陶瓷假体的韧性。另一方面，板状晶体可以提高复合物的硬度和稳定性。此外，添加的氧化铬及氧化钇可以进一步强化陶瓷的硬度并提高其稳定性。这些特点进一步降低了第四代陶瓷界面的磨损率。相比于第三代陶瓷，第四代陶瓷界面的条状磨损、陶瓷部件碎裂的发生率明显减低。材料工艺改进后的陶瓷界面具备更大负重能力，因此可以制造出更为纤薄的陶瓷髋臼内衬。虽然第四代陶瓷部件碎裂的发生率已降至近0.003%，但仍旧伴随有碎裂问题。

使用陶瓷对陶瓷界面的全髋关节置换术，陶瓷头碎裂及陶瓷内衬碎裂均主要发生在术后3年内。文献报道，相比于陶瓷球头碎裂，陶瓷内衬碎裂的发生率更高。全髋关节置换术后陶瓷部件碎裂的发生原因可能与以下几个方面的因素有关。

一、患者自身因素

陶瓷的抗弯曲能力较弱，当其受到压力强度大于单位面积韧性的变形范围时，陶瓷部件即可出现碎裂。相较于体重较轻、活动量较少的患者，肥胖和高活动量患者的假体磨损率更高、陶瓷部件碎裂风险更大。

二、机械因素

陶瓷假体出现裂纹后，裂纹在微小能量刺激下即可迅速扩展，无法及时塑性形变进而导致陶瓷部件脆性碎裂。因此，任何一种可能导致陶瓷部件磨损、出现划痕和细微裂纹的情况，均可造成陶瓷假体的碎裂，如假体撞击、外伤、肥胖和术中手术操作失误等。为了降低陶瓷内衬与金属髋臼杯的弹性模量差异，有研究将聚乙烯内衬放置于陶瓷内衬和金属髋臼杯之间，称为"三明治"型髋臼假体。然而，这种假体的效果并未达到设计初衷，其陶瓷内衬出现条状磨损、边缘碎裂及碎裂的发生率较高，可能与股骨头颈和陶瓷内衬撞击及聚乙烯内衬的磨损移位有关。Viste等回顾了151例使用"三明治"型陶瓷内衬设计的人工髋关节，10年随访中，有3.7%患者出现陶瓷内衬碎裂，其发生率明显高于其他陶瓷内衬设计。Lopez等报道了298例使用"三明治"型陶瓷内衬设计的人工髋关节，平均随访4.3年，高达2%的患者出现陶瓷内衬碎裂。因此，"三明治"型陶瓷内衬因其高失败率已逐渐被临床医生弃用。有研究分析了亚洲接受全髋关节翻修术患者取出的失败假体，发现陶瓷对陶瓷摩擦界面均存在不同程度的撞击、边缘碎裂以及假体碎裂。由此可见，髋关节撞击及磨损仍然是影响人工髋关节存活率的重要影响因素，这些情况在直径32mm或者更小直径的人工股骨头中更为常见。

陶瓷对陶瓷界面的全髋关节置换术后，有可能会出现异响，究其原因，可能与假体撞击、金属转印、条状磨损相关。部分公司在髋臼杯侧使用保护性金属高边设计，以期减少异响的出现，但可能造成金属磨损颗粒的产生。一项文献荟萃分析研究了6137例使用第三代和第四代陶瓷对陶瓷界面的全髋关节置换患者，发现术后髋关节异响的发生率为2.4%。异响的独立危险因素是患者的BMI，与髋臼杯的边缘设计也有一定关系，但是与其安放的位置及其周围凸出造成的假体撞击无关。目前尚无证据表明术后异响与陶瓷部件碎裂有关。

三、髋部活动

据文献报道，第四代陶瓷假体的抗牵拉和抗压缩性能已经达到体重的5倍以上，这种情况下，普通的直接撞击并不会轻易造成陶瓷假体的碎裂，而且回顾发生陶瓷部件碎裂的患者发现，部分患者并无明确的外伤史。Taheriazam等报道1例接受陶瓷对陶瓷界面全髋关节置换术的57岁男性患者，术后18个月出现陶瓷内衬破碎，但陶瓷球头完整，该患者并无明确的外伤史，作者认为单纯的关节囊内陶瓷假体直接撞击不一定是造成陶瓷假体碎裂的直接因素。Salih等报道了2例接受陶瓷对陶瓷界面全髋关节置换术的患者，术后因强大暴力造成假体周围骨折，但是陶瓷部件却并未发生碎裂，由此反映出直接暴力并不是造成陶瓷部件碎裂失效的直接因素。或许在直接暴力下髋关节出现超范围运动，引起关节囊内陶瓷假体发生撞击，造成陶瓷部件产生裂痕，患者进一步受到轻微外力后，造成陶瓷部件脆性碎裂。Rhoads等报道1例接受陶瓷对陶瓷界面全髋关节置换术后的患者，因不慎摔倒造成陶瓷球头碎裂，该患者自述在6个月前有高处跌落病史，通过电镜扫描分析陶瓷球头假体发现，该患者6个月前的高处跌落史在陶瓷球头碎裂中起主要作用，导致陶瓷部件出现潜在裂缝，此次摔倒进一步造成陶瓷球头碎裂。Elkins等的一项体外研究结果表明，当患者髋关节过度屈曲时，如下蹲、系鞋带，患者自身中心会偏离髋关节旋转中心，引起髋关节扭曲反应，导致假体撞击，陶瓷部件边缘磨损，增加陶瓷假体碎裂的风险。由此可见，对于接受陶瓷对陶瓷界面全髋关节置换手术的患者，避免髋关节的过度活动和高负荷运动以及外伤，也许可以降低陶瓷部件碎裂的发生率。

四、关节假体的选择

对于采用金属对聚乙烯界面的全髋关节置换术，加大金属股骨球头直径会增加界面磨损率，可能造成骨溶解的发生。虽然在陶瓷对陶瓷界面中，使用较大直径的陶瓷球头意味着需要更纤薄的陶瓷内衬，但是第四代陶瓷凭借生产工艺的改进和原材料硬度的提升，克服了既往不能生产纤薄陶瓷内衬的问题。与此同时，加大陶瓷球头直径增加了脱位所需的距离，减少术后髋关节脱位的概率，提升髋关节稳定性的同时，并不会引起陶瓷对陶瓷界面磨损率的增加。文献报道表明，目前陶瓷碎裂多出现在陶瓷球头直径<32mm的陶瓷对陶瓷界面中，增大陶瓷球头直径可有效降低陶瓷碎裂的发生率。

Kool等研究表明，相较于标准颈长和加长颈陶瓷球头，选用短颈陶瓷球头时陶瓷碎裂的发生率更高，近4%。发生陶瓷球头碎裂的患者均使用了短颈陶瓷球头。究其原因发现，使用短颈陶瓷球头时，陶瓷球头的内部孔和Morse圆锥的接触位置接近陶瓷球头的顶部，陶瓷球头的内部孔和陶瓷球头外表面之间的距离为2.4mm（D1），若换成标准颈长和加长颈的陶瓷球头，陶瓷球头内部孔和Morse圆锥接触位置较低，陶瓷球头内部孔和陶瓷球头外表面之间的距离分别为3.9mm（D2）和6.3mm（D3）（图13-1）。而Masonis的研究结果表明，使用长颈陶瓷球头更易发生陶瓷球头碎裂，可能是长颈陶瓷球头内部孔的接触面积和压应力减少，导致孔内顶部边缘的张应力增加，因此建议选用标准颈长的陶瓷球头。

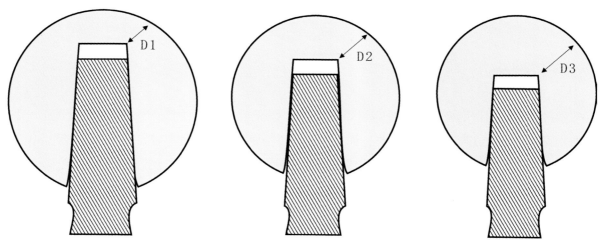

图13-1 不同颈长陶瓷头内部孔和外表面的距离
由左向右依次为短颈、标准颈和长颈陶瓷球头。

五、假体适配及第三体磨损

陶瓷球头与股骨柄圆锥的适配非常重要，二者完全适配时，能够将载荷传递区置于靠近陶瓷部件最坚固的位置，保障假体长期均匀受力。股骨柄的锥度表面常为细微的凹凸不平状，将陶瓷球头紧紧压配在锥度上时，可以使这些凹凸不平的表面变平，将承受的载荷均匀分布于假体。所以，使用陶瓷球头时，适配股骨柄锥度的材料、接触面、锥角、锥孔距离以及倒角设计均十分重要，与陶瓷部件的安全性息息相关。不同公司生产的假体即使锥度相同，其细节处理也不尽相同，因此勿将不同公司生产的陶瓷球头和股骨柄配合使用。同时，术中安装陶瓷球头时，若有如骨碎片、软组织、血液等污染物附着于陶瓷球头或股骨柄锥度表面，均可导致陶瓷球头静态碎裂负荷减小。Weisse等研究表明，碎裂的陶瓷球头表面存在非对称划痕，可能是因为体内的陶瓷球头受力不均，而陶瓷球头的受力不均可能是因为陶瓷球头的内部孔与股骨柄锥度接触面之间存在第三体。研究发现，即使是体积极小的第三体，也可以导致陶瓷静态碎裂负荷减小，30mg的血液可将陶瓷静态碎裂负荷减小60%，重量仅4mg的骨碎片可将陶瓷静态碎裂负荷减小50%。形变的股骨柄和扁平的股骨柄可使陶瓷静态碎裂负荷降低57%~27%，而5~10mm的股骨柄划痕对陶瓷静态碎裂负荷无显著影响。若陶瓷界面之间存在异物碎屑等第三体，可造成界面间应力集中，加速第三体磨损，磨损程度越重，陶瓷部件碎裂的概率越大。陶瓷球头与陶瓷内衬之间如果存在第三体，在髋关节活动时，可以导致头臼微分离，若陶瓷球头与陶瓷内衬再次接触，可以在陶瓷界面间造成瞬时巨大压力，使得局部压强过大，进而造成陶瓷部件碎裂。

六、手术技术

陶瓷内衬不同于聚乙烯内衬，没有高边设计，因此术中对假体的安放位置要求更高，要在保证髋关节稳定的前提下，符合摩擦学要求，避免人工髋关节在日常活动时出现撞击。术中应避免混用不同品牌或不匹配的关节假体。Traina等研究发现，髋臼杯前倾角超出15°±10°的范围是导致陶瓷部件碎裂的危险因素。Elkins等研究发现，髋臼杯外展角过大、前倾角过小时容易引起头臼相撞，适当加大髋臼杯前倾角、减小外展角可以避免股骨柄颈与髋臼边缘的撞击，降低陶瓷部件碎裂的概率。Mcauley通过测试发现，陶瓷内衬嵌入金属髋臼杯时方向不正、未与髋臼杯完全贴合是导致陶瓷内衬碎裂的危险因素。术中操作损伤陶瓷假体、股骨柄锥度，却未及时更换或采取保护措施，可加速陶瓷部件磨损，也是引起陶瓷部件碎裂的危险因素。

七、典型病例

典型病例1：患者女性，58岁。右侧全髋关节置换术后4年，3天前坐位用力起身时突然出现右髋疼痛。术前骨盆正位片（图13-2A）及CT（图13-2B）显示陶瓷内衬碎裂。术中见陶瓷内衬碎裂，陶瓷球头表面刮痕（图13-2C），术中更换髋臼杯，加用金属袖套，安放新陶瓷球头（图13-2D），术后骨盆正位片示假体位置良好（图13-2E）。

典型病例2：患者男性，58岁。因双侧股骨头缺血性坏死行双侧全髋关节置换术，双侧均使用陶瓷对陶瓷界面假体（图13-3A）。术后2个月行走时外伤后出现右侧髋关节脱位（图13-3B），行手法复

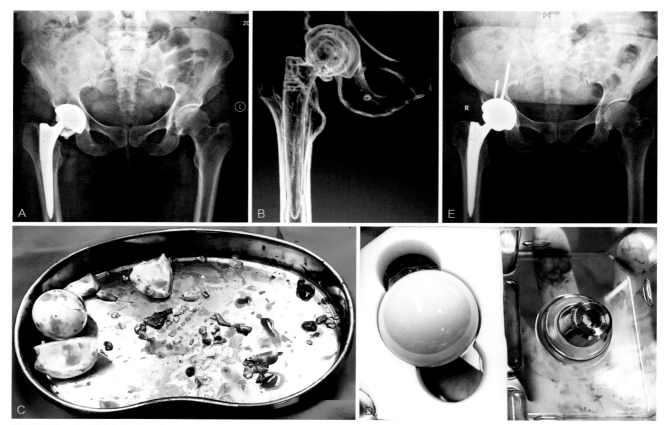

图13-2 典型病例1术前、术后影像及术中碎裂陶瓷假体

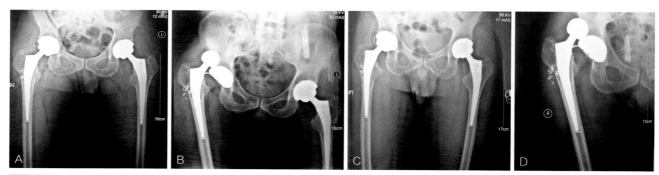

图13-3 典型病例2术前影像

位（图13-3C）；复位后2天，再次出现脱位，X线片可见髋关节周围斑片状阴影（图13-3D）。翻修术中可见碎裂的陶瓷（图13-4A），检查发现为陶瓷内衬碎裂（图13-4B），遂更换新的陶瓷内衬和陶瓷球头（图13-4C）。术后X线片示假体位置良好（图13-4D）。

典型病例3：患者女性，41岁。因双侧发育性髋关节发育不良伴脱位行双侧全髋关节置换术，使用黑晶对高交联聚乙烯界面假体（图13-5A）。术后10个月发生外伤，X线片未见明显骨折，但患者诉右侧大腿疼痛，X线片可见股骨柄假体远端断裂（图13-5B）。术中可见股骨柄断裂（图13-5C），股骨柄远端残留在髓腔内（图13-5D），完整取出断裂股骨柄假体（图13-5E），更换股骨柄假体。术后X线片见假体位置良好（图13-5F）。

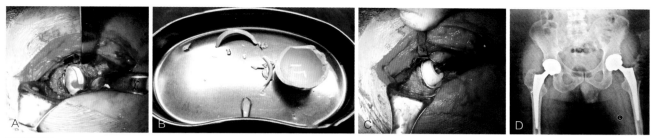

图13-4 典型病例2术中所见及术后复查X线

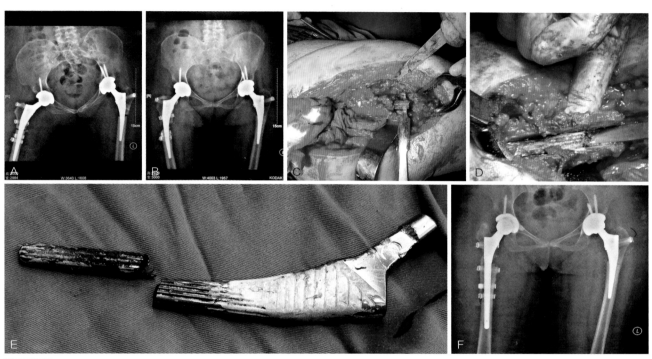

图13-5 典型病例3术前、术后影像及术中照片

第三节　外科技术失败

　　20世纪90年代，掺入氧化锆的氧化铝陶瓷开始应用于临床，与氧化铝陶瓷不同，掺入氧化锆的氧化铝陶瓷有3种存在形式：单斜晶相、四方晶相和立方晶相。每一相都有不同的特性，立方晶相的稳定性好，但易碎；四方晶相更加坚韧，但稳定性差。在制造过程中，氧化锆加热时体积变化达5%，这些变化损害了氧化锆的强度，因为相变应力可能导致裂纹的产生。为解决这一问题，制造商加入了氧化钇作为稳定剂，将氧化锆陶瓷维持在稳定状态下。这种氧化锆陶瓷的稳定性非常好，氧化锆陶瓷的密度是氧化铝陶瓷的1.53倍。第三代陶瓷于1994年发明制造，但由于各种原因，直到2003年，美国FDA才批准上市。第三代陶瓷颗粒更小、杂质更少、硬度更高且更耐磨损。最近上市的第四代陶瓷假体的机械性能更优于第三代。当前使用的第三代、第四代陶瓷假体的磨损较小，使得假体松动发生率较低、假体的理想寿命较长、患者术后的满意程度较高。但第三代和第四代陶瓷假体仍面临着一些问题，本节主要探讨外科技术失败的原因。

一、关节异响

关节异响是指陶瓷对陶瓷全髋关节置换术后，患者在髋关节活动中出现的高声调且可被听见的声音。异响的发生机制目前尚不能完全确定，许多学者认为为多因素，有以下假说。

1. **边缘负荷和条状磨损** 陶瓷内衬在生产过程中要经历切割、抛光和打磨3个步骤，此后陶瓷内衬的边缘出现一圈增高的脊。当陶瓷球头与陶瓷内衬的接触面因髋关节活动而移动至此脊时，陶瓷球头与脊接触不均匀，内外两侧间隙不相等，导致两侧应力失去平衡，并间接导致两侧间隙的液体膜平衡被破坏，导致其摩擦系数增大，加大了陶瓷球头与陶瓷内衬假体间的摩擦力。反复的摩擦，导致陶瓷球头形成了条状磨损带，进一步破坏了陶瓷对陶瓷摩擦界面，进入恶性循环。

2. **杠杆效应** 股骨颈侧金属假体撞击陶瓷内衬，产生杠杆效应，使得陶瓷球头潜在性半脱位，导致边缘负荷的产生。有研究证实，在对异响的陶瓷对陶瓷界面关节假体进行翻修时发现，在条状磨损区域的对侧面，66%的陶瓷内衬上有金属切迹，提示杠杆效应可能会产生边缘负荷，导致异响的发生。

3. **陶瓷磨损颗粒** 在陶瓷对陶瓷髋关节异响患者的关节液中，发现大量的陶瓷磨损颗粒，可能也是异响产生的原因之一。

4. **第三体磨损** 杠杆效应可能会导致金属磨损颗粒的产生，电镜扫描分析显示，陶瓷股骨头假体上的金属条带为钛金属沉着，磨损的金属颗粒进入到陶瓷球头和陶瓷内衬的间隙后，产生第三体磨损，破坏假体的摩擦界面，导致异响的发生。因此，有观点认为，高边设计的陶瓷对陶瓷髋关节假体可能会有更高的异响发生率。

5. **润滑缺失** 润滑机制在陶瓷对陶瓷髋关节假体的异响中发挥重要作用。一项体外试验模拟了不同的负荷条件和界面条件，在有润滑的条件下，未出现异响声；在无润滑的条件下，均出现异响声；在出现异响的假体界面加入润滑条件一段时间后，异响声消失。因此，有研究指出，高摩擦系数由陶瓷对陶瓷假体界面的润滑中断造成，润滑中断，摩擦力增高，陶瓷对陶瓷髋关节假体系统产生振动，产生异响。

针对上述异响发生机制的假说，从外科手术技术角度看，主要影响因素为髋臼杯的外展角和前倾角。目前使用的大多数陶瓷内衬均为无高边设计，因此外科医生会有意识地增加髋臼杯的前倾角以预防术后假体脱位，但是过大的前倾角可能会增加边缘负荷和条状磨损，从而增加异响发生的风险。但有荟萃分析显示，髋臼杯前倾角不是陶瓷对陶瓷髋关节假体异响发生的危险因素，笔者共纳入4篇文献，共计2795髋，其中出现髋关节异响者为58髋，平均髋臼杯前倾角为17.80°；未出现髋关节异响者为2737髋，平均髋臼杯前倾角为24.6°。荟萃分析结果显示$P=0.69$，差异无统计学意义，说明髋臼杯前倾角不是陶瓷对陶瓷髋关节假体异响的危险因素。另一篇荟萃分析显示，髋臼杯外展角不是陶瓷对陶瓷髋关节假体异响发生的危险因素。笔者共纳入5篇文献，共计3175髋，其中出现髋关节异响者为65髋，平均髋臼杯外展角为43.76°；未出现髋关节异响者为3092髋，平均髋臼杯外展角为43.94°，荟萃分析结果显示$P=0.21$，差异无统计学意义，说明髋臼杯外展角不是陶瓷对陶瓷髋关节假体异响的危险因素。

二、陶瓷内衬或陶瓷球头碎裂

假体碎裂是全髋关节置换术后最严重的灾难性并发症，一旦出现，必须进行翻修手术，给患者带来巨大的生理创伤和经济损失。陶瓷假体的脆性高是陶瓷材料的先天缺陷，因此假体破裂成为陶瓷对陶瓷假体严重的并发症之一。有研究显示，第三代陶瓷对陶瓷假体的碎裂率约为0.02%。有研究追踪随访了2003～2007年植入的6500个第四代陶瓷对陶瓷假体（BIOLOX®delta），未发现碎裂。但另一项研究证实，在177例第四代陶瓷对陶瓷假体置换术后，2例出现假体碎裂，碎裂率为1.13%。安放陶瓷内衬有一定困难，不正确的安放可使碎裂率高达16.4%。因此，正确安放陶瓷内衬可以在很大程度上减少假体碎裂的发生率。与第三代陶瓷对陶瓷假体相比，第四代陶瓷对陶瓷假体的韧性和强度均有显著改善，使得陶瓷内衬更加轻薄，便于使用大直径股骨头。

术者应熟悉掌握手术技术，认真选择适应证。据Elkins报道，磨损颗粒越多，内衬的碎裂率越高。髋臼杯的外展角和前倾角也是陶瓷内衬碎裂的重要原因，如果髋臼杯的前倾角小、外展角大，均容易造成头臼碰撞。因此增大髋臼杯前倾角、降低外展角可以防止头臼碰撞，从而降低陶瓷内衬的碎裂率。刘庆等研究发现，髋臼杯放置最为理想的前倾角为15°～20°、外展角为40°～45°。在手术中，植入陶瓷内衬之前应将髋臼杯内的骨组织碎片和血液等清理干净，尽量徒手安装陶瓷内衬，防止髋臼杯内表面的损坏进而导致在安装时发生内衬碎裂。陶瓷内衬没有类似聚乙烯内衬的高边设计，因此对陶瓷内衬的安放位置要求更高，既要保证关节的稳定性、满足摩擦学要求，又要保证在日常活动时不会与骨和软组织发生撞击。而且，不同假体的最佳安放位置有一定的区别，不同的假体配伍对手术效果也有一定影响。在术中，陶瓷部件安放恰当的前提下，破裂率极低。受假体设计影响，陶瓷股骨头的直径通常在28～36mm，即使直径36mm的股骨头也仅有12mm颈长，成为陶瓷对陶瓷摩擦界面的一个不利因素。因此，手术过程中应遵循以下操作要点。

1. 截除股骨颈时应保守，试装确认可恢复适当的肢体长度后再截除多余股骨颈。这样可避免因为没有加长股骨头假体造成肢体短缩和髋关节不稳定。

2. 理想的陶瓷髋臼杯安放角度为外展40°～45°、前倾10°～15°，此时陶瓷球头与陶瓷内衬的接触面积最大，应力分布最为均匀。同时，髋臼杯水平安放可减轻陶瓷边缘的切削，保持髋臼杯适当地前倾在一定程度上可以增加髋关节的后方稳定性。

3. 切除骨赘以及过度高出髋臼杯的髋臼壁以减少前方撞击。一般情况下，高出髋臼杯边缘5mm以内的骨赘不会造成前方撞击，故无须过度切除；高出髋臼杯边缘10mm以上的骨赘会导致明显的前方撞击，故必须切除。

4. 髋臼杯的安放需压配固定，这对主刀医生的手术技术提出了更高的要求。安放假体时需要注意，必须保持正常的生理软组织张力，旨在防止初始头臼微分离进而损坏内衬边缘。

5. 试模可以测试关节的稳定性，应尤为重视撞击和脱位的发生。陶瓷内衬安放时，应确认其已均匀压入髋臼杯内面，确保髋臼内衬边缘与金属杯边缘等距。若检查时发现内衬安装位置不理想，需谨慎取下陶瓷内衬并重装，强行敲击容易引起陶瓷内衬碎裂。

三、假体脱位

近年来，由于手术技术的提高和假体设计的改善，全髋关节置换术后的并发症发生率有所降低，但是术后脱位仍然是除假体无菌性松动外最常见的并发症之一。影响全髋关节置换术后假体脱位的个人因素主要包括患者的性别、年龄、髋部手术史、神经肌肉系统病史，以及完成相应的手术治疗后，患者是否严格地遵照医生的指导进行相应的功能锻炼等。早期的文献报道，患者初次全髋关节置换术后的脱位发生率约为2%，翻修术后的脱位发生率高达约10%，再次翻修后的脱位发生率可高达26%以上。许多研究报道，行后关节囊修补或增强周围软组织张力，可降低后脱位的发生率。Mai等报道了336例陶瓷对陶瓷全髋关节置换术，术后有2例发生脱位，均发生于术后1年内，闭合复位后未再次脱位。陈云苏等报道了2001年9月至2007年12月进行的1139例（1208髋）陶瓷对陶瓷全髋关节置换术，术后有11例（1%）发生脱位，其中3例因为反复脱位而行翻修手术。诸多研究表明，随着Delta纳米复合陶瓷在髋关节假体中的应用，大直径（32mm和36mm）股骨头的使用比例明显增加，有效降低了术后脱位率。Zagra等进行的一项为期2年的前瞻性随机对照研究发现，相对直径28mm的球头（共151例，7例脱位，占4.46%），使用直径36mm的球头时术后脱位风险显著降低（共225例，2例脱位，占0.88%）。这表明大直径球头可增大关节活动度并降低关节脱位风险，提高陶瓷关节假体的耐用性。

全髋关节置换术选用的关节摩擦界面需要承受长达几十年的体内磨损，在体内需要有相当的稳定性、生物相容性及低磨损率。通过几十年的临床应用，陶瓷对陶瓷假体界面在设计及使用性能上不断取得改进，其骨溶解发生率、磨损率、碎裂率均显著降低，假体存活率明显提高。而且陶瓷材料较其他材料的耐磨性能好，可以避免因为磨损颗粒引起的骨溶解等并发症，使其具有独特的优势。然而，陶瓷假体在临床应用中出现的异响、脱位和碎裂等问题也不可忽视，虽然这些问题的发生率不高，一旦出现将会严重影响患者的生活质量。因此，陶瓷假体在髋关节置换术中的应用还有待进一步的研究及改善。

（曹　力　汪　洋）

参考文献

［1］ Basu B. Tribology of ceramics and composites: a materials science perspective [M]. Hoboken: Wiley, 2011.

［2］ Christel PS. Zirconia: the second generation of ceramics for total hip replacement [J]. Bull Hosp Jt Dis Orthop Inst, 1989, 49 (2): 170-177.

［3］ Stanat SJ, Capozzi JD. Squeaking in third-and fourth-generation ceramic-on-ceramic total hip arthroplasty [J]. J Arthroplasty, 2012, 27 (3): 445-453.

［4］ 李恒, 倪明, 李想, 等. 第四代陶瓷界面人工髋关节置换术后摩擦音的临床研究进展 [J]. 解放军医学院学报, 2017, 38 (2): 182-184.

［5］ Restrepo C, Parvizi J, Kurtz SM, et al. The noisy ceramic hip: is component malpositioning the cause? [J]. J Arthroplasty, 2008, 23 (5): 643-649.

［6］ Stea S, Traina F, Beraudi A, et al. Synovial fluid microanalysis allows early diagnosis of ceramic hip prosthesis damage [J]. J Orthop Res, 2012, 30 (8): 1312-1320.

［7］ Walter WL, Insley GM, Walter WK, et al. Edge loading in third generation alumina ceramic-on-ceramic bearings: Stripe wear [J]. J Arthroplasty, 2004, 19 (4): 402-413.

［8］ Chevillotte C, Trousdale RT, Chen Q, et al. The 2009 Frank Stinchfield award: "hip squeaking": a biomechanical study of ceramic-on-ceramic bearing surfaces [J]. Clin Orthop Relat Res, 2010, 468 (2): 345-350.

［9］ Weiss C, Gdaniec P, Hoffmann NP, et al. Squeak in

hipendoprosthesis systems: an experimental studyand a numerical technique to analyze design variants [J]. Med Eng Phys, 2010, 32 (6): 604-609.

［10］Ecker TM, Robbins C, van Flandern G, et al. Squeaking in total hip replacement: no cause for concern [J]. Orthopedics, 2008, 31 (9): 875-876.

［11］Salih S, Currall VA, Ward AJ, et al. Survival of ceramic bearings in total hip replacement after high-energy trauma and periprosthetic acetabular fracture [J]. J Bone Joint Surg Br, 2009, 91 (11): 1533.

［12］Masson B. Emergence of the alumina matrix composite in total hip arthroplasty [J]. Orthop, 2009, 33 (2): 359-363.

［13］Hamilton WG, McAuley JP, Dennis DA, et al. THA with delta ceramic on ceramic: results of a multicenter investigational device exemption trial [J]. Clin Orthop Relat Res, 2010, 468 (2): 358-366.

［14］薛孝威, 郭亭, 赵建宁. 陶瓷对陶瓷全髋关节置换的研究进展 [J]. 中国骨与关节损伤志, 2012, 27 (10): 966-968.

［15］Choy WS, Masson B. Emergence of the alumina matrix composite in total hip arthroplasty [J]. Orthop, 2009, 33 (2): 359-363.

［16］Hu DC, Tie K, Yang X, et al. Comparison of ceramic-on-ceramic to metal-on-polyethylene bearing surfaces in total hip arthroplasty: a meta-analysis of randomized controlled trials [J]. J Orthop Surg Res, 2015, 10 (1): 22-29.

［17］Vendittoli P, Girard J, Lavigne M, et al. Comparison of alumina-alumina to metal-polyethylene bearing surfaces in THA: a randomized study with 4-to 9-years follow-up [J]. Acta Orthop Belg, 2007, 73 (4): 468-477.

［18］Nizard RS, Sedel L, Christel P, et al. Ten-year survivorship of cemented ceramic-ceramic total hip prosthesis [J]. Clin Orthop Relat Res, 1992, 28 (2): 53-63.

［19］刘庆, 殷建华, 周乙雄, 等. 陶瓷对陶瓷人工髋关节置换手术技巧及相关研究 [J]. 中国矫形外科杂志, 2007, 15 (14): 1062-1064.

［20］Garcia-Cimbrelo E, Garcia-Rey E, Murcia-Mazón A, et al. Alumina-on-alumina in THA: a multicenter prospective study [J]. Clin Orthop Relat Res, 2008, 466 (2): 309-316.

［21］刘少华, 周观明, 卢绍燊, 等. 陶瓷界面结合保留股骨颈型全髋关节置换术疗效分析 [J]. 现代诊断与治疗, 2017, 28 (4): 740-742.

［22］罗勤瑜, 胡奕山, 陈春雷, 等. 大头径陶瓷全髋关节置换的早期疗效 [J]. 中国组织工程研究, 2012, 16 (9): 1559-1563.

［23］王雪, 刘雅静, 耿洁, 等. 路径化护理在预防老年人全髋关节置换术后脱位中的应用 [J]. 齐鲁护理杂志, 2013, 19 (14): 86-87.

［24］陈云苏, 王琦, 邵俊杰, 等. 陶瓷全髋关节置换术中期随访结果的报道 [J]. 中华关节外科杂志 (电子版), 2011, 5 (5): 586-592.

［25］Walter WL, O'toole GC, Walter WK, et al. Squeaking in ceramic-on-ceramic hips: The importance of acetabular component orientation [J]. J Arthroplasty, 2007, 22 (4): 496-503.

第十四章

陶瓷髋关节翻修术

全髋关节置换术作为现代骨科学中一种非常成功的手术方式，具有良好的手术效果和较少的手术并发症，广泛应用于治疗髋关节骨关节炎、股骨头坏死、发育性髋关节发育不良等疾病。由于人口老龄化的加速和全髋关节置换术的普及等原因，全髋关节置换术的手术量逐年增加，患者呈现年轻化趋势。全髋关节置换术的手术量的增多伴随着全髋关节翻修手术量的增长。Kurtz等统计并报道全美的全髋关节翻修手术量预计2030年将达到96 700台。目前国内的全髋关节置换手术量也在逐年增长，参照目前美国关节置换术的发展趋势，预计我国的髋关节翻修手术量也将出现逐年递增的趋势，而且速度更快。

第一节　髋臼骨缺损的分型评估和处理原则

全髋关节翻修术的适应证主要包括假体无菌性松动、髋关节不稳及术后假体周围感染，其他原因包括假体位置不良所致反复脱位和假体周围骨折等。有报道认为，髋臼假体原因导致的髋关节翻修数量超过髋关节翻修总量的50%，其他的一些研究者如Callaghan、Keener和Bojescul等也有相似的报道。髋臼翻修是整个翻修手术中最重要的手术步骤，其手术操作难度远高于初次置换，而髋臼侧骨缺损的处理则最具挑战性。在髋臼原因导致翻修的患者中，骨溶解、应力遮挡或者假体移位所致骨量丢失是亟需解决的问题和挑战，直接影响翻修手术的成败和预后。由于前文所述原因，髋臼侧可以产生腔隙性骨缺损，在较为严重的患者中可以出现节段性骨缺损，在一些极端患者中甚至会出现髋臼离断，实际上多是混合型骨缺损。

相对于初次全髋关节置换手术而言，髋关节翻修手术术中需要面临手术入路设计、假体取出、总累计的骨量丢失（包括原有髋臼发育不良、前期手术不正确的髋臼处理、骨溶解、假体取出所致骨量丢失）、神经损伤、骨折、出血、手术时间延长等问题，术后需要面临脱位、感染、血栓形成、假体松动甚至死亡等问题。这使得翻修手术具有很长的学习曲线并变得异常困难，而造成这些问题的主要根源是骨量丢失造成的骨缺损。因此，术前如何正确地判断骨缺损、骨量丢失程度并制订详细的术前计划，术中如何正确处理骨缺损是手术医生需要面对和亟待解决的问题，而准确、清晰、差异化较小的骨缺损分型系统对于指导临床工作具有重要意义，选择合适的骨缺损分型系统对骨缺损的严重程度进行评估和处理。髋臼侧和股骨侧的缺损处理方法不尽相同，但目的一致，均为使假体实现初始稳定性，后通过骨长入或骨长上实现假体的长期稳定性。下面对髋臼和股骨侧的骨缺损分开叙述。现行广为接受的分型系统均以术前X线片上的信息为依据，随着影像学技术的发展，加入了断层扫描作为补充。不论何种分型系统，术前的骨缺损在假体的取出过程中可能发生改变，骨缺损类型亦发生改变。因此，术前的骨缺损分型仅为参考。

一、分型评估

髋臼骨缺损分型主要用于帮助手术医生术前充分评估和设计手术方案、准备翻修器械。目前文献描述的髋臼骨缺损的分型种类较多，但是何种分型方式更具优势目前尚无定论，习惯上多用Paprosky分型和AAOS分型。但是多数的分型系统分类单一，实际临床指导意义不大，或者分型详尽但难记、认知差异大，如Gross分型。同时，大多数的分型系统受医生主观判断的影响较大，如同一位医生在不同时间对同一个骨缺损作出不同分型。

（一）Gross分型

Gross分型分为包容性和非包容性。根据骨缺损程度又分5型。Ⅰ型：骨缺损有限；Ⅱ型：包容性骨缺损，前后柱及髋臼缘完整；Ⅲ型：非包容性骨缺损，骨缺损小于髋臼的50%；Ⅳ型：非包容性骨缺损，骨缺损大于髋臼的50%；Ⅴ型：非包容性骨缺损，骨盆不连续骨缺损，即骨缺损贯穿髋臼的前后柱，并将髋臼上下两部分完全分离。Gross分型对髋臼骨缺损进行了评估，但是分型相对简单、没有明确缺损部位，文献引用较多，但临床指导意义不大，因此在国际上应用不广泛。

（二）AAOS分型

美国骨科医师学会（AAOS）分型首先由D'Antonio等描述，后经过AAOS修订。AAOS分型方法不复杂，文献中使用最为普遍，但是该分型方法适用于术中判定髋臼骨缺损的类型，对髋臼骨缺损的骨量未做界定。适用于初次置换和翻修患者的术中评估，不便用于术前规划髋臼重建方法获得髋臼假体的稳定性。AAOS分型包括节段性骨缺损和腔隙性骨缺损两个基本类型。节段性骨缺损指髋臼周缘的骨缺损，包括髋臼底部；腔隙性骨缺损指边缘完整的腔内骨缺损，可单独发生或者联合存在，它们可根据部位进一步分型。

AAOS分型将髋臼骨缺损分为5型。

Ⅰ型：节段性骨缺损，该类缺损为非包容性，包括髋臼支撑部分或者内壁的骨性结构出现缺损，且根据缺损的部位可以分为两个亚型。ⅠA型，边缘型髋臼骨缺损；ⅠB型，中央型髋臼骨缺损。

Ⅱ型：腔隙性骨缺损，该类缺损为包容性，是指髋臼腔内骨量丢失，缺损部位可以出现在髋臼的上方、前后方或髋臼窝内陷；可能会造成髋臼壁缺损，但髋臼壁和髋臼柱的完整性存在。

Ⅲ型：混合型骨缺损，即腔隙性骨缺损与节段性骨缺损同时存在。

Ⅳ型：骨缺损造成髋臼前后柱的破坏，导致骨盆的连续性中断。

Ⅴ型：骨缺损为关节融合，髋关节解剖定位破坏，髋关节并无骨缺损，髋臼内骨性组织填充，准确定位真臼位置困难。

（三）Paprosky分型

1990年，在AAOS年会上提出全髋关节翻修骨缺损评估的Paprosky分型，该分型在其他几种分型的基础上，基于解剖特征评估骨缺损。根据髋关节X线片上髋臼上移、内移以及坐骨支和泪滴骨溶解的程度，将髋臼骨缺损分为3型。

Ⅰ型：髋臼无明显骨缺损，髋臼无上移。

Ⅱ型：髋臼上移＜3cm。ⅡA型，髋臼内壁完整，髋臼边缘完整，坐骨支和泪滴轻度骨溶解，Kohler线完整。ⅡB型，髋臼内壁完整，边缘部分缺损，坐骨支和泪滴轻度骨溶解。ⅡC型，髋臼内壁缺损，边缘不完整（＜30%），坐骨支轻度骨溶解，泪滴中至重度骨溶解。

Ⅲ型：髋臼上移＞3cm。ⅢA型，髋臼前后柱缺损，内壁骨缺损在髋臼上方，坐骨支和泪滴中度骨溶解。ⅢB型，严重髋臼前后柱缺损，内壁缺损，存在髋臼连续性中断，髋臼前、上、后方存在骨缺损，坐骨支和泪滴重度骨溶解。

Paprosky分型是目前临床上应用最为广泛的髋臼骨缺损分型方法，其优点是分类比较详细，通过影像学判断是否存在髋臼前后壁、顶壁以及内壁骨缺损和其严重程度，指导临床手术计划。但是该分型方式提出时间较长，比较复杂，难以记忆，不同医生的分型类别存在差异。同时，该分型方式对骨缺损的定位不十分明确，同时对旋转中心上移程度定为3cm过于武断，由于身高等个体差异，对于治疗的指导意义越发呈现不足。

上述分型系统从提出到现在已经过去近30余年，在这期间手术技术、假体材料和翻修理念都发生了诸多变化。术中实际操作过程中，会发现术前的影像学评估及分型同术中的实际情况存在较大差异，影响手术进程。因此，应该有一个指导术中重建的新的分型出现。

（四）PRIDE分型

笔者根据翻修患者的经验和教训，提出了一个新的PRIDE分型系统，在笔者翻修患者的髋臼重建中优势明显。临床实践证明，髋臼翻修时髋臼假体的初始稳定性是其长期稳定性（假体表面的骨长上或骨长入）的基础。为了实现髋臼假体的初始稳定性，需要保证髋臼顶、坐骨和耻骨3点对髋臼杯的支撑，即卡住髋臼杯，才能使髋臼杯实现初始稳定性。臼底和其他部分的重建起辅助作用。

PRIDE分型系统是根据英文单词的首字母命名（Pubis耻骨，Roof髋臼顶，Ischium坐骨，Discontinuity离断，Entrap内陷。）（图14-1）。该分型主要根据髋臼重建前的骨缺损位置和方式，结合术前骨盆前后位X线片和Judet位片，对髋臼骨缺损部位进行定位、分型和评估。该分型系统基于髋臼稳定的结构基础，髋臼稳定的基础目标最低是依靠"三点固定"（髋臼顶、坐骨、耻骨），其次是前后柱对髋臼杯的夹持，最好是臼环完整，髋臼内壁起到一定的辅助作用（图14-2）。普通X线片的观察指标包括：①髋臼旋转中心的相对位置（髋臼假体与闭孔上缘连线和Kohler线的关系）；②坐骨的完整性；③耻骨的完整性；④骨盆的连续性。

P缺损：累及耻骨的骨缺损，为髋臼前壁和前柱下方的破坏，耻骨重建和稳定属于"三点固定"理论中的前下方固定点。根据缺损程度可以分为两级：1级为包容性缺损，皮质完整；2级为非包容性缺损，皮质缺损（图14-3）。

R缺损：髋臼旋转中心的上移提示髋臼顶的骨缺损，可包括髋臼前、后柱在内。R型骨缺损可以分为两个亚型：Ri型（roof+in，缺损部位向上、向

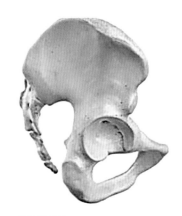

图14-1 PRIDE分型

内），Ro型（roof+out，缺损部位向上、向外），分别表示髋臼骨缺损的方向和部位。Ri代表髋臼向上方和内侧移位，提示髋臼顶壁和前柱破坏为主；Ro代表髋臼移动的方向为向上向外，提示髋臼顶壁和后柱破坏为主。缺损程度可以分为两级：1级缺损，髋臼顶壁和前、后柱部分骨缺损；2级缺损，表示缺损达到髂前上棘与坐骨大孔连线或以上水平，骨缺损多，重建难度相对较大（图14-4）。

I缺损：缺损累及坐骨，提示髋臼后壁和后柱下方的破坏，坐骨重建和稳定属于"三点固定"理论中的后下方固定点。同样分为两级：1级缺损，包容性缺损，皮质完整；2级缺损，非包容性缺损，皮质破坏（图14-3）。

D缺损：代表骨盆前后柱离断，髋臼顶和坐骨耻骨分离。1级缺损为急性离断，可行内固定重建髋臼的稳定，愈合可能性大；2级缺损为慢性离断，血液供应较差，成骨能力不足，易造成骨不连（图14-5）。

E缺损：提示髋臼向内移位，内移的程度可用Kohler线（髂坐线）的完整性进行评估。Kohler线为一影像学标志，在骨盆X线片中分别由髂骨内缘、髋臼内壁及坐骨体内缘的连线构成。髋臼内移提示内壁和前后柱受到破坏。E缺损多为髋臼初次置换术时操作失误造成的后果。如果臼环完整，能够为髋臼杯提供支撑，为1级缺损；不能提供支撑为2级缺损（图14-6）。

髋臼缺损的综合评分决定重建级别（表14-1）。

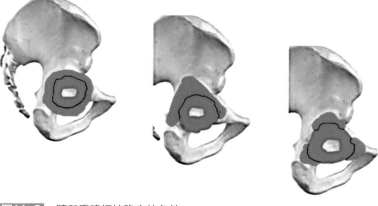

图14-2 髋臼重建初始稳定的条件
托得起、夹得紧、卡得牢、长得住。红色代表支撑部分，绿色代表髋臼杯。

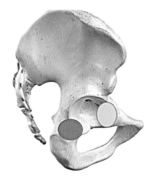

图14-3 坐骨、耻骨缺损
皮质完整为1级，皮质不完整为2级。

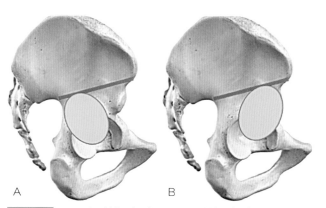

A   B

图14-4 Ro型骨缺损（A）和Ri型骨缺损（B）。

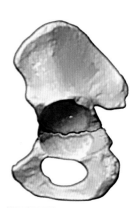

图14-5 D型骨缺损

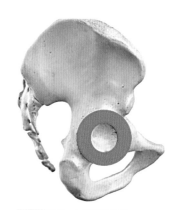

图14-6 E型骨缺损
臼环完整为1级，不完整为2级。红色圆圈代表臼环。

表14-1 髋臼骨缺损PRIDE分型

分型	特征
P缺损	1级：包容性缺损；2级：非包容性缺损
R缺损	Ri（内上）和Ro（外上）两个亚型。1级：缺损在ASIS和坐骨大孔上缘连线以下；2级：缺损向上超过ASIS和坐骨大孔上缘连线
I缺损	1级：包容性缺损；2级：非包容性缺损
D缺损	1级：急性离断；2级：慢性离断
E缺损	1级：髋臼环完整，能够支撑；2级：髋臼环不完整，不能支撑

缺损的综合评分：P、R、I三个支撑点缺失每项1分，急性离断1分，慢性离断2分，内陷型（E缺损）2级2分，总分2分。以上需要备用Cage/Cup-cage进行保护性重建。

二、处理原则

目前的全髋关节翻修术多采用原髋关节手术入路，主要是后外侧入路（部分患者为Smith-Peterson入路）。髋臼翻修的显露原则：①完整切除髋臼假体外包被的瘢痕组织和关节囊；②在保护好坐骨神经的前提下充分显露髋臼；③注意保护髋臼。

在髋臼翻修术中，所有患者都存在髋臼骨缺损，髋臼重建的目的是获得髋臼杯的初始稳定性，依据支撑点和前后柱固定理论，实现初始稳定性的三要素如下：①托得起。髋臼缺损不明显，能提供假体的初始稳定性。②夹得紧。髋臼的前后柱相对完整，对髋臼能提供有效的夹挤作用，实现髋臼的初始稳定。③卡得住。髋臼顶、坐骨和耻骨能提供对髋臼杯的三点固定，实现初始稳定性。术中骨缺损的位置，以最低三点固定位基础，笔者在髋臼翻修术中利用金属垫块进行组配式重建髋臼，方便手术，效果满意。

髋臼骨缺损的处理原则与缺损程度有关：①缺损骨量少，能托住髋臼杯，不影响结构稳定性，不需要进行重建，等同于初次置换；②缺损骨量大，需要对支撑点进行重建，实现基本的三点固定是最低要求，可采用结构性植骨、加强块或者大杯等；笔者对大杯翻修的观点是不能为了使用大杯牺牲自身骨质，否则建议进行支撑点重建；③更严重的骨缺损，需要进行保护性重建，该种重建是在支撑点重建的基础上，可能需要使用Cage等加以保护才能实现骨长入或长上，达到长期稳定性。不管是何种类型重建，都需要同种异体或者自体骨植骨，促进成骨。

依据PRIDE分型系统进行髋臼重建的方法和原则阐述如下。

P缺损：骨缺损不明显，重建的稳定性不受影响，也不需要进行植骨，在手术操作时等同于初次置换，可以在原髋臼大小的基础上适当增加髋臼磨锉直径，使假体与骨面充分接触，增加假体初始稳定性及后期骨长入。1级缺损为包容性缺损，通过增加髋臼磨锉直径无法完全覆盖，在这种情况下需要颗粒植骨或者骨水泥填充，然后使用初次置换假体即可。2级缺损为非包容性缺损，耻骨缺损较多，皮质骨破坏，对髋臼假体不能提供有效支撑，这种情况下需要进行结构性重建从而达到有效的髋臼假体支撑。P缺损大多为溶骨性缺损，单独出现的可能较小，在大多数患者中可以不重建且不影响髋臼假体的稳定性。

R缺损：髋臼顶的缺损可以依据缺损部位和髋臼上移程度分为不同亚型，并指导不同重建形式和原则。Ri型、Ro型分别以髋臼顶和前柱、髋臼顶和后柱缺损为主，需要考虑重建髋臼顶和前后柱（如钽块、大块植骨等）。1级缺损，髋臼假体的初始稳定性受到影响，宿主骨残留骨床尚能提供有效面积，为大杯、骨块、加强块提供稳定基础。需要结构性植骨、金属加强块对髋臼进行结构性重建，或者使用大杯，才能实现髋臼假体的初始稳定性，应结合颗粒植骨和髋臼杯螺钉固定，目标是实现髋臼假体的长期稳定。2级缺损需要充分考虑保护性重建（如结构性植骨+Cage或Cup-cage），并且明确该种重建能否提供有效的髋臼假体的初始稳定性。

I缺损：1级缺损属于包容性缺损，需要颗粒植骨、骨水泥或者金属加强块对坐骨支进行填充，然后髋臼磨锉和假体放置同初次置换。2级为非包容性缺损，坐骨支缺损较多，皮质骨破坏，对于髋臼假体不能提供有效支撑，这种情况下需要进行结构性植骨从而达到有效的髋臼假体支撑，或者采取高位置臼的方式。

D缺损：骨盆离断的1级缺损为急性离断，断端血供好，在重建时只需使用钢板螺钉系统等进行内固定，其他同初次置换；或者使用多孔髋臼杯假体替代部分内固定材料的功能进行支撑，多枚、多向螺钉固定髋臼杯。2级缺损为慢性离断，断端血液供应较差，成骨能力不足，断端难以愈合，骨盆稳定性差，因此需要采取Cage或Cup-cage进行保护性重建和牵张等。

E缺损：1级缺损的髋臼虽然存在内陷，但是髋臼的顶壁、坐骨、耻骨能够提供髋臼假体的环形支撑，因此手术操作时适当增加髋臼直径即可获得假体的初始稳定性。2级缺损的髋臼环不能为髋臼杯提供有效支撑，即使采取大杯植入也不能获得有效的初始稳定，因而需要采用Cage或Cup-cage进行保护性重建。

第二节　股骨骨缺损的分型评估和处理原则

顺利解决髋臼骨缺损和重建挑战后，下一个需要面对和解决的就是股骨骨缺损问题。股骨骨缺损常见原因同髋臼骨缺损类似，包括骨溶解、取出假体或者清理病灶所致医源性骨丢失，可伴有不同程度的骨质疏松或者应力遮挡等。股骨骨缺损的处理目标是根据缺损的部位、范围、对假体稳定性的影响，采用不同的假体实现假体的初始稳定性，初始稳定性是长期稳定性的基础。术前应对缺损进行必要评估，准备术中需要的假体和植骨材料，包括可能的内固定如钢丝钢缆等，以保障手术的安全。

股骨骨缺损分型需要股骨正侧位X线片、下肢全长X线片、CT重建甚至需要MRI评估髋关节周围的软组织情况。这里需要强调的是，任何术前评估都只能是为术中可能的需要提前做准备，术前分型未考虑假体取出过程导致的骨缺损甚至骨折，因此重建方法是根据重建前的骨缺损而定。目前，用于股骨骨缺损的分型都提出至少30年或以上，在这期间手术技术、假体材料、假体设计都发生了很大变化，因此有必要对分型系统进行改进。

一、分型评估

现有常用的股骨骨缺损分类系统中，广为骨科医生接受的主要为AAOS分型和Paprosky股骨骨缺损分型。

（一）AAOS分型

股骨骨缺损AAOS分型将股骨骨缺损分为6型。Ⅰ型：节段性股骨缺损。Ⅱ型：腔隙性股骨缺损。Ⅲ

型：混合型股骨缺损。Ⅳ型：股骨力线不良，成角或者旋转。Ⅴ型：股骨远端髓腔闭塞。Ⅵ型：股骨连续性中断。

根据骨缺损水平分为3个区：Ⅰ区在股骨小转子下缘以上，Ⅱ区为股骨小转子下缘至股骨干以远10cm处，Ⅲ区为股骨干更远端。根据缺损程度分为3级：Ⅰ级为少量骨缺失，假体与宿主骨面接触尚可，不需植骨；Ⅱ级时假体与宿主骨面只有部分接触，但可以支撑假体，需要植骨；Ⅲ级时假体与宿主骨面无接触，不能支撑假体，需要异体骨结构性植骨，如骨板、同种异体股骨近端甚至肿瘤假体。

（二）Paprosky分型

Paprosky分型依据股骨干骺端和骨干部分的骨质缺损程度分为4型。Ⅰ型：股骨干骺端少量骨缺损，股骨干完整，见于非骨水泥型假体翻修，股骨假体缺乏骨长入。Ⅱ型：股骨干骺端大量骨缺损，股骨距破坏，股骨干完整，此型常见于假体难以取出的患者，可以是非骨水泥型假体，也可以是骨水泥型假体。Ⅲ型：股骨干骺端广泛缺损伴股骨干部分缺损，若用于假体远端固定的股骨干长度＞4cm为ⅢA型，若用于假体远端固定的股骨干长度＜4cm为ⅢB型。Ⅳ型：大量的股骨干骺端缺损，髓腔增宽，股骨近端至峡部均无明显支撑。

二、处理原则

股骨骨缺损的处理原则：①充分地显露股骨端；②在完整取出股骨假体的情况下减少股骨端医源性骨量丢失或者不可控的假体周围骨折，为后面的翻修步骤打下基础，避免因手术操作原因人为地增加手术难度和手术时间；③依据骨缺损的程度和部位选择合适的假体，可以依据术中股骨情况选择近端固定、远端固定、远近端混合固定、肿瘤型假体等，确保股骨假体的初始稳定性。

Paprosky Ⅰ型：股骨干骺端仅存在少量缺损，对假体植入的稳定性没有根本性影响，在手术操作中适当扩大假体型号即可提供良好的支撑和假体初始稳定性。因此，可按照初次置换术进行处理，最好使用全涂层锥形柄。

Paprosky Ⅱ型：股骨近端广泛缺损，近端稳定性丢失，远端能对假体提供有效固定。如果近端皮质骨完整，可以在股骨远端固定技术的基础上，通过截骨对近端采取缩容技术恢复假体近端固定，但最好采取远端固定型股骨假体，达到有效的初始稳定性。

Paprosky ⅢA型：股骨广泛缺损，但是远端可固定部分骨干的长度仍可维系假体的初始稳定性，因此可采用广泛涂层的长柄股骨假体。ⅢB型股骨远端可用于固定假体的骨干长度较少，这种情况下应使用远端压配固定或者组配式假体。此类患者，笔者推荐采用股骨近端截骨缩容重建技术，在保证臀中肌张力的情况下增加假体和宿主骨的接触面积和近端稳定性。

Paprosky Ⅳ型：股骨近端及远端骨缺损或者髓腔扩大明显，处理相对困难，假体难以达到有效的初始稳定性。可考虑使用骨水泥型假体、肿瘤假体等特殊假体，并且通过填充或者打压植骨的方式减少髓腔容积，增加初始稳定性。

（尚希福　张晓琪）

第三节　翻修假体的选择策略

一、初次手术摩擦界面选择对翻修术的影响

自20世纪60年代，Charnley将金属股骨头与聚乙烯髋臼组合进行THA以来，关节假体的无菌性松动始终是造成手术失败主要原因之一。研究发现，髋关节假体界面之间磨损所产生的磨损颗粒可以诱导假体周围骨溶解的发生，从而影响假体的使用寿命。造成骨溶解最主要的是聚乙烯磨损颗粒。虽然超高分子量聚乙烯内衬的磨损率约为每年0.1mm，然而由于其他第三方颗粒带来的第三体磨损，会增加超高分子量聚乙烯内衬的磨损率。正是由于超高分子量聚乙烯的抗磨损性能较差，容易产生磨损颗粒等缺点，研究人员不断对聚乙烯材料进行全方位的改进。目前，第三代高交联聚乙烯在生产过程中加入维生素E，进一步改善假体材料的抗磨损特性，第三代高交联聚乙烯产生的磨损颗粒诱发的骨溶解反应显著小于第一代和第二代产品。假体无菌性松动不仅与磨损颗粒的数量有关，还与磨损颗粒的大小有关。高交联聚乙烯产生的磨损颗粒直径多为0.1～0.5μm，比超高分子量聚乙烯产生的磨损颗粒更容易刺激局部组织产生炎症反应，加速骨溶解。目前，新一代高交联聚乙烯可以配伍金属球头或陶瓷球头，相对于金属对聚乙烯摩擦界面，陶瓷对聚乙烯摩擦界面可以减少50%磨损率。

自20世纪70年代法国医生Boutin首次应用氧化铝陶瓷人工关节，陶瓷材料应用于髋关节假体摩擦界面已经超过40年。陶瓷材料有较高耐磨、耐压特性，高亲水性和周围组织对其磨损颗粒低反应性，且陶瓷在体内不会解析出金属离子，避免了金属离子所致变态反应。第一代氧化铝陶瓷纯度较差，晶体颗粒密度低、直径大，导致陶瓷材料脆性大，破碎的发生率较高。第二代氧化铝陶瓷改善了晶体颗粒的直径、密度及颗粒排列，使陶瓷性能有了很大提高。随着现代陶瓷工艺的改进，在第三代陶瓷材料中应用热等静压技术制造零气孔率、晶粒细小均匀的陶瓷，激光蚀刻技术降低陶瓷表面应力点等，使得陶瓷材料的密度、尺寸和强度有了长足进步。目前，第三代氧化铝陶瓷已经广泛应用于临床，取得了令人满意的结果。第四代氧化铝陶瓷的材料密度、强度、韧性均较氧化铝和氧化锆更大，生物相容性及耐磨损性等性能也更优异，因加入氧化锶而呈粉红色，又被称为粉陶。粉陶髋关节假体的出现成为髋关节疾病患者的新选择，在临床上的应用也有上升趋势。粉陶髋关节假体避免了金属磨损颗粒的不良反应，具有耐磨损、使用寿命长、硬度大等优点。同时，粉陶髋关节假体的抗裂性能有了明显提高，因此可以制成更薄的陶瓷内衬，使用更大直径的股骨头假体，降低脱位的发生率，使患者能够获得更大范围的关节活动度，置换后功能恢复良好，疼痛得到明显缓解，经过一段时间的功能锻炼即可恢复正常人的活动范围。因此，第四代陶瓷髋关节假体是目前国际上最先进的人工髋关节材料。陶瓷对陶瓷界面组合是目前磨损率最低的界面组合，其体外磨损试验结果为0.5mm³/MC；临床翻修的陶瓷假体15年仅磨损数微米，线性磨损率为每年0.001mm，是金属对聚乙烯界面的1/2000、金属对金属界面的1/10 011。氧化铝陶瓷是生物惰性材料，具有良好的生物相容性，其磨损颗粒在体内反应性低，可以有效减轻骨溶解。陶瓷对陶瓷组合已被证实是目前最耐磨损的假体组合，并且是年轻、对髋关节功能和使用寿命要求较高患者的最佳选择，极大提高了患者治疗后的生活质量。

影响陶瓷对陶瓷磨擦界面髋关节假体使用寿命的因素主要有患者因素、假体因素和术中操作因素。

（1）患者因素：临床上摩擦界面选择主要考虑患者因素，包括患者的年龄、身体状况、活动水平、预

期寿命和经济状况等。年龄在60岁以上、活动量不大的患者，金属对超高分子量聚乙烯髋关节假体仍属首选。对于年轻患者，由于活动量大、预期寿命长，则应优先考虑更耐磨损的陶瓷对陶瓷或金属对金属髋关节假体，以期获得较佳的远期效果。

（2）假体因素：由于陶瓷髋关节假体的规格型号尚未统一，在陶瓷对陶瓷假体选用时，禁忌混用不同厂家的产品，禁止陶瓷球头与金属部件组合。在假体安装时要保持假体表面状态完好，植入前彻底清洗假体接触面，安装陶瓷球头时先轻拧到位再以配套工具轻轻敲击，不能以金属工具直接敲击陶瓷部件。

（3）术中操作因素：髋关节假体安装和使用也是影响摩擦界面寿命的重要因素。陶瓷对陶瓷髋关节假体对安装位置非常敏感，安装位置不良，可以出现假体撞击和异常的假体受力，引起线性磨损的明显增加，由此产生的磨损率高于常规磨损率数倍至数10倍。置换后高活动量和剧烈体育运动均可加速假体磨损，还会增加陶瓷对陶瓷髋关节假体发生碎裂的风险。

陶瓷股骨头假体一旦碎裂，必须更换新的股骨头假体。选择的新的陶瓷股骨头假体需要耐受残留陶瓷碎屑产生的第三体磨损。既往学者研究发现，若更换金属股骨头假体，虽可以避免碎裂的再次发生，但无法耐受残留陶瓷碎屑产生的第三体磨损，加速界面间磨损，翻修手术的失败率高。Allain等对105例因陶瓷股骨头碎裂而接受翻修手术的患者术后随访5年，发现使用金属股骨头翻修的患者手术失败率高达47%，并指出使用金属股骨头翻修结合关节滑膜彻底清除术，可以降低再次翻修的发生率。Hannouche等对13例使用金属股骨头结合关节滑膜彻底清除术翻修陶瓷股骨头碎裂的患者随访20年，未出现因金属股骨头磨损而再次翻修的病例。分析其原因，可能是彻底切除滑膜，减少了陶瓷碎屑继发第三体磨损的发生率。陶瓷股骨头发生碎裂时，股骨柄锥必然遭受严重损伤，损伤的股骨柄锥难以与新的陶瓷股骨头紧密契合，增加了陶瓷股骨头再碎裂的风险。因此，翻修手术时应更换新的股骨柄。Koo等报道1例陶瓷股骨头碎裂病例，因股骨柄稳定固定，肉眼见一股骨柄锥磨损较轻，术中只更换了陶瓷股骨头，术后4周新的陶瓷股骨头即发生碎裂。陶瓷股骨头碎裂时，陶瓷碎屑及股骨柄锥肯定对内衬产生一定的损伤。目前多数学者认为，无论初次置换采用的是聚乙烯内衬还是陶瓷内衬，都应更换，特别是高分子量聚乙烯内衬，难以耐受陶瓷碎屑的第三体磨损。另外翻修手术时，内衬选用何种材质仍需要考虑，年轻、活动量大的患者，最好选择陶瓷对陶瓷摩擦界面，减少第三体磨损的发生率，增加假体的使用寿命。陶瓷内衬一旦发生碎裂，肯定对陶瓷股骨头造成损伤，但因受到陶瓷股骨头的保护，股骨柄的损伤要小得多，所以一般翻修手术时，须更换陶瓷内衬和陶瓷股骨头而无须更换股骨柄。与陶瓷股骨头翻修原则一致，应杜绝陶瓷碎屑引发的第三体磨损，继续选择耐磨损性能好的陶瓷对陶瓷组配假体。

二、陶瓷全髋关节置换术后的翻修原因分析

现阶段关节假体摩擦界面的选择主要有陶瓷对陶瓷、陶瓷对聚乙烯、金属对聚乙烯、金属对金属等。早期开始使用的金属对金属摩擦界面的耐磨损性能差，尤其无法满足活动量较大的年轻患者，于是开发出性能更加优异的陶瓷材料。

随着全髋关节置换手术量的增加，关节翻修术的数量也在逐年递增，文献报道术后5年和10年的髋关节翻修率分别为6.45%和12.90%。在美国进行的全髋关节翻修术中髋关节脱位（17.3%）是最常见的翻修

原因，其次是假体无菌性松动（16.8%）、假体周围感染（12.8%）。在丹麦进行的全髋关节翻修术中最常见的翻修原因是假体无菌性松动（53%），其次是髋关节脱位（17%）、假体周围感染（9%）。在中国进行的全髋关节置换术后最常见的翻修原因为假体无菌性松动（71.8%），其他原因依次为髋臼磨损（15.4%）、术后假体位置不良（14.1%）、假体周围感染（11.5%）、假体周围骨折（6.4%）、髋关节脱位（5.1%）。

国内外的研究显示了全髋关节置换术后翻修的原因集中在髋关节脱位、假体无菌性松动、假体周围感染、髋臼磨损、术后假体位置不良、假体周围骨折等。初次THA时使用了各种摩擦界面的关节假体，陶瓷假体不可避免会同样出现上述问题，部分源自手术医生的操作，其他即为假体材料本身引起。不难发现，陶瓷全髋关节置换术后翻修的原因主要为陶瓷假体碎裂。下面对髋关节脱位、假体无菌性松动和陶瓷组件碎裂分别进行介绍。

（一）髋关节脱位

陶瓷髋关节假体是否可以降低术后脱位的风险从而降低翻修率，排除手术医生的操作因素外，这是一个具有争议的问题。有研究显示，陶瓷髋关节假体与术后脱位率无明显相关性。但有研究发现，陶瓷全髋关节假体（特别是陶瓷对陶瓷）可能增加晚期脱位率，合理的解释是氧化铝陶瓷是一种生物惰性材料，全髋关节置换术中产生的有限磨损颗粒刺激成纤维细胞的反应减弱，假性关节囊的形成减少，从而导致关节脱位。

（二）假体无菌性松动

文献显示，假体周围骨溶解主要为聚乙烯磨损颗粒诱导的免疫反应导致，而陶瓷对陶瓷关节假体很好地解决了这个问题。虽然陶瓷材料的磨损较小，但选用陶瓷对聚乙烯假体进行全髋关节置换术时，仍会出现假体周围骨溶解，导致假体松动。

（三）陶瓷组件碎裂

陶瓷在拉伸或冲击载荷下的延展性很低，这使得材料很脆，容易碎裂。在循环载荷下，陶瓷的硬度可以防止塑性变形。微观结构缺陷可作为应力点，导致潜在的陶瓷裂纹扩展。大多数的碎裂为非创伤性，股骨头和髋臼内衬均可能发生碎裂，尽管第四代陶瓷和髋臼内衬碎裂均有报道，但内衬碎裂更为常见。聚乙烯内衬上的陶瓷股骨头碎裂也有报道。股骨头和髋臼内衬碎裂的机制不同，冲击会导致碎裂，但最常见的是疲劳性碎裂。陶瓷股骨头碎裂的可能原因是股骨头和股骨柄锥不匹配、锥面划伤、第三体进入头和柄锥之间以及手术期间对陶瓷股骨头的强烈冲击。内衬碎裂可能是由于颈部和内衬边缘的假体撞击导致陶瓷内衬边缘负荷增加，进而产生陶瓷磨损颗粒并充当第三体，内衬边缘弱化，破损扩展加快。如果金属髋臼杯有任何损伤或内衬错位，手术中即可能会发生陶瓷内衬的冲击性碎裂。

1. **陶瓷股骨头碎裂**　现代陶瓷股骨头碎裂可能是创伤、脱位或术中操作不当的后果。最常见的错误处理类型包括头部和金属颈体之间的设计不匹配，用锤子猛烈敲击陶瓷头，使用硬器械（如金属）直接冲击陶瓷头，头部和金属颈体之间夹杂碎屑（如血液或脂肪），以及术中金属颈体的损伤。临床上陶瓷股骨头碎裂会以突然而剧烈的方式表现出来，如髋关节功能完全受损，患者主诉髋关节噪声（嘎吱声）和疼痛，即使在休息时也会发生。陶瓷股骨头碎裂必须考虑作为一个紧急情况进行急症处理。

一旦确诊，患肢需要制动并固定，以避免陶瓷颗粒扩散和进一步损害颈体。陶瓷股骨头碎裂通常会产生一些大的碎片和许多微小的碎片。这些碎片将分散在髋关节周围的软组织中，应通过广泛而彻底的关节冲洗和滑膜切除术清除碎片。然而，尽管手术过程很细致，但小的陶瓷颗粒仍然会被留下，并可能导致翻修后的金属股骨头再次磨损，因此，最好选用新的陶瓷股骨头替换碎裂的陶瓷股骨头。CeramTec公司可提供专门为翻修术设计的陶瓷股骨头模块，由生物氧化物陶瓷股骨头和一个金属套管组成，可以放在原来的金属颈锥体上，形成光滑的头锥表面。尽管这种设计允许不更换新的股骨柄，但在更换新的陶瓷股骨头之前，必须评估股骨颈锥体的损伤，如果股骨颈锥体有严重损伤，则需要同时更换股骨柄假体。

2. 陶瓷内衬碎裂　现代陶瓷髋臼内衬的碎裂可能由于术中操作不当、假体位置不当、创伤或植入物不稳定引起。术中操作不当可能涉及导致撞击的内衬相对于髋臼杯的偏心放置，内衬植入髋臼金属杯过程中锤子对内衬的强烈冲击，使用硬器械直接撞击内衬，未能清除金属髋臼杯中截留的碎屑（如血液或脂肪）。

一旦确定陶瓷内衬碎裂的诊断，患者在翻修术前必须避免受累髋关节的负重，以防止陶瓷碎裂的进一步扩展和陶瓷颗粒的扩散。在不刮伤金属髋臼杯的情况下，移除受损的陶瓷内衬非常重要。通常可以通过轻敲金属髋臼杯的边缘松动内衬，然后使用吸盘器械或止血钳轻松地移除陶瓷内衬。如果内衬仍卡在金属髋臼杯中，内衬可在卡压处折断，而不会散落陶瓷碎片。对于碎裂陶瓷股骨头的翻修，充分的关节冲洗和广泛的滑膜切除术是可取的，以尽可能多地去除陶瓷碎片。对于陶瓷内衬碎裂的翻修，需要根据术中陶瓷碎片的产生情况决定是否采取上述措施。

无论如何，陶瓷全髋关节的使用寿命较长，陶瓷全髋关节存在与常规金属全髋关节翻修类似的原因，如髋关节脱位、假体无菌性松动、假体周围感染、髋臼磨损、术后假体位置不良和假体周围骨折。但是，国内外报道陶瓷全髋关节翻修的原因多为陶瓷组件碎裂，碎裂一方面与陶瓷材料本身脆性有关，但应注意的是术中的操作细节。若陶瓷全髋关节假体发生碎裂，应立即采取紧急治疗和适当的翻修方式，避免再次碎裂的发生。

三、陶瓷髋关节磨损颗粒对选择翻修假体摩擦界面的影响

目前，影响THA术后假体存活率的最主要原因为假体无菌性松动和假体周围骨折。THA术后严重的关节面磨损会产生大量磨损颗粒，磨损颗粒积聚在假体周围将引发假体周围骨溶解，最终导致假体无菌性松动或假体周围骨折的发生。减少磨损颗粒产生可以降低假体无菌性松动的发生率，因此，陶瓷髋关节假体近年来得到广泛重视。目前，陶瓷材料主要包括氧化铝陶瓷、氧化锆陶瓷和氧化铝基复合陶瓷3种。除坚硬、耐磨损外，陶瓷髋关节假体还具有亲水性、生物相容性高及无金属离子释放等优势。

髋关节假体中，不同摩擦界面的摩擦系数不同。其中，金属对金属（MoM）和金属对聚乙烯（MoP）的摩擦系数分别为0.22～0.27和0.06～0.08，而陶瓷对陶瓷（CoC）的摩擦系数仅为0.002～0.070。CoC界面相对于其他摩擦界面的表面体积磨损率更小，因磨损产生的磨损颗粒极少，仅为MoM界面的1/10。体外磨损实验表明，CoC界面的体积磨损率仅为0.16mm³/MC。此外，陶瓷磨损颗粒生物相容性好，相较于聚乙烯磨损颗粒，陶瓷磨损颗粒引起的炎症反应和骨溶解更小，一般难以活化巨噬细胞释放溶骨性细胞因子，如TNFα、PGE$_2$等。另有研究表明，即使有足量陶瓷磨损颗粒激活巨噬细胞，过量的陶瓷磨损颗粒

也会诱导巨噬细胞凋亡，从而避免骨溶解的发生。Tsaousi等将原代成纤维细胞分别暴露于氧化铝陶瓷颗粒和钴铬（cobalt-chrome，CoCr）合金颗粒中培养5天，以探究THA术后磨损颗粒对生物体的影响。结果表明，氧化铝陶瓷颗粒在体外对人体细胞的遗传毒性较弱，与对照组细胞相比，两组之间的细胞活力无显著差异，且对细胞活力的影响无明显时间和剂量相关性；而暴露于CoCr合金颗粒的细胞则显示出明显的剂量和时间相关的细胞毒性。但需要强调的是，虽然氧化铝陶瓷颗粒无细胞毒性，在体内依然具有弱遗传毒性。

陶瓷假体磨损和碎裂为THA术后陶瓷磨损颗粒的主要来源。陶瓷假体的磨损颗粒主要来源于假体微分离和撞击。微分离在MoP髋关节假体中较常见，但在CoC髋关节假体中也存在，尤其是关节周围软组织松弛或股骨假体发生沉降时。当发生微分离时，陶瓷股骨头受力发生改变，从而加速假体磨损。撞击也会导致假体磨损增加，亦被认为是条状磨损产生的机制。由于陶瓷材料的脆性和易碎性，使得假体碎裂成为陶瓷髋关节假体THA术后最主要的并发症。因陶瓷假体碎裂产生的碎片具有锋利、坚硬等特点，故由陶瓷假体碎裂引起的翻修手术难度大，且失败率高。Allain等对105例因陶瓷假体碎裂行THA翻修患者平均3.5年的随访研究中，翻修失败率高达31%。故进行翻修手术时，选择合适的摩擦界面对提升手术疗效和假体的长期存活率至关重要。

目前，对于因陶瓷假体碎裂导致的THA翻修，摩擦界面的选择尚未达成共识。多数研究者认为，摩擦界面选择的首要原则为摩擦界面的材质强度应强于关节腔中可能残留的磨损碎片的强度。因为假体碎裂产生的碎片大小不一，随着关节运动，陶瓷碎片会广泛分布并附着于关节周围的软组织。因手术过程中无法彻底切除滑膜，对于体积较小的陶瓷碎片，亦无法完全清除。选择MoP或CoP髋关节假体时，因陶瓷碎片强度高于金属或聚乙烯，因此，陶瓷碎片对新植入金属或聚乙烯假体的影响具有毁灭性。在患者术后运动过程中，关节内残留的陶瓷碎片可能会转移到假体摩擦界面之间形成第三体磨损，从而加速翻修假体磨损和松动，最终导致翻修手术的失败。而当选择MoM摩擦界面进行THA翻修时，术后不仅存在假体磨损加速和松动的风险，大量的金属磨损颗粒亦会导致严重金属病。Lee等报道，对陶瓷假体碎裂患者应用MoP假体行THA翻修的临床效果差。研究中有9例患者（33%）术后影像学评估出现金属病表现，并且相关实验室检查结果表明患者血液中铬离子含量明显升高。另有研究表明，CoC或CoP髋关节假体可降低THA翻修术后第三体磨损的风险，减少术后假体松动的发生。此外，相关文献报道，应用CoC髋关节假体行THA翻修的疗效可靠，术后并发症发生率低，假体中长期存活率可达90%。同时，CoC髋关节假体的磨损与陶瓷头直径无关，医生可根据实际需要选择合适直径的陶瓷头假体。因此，对于因陶瓷假体碎裂引起的翻修，陶瓷对陶瓷摩擦界面为最佳选择。Traina等对8022例CoC髋关节假体失败患者的随访研究中，40例（0.5%）因陶瓷假体碎裂接受THA翻修，其中30例使用CoC髋关节假体行翻修治疗。末次随访时所有患者翻修术后效果良好，无骨溶解或假体松动发生。

假体碎裂为第三代陶瓷假体主要的并发症，目前，随着生产工艺和陶瓷材料的进步，第四代陶瓷假体THA术后假体碎裂的发生率已明显降低。

（李　涛　翁习生）

第四节　陶瓷全髋关节翻修术中技巧

一、髋臼侧翻修的处理

随着全髋关节置换术的推广和原有植入假体总量的不断增多，髋关节翻修术也面临着不断增多的趋势。而在骨溶解、假体周围感染或多次翻修术的患者中，通常存在严重的骨缺损，甚至是骨盆不连续，如何做好髋臼侧重建是翻修术中的重点和难点。髋臼侧翻修处理的重点在于重建骨缺损以获得良好的初始稳定性及长期稳定性。临床实践中，骨缺损的处理应遵循一定的思路，尤其在处理大范围骨缺损的患者时，选择合理的重建思路和方案，才能做到化繁为简、游刃有余。本节主要讲解和阐述基于圈-点-柱理论的髋臼非骨水泥重建思路及技巧（此部分与第三章第四节有部分重复，目的是方便读者阅读），同时针对骨盆不连续这一手术难点及其处理方案进行概述。

（一）基于圈-点-柱理论的髋臼非骨水泥重建

髋臼非骨水泥重建的初始稳定性来自"圈固定"或"三点固定"，而髋臼的前、后柱尤其是后柱的完整性对固定点的支撑能力有至关重要的决定作用。"三点固定"指接近臼缘部位的骨质，在存在缺损的情况下，若有稳定的"三点"则仍可以为髋臼杯提供足够的初始稳定性；"圈固定"也可以被理解为利用若干个"三点固定"形成的机械固定。臼底的重建旨在与来自臼缘的"圈固定"和"三点固定"形成内外方向上的若干三角形，增加重建结构的稳定性。上述重建理念被称为髋臼重建的圈-点-柱理论。当然本文所述的圈、点、柱均非纯粹的几何定义，在几何上圈和点是没有面积的，本文所述的圈点是一个相对小面积的骨性或金属结构。可以从以下几个方面理解"圈-点-柱"理论。

1. **圈固定**　髋臼周缘完整时，半球形髋臼杯植入后会在赤道部位形成髋臼周缘对髋臼杯的回缩箍扼作用。这种箍扼作用提供了半球形髋臼杯的初始稳定性。在臼缘存在缺损的情况下，通过金属加强块重建臼缘的完整性，或者使用斜坡形加强块张紧松弛的臼缘（圈），仍可获得上述臼缘对髋臼杯的箍扼作用。这种髋臼杯稳定的重建方式被称为圈固定。

2. **大杯**　非骨水泥髋臼重建的基石。使用大杯（jumbo cup）可以解决多数术者在髋关节翻修中面临的髋臼侧重建问题，当然术者使用大杯重建技术的比例也取决于该术者面临的髋臼骨缺损的严重程度和复杂性。使用大杯的基本思路是朴素的，即在不进一步造成显著性骨丢失的前提下，将髋臼锉磨至较大的直径，从而增大髋臼杯与骨床的接触面积。更重要的是，在髋臼残留骨质范围内建立稳定的3点，使半球形髋臼杯楔入此稳定的3点，形成稳定良好的"三点固定"。

临床实践中，术者也可上移旋转中心，锉磨上方骨质，以形成高中心髋臼换取初始稳定性和良好的假体与骨床接触。尽管高中心髋臼作为一种妥协和损失控制的手段，在临床实践中仍可部分接受，但绝不应成为常规使用的方法，更不应成为重建术中努力的目标。高旋转中心的危害已有诸多文献报道，这里不再赘述。需强调的是，努力避免高旋转中心髋臼假体的出现，是初次和翻修术中术者应始终警惕的技术要点。

大杯的使用应以增加髋臼锉磨为前提。因此，即有锉磨和保留骨量的取舍问题。一般而言，首先被锉磨和牺牲的骨量是前方骨质。尽管如此，如可能也应尽可能维持前方骨质的连续性，即使前方骨质菲薄，如其连续性存在则可以显著增加"三点固定"的稳定性。另一保留前方骨质的好处，是避免多孔表面与前方软组织形成撞击而导致疼痛。当然即使前柱完全中断，术者仍可利用前上、后上与后下的骨质，形成有效"三点固定"。

3. **髋臼杯的"三点固定"及点的重建** 髋臼重建的"三点固定"即在髋臼非骨水泥重建术中，在半骨盆范围内（既往常用"髋臼残留骨范围内"来进行表述，但延伸固定技术的出现，使得利用髋臼外的骨质形成固定成为现实，髋臼非骨水泥重建也自臼内拓展至臼外，乃至整个半骨盆）建立3个面积相对较小的稳定区域（点），使半球形髋臼杯楔入这3点，形成臼杯假体的稳固固定。这3个点可以是骨性的，也可以是重建后的多孔金属所形成的（图14-7）。

选取髋臼的前上、后上、后下分别建立3个固定点是"三点固定"的主要模式，特殊情况下，如髋臼前柱中断，术者也可利用髋臼的前下、后上、后下实现"三点固定"，但由于耻骨骨量有限、耻骨支细小，前下方固定点提供的支撑作用有限。因此前下、后上、后下"三点固定"不宜作为首选模式。当然，前下点也可以通过金属加强块（如lotus augment）来加强支撑作用。

髋臼杯的"三点固定"依赖3点的支撑作用而实现。这里经常使用的术语是点的支撑性。点的支撑性有两层意思：①这个点的骨自有骨量是否可以提供足够有活力骨与臼杯表面紧密贴合，以及该点的骨质是否能提供足够的机械强度。由此不难理解，这里的点，并非几何学上的点，而是指面积相对较小的面。②点与点之间是否静止稳定，如果点与点之间可以相互位移及晃动，这些点属于非支撑点，自然无法获得稳定的"三点固定"。

4. **髋臼前后柱的重要性** 无论如何，"三点固定"模式的3点分布于髋臼，或者说半骨盆的上下两部分，或者说髂骨段和耻坐骨段。若连接上下两端的结构中断，则3点之间可以位移和晃动，无疑是非支撑点。由此可见，髋臼的前后柱的重要性不言而喻，因为前后柱连接髂骨段与耻坐骨段，也正是连接上下3点的结构。

前后柱之间只要有一个柱是连续的，则认为3点是稳定的。若3点骨量足够，则3点具有支撑性。前后

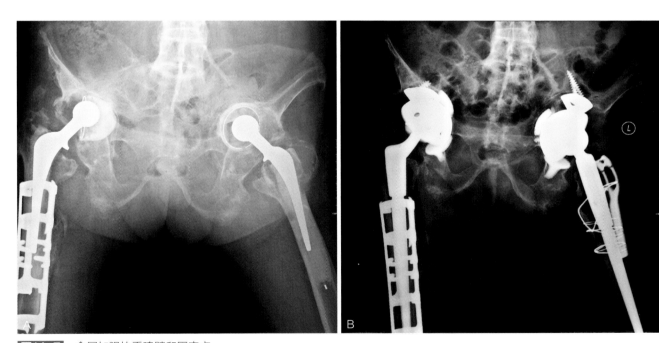

图14-7 金属加强块重建髋臼固定点
A. 翻修术前双侧髋关节正位X线片；B. 翻修术后双侧髋关节正位X线片：斜坡形金属加强块重建上方固定点，莲叶状金属补块重建下方固定点，盘状金属加强块重建髋臼内壁。

柱有1柱断裂后，髋臼由环形变成C字形，则需在最后磨锉的基础上适当给予更多压配，如3～4mm才能获得理想的初始稳定性。

相较于前柱，后柱的完整性更为重要。尽管在后柱断裂、前柱连续的情况下，上下3点仍是稳定的3点。但是，由于人类多数活动在屈髋状态下完成，屈髋运动使下肢借由股骨头颈向髋臼后方及后上方传递应力，使髋臼杯往后方产生位移。因此，完全忽略后柱中断而不做处理，不是理想的做法。针对后柱中断的处理，当然有很多选择，但一般认为仅依赖既有三点固定是不够的。笔者常用的一个方法是利用Buttress等非骨水泥加强块做延伸固定，利用Buttress的长度和表面积将非骨水泥固定的长度延伸至髂骨后上方。Buttress的远端部分则沿骨性髋臼的后上部向下延伸，为半球形髋臼杯提供支持。这种重建方法可以看作：①利用向上的延伸固定使髋臼后上的点变得更加有支撑作用，可以对抗更多指向后上的应力，防止髋臼杯在该矢量上产生位移；②Buttress的远端部分可以延伸至后柱上1/3～1/2，可以看成一种后柱的部分重建。这种部分重建的后柱当然可以对抗屈髋时指向后上方的应力，也能在一定程度上提供前后方向上的夹持固定。

5. 内壁的作用与重建　臼底或壁的作用在于提供外杯穹顶部位的固定，防止髋臼杯内陷和偏转，是"圈固定"和"三点固定"的重要辅助和补充。

不难理解，如外杯的穹顶部位与臼底有很好的接触或骨整合，将极大程度上帮助髋臼周缘固定（圈固定和三点固定均为周缘固定），控制对抗髋臼杯倾斜旋转的扭矩。同时，由于内壁重建一般利用盘状加强块进行，其曲率半径显著大于髋臼杯本身，因此其余臼底骨质接触的表面积也远大于髋臼杯的穹顶部分，可以形成"雪地靴效应"，防止髋臼杯在负载后内移，也可以增大非骨水泥多孔金属表面与骨质的接触。

既往似乎对内壁的固定作用重视不够，对发育不良等较浅的髋臼甚至故意磨穿臼底以内移旋转中心和增加髋臼杯外上的骨性覆盖。由于髋臼杯完整性良好，这种臼底内突（protrusion）技术确实可行。从笔者近年来施行内壁重建的结果来看，确实可见多孔金属重建的内壁周围有骨重塑与骨小梁重排（图14-8），

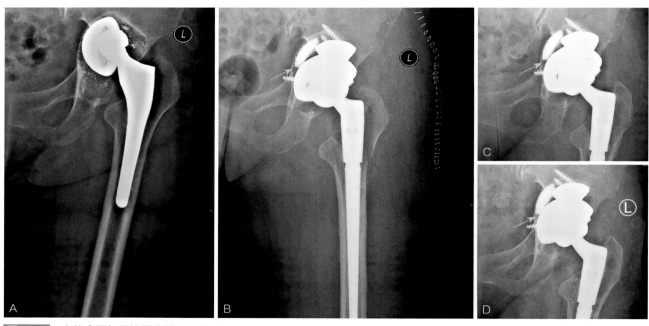

图14-8　盘状金属加强块重建髋臼内壁

A. 翻修术前左侧髋关节正位X线片；B. 翻修术后左侧髋关节正位X线片：斜坡形金属加强块重建髋臼内壁；C. 左侧髋关节翻修术后3个月：黄色箭头示金属加强块周围骨长入；D. 左侧髋关节翻修术后1年：黄色箭头示金属加强块周围骨长入，较前明显增加。

据此可以确信内壁重建可作为三点固定及髋臼杯固定的有效补充。

综上所述，髋臼非骨水泥重建初始稳定性的获得依赖圈固定（rim fixation），或者三点固定（points fixation），髋臼的前后柱（columns）尤其是后柱的完整性是决定点是否具有支撑性的重要依据，即髋臼重建的RPC理论。内壁重建可以作为圈固定或三点固定的重要补充。髋臼的重建从几何角度来看，也是利用三角形固有的稳定性，通过重建多个相互连接的三角形形成稳定的立体结构而展开。

（二）骨盆不连续的髋臼翻修

骨盆不连续作为关节置换术后相对少见的并发症，因其处理流程复杂、操作难度大、失败率高等特点，是当下翻修术中的难点。数据显示，骨盆不连续占髋关节翻修患者的1%~5%。而随着关节置换术的不断推广和当前翻修手术量的不断增多，未来骨盆不连续的患者数量也将呈上升趋势，对临床工作提出了较高的要求和挑战。骨盆不连续是指由于骨折或其他原因导致的骨丢失使髋臼上方和下方的连续性中断，即髋臼上方的髂骨与下方的坐骨、耻骨分离。从分型上看，骨盆不连续为AAOS髋臼骨缺损分型中的Ⅳ型，而在Paprosky髋臼骨缺损分型中则常见于ⅡC型、ⅢA型、ⅢB型。慢性骨盆不连续是髋关节翻修术中面临的主要类型，主要是因为髋臼中部由于骨溶解、假体松动或假体周围感染等诸多因素导致的大范围骨缺损。目前认为影响骨盆不连续治疗结局的主要因素是残留骨量的多少、髋臼骨床成骨能力和骨盆不连续的愈合能力。下面将主要探讨骨盆不连续的处理原则、主要方法及相应疗效。

1. **骨盆不连续患者的术前评估** 翻修术前对髋臼周围骨缺损的评估和是否合并骨盆不连续的判断尤其重要，而骨盆不连续的诊断主要依赖术前影像学检查。X线检查作为评估术前原假体失败原因、合并骨缺损位置及程度、是否存在骨盆不连续的最基本检查，主要包括骨盆正位以及髋关节正位、蛙式位、Judet位（闭孔斜位、髂骨斜位）。骨盆正位及髋关节正位可以对假体失败原因、假体位置、合并骨缺损等情况进行初步判断，若发现骨折线、闭孔不对称或臼底内移使Kohler线中断，则提示可能存在骨盆不连续。闭孔斜位片可见髋臼前柱和后壁骨折线，髂骨斜位片可见髋臼前壁和后柱骨折线。既往研究指出，Judet位可以进一步提高骨盆不连续的检出率和诊断的准确性。Martin等研究指出，联合使用骨盆正位、髋关节侧位及Judet位，骨盆不连续的诊断灵敏度高达100%。去伪影CT检查及三维重建可以为术者提供髋臼周围骨缺损的详细立体结构信息，对骨盆不连续进行辅助判断。需要指出的是，合并骨盆不连续的患者，骨缺损可能相对较大，甚至合并假体突入盆腔的可能，术前血管造影以明确周围解剖关系，对避免术中血管损伤具有重大意义。对于可疑合并假体周围感染的患者，应当行术前穿刺，以判断和排除假体周围感染。此外，鉴于合并骨盆不连续的髋关节翻修手术创伤较大，围手术期风险较高，对于患者术前一般情况及内科合并症等应尽可能地优化，以保障患者安全。

2. **骨盆不连续患者的术中判断** 术中明确骨盆不连续的诊断，对于术中决策具有重要意义，尤其是术前影像学检查对骨盆不连续诊断存疑的患者。后外侧入路是目前处理复杂髋关节翻修的主要入路，术中良好的髋臼及股骨侧显露尤其重要。取出原假体时，应选择合适的假体取出工具，避免因暴力取出所致的骨缺损及骨盆不连续。髋臼假体取出后，应清理髋臼周围及髋臼内的纤维组织。怀疑骨盆不连续的患者，可采用Cobber钳撑开髋臼上下方，若见明显骨折线或上下解剖结构分离，则考虑骨盆不连续诊断明确。

3. **骨盆不连续的重建原则及方法** 对于骨盆不连续患者，重建原则在于重建骨盆连续性、重建髋臼周围骨缺损，保证新假体的初始稳定性，减少手术并发症。目前采用的重建方法包括同种异体植骨结合防内突髋臼加强环（allograft-prosthetic composites，APC）、Cup-cage重建技术、多孔钽金属髋臼杯结合多孔金属加强块、定制型髋臼重建假体（custom triflange acetabular component，CTAC）、骨盆牵引结合多孔钽金属髋臼杯等。各种重建方法各有其优缺点，其选择不仅取决于可及的假体选择，更重要的是术中对骨盆不连续和合并骨缺损情况的具体判断，以及术者的手术习惯和技巧。简单的骨盆后柱加压钢板内固定主要用于术中急性骨盆骨折或骨质良好的骨盆不连续患者，在此不做专门讨论。

（1）同种异体植骨结合防内突髋臼Cage重建技术：APC是早期用于处理骨盆不连续的方案。为了保证髋臼重建获得足够的骨量，同种异体骨植骨作为早期可及的选择之一，曾获得广泛应用，然而其主要问题在于植入后再吸收、再血管化的过程中出现强度下降，最终导致假体松动率高。而后出现了APC技术，其理念在于通过植入的髋臼加强环（Cage）起到桥接作用，连接中断的骨盆上下侧，提供初始稳定性，同时植入骨再血管化，促进原骨盆不连续断端愈合，以获得长期稳定性。从临床使用上看，尽管其早期疗效尚可，但中长期失败率较高，主要原因在于Cage缺乏骨长入功能，而植骨的吸收造成假体的机械失效，最终导致假体松动。近期的荟萃分析显示，APC技术机械失败率高达24.5%，居各类治疗方案的前列，其非机械失效的并发症发生率（如感染、脱位、神经或血管损伤等）同样高达34.3%。而随着新的重建技术如Cup-cage重建技术、定制型三翼髋臼杯、多孔金属加强块技术等的运用，APC技术的应用已逐渐减少。

（2）Cup-cage重建技术：即髋臼杯联合髋臼加强环，该技术主要通过植入多孔的髋臼杯联合加强环共同重建髋臼的连续性。实际操作中，在植入合适大小的多孔髋臼杯后，将髋臼加强环置于髋臼杯内，并通过螺钉将加强环的翼分别锚定在中断的髋臼上下侧，以恢复骨盆连续性。而横穿加强环、髋臼杯及底部骨质的螺钉，则将三者固定为同一整体，进一步加强髋臼的稳定性。完成髋臼杯及加强环的固定后，一般多使用骨水泥固定内衬。该技术中加强环相当于内固定装置，可提供较好的初始稳定性和术后早期的承载负荷。而多孔的髋臼杯不仅具有较高的摩擦系数以提供初始稳定性，同时其较低的刚度也可以很好地传递应力，并避免应力遮挡。同时多孔髋臼杯可以提供良好的骨长入界面，以达到远期生物固定的目的，并作为后期承载负荷的主要部位。

在髋臼杯的选择上，考虑到慢性骨盆不连续的患者骨盆不连续多由骨溶解造成，骨质条件差，骨折愈合能力差，应首选骨小梁钽金属髋臼杯。若合并较大的骨缺损，则可以通过配合多孔金属加强块，甚至将超小号髋臼杯作为加强块使用，以填充较大范围的骨缺损。此外，术中应尽可能避免加强环反复预弯，造成疲劳断裂。术中显露髋臼上方髂骨侧时，注意避免损伤臀上血管及神经。

从疗效上看，Cup-cage重建技术在处理骨盆不连续上，具有较好的短期及中期疗效。Rogers等曾报道采用该技术的42例骨盆不连续患者，假体的8年累计存活率达86.3%，导致翻修的主要原因是关节不稳定和机械失效。Amenabar等运用该技术重建的45例伴有骨盆不连续的髋臼，平均随访77个月，无菌性松动的发生率仅9%，与近期一篇荟萃分析中报道的7%比例基本一致。而该技术目前报道的主要并发症包括脱位、感染及神经损伤，发生率高达20%。脱位原因可能是患者存在多次手术史，术后髋关节不稳定概率高，可根据术中情况采用限制性髋臼内衬，但限制性内衬不应作为常规选择。

（3）多孔金属加强块联合骨小梁多孔金属髋臼杯重建技术：骨小梁多孔金属（trabecular metal，TM）摩擦系数较大，压配植入后可获得较好的初始稳定性，同时从远期效果来看，其避免了植骨再血管化所带来的骨吸收的缺陷，而且其弹性模量与软骨下骨接近，可避免应力遮挡或集中，多孔的表面也有助于骨长入以获得远期生物固定。因此，TM髋臼杯系统在近些年复杂髋关节翻修中的运用日益增多，尤其是合并严重骨缺损的患者。该系统也可作为目前处理骨盆不连续的方案之一（图14-9）。Sporer等报道了13例Paprosky ⅢB型骨缺损合并骨盆不连续的患者采用多孔金属加强块联合TM髋臼杯重建髋臼，平均2.6年的随访结果显示，1例患者出现影像学可疑松动，但无1例翻修失败。此外，Weeden等报道了10例采用该技术治疗骨盆不连续的患者，结果显示在最短2年的随访时间中，所有患者均获得假体稳定和临床成功。Jenkins等采用该技术对11例复杂髋关节翻修合并骨盆不连续的患者进行了髋臼重建，随访时间最短5年，仅1例患者因假体松动而再次手术。该技术的优点在于TM具有良好的骨长入特性，可以获得较好的长期稳定性，同时该技术无须特殊的假体制作，临床可及性相较于其他技术更佳。而该技术的缺点在于对于合并严重骨缺损的骨盆不连续患者，术中初始稳定性重建的手术要求高。虽然目前报道的采用TM加强块联合TM髋臼杯重建骨盆不连续的患者均取得较好的中期临床效果，但该技术手术要求高，且尚缺乏较大样本量的随访结果，因此需慎重采用此方法重建骨盆不连续。

（4）定制型三翼髋臼杯：最早于2001年由Christie等报道，随着定制型假体技术的推广，该技术在复杂髋关节翻修术中的运用逐步得到推广。其设计理念是在获得良好匹配和可靠稳定性的前提下，尽可能减少术中对宿主骨的破坏。主要流程是术前对患者行CT扫描，获取整个骨盆及去除假体后的骨质界面，通过三维重建，精确评估患者髋臼的解剖学形态和骨质，参考重建的骨盆模型进行三翼髋臼杯的个体化设计，必要时可加入金属加强块以填充较大的骨缺损。术中植入三翼髋臼杯前，髂骨侧、坐骨侧及耻骨侧均需要较为广泛的显露，以便观察髋臼骨缺损和获得臼翼固定的骨面。安装坐骨侧臼翼时，为保护坐骨神经，可采取伸髋屈膝位。同时，术中结合3D打印的骨盆模型有助于提高假体安装的精度；适度地植入颗粒骨以填充髋臼杯与宿主骨之间的腔隙，有助于提高假体匹配度；高边内衬及双动头的使用，有助于增强髋关节的稳定性。定制型三翼髋臼杯的缺点在于术前等待时间长，设计及制作期间需要术者及工程师沟通，费用相对高昂，同时术中显露的术野范围较大，损伤周围血管及神经的可能性较大，应注意辨认和保护坐骨神经以及臀上神经及血管等结构。

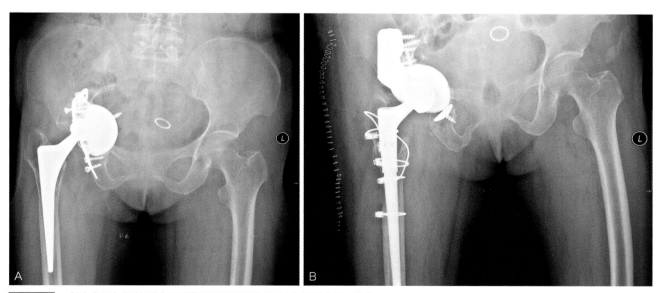

图14-9 多孔金属加强块联合TM髋臼杯重建髋臼患者术前及术后X线片
患者女性，61岁。右侧股骨颈骨折行切开复位内固定后骨折不愈合，行右侧髋关节置换术，术后2年因脱位于外院行翻修术，植入Cup-cage，后出现右侧髋关节疼痛伴活动受限，术前骨盆正位X线片提示原髋臼假体松动（A），查体发现坐骨神经损伤。采用多孔金属加强块联合骨小梁多孔金属髋臼杯重建技术进行再次翻修手术（B）。

从临床疗效上看，Taunon等采用该技术治疗57例骨盆不连续的患者中，经过平均6.3年的随访，仅1例（1.8%）因无菌性松动而再次翻修，28例（49%）在末次随访中骨盆不连续愈合，但该组患者中，术后关节不稳定的患者比例高达17.5%。Deboer等曾报道采用定制型三翼髋臼杯治疗骨盆不连续的30例患者，获得随访的28例患者中，无1例再次行假体翻修，其中20例患者的随访时间达到平均10年（最短7年），但术后5例患者发生脱位。关节不稳定是最常见的术后并发症，因术后关节不稳定再手术的比例可高达15.5%。关节不稳定的高发生率可能与术前外展肌功能缺陷、旋转中心设计靠外、术中广泛软组织松解以及臀上神经损伤等有关。因此，在设计三翼髋臼杯时，应尽可能优化旋转中心的位置和髋臼杯开口平面的朝向。尽量缩短髂骨侧臼翼，可使髂骨侧螺钉朝向头侧，达到保护臀上神经的目的。术中只进行必要的显露和松解，可采用大转子截骨术以减少臀上神经的张力，有学者建议使用限制性内衬或双动头。术后早期使用夹具可限制髋关节过度活动。

（5）骨盆牵引结合多孔钽金属髋臼杯：骨盆牵引技术是处理骨盆不连续相对较新的技术，其原理在于通过骨盆牵拉后的弹性回缩力获得骨盆的相对稳定性，并通过螺钉及多孔髋臼杯组合分别固定髋臼的上部及下部，从而重建髋臼的初始稳定性。因此，在该技术中，髋臼杯实际上也承担连接骨盆上下两部分的作用。为了保证新植入的髋臼杯能够起到较好的桥接作用，保持周围的骨量，前上方和后下方的骨质尤为重要，这既是牵引技术中克氏针植入的位置，同时也是新植入髋臼杯尽可能形成压配的主要位置。实际操作中，在明确骨盆不连续的诊断后，分别将两枚克氏针置入髋臼前上方骨质和后下方骨质上，用撑开器撑开克氏针以实现对髋臼的牵引，此时，髋臼内侧及底部会形成聚拢和加压作用。而后使用髋臼锉反转锉磨修整骨面，必要时反转加压植骨后植入髋臼杯，并以螺钉进一步辅助固定。对于较大的骨缺损，采用合适的TM加强块予以预填充，将多孔金属加强块先植入后，再通过骨水泥连接加强块与新假体界面，以达到初始稳定性。Sheth等在近期发表的多中心研究中，32例采用该技术治疗慢性骨盆不连续的患者在平均随访62个月后，仅有1例患者因松动而再次行翻修术，69%患者骨盆不连续愈合。而在来自梅奥（Mayo）医学中心的数据显示，采用该技术治疗慢性骨盆不连续的31例患者中，以无菌性松动为终点的2年生存率为97%，以再手术事件为终点的则为87%，并且在平均3年的随访时间中，90%患者出现影像学上的骨整合。目前该技术的长期有效性仍有待更大样本的研究数据支持。

考虑到当前骨盆不连续重建方案的多样化，以及不同重建方式下的手术均面临较高的假体失败率及并发症发生率，骨盆不连续的处理的确是当下髋关节翻修术中的难点。把握不同重建方式的特点和技巧，选择熟练且适宜的重建方式，将有助于提高手术的重建成功率、假体远期生存率，并降低并发症发生率。

髋关节翻修术作为关节外科的手术难点之一，如何做好髋臼侧的重建不仅需要有良好的手术器械和假体选择，同时还在于清晰的手术思路。无论是对不同程度骨缺损的处理，还是复杂的骨盆不连续，只有培养良好的重建思路，才能在术前规划中意识到可能的难点及其处理措施，术中针对实际情况选择合理的重建方案，才能提高翻修手术的成功率及术后的关节功能。

二、股骨侧翻修的处理

1990—2002年，美国全髋、全膝关节置换术的数量一直在稳步增长。2005年，美国全髋关节翻修术的数量为40 800例，根据1990—2002年全髋、全膝关节置换术数量的增长速率，预计到2030年美国全髋关节翻修数量将相比2005年增加137%，达到96 700例。我国全髋关节置换术相比美国虽然起步较晚，但是过去数十年来，数量增加迅速。由于接受全髋关节置换术的患者越来越年轻化、手术医生的技术水平和经验参差不齐及一些较低质量的国产假体的应用等，我国全髋关节翻修术的数量近年来也急剧增加。Bozic等研究发现美国全髋关节翻修术最常见的原因为髋关节不稳定（22.5%）、机械松动（19.7%）和感染（14.8%），而所有假体组件均翻修（41%）是最常见的翻修类型。根据北京积水潭医院2000年1月至2019年12月共1422例全髋关节翻修术的统计数据，全髋关节翻修术最常见的原因为无菌性松动（60.2%）、感染（17.0%）、骨溶解（4.5%）。

由于松动或磨损导致的严重骨溶解、应力遮挡、假体周围感染、多次手术史、骨质疏松、取出原假体或残留骨水泥时穿孔或开窗造成医源性骨缺损等，全髋关节翻修术中股骨侧常面临各种程度的骨缺损。而重建的难点在于股骨侧存在严重骨缺损的同时常合并近端解剖改变，如内翻或后倾重塑。因此，股骨侧重建策略是基于骨缺损的严重程度、剩余骨量和质量及解剖重塑变化情况而确定。全髋关节翻修术股骨侧重建的主要目的是获得假体的稳固固定、髋关节的稳定和恢复髋关节的生物力学，最终目的是获得远期的假体存活率。全髋关节翻修术中的股骨侧重建有多种方法，包括骨水泥型股骨柄固定、近端多孔涂层的生物型股骨柄固定、近端多孔涂层的组配式生物型股骨柄固定、广泛多孔涂层远端固定的圆柱形钴铬钼股骨柄、组配或非组配式远端固定锥形带脊钛合金股骨柄、打压植骨、异体骨假体复合物和近端股骨置换。

（一）术前评估与计划

1. 术前评估　全髋关节翻修术需要详细精密的术前评估和计划，详细询问病史、查体和常规X线检查是术前评估和计划的基础。体格检查应全面评估先前手术切口、下肢神经血管、髋关节活动度、步态、腰骶椎、肢体不等长及对侧肢体；检查有无皮肤感染迹象，包括原切口周围红斑、硬结、窦道及引流等；体格检查常能排除外源性疼痛，如大转子滑囊炎；Trendelenburg征阳性患者可能存在外展肌力下降或功能不全。

负重位骨盆正位、髋关节正侧位和股骨全长X线片是基础检查项目，但是平片经常会低估骨缺损的程度，必要时需完善髋关节CT、髋关节MRI、下肢血管造影及断层造影等特殊影像学检查以获取更多有价值的信息；关节置换术后系列X线片有助于发现进行性透亮线、假体下沉、假体周围骨折、感染、无菌性松动及聚乙烯内衬磨损等；术前CT可发现平片容易忽略的骨缺损，有助于术前确定骨缺损的位置和严重程度；双下肢负重位全长X线片有助于评估整个下肢的力学；MRI特别是减伪影MRI有助于评估金属对金属关节面和锥度腐蚀导致的炎性假瘤和软组织肿块；对于骨缺损严重的患者，通过术前3D打印髋关节模型等手段，有助于准确评估骨缺损严重程度、预估手术的难点，提前做好充分的准备，提高手术效率、有效性和安全性。

疼痛是全髋关节置换术后患者最常见的症状，但并非所有疼痛都与假体相关。因此，细致地评估疼痛的来源对关节外科医生来说十分重要，要详细记录疼痛的具体部位、性质、发生时间、持续时间、频率、有无放射痛、加重或缓解因素及合并症状。医生在术前必须要鉴别疼痛是来源于假体的内源性因素还是其他外源性因素。常见的外源性因素包括放射痛、大转子滑囊炎、外展肌肌腱炎、髂腰肌肌腱炎、下腰椎脊柱疾病、骨盆周围应力骨折及大转子骨折等；尽管腹股沟或者臀部疼痛常与内源性关节囊和髋臼病变相关，单独的臀部疼痛也常来源于坐骨神经或放射性疾病，特别是疼痛放射至膝关节以远同时合并感觉异常。此外，骨科医生还需要考虑非肌肉骨骼系统疾病如疝或血管性疾病。全髋关节置换术后内源性髋关节疼痛常与假体无菌性松动或者假体周围感染有关。大腿前部疼痛，特别是与活动相关的疼痛，常与股骨假体相关；骨溶解相关疼痛通常在初次置换后有一段无疼痛期；无菌性松动通常表现为起步疼痛，静息时缓解；相反，如果休息后疼痛不能缓解，合并夜间痛，常提示假体周围感染；与新近外伤相关的疼痛需要考虑假体周围骨折；而金属对金属假体患者的疼痛需要考虑关节面磨损和锥度腐蚀导致的局部软组织不良反应，钴、铬、钼、钛、钽等金属离子浓度检查常有必要。

所有全髋关节置换术后疼痛的患者，ESR和CRP等都是基本实验室检查，对于大多数患者，术前发现血清炎症指标升高，不论是否有感染的系统症状，建议行髋关节穿刺，抽出的关节液应做细胞计数分析、需氧菌和厌氧菌培养等。如果关节穿刺不是在术后即刻进行，且白细胞计数在1100~3000/μl和中性粒细胞比例超过60%时应考虑可疑感染。

对于松动的股骨柄，股骨近端常会出现内翻重塑和后倾重塑，这种情形尤其常见于松动骨水泥型股骨柄。术前能认识到这种潜在的重塑，将有助于减少术中骨折、皮质穿孔和假体选号偏小等风险。大转子延长截骨在全髋关节翻修术中非常有价值，特别是对于股骨明显内翻重塑、固定良好的生物型股骨柄和骨水泥型股骨柄远端有大段骨水泥的患者。

2. 术前计划

（1）手术入路：全髋关节翻修术的手术入路有后外侧入路、直接外侧入路、前外侧入路及直接前入路等，主要由医生的经验和计划的重建方式决定，同时骨缺损的部位和严重程度、是否存在解剖畸变及患者因素等都会影响手术入路的选择。前外侧入路和直接外侧入路不影响术后的关节稳定，避免损伤后外侧重要神经血管结构（坐骨神经），但是对外展肌复合体的损伤不容忽视。随着直接前入路在初次全髋关节置换术中应用越来越盛行，该入路也在翻修术中被采用。然而翻修术需要广泛的显露，该入路本身相关的并发症发生率如股外侧皮神经和术中骨折在翻修术中有增加可能。尽管后外侧入路有增加术后脱位和后外侧神经血管结构损伤的风险，但是通过这种入路很容易显露髋臼和股骨，同时大部分关节外科医生对该入路也较熟悉，因此该入路是最常采用的翻修手术入路。

（2）假体取出：尽管手术技术、取出工具和假体设计都有了很大进步，但全髋关节翻修术中如何取出原股骨假体仍然具有挑战性，取出假体的过程中有很大风险造成骨缺损。在术前计划过程中，非常重要的是需要预计在取出假体过程中哪些骨性结构和功能结构有损伤的风险，因此需要计划好如何显露和安全有效地取出假体。此外，医生必须做好充分的假体准备，以防术中发现骨缺损比预计的严重。为了能够顺利取出原先失败的假体，除假体特异性的取出工具外，以下器械必须准备好：灵活好用的骨刀、取骨水泥套件（如十字刀、倒勾、月牙铲、弧形骨刀等）、枪钳、纤维光源、环钻、高速磨钻、术中透视和摄片仪器、超声水泥取出工具（超声骨刀）和可以连接在股骨柄或者锥度上的通用取出工具。如果假体固定良好，必须慎重作出取出的决定。

全髋关节翻修术中常需要行股骨截骨，而截骨的部位和形状变化很大，标准单平面截骨、大转子滑移截骨、大转子延长截骨和Wagner股骨截骨均是大转子截骨的种类。大转子延长截骨是全髋关节翻修术中最常用的截骨方式，可增加髋臼的显露，有助于取出股骨假体和残存的骨水泥。这种截骨方式通常在骨水泥套位于股骨前弓的远端、股骨存在内翻或外翻重塑、远端骨水泥固定牢固、难以取出骨长入良好的假体时采用，当然术中需仔细保护截骨片的软组织血供、外展肌复合体和股外侧肌的止点。大转子延长截骨的随访结果令人满意，Paprosky和Sporer报道了122例全髋关节翻修术中行大转子延长截骨平均2.6年的随访结果，发现98%的截骨面愈合良好。

（二）股骨缺损的分型

很多学者都提出全髋关节翻修术中股骨侧骨缺损的分型系统，其中最广泛使用的两个分型系统是Paprosky分型和AAOS分型系统。

1. **Paprosky分型**　Aribindi和Paprosky提出了一种基于骨缺损部位（干骺端或骨干）、近端股骨的剩余骨量及支撑作用、可用于远端固定的股骨干峡部长度的分型系统（图14-10、表14-2）。根据该系统的3个主要分型依据，医生能客观地评估股骨骨缺损，并基于骨缺损严重程度为股骨重建方法的选择提供建设性的指导意见，有助于医生做充分的术前计划和预测未来的骨长入潜力。

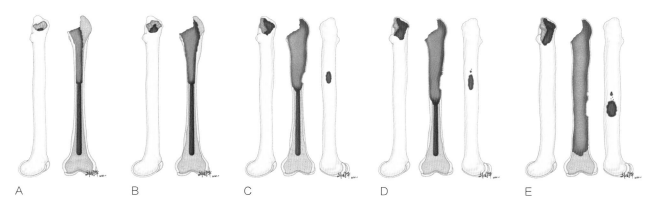

图14-10　股骨骨缺损Paprosky分型
Ⅰ型股骨缺损（A）；Ⅱ型股骨缺损（B）；ⅢA型股骨缺损（C）；ⅢB型股骨缺损（D）；Ⅳ型股骨缺损（E）。

表14-2　Paprosky股骨骨缺损分型系统

分型	定义	干骺端	骨干	近端重塑	重建方法选择
Ⅰ	干骺端轻微的松质骨缺损	完整	完整	无	近端压配的非骨水泥固定
Ⅱ	干骺端广泛的松质骨缺损，骨干皮质骨完整	无	完整	轻微	广泛涂层的生物型股骨柄
ⅢA	干骺端严重破坏，无支撑能力，但骨干有超过4cm的完整皮质骨	无	股骨峡部长度＞4cm	明显	广泛涂层的生物型股骨柄适用于髓腔直径＜19mm，组配或非组配式锥形带脊钛合金股骨柄适用于髓腔直径＞19mm
ⅢB	干骺端严重破坏，无支撑能力，且骨干只有不到4cm的完整皮质骨	无	股骨峡部长度＜4cm	明显	组配的锥形带脊钛合金股骨柄
Ⅳ	干骺端和骨干均严重破坏，且股骨髓腔扩大，骨干峡部无支撑能力	无	无	轻微	异体骨假体复合物、打压植骨联合长骨水泥型股骨柄或者近端股骨置换

Ⅰ型骨缺损：股骨干骺端轻微的松质骨缺损，骨干皮质骨完整，通常无近端股骨重塑。该型骨缺损在翻修术中并不多见，通常见于取出无生物学骨长入潜能的非多孔涂层生物型股骨柄或髋关节表面置换假体后，重建方法可以选择标准长度的水泥柄、近端多孔涂层的生物型股骨柄或广泛涂层的生物型股骨柄。

Ⅱ型骨缺损：股骨干骺端广泛的松质骨缺损，骨干皮质骨完整，常合并轻微的近端股骨内翻重塑。该型骨缺损较常见，特别是在早期无菌性松动的骨水泥型柄被取出后多见，重建方法可以选择广泛涂层的生物型股骨柄。

ⅢA型骨缺损：股骨干骺端严重破坏，无支撑能力，但是骨干有超过4cm的完整皮质骨来提供足够的远端稳定固定，常合并明显的近端股骨内翻或后倾重塑。该型骨缺损最为普遍，多见于在取出采用第一代骨水泥技术的松动骨水泥型股骨柄之后，重建方法可以选择广泛涂层生物型股骨柄或者组配或非组配式锥形带脊钛合金股骨柄。

ⅢB型骨缺损：股骨干骺端严重破坏，无支撑能力，而且骨干可提供远端固定的完整皮质骨不到4cm，常合并明显的近端股骨内翻或后倾重塑。该型骨缺损多见于在取出带有骨水泥限制器的失败骨水泥型股骨柄或者合并严重的远端骨溶解的生物型股骨柄之后，随着骨水泥技术的提高和长生物型股骨柄的使用，该型骨缺损有增加趋势，重建方法可以选择组配的锥形带脊钛合金股骨柄。

Ⅳ型骨缺损：股骨干骺端和骨干均严重破坏，而且股骨髓腔扩大膨胀，呈烟囱型，骨干峡部无支撑能力，近端股骨一般无内翻或后倾重塑。该型骨缺损尽管不常见，但目前有增加趋势，重建方法可以选择组配的锥形带脊钛合金柄、异体骨假体复合物、打压植骨联合长水泥型股骨柄或近端股骨置换。

2. AAOS分型（D'Antonio分型）　D'Antonio等美国骨科医师学会（AAOS）成员提出了全髋关节翻修术的股骨侧骨缺损的AAOS分型（表14-3）。该分型将股骨侧骨缺损分为节段型和腔隙型。节段型指具有支撑作用的皮质骨缺损，可以被进一步细分为部分或者完全的缺损，或者根据累及部位细分为股骨前、内、后皮质缺损；若节段型骨缺损近端及远端皮质骨完整，如皮质骨开窗，则称为夹层骨缺损；由于大转子存在不愈合和外展肌功能不全的特殊问题，被定义为一种特殊的节段型骨缺损。节段型骨缺损可以分为3个水平，水平Ⅰ指的是小转子下缘的近端，水平Ⅱ指的是小转子下缘至远端10cm，水平Ⅲ指的是水平Ⅱ以远部分。腔隙型骨缺损指髓腔松质骨的缺损或者骨内膜皮质骨的缺损，而股骨外侧皮质骨壳完整，根据缺损严重程度可以进一步细分为仅累及髓腔松质骨的缺损和同时包含髓腔松质骨和骨内膜皮质骨缺损的皮质腔隙型骨缺损；髓腔扩大型是腔隙型骨缺损的一种，指股骨髓腔增宽同时常合并髓腔松质骨的缺失及股骨皮质骨的变薄。同时有节段型和腔隙型的骨缺损称为混合型骨缺损。对线不良指股骨解剖结构的畸变，可能伴股骨成角或旋转畸形。髋关节发育性疾病、骨折畸形愈合、先前的截骨和假体进展性松动都有可能导致股骨对线不良。狭窄硬化闭塞型指由于之前外伤或骨反应性增生导致的股骨髓腔部分狭窄或完全闭塞。不连续型指由于新鲜骨折或骨折不愈合导致股骨皮质不连续。尽管AAOS股骨侧骨缺损分型系统详细地描述了股骨侧骨缺损的多种类型，但是该分型系统并未为广大关节外科医生提供一种基于骨缺损严重程度的重建指导方法，其实际应用价值有限。

表14-3　AAOS股骨侧骨缺损分型

分型	描述
Ⅰ型	节段型：具有支撑作用的皮质骨缺损
Ⅱ型	腔隙型：髓腔松质骨缺损或骨内膜皮质骨缺损而股骨外侧皮质骨壳完整
Ⅲ型	混合型：同时合并节段型和腔隙型骨缺损
Ⅳ型	对线不良：有股骨成角或旋转畸形
Ⅴ型	非包容性骨丢失伴骨盆不连续

3. 股骨侧骨缺损的重建方法

（1）骨水泥固定：包括骨水泥型股骨柄固定和cement in cement技术。

1）骨水泥型股骨柄固定：骨水泥型股骨柄固定是依靠骨水泥渗透至松质骨，形成相互绞锁，从而将假体固定到骨床中。翻修术中股骨骨质通常硬化而光滑，难以形成松质骨和骨水泥的相互绞锁。生物力学研究结果表明，第一次翻修时骨水泥和骨界面的剪切应力只有初次置换时的20.6%，第二次翻修时骨水泥和骨界面的剪切应力只有初次置换时的6.8%。临床的随访研究也印证了这一点，全髋关节翻修术中使用骨水泥型股骨柄的早期效果提示很高的失败率。

Pellicci等报道了99例全髋关节翻修术中使用骨水泥型股骨柄的患者平均8.1年的随访结果，再翻修率为19%，但29%的骨水泥型股骨柄出现松动。类似的，Kavanagh等报道166例全髋关节翻修术中使用骨水泥型股骨柄的患者平均4.5年的随访结果，再翻修率为6%，但是影像学结果显示44%的患者出现骨水泥型股骨柄的松动。这些差强人意的随访结果被认为与早期的骨水泥技术有关，随着现代骨水泥技术，如远端髓腔塞、髓腔冲洗、逆行骨水泥灌注和加压等技术的广泛使用，骨水泥型股骨柄在全髋关节翻修术后的存活率有了一定提高。Callaghan等一项平均3.6年的随访结果显示，139例全髋关节翻修术中使用骨水泥型股骨柄的患者再翻修率为4.3%，16%出现明确的机械性松动，29%可见进行性放射学透亮线。Sculco等认为全髋关节翻修术中骨水泥型股骨柄适合活动量较小且术中骨折风险很高的患者。以上这些让人失望的随访结果让广大关节外科医生开始寻求其他股骨重建方法。

2）cement in cement技术：该技术指在股骨侧翻修术中用特殊工具（高速磨头、超声工具）打磨原先固定良好的完整骨水泥套表面，使其粗糙化后，再用骨水泥技术重新植入一个新的较小直径的骨水泥型股骨柄。其适应证包括翻修完整骨水泥套中位置不良或断裂的假体，还有更换股骨头和内衬不能完全解决髋关节稳定性而需要翻修股骨柄。如果髋臼需要额外的显露，可以采用"tap-in, tap-out"的技术将抛光的骨水泥型股骨柄暂时取出，然后再用骨水泥重新植入刚取出的股骨柄。尽管该技术的适应证有限，但是优点很多，包括术中股骨骨折风险低、皮质穿孔少、减少为了取出远端骨水泥而行股骨截骨等。看得见的、无残留裂缝的完整骨水泥套是该技术的前提。McCallum等提倡用超声工具打磨骨水泥套，使骨水泥套表面粗糙，从而提高骨水泥间的相互绞锁强度，他们认为该技术的适应证包括单独的骨水泥假体界面失败、股骨柄断裂、单独的髋臼杯翻修但是需要取出骨水泥型股骨柄以增加显露、髋关节不稳定、双下肢不等长。Duncan等报道了135例采用cement in cement技术行股骨侧翻修患者平均长达8年的随访，无假体出现无菌性松动，提示该技术在某些合适的患者中可以取得良好的临床效果。

（2）打压植骨：Simon等最先报道了在全髋关节翻修术中采用打压植骨的技术，打压植骨在理念上相对直接，但是对技术要求高，且比较耗时。打压植骨的前提是损坏的扩大的髓腔能够被异体松质骨填充，覆盖原硬化而光滑的骨质，从而形成一个新的更粗糙而斑驳的髓腔，提高骨水泥和松质骨的绞锁强度。然后采用现代的骨水泥技术，将高度抛光无领的双锥度股骨柄植入刚打压好的异体骨床，异体骨逐渐会再血管化，然后逐渐整合到宿主骨中，从而恢复股骨的骨量。皮质骨完全缺如的节段型骨缺损可以采用金属纤维网和异体皮质骨板进行重建。

虽然已经有些报道表明打压植骨的结果令人担忧，但是也有很多学者的随访结果显示打压植骨可以获得良好的短期和长期效果。Meding等评价了34例采用打压植骨重建股骨骨缺损的患者，平均随访30个月，发现38%的假体出现下沉，平均下沉10.1mm，术中骨折发生率为12%。Gokhale等认为打压植骨中假体容易早期下沉的原因可能是异体骨打压不足、骨水泥套不完美、术中未发现股骨骨折和移植骨的再吸收。Ornstein等报道了108例采用打压植骨方法重建股骨骨缺损，39例在第一年出现股骨骨折。Sierra等推测更长的股骨柄能减少术后假体周围骨折的风险，因此他随访了一批采用超过220mm长度的骨水泥型股骨柄结合打压植骨的患者，结果显示42例患者中6例需要再手术，以骨水泥型股骨柄的翻修作为终点，5年和10年存活率均可达到90%；但若以股骨侧的再手术为终点事件，则5年和10年存活率降低到82%。

与其他学习曲线较陡峭的手术一样，随着手术医生经验的积累，对打压植骨越来越得心应手，其效果也会越来越好。Ornstein等报道了一组大宗样本病例的长期随访结果，他们随访了1305例采用打压植骨行股骨侧翻修的患者，观察5~18年，发现70例需要再翻修，男性患者以全因失败为终点事件的随访15年存活率为94%，女性患者为94.7%。Wraighte和Howard等报道了75例打压植骨患者平均随访10.5年的结果，以任何股骨侧再手术为终点事件的10.5年存活率为92%，他们同时也发现假体下沉和术前的Endo-Klinik骨缺损分型密切相关，1年的假体下沉量与长期的下沉明显相关。

尽管打压植骨存在术中骨折、假体下沉等缺点，以上随访结果都表明在股骨骨缺损严重的患者，尤其是髓腔扩大膨胀无法使用广泛涂层圆柱形生物型股骨柄和锥形带脊钛合金股骨柄的患者，采用打压植骨的方法可以取得较为满意的效果。

（3）生物型股骨柄固定：由于全髋关节翻修术中采用骨水泥型股骨柄固定的早期结果不能令人满意，很多医生开始尝试寻求其他的重建股骨骨缺损的方法，因此生物型股骨柄得到了重视，开始流行起来。生物型股骨柄有多种设计理念和原理，这些设计理念和原理也对非骨水泥型股骨柄的长期存活率产生了重大影响。

1）近端多孔涂层生物型股骨柄：采用近端多孔涂层生物型股骨柄行股骨侧翻修的随访结果较差。失败的主要原因是全髋关节翻修术中股骨侧干骺端通常有骨缺损，近端多孔涂层生物型股骨柄难以在干骺端获得稳固的初始稳定性。Berry等随访了至少6种不同类型的近端多孔涂层生物型股骨柄的临床效果，共375例，以股骨柄无菌性松动导致的再翻修为终点事件，8年存活率为58%；而若以股骨柄无菌性松动导致的再翻修或影像学提示松动作为终点事件，8年存活率仅为20%；他们还发现术前骨缺损越严重，术后假体存活率越低。因此，作者得出结论，若股骨近端破坏严重，骨缺损明显，将不能为近端多孔涂层生物型股骨柄提供良好的初始稳定性或者长期的生物学固定。

近端多孔涂层假体的一个常见并发症是股骨近端骨折。Berry等报道采用这种股骨柄的术中骨折发生率为26%。Malkani等报道的术中骨折发生率高达45.9%，以再翻修或中度疼痛为终点事件的5年存活率为82%；然而术中骨折组的4年存活率仅为58%，术中骨折和术中无骨折组的存活率差异有统计学意义。Mulliken等发现他们的术中骨折发生率也高达40%，尽管未报道术中骨折组的假体失效率，但是发现股骨近端骨缺损的患者更易出现术中骨折，且假体失效大都发生于股骨近端骨缺损明显的患者。

2）近端多孔涂层组配式生物型股骨柄：近端多孔涂层组配式生物型股骨柄可以独立地选择股骨柄的近端大小，从而获得干骺端固定，而不受股骨柄远端大小的限制，因此在全髋关节翻修术中得到应用。该股骨柄通过在近端获得稳固的固定，减少了应力遮挡的发生。在Paprosky Ⅰ型和Ⅱ型的轻度骨缺损的股骨侧翻修中，该股骨柄表现良好，然而，对于更严重的骨缺损患者，结果并不乐观。McCarthy和Lee等回顾了67例采用近端多孔涂层组配式生物型股骨柄行股骨侧翻修的患者，78%的股骨骨缺损为Paprosky Ⅲ型或Ⅳ型，平均随访14年，以再翻修为终点事件，14年存活率为60%，所有失败患者均为Paprosky ⅢB型或Ⅳ型，而对于Paprosky Ⅱ型或ⅢA型的患者，无一例失败。Bolognesi等前瞻性随机性研究比较了羟基磷灰石涂层的干骺端袖套和多孔涂层干骺端袖套在股骨侧翻修的结果，均为S-ROM柄（Depuy，Warsaw，Indiana），共53例，平均随访4年，发现对于Paprosky Ⅲ型骨缺损患者，羟基磷灰石涂层袖套骨长入能力是多孔涂层袖套的2.6倍。作者同时发现不论使用哪种袖套，股骨骨缺损越严重，术后Harris评分越低；若以再翻修作为终点事件，所有患者平均3.9年存活率为95%。

3）圆柱形广泛涂层生物型股骨柄：骨水泥型股骨柄和近端固定的多孔涂层生物型股骨柄的早期临床失败使广大医生开始尝试在骨干部分固定假体，而圆柱形广泛涂层生物型股骨柄的设计理念是桥接近端缺损的股骨，在骨干通过"擦配"（scratch fit）获得稳固的初始轴向稳定性和旋转稳定性，进而发生远端骨长入而获得生物学固定。尽管该非骨水泥型股骨柄存在近端应力遮挡和大腿痛的缺点，由于其使用相对简单，同时存活率较高，仍受到广大关节外科医生的欢迎（图14-11）。尤其在北美地区，20世纪80年代以来，这种设计理念的生物型股骨柄已经成为股骨侧翻修的标准选择，很多研究都报道了圆柱形广泛涂层生物型股骨柄的优良结果（表14-4）。

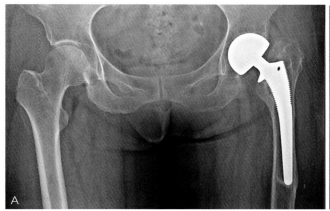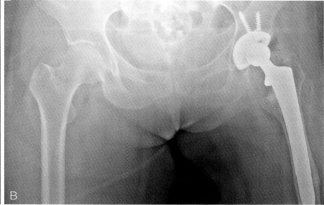

图14-11 广泛多孔涂层生物型股骨柄翻修术前及术后X线片
术前X线片提示股骨柄松动（A），广泛多孔涂层生物型股骨柄翻修术后X线（B）。

表14-4　采用圆柱形广泛涂层生物型股骨柄行股骨侧翻修的研究结果

研究者（发表年份）	病例数	假体类型	平均年龄（岁）	随访时间（年）[3]	结果
Lawrence等（1994）	81	AML和Solution	57	9（5~13）	11%机械失败
Moreland和Bernstein（1995）	175	AML和Solution	62.4	5（2~10）	4%机械失败
Krishnamurthy等（1997）	297	AML	59.6	8.3（5~14）	2.4%机械失败
Moreland和Moreno（2001）	137	AML和Solution	63	9.3（5~16）	4%股骨无菌性松动
Weeden和Paprosky（2002）	170	AML和Solution	61.2	14.2	机械失败率4.1%
Engh等（2004）	777	AML和Solution[1]	NA[2]	20[4]	任何原因的再翻修为终点事件的生存率：5年为97.7%，10年为95.8%，15年为95.8%

[1] AML：anatomical medullary locking，解剖髓内锁定。AML 和 Solution 全髋关节置换系统由 DePuy（Warsaw, Indiana）公司生产。
[2] NA：无法获取。
[3] 以平均值表示，小括号内为范围。
[4] 20 年经验。

当面临严重的股骨骨缺损时，一些作者也报道了圆柱形广泛涂层生物型股骨柄的局限性。Weeden和Paprosky发现Paprosky Ⅱ型或Ⅲ A型的患者失败率仅为5%，而Paprosky Ⅲ B型患者失败率高达21%。Engh等报道了26例骨缺损达小转子以远10cm的患者平均13.3年的随访结果，机械性松动的发生率为15%，以股骨侧再翻修为终点事件的10年存活率为89%。Engh等在另一项研究中指出如果术前骨缺损超过小转子以远10cm，假体存活率明显降低。Sporer和Paprosky研究了51例Paprosky Ⅲ A型、Ⅲ B型或者Ⅳ型股骨骨缺损的患者，发现17例Ⅲ A型患者无一例失败；同样19例髓腔直径<19mm的Ⅲ B型患者也无一例失败，但是11例髓腔直径>19mm的Ⅲ B型患者，机械失败率高达18%；对于8例Ⅳ型患者，3例发生机械失败。作者同时发现另外13例Ⅳ型患者采用打压植骨或者组配的锥形带脊股骨柄无一例失败。

由于广泛涂层圆柱形生物型钴铬钼合金股骨柄的型号最终需要比髓腔锉稍大，依靠4~5cm远端皮质骨提高"擦配固定"，同时钴铬钼合金的弹性模量远大于皮质骨，而股骨柄的刚度与其半径的4次方正相关，所以该种假体容易导致术后股骨近端应力遮挡和大腿痛，尤其在大直径的假体中常见。已有研究发现广泛涂层圆柱形生物型钴铬钼合金股骨柄出现严重术后大腿痛的比例高达8%~9%，而股骨严重应力遮挡的比例也为6%~7.6%。尽管圆柱形广泛涂层生物型股骨柄与应力遮挡的临床相关性存在争议，对于年轻患者来说，严重的应力遮挡可能导致这类患者将来无足够骨量行再次翻修。此外，这种设计理念的远端固定圆柱形股骨柄的另一个劣势是术中骨折发生率较高，已有研究报道术中骨折发生率为9%~30%。Meek等的研究发现术中骨折的危险因素包括术前严重骨缺损、皮质骨髓腔指数较低、实际假体直径比最后用的髓腔锉的尺寸过大、大直径股骨柄，因此他们建议在使用该类型股骨柄时，术前需要认识到可能存在的术中骨折的危险，以避免出现该并发症。

4）非组配式锥形带脊生物型钛合金股骨柄：由于担心圆柱形广泛涂层的生物型股骨柄容易出现应力遮挡和大腿痛的问题，同时该柄在股骨骨缺损严重的患者中失败率较高，广大外科医生开始寻求其他设计理念的生物型股骨柄。Wagner在1987年最早报道了非组配式远端固定锥形带脊钛合金股骨柄［Wagner self-locking（SL）revison stem, Zimmer, Warsaw, Indiana］用于股骨侧翻修的优良结果，而后该柄在欧洲广泛使用。Wagner SL股骨柄由钛铝铌合金（TiAlNb）制成，表面喷砂涂层（grit-blasted）促进骨长上，从而获得长期的生物学固定；该柄有2°的锥度和周围一圈8条纵向排列的锋利的脊，这8条锋利的脊能够锚定到骨内膜皮质骨内0.1~0.5mm，从而提供旋转稳定性，同时脊与脊之间的空间为髓腔内的血管再生提供了空间，有助于增加骨长入的能力（图14-12）。在用锥形髓腔钻磨锉髓腔形成锥形骨床后，锥形的股骨柄植入到锥形的骨床，从而获得了轴向的稳定性；由于该柄的横断面为圆形，锥形的设计允许术者将柄拔出，因此术者能轻松地调节股骨柄的前倾角。生物力学研究已经证明Wagner SL股骨柄相比广泛涂层的圆柱形生物型股骨柄有更高的轴向和旋转稳定性。Russell等研究证明，该柄最少只需要1.5~2.5cm的完整骨干即可获得足够的假体初始稳定性，而Meneghini等研究认为最少需要3~4cm的完整骨干才能使广泛涂层圆柱形生物型股骨柄获得足够的旋转稳定性。

诸多学者报道了该柄较好的随访结果，然而早期设计的Wagner SL股骨柄下沉和脱位率较高（表14-5）。Bohm和Bischel回顾性分析了129例Wagner SL股骨柄平均随访4.8年的结果，6例需要再翻修，以任何原因导致股骨柄被取出作为终点事件，11.1年存活率为93.9%；26例（20%）假体下沉>10mm，44例（34%）假体下沉>5mm，总体平均下沉5.9mm；7例髋关节发生术后脱位。作者认为假体下沉的一个原因可能是术前对假体大小的计划不足。Baktir等报道了74例Wagner SL股骨柄用于股骨侧翻修平均长达14.4年

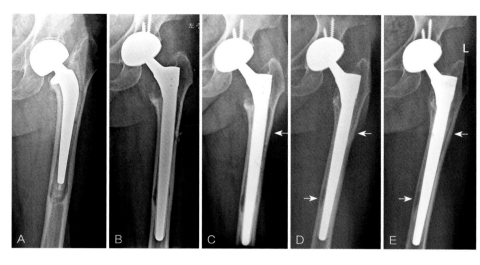

图14-12 锥形带脊生物型钛合金股骨柄翻修患者术前及术后X线片患者男性，65岁。术前X线片提示假体松动（A）。术后即刻X线片可见采用锥形带脊生物型钛合金股骨柄翻修（B）。术后3个月（C）、3年（D）和6年（E）随访X线片可见假体固定良好，术前远端骨溶解区（下方白箭头）和股骨近端新骨生成，皮质增厚（上方白箭头）。

表14-5 非组配式锥形带脊生物型钛合金股骨柄的部分随访结果

作者	病例数	平均随访时间（范围）（年）	存活率[例数（占比）]	下沉≥10mm[例数（占比）]	脱位[例数（占比）]
Kolstad等	31	3（1.5~5）	29（93.5%）	6（19.3%）	5（16.1%）
Isacson等	43	2.1（1.8~3.2）	35（81.4%）	12（27.9%）	9（20.9%）
Boh和Bischel	129	8.1（5.1~14.1）	123（95.3%）	26（20.1%）	7（5.4%）
Regis等	41	13.9（10.4~15.8）	36（87.8%）	8（19.5%）	4（9.7%）
Gutierrez del Alamo等	79	8.4（5~12）	74（93.7%）	1（1.3%）	11（13.9%）
Ferruzzi等	350	6.8（2.0~11.6）	348（99.4%）	40（11.4%）	14（4%）
Sandiford等	104	2.67（2~3.83）	101（97.1%）	6（6%）	5（4.8%）

（11~19年）的随访结果，以任何原因导致股骨柄被取出作为终点事件，18年存活率为93.8%，6例髋关节术后2个月发生脱位，7例假体术后下沉＞10mm，其中3例下沉＞20mm。作者认为该股骨柄脱位率较高的主要原因是外展肌萎缩导致软组织缺乏主动张力，另外一个原因可能是该假体的偏心距较小，可能导致大转子和骨盆撞击。Regis等报道了Wagner SL股骨柄用于股骨侧翻修长达10~15年的随访结果，41例患者平均随访13.9年，5例患者需要再翻修，以任何原因导致的股骨侧再翻修为终点事件，15.8年存活率为92%，而以股骨柄失败为终点事件的存活率则高达96.6%，8例股骨柄下沉＞10mm，4例出现髋关节脱位。Kolstad等认为该假体下沉的主要原因是选择过小的假体和远端骨量不足。Berry等认为很多医生将该假体安装在能使肢体等长的位置上，而并未获得足够的轴向稳定性，很难同时获得假体稳定、髋关节稳定、肢体等长，有时假体并未完全固定牢靠。Grunig等和Gutierrez等认为术后3个月内过量负重也是股骨柄假体下沉的重要原因。Isacson等认为该股骨柄脱位率高的原因可能是翻修术中广泛的软组织暴露和相对较大的颈干角。Rodriguez等认为该股骨柄容易下沉最重要的原因可能是假体过小，因为该假体的使用存在一个学习曲线的问题。首先，术前模板测量以便预计术中髓腔钻是否会顶到股骨皮质以及预计如何安放假体才能避免其顶到股骨皮质是必须的。其次，术者需要获得对于不同的骨缺损磨锉到和皮质紧密接触时的手感，而不是仅仅使假体获得三点固定。因此作者建议术中使用C臂机透视，避免术中穿孔的同时确保最终假体和股骨皮质有足够接触。

考虑到第一代和第二代Wagner SL股骨柄容易出现下沉和脱位的缺点，第三代Wagner SL股骨柄在设计上做了很多改良，偏心距由32～36mm增加到42～46mm，颈干角由145°减少到135°，同时柄的颈部更细，降低假体和髋臼杯撞击的风险，增加关节的活动度。目前，关于第三代Wagner SL股骨柄的临床随访较少，Sandiford等报道了104例第三代Wagner SL股骨柄的随访结果，中位随访时间为32个月，只有6%的假体下沉在10～15mm，其余98例柄的下沉平均为2mm，同时只有5%的患者发生脱位。因此他们得出结论，通过设计的改进，Wagner SL股骨柄对Paprosky Ⅱ型、Ⅲ型骨缺损的患者来说是一个很好的选择，同时他们认为在某些严格选择的Paprosky Ⅳ型骨缺损的患者中也可以使用。

广泛涂层圆柱形钴铬钼合金生物柄由于弹性模量大，容易出现股骨近端应力遮挡，而Wagner SL股骨柄由于钛的弹性模量小，不容易出现应力遮挡，近端股骨骨量一般能够得到维持，甚至还能恢复部分骨量。Bohm和Bischel等发现129例Wagner SL股骨柄平均随访4.8年后，113例（88%）股骨近端出现不同程度的新骨生成，12例（9%）骨量无明显变化，只有4例（3%）骨缺损有加重表现。作者认为假体稳定和翻修时仔细清除残留骨水泥、瘢痕和肉芽组织是股骨近端新骨生成的前提条件，采用经股骨入路时注意保护截骨片的软组织血供，截骨产生了一种类似于股骨近端骨折的作用，促进了新骨的生存。Isacson等也发现该股骨柄在平均随访25个月后，49例假体中只有1例无假体周围新骨生成，其余48例均有不同程度的松质骨和皮质骨生成。他们认为截骨诱导骨折样改变并不是新骨生成的唯一解释，因为不是经股骨入路的患者也同样有新骨生成，髓腔锉磨完后残留的骨量和该钛合金股骨柄的特性可能也发挥了作用。

5）组配式锥形带脊生物型钛合金股骨柄：第一代和第二代Wagner SL股骨柄容易出现下沉和脱位的缺点促进了组配式锥形带脊生物型钛合金股骨柄的诞生。组配式锥形带脊生物型钛合金股骨柄继承了Wagner SL股骨柄依靠远端锥形提供轴向稳定性和圆形排列的突出的脊提供旋转稳定性的优点，不同的是近端有一个组配式的袖套。该柄的设计理念是首先依靠远端锥形带脊的部分在骨干获得最佳的轴向和旋转稳定性，然后再选择长度、粗细、偏心距、前倾角合适的近端袖套使双下肢长度、关节稳定性和股骨偏心距最佳化，从而尽量恢复最佳的髋关节生物力学。这种柄的优势是能够允许术者将全髋关节翻修术的两个主要目标（获得稳固的远端固定和恢复最佳的髋关节生物力学）在术中依次实现，而不是让术者同时兼顾，这显著降低了手术难度，使全髋关节翻修术中股骨侧的重建具有可预测性。此外，Wagner SL股骨柄是直的，通常在骨干获得的是三点固定，而组配式锥形带脊生物型钛合金股骨柄，特别是长柄，有3°的前弓来适应股骨的生理性前弓，从而增加了髓腔的填充，髓腔填充良好的股骨柄可减少假体下沉。然而组配式锥形带脊生物型钛合金股骨柄也有不少缺点，组配连接部有断裂、微动磨损、裂纹腐蚀、松动等潜在风险。Postak和Greenwald测试了一种组配式股骨柄连接处的牢固程度，他们选用最细的带有最长偏心距的MP柄（Waldemar Link，Hamburg，Germany），在无近端骨支撑的条件下，4400N的轴向力作用下重复1000万次，该柄无一例失败，非常牢靠，能够经受住长期反复多次的考验。很多研究都报道组配式锥形带脊生物型钛合金股骨柄的存活率可达95%以上（表14-6）。

Richards等比较了95例组配式锥形带脊生物型钛合金股骨柄（ZMR股骨柄，Zimmer）和105例广泛涂层的生物型钴铬钼合金股骨柄（Solution股骨柄，DePuy）在股骨侧翻修的临床疗效和并发症，平均随访分别为49个月和37个月，尽管组配柄组骨缺损更严重（65%病例为Paprosky ⅢB型和Ⅳ型骨缺损），但该组病例的WOMAC、Oxford-12和满意度评分均优于非组配柄组。同时，作者也发现组配式锥形带脊生物型钛合金股骨柄组的术中骨折发生率更低，而近端骨量恢复更明显。Heddleston等比较了150例组配式锥形

表14-6 组配式锥形带脊生物型钛合金股骨柄的部分随访结果

研究者（发表年份）	髋关节数量	假体类型[1]	平均随访时间（月）	股骨柄再翻修率（%）	任何原因再翻修率[2]（%）	术中骨折率[2]（%）	下沉[3]（mm）
Wirtz等（2000）	142	MRP-Titan	28	1.4	4.9	NR	6例假体>5
Kwong等（2003）	143	Link MP	40	2.8	NR	2.1	2.1（0~11.3）
Schuh等（2004）	79	MRP-Titan	48	3.8	NR	5.1	1例假体>2
Murphy和Rodriguez（2004）	54	MP	42.6	2.9	16.3	NR	0
McInnis等（2006）	70	PFM	47	2.9	8.6	18.6	10（0~52）
Park等（2007）	62	Lima-Lto	50	1.6	4.8	12.9	1（0~25）
Rodriguez等（2009）	97	MP	39	5	NR	NR	5例假体≤2
Ovesen等（2010）	125	ZMR	50	3.2	6.4	3.2	2（0~20）
Weiss等（2011）	90	MP	50[4]	2.0	10.0	1.0	2.7（0~30）

[1] MRP-Titan 股骨柄由 Peter Brehm Chirurgie Mechanik, Weisendorf, Germany 生产；MP，股骨柄由 Waldemar Link, Hamburg, Germany 生产；PFM 股骨柄由 Sulzer Orthopaedics, Baar, Switzerland 生产；Lima-Lto 股骨柄由 Lima Corporate, Udine, Italy 生产；ZMR 股骨柄由 Zimmer, Warsaw, Indiana 生产。
[2] NR= 未报告。
[4] 均值，括号内为范围。
[5] 中位随访时间。

带脊生物型钛合金股骨柄和193例非组配式钴铬钼合金股骨柄在重建Paprosky Ⅰ型至Ⅲ A型股骨骨缺损平均51个月的随访结果，组配柄组65%为Paprosky Ⅲ A型骨缺损，比非组配柄组的股骨骨缺损（55%为Paprosky Ⅲ A型）更严重，最终发现组配柄组的任何原因的再翻修率比非组配柄组低（分别为7%和14%），但是组配柄组的术中骨折发生率更高。Bedair等组成的全髋关节翻修小组比较了61例组配式锥形带脊生物型钛合金股骨柄和44例组配式广泛涂层圆柱形钛合金股骨柄在严重股骨骨缺损重建中的效果，平均随访5年，尽管组配式锥形带脊生物型钛合金股骨柄组比组配式广泛涂层圆柱形钛合金股骨柄组的骨缺损更严重，但是前者任何原因导致的股骨再翻修率和假体骨长入失败率分别为4.9%和1.6%，而后者却分别高达22.7%和15.9%，因此作者认为前者比后者在严重股骨骨缺损患者中的存活率更高。

与非组配式远端固定锥形带脊生物型钛合金股骨柄（Wagner SL）有助于近端骨量恢复的原理类似，组配式远端固定锥形带脊生物型钛合金股骨柄同样由于钛的弹性模量小，相比广泛涂层圆柱形生物型钴铬钼合金股骨柄更不容易出现应力遮挡，很多近端股骨骨量能够得到维持，甚至还能恢复部分骨量（图14-13）。Rodriguez等对70例组配式远端固定锥形带脊生物型钛合金股骨柄平均随访10年（8~15年），发现68%股骨近端骨量得到恢复，21%出现骨干应力遮挡，作者认为骨量恢复的原因是多因素的，清除含有磨损颗粒的炎性组织、局部环境的改善、应力分布的改变、截骨诱导的再血管化及患者术后重新获得活动能力均有可能发挥作用。Klauser等随访了63例组配式锥形带脊生物型钛合金股骨柄用于股骨侧翻修平

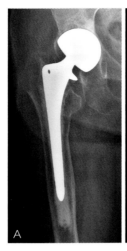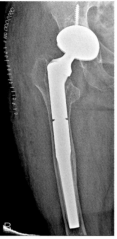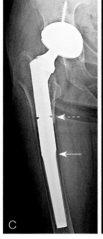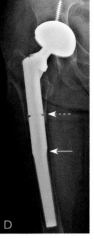

图14-13 组配式锥形带脊生物型钛合金股骨柄翻修患者术前及术后X线片
患者女性，69岁。术前X线片提示假体松动（A）。术后即刻X线片可见采用组配式锥形带脊生物型钛合金股骨柄翻修（B）。术后1.2年（C）随访X线片可见假体固定良好，股骨远端出现Ⅳ度应力遮挡（白色箭头），组配连接处可见点焊生成（虚线白箭头），术后3.8年（D）随访X光片可见股骨远端出现更明显的Ⅳ度应力遮挡（白色箭头），组配连接处仍可见点焊生成（虚线白箭头）。

均达102个月（93～155个月），发现55%股骨近端有新骨生成、远端皮质骨增厚和翻修前骨溶解区域新骨填充，37%股骨远端皮质骨密度增高、翻修前骨溶解区域部分或完全新骨填充，仅8%股骨未出现骨量的恢复。

　　一些学者同时也报道了组配式锥形带脊生物型钛合金股骨柄组配连接处断裂的现象。Richards等报道发现105例组配式锥形带脊生物型钛合金股骨柄中有4例出现组配连接处断裂，然而这4例使用的均是早期设计，现在该柄的组配连接处已经进行了改进处理，显著降低了断裂的风险。Lakstein等发现198例组配式锥形带脊生物型钛合金股骨柄中有6例出现断裂，他们经过分析认为组配连接处断裂开始于微动疲劳，进而组配连接处的高折弯悬臂应力增加了该处的疲劳骨折风险。连接处断裂的危险因素包括体重过大、大转子延长截骨导致的近端皮质骨支撑不足、术前骨缺损、骨溶解和假体过小，断裂风险较高的患者应该选择组配连接处更大更坚强的组配柄。当然，股骨柄假体的断裂不仅局限于组配式锥形带脊生物型钛合金股骨柄，Busch等研究发现219例广泛涂层圆柱形生物型钴铬钼合金股骨柄用于股骨侧翻修时，2.3%假体出现断裂，他们用有限元分析得出假体断裂的危险因素包括近端皮质骨支撑较差、体重指数＞30、柄的直径＜13.5mm、大转子延长截骨等，并发现在缺乏近端皮质骨支撑而同时又已行大转子延长截骨的患者中，使用异体骨板加钢缆固定大转子可减少假体柄48%的应力。因此他们推荐近端骨量较差同时又需要行大转子延长截骨的患者，在股骨张力侧使用异体骨板加钢缆降低假体断裂的风险。其他学者也报道了组配式锥形钛合金股骨柄的断裂现象，断裂不仅局限于某一种设计理念的柄。Rodrigues等研究了三种不同股骨翻修柄钛合金组配连接处的界面特点，以便探究组配连接处发生金属腐蚀的证据和脆性氢化物的沉积，3种柄分别是ZMR多孔翻修柄（Zimmer Inc., Warsaw, Indiana）、Mallory-Head（Biomet Inc., Warsaw, Indiana）组配式股骨距翻修柄和S-ROM（DePuy Johnson & Johnson Inc., Warsaw, Indiana）股骨柄。结果发现3种假体都可能发生严重的腐蚀，每一种假体组配连接处都可发现裂缝，体内组织液可以渗透入这些裂缝，同时组配界面存在高应力，这些因素会使裂缝进一步延伸、微动增加、金属腐蚀加重、脆性增加，最终可能导致假体断裂。目前，很多假体的组配连接处的锥部已经做了一些改进，如采用"shot peening"技术提高锥部的抗疲劳强度和大直径锥部的应用已经显著降低了断裂的风险。

　　组配式远端固定锥形带脊生物型钛合金股骨柄除了存在连接处腐蚀和断裂的缺点外，还存在连接处松动等风险。Martin等报道1例组配式锥形带脊生物型钛合金股骨柄（MP，Waldemar Link，Hamburg，

Germany）组配连接处近端袖套松动的病例，作者认为近端袖套松动的原因可能是术中拧紧锁定螺钉时袖套上的锯齿没有完全咬合，或者防止锁定螺钉退出的聚乙烯门闩安放不正确，还有一个可能是假体上抗旋转的锯齿随着使用时间的延长而失效。Mcalister等报道另1例组配式锥形带脊生物型钛合金股骨柄（Restoration Modular stem，Stryker，Mahwah，New Jersey）组配连接处近端袖套松动的病例，作者发现患者血清钛离子浓度高达15μg/L（正常参考范围0~1μg/L），并推测术中近端袖套可能并没有完全座实到远端锥部，或者近端套钻磨锉的深度和直径不足，导致近端袖套无法完全安放到远端部分，因此他们建议一定要完全磨锉到近端袖套的实际长度和粗细。Park等也报道了1例组配式锥形带脊生物型钛合金股骨柄（MP，Waldemar Link，Hamburg，Germany）近端袖套松动的个案，他们推测失败的主要原因是该柄的组配设计是圆柱形，仅依靠锁定螺钉将锯齿咬合到一起将远近端紧密连接，而不是依靠锥形的设计；另外，翻修术中有时大转子向内突出可能会影响锁定螺钉的安放，如果术者术中不注意，可能会发生螺钉螺纹错扣；最后，该假体近端表面喷砂涂层导致骨长入不足也可能是近端袖套松动的原因。

总的来说，组配式远端固定锥形带脊生物型钛合金股骨柄在股骨侧翻修中已经取得了优良的中期随访效果。尽管该柄能够处理很多类型的股骨骨缺损，但当股骨髓腔直径超过了该柄的最大直径（31mm）或者假体与皮质骨的紧密接触只有不到2cm时，其他的选择包括打压植骨、异体骨-假体复合物和近端股骨置换。

（4）异体骨-假体复合物：在经历多次翻修或肿瘤切除的患者中，近端股骨异体骨-假体复合物（allograft-prosthetic composite）的应用取得了良好效果。这种方法需要将一个长柄用骨水泥固定到大块近端股骨移植骨中，复合物的远端可采用骨水泥或非骨水泥压配等方式固定到宿主骨中。将移植骨和宿主骨的接触最大化是假体稳固固定和异体骨整合到宿主骨中最重要的前提条件。该重建方法的优点包括可以恢复近端股骨的骨量（对于年轻患者来说非常重要），能给外展肌复合体提供生物锚定点并精确地调整下肢长度。近端股骨异体骨-假体复合物的风险包括疾病传播、移植骨的吸收和不愈合。已经有一些随访研究报道了该重建方法不同随访时长的令人鼓舞的结果。Safir等报道了50例采用该方法重建股骨骨缺损患者平均长达16.2年的随访结果，以股骨侧再翻修为终点事件，15年存活率为82.2%，5例患者出现无症状的异体骨和宿主骨不愈合，需要骨移植和钢板来处理；58%患者出现移植骨的轻微吸收，只有1例患者因为骨吸收而导致翻修手术失败。Graham和Stockley回顾性分析了25例异体骨-假体复合物的临床疗效，平均随访53个月，2例需要再翻修，1例出现无症状的不愈合。Babis等报道了56例异体骨-假体复合物的临床结果，10年存活率为69%，失败包括4例无菌性松动、3例异体骨吸收、2例不愈合、4例异体骨骨折、1例股骨柄假体断裂和5例感染；作者同时发现Paprosky Ⅳ型骨缺损患者的异体骨-假体复合物的生存率明显低于ⅢB型，并且之前经历过3次以上手术患者的假体存活率明显低于之前只有1次翻修术病史的患者。

以上随访结果显示全髋关节翻修术中采用异体骨-假体复合物重建股骨骨缺损的长期效果良好，当然术前骨缺损的严重程度和术前的翻修次数明显会影响长期存活率。尽管该重建方法存在疾病传播、移植骨吸收和不愈合、无菌性松动、假体周围骨折、脱位和感染等潜在风险，若存在环形节段型骨缺损或骨干直径太大，组配式锥形带脊生物型钛合金股骨柄无法获得稳固固定，异体骨-假体复合物仍然不失为一种有效的治疗方法。

（5）近端股骨置换：近端股骨置换作为一种挽救性的选择，主要用于处理肿瘤性疾病近端股骨骨缺损，其在非肿瘤性疾病中用于股骨骨缺损重建的研究报道并不多。Parvizi和Sim认为近端股骨置换的使用应限于采用其他方法无法重建的近端股骨严重大量骨缺损的老年人或活动量很小的患者。Parvizi等报道了43例近端股骨置换重建股骨严重骨缺损平均36.5个月的随访结果，以再翻修为终点事件，假体5年存活率为72.1%，8例发生术后脱位，其中6例因为复发性脱位需要再翻修。Sim和Chao等报道了21例近端股骨置换的随访结果，随访时间为25～92个月，只有2例需要再翻修。Malkani等回顾性分析了50例近端股骨置换平均随访11.1年的结果，发现4例股骨假体松动，以任何翻修为终点事件，12年假体存活率为64%，11例（22%）出现脱位。作者认为外展肌功能不全和无法将外展肌稳固到金属假体是关节脱位的原因。尽管和其他重建方法相比，近端股骨置换并发症发生率较高、长期存活率较低，其仍然可以作为处理老年、低活动量患者且合并大量严重骨缺损的一种选择。

（6）峡部成形术：目前，Paprosky Ⅳ型股骨骨缺损重建的主流是组配式远端固定锥形带脊生物型钛合金股骨柄，但是文献报道该方法术中骨折、假体下沉及应力遮挡等并发症高发。北京积水潭医院黄勇等回顾性随访研究了本中心182例组配式锥形带脊钛合金股骨柄在髋关节翻修术中重建股骨患者的平均6年的随访结果，发现在Paprosky Ⅳ型股骨骨缺损中假体下沉、术中骨折、术后应力遮挡、术后股骨近端骨溶解区新骨生成较差等并发症发生率较高，与既往文献报道相近。分析发现这些并发症的原因是Paprosky Ⅳ型股骨骨缺损的患者股骨髓腔宽大，无明显上大下小的股骨干峡部用于锥形带脊钛合金股骨柄的固定。通常需要使用更粗更长的股骨柄通过与薄弱的皮质骨远端某个或某几个点卡住（通常是前方），获得初步稳定性。但是这种固定通常不够稳定，有效固定长度不足，术后股骨柄下沉的风险也较高，甚至出现松动。股骨柄越粗，刚度越高，柄的应变量越少，与股骨髓腔的接触面积越少，越容易出现应力集中，从而导致术中骨折发生率更高。此外，更粗的股骨柄导致的应力集中也容易导致术后股骨假体周围骨折及应力遮挡等效应，从而使本身薄弱的股骨更加薄弱，骨缺损更严重，骨强度进一步减弱，也给今后的重建手术带来困难。

针对锥形股骨柄在Paprosky Ⅳ型股骨骨缺损的患者中因为缺乏股骨干峡部而导致远端有效固定长度不足的缺点，北京积水潭医院周一新等创新性地提出峡部成形术，以增加股骨柄的有效固定长度，从而增强股骨柄固定的初始稳定性。峡部成形术即在缺乏峡部的股骨干处人为制造一个峡部。具体做法是在股骨远端外侧皮质做长4～7cm、宽1.0～1.5cm的舌形截骨（图14-14），通过多道钛缆捆绑3D打印楔形钢板使外侧皮质骨远端舌形截骨块陷入髓腔，形成髓腔直径近端大远端小的人造峡部，用于固定组配式锥形带脊钛合金股骨柄，降低其下沉甚至松动的风险。同时避免了植入更粗的股骨柄，避免应力集中和应力遮挡，减少术中及术后骨折风险。楔形钢板较长，近端超过青枝骨折位置，远端超过外侧截骨位置，钛缆捆绑结实后可桥接应力，降低医源性骨折的风险。3D打印的长条多孔楔形钢板可预期获得外侧皮质骨的骨长入，从而获得长期的固定。患者术后半年随访时股骨柄稳定，无下沉，功能良好（图14-15）。目前，北京积水潭医院矫形骨科已经对4位患者采用此峡部成形理念进行Paprosky Ⅳ型股骨骨缺损的重建，目前假体均稳定，患者功能良好。

（7）沉管技术：骨水泥固定仍然是全髋关节置换术的一种有效方法，这种方法依赖骨水泥渗入松质骨骨小梁中形成微绞锁而获得固定。但

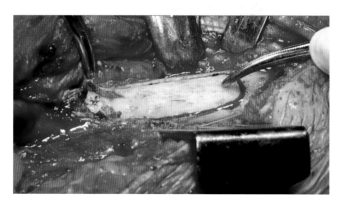

图14-14 峡部成形术术中照片
血管钳所指即为外侧皮质骨舌形截骨块。

是，在全髋关节翻修术中Paprosky Ⅳ型骨缺损的股骨髓腔硬化，缺乏松质骨骨小梁，无法获得骨水泥绞锁固定。因此，有医生提出打压植骨技术，即在粗大的髓腔中打入异体松质骨，覆盖原硬化而光滑的骨质，从而形成一个新的更粗糙而斑驳的髓腔，然后采用现代的骨水泥技术，将高度抛光无领的双锥度柄植入到刚打压好的异体骨床中，依赖骨水泥和松质骨绞锁而获得固定，也有很多学者的随访结果显示打压植骨可以获得良好的短期和长期效果。但是打压植骨对技术要求高，同时比较耗时，骨吸收、术中骨折和假体下沉的并发症比例相对较高。为了获得骨水泥的微绞锁固定，同时避免打压植骨的缺点，北京积水潭医院周一新等创新性地发明了沉管技术（图14-16），即在宽大的股骨髓腔中，置入术前3D打印制作的具有骨长入潜能的多孔钛合金金属圈，这些多孔金属圈为术前根据股骨髓腔大小定制。金属圈也可以设计成可扩张模式，即金属圈一侧有齿相互咬合，通过液压或者膨胀螺丝撑开后，齿之间相互咬合后金属圈无法回缩，这样其在髓腔内获得良好的压配固定。多孔金属圈可以与骨水泥形成微绞锁，发挥了类似松质骨骨小梁的

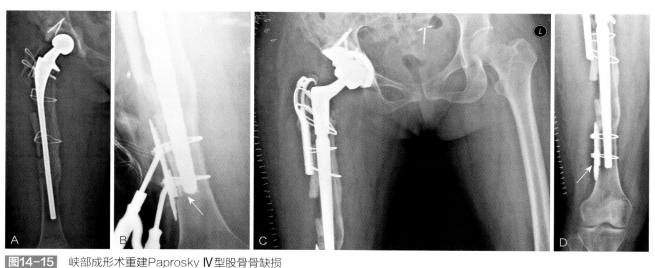

图14-15 峡部成形术重建Paprosky Ⅳ型股骨骨缺损

患者女性，51岁，术前右侧髋关节正位X线片可见感染二期翻修spacer术后，股骨远端无峡部可用于股骨柄固定（A）。术中通过峡部成形术，钛揽捆绑3D打印楔形钢板使外侧皮质骨远端舌形截骨块被挤压陷入髓腔（B，红色箭头），形成人造的股骨峡部，增加股骨柄的有效固定长度。患者术后即刻左侧髋关节正位X线片显示股骨柄在远端人造峡部获得固定（C、D）。

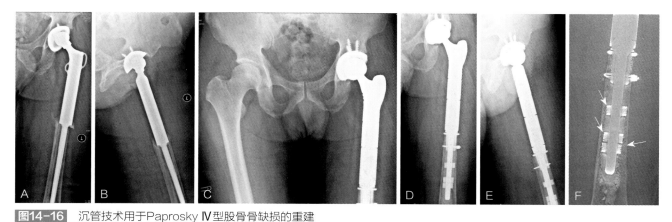

图14-16 沉管技术用于Paprosky Ⅳ型股骨骨缺损的重建

患者男性，45岁。术前X线正位片（A、B）可见近端股骨置换术后假体松动，患者仅剩远端部分股骨，无股骨峡部，髓腔宽大，呈倒喇叭形，采用3D打印技术制作的多孔金属圈打入髓腔，再用骨水泥固定股骨柄。术后3个月X线片（C~E）和断层造影（F）显示多孔金属圈获得骨长入（白色箭头）。

作用，通过骨水泥渗入多孔金属形成微绞锁将股骨柄固定于髓腔，多孔金属中间层密封，且与皮质骨紧密压配，确保骨水泥不会渗入多孔金属圈与骨质界面，不影响金属圈外表面的骨长入。在股骨近端的断端打入魔术帽样多孔金属圈，"帽沿"坐落在股骨皮质断端，有助于防止股骨柄下沉，魔术帽样多孔金属圈长期可获得骨长入固定。多孔金属圈除了能克服Paprosky Ⅳ型骨缺损的股骨因为髓腔皮质硬化光滑无法形成松质骨骨小梁与骨水泥绞锁固定的缺点，还能增强皮质骨的强度，避免了打压植骨的骨吸收和耗时长的缺点。临床实践中，笔者已经对6位患者采用此方法进行Paprosky Ⅳ型股骨骨缺损的重建，目前假体均稳定，患者功能良好（图14-16）。

全髋关节翻修术中股骨严重骨缺损的处理非常具有挑战性。目前存在很多种重建方法，仔细的术前计划是成功的前提，术前对骨缺损的严重程度需要仔细评估。尽管目前关于股骨骨缺损的分型方法有多种，但Paprosky股骨骨缺损分型系统目前使用最广泛，该分型方法为广大医生提供了一种基于骨缺损严重程度的股骨骨缺损重建方法的选择思路。比较少见的Paprosky Ⅰ型骨缺损可以采用初次置换的假体重建，Paprosky Ⅱ型和ⅢA型骨缺损可以采用广泛涂层的圆柱形和锥形带脊生物型钛合金股骨柄，由于担心发生应力遮挡、术中骨折和潜在的大腿痛，越来越多的医生偏爱锥形带脊生物型钛合金股骨柄。Paprosky ⅢB型骨缺损可以采用组配式或非组配式远端固定锥形带脊生物型钛合金股骨柄，因为这种柄只需要与2cm的完整骨干紧密接触即可获得初始稳定性。而复杂的Paprosky Ⅳ型骨缺损有时候仍然可以选择组配式远端固定锥形带脊生物型钛合金股骨柄，但是前提是髓腔直径不能超过这种柄的最大直径和有至少2cm的完整骨干皮质骨可以与柄紧密接触。当组配式远端固定锥形带脊生物型钛合金股骨柄的使用条件也无法满足时，打压植骨是可以考虑的选择。而当骨缺损是环形节段型而髓腔直径又大于锥形带脊钛合金股骨柄的最大直径时，异体骨-假体复合物或者近端股骨置换是可以考虑的选择。年轻患者应该优先考虑行异体骨-假体复合物，因为该方法有助于恢复患者的骨量，而老年低活动量的患者应考虑行近端股骨置换，因为老年患者选择异体骨-假体复合物的骨不愈合风险很高。峡部成形术和沉管技术作为新发明的手术技术，早期随访结果满意，但仍需更大样本和更长时间的随访，才能证明其在处理严重股骨骨缺损中的价值。随着科技和手术技术的进步，严重股骨骨缺损的重建效果已经得到很大提高，然而更长时间的随访、科技和手术技术的进步将继续提高全髋关节翻修术股骨侧重建效果。

三、陶瓷关节面碎裂的髋关节翻修术

髋关节假体陶瓷部件碎裂是THA术后的严重并发症之一，碎裂的陶瓷（通常来自关节面）不仅可以导致局部症状，还可以因陶瓷碎屑的存在导致金属部件的严重磨损，导致血液中金属离子浓度升高，引起下肢水肿、肾功能受损及心力衰竭等严重系统性并发症。

从英国关节登记系统的数据看，BIOLOX®delta陶瓷股骨头的碎裂率约为0.009%（7/79 442），BIOLOX®forte陶瓷股骨头的碎裂率约为0.126%（101/80 170），BIOLOX®delta陶瓷内衬的碎裂率约为0.126%（101/80 170），BIOLOX®forte陶瓷头的碎裂率约为0.112%（35/31 258）。从上述数据看，第四代陶瓷（BIOLOX®delta）股骨头的碎裂率相对与第三代陶瓷（BIOLOX®forte）显著降低，但并未降低陶瓷内衬的碎裂率。上述数据显然是远高于生产厂商提供的内衬及股骨头碎裂率。

诸多因素都可能与陶瓷碎裂相关，总的来说，这些因素可以分为三大类：假体材料因素、假体设计因素及手术相关因素。假体材料因素与构成陶瓷的晶相有关，如BIOLOX®delta含17%的氧化锆，显著增加了氧化铝陶瓷的强度，在此基础上，添加的氧化锶形成的小板状结构有助于吸收应力，更进一步增加了强度。近期，又有新的具有更高强度的关节面（如氮化硅）进入全髋关节领域。假体的设计如股骨头的大小、股骨颈的长短、陶瓷内衬的厚度、锥锁设计等，都会在不同程度上导致应力集中而影响陶瓷部件的碎裂率。一般来讲，相对于大直径球头，直径28mm的股骨头、加长或减短的股骨头、较薄的陶瓷内衬相对容易碎裂。手术因素更是与陶瓷部件碎裂直接相关的因素，从北京积水潭医院的资料看，BIOLOX®delta陶瓷内衬的碎裂往往与术中陶瓷内衬的安放位置错误相关。

陶瓷碎裂的术前诊断主要依赖于影像学检查。陶瓷碎裂后，X线下主要表现为边缘锐利的致密影，其密度远大于皮质骨。其位置及分布具有很大的不确定性，同时不同于密度不均的异位骨化，陶瓷碎片的密度均匀一致（图14-17）。部分陶瓷碎裂患者中，碎裂可较为隐匿，X线片无异常征象，但进一步行CT扫描可观察到陶瓷上的裂痕，结合患者使用陶瓷假体、伴有异响、血清金属离子浓度升高等表现可作出陶瓷碎裂的诊断。当然诊断陶瓷碎裂后，不应只满足于这一诊断，同时需要思考导致其碎裂的可能原因，患者使用的陶瓷内衬是否为最薄，陶瓷头是否为极端加头或极端减头，通过回溯初次置换后的影像学检查，评估假体位置、陶瓷内衬边缘和金属髋臼杯边缘是否"坐平"、陶瓷内衬和股骨颈之间是否存在撞击。此外，陶瓷碎裂后陶瓷头与金属髋臼杯磨损，增加了金属离子对组织的毒性作用，使组织抗感染的能力下降，更容易合并感染。而血清金属离子水平高的患者约有半数合并ESR及CRP水平升高，翻修术前行关节腔穿刺以排除感染，在陶瓷碎裂的翻修术中仍具有重要意义。

陶瓷碎裂翻修患者中，残留的陶瓷碎片通常会给新植入的股骨头和内衬带来巨大的磨损风险，因此该类翻修患者中，常需要进行彻底的滑膜切除以清除所残留的陶瓷碎片和颗粒，同时辅以大量的冲洗液冲洗以尽可能减少残留碎片或颗粒。摩擦界面的选择上，首选耐磨损性能最好的陶瓷对陶瓷摩擦界面，原因在于关节里的金属或陶瓷碎片作为第三体，会增加关节界面的磨损。若因其他因素无法选择陶瓷对陶瓷界

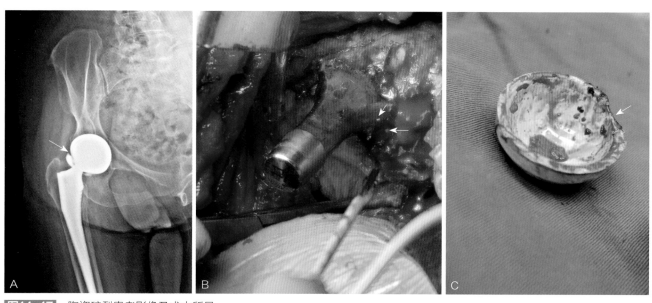

图14-17 陶瓷碎裂患者影像及术中所见

术前X线片可见髋臼周缘存在密度均一且边缘锐利的致密影（A，白色箭头），术中可见碎裂的陶瓷碎片及颗粒（B，白色箭头），取出陶瓷内衬见陶瓷周缘碎裂缺损（C，白色箭头）。

面，则考虑陶瓷对聚乙烯界面，目前不推荐使用金属对聚乙烯（包括黑晶表面金属头对聚乙烯），因为一旦陶瓷碎片磨坏关节表面，粗糙的金属会导致非常快速的磨损。同时翻修过程中，不仅需要考虑关节界面的处理，还需要考虑髋臼和股骨柄的处理。金属髋臼杯的处理上，需要考虑碎裂的陶瓷内衬已经对金属髋臼杯造成破坏，金属髋臼杯与陶瓷内衬的锁扣机制被破坏后，如果保留金属髋臼杯，会增加再翻修的风险。同时，针对陶瓷内衬碎裂的原因，如髋臼杯的安放位置、角度不理想等因素，也需要更换金属髋臼杯进行纠正和改善。如果股骨柄固定良好，柄锥良好且陶瓷头适配，软组织张力能够得到良好的恢复，可以考虑保留股骨柄，否则应翻修股骨柄，以重建关节功能并保证较好的远期疗效。若合并假体周围感染，则应按照假体周围感染的诊疗疗程行相应处理。

陶瓷碎裂翻修术后的假体长期存活率在早期研究中相对较差，Allain等在2003年发表的一项多中心研究中报道了105例因陶瓷头碎裂而行髋关节翻修术的随访结果，5年累计假体存活率为63%（95%CI：51%~75%），末次随访时，共有33例患者（31%）行再次翻修术，其再次翻修原因包括假体周围感染（4例）、假体松动（20例）、骨溶解（8例）和股骨头断裂（1例）。失败的主要危险因素是未翻修髋臼杯、采用金属股骨头、未做彻底的滑膜切除以及患者年龄<50岁。同时该研究中，8例患者（7.6%）发生术后脱位。部分研究报道的术后脱位率甚至高达33%。分析其原因，可能是金属和陶瓷磨损颗粒影响关节周围维持稳定的软组织（如关节囊、臀中肌等），同时术中过度清创及暴露，也可能导致髋关节不稳定。髋臼杯与股骨头直径的差异过大，不合理的髋臼杯或股骨柄角度等一系列因素也可能增加术后脱位的风险。对于有脱位风险的患者，可以考虑通过适当地下移髋臼杯（放于原髋臼的位置）或外移髋臼杯（改善软组织张力），调整髋臼杯的角度，或使用双动头假体等一系列措施予以预防。良好的术后管理是防止脱位的重要环节，应引起重视。

整体而言，髋关节假体陶瓷部件碎裂尽管是THA术后相对少见的并发症之一，其诊断并不复杂。翻修术中选择合适的摩擦界面、寻找陶瓷碎裂的原因并于翻修术中予以纠正和改善，才能确保翻修术后获得较好的远期疗效。

（周一新）

参考文献

［1］ Keener JD, Callaghan JJ, Goetz DD, et al. Twenty-five-year results after Charnley total hip arthroplasty in patients less than fifty years old: a concise follow-up of a previous report [J]. J Bone Joint Surg Am, 2003, 85 (6): 1066-1072.

［2］ Goodman SB, Song Y, Yoo JY, et al. Local infusion of FGF-2 enhances bone ingrowth in rabbit chambers in the presence of polyethylene particles [J]. J Biomed Mater Res, 2003, 65 (4): 454-461.

［3］ von Knoch M, Jewison DE, Sibonga JD, et al. The effectiveness of polyethylene versus titanium particles in inducing osteolysis in vivo [J]. J Orthop Res, 2004, 22 (2): 237-243.

［4］储小兵, 吴海山. 人工关节的摩擦界面 [J]. 中华骨科杂志, 2006, 26 (5): 350-353.

［5］Bichara DA, Malchau E, Sillesen NH, et al. Vitamin E-diffused highly cross-linked UHMWPE particles induce less osteolysis compared to highly cross-linked virgin UHMWPE particles in vivo [J]. J Arthroplasty, 2014, 29 (9 Suppl): 232-237.

［6］Bitar D, Parvizi J. Biological response to prosthetic debris [J]. World J Orthop, 2015, 6 (2): 172-189.

［7］严广斌. 摩擦界面 [J]. 中华关节外科杂志 (电子版), 2010, 4 (3): 431.

［8］Boutin P. Total arthroplasty of the hip by fritted aluminum prosthesis. Experimental study and 1st clinical applications [J]. Rev Chir Orthop Reparatrice Appar Mot, 1972, 58 (3): 229-246.

［9］Synder M, Drobniewski M, Sibinski M. Long-term results of cementless hip arthroplasty with ceramic-on-ceramic articulation [J]. Int Orthop, 2012, 36 (11): 2225-2229.

［10］Kress AM, Schmidt R, Holzwarth U, et al. Excellent results with cementless total hip arthroplasty and alumina-on-alumina pairing: minimum ten-year follow-up [J]. Int Orthop, 2011, 35 (2): 195-200.

［11］Mochida Y, Boehler M, Salzer M, et al. Debris from failed ceramic-on-ceramic and ceramic-on-polyethylene hip prostheses [J]. Clin Orthop Relat Res, 2001, 389: 113-125.

［12］Min BW, Song KS, Kang CH, et al. Delayed fracture of a ceramic insert with modern ceramic total hip replacement [J]. J Arthroplasty, 2007, 22 (1): 136-139.

［13］Matziolis G, Perka C, Disch A. Massive metallosis after revision of a fractured ceramic head onto a metal head [J]. Arch Orthop Trauma Surg, 2003, 123 (1): 48-50.

［14］Maher SA, Lipman JD, Curley LJ, et al. Mechanical performance of ceramic acetabular liners under impact conditions [J]. J Arthroplasty, 2003, 18 (7): 936-941.

［15］Ha YC, Kim SY, Kim HJ, et al. Ceramic liner fracture after cementless alumina-on-alumina total hip arthroplasty [J]. Clin Orthop Relat Res, 2007, 458: 106-110.

［16］Pivec R, Johnson AJ, Mears SC, et al. Hip arthroplasty [J]. Lancet, 2012, 380 (9855): 1768-1777.

［17］Gundtoft PH, Varnum C, Pedersen AB, et al. The Danish Hip Arthroplasty Register [J]. Clin Epidemiol, 2016, 8: 509-514.

［18］Gwam CU, Mistry JB, Mohamed NS, et al. Current Epidemiology of Revision Total Hip Arthroplasty in the United States: National Inpatient Sample 2009 to 2013 [J]. J Arthroplasty, 2017, 32 (7): 2088-2092.

［19］Pitto RP, Garland M, Sedel L. Are ceramic-on-ceramic bearings in total hip arthroplasty associated with reduced revision risk for late dislocation? [J]. Clin Orthop Relat Res, 2015, 473 (12): 3790-3795.

［20］Boutin P, Christel P, Dorlot J M, et al. The use of dense alumina-alumina ceramic combination in total hip replacement [J]. J Biomed Mater Res, 1988, 22 (12): 1203-1232.

［21］Lerouge S, Huk O, Yahia L, et al. Ceramic-ceramic and metal-polyethylene total hip replacements: comparison of pseudomembranes after loosening [J]. J Bone Joint Surg Br, 1997, 79 (1): 135-139.

［22］Bouras T, Repantis T, Fennema P, et al. Low aseptic loosening and revision rate in Zweymüller-Plus total hip arthroplasty with ceramic-on-ceramic bearings [J]. Eur J Orthop Surg Traumatol, 2014, 24 (8): 1439-1445.

［23］Traina F, Tassinari E, De Fine M, et al. Revision of ceramic hip replacements for fracture of a ceramic component: AAOS exhibit selection [J]. J Bone Joint Surg Am, 2011, 93 (24): e147.

［24］薛孝威, 郭亭, 赵建宁. 陶瓷对陶瓷全髋关节置换的研究进展 [J]. 中国骨与关节损伤杂志, 2012, 27 (10): 966-968.

［25］李守民, 朱晨, 孔荣, 等. 人工髋关节置换术后翻修原因分析及预防 [J]. 中国骨与关节损伤杂志, 2010, 25 (12): 1060-1062.

［26］李文博, 宋科官. 磨损颗粒诱导髋关节置换后假体周围骨溶解的相关生物学机制 [J]. 中国组织工程研究, 2018, 22 (3): 464-470.

［27］陈宇轩, 张志强, 石俊俊, 等. 采用陶瓷-陶瓷 (Delta 陶瓷) 与陶瓷-高交联聚乙烯界面在全髋关节置换中的短期对比研究 [J]. 实用骨科杂志, 2019, 25 (3): 223-236.

［28］祝云利, 吴海山. 陶瓷材料在人工髋关节置换术中的应用现状 [J]. 国际骨科学杂志, 2009, 30 (2): 70-73.

［29］徐步国, 严世贵. 人工髋关节假体摩擦界面的进展 [J]. 中国骨与关节外科, 2013 (6 Suppl 1): 66-69.

［30］李强. 陶瓷对陶瓷人工髋关节的磨擦界面特征 [J]. 中国组织工程研究, 2013, 17 (17): 3184-3191.

［31］Lombardi AV Jr, Berend KR, Seng BE, et al. Delta ceramic-on-alumina ceramic articulation in primary THA: prospective, randomized FDA-IDE study and retrieval analysis [J]. Clin Orthop Relat Res, 2010, 468 (2): 367-374.

［32］刘庆, 周一新. 人工髋关节摩擦学研究进展 [J]. 国际骨科学杂志, 2009, 30 (2): 74-77.

［33］Petit A, Catelas I, Antoniou J, et al. Differential apoptotic response of J774 macrophages to alumina and ultra-high-molecular-weight polyethylene particles [J]. J Orthop Res, 2002, 20 (1): 9-15.

［34］Tsaousi A, Jones E, Case CP. The in vitro genotoxicity of orthopaedic ceramic (Al_2O_3) and metal (CoCr alloy) particles [J]. Mutat Res, 2010, 697 (1-2): 1-9.

［35］Barrack RL, Burak C, Skinner HB. Concerns about ceramics in THA [J]. Clin Orthop Relat Res, 2004, 429: 73-79.

［36］Kim SM, Rhyu KH, Yoo JJ, et al. The reasons for ceramic-on-ceramic revisions between the third-and fourth-generation bearings in total hip arthroplasty from multicentric registry data [J]. Sci Rep, 2021, 11 (1): 5539.

［37］Allain J, Roudot-Thoraval F, Delecrin J, et al. Revision total hip arthroplasty performed after fracture of a ceramic femoral head. A multicenter survivorship study [J]. J Bone Joint Surg Am, 2003, 85 (5): 825-830.

［38］Lee SJ, Kwak HS, Yoo JJ, et al. Bearing Change to Metal-On-Polyethylene for Ceramic Bearing Fracture in Total Hip Arthroplasty; Does It Work? [J]. J Arthroplasty, 2016, 31 (1): 204-208.

［39］Rambani R, Kepecs DM, Makinen TJ, et al. Revision Total Hip Arthroplasty for Fractured Ceramic Bearings: A Review of Best Practices for Revision Cases [J]. J Arthroplasty, 2017, 32 (6): 1959-1964.

［40］Castagnini F, Bordini B, Tassinari E, et al. Delta-on-Delta Ceramic Bearing Surfaces in Revision Hip Arthroplasty [J]. J Arthroplasty, 2019, 34 (9): 2065-2071.

［41］Sharma V, Ranawat AS, Rasquinha VJ, et al. Revision total hip arthroplasty for ceramic head fracture: a long-term follow-up [J]. J Arthroplasty, 2010, 25 (3): 342-347.

［42］Traina F, Tassinari E, De Fine M, et al. Revision of ceramic hip replacements for fracture of a ceramic component: AAOS exhibit selection [J]. J Bone Joint Surg Am, 2011, 93 (24): e147.

［43］Kurtz S, Ong K, Lau E, et al. Projections of primary and revision hip and knee arthroplasty in the United States from 2005 to 2030 [J]. J Bone Joint Surg Am, 2007, 89 (4): 780-785.

［44］周一新. 基于圈-点-柱理论的髋臼非骨水泥固定重建 [J]. 骨科临床与研究杂志, 2019, 4 (1): 1-2.

［45］Zhou B, Zhou Y, Yang D, et al. The Utilization of Metal Augments Allows Better Biomechanical Reconstruction of the Hip in Revision Total Hip Arthroplasty With Severe Acetabular Defects: A Comparative Study [J]. J Arthroplasty, 2018, 33 (12): 3724-3733.

［46］Baghdadi YM, Larson AN, Sierra RJ. Restoration of the hip center during THA performed for protrusio acetabuli is associated with better implant survival [J]. Clin Orthop Relat Res, 2013, 471 (10): 3251-3259.

［47］Pagnano W, Hanssen AD, Lewallen DG, et al. The effect of superior placement of the acetabular component on the rate of loosening after total hip arthroplasty [J]. J Bone Joint Surg Am, 1996, 78 (7): 1004-1014.

［48］Tang H, Zhou B, Huang Y, et al. Inferior extended fixation utilizing porous titanium augments improves primary anti-rotational stability of the acetabular component [J]. Clinical biomechanics (Bristol, Avon), 2019, 70: 158-163.

［49］郭盛杰, 黄勇, 唐浩, 等. 钽金属骨小梁臼杯联合钽金属加强块重建Paprosky Ⅲ型髋臼骨缺损的近期疗效 [J]. 中华骨科杂志, 2016, 36 (23): 1479-1486.

［50］黄勇, 周一新, 郭盛杰, 等. 钽金属骨小梁臼杯联合钽金属加强块重建髋臼严重骨缺损的临床研究 [J]. 中华关节外科杂志 (电子版), 2015, 9 (06): 732-739.

［51］Szczepanski JR, Perriman DM, Smith PN. Surgical Treatment of Pelvic Discontinuity: A Systematic Review and Meta-Analysis [J]. JBJS Rev, 2019, 7 (9): e4.

［52］Abdel MP, Trousdale RT, Berry DJ. Pelvic Discontinuity Associated With Total Hip Arthroplasty: Evaluation and Management [J]. J Am Acad Orthop Surg, 2017, 25 (5): 330-338.

［53］D'Antonio JA, Capello WN, Borden LS, et al. Classification and management of acetabular abnormalities in total hip arthroplasty [J]. Clin Orthop Relat Res, 1989 (243): 126-137.

［54］Paprosky WG, Perona PG, Lawrence JM. Acetabular defect classification and surgical reconstruction in revision arthroplasty. A 6-year follow-up evaluation [J]. J Arthroplasty, 1994, 9 (1): 33-44.

［55］Hasenauer MD, Paprosky WG, Sheth NP. Treatment options for chronic pelvic discontinuity [J]. J Clin Orthop Trauma, 2018, 9 (1): 58-62.

［56］Berry DJ, Lewallen DG, Hanssen AD, et al. Pelvic discontinuity in revision total hip arthroplasty [J]. J Bone Joint Surg Am, 1999, 81 (12): 1692-1702.

［57］Martin JR, Barrett IJ, Sierra RJ, et al. Preoperative Radiographic Evaluation of Patients With Pelvic Discontinuity [J]. J Arthroplasty, 2016, 31 (5): 1053-1056.

［58］Rogers BA, Whittingham-Jones PM, Mitchell PA, et al. The reconstruction of periprosthetic pelvic discontinuity [J]. J Arthroplasty, 2012, 27 (8): 1499-1506.

［59］Amenabar T, Rahman WA, Hetaimish BM, et al. Promising Mid-term Results With a Cup-cage Construct for Large Acetabular Defects and Pelvic Discontinuity [J]. Clin Orthop Relat Res, 2016, 474 (2): 408-414.

［60］Sporer SM, Paprosky WG. Acetabular revision using a trabecular metal acetabular component for severe acetabular bone loss associated with a pelvic discontinuity [J]. J Arthroplasty, 2006, 21 (6 Suppl 2): 87-90.

［61］Weeden SH, Schmidt RH. The use of tantalum porous metal implants for Paprosky 3A and 3B defects [J]. J Arthroplasty, 2007, 22 (6 Suppl 2): 151-155.

［62］Jenkins DR, Odland AN, Sierra RJ, et al. Minimum Five-Year Outcomes with Porous Tantalum Acetabular Cup and Augment Construct in Complex Revision Total Hip Arthroplasty [J]. J Bone Joint Surg Am, 2017, 99 (10): e49.

［63］Christie MJ, Barrington SA, Brinson MF, et al. Bridging massive acetabular defects with the triflange cup: 2-to 9-year results [J]. Clin Orthop Relat Res, 2001, 393: 216-227.

［64］DeBoer DK, Christie MJ, Brinson MF, et al. Revision total hip arthroplasty for pelvic discontinuity [J]. J Bone Joint Surg Am, 2007, 89 (4): 835-840.

［65］Volpin A, Konan S, Biz C, et al. Reconstruction of failed acetabular component in the presence of severe acetabular bone loss: A systematic review [J]. Musculoskelet Surg, 2019, 103 (1): 1-13.

［66］周报春, 周一新. 定制三翼白杯在复杂人工髋关节翻修术中的应用 [J]. 骨科临床与研究杂志, 2019, 4 (1): 18-21.

［67］Sporer SM, Bottros JJ, Hulst JB, et al. Acetabular distraction: An alternative for severe defects with chronic pelvic discontinuity? [J]. Clin Orthop Relat Res, 2012, 470 (11): 3156-3163.

［68］Sheth NP, Melnic CM, Brown N, et al. Two-centre radiological survivorship of acetabular distraction technique for treatment of chronic pelvic discontinuity: mean five-year follow-up [J]. Bone Joint J, 2018, 100-B (7): 909-914.

［69］Bingham JS, Arthur JR, Trousdale RT, et al. Acetabular Distraction Technique for the Treatment of Chronic Pelvic Discontinuities: Excellent Short-Term Implant Survivorship and Good Clinical Outcomes [J]. J Arthroplasty, 2020, 35 (10): 2966-2971.

［70］Harris WH. The first 50 years of total hip arthroplasty: lessons learned [J]. Clin Orthop Relat Res, 2009, 467 (1): 28-31.

［71］Sporer SM, Paprosky WG. (iii) Cementless femoral revision: The role of monoblock versus modular stems [J]. Current Orthopaedics, 2006, 20 (3): 171-178.

［72］Russell RD, Pierce W, Huo MH. Tapered vs Cylindrical Stem Fixation in a Model of Femoral Bone Deficiency in Revision Total Hip Arthroplasty [J]. J Arthroplasty, 2016, 31 (6): 1352-1355.

［73］Kurtz S, Mowat F, Ong K, et al. Prevalence of primary and revision total hip and knee arthroplasty in the United States from 1990 through 2002 [J]. J Bone Joint Surg Am, 2005, 87 (7): 1487-1497.

［74］王俏杰, 张先龙. 人工髋关节置换术的现状与热点 [J]. 中华关节外科杂志 (电子版), 2015, 6: 718-724.

［75］周勇刚. 全髋关节翻修术中股骨骨缺损重建方法的选择 [J]. 中国骨伤, 2015, 28 (3): 195-197.

［76］裴福兴, 康鹏德, 石小军. 全髋关节翻修术的相关问题 [J]. 中华关节外科杂志 (电子版), 2013, 5: 588-590.

［77］Bozic KJ, Kurtz SM, Lau E, et al. The epidemiology of revision total hip arthroplasty in the United States [J]. J Bone Joint Surg Am, 2009, 91 (1): 128-133.

［78］Clohisy JC, Calvert G, Tull F, et al. Reasons for revision hip surgery: a retrospective review [J]. Clin Orthop Relat Res, 2004, 429: 188-192.

［79］Sakellariou VI, Babis GC. Management bone loss of the proximal femur in revision hip arthroplasty: Update on reconstructive options [J]. World J Orthop, 2014, 5 (5): 614-622.

［80］Sculco PK, Abdel MP, Lewallen DG. Management of femoral bone loss in revision total hip arthroplasty [J]. Hip Int, 2015, 25 (4): 380-387.

［81］Hartman CW, Garvin KL. Femoral fixation in revision total hip arthroplasty [J]. Instr Course Lect, 2012, 61: 313-325.

［82］Brown JM, Mistry JB, Cherian JJ, et al. Femoral Component Revision of Total Hip Arthroplasty [J]. Orthopedics, 2016, 39 (6): e1129-e1139.

［83］Sheth NP, Nelson CL, Paprosky WG. Femoral bone loss in revision total hip arthroplasty: evaluation and management [J]. J Am Acad Orthop Surg, 2013, 21 (10): 601-612.

［84］Sheth NP, Melnic CM, Rozell JC, et al. Management of severe femoral bone loss in revision total hip arthroplasty [J]. Orthop Clin North Am, 2015, 46 (3): 329-342.

［85］Puri L, Wixson RL, Stern SH, et al. Use of helical computed tomography for the assessment of acetabular osteolysis after total hip arthroplasty [J]. J Bone Joint Surg Am, 2002, 84-A (4): 609-614.

［86］Walsh CP, Hubbard JC, Nessler JP, et al. MRI Findings Associated with Recalled Modular Femoral Neck Rejuvenate and ABG Implants [J]. J Arthroplasty, 2015, 30 (11): 2021-2026.

［87］Barlow BT, Ortiz PA, Fields KG, et al. Magnetic Resonance Imaging Predicts Adverse Local Tissue Reaction Histologic Severity in Modular Neck Total Hip Arthroplasty [J]. J Arthroplasty, 2016, 31 (10): 2325-

2331.

［88］Nodzo SR, Esposito CI, Potter HG, et al. MRI, Retrieval Analysis, and Histologic Evaluation of Adverse Local Tissue Reaction in Metal-on-Polyethylene Total Hip Arthroplasty [J]. J Arthroplasty, 2017, 32 (5): 1647-1653.

［89］Tang H, Yang D, Guo S, et al. Digital tomosynthesis with metal artifact reduction for assessing cementless hip arthroplasty: a diagnostic cohort study of 48 patients [J]. Skeletal Radiol, 2016, 45 (11): 1523-1532.

［90］Molloy DO, Munir S, Jack CM, et al. Fretting and corrosion in modular-neck total hip arthroplasty femoral stems [J]. J Bone Joint Surg Am, 2014, 96 (6): 488-493.

［91］Park JS, Ryu KN, Hong HP, et al. Focal osteolysis in total hip replacement: CT findings [J]. Skeletal Radiol, 2004, 33 (11): 632-640.

［92］Bozic KJ, Rubash HE. The painful total hip replacement [J]. Clin Orthop Relat Res, 2004, 420: 18-25.

［93］Lanting BA, MacDonald SJ. The painful total hip replacement: diagnosis and deliverance [J]. Bone Joint J, 2013, 95-B (11 Suppl A): 70-73.

［94］Parvizi J, Pour AE, Hillibrand A, et al. Back pain and total hip arthroplasty: a prospective natural history study [J]. Clin Orthop Relat Res, 2010, 468 (5): 1325-1330.

［95］Matharu GS, Berryman F, Brash L, et al. Can blood metal ion levels be used to identify patients with bilateral Birmingham Hip Resurfacings who are at risk of adverse reactions to metal debris? [J]. Bone Joint J, 2016, 98-B (11): 1455-1462.

［96］Matharu GS, Berryman F, Brash L, et al. The Effectiveness of Blood Metal Ions in Identifying Patients with Unilateral Birmingham Hip Resurfacing and Corail-Pinnacle Metal-on-Metal Hip Implants at Risk of Adverse Reactions to Metal Debris [J]. J Bone Joint Surg Am, 2016, 98 (8): 617-626.

［97］Iqbal HJ, Al-Azzani WA, Jackson-Taylor E, et al. Outcome of revision arthroplasty for failed metal-on-metal total hip replacements; is there a relation with metal ions? [J]. Hip Int, 2017, 27 (3): 235-240.

［98］Kwon YM, Tsai TY, Leone WA, et al. Sensitivity and Specificity of Metal Ion Levels in Predicting "Pseudotumors" due to Taper Corrosion in Patients With Dual Taper Modular Total Hip Arthroplasty [J]. J Arthroplasty, 2017, 32 (3): 996-1000.

［99］Pivec R, Meneghini RM, Hozack WJ, et al. Modular taper junction corrosion and failure: how to approach a recalled total hip arthroplasty implant [J]. J Arthroplasty, 2014, 29 (1): 1-6.

［100］Ghanem E, Parvizi J, Burnett RS, et al. Cell count and differential of aspirated fluid in the diagnosis of infection at the site of total knee arthroplasty [J]. J Bone Joint Surg Am, 2008, 90 (8): 1637-1643.

［101］Della Valle CJ, Sporer SM, Jacobs JJ, et al. Preoperative testing for sepsis before revision total knee arthroplasty [J]. J Arthroplasty, 2007, 22 (6 Suppl 2): 90-93.

［102］Della Valle CJ, Paprosky WG. The femur in revision total hip arthroplasty evaluation and classification [J]. Clin Orthop Relat Res, 2004, 420 (420): 55-62.

［103］Padgett DE, Lewallen DG, Penenberg BL, et al. Surgical technique for revision total hip replacement [J]. J Bone Joint Surg Am, 2009, 91 (Suppl 5): 23-28.

［104］Mast NH, Laude F. Revision total hip arthroplasty performed through the Hueter interval [J]. J Bone Joint Surg Am, 2011, 93 (Suppl 2): 143-148.

［105］Maloney WJ, Herzwurm P, Paprosky W, et al. Treatment of pelvic osteolysis associated with a stable acetabular component inserted without cement as part of a total hip replacement [J]. J Bone Joint Surg Am, 1997, 79 (11): 1628-1634.

［106］Archibeck MJ, Rosenberg AG, Berger RA, et al. Trochanteric osteotomy and fixation during total hip arthroplasty [J]. J Am Acad Orthop Surg, 2003, 11 (3): 163-173.

［107］Paprosky WG, Sporer SM. Controlled femoral fracture: easy in [J]. J Arthroplasty, 2003, 18 (3 Suppl 1): 91-93.

［108］Valle CJ, Paprosky WG. Classification and an algorithmic approach to the reconstruction of femoral deficiency in revision total hip arthroplasty [J]. J Bone Joint Surg, 2003, 85-A Suppl 4: 1-6.

［109］Weeden SH, Paprosky WG. Minimal 11-year follow-up of extensively porous-coated stems in femoral revision total hip arthroplasty [J]. J Arthroplasty, 2002, 17 (4 Suppl 1): 134-137.

［110］Paprosky WG, Aribindi R. Hip replacement: treatment of femoral bone loss using distal bypass fixation [J].Instr Course Lect, 2000, 49: 119-130.

［111］Aribindi R, Barba M, Solomon MI, et al. Bypass fixation [J]. Orthop Clin North Am, 1998, 29 (2): 319-329.

［112］Paprosky WG, Burnett RS. Assessment and classification of bone stock deficiency in revision total hip arthroplasty [J]. Am J Orthop (Belle Mead NJ), 2002, 31 (8): 459-464.

［113］D'Antonio J, McCarthy JC, Bargar WL, et al. Classification of femoral abnormalities in total hip arthroplasty [J]. Clin Orthop Relat Res, 1993, (296):

133-139.

[114] Dohmae Y, Bechtold JE, Sherman RE, et al. Reduction in cement-bone interface shear strength between primary and revision arthroplasty [J]. Clin Orthop Relat Res, 1988, (236): 214-220.

[115] Pellicci PM, Wilson PD Jr, Sledge CB, et al. Long-term results of revision total hip replacement. A follow-up report [J]. J Bone Joint Surg Am, 1985, 67 (4): 513-516.

[116] Kavanagh BF, Ilstrup DM, Fitzgerald RH Jr. Revision total hip arthroplasty [J]. J Bone Joint Surg Am, 1985, 67 (4): 517-526.

[117] Callaghan JJ, Salvati EA, Pellicci PM, et al. Results of revision for mechanical failure after cemented total hip replacement, 1979 to 1982. A two to five-year follow-up [J]. J Bone Joint Surg Am, 1985, 67 (7): 1074-1085.

[118] Eisler T, Svensson O, Iyer V, et al. Revision total hip arthroplasty using third-generation cementing technique [J]. J Arthroplasty, 2000, 15 (8): 974-981.

[119] Cross M, Bostrom M. Cement mantle retention: filling the hole [J]. Orthopedics, 2009, 32 (9): orthosupersite.com/view.asp?rID=42839.

[120] Mandziak DG, Howie DW, Neale SD, et al. Cement-within-cement stem exchange using the collarless polished double-taper stem [J]. J Arthroplasty, 2007, 22 (7): 1000-1006.

[121] McCallum JD 3rd, Hozack WJ. Recementing a femoral component into a stable cement mantle using ultrasonic tools [J]. Clin Orthop Relat Res, 1995, 319: 232-237.

[122] Duncan WW, Hubble MJ, Howell JR, et al. Revision of the cemented femoral stem using a cement-in-cement technique: a five-to 15-year review [J]. J Bone Joint Surg Br, 2009, 91 (5): 577-582.

[123] Simon JP, Timperley JA, Ling RSM. Impaction of cancellous grafting of the femur in revision arthroplasty of the hip [J]. J Bone Joint Surg Br, 1991: 73.

[124] Ornstein E, Atroshi I, Franzen H, et al. Early complications after one hundred and forty-four consecutive hip revisions with impacted morselized allograft bone and cement [J]. J Bone Joint Surg Am, 2002, 84-A (8): 1323-1328.

[125] Oakes DA, Cabanela ME. Impaction bone grafting for revision hip arthroplasty: biology and clinical applications [J]. J Am Acad Orthop Surg, 2006, 14 (11): 620-628.

[126] Hartman CW, Garvin KL. Femoral fixation in revision total hip arthroplasty [J]. J Bone Joint Surg Am, 2011, 93 (24): 2311-2322.

[127] Eldridge JD, Smith EJ, Hubble MJ, et al. Massive early subsidence following femoral impaction grafting [J]. J Arthroplasty, 1997, 12 (5): 535-540.

[128] Jazrawi LM, Della Valle CJ, Kummer FJ, et al. Catastrophic failure of a cemented, collarless, polished, tapered cobalt-chromium femoral stem used with impaction bone-grafting. A report of two cases [J]. J Bone Joint Surg Am, 1999, 81 (6): 844-847.

[129] Masterson EL, Masri BA, Duncan CP. The cement mantle in the Exeter impaction allografting technique. A cause for concern [J]. J Arthroplasty, 1997, 12 (7): 759-764.

[130] Meding JB, Ritter MA, Keating EM, et al. Impaction bone-grafting before insertion of a femoral stem with cement in revision total hip arthroplasty. A minimum two-year follow-up study [J]. J Bone Joint Surg Am, 1997, 79 (12): 1834-1841.

[131] Pekkarinen J, Alho A, Lepisto J, et al. Impaction bone grafting in revision hip surgery. A high incidence of complications [J]. J Bone Joint Surg Br, 2000, 82 (1): 103-107.

[132] Ornstein E, Linder L, Ranstam J, et al. Femoral impaction bone grafting with the Exeter stem-the Swedish experience: survivorship analysis of 1305 revisions performed between 1989 and 2002 [J]. J Bone Joint Surg Br, 2009, 91 (4): 441-446.

[133] Edwards SA, Pandit HG, Grover ML, et al. Impaction bone grafting in revision hip surgery [J]. J Arthroplasty, 2003, 18 (7): 852-859.

[134] Halliday BR, English HW, Timperley AJ, et al. Femoral impaction grafting with cement in revision total hip replacement. Evolution of the technique and results [J]. J Bone Joint Surg Br, 2003, 85 (6): 809-817.

[135] Mahoney CR, Fehringer EV, Kopjar B, et al. Femoral revision with impaction grafting and a collarless, polished, tapered stem [J]. Clin Orthop Relat Res, 2005, 432: 181-187.

[136] Wraighte PJ, Howard PW. Femoral impaction bone allografting with an Exeter cemented collarless, polished, tapered stem in revision hip replacement: a mean follow-up of 10.5 years [J]. J Bone Joint Surg Br, 2008, 90 (8): 1000-1004.

[137] Gokhale S, Soliman A, Dantas JP, et al. Variables affecting initial stability of impaction grafting for hip revision [J]. Clin Orthop Relat Res, 2005, 432: 174-180.

[138] Sierra RJ, Charity J, Tsiridis E, et al. The use of long cemented stems for femoral impaction grafting in revision total hip arthroplasty [J]. J Bone Joint Surg Am,

2008, 90 (6): 1330-1336.

［139］Mallory TH. Preparation of the proximal femur in cementless total hip revision [J]. Clin Orthop Relat Res, 1988, 235: 47-60.

［140］Gustilo RB, Pasternak HS. Revision total hip arthroplasty with titanium ingrowth prosthesis and bone grafting for failed cemented femoral component loosening [J]. Clin Orthop Relat Res, 1988, 235: 111-119.

［141］Harris WH, Krushell RJ, Galante JO. Results of cementless revisions of total hip arthroplasties using the Harris-Galante prosthesis [J]. Clin Orthop Relat Res, 1988, 235: 120.

［142］Hedley AK, Gruen TA, Ruoff DP. Revision of failed total hip arthroplasties with uncemented porous-coated anatomic components [J]. Clin Orthop Relat Res, 1988, 235 (235): 75-90.

［143］Woolson ST, Delaney TJ. Failure of a proximally porous-coated femoral prosthesis in revision total hip arthroplasty [J]. J Arthroplasty, 1995, 10 (9): S22-S28.

［144］Berry DJ, Harmsen WS, Ilstrup D, et al. Survivorship of uncemented proximally porous-coated femoral components [J]. Clin Orthop Relat Res, 1995, 319: 168-177.

［145］Malkani AL, Lewallen DG, Cabanela ME, et al. Femoral component revision using an uncemented, proximally coated, long-stem prosthesis [J]. J Arthroplasty, 1996, 11 (4): 411-418.

［146］Mulliken BD, Rorabeck CH, Bourne RB. Uncemented revision total hip arthroplasty: a 4-to-6-year review [J]. Clin Orthop Relat Res, 1996, 325 (325): 156-162.

［147］Christie MJ, DeBoer DK, Tingstad EM, et al. Clinical experience with a modular noncemented femoral component in revision total hip arthroplasty: 4-to 7-year results [J]. J Arthroplasty, 2000, 15 (7): 840-848.

［148］Cameron HU. The long-term success of modular proximal fixation stems in revision total hip arthroplasty [J]. J Arthroplasty, 2002, 17 (1): 138-141.

［149］Smith JA, Dunn HK, Manaster BJ. Cementless femoral revision arthroplasty. 2-to 5-year results with a modular titanium alloy stem [J]. J Arthroplasty, 1997, 12 (2): 194.

［150］Mccarthy JC, Lee JA. Complex revision total hip arthroplasty with modular stems at a mean of 14 years [J]. Clin Orthop Relat Res, 2007, 465 (465): 166-169.

［151］Krishnamurthy AB, MacDonald SJ, Paprosky WG. 5-to 13-year follow-up study on cementless femoral components in revision surgery [J]. J Arthroplasty, 1997, 12 (8): 839-847.

［152］Engh Jr CA, Hopper Jr RH, Engh Sr CA. Distal ingrowth components [J]. Clin Orthop Relat Res, 2004, 420 (420): 135-141.

［153］Lawrence JM, Engh CA, Macalino GE, et al. Outcome of revision hip arthroplasty done without cement [J]. J Bone Joint Surg Am, 1994, 76 (7): 965-973.

［154］Moreland JR, Bernstein ML. Femoral revision hip arthroplasty with uncemented, porous-coated stems [J]. Clin Orthop Relat Res, 1995, 319 (319): 141.

［155］Moreland JR, Moreno MA. Cementless femoral revision arthroplasty of the hip: minimum 5 years followup [J]. Clin Orthop Relat Res, 2001, 393 (393): 194.

［156］Tetreault MW, Shukla SK, Yi PH, et al. Are short fully coated stems adequate for "simple" femoral revisions? [J]. Clin Orthop Relat Res, 2014, 472 (2): 577-583.

［157］Lachiewicz PF, Soileau ES. What is the survivorship of fully coated femoral components in revision hip arthroplasty? [J]. Clin Orthop Relat Res, 2015, 473 (2): 549-554.

［158］Sporer SM, Paprosky WG. Revision total hip arthroplasty: the limits of fully coated stems [J]. Clin Orthop Relat Res, 2003, 417: 203-209.

［159］Engh Jr CA, Ellis TJ, Koralewicz LM, et al. Extensively porous-coated femoral revision for severe femoral bone loss: minimum 10-year follow-up [J]. J Arthroplasty, 2002, 17 (8): 955-960.

［160］Engh CA, Hooten JP Jr, Zettl-Schaffer KF, et al. Evaluation of bone ingrowth in proximally and extensively porous-coated anatomic medullary locking prostheses retrieved at autopsy [J]. J Bone Joint Surg Am, 1995, 77 (6): 903-910.

［161］Paprosky WG, Greidanus NV, Antoniou J. Minimum 10-year-results of extensively porous-coated stems in revision hip arthroplasty [J]. Clin Orthop Relat Res, 1999, 369: 230-242.

［162］Moreland JR, Bernstein ML. Femoral revision hip arthroplasty with uncemented, porous-coated stems [J]. Clin Orthop Relat Res, 1995, 319: 141-150.

［163］Wagner H. Revision prosthesis for the hip joint in severe bone loss [J]. Orthopade, 1987, 16 (4): 295-300.

［164］Schenk RK, Wehrli U. Reaction of the bone to a cement-free SL femur revision prosthesis. Histologic findings in an autopsy specimen 5 1/2 months after surgery [J]. Orthopade, 1989, 18 (5): 454-462.

［165］Kirk KL, Potter BK, Lehman RA Jr, et al. Effect of distal stem geometry on interface motion in uncemented revision total hip prostheses [J]. Am J Orthop (Belle Mead NJ), 2007, 36 (10): 545-549.

［166］Meneghini RM, Hallab NJ, Berger RA, et al. Stem diameter and rotational stability in revision total hip arthroplasty: a biomechanical analysis [J]. J Orthop Surg Res, 2006, 1: 5.

［167］Bohm P, Bischel O. Femoral revision with the Wagner SL revision stem : evaluation of one hundred and twenty-nine revisions followed for a mean of 4.8 years [J]. J Bone Joint Surg Am, 2001, 83-A (7): 1023-1031.

［168］Kolstad K, Adalberth G, Mallmin H, et al. The Wagner revision stem for severe osteolysis. 31 hips followed for 1.5-5 years [J]. Acta Orthopaedica, 1996, 67 (6): 541-544.

［169］Ko PS, Lam JJ, Tio MK, et al. Distal fixation with Wagner revision stem in treating Vancouver type B2 periprosthetic femur fractures in geriatric patients [J]. J Arthroplasty, 2003, 18 (4): 446-452.

［170］Baktir A, Karaaslan F, Gencer K, et al. Femoral Revision Using the Wagner SL Revision Stem: A Single-Surgeon Experience Featuring 11-19 Years of Follow-Up [J]. J Arthroplasty, 2015, 30 (5): 827-834.

［171］Gutierrez Del Alamo J, Garcia-Cimbrelo E, Castellanos V, et al. Radiographic bone regeneration and clinical outcome with the Wagner SL revision stem: a 5-year to 12-year follow-up study [J]. J Arthroplasty, 2007, 22 (4): 515-524.

［172］Regis D, Sandri A, Bonetti I, et al. Femoral revision with the Wagner tapered stem: a ten-to 15-year follow-up study [J]. J Bone Joint Surg Br, 2011, 93 (10): 1320-1326.

［173］Konan S, Garbuz DS, Masri BA, et al. Non-modular tapered fluted titanium stems in hip revision surgery: gaining attention [J]. J Bone Joint, 2014, 96-B (11 Suppl A): 56-59.

［174］Sandiford NA, Garbuz DS, Masri BA, et al. Nonmodular Tapered Fluted Titanium Stems Osseointegrate Reliably at Short Term in Revision THAs [J]. Clin Orthop Relat Res, 2017, 475 (1): 186-192.

［175］Singh SP, Bhalodiya HP. Results of Wagner SL revision stem with impaction bone grafting in revision total hip arthroplasty [J]. Indian J Orthop, 2013, 47 (4): 357-363.

［176］Isacson J, Stark A, Wallensten R. The Wagner revision prosthesis consistently restores femoral bone structure [J]. Int Orthop, 2000, 24 (3): 139-142.

［177］Bohm P, Bischel O. The use of tapered stems for femoral revision surgery [J]. Clin Orthop Relat Res, 2004, 420: 148-159.

［178］Ferruzzi A, Calderoni P, Gualtieri G. Hip prosthesis revisions with LS stem: indications and results [J]. Chir Organi Mov, 2003, 88 (3): 285-289.

［179］Grünig R, Morscher E, Ochsner PE. Three-to 7-year results with the uncemented SL femoral revision prosthesis [J]. Arch Orthop Trauma Surg, 1997, 116 (4): 187-197.

［180］Berry DJ. Femoral revision: distal fixation with fluted, tapered grit-blasted stems [J]. J Arthroplasty, 2002, 17 (4 Suppl 1): 142-146.

［181］Rodriguez JA, Deshmukh AJ, Robinson J, et al. Reproducible fixation with a tapered, fluted, modular, titanium stem in revision hip arthroplasty at 8-15 years follow-up [J]. J Arthroplasty, 2014, 29 (9 Suppl): 214-218.

［182］Wirtz DC, Heller KD, Holzwarth U, et al. A modular femoral implant for uncemented stem revision in THR [J]. Int Orthop, 2000, 24 (3): 134-138.

［183］Schuh A, Werber S, Holzwarth U, et al. Cementless modular hip revision arthroplasty using the MRP Titan Revision Stem: outcome of 79 hips after an average of 4 years' follow-up [J]. Arch Orthop Trauma Surg, 2004, 124 (5): 306-309.

［184］Kwong LM, Miller AJ, Lubinus P. A modular distal fixation option for proximal bone loss in revision total hip arthroplasty: a 2-to 6-year follow-up study [J]. J Arthroplasty, 2003, 18 (3 Suppl 1): 94-97.

［185］Park MS, Lee JH, Park JH, et al. A distal fluted, proximal modular femoral prosthesis in revision hip arthroplasty [J]. J Arthroplasty, 2010, 25 (6): 932-938.

［186］Weiss RJ, Beckman MO, Enocson A, et al. Minimum 5-year follow-up of a cementless, modular, tapered stem in hip revision arthroplasty [J]. J Arthroplasty, 2011, 26 (1): 16-23.

［187］Klauser W, Bangert Y, Lubinus P, et al. Medium-term follow-up of a modular tapered noncemented titanium stem in revision total hip arthroplasty: a single-surgeon experience [J]. J Arthroplasty, 2013, 28 (1): 84-89.

［188］Sporer SM, Paprosky WG. Femoral Fixation in the Face of Considerable Bone Loss [J]. Clin Orthop Relat Res, 2004, 429: 227-231.

［189］Murphy SB, Rodriguez J. Revision total hip arthroplasty with proximal bone loss [J]. J Arthroplasty, 2004, 19 (4): 115-119.

［190］Park YS, Moon YW, Lim SJ. Revision total hip arthroplasty using a fluted and tapered modular distal fixation stem with and without extended trochanteric osteotomy [J]. J Arthroplasty, 2007, 22 (7): 993-999.

［191］Rodriguez JA, Fada R, Murphy SB, et al. Two-year to five-year follow-up of femoral defects in femoral revision treated with the link MP modular stem [J]. J Arthroplasty, 2009, 24 (5): 751-758.

[192] Ovesen O, Emmeluth C, Hofbauer C, et al. Revision total hip arthroplasty using a modular tapered stem with distal fixation: good short-term results in 125 revisions [J]. J Arthroplasty, 2010, 25 (3): 348-354.

[193] Richards CJ, Duncan CP, Masri BA, et al. Femoral revision hip arthroplasty: a comparison of two stem designs [J]. Clin Orthop Relat Res, 2010, 468 (2): 491-496.

[194] Huddleston JI 3rd, Tetreault MW, Yu M, et al. Is There a Benefit to Modularity in 'Simpler' Femoral Revisions? [J]. Clin Orthop Relat Res, 2016, 474 (2): 415-420.

[195] McInnis DP, Horne G, Devane PA. Femoral revision with a fluted, tapered, modular stem seventy patients followed for a mean of 3.9 years [J]. J Arthroplasty, 2006, 21 (3): 372-380.

[196] Group Rthas. A comparison of modular tapered versus modular cylindrical stems for complex femoral revisions [J]. J Arthroplasty, 2013, 28 (8 Suppl): 71-73.

[197] Lakstein D, Eliaz N, Levi O, et al. Fracture of cementless femoral stems at the mid-stem junction in modular revision hip arthroplasty systems [J]. J Bone Joint Surg Am, 2011, 93 (1): 57-65.

[198] Busch CA, Charles MN, Haydon CM, et al. Fractures of distally-fixed femoral stems after revision arthroplasty [J]. J Bone Joint Surg Br, 2005, 87 (10): 1333-1336.

[199] Efe T, Schmitt J. Analyses of prosthesis stem failures in noncemented modular hip revision prostheses [J]. J Arthroplasty, 2011, 26 (4): 665.e667-e612.

[200] Norman P, Iyengar S, Svensson I, et al. Fatigue fracture in dual modular revision total hip arthroplasty stems: failure analysis and computed tomography diagnostics in two cases [J]. J Arthroplasty, 2014, 29 (4): 850-855.

[201] Nasr PJ, Keene GS. Revision of a fractured uncemented revision stem using a custom designed punch and retrograde through-knee approach [J]. Case Reports in Orthopedics, 2015, 2015: 485729.

[202] Rodrigues DC, Urban RM, Jacobs JJ, et al. In vivo severe corrosion and hydrogen embrittlement of retrieved modular body titanium alloy hip-implants [J]. J Biomed Mater Res B Appl Biomater, 2009, 88 (1): 206-219.

[203] Martin JR, Trousdale RT. Unique failure mechanism of a femoral component after revision total hip arthroplasty [J]. Orthopedics, 2013, 36 (10): e1327-e1329.

[204] McAlister IP, Abdel MP. Elevated Serum Titanium Level as a Marker for Failure in a Titanium Modular Fluted Tapered Stem [J]. Orthopedics, 2016, 39 (4): e768-e770.

[205] Lee SH, Ahn YJ, Chung SJ, et al. The use of allograft prosthesis composite for extensive proximal femoral bone deficiencies: a 2-to 9.8-year follow-up study [J]. J Arthroplasty, 2009, 24 (8): 1241-1248.

[206] Safir O, Kellett CF, Flint M, et al. Revision of the deficient proximal femur with a proximal femoral allograft [J]. Clin Orthop Relat Res, 2009, 467 (1): 206-212.

[207] Graham NM, Stockley I. The use of structural proximal femoral allografts in complex revision hip arthroplasty [J]. J Bone Joint Surg Br, 2004, 86 (3): 337-343.

[208] Babis GC, Sakellariou VI, O'Connor MI, et al. Proximal femoral allograft-prosthesis composites in revision hip replacement: a 12-year follow-up study [J]. J Bone Joint Surg Br, 2010, 92 (3): 349-355.

[209] Donati D, Zavatta M, Gozzi E, et al. Modular prosthetic replacement of the proximal femur after resection of a bone tumour a long-term follow-up [J]. J Bone Joint Surg Br, 2001, 83 (8): 1156-1160.

[210] Ogilvie CM, Wunder JS, Ferguson PC, et al. Functional outcome of endoprosthetic proximal femoral replacement [J]. Clin Orthop Relat Res, 2004, 426: 44-48.

[211] Parvizi J, Sim FH. Proximal femoral replacements with megaprostheses [J]. Clin Orthop Relat Res, 2004, 420: 169-175.

[212] Sim FH, Chao EY. Hip salvage by proximal femoral replacement [J]. J Bone Joint Surg Am, 1981, 63 (8): 1228-1239.

[213] Malkani AL, Settecerri JJ, Sim FH, et al. Long-term results of proximal femoral replacement for non-neoplastic disorders [J]. J Bone Joint Surg Br, 1995, 77 (3): 351-356.

[214] Huang Y, Shao H, Zhou Y, et al. Femoral Bone Remodeling in Revision Total Hip Arthroplasty with Use of Modular Compared with Monoblock Tapered Fluted Titanium Stems: The Role of Stem Length and Stiffness [J]. J Bone Joint Surg Am, 2019, 101 (6): 531-538.

[215] Huang Y, Zhou Y, Shao H, et al. What Is the Difference Between Modular and Nonmodular Tapered Fluted Titanium Stems in Revision Total Hip Arthroplasty [J]. J Arthroplasty, 2017, 32 (10): 3108-3113.

[216] Toni A, Traina F, Stea S, et al. Early diagnosis of

ceramic liner fracture. Guidelines based on a twelve-year clinical experience [J]. J Bone Joint Surg Am, 2006, 88 Suppl 4: 55-63.

[217] Hallan G, Fenstad AM, Furnes O. What Is the Frequency of Fracture of Ceramic Components in THA? Results from the Norwegian Arthroplasty Register from 1997 to 2017 [J]. Clin Orthop Relat Res, 2020, 478 (6): 1254-1261.

[218] Zywiel MG, Brandt JM, Overgaard CB, et al. Fatal cardiomyopathy after revision total hip replacement for fracture of a ceramic liner [J]. J Bone Joint, 2013, 95-B (1): 31-37.

[219] Howard DP, Wall PDH, Fernandez MA, et al. Ceramic-on-ceramic bearing fractures in total hip arthroplasty: An analysis of data from the national joint registry [J]. J Bone Joint, 2017, 99-B (8): 1012-1019.

[220] Lee GC, Kim RH. Incidence of Modern Alumina Ceramic and Alumina Matrix Composite Femoral Head Failures in Nearly 6 Million Hip Implants [J]. J Arthroplasty, 2017, 32 (2): 546-551.

[221] Sentuerk U, von Roth P, Perka C. Ceramic on ceramic arthroplasty of the hip: New materials confirm appropriate use in young patients [J]. J Bone Joint, 2016, 98-B (1 Suppl A): 14-17.

[222] Chen YW, Moussi J, Drury JL, et al. Zirconia in biomedical applications [J]. Expert Rev Med Devices, 2016, 13 (10): 945-963.

[223] Hamilton WG, McAuley JP, Dennis DA, et al. THA with Delta ceramic on ceramic: results of a multicenter investigational device exemption trial [J]. Clin Orthop Relat Res, 2010, 468 (2): 358-366.

[224] Chang JD. Future bearing surfaces in total hip arthroplasty [J]. Clin Orthop Surg, 2014, 6 (1): 110-116.

[225] Yi PH, Cross MB, Moric M, et al. Do serologic and synovial tests help diagnose infection in revision hip arthroplasty with metal-on-metal bearings or corrosion? [J] Clin Orthop Relat Res, 2015, 473 (2): 498-505.

[226] Rambani R, Kepecs DM, Makinen TJ, et al. Revision Total Hip Arthroplasty for Fractured Ceramic Bearings: A Review of Best Practices for Revision Cases [J]. J Arthroplasty, 2017, 32 (6): 1959-1964.

[227] Zagra L, Bianchi L, Giacometti Ceroni R. Revision of ceramic fracture with ceramic-on-polyethylene in total hip arthroplasty: Medium-term results [J]. Injury, 2016, 47 (Suppl 4): S116-S120.

第十五章

陶瓷全髋关节置换术后评估及围手术期康复训练

第一节 髋关节功能评分

人工髋关节模拟生理性髋关节的构造，术后康复的目标是恢复关节稳定性并实现足够活动度。通过各种功能评分来量化术后关节功能的康复程度。髋关节功能评分主要围绕疼痛和功能状态/满意度进行评价。全髋关节置换术后疗效评估的重要方式是功能评分，其目的是量化患者髋关节疼痛、活动度、生活质量及满意度。常见的术前及术后功能评分包括两类：一类为髋关节功能评分，如Harris髋关节功能评分、Oxford髋关节评分；另一类为患者报告结果（patient reported outcome，PRO），如髋关节功能、生活质量和/或满意度的通用评分，包括WOMAC评分、SF-36评分等。

一、Harris髋关节功能评分

Harris髋关节功能评分简称Harris评分，由Harris于1969年提出，适用于各种髋关节疾病的疗效评估。评分内容包括疼痛、功能、畸形和关节活动度4个方面，总分100分，分数分配为44：47：4：5（表15-1）。从分数分配的比例上可以看出，Harris评分比较重视术后疼痛和功能的变化情况，而关节活动度和畸形的权重较小，可能原因是其因测量者不同而有较大差异，权重过大会导致评分结果的可重复性差。Harris评分是一个广泛应用的评价髋关节功能的方法，常用于评价保髋手术和髋关节置换术的效果。满分100分，>90分以上为优良，80~89分为较好，70~79分为尚可，<70分为差。

表15-1 Harris髋关节功能评分标准

项目	得分
Ⅰ. 疼痛	
无（44）	
轻微（40）	
轻度，偶服镇痛药（30）	
轻度，常服镇痛药（20）	
重度，活动受限（10）	
不能活动（0）	

项目	得分
Ⅱ. 功能	
1. 步态	
（1）跛行	
无（11）	
轻度（8）	
中度（5）	
重度0）	
不能行走（0）	
（2）行走时辅助	
不用（11）	
长距离用1个手杖（7）	
全部时间用1个手杖（5）	
全部时间用1个拐杖（4）	
全部时间用2个手杖（2）	
全部时间用2个拐杖（0）	
不能行走（0）	
（3）行走距离	
不受限（11）	
1km以上（8）	
约500m（5）	
室内活动（2）	
卧床或坐椅（0）	
2. 功能活动	
（1）上楼梯	
正常（4）	
正常，需扶楼梯（2）	
勉强上楼（1）	
不能上楼（0）	
（2）穿袜子，系鞋带	
容易（4）	
困难（2）	
不能（0）	
（3）坐椅子	
任何角度坐椅子，大于1个小时（5）	
高椅子坐半个小时以上（3）	
坐椅子不能超过半小时（0）	

项目	得分
（4）乘坐交通工具	
能上公共交通工具（1）	
不能上公共交通工具（0）	
Ⅲ．畸形（4）	
具备下述四条：	
a．固定内收畸形＜10°	
b．固定内旋畸形＜10°	
c．肢体短缩＜3.2cm	
d．固定屈曲畸形＜30°	
Ⅳ．活动度（屈+展+收+内旋+外旋）	
210°～300°（5）	
160°～209°（4）	
100°～159°（3）	
60°～99°（2）	
30°～59°（1）	
0°～29°（0）	

二、Oxford髋关节评分

Oxford髋关节评分（Oxford Hip Score，OHS）简称Oxford评分，与Harris评分一样，也是髋关节专用评分，评估内容包括疼痛、睡眠、日常工作和日常工作生活受累程度（表15-2）。正常人Oxford评分总分为48分。如果双侧髋关节均有问题，先填写右侧髋关节的调查表，再填写左侧髋关节的调查表，分别记录。

表15-2　Oxford髋关节评分

项目（过去4周）	得分
1．平时髋关节疼痛程度？	
没有疼痛（1）	
极轻微疼痛（2）	
轻微疼痛（3）	
中等疼痛（4）	
严重疼痛（5）	
2．洗澡及擦身有无困难？	
完全无困难（1）	
轻度困难（2）	
中等困难（3）	

项目（过去4周）	得分
非常困难（4）	
无法完成（5）	

3. 上下小轿车及公共汽车是否有困难？

完全无困难（1）	
轻度困难（2）	
中等困难（3）	
非常困难（4）	
无法完成（5）	

4. 行走多长时间会感觉到髋关节疼痛严重？

超过30分钟无疼痛（1）	
16~30分钟（2）	
5~15分钟（3）	
只能在家周围活动（4）	
行走即疼痛严重（5）	

5. 吃饭或坐位时站起髋关节疼痛严重程度？

完全无疼痛（1）	
轻度疼痛（2）	
中度疼痛（3）	
严重疼痛（4）	
难以忍受的疼痛（5）	

6. 行走时是否有跛行？

从不或极少（1）	
有时会有或刚开始行走时（2）	
经常有（3）	
大多数情况下（4）	
一直都是跛行（5）	

7. 能否跪下然后起立？

容易完成（1）	
轻度困难（2）	
中度困难（3）	
重度困难（4）	
无法完成（5）	

8. 晚上睡觉时是否有髋关节疼痛？

没有（1）	
偶尔发生（2）	

项目（过去4周）	得分
有时发生（3）	
经常发生（4）	
每天晚上都有（5）	
9. 髋关节疼痛影响日常工作和做家务的程度？	
完全不影响（1）	
轻度影响（2）	
中度影响（3）	
严重影响（4）	
完全无法工作或做家务（5）	
10. 是否感觉髋关节可能突然失去控制或者摔倒？	
从不/极少（1）	
有时（2）	
经常（3）	
大多数时候（4）	
完全无法控制髋关节（5）	
11. 独自购物的困难程度？	
容易（1）	
轻度困难（2）	
中度困难（3）	
非常困难（4）	
无法完成（5）	
12. 下楼梯的困难程度？	
容易（1）	
轻度困难（2）	
中度困难（3）	
非常困难（4）	
无法完成（5）	

三、生活质量通用评分量表

1. **WOMAC评分**　由Bellamy等于1988年提出的专门针对髋关节和膝关节骨关节炎的评分系统。此评分根据患者相关症状和体征评估骨关节炎的严重程度及疗效，分为疼痛（5个项目）、僵硬（2个项目）和关节功能（17个项目）三大方面来评估关节的结构和功能，正常人总分为0分（表15-3）。

2. **SF-36评分**　包含躯体功能、躯体角色、肢体疼痛、总的健康状况、活力、社会功能、情绪角色和心理卫生8个维度（表15-4）。

表15-3　WOMAC评分（采用VAS评估每一个问题的得分）

一、疼痛

1. 在平坦的地面上行走

2. 上楼梯或者下楼梯

3. 晚上，尤其影响睡眠的疼痛

4. 坐着或躺着

5. 挺直身体站立

二、僵硬

6. 早晨起床僵硬程度

7. 经坐卧或休息之后，您的僵硬状态有多严重

三、进行日常生活的难度

8. 上楼梯

9. 下楼梯

10. 由坐着站起来

11. 站着

12. 向地面弯腰

13. 在平坦的地面上行走

14. 进出小轿车或上下公交车

15. 出门购物

16. 穿袜子

17. 由床上站起来

18. 脱掉袜子

19. 躺在床上

20. 进出浴缸

21. 坐着的时候

22. 在卫生间蹲下或站起来

23. 做繁重的家务活时

24. 做轻松的家务活时

表15-4　SF-36评分

1. 总体来讲，您的健康状况是（权重或得分依次为1、2、3、4和5）：

①非常好；②很好；③好；④一般；⑤差

2. 跟1年以前比，您觉得您现在的健康状况是：

①比1年前好多了；②比1年前好一些；③跟1年前差不多；④比1年前差一些；⑤比1年前差多了

健康和日常活动

3. 以下这些问题都与日常活动有关。请您想一想，您的健康状况是否限制了这些活动？如果有限制，程度如何？（权重或得分依次为1、2、3）

（1）重体力活动，如跑步举重、参加剧烈运动等：①限制很大；②有些限制；③毫无限制

（2）适度的活动，如移动一张桌子、扫地、打太极拳、做简单体操等：①限制很大；②有些限制；③毫无限制

（3）手提日用品，如买菜、购物等：①限制很大；②有些限制；③毫无限制

（4）上几层楼梯：①限制很大；②有些限制；③毫无限制

（5）上一层楼梯：①限制很大；②有些限制；③毫无限制

（6）弯腰、屈膝、下蹲：①限制很大；②有些限制；③毫无限制

（7）步行1500m以上的路程：①限制很大；②有些限制；③毫无限制

（8）步行1000m的路程：①限制很大；②有些限制；③毫无限制

（9）步行100m的路程：①限制很大；②有些限制；③毫无限制

（10）自己洗澡、穿衣：①限制很大；②有些限制；③毫无限制

4. 在过去4周里，您的工作和日常活动有无因为身体健康的原因而出现以下这些问题？（权重或得分依次为1、2）

（1）减少了工作或其他活动时间：①是；②不是

（2）本来想要做的事情只能完成一部分：①是；②不是

（3）想要做的工作和活动的种类受到限制：①是；②不是

（4）完成工作或其他活动困难增多（如需要额外的努力）：①是；②不是

5. 在过去的4周里，您的工作和日常活动有无因为情绪的原因（如压抑或忧虑）而出现以下问题：
（权重或得分依次为1、2）

（1）减少了工作或活动时间：①是；②不是

（2）本来想要做的事情只能完成一部分：①是；②不是

（3）做事情不如平时仔细：①是；②不是

6. 在过去的4周里，您的健康或情绪不好在多大程度上影响了您与家人、朋友、邻居或集体的正常社会交往？
①完全没有影响；②有一点影响；③中等影响；④影响很大；⑤影响非常大（权重或得分依次为5、4、3、2、1）

7. 在过去4周里，您有身体疼痛吗？
①完全没有疼痛；②稍微有一点疼痛；③有一点疼痛；④中等疼痛；⑤严重疼痛；⑥很严重疼痛
（权重或得分依次为6、5.4、4.2、3.1、2.2、1）

8. 在过去4周里，身体疼痛影响您的工作和家务吗？
①完全没有影响；②有一点影响；③中等影响；④影响很大；⑤影响非常大
（如果7无8无，则权重或得分依次为6、4.75、3.5、2.25、1、0；如果7有8无，则为5、4、3、2、1）

你的感觉

9. 以下这些问题有关过去1个月里您自己的感觉，对每一条问题所说的事情，您的情况是什么样的？

（1）您觉得生活充实：
①所有的时间；②大部分时间；③比较多时间；④一部分时间；⑤一小部分时间；⑥没有这种感觉
（权重或得分依次为6、5、4、3、2、1）

（2）您是一个敏感的人：
①所有的时间；②大部分时间；③比较多时间；④一部分时间；⑤一小部分时间；⑥没有这种感觉
（权重或得分依次为1、2、3、4、5、6）

（3）您的情绪非常不好，什么事都不能使您高兴：
①所有的时间；②大部分时间；③比较多时间；④一部分时间；⑤一小部分时间；⑥没有这种感觉
（权重或得分依次为1、2、3、4、5、6）

（4）您的心理很平静：
①所有的时间；②大部分时间；③比较多时间；④一部分时间；⑤一小部分时间；⑥没有这种感觉
（权重或得分依次为6、5、4、3、2、1）

（5）您做事精力充沛：
①所有的时间；②大部分时间；③比较多时间；④一部分时间；⑤一小部分时间；⑥没有这种感觉
（权重或得分依次为6、5、4、3、2、1）

（6）您的情绪低落：
①所有的时间；②大部分时间；③比较多时间；④一部分时间；⑤一小部分时间；⑥没有这种感觉
（权重或得分依次为1、2、3、4、5、6）

（7）您觉得筋疲力尽：
①所有的时间；②大部分时间；③比较多时间；④一部分时间；⑤一小部分时间；⑥没有这种感觉
（权重或得分依次为1、2、3、4、5、6）

（8）您是个快乐的人：
①所有的时间；②大部分时间；③比较多时间；④一部分时间；⑤一小部分时间；⑥没有这种感觉
（权重或得分依次为6、5、4、3、2、1）

（9）您感觉厌烦：
①所有的时间；②大部分时间；③比较多时间；④一部分时间；⑤一小部分时间；⑥没有这种感觉
（权重或得分依次为1、2、3、4、5、6）

10. 不健康影响了您的社会活动（如走亲访友）：
①所有的时间；②大部分时间；③比较多时间；④一部分时间；⑤一小部分时间；⑥没有这种感觉
（权重或得分依次为1、2、3、4、5、6）

总体健康情况

11. 请看下列每一条问题，哪一种答案最符合您的情况？

（1）我好像比别人容易生病：
①绝对正确；②大部分正确；③不能肯定；④大部分错误；⑤绝对错误（权重或得分依次为1、2、3、4、5）

（2）我跟周围人一样健康：
①绝对正确；②大部分正确；③不能肯定；④大部分错误；⑤绝对错误（权重或得分依次为5、4、3、2、1）

（3）我认为我的健康状况在变坏：
①绝对正确；②大部分正确；③不能肯定；④大部分错误；⑤绝对错误（权重或得分依次为1、2、3、4、5）

（4）我的健康状况非常好：
①绝对正确；②大部分正确；③不能肯定；④大部分错误；⑤绝对错误（权重或得分依次为5、4、3、2、1）

（彭慧明）

第二节　全髋关节置换术后影像学观察指标

全髋关节置换术的疗效受手术病种、关节假体种类、假体固定方式、手术技术及术后康复等多方面因素共同影响。影像学评估是综合评价中最为重要的一环，评估内容包括假体的位置、稳定性、断裂、下沉和磨损等，宿主骨是否有骨折、骨溶解，假体周围的软组织是否有炎性假瘤等。

为了准确地观察关节假体的影像学改变，术前和术后首次及随访时应采用统一标准的X线片，包括骨盆（包括股骨的中上1/3段）正位及髋关节正侧位片。摄片技术、拍摄体位均应统一标准。

一、术后首次X线片观察指标

1. 股骨柄假体的放置位置　正位X线片上测量股骨柄假体长轴与股骨长轴的夹角，夹角≤3°为中心固定，否则为内翻或外翻固定。

2. **测量生物型股骨假体与髓腔的匹配程度** 髋关节正位及侧位X线片上，在小转子上缘、股骨柄中部和股骨柄尖端近侧1cm这3个水平测量假体宽度与髓腔宽度的比值（图15-1），正位片上＞80%、侧位片上＞70%为匹配满意。

3. **骨水泥型股骨柄假体周围骨水泥套的情况** A级：全白；B级：骨水泥与骨界面间有少量透亮线；C1级：骨水泥套内有少量气泡，骨水泥与骨界面间≥50%透亮线；C2级：骨水泥套厚度＜1mm；D级：骨水泥套多处不完整，假体顶端未覆盖骨水泥，骨水泥与骨界面间100%透亮线。

4. **髋臼假体的位置** 包括髋臼水平、垂直距离，髋臼外展角和前倾角。

（1）测量髋臼外展角：在骨盆正位片上，通过两侧泪滴下缘最低点做水平连线，髋臼杯开口上下缘连线与该水平连线所形成的锐角即为髋臼外展角（图15-2）。研究表明，髋臼外展角为35°～55°时，髋关节的活动度和稳定性最佳，在此范围内髋臼杯对股骨头的覆盖较好，且应力分布均匀。若髋臼外展角＞55°，人工股骨头易向后上方脱位。

（2）测量髋臼前倾角：髋臼假体的开口应轻度前倾25°±5°，其前倾角可在侧位像测得，也可从正位像髋臼假体标志环所呈现的形状进行推测，但有时可能为髋臼假体后倾的假象。因此，检查有无前后倾时，X线投照中心需对准髋臼开口，必要时摄侧位片或髋关节CT。前倾角测量方法有两种（图15-3）：①在髋关节正位X线片上测量，正位片上髋臼开口投照应为椭圆形，前倾角为0°时是一直线，在椭圆长轴D的1/5处标记M点。通过M点做D轴的垂线，M点至椭圆弧交点的距离为p。$\sin^{-1}(p/0.4D)$即为前倾角。②在髋关节侧位X线片上测量，通过侧位片上测量代表髋臼倾斜平面的轴线与解剖水平线间的夹角，即为前倾角。此种方法对拍摄体位的要求高。

5. **评估双下肢长度** 双下肢的长度差异如果＜1cm可以接受，但＞2.5cm可引起坐骨神经麻痹

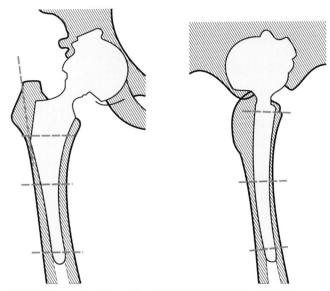

图15-1 生物型股骨柄与股骨髓腔匹配程度的测量示意

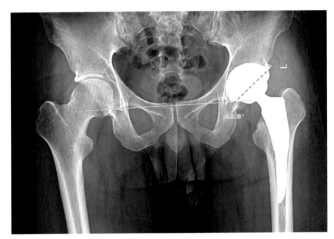

图15-2 髋臼外展角的测量方法

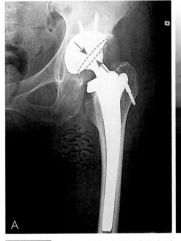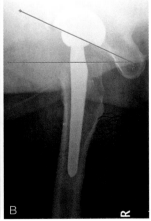

图15-3 髋臼前倾角的测量方法
A. 髋关节正位X线片上测量；B. 髋关节侧位X线片上测量。

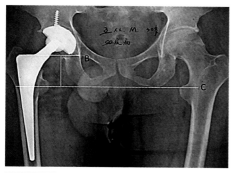

图15-4 髋关节正位X线片上测量双下肢长度差

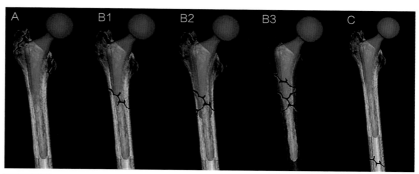

图15-5 股骨柄假体周围骨折的Vancouver分型示意

或跛行步态。双下肢长度差异的测量方法如图15-4所示。B线代表髋臼泪滴下缘最低点的水平线，C线经股骨小转子中心并与B线平行，双侧B线和C线间的距离差即为双下肢长度差。

6. 股骨柄假体周围骨折　最常用的是Vancouver分型，分型依据假体稳定性、骨折部位、剩余骨量3个因素。股骨柄假体周围骨折Vancouver分型如下：A型，骨折位于转子区；B型，骨折围绕或正位于股骨柄假体远端，其中股骨柄假体稳定者为B1型，股骨柄假体松动但骨量良好者为B2型，股骨柄假体松动且骨缺损严重者为B3型；C型，骨折位于股骨干股骨柄下部（图15-5）。

二、术后系列随访X线片观察指标

1. 与术后首次X线片比较，髋臼假体（水平距离、垂直距离；外展角、前倾角）、股骨假体（内翻、外翻）的位置是否有改变。注意观察股骨假体是否有下沉及垂直下沉距离（图15-6）。

2. 分区观察骨、假体、骨水泥及相互界面间的影像改变及骨溶解发生情况。为方便对全髋关节置换术后假体松动的X线片进行观察分析，一般采用Gruen的股骨近端分区法及Delee-Charnley的髋臼分区法，以此判定假体移位及放射学上透亮带的范围和程度。Gruen将股骨近端分为7个区域，内侧与外侧各3个区域、股骨柄尖端1个区域（图15-7）。Delee和Charnley将髋臼分为3个区域，以股骨头中心点为中心做水平和垂直线，即将髋臼分为上侧（Ⅰ区）、内侧（Ⅱ区）和下侧（Ⅲ区）3个区域（图15-8）。

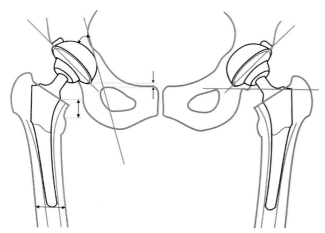

图15-6 全髋关节置换术后X线片评估假体位置的常用指标

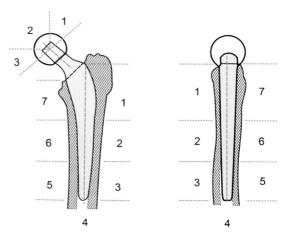

图15-7 股骨近端Gruen分区示意

3. 测量聚乙烯内衬线性磨损距离及磨损方向。其原理是通过测量在随访期间股骨头中心相对于髋臼中心的矢量位移确定关节面磨损的大小和方向。以术前X线片上股骨头中心作为参考点，并经该点向水平线做垂线。随访X线片上股骨头中心若向内上方迁移，即磨损方向指向内上方，与垂线的成角定为正值；若向外上方迁移，成角定为负值（图15-9）。

4. **异位骨化** 异位骨化是全髋关节置换术后常见的并发症，通常发生在术后3~6周，表现为关节周围软组织内出现板层骨（图15-10）。可导致髋部疼痛、髋关节撞击，严重者出现髋关节强直。采用Brooker分级进行评定，0级：髋关节周围软组织内无钙化；1级：髋关节周围软组织内有小的分离骨化灶；2级：骨盆或股骨近端有间距>1cm的钙化灶；3级：骨盆或股骨近端有间距<1cm的钙化灶；4级：股骨近端和骨盆完全骨化，出现髋关节骨性强直。

5. **股骨近端应力遮挡** 根据Engh等的方法可分为4度。Ⅰ度：主要局限于股骨距区域的骨萎缩或变圆钝；Ⅱ度：股骨距及至小转子水平的的股骨皮质骨密度降低；Ⅲ度：股骨髓腔峡部近端皮质密度降低；Ⅳ度：延伸至峡部的皮质骨密度降低。

6. **髋关节假体脱位** 术中关节假体安放位置不当，神经肌肉病变导致关节周围软组织异常，术后假体发生松动等，均可以导致髋关节假体脱位（图15-11）。

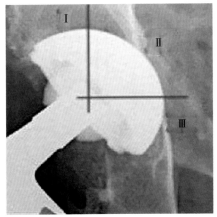

图15-8 髋臼Delee-Charnley分区示意

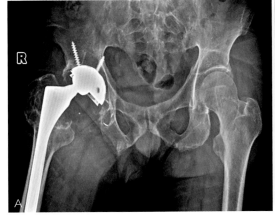

图15-9 假体周围骨溶解患者X线片
右侧髋关节置换术后14年，髋关节正位X线（A）和右侧髋关节侧位X线（B）提示髋臼内衬磨损、假体松动和骨溶解。

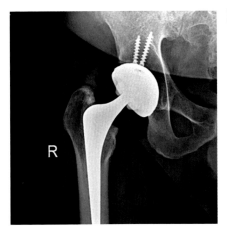

图15-10 异位骨化患者的X线片
右侧髋关节置换术后6个月出现疼痛，X线提示大转子上方异位骨化。

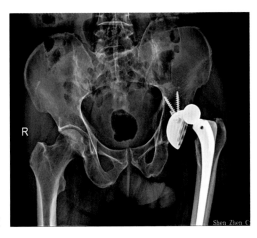

图15-11 髋关节假体脱位

7. 假体周围骨溶解　随着假体在人体内的不断磨损，会产生金属、聚乙烯和陶瓷等磨损颗粒，巨噬细胞等炎症细胞吞噬磨损颗粒后，尤其是聚乙烯和金属磨损颗粒，会释放大量炎症因子，进而引发骨溶解和假体松动（图15-9）。

三、术后假体松动的影像学评估标准

（一）骨水泥型假体

髋臼假体松动根据Hodgkinson等的方法分为：①假体松动。髋臼杯位置移动（髋臼假体的外展角改变超过5°，或水平、垂直距离改变＞2mm，有时骨水泥及髋臼杯可向上方或内侧突入骨盆，伴髋臼内侧皮质骨骨折），或髋臼杯Delee-Charnley分区上3个区域内出现长度＞2mm的连续透亮线，或髋臼杯及骨水泥断裂；②稳定固定：假体位置无改变，骨水泥与骨界面间无透亮线。

股骨假体根据Harris等的方法分为：①明确松动。股骨柄假体或骨水泥套下沉、骨水泥套或柄断裂、假体与骨水泥套解离。②可能松动。假体位置无改变，但骨水泥与骨的界面被＞50%的透亮线包围。③很可能松动。假体位置无改变，但骨水泥与骨的界面完全被透亮线包围。

（二）非骨水泥型假体

髋臼假体根据Kawamura等的方法分为：①稳定的骨性固定。髋臼杯位置无移动，髋臼杯与骨界面间无透亮线。②稳定的纤维固定。髋臼杯位置无移动，整个髋臼杯与骨界面间有连续的透亮线，但宽度不足1mm。③可能松动。髋臼杯位置无移动，但在随访期间观察到超过一个区域的渐进性宽度＞2mm的透亮线。④明确松动。髋臼杯位置移动（水平或垂直移动＞2mm；外展角或前倾角改变＞5°），或整个髋臼杯与骨界面间有连续宽度＞2mm的透亮线，或螺钉断裂、多孔表面脱落。

股骨假体根据Engh等的方法分为：①稳定的骨性固定。假体无下沉，假体周围很少或没有硬化线形成，大部分骨与假体界面看上去稳定情况良好。②稳定的纤维固定。若假体周围有＜1mm、连续的与股骨柄平行的透亮线形成但无进行性下沉和移位发生，则可认为假体由稳定的纤维长入固定。③假体不稳定。有确切证据表明假体进行性下沉（≥2mm），或出现新的内翻、外翻，或出现多孔表面分离或假体断裂。

四、术后假体的感染性松动

对可疑假体松动的患者，均应考虑感染的可能。应仔细阅读X线片，判断有无假体松动，出现花边状新生骨时应怀疑存在感染。出现局限性扇形的内膜处骨侵蚀，或在术后早期假体周围即出现并呈进行性发展的透亮线，同样应怀疑存在感染。虽然上述发现不能可靠地鉴别无菌性松动和感染性松动，但骨膜新生骨形成高度提示感染。除X线片，还可行髋关节CT和MRI检查，同时需要结合血清学检查综合判断。

（一）髋关节CT

髋关节CT检查的指征：①髋部不明原因疼痛但髋部X线片无特殊线索提示；②髋关节翻修手术前评估假体周围骨溶解情况；③评价髋关节假体周围肿物、积液及软组织骨化情况；④精准测量髋臼杯和股

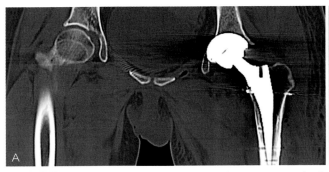
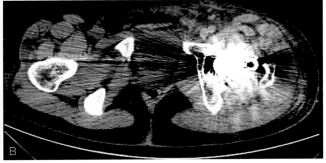

图15-12 左侧髋关节置换术后冠状面（A）和水平面CT（B）
患者女性，64岁。左侧髋关节置换术后感染，CT提示金属髋臼杯内移，周围骨溶解；股骨柄假体内翻，存在骨溶解和假体松动。

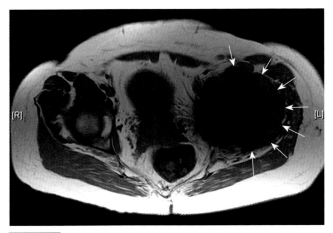

图15-13 左侧髋关节置换术后水平面MRI
白色箭头提示左侧髋关节巨大炎性假瘤。

骨柄假体的位置，建议使用去金属伪影技术（图15-12）。

（二）髋关节MRI

MRI具有良好的软组织分辨力，可以任意方向成像，显示软组织病变较X线和CT更具优势（图15-13）。通常需要用磁共振去金属伪影序列（syngo WARP）去除金属植入物的磁敏感伪影，是髋关节置换术后的一种有效检查方法。

（彭慧明）

第三节　围手术期康复

一、术前康复

康复训练应从术前开始，在患者力所能及的范围内，进行肌力（图15-14）和关节活动度的训练（图15-15），从而有利于术后加速康复。

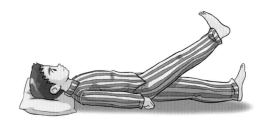

图15-14 术前下肢肌力的训练方法

直腿抬高

- 手术前就要进行直腿抬高训练，有利于术后快速康复。
- 平躺，腿伸直，勾脚，抬起一条腿。
- 大腿和床面呈30°～40°（相当于脚后跟离床2只脚的高度）。
- 腿酸了就慢慢放下来。
- 不要放得太快，慢慢放下去的过程也是在练习肌肉力量。
- 两腿交替练习。
- 每天5～6次，每次5～10分钟。

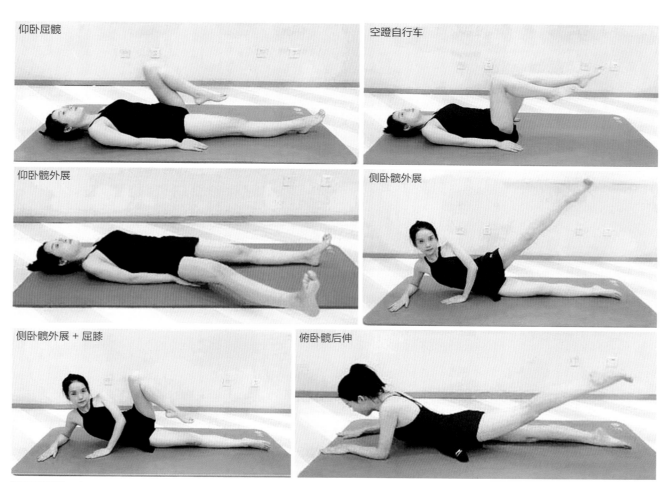

图15-15 术前髋关节活动度的训练方法

二、术后康复

　　一般在患者麻醉已完全苏醒、体力充沛和镇痛措施到位的情况下，单侧全髋关节置换术的患者可在手术当天或术后第1天下地。虽然早期下地活动可以减少下肢深静脉血栓形成、压疮和坠积性肺炎等的发生，还可以增强患者康复的信心，但不宜为了宣传手术效果而盲目追求过早下地。下地前要先指导患者学会起身、坐床边和下地的方法（图15-16）。下地后须扶双拐以部分负重，一般情况下生物型假体术后需要扶双拐3～4周，以利于骨和假体界面的牢固结合。术后第1次下地时，视体力情况进行床边站立或短距离行走。下地走动的运动量根据患者恢复情况循序渐进，术后1周内不宜过多，每天累计不超过半小时。

　　术后早期的康复训练主要在床上进行。麻醉清醒后，应尽早开始进行踝泵训练（图15-17）。此外，还可以进行夹臀训练（图15-18）。一般情况下，术后第1天开始直腿抬高训练（图15-19）、滑移屈髋屈膝训练（图15-20）、抬腿屈髋屈膝训练（图15-21）、髋外展训练（图15-22）。在此基础可练习坐起和下地站立训练（图15-16）。术后第2天起，除了坚持进行术后第1天的训练外，还建议开始进行一些站立状态下的康复训练，包括抬腿训练（图15-23）、外展训练（图15-24）、后伸训练（图15-25）。此外，要指导患者学会扶双拐行走的正确方法（图15-26）。

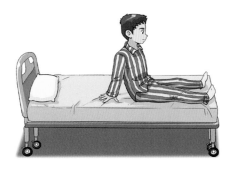

①先双手向后撑床坐起来。

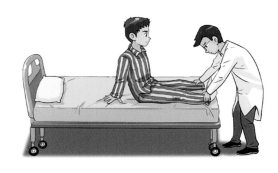

②让别人把住双腿。

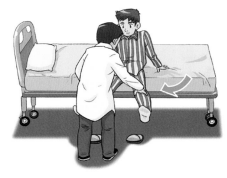

③别人帮忙把着腿转圈，同时，自己撑床、挪屁股。

- 转圈的过程中两人保持同步，患者的腿稍外展，不要交叉腿，脚尖始终冲着天花板或正前方。
- 如果是单侧手术，在转动过程中也可用好腿帮忙蹬床。

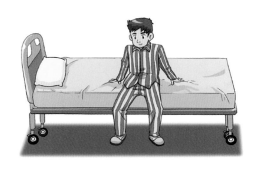

④把腿垂下去。如果头晕，先坐一会儿。

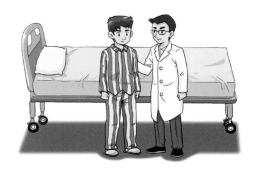

图15-16 教授患者起身、坐床边和下地的方法

⑤在别人的搀扶下站起来。

- 术后初次下地时，原地站会儿或原地踏步足够。
- 如果感觉力气比较足，可以扶双拐走一小段，但不宜多走。

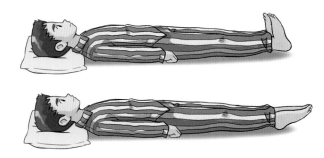

图15-17 踝泵训练

- 勾脚，保持5秒；再绷脚，保持5秒。反复循环。
- 每隔约半个小时做1～2分钟。

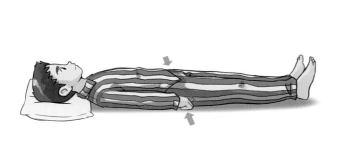

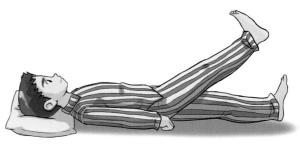

- 臀部肌肉收缩，夹住屁股。
- 保持 10 秒左右，再放松。
- 休息 2 ~ 3 秒后，接着再做。
- 练到臀部肌肉发酸就休息一会儿。
- 每小时累计练 5 分钟左右。

图15-18 夹臀训练

- 腿伸直，勾脚，抬起一条腿。
- 尽量让大腿和床面呈 30° ~ 40°。
- 感到酸胀后再尽量坚持 3 ~ 5 秒，然后慢慢放下来。
- 两腿交替练习。
- 每小时累计练 5 分钟左右。
- 即使一开始做不到标准动作，也要不断尝试练习。

图15-19 直腿抬高训练

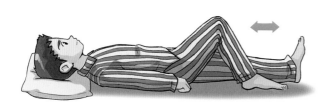

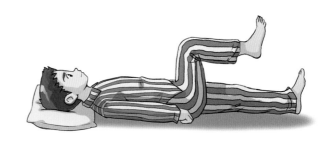

- 脚跟始终贴着床面。
- 脚来回慢慢滑动。
- 滑动过程中脚尖始终冲着正前方，不要旋转。
- 向回滑动时，尽量让脚后跟去贴近屁股。
- 屈髋达到最大时，保持 3 ~ 5 秒，再继续滑动。
- 每小时累计练 5 分钟左右。

图15-20 滑移屈髋屈膝训练

- 膝盖弯曲，抬起腿来。
- 尽量屈髋到 90°，但不能超过 90°
- 脚尖冲着天花板，不要旋转。
- 弯到最大时保持 3 ~ 5 秒，然后慢慢放下去。重复进行。
- 即使一开始屈不到 90°，也要尽量尝试。
- 每小时累计练 5 分钟左右。

图15-21 抬腿屈髋屈膝训练

　　术后初期，还有一些需要注意的动作，对于后外侧入路的患者尤其需要注意，包括在床上的坐姿（图15-27）以及起坐的方法（图15-28）。出院时，要教会患者乘车的正确方法（图15-29），以防在转运过程中发生髋关节脱位。

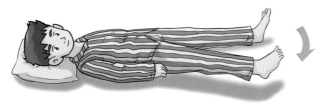

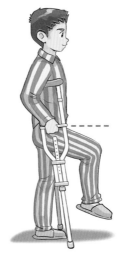

- 腿抬高离床约一拳的高度。
- 然后尽量向外展。
- 展到最大后坚持 3 ~ 5 秒，再收回来。
- 腿向内收时不要越过身体中线。
- 脚尖始终冲着天花板，不要旋转。
- 每小时练 5 分钟左右。

- 扶双拐站定。
- 屈膝抬起大腿。
- 尽量使大腿与躯干成 90°，但不能抬得太高，大腿不要超过图中的红线。
- 坚持 3 ~ 5 秒后再慢慢放下。
- 每小时练 5 分钟左右。
- 如果术后第 2 天还没下地，则等下地再练，其余需要站着做的练习同理。

图15-22 髋关节外展训练

图15-23 髋关节抬腿训练

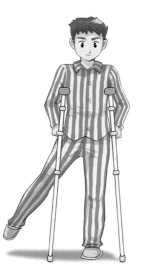

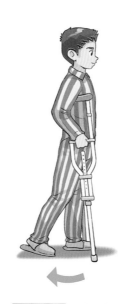

- 扶双拐站定。
- 尽量外展腿。
- 在最大角度保持 3 ~ 5 秒。
- 然后慢慢收回。
- 每小时练 5 分钟左右。

- 扶双拐站定，尽量向后伸腿。
- 在最大角度保持 3 ~ 5 秒。
- 然后慢慢收回。
- 每小时练 5 分钟左右。
- 此练习对于后伸限制明显的患者比较重要。大部分患者术后的后伸比较好，这个动作可以少练。

图15-24 髋关节外展训练

图15-25 髋关节后伸训练

　　患者回家后，还要继续进行康复训练至术后3个月。训练方法包括抬腿（图15-30）、外展（图15-31）、后伸（图15-32）、侧卧抬腿（图15-33）、俯卧抬腿（图15-34）、搂腿（图15-35）、蝴蝶式摆腿训练（图15-36）等。还要指导患者学会扶双拐上下楼的正确方法（图15-37）。此外，对于后外侧入路的患者，术后1个月内还有一些需要避免的动作（图15-38）。

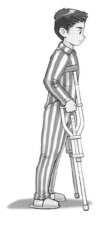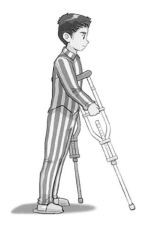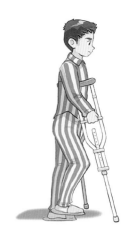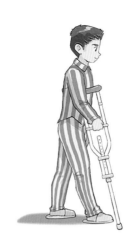

- 双拐撑在身体前方，身体稍前倾，站定。
- 先出手术一侧拐。
- 然后出同侧腿。
- 迈步完成后，再出对侧拐，最后出对侧腿。按此循环。

图15-26 扶双拐行走的方法

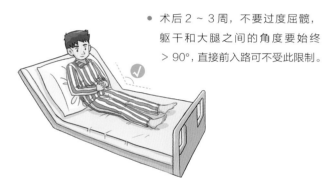

- 术后 2 ~ 3 周，不要过度屈髋，躯干和大腿之间的角度要始终 > 90°，直接前入路可不受此限制。

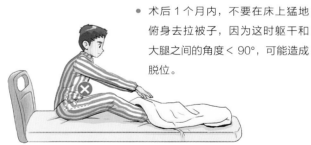

- 术后 1 个月内，不要在床上猛地俯身去拉被子，因为这时躯干和大腿之间的角度 < 90°，可能造成脱位。

图15-27 床上的正确坐姿和注意事项

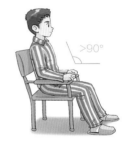

- 坐的时候，两腿自然分开，与肩同宽，脚尖冲着正前方。身体与大腿的角度 > 90°。

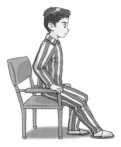

- 起身时，先伸出手术腿，然后双手往上撑，竖直起身，同时把腿收回来。
- 坐下时，也是先伸出手术腿，双手扶住椅子把手或撑床，然后慢慢竖直坐下。

图15-28 坐下和起立的方法

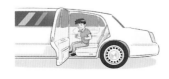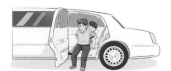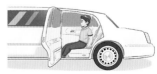

- 先让他人进车里，准备接应。
- 在他人的接应下坐好（参照前述的关于如何坐下的方法）。
- 然后慢慢转正（参照前述在床上转动的方法）。
- 坐车的过程中身体后仰，系好安全带。

图15-29 患者出院时的上车方法

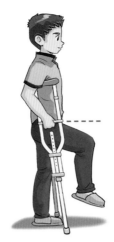

- 大腿抬住不动，腿酸了再慢慢放下来。
- 术后 3 周内高度不要超过红线。
- 每次练 5 分钟左右，中途累了可以休息半分钟。
- 每天练 4 ~ 5 次。

图15-30 居家康复时抬腿屈髋训练

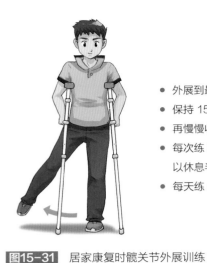

- 外展到最大。
- 保持 15 ~ 20 秒。
- 再慢慢收回。
- 每次练 5 分钟左右，中途累了可以休息半分钟。
- 每天练 4 ~ 5 次。

图15-31 居家康复时髋关节外展训练

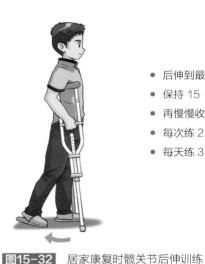

- 后伸到最大。
- 保持 15 ~ 20 秒。
- 再慢慢收回。
- 每次练 2 分钟左右。
- 每天练 3 ~ 4 次。

图15-32 居家康复时髋关节后伸训练

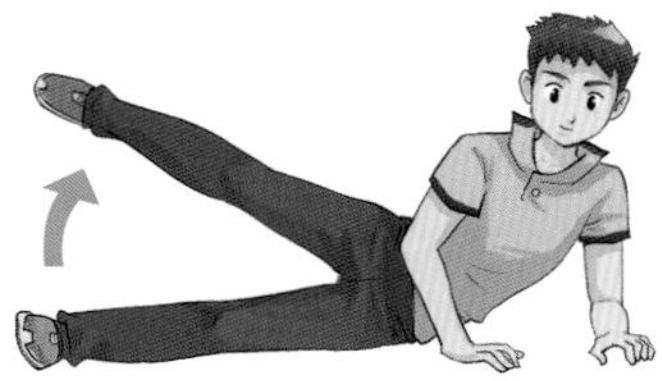

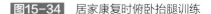

- 术后 2 周开始练习。
- 抬住不动，腿酸了再慢慢放下来。
- 每次练 3 分钟左右，中途累了可以休息半分钟。
- 每天练 3 ~ 4 次。

图15-33 居家康复时侧卧抬腿训练

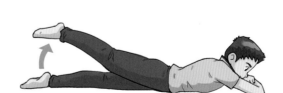

- 术后 2 周开始练习。
- 抬住不动，腿酸了再慢慢放下来。
- 每次练 3 分钟左右，中途累了可以休息半分钟。
- 每天练 3 ~ 4 次。

图15-34 居家康复时俯卧抬腿训练

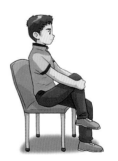

- 术后 3 ~ 4 周后开始练习，此时躯干与大腿的角度可以小于 90°。
- 一下一下地往怀里搂腿，动作不要太猛，循序渐进，逐渐让大腿去贴近躯干。
- 每次练 3 ~ 5 分钟。
- 每天练 4 ~ 5 次。

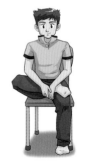

- 上述搂腿的动作练到位后，则可以将脚放在对侧大腿上（没练到位时则放不上去），此时可以用这个姿势自己穿袜子、剪脚趾甲了。

图15-35 居家康复时搂腿训练

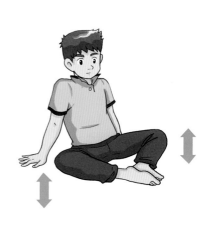

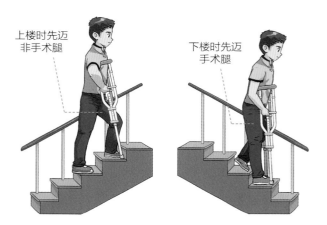

- 上楼时，先把双拐架在上一级台阶上，然后迈上非手术腿，再迈上手术腿。
- 下楼时，先把双拐架在下一级台阶上，然后迈下手术腿，再迈下非手术腿（迈腿的顺序与上楼时相反）。
- 同时进行双髋置换者，不必遵守上述顺序。
- 术后短期内上下楼时，要有人在旁搀扶或保护。

- 即双腿同时上下摆动。练习后有助于完成自己穿袜子、剪脚趾甲等动作。

图15-36 居家康复时蝴蝶式摆腿训练

图15-37 居家康复时扶双拐上下楼的正确方法

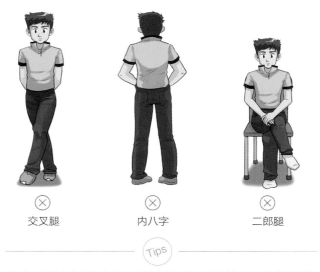

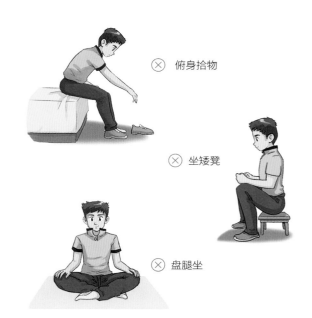

⊗ 俯身拾物

⊗ 坐矮凳

⊗ 盘腿坐

⊗ 交叉腿　　　⊗ 内八字　　　⊗ 二郎腿

———— Tips ————

术后1个月内夫妻同房时，不要过度屈髋，尽量选择双腿伸直的姿势。

图15-38 后外侧入路全髋关节置换术后1个月内需要注意避免的动作

　　对于术后恢复水平要求较高的患者，可利用波速球（Bosu ball）进行一些训练（图15-39），以更好地恢复平衡和本体感觉。此外，在保证安全的情况下，闭眼走路、倒退走路也可以帮助训练平衡和本体感觉。对于术前长期活动量不大的患者，太极拳很可能有利于术后康复。

　　首先妥善放置波速球，然后谨慎站上波速球，双脚分开，与肩同宽，调整姿势以保持平衡；再慢慢下蹲，向前伸出双手以维持平衡。下蹲时，身体重心不要往前移，而是想象用臀部去坐一张虚拟的凳子。下蹲到大腿与地面平行时，保持2秒左右，再慢慢起身。整个过程自然呼吸，不要憋气。每次反复训练3~5分钟，每天训练3~4次。整个训练过程要有专人在旁保护或协助。

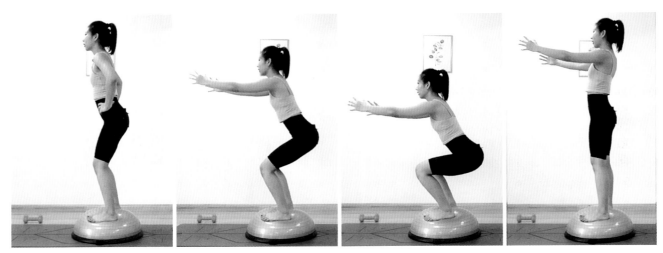

图15-39 利用波速球进行下蹲训练

（翁习生　肖　刻）

第四节　术后随访

一、随访计划

一般情况下，术后2周、4周、3个月、1年患者至门诊进行随访，以后每隔5年至门诊随访1次。

二、随访内容

每次门诊随访时，观察患者步态和下蹲情况，检查双下肢长度，观察手术切口的恢复情况，测量和记录髋关节的各向活动度，询问行走时是否有关节异响，进行WOMAC评分和VAS疼痛评分。术后3个月、1年、5年等时点门诊随访时，拍摄双侧髋关节正位X线片+手术侧髋关节侧位X线片，对假体位置和稳定性、骨溶解、骨质疏松、异位骨化等进行评估，电子版进行存档，胶片交由患者保存。

三、随访手段

随着时代的发展，随访手段逐渐多样化，除了传统的门诊和电话随访，还可以利用微信群、医生的个人网站、远程视频会诊系统等随访，尽量减少患者挂号难、与医生沟通困难的忧虑。目前，人工智能辅助随访系统的应用大大方便了患者的随访。

（翁习生　肖　刻）

参考文献

［1］Marshall RA, Weaver MJ, Sodickson A, et al. Periprosthetic Femoral Fractures in the Emergency Department: What the Orthopedic Surgeon Wants to Know [J]. Radiographics, 2017, 37 (4): 1202-1217.

［2］Hart AJ, Satchithananda K, Liddle AD, et al. Pseudotumors in association with well-functioning metal-on-metal hip prostheses: a case-control study using three-dimensional computed tomography and magnetic resonance imaging [J]. J Bone Joint Surg Am, 2012, 94 (4): 317-325.

［3］翁习生. 人工关节快优康复画册. 2版 [M]. 北京: 中国协和医科大学出版社, 2018.